MEDICAL
VIROLOGY

医科ウイルス学

改訂第3版

北海道大学名誉教授　髙田賢藏　編集

南江堂

執筆者（収載順，●編集者，⊙編集協力者）

大里外誉郎	おおさと とよろう	北海道大学名誉教授
新居志郎	にい しろう	岡山大学名誉教授
山田雅夫	やまだ まさお	岡山大学大学院医歯薬総合研究科病原ウイルス学教授
東　匡伸	あずま まさのぶ	旭川医科大学名誉教授
●髙田賢藏	たかだ けんぞう	北海道大学名誉教授
小熊惠二	おぐま けいじ	岡山大学名誉教授
有坂文雄	ありさか ふみお	日本大学生物資源科学部研究員・東京工業大学名誉教授
藤井暢弘	ふじい のぶひろ	札幌医科大学名誉教授
鈴木陽一	すずき よういち	大阪医科大学微生物学教室講師
⊙小柳義夫	こやなぎ よしお	京都大学ウイルス・再生医科学研究所教授
今井章介	いまい しょうすけ	前高知大学医学部感染分子病態学教授
栗村　敬	くりむら たかし	大阪大学名誉教授
永田恭介	ながた きょうすけ	筑波大学学長
浦澤正三	うらさわ しょうぞう	札幌医科大学名誉教授
神奈木真理	かんなぎ まり	東京医科歯科大学大学院医歯学総合研究科教授
瀬谷　司	せや つかさ	北海道大学大学院医学研究科微生物学講座免疫学分野教授
錫谷達夫	すずたに たつお	福島県立医科大学医学部微生物学教授
茂田士郎	しげた しろう	福島県立医科大学名誉教授
榮鶴義人	えいづる よしと	鹿児島大学大学院医歯学総合研究科附属難治ウイルス病態制御研究センター教授
南嶋洋一	みなみしま よういち	宮崎大学名誉教授・同心会古賀総合病院臨床検査部部長
斎藤　泉	さいとう いずむ	東京大学医科学研究所遺伝子解析施設教授
山下利春	やました としはる	札幌医科大学名誉教授
要藤裕孝	ようとう ゆうこう	札幌医科大学医学部小児科講師
本間真二郎	ほんま しんじろう	那須烏山市七合診療所所長
堤　裕幸	つつみ ひろゆき	札幌医科大学医学部小児科教授
堀本泰介	ほりもと たいすけ	東京大学医科学研究所感染免疫部門准教授
河岡義裕	かわおか よしひろ	東京大学医科学研究所感染免疫部門教授
竹田　誠	たけだ まこと	国立感染症研究所ウイルス第三部部長
柳　雄介	やなぎ ゆうすけ	九州大学大学院医学研究院ウイルス学教授
有川二郎	ありかわ じろう	北海道大学大学院医学研究院病原微生物学教室特任教授
森　直樹	もり なおき	琉球大学大学院医学研究科病原生物学分野教授
堀田　博	ほった はく	神戸大学名誉教授・神戸大学大学院保健学研究科特命教授
谷口孝喜	たにぐち こうき	藤田保健衛生大学医学部ウイルス・寄生虫学教授
生田和良	いくた かずよし	大阪大学微生物病研究所ウイルス免疫分野教授
中込　治	なかごみ おさむ	長崎大学大学院医歯薬学総合研究科感染免疫学教授
堀内基広	ほりうち もとひろ	北海道大学大学院獣医学研究科プリオン病学教授
五十嵐章	いがらし あきら	長崎大学名誉教授

改訂第３版の序

改訂第2版が2000年4月に刊行されてから9年が経ち，この間に，編者の大里外誉郎先生，執筆者の宮本勉先生，平井莞二先生，中村喜代人先生がご逝去された．また，多くの執筆者が停年を迎えられ，ウイルス学の教育，研究の現場から離れられた．

改訂第3版の刊行に当たって，髙田賢藏が編集を担当することとなったが，上記の理由から，執筆者の大幅な変更となった．しかし，大里教授執筆の第1章，第2章はそのまま残し，時代にそぐわなくなった部分に若干の修正を加えるにとどめた．第1章，第2章はウイルス学の始まりから今日に至る全体像が，まさにその勃興期から研究にたずさわった筆者ならではの臨場感をもって記載されている．これらの章を読むだけでウイルス学の成り立ちから今日の問題まで，その全体像が理解できるように，平易なことばで解説されている．

トリインフルエンザウイルスの出現を初めとして，ウイルス病は依然として人類の大きな脅威であり続けている．2008年のノーベル医学・生理学賞がパピローマウイルス，ヒト免疫不全ウイルスの研究に対して授与されたのは，まさに，こうした脅威に対するウイルス学の貢献が評価されたものである．

本書は，医学部の学生のみならず，ウイルス学を専門とする研究者も対象とするものであり，ウイルス学のさらなる発展に寄与することを期待している．

最後に，新版の上梓に当たり，南江堂のご好意と編集部諸氏のご尽力に深く感謝する．

2009年1月，札幌にて

髙田賢藏

初版の序

病原細菌学の花開いた19世紀の末，新しい微生物・ウイルスが1892年に発見された．ウイルス学誕生百年の1992年に本書が出版されるのは，一つのめぐり合わせである．

ウイルスは二つの大きな意義をもっている．一つは多様な病気の原因としてのウイルス，もう一つは生命現象が最小に凝縮されたウイルス，である．今日の医科ウイルス学は，ウイルスのこの二つの意義の融合から生まれるのである．これをふまえて本書は次のように構成されている．

1）ウイルス学はどのように誕生し，百年の歴史を刻んできたか，2）ウイルスという微生物の本態と全体像を，まず見わたしてみる，3）そこで医科ウイルス学の本論に入って，ウイルスの病原性，そのユニークな構造と増殖の仕組み，ウイルスとからだのかかわり合い，病気を引き起こすウイルスの多様性等，ウイルスの基本的な要点を知る，4）これらをふまえて，ウイルスはどのように取り扱い，実験するのかを学ぶ，5）次いで，こうしたウイルスの活力の源であるウイルス遺伝子の働きについて述べ，6）ウイルスの自然界でのあり方とウイルスのうつり方を知る，7）それでは，これらのウイルス感染に対するからだの防衛の仕組みはどうか，ウイルス病はどのように診断されるかを学ぶ，8）今日のウイルス学は先端科学と不可分である．その理解のために遺伝子工学と細胞工学について1章もうけた，9）ここで臨床ウイルス学に入って行く．以前から知られたウイルスとウイルス病に最新の記述を行い，新しく登場してきた注目のC型肝炎ウイルスやエイズウイルスについても詳しく記載した，10）一方，ウイルス学の展開は，さらに新しい微生物の可能性，すなわちウイロイドやプリオンにつながり，最新のウイルス学は，現代科学の中心・ライフサイエンスの原動力であり，主軸をなすといっても過言ではない．その意味で生命の根源である細胞の遺伝子について，がん遺伝子，がん原遺伝子，がん抑制遺伝子を述べ，ヒトの全遺伝子の解明を目指すヒトゲノム計画についても言及した．

以上の内容が重複しつつ，記述が進んでいく．くり返し述べることが，よりよい理解につながると考えるからである．

本書の執筆者は，いずれも医科ウイルス学の講義に多年たずさわってこられ，担当の各章にそれぞれの方々の学生教育への考えと方針がうかがわれる．これを大切にし，全体にやや統一を欠く点があればお許しいただきたい．

いま，高度の機械文明の発達と社会・生活様式の急速な変遷の中で，ウイルス学は新時代を迎えている．本書が，最新のウイルス学を学生諸君や若い医師・研究者に伝えることができれば望外である．

執筆にあたって多くの方々の御教示をいただいた．原稿の整理には研究室の松本順子さんのお世話になった．出版までの長年月，暖かい忍耐と御理解をいただいた南江堂出版部の諸氏に深く感謝いたします．

1992年10月，札幌にて

大里外誉郎

目次

第４章　ウイルスの種類と分類　山田雅夫 33

第５章　病原因子としてのウイルス　東匡伸 51

第６章　ウイルスの生物学　75

第７章 ウイルスと宿主のかかわり合い

第８章 ウイルス発がん

第 9 章 ウイルス学の実験手技と機器 栗村敬 165

第 10 章 ウイルスの遺伝子と機能 永田恭介 181

第 11 章 ウイルスの生態と伝播 浦澤正三 205

第 12 章 ウイルス感染と免疫 神奈木真理 223

第 13 章 ウイルス感染とインターフェロン 瀬谷司 235

第 14 章　ウイルス病の予防　　錫谷達夫　249

第 15 章　ウイルス病の治療　　茂田士郎　263

第 16 章 ウイルス病の臨床検査と診断 榮鶴義人・南嶋洋一 277

第 17 章 遺伝子工学・細胞工学・遺伝子治療 斎藤泉 297

第 18 章　個々のウイルスの基礎と臨床

第19章 スローウイルス感染症とプリオン病 堀内基広 437

第20章 ウイルス病の新興と再興 五十嵐章 451

第21章 症状別にみた起因ウイルス 南嶋洋一 461

BOX

第 1 章

ウイルス学の幕開けと展開

本書を手にして，まず目次に目を通してみよう．そこから，現代の**医科ウイルス学**(medical virology)が何を対象とし何を問題としているかを，私たちはおおよそ知ることができる．**ウイルス**(virus)という実体は，病気を引き起こす原因として，医学的にもっとも端的に理解される．一方，この理解のために，ウイルスのもう一つの重要な側面，生命の本質を解き明かす学問としてのウイルスに目を向けることもまた，現代の医･歯･薬系の学生や医療従事者・研究者にとって，今後ますます必要となるだろう．

本書の第一歩として，まず第 1 章「ウイルス学の幕開けと展開」で，これまでのウイルス学百余年の歴史をその流れに沿って振り返りつつ，私たちは今日の医科ウイルス学へと入っていくことにしよう．

A ウイルス学誕生の背景と必然性

古代エジプト以来，伝染する病として人々が経験的に恐れていたいくつかの病気から，病原体としての**細菌**(bacteria)が明らかにされたのは，次の一連の学問の進歩によっている．17 世紀 Leeuwenhoek の顕微鏡作製による微生物の直接観察，19 世紀の Louis Pasteur による自然発生説否定を通しての微生物の存在とその作用の実証，同じく 19 世紀 Chamberland による細菌濾過器の考案，さらに 19 世紀後半の Robert Koch による細菌の分離・培養技術の確立である．

こうして，数多くの病原細菌が 19 世紀の後半に発見され，この時代が**細菌学**(bacteriology)のはなばなしく開花した時代であった．伝染病の病変組織をすりつぶして得られた抽出液は，細菌濾過器上にその病原細菌を残し，これらは寒天培地上に純培養されてコロニー(colony，集落)を形成し，顕微鏡下に均一な微生物の集団として観察された．さらにこの純培養された細菌は，もとの伝染病と同じ病気を，接種された動物に再現したのであった．

しかし，病原としての細菌を同定するこの一連の検査過程で，いくつかの伝染病では，状況証拠は確かに感染因子の存在を思わせるにもかかわらず，それを顕微鏡でもみることのできない，細菌濾過器にもひっかからない，そうして寒天培地で人工増殖できないような，新しいタイプの病原体の存在が，やがて浮かび上がってくることになる．

ウイルス学の歴史をひもとくとき，Edward Jenner による**痘瘡**(天然痘)予防のための**種痘法**(1796)や，Pasteur による狂犬病予防ワクチン(1885)の開発もまた重要である．ただし，これらの時代には，痘瘡や狂犬病がウイルスによって引き起こされる病気であることは，まだ知られていなかった．

B ウイルスの発見・分離の歴史

1 ウイルスの最初の記載

細菌濾過器を通過するので“**濾過性病原体**

(filterable agent)”と呼ばれた新たな感染因子，すなわち今日のウイルスの最初の記載は，1892年ロシアのIvanovskiにより，植物の病気についてなされた．タバコモザイクウイルス(tobacco mosaic virus)である．クリミア地方のタバコ栽培農業が大被害を受けた原因として，Ivanovskiは，「タバコモザイク病に侵された葉の汁は，シャンベラン濾過器で濾過しても，なお感染力を持っていた」，と論文の中で述べている．このタバコモザイクウイルスは，1898年，オランダのBeijerinckによっても見出され，より詳しく研究された．

同じく1898年，ドイツのLöfflerとFroschは，ウシなどの家畜の口蹄疫の原因が，同様に濾過性であることを見出した(口蹄疫ウイルス foot-and-mouth disease virus)．動物におけるウイルスの最初の報告である．ヒトの病気でその病原体が濾過性とわかった最初のものは，1901年アメリカのWalter Reedの研究による黄熱であった(黄熱ウイルス yellow fever virus)．

このように，今日ウイルスと呼ばれているこれらの新たな感染因子の存在は，細菌と異なり，光学顕微鏡でみることのできない，細菌濾過器にひっかからない，濾過性病原体という表現で，まず人々の前に示されたのであった．そのうえ，この濾過性病原体は，細菌が増殖する寒天培地に生えることがなかった．

2　種々のウイルスの発見と分離

このように人々の前に姿を現したウイルスは，その“濾過性”を基準として急速に種類を増やしていった．1907年にいぼ(papilloma virus)，1909年にポリオ(poliovirus)，1919年にヘルペス(herpesvirus)，1931年にはインフルエンザ(influenza virus)の病原体が，それぞれ濾過性であることが報告され，植物についてもウイルスの種類を増し，細菌にさえ濾過性の感染因子が取り付くことが1915年に知られた．今日がんウイルス(腫瘍ウイルス)として知られるものも，この時期に初めて見出されている．1908年が，ニワトリ白血病ウイルス(chicken leukosis virus)の発見に始まるがんウイルス研究の幕開けであった．

当初，素焼の陶器の細菌濾過器によってもたらされたウイルスの濾過性の概念は，やがて1931年，より小さい孔からなるコロジオン膜の開発により，濾過性ではなくなり，1929年には超遠心機の開発により，超高速の遠心で沈降する微小な粒子であることがはっきりし，他方，みえないというウイルスの性状も，1939年，電子顕微鏡観察によって，可視的な存在となった．

しかし，もう一つの，寒天培地すなわち人工培地ではウイルスは増えないという事実は，研究が進むにつれて，これがウイルスの本質に基づく重要な特性であることが明らかになった．ウイルスは，生きた細胞の中でだけ増殖し，細胞に寄生してのみ生活しうる微生物なのである．

こうした経緯を経て，その後のウイルスの発見は，もっぱらウイルスの増殖を通して行われるようになった．生きた細胞によってウイルスを増やし，分離しようという方向である．

当初は動物がまるごと用いられた．病変材料をマウスの脳内に接種することにより見出されたいくつかの脳炎ウイルスが，その好例である．しかし個体・生体(*in vivo*)としての動物には，もともと関係のないウイルスが潜在していたり，接種材料による免疫反応が出たりして，目的とする病原ウイルスの発見・分離が必ずしも十分に行えなかった．

こうした不利な点を除くために，Goodpasteurは1931年，**発育鶏卵**の使用を考案した．胎児が発育しつつあるニワトリの卵の中は病原体のいない環境であり，ここにウイルスを含む患者材料を接種すれば，発育中の卵が生きた細胞としてウイルスを増殖させてくれるし，免疫反応も出ない．この方法で新たな病原ウイルスが分離培養されるとともに，以前に濾過性であることが示されていた病原体も増殖を通じてはっきり分離され，ウイルスとして確認されたのである．ポックスウイルス(poxvirus)，ヘルペスウイルス，インフルエンザウイルスなどが，その例としてあげられる．

やがて1950年前後，Endersを中心とする *in*

vitro(体外，試験管内)での**細胞培養法**の著しい進歩とともに，ウイルスの発見・分離の歴史は急速な展開をみるようになった．ウイルスの感染を受けた培養細胞が変性し破壊されるのを指標に，従来未知のウイルスが続々と見出されてきたのである．

糞便からポリオウイルスをはじめ数多くの腸内ウイルス(enterovirus)が，またアデノイドから咽頭炎や結膜炎を起こすアデノウイルス(adenovirus)が，1950年代に次々と分離されている．細胞培養法はウイルスの増殖に優れ，高率にウイルスを分離することができたので，得られたウイルスの中には病気とのつながりのわからないものも含まれているほどであった．

また，従来動物を用いて見出されてきたがんウイルスについても，今日代表的ながんウイルスとして知られるマウスのポリオーマウイルス(polyoma virus)やサルのSV40(simian virus 40)が，細胞培養法により1960年前後にきれいに分離された．

その後発見された，または病気とのつながりが特定されたウイルスは，1960年代から今日まで，ますます多岐にわたっている．いくつかをあげてみよう．

世界的なジェット機航空網の発達に伴い，遠くアフリカの致死的熱性出血性疾患であるラッサ熱，マールブルグ病，エボラ出血熱の原因ウイルス(Lassa virus 1969年, Marburg virus 1967年, Ebola virus 1976年)が，直接欧米などにもたらされるようになった.国際伝染病の危険性である．

他方，近年の都市化とともに，野ネズミに媒介されヒトに重篤な症状を引き起こす腎症候性出血熱(hemorrhagic fever with renal syndrome，いわゆる韓国型出血熱)の原因ウイルス(ハンタウイルス hantavirus の1種ハンターンウイルス hantaan virus)が1978年に分離され，これは実験動物も汚染することがあり，注意を要する．

これらの致死的出血熱は，最近も多発し，突発・再突発する感染症，すなわち**新興・再興感染症**(emerging, reemerging infectious diseases)の一環として注目を引いた．1993年，米国アリゾナ州を中心に突発流行した重篤な呼吸器疾患(ハンタウイルス肺症候群)．これはハンタウイルスの新型 Sin Nombre 型ハンタウイルスによる．それに1995年，アフリカ・ザイール(現コンゴ)でのエボラ出血熱の多発などである．

一方，アフリカに忽然と出現し，アポロ病として世界的に流行した急性出血性結膜炎ウイルス(acute hemorrhagic conjunctivitis virus，エンテロウイルス70型, 1972年)．小児の伝染性紅斑(リンゴ病)の原因がヒトパルボウイルスB19(parvovirus B19)とわかる(1984)．また，小児疾患の突発性発疹の原因がヒトヘルペスウイルス6(human herpesvirus 6，HHV-6)であることが明らかにされた(1988)．新ヒトヘルペスウイルスは，さらにHHV-7が同じく突発性発疹から分離(1992)，より最近HHV-8がエイズ(AIDS)患者のカポジ肉腫から分離された(1994)．

がんウイルスに目を向けると，1960年代に初めて，ヒトのがんウイルスの可能性が，バーキットリンパ腫からEBウイルス(Epstein-Barr virus)の発見によって示され(1964)，肝がんの原因としてのB型肝炎ウイルスが1964年，同じくC型肝炎ウイルスが1988年に発見，子宮頸がんの病因であるヒトパピローマウイルス16型が1983年，また1980年に成人T細胞白血病の原因であるヒトTリンパ球向性ウイルスI(human T lymphotropic virus I，ヒトT細胞白血病ウイルスI型，human T-cell leukemia virus type I，成人T細胞白血病ウイルス，HTLV-I)が発見された．

肝炎ウイルスは，上記のB，C型を含めてA(1973)，D(1972)，E(1990)，それに最近F(1994)，G(1995)型，およびTTウイルス(1997)が見出されている(hepatitis A～G，TT viruses，HAV～HGV，TTV)．

また，昨今もっとも人々の注目を集めている病気の一つである後天性免疫不全症候群(acquired immunodeficiency syndrome)，すなわちエイズ(AIDS)は，その原因であるヒト免疫不全ウイルス(human immunodeficiency virus, HIV) が，1983年に発見された．

ここまで，19世紀末に幕を開けたウイルスの発見100余年の歴史を振り返ったところで，ウイルスの枠を越えた，ウイルス学の延長線上にある新たな領域についてもふれることにしよう．

一つは**ウイロイド**(viroid)である．1971年Dienerは，ジャガイモやせいも病がRNAだけからなる未知の感染因子によって引き起こされることを見出し，この病原性核酸をウイロイドと名付けた．本来ウイルス粒子は，遺伝物質としてDNAかRNAかのどちらか一方を持ち，その外側が蛋白質で包まれている．これに対してウイロイドは，蛋白質の殻をまったく持っていない，はだかの一本鎖RNAそのものである．ウイロイドの分子量はごく小さく，10^5のオーダーで約300塩基にすぎない．ちなみに，タバコモザイクウイルスのRNAは分子量10^6のオーダーで約6,000塩基である．このようにウイロイドは小RNA分子であるが，感染細胞中で自己複製・増殖し，植物に病気を引き起こす．約30種のウイロイドが植物で知られている．動物やヒトではウイロイドの存在はまだ知られていない．

第二は，**プリオン**(prion)と呼ばれる蛋白質性の感染因子である．ヒツジの中枢神経疾患であるスクレイピー(scrapie)は感染性であるが，原因不明であった．1982年，Prusinerは，その病原が蛋白質のみからなり核酸が検出されないことから，蛋白質性感染粒子(proteinaceous infectious particle)，略してプリオンと名付けた．ヒトでは中枢神経疾患のクロイツフェルト・ヤコブ病(Creutzfeldt-Jakob disease, CJD)やクールー(kuru)が，プリオンによると考えられている．また，最近，ウシの海綿状脳症，いわゆる狂牛病が，新たなプリオン病として注目を集めている．プリオンは最近まで非通常性ウイルス(unconventional virus)とも呼ばれ，こうした病原体による感染は，スローウイルス感染症(遅発性ウイルス感染症 slow virus infection)の範ちゅうに入れられていた．

ウイルス学の延長線上にあるもう一つの注目の領域は，1980年代の初めに端を発したヒトがんでのがん遺伝子，がん原遺伝子の概念である．動物のがんウイルスである動物レトロウイルスの発がん遺伝子ときわめて類似する遺伝子の**がん原遺伝子**(プロトオンコジン proto-oncogene，**細胞性がん遺伝子** cellular oncogene, c-*onc*)が，正常ヒト細胞に約100種類存在し，本来正常遺伝子として細胞の増殖・分化を司っている．こうしたがん原遺伝子が突然変異すると**がん遺伝子**(オンコジン oncogene)となって細胞のがん化を引き起こす(次項C，第8章 ウイルス発がん 参照)．

C　ウイルスの研究・解明の歴史

1　ウイルス学の黎明期：不可視から可視へ

19世紀の後半，KochやPasteurを中心にはなばなしく開花し，相次いで病原菌の発見をもたらした細菌学が照らし出さなかった領域，すなわち，細菌をみることのできた光学顕微鏡ではみえず，細菌の分離・培養のための寒天培地に生えず，細菌濾過器にひっかからず素通りしてしまうという，従来知られた微生物よりさらに小さい未知の病原因子の存在が，19世紀の末，まず植物のタバコモザイク病で，次いで動物の口蹄疫で報告され，さらに20世紀に入ると同時にヒトの黄熱について知られてきた．

このようにウイルス学の始まりは，当時原因不明のいくつかの流行病が，みえないし生えないが，しかし濾過器にひっかからない部分に感染性があることで認識された，“濾過性病原体”によって引き起こされる病気であることを研究する学問として出発した．すなわち，ウイルス学はまずウイルス病学から出発し，展開していくのである．

これより先，JennerとPasteurの痘瘡および狂犬病のワクチン開発にさかのぼって考えれば，ウイルス学は原因因子の見出される前に，すでに病気の予防という実際的な観点から始まっていたといえる．

次いで，ウイルスの大きさをより具体的に表現したのがElfordで，1931年，段階膜濾過法(限外濾過法)の開発による．すなわち，コロジオン膜には微細な穴があいているが，Elford は穴の大きさの少しずつ異なる一連のコロジオン膜を作ることに成功し，これを用いて各種ウイルスの大きさを測定した．このような穴のサイズを異にするコロジオン膜は，段階濾過膜または限外濾過膜(gradocol membrane)と呼ばれ，これによって，ウイルスが種類によりそれぞれ一定の大きさを持った粒子であることが知られたのである．ウイルスが濾過性であるという概念はここで修正され，目の細かい膜を用いれば濾過性ではないことがわかったのであった．

ウイルスの微小な粒子性は，従来の遠心機に比して格段の高速遠心を可能にした，超遠心機の開発からも得られた．1929 年，Svedberg は，真空中で 1 分間に何万回転もの遠心を可能にした．ウイルスは遠心管の底に沈殿し，これに要する遠心力はウイルスの種類によって異なっていた．すなわち，ウイルスは種類によって大きさが違うのであった．

従来，光学顕微鏡ではみることのできなかったウイルスは，やがて Ruska を中心とした電子顕微鏡の開発により，1939 年，初めて人々の目にふれることになった．細長い棒状のタバコモザイクウイルス，オタマジャクシのようなバクテリオファージ，レンガ状の牛痘ウイルスなど，ウイルスの形態を直接知ることができたのである．可視光線による光学顕微鏡はミクロンの世界である細菌をとらえ，はるかに波長の短い電子線による電子顕微鏡がもたらした高度の解像力が，ナノの世界であるウイルスを観察したのであった．

こうして，ウイルス学発足当時の，みえない，生えない，かからない，という三つの記載のうち二つは，実験手技の新たな開発によって，ひっかかりかつみられるようになり，“濾過性病原体”の名も修正されることになる．

2 ウイルス学の前進

1．タバコモザイクウイルスの結晶化とウイルスの化学組成

段階濾過膜，超遠心機，電子顕微鏡の相次ぐ開発によるウイルス粒子存在の実感は，間もなくウイルスの物質としての性状を知ろうとする方向につながっていく．1935 年，Stanley はタバコモザイク病の葉の抽出液を硫安(硫酸アンモニウム)沈殿することにより，このウイルスの結晶化に成功し，タバコモザイクウイルスが蛋白質と核酸から構成されていることが明らかにされた．

間もなく，他の植物ウイルス(plant virus)もいくつか結晶化され，より困難であった動物ウイルス(animal virus；ヒトおよび種々の動物のウイルス)の精製も進んだ．ことに動物ウイルスの精製にあたっては，ヒトや動物の細胞の複雑な成分とウイルス粒子を分別するのに，上記の超遠心機が役立った．

2．ウイルスの増殖の細胞依存性

このように種々のウイルスの精製・純化が進み，それらの化学成分が詳しく調べられた結果，各種のウイルスはいずれも核酸と蛋白質からなること，しかし，外界から栄養分を摂取して増殖するためのエネルギー代謝系の酵素も，蛋白質合成の場であるリボソームも，これらをまったく持たない存在であることが明らかとなった．したがって，ウイルスは細菌と異なり，寒天培地のような無生物の人工培地には生えないこと，ウイルスの増殖のためには生きた細胞が必須であること，すなわち，生きた細胞のエネルギー代謝系を利用し，ウイルス粒子合成のための素材と合成の場を細胞に求めなければ増殖しえない存在であるという，ウイルスの本質的な特性がはっきりしたのである．

3．ファージによるウイルス増殖の研究と遺伝学研究の開始

1915 年，Twort によってブドウ球菌に，1917 年，d’Hérelle によって赤痢菌に見出された細菌

ウイルス(bacterial virus，バクテリオファージ bacteriophage，ファージ phage)は，強い溶菌作用を持つことから，当初，細菌性疾患の治療に有用ではないかと考えられた．しかし，ファージはそれぞれ限定された細菌しか溶菌せず実用性に乏しいことから，ファージに対する人々の関心は薄れていった．

やがて1940年頃，Delbrückらは，ファージによる溶菌が，感染したファージの増殖により十数分というきわめて短時間のうちに完了する現象であることに着目し，ウイルスの増殖機構を明らかにするためのモデルとして研究を開始し，以後十数年間に数多くの重要な知見をもたらした．ファージがオタマジャクシに似た独特の形態をしていることは，同じく1940年頃，Ruskaが電子顕微鏡によって観察している．

一方，この時期1940〜50年にかけて，核酸の重要性を示すいくつかの実験が行われた．1944年Averyは，病原性肺炎レンサ球菌のDNAが，非病原性の肺炎レンサ球菌を病原性へと転換しうることを観察した．遺伝情報源としてのDNAの重要性である．また1952年，Hersheyらは，ファージが細菌に感染するときファージのDNAのみが菌体内に侵入し，蛋白質部分は菌体外に残ることを明らかにした．これは，感染によるファージの増殖が，宿主細菌内に入ったファージDNAの指令のもとに，子ファージのDNAと蛋白質が合成されることを意味している．

ウイルスは，エネルギー代謝系・蛋白質合成系を持たないので，侵入したファージDNAは宿主である細菌のDNAに働きかけ，細菌自身の物質代謝をファージの合成の方に向かわせる．すなわち，ウイルス感染は，ウイルスの遺伝物質と宿主細胞の遺伝物質の相互作用を基本としていることが，ファージの研究を通じて明らかになった．

こうしたファージの研究は，より複雑な動物ウイルスの増殖機構の研究を促進し，さらには，より広く生物全般の遺伝情報伝達のメカニズムの解明のモデルとして，重要な役割を担うようになった．今日の分子生物学，分子遺伝学の進展は，ファージの研究によるところがきわめて大きい．

ファージと細菌の実験系は，ウイルス感染がウイルスの増殖とそれによる宿主細胞の破壊を意味するだけでなく，ウイルスが宿主細胞の染色体に組込まれて細胞の奥深くにもぐり込んでしまう感染形態の存在することも明らかにした．1950年代のLwoffらの研究によるところが大きい．

このように，ファージのDNAが宿主細菌のDNAの中に組込まれて両者一体となることを，溶原化(lysogenization)という．ファージが溶原化した菌すなわち溶原菌(lysogenic bacteria)は，ファージの遺伝子をあたかも細菌自身の遺伝子の一部として保持しながら分裂・増殖していく．こうした溶原菌におけるファージの存在状態が，**プロファージ**(prophage)である．

ファージが溶原化すると宿主細菌の遺伝形質がしばしば変化する．たとえば，ジフテリア菌の毒素産生は，ファージの溶原化によってもたらされたものである．こうしたファージの溶原化による宿主細菌の**形質転換**(transformation)と，後年研究が展開されたウイルスによる細胞のがん化は基本的に同じである．がんウイルスは，細胞に感染するとウイルス遺伝子が細胞染色体DNAに組込まれ，発がん情報を発揮して細胞をがん化させる．

溶原菌中のプロファージは時に活性化されてファージ粒子となり，このとき宿主細菌の遺伝子を取り込んだファージができる．こうしたファージが次の宿主に感染するとき，取り込んだ前の宿主の遺伝子が次の宿主に移入され，こうした宿主由来の遺伝子が発現する．これが**形質導入**(transduction)である．後年知られたレトロウイルスによるがん化で，レトロウイルス中の宿主由来のがん遺伝子によるがん化が，これと類似している．

3　現代ウイルス学の始まり

1．DNAの二重らせん構造の解明と遺伝情報伝達の機構

これまで述べてきたことから，ウイルスの感染性，病原性のおおもとはウイルスの核酸であることがわかる．しかし1940年代までは，核酸の物

質構造と機能はまだ明らかにされていなかった．

1953年，Watson と Crick は，DNA が二重らせん構造であることを明らかにし，その遺伝情報がまずメッセンジャー(伝令)RNA(messenger RNA, mRNA)に伝達され，次いでこの mRNA に基づいて蛋白質が合成されることを提唱した．DNA → RNA →蛋白質へと遺伝情報の流れることが，遺伝情報伝達のセントラルドグマ(central dogma，中心教義)である．

このように，遺伝情報の源である DNA の構造とその情報伝達のしくみが解き明かされ始めるや，ウイルスの研究はこれらをふまえつつ急速に展開していくことになった．それと同時に，核酸と蛋白質からなる微小粒子・ウイルスそのものが，分子生物学・分子遺伝学の研究にきわめて重要な存在として，あらためて認識されることになったのである．

2. 細胞培養法の確立

これまで，ウイルス粒子の化学組成は主として植物ウイルスについて，ウイルスの増殖は細菌ウイルスであるファージについて主に研究されてきた．

これに対して，ヒトを中心とする動物ウイルスは，ウイルス粒子が複雑であるばかりでなく，宿主(host)であるヒトおよび動物の細胞が細菌や植物に比べてはるかに複雑なため，動物ウイルスの研究はかなりの困難を伴った．

ファージの研究では，宿主の細菌を寒天培地上に容易に培養することができた．動物ウイルスにおいても，その研究の進展のためには，ヒトや動物の細胞を *in vitro* で容易に培養できることが必要であった．

20世紀の初めに端を発した組織培養法は，1950年代に入って，組織を蛋白質分解酵素のトリプシンで消化し，単個細胞にほぐすことができるようになり，他方，抗生物質の発見で細胞培養を雑菌の汚染から防げるようになったこと，および培養液の改良と相まって，今日行われている細胞培養法が確立された(組織培養 tissue culture と細胞培養 cell culture は，一般に同意語として用いられている)．これにより，動物ウイルスの研究は以後急速に進展していくのである．

4 現代ウイルス学の展開

1. 動物ウイルスを中心とした，ウイルス–宿主細胞相互作用の解析

ウイルスを動物個体に接種するか，あるいは発育鶏卵への接種によって実験を行っていた1940年代までのウイルス学に対して，1950年代に入り装いを新たに登場した細胞培養法は，動物ウイルスの研究をファージと細菌の実験系と同じレベルに引き上げることになった．

まず行われたのは，ガラスの容器の中に培養された，すなわち *in vitro* で培養されたサル腎細胞へのポリオウイルスの感染で，Enders らの研究である．ウイルスを接種された細胞が，ウイルス増殖の結果，破壊されていく様子が，光学顕微鏡下に容易に観察された．ウイルスの研究に重要なウイルスの定量は，ウイルスが引き起こすこの**細胞変性効果**(cytopathic effect, CPE)により，種々のウイルスについて可能となった．

1950年代の初めは，ウイルス研究のための実験手段が相次いで進歩した時代である．電子顕微鏡の発達は，ウイルス粒子の構造・形成過程と感染細胞の変化を詳しくとらえた．また，蛍光抗体法の開発は，蛍光色素で標識されたウイルス抗体と特異的に反応するウイルス抗原の細胞内合成の様子を，蛍光顕微鏡下に暗視野で見事に示してみせた．一方，放射性同位元素(アイソトープ)によるウイルスと細胞の標識実験や電気泳動法の発達は，ウイルス感染の生化学的・分子生物学的解析を可能にした．

こうして一連のウイルス感染過程，すなわち，①宿主細胞表面へのウイルスの**吸着**(adsorption)，②細胞内へのウイルスの**侵入**(penetration)，③**脱殻**(uncoating)によるウイルス核酸の露出，④ウイルス粒子として目にすることのできない**暗黒期**(eclipse phase)におけるウイルス核酸とウイルス蛋白質の合成，⑤ウイルス粒子形成のための合成ウイルス成分の**集合**(assembly)，⑥子ウイ

ルス粒子の細胞外への**放出**(release), ⑦細胞の**溶解**(lysis), が詳しく研究され, 感染におけるウイルスと細胞のかかわり合い, すなわちウイルスと宿主細胞の相互作用の解析は, 急速に進展したのである.

培養細胞を場とした動物ウイルスと細胞のかかわり合いの研究で, さらに明らかになってきたことに, ウイルス感染は細胞破壊的な**溶解感染**(lytic infection)ばかりでなく, ウイルスと宿主細胞が共存する**持続感染**(persistent infection)ないしは潜伏感染(latent infection) の存在があげられる.

また, 1950年代初めの細胞培養法の確立は, ただちにワクチンの開発にもつながり, まずポリオワクチンが作られた. Salkの不活化ポリオワクチン, Sabinの生ポリオワクチンである.

ウイルスに感染した細胞が, 未感染細胞の感染阻止に働く物質, **インターフェロン**(interferon) を産生するということも, この時期1950年代に長野泰一らやIsaacsらにより明らかにされた.

2. ウイルスの発見・分離の著しい向上

臨床材料をマウスなどの実験動物に接種して病原ウイルスを分離する初期の方法, 次いで発育鶏卵の使用による進歩を経て, 1950年代初めの *in virto* での細胞培養法の確立は, ウイルス発見・分離の効率を飛躍的に上昇させた.

ウイルスが細胞に感染し, 増殖する結果, 細胞は変性・死滅する. 感染に伴うこうした細胞の形態変化, すなわち, ウイルスによる細胞変性効果は, 光学顕微鏡下で容易に観察することができた. この細胞変性を指標に, 患者糞便からのポリオウイルスの分離に始まる多数のウイルスが, 細胞培養法を用いて続々と知られるようになった.

個体としての動物を用いて病原ウイルスの分離を試みる場合は, たとえば脳炎ウイルスのように, 脳炎を起こすというウイルスの病原性に基づいている. これに対して培養細胞による方法は, 従来とは比較にならないほど高感度で, しかし生体への病原性に直接結びつかないかたちで, ウイルスが分離されたので, 分離ウイルスの病原性が不明の場合もしばしばであった.

こうした不明ウイルスは“みなし子ウイルス(orphan virus)”と呼ばれ, 糞便から分離される腸内ウイルスによくみられた. しかし, その後の経験から, 細胞変性効果はウイルスによって特徴のあることがわかり, 細胞変性の様子から原因ウイルスのおおよその見当をつけられるようになった.

3. ウイルス発がん研究の進展と生命科学へのかかわり

1950年代の細胞培養法の確立によって急速に台頭してきた分野に, がんウイルス(腫瘍ウイルス)の研究がある.

今世紀のはじめに幕を開けて以来50年間, がんウイルスはもっぱら個体(*in vivo*)としての動物に接種され, 病理学者を中心に研究されてきたが, 1958年, マウスのポリオーマウイルスが細胞変性を指標として *in vitro* で分離されるや, ウイルス学者が相次いでがんウイルス研究の分野に進出してきた.

さらに1960年, Dulbeccoらがポリオーマウイルスによる**試験管内発がん**(*in vitro* transformation)を報告して以来, ウイルス学研究における腫瘍ウイルスの比重は年々増加し, 今日, 腫瘍ウイルス学はウイルス学全体に重要な位置を占めている.

この間の経緯をもう少し眺めてみると, 細胞培養法の確立はウイルスと宿主細胞の相互作用のあり方を明確にした. 第一は, ウイルスが増殖して宿主細胞が破壊される溶解感染, 第二は, ウイルスと宿主細胞の間に平衡状態が保たれている持続感染で, この二つは1950年代から60年代に基本的な部分が明らかにされた. 第三が, ウイルスによって宿主細胞が無制限に増殖する感染様式で, 正常細胞が試験管内でのウイルスの感染により, 試験管の中でがん化することを示したDulbeccoの実験は大いに注目を引き, 人々は装いを新たにしたがんウイルス研究の分野へ, 急速に入っていったのである.

こうして進められた腫瘍ウイルスの研究は, 多くの新しい, 重要な知見をもたらしたが, 中でも

逆転写酵素(reverse transcriptase)の発見は，腫瘍ウイルス学のみならず，広く生命科学(ライフサイエンス life science)の立場からも，きわめて重要な意義を持つものである．

1970年，TeminとBaltimoreは，それぞれ独立の研究により，動物肉腫ウイルスや白血病ウイルス粒子の中に，RNAからDNAへの遺伝情報の伝達を司る酵素，すなわち逆転写酵素の存在を発見した．

遺伝情報の伝達は，WatsonとCrickの研究に始まる，DNA→RNA→蛋白質への流れがすでに確立していた．それ以外に，RNAを遺伝物質とする肉腫ウイルスや白血病ウイルスで，RNA→DNAへの情報伝達機構の存在することが見出され，一大センセーションを巻き起こしたのである．DNAからRNAへ遺伝情報が伝達されることを**転写**(transcription)という．その逆が逆**転写**(reverse transcription)で，この過程を進めるのが逆転写酵素である．**RNA依存性DNA合成酵素**(RNA-dependent DNA polymerase)ともいう．

同じく腫瘍ウイルスの研究から得られた重要な知見に，遺伝情報伝達に関するmRNAの**スプライシング**(splicing；フィルムやテープをつぎ合わせること，接木)があげられる(1977)．アデノウイルスの研究から知られてきたもので，ウイルスDNAの塩基配列はいったんそのままRNAに写し取られるが，次いでその取捨選択が行われてmRNAが形成されるものである．

このような，遺伝情報を接木する様式でのmRNAの形成はバクテリオファージにはみられず，その宿主である原核細胞(procaryote；核膜がないので核と細胞質が仕切られていない)としての細菌にも存在しないが，動物ウイルスはこの様式でmRNAが作られ，その宿主である真核細胞(eucaryote；核膜によって核と細胞質が区別されている)としてのヒトや動物の細胞も，このスプライシングの方式によって遺伝情報が伝達されることが知られたのである．

すなわち，原核生物の細菌とこれに寄生する原核生物ウイルスのファージでは，DNA塩基配列のすべてがmRNAに写し取られるのに対して，真核生物のヒトや動物の細胞およびこれらに寄生する真核生物ウイルスの動物ウイルスでは，DNAの塩基配列はいったんすべてRNAに伝えられるが(mRNA前駆体，pre-messenger RNA)，mRNAが形成される段階でスプライスされて短くなる．

この場合，切り取られた塩基配列には必要な遺伝情報がなく，遺伝情報の存在する部分だけがつぎ合わせられる．切り取られてmRNAに転写されないDNA上の領域を**イントロン**(intron)といい，遺伝情報として意味があり転写されるDNA部分を**エクソン**(exon)と呼ぶ．

さらに，腫瘍ウイルス研究の延長線上に提起されてきた重要な事項に，今日の遺伝子研究，ことにヒトの遺伝子究明への方向があげられる．

1960年代から70年代に，腫瘍ウイルスの核酸の中に，がん化を引き起こす遺伝子の存在が明らかにされ，これを正常細胞内に導入すれば細胞はがん化した．

次いで1980年代に入ると，話はヒトを中心に展開を始めた．ヒトのがん細胞DNAの中に動物のRNA腫瘍ウイルス(**レトロウイルス**；ニワトリやマウスの肉腫ウイルス，白血病ウイルスなど)のがん遺伝子ときわめて類似する部分があり，こうしたヒトがん細胞DNA部分を正常細胞に導入することにより，がん化が引き起こされたのである．

間もなく，このヒトがん細胞DNA中の発がん遺伝子ともいえる存在ときわめて類似するDNA部分が，今度は正常ヒト細胞のDNAの中にも見出された．ただし，がん細胞DNAに類似したこの正常細胞のDNA部分は，細胞をがん化しなかった．

すなわち，ある種のヒト遺伝子にたまたま許容以上の変異が生じると，この正常遺伝子ががん遺伝子に変身し，自らの細胞をがん化するに至る．こうした，がんのもとになる正常細胞遺伝子すなわちがん原遺伝子は，本来，細胞の増殖・分化を司っている遺伝子と理解される．

以上のがん遺伝子に加えて，細胞にはさらに**がん抑制遺伝子**(tumor suppressor gene)が存在することも，より最近明らかにされた．さらに**ヒトゲノム計画**(human genome project)により，ヒト全遺伝子のDNA塩基配列が決定され，その機能解明が進んでいる．腫瘍ウイルス研究の展開ががんの本体に迫り，さらには生命現象の本質に迫ろうとしているのである．

4. 遺伝子工学・細胞工学とウイルス研究

以上述べてきたことから，今日のウイルス学が，1950年代はじめのWatsonとCrickによるDNA二重らせん構造の解明に始まる遺伝子の研究と不可分に進展してきたことが理解されると思う．こうした生命の本質を担う遺伝子の研究が，1970年代以降**遺伝子工学**(genetic engineering)と**細胞工学**(cell technology)の急速な台頭・進歩とともにライフサイエンスの中心課題として，目ざましい展開をしてきた．その中でウイルス学が果たしている役割は大きい．

生命現象は，その基本が原核細胞の細菌とこれに感染するファージによって知られたが，次第により高等な真核細胞の動物やヒト，およびこれらを宿主とする動物ウイルスでの現象が興味を引き，また重要であると考えられた．ここでは，ウイルス学を重要な軸として展開するライフサイエンス，バイオサイエンス(bioscience)の実験手技的側面と応用面に光をあててみよう．

一つは**制限酵素**(restriction enzyme，制限エンドヌクレアーゼ restriction endonuclease)の利用である．種々の細菌で，異種のDNAが菌体内に入ったとき，これを分解して防御する働きのある酵素，すなわち制限酵素の存在が知られていた．

二本鎖DNAをそれぞれ特定の塩基配列(base sequence)を認識して特異的(specific)に切断する数百種の制限酵素があり，酵素が異なれば異なった塩基配列部位で二本鎖DNAが切断され，種々の特異的DNA断片(specific DNA fragment)が，1970年代の初めに得られた．DNAの切断は紫外線や放射線によっても起こるが，切断に一定性がなく，まったくランダム(random)に切れてしまう．これに対して制限酵素は，それぞれの酵素によって常に一定の塩基配列部位で切断されるところに意義がある．

これまで数多くのウイルスの核酸が制限酵素によって切断され，その構造と機能が明らかにされている．DNAウイルスではそのDNAが直接切断され，RNAウイルスでは逆転写酵素によりウイルスRNAをDNAに写しかえて切断された．

こうして得られた特異的DNA断片に基づいて，種々のウイルスの**遺伝子地図**(genetic map)が作られ，ウイルスゲノム(genome；それぞれの生物種における全遺伝情報)の構造と機能が明らかにされた．制限酵素による遺伝情報の解析は，ウイルスのみならず細胞DNAについても行われ，ウイルスと細胞の相互作用の研究も一段と進展した．

さらに，制限酵素というハサミで切断されたDNAは，ノリの役目を担う酵素であるリガーゼ(ligase)によってつなぎ合わせることができる．これらの二つの酵素をハサミとノリに用いて，今日の遺伝子工学の驚異的な発展があり，ウイルス遺伝子の構造と機能の解明のみならず，ウイルスワクチンの開発にも，インターフェロンなどの量産にも重要な手段を提供しているのである．これがすなわち，**組換えDNA技術**(recombinant DNA technology)である．制限酵素とリガーゼを基本的な手段とする遺伝子工学は，遺伝子とその産物蛋白質のいずれも，単離して量産することを可能にしたのである．さらに，最近期待を集めている**遺伝子治療**も遺伝子工学の応用で，治療用の遺伝子を組換えDNA技術により組込んだ人工ウイルスを用いて行うものである．

現代ウイルス学の進歩，さらには今日の生命科学の進展に著しい貢献をしているもう一つの実験手法は，**モノクローナル抗体**(monoclonal antibody)の作製と利用である．

ウイルス学において免疫学の知識・手技が重要であることは，ウイルス病の診断が免疫学的手段によるところが大きいことからも容易にうなずける．免疫学の基本は特異的な抗原抗体反応であるが，目的とする抗原を精製してこれに対する純粋な抗体を得ることは，長い間至難のわざであった．そこへ登場したのが1970年代半ばのモノクローナル抗体の開発である.

これより先1950年代, Burnetは抗体産生に関する**クローン選択説**(clonal selection theory)を発表し, 個々の抗体の産生が個々の抗原に特異的に, 別々の細胞でなされることを明らかにした. すなわち, 1種類の抗体産生細胞は1種類の抗原に対する抗体のみを産生し, 1種類の細胞のクローン(clone；単個細胞・単個ウイルスなどから出発して増殖した, 遺伝学的に均一な細胞・ウイルスなどの集団)から複数種の抗体が産生されることはない.

こうしたクローン選択説に基づき, MilsteinとKöhlerは, 未精製の抗原をマウスに注射して免疫し, 脾臓の細胞を取り出した. この免疫マウスの脾臓は, 免疫に用いた材料に含まれるすべての抗原に対する抗体を個々に産生している, たくさんの異なった細胞から成り立っているはずである.

これらの抗体産生細胞, すなわちBリンパ球は, それ自体では増殖性に乏しいので, 増殖能が盛んでかつ抗体産生を助けることができるような細胞(ミエローマ細胞)を別に用意し, 両者の細胞を融合させ雑種細胞(hybrid cell)を手にした. その結果, それぞれ単一の抗体のみを産生しつつ無限に増殖する種々の雑種細胞クローンを得ることに成功したのである.

このように, 単一の抗原に対する単一の抗体がモノクローナル抗体である. この実験手法の開発により免疫学は飛躍的に発展し, そうしてウイルス学もまた, その応用によって著しい進展をみたのである.

このモノクローナル抗体の作製には, 1960年代に開発された**細胞雑種形成法**(cell hybridization technique)が大きな役割を果たしている. 1950年代に岡田善雄は, 異なった2種類の細胞がパラミクソウイルス科のセンダイウイルス(Sendai virus；石田名香雄らにより発見)の作用により, 互いに細胞融合(cell fusion)することを見出し, 次いで1960年代Harrisらは, こうした異種間の融合細胞(fused cell)から, 分裂・増殖の可能な雑種細胞を得ることに成功した. この雑種細胞の形成は細胞遺伝学に多くの知見をもたらしたが, さらにモノクローナル抗体の作製につながり, 今日の先端技術の一つ細胞工学が, 同じく先端技術の遺伝子工学とともに花開いているのである.

両者が一体となってのウイルス学への応用は, たとえば次のようである. 遺伝子工学により個々のウイルス遺伝子に特異的に作られたウイルス蛋白質の同定と性状が, 細胞工学に基づいてのこれらの蛋白質のモノクローナル抗体の作製によってより明確にされたこと, 遺伝子工学的に作製された各ウイルス抗原に対するモノクローナル抗体を用い, ウイルス病の迅速診断が原因ウイルスの抗原蛋白質を高い精度で検出することにより可能になったこと, モノクローナル抗体を用いることにより遺伝子工学的に作られた抗原蛋白質の精製が一段と進歩し, より優れたワクチンの作製につながったこと, などである.

このように, 遺伝子工学と細胞工学は互いに密接に連係しつつ, 広く生命科学の諸分野に多大な貢献をしているのである.

以上に加えて, 現代医学・生物学の新たな実験手法として注目される, **トランスジェニックマウス**(transgenic mouse, 遺伝子導入マウス)と**ノックアウトマウス**(knockout mouse, 遺伝子機能破壊マウス)にふれると, 組換えDNA技術により単離した目的の遺伝子をマウスの受精卵に注入し, これが宿主DNAに組込まれて遺伝情報を発現する状態のマウス, すなわちトランスジェニックマウスにより, ウイルスの病原性を担う遺伝子の特性が生体を場として詳しく調べられつつある. 一方, 特定の遺伝子を人為的に破壊したマウス, すなわちノックアウトマウスの作製により, ウイルスの生体に及ぼす作用が, 宿主側遺伝子の特定機能との関連において詳しく解析されつつある.

5. 病原ウイルス学と臨床ウイルス学の新たな展開

1950年代前半のDNA二重らせん構造と遺伝情報伝達機構の解明による, 生物学・医学全般における現代の始まり，この時期の細胞培養法の確立，および諸種実験機器と実験手法の相次ぐ開発は，病原ウイルスの発見・分離や臨床ウイルス学の展開にも，大きな進展をもたらす契機となった．

ウイルスの分離は，細胞培養法によりそれまでとは格段の威力を発揮し，遺伝子工学や細胞工学の応用は病変部位におけるウイルスの検出を，ウイルス遺伝子とウイルス抗原の特異性の高い証明によって短期間に鋭敏に行うことを可能にした．こうした方向はより最近，**PCR法**(polymerase chain reaction，ポリメラーゼ連鎖反応)の開発により，いっそう鋭敏に短時間で行われつつある．また，分離されたウイルス間の異同を，ウイルス遺伝子の構造の差としてとらえる，いわゆる**分子疫学**(molecular epidemiology)も，昨今の病原ウイルス学・臨床ウイルス学の大きな進歩である．

今日の高度の物質・機械文明の進展や社会・生活様式の変化は，病原ウイルス学の構造にも著しい変遷を生み出しており，従来の急性感染症にとどまらず，より広い疾病のあり方にウイルス学が関連するようになった．すなわち，慢性進行性疾患としての悪性腫瘍，神経変性疾患，エイズなどについてである．前者は赤道アフリカ小児に多発するバーキットリンパ腫や日本の西南部に多い成人T細胞白血病など，ヒトのがんの原因と考えられるいくつかのウイルスが分離され，さらにはがん遺伝子の存在もつきとめられた．一方，Creutzfeldt-Jakob病に代表され，これにいわゆる狂牛病がからむ，感染性神経難病としてのプリオン病，それにヒト免疫不全ウイルスの全世界的な広がりなどは，今日の世相の移り変わりを端的に反映したものといえよう．

ある微生物が特定の感染症の原因であることを決めるには，Henle-Kochの条件(いわゆる**コッホの三原則**)に基づいている．これは19世紀の後半，細菌について提唱されたものであるが，その後見出されたウイルスについても急性感染症はコッホの原則による解釈が可能であった．しかし，今日の病原ウイルス学が問題とする慢性進行性疾患は，病原体単独ではその病態を説明しきれない局面がしばしばである．すなわち，ウイルスと共役して働く既知および未知の内的・外的要因が複雑にからんで，病態を構成するのである．現代の病原ウイルス学・臨床ウイルス学は，コッホの原則を念頭におきながらも，病因の種類のみならず発症病理も複雑な，多重因子によるmulti-factorialな対象を取り扱う局面が多いといえよう．

第2章

ウイルスの特性と全体像

第1章「ウイルス学の幕開けと展開」では，誕生百余年のウイルス学の成り立ちと歴史を，その流れに沿って振り返ってみた．そこで，第3章以降の具体的な現代ウイルス学に入っていく前に，このウイルス(virus)という微生物の特性とアウトラインを，予備知識として描いてみることにしよう．

A ウイルスとは

世の中には病気を引き起こす種々の微生物が存在する．細菌，マイコプラズマ，リケッチア，クラミジア，真菌，原虫，それにウイルスである(**表2-1**)．表中のプリオンは，少時さておくことにする．

ウイルスは微生物の一種である．大きさはナノメートル(nm；百万分の1mm)の単位で表現され，DNAかRNAのどちらか一方の核酸を遺伝物質とし，その周囲を蛋白質で囲まれた，微小な粒子である．細菌やその他の微生物と異なり，エネルギー代謝系も蛋白質合成系も持っていないので，宿主細胞に完全に依存し寄生して増殖する，特異な感染因子である．したがって人工培地で増殖できない．また，増殖は二分裂ではない．ウイルスはその増殖を基本的に宿主の細胞に依存しているため，ウイルスに有効な薬剤は，宿主に対しても毒性が強いことが多い．こうした，生きた細胞の中でしか増殖しえないという，ウイルスのもっとも本質的な特性が，ウイルス病の根本的な治療薬開発を困難にしてきた．しかし，ウイルス増殖の詳細なメカニズムが次第に明らかになり，近年エイズ，ヘルペスウイルス感染症などに有効な薬が開発されるに至っている．

表2-1　ウイルスによる病気，他の微生物による病気

微生物	主な病気
ウイルス	麻疹(はしか)，流行性耳下腺炎(おたふくかぜ)，インフルエンザ，風疹，ポリオ(急性灰白髄炎)，無菌性髄膜炎，普通感冒(かぜ)，狂犬病，日本脳炎，成人T細胞白血病，後天性免疫不全症候群(エイズ)，痘瘡(天然痘)，咽頭結膜熱(プール熱)，水痘(水ぼうそう)，口唇ヘルペス，性器ヘルペス，帯状疱疹，伝染性単核症(キッス病)，突発性発疹，肝炎，伝染性紅斑(リンゴ病)，他
細菌	結核，腸チフス，赤痢，百日咳，破傷風，ジフテリア，猩紅熱，淋病，梅毒，コレラ，ペスト，ハンセン病，他
マイコプラズマ	原発性異型肺炎，他
リケッチア	つつが虫病，発疹チフス，他
クラミジア	トラコーマ，オウム病，非淋菌性尿道炎，他
真菌	カンジダ症，白癬(みずむし)，他
原虫	マラリア，トキソプラズマ症，他
プリオン	狂牛病，他

細菌(bacteria)は，結核，腸チフス，赤痢，百日咳，破傷風，ジフテリアなどを引き起こす．約1マイクロメートル(μm；千分の1mm)の微小な存在ではあるが，1個の細胞である(**細菌細胞** bacterial cell)．単細胞生物として細菌は外界から栄養分を摂取し，エネルギー代謝の諸酵素と蛋白質製造工場であるリボソームを用いて，自力で自分の構成成分を作り，二分裂によって増えていく．細菌が人工培地である寒天培地で増殖できるのは，こうした理由によっている．細菌には抗生物質が効く．宿主とは異なる細菌独自の代謝経路をたたくことなどによる．

マイコプラズマ(mycoplasma；原発性異型肺炎などの病原体)，リケッチア(rickettsia；つつが虫病，発疹チフスなどの病原体)，クラミジア(chlamydia；トラコーマ，オウム病など)も，不完全ながら基本的には細菌で，二分裂により増殖する．抗生物質が効く．

真菌はかびが代表的で，カンジダ症などを引き起こす．原虫は原生動物ともいい，マラリアなどの原因．細菌は原核細胞であるが真菌・原虫は真核細胞．いずれも効く薬剤がある．

さてウイルスは，エネルギー代謝のための諸酵素も，蛋白質合成の場のリボソームも持っていないから，栄養分を外界から摂取して自力で生活することはできず，ウイルスの増殖は宿主細胞のエネルギー代謝系と蛋白質合成系が全面的に代行している．したがってウイルスは，生きた細胞の存在下ではじめてその種を保存することができ，細胞の外では代謝能力がないから1個の物体にすぎない．生きている細胞に出合わない限り，外界でのウイルス粒子は早晩消滅してしまう．なお，リケッチア，クラミジアも人工培地で増殖しないが，ウイルスと異なり，これらの微生物は物質代謝系を不完全ながら持っている．

ウイルスによって引き起こされる疾患は，前章でもそのいくつかにふれた．かつて猛威をふるったが種痘のおかげで地球上から姿を消した痘瘡(天然痘)ウイルス，やはり予防ワクチンによって，患者が著しく少なくなったポリオウイルス，予防ワクチンにより患者が減少している麻疹(はしか)ウイルス，寒くなると毎年のように流行するインフルエンザウイルス，日本に多いヒトTリンパ球向性ウイルスI(いわゆる成人T細胞白血病ウイルス)，昨今おそれられているヒト免疫不全ウイルス(いわゆるエイズウイルス)等々である．

なお，**表2-1**下段のプリオンは，クロイツフェルト・ヤコブ病やウシ海綿状脳症(いわゆる狂牛病)などの原因と密接に関連し，核酸を持たない蛋白質性の病原体である．プリオンはまだ不明の部分が多く，今後の解明が待たれている(第19章に詳述)．

B　自然界におけるウイルスの存在

自然界には種々のウイルスが種々の生物に寄生・感染している．すべての生物種のすべての個体がウイルスをかかえているといってよい．これらは，**動物ウイルス**(animal virus)，**植物ウイルス**(plant virus)，**細菌ウイルス**(bacterial virus)の三つに大別される．

動物ウイルスは，ヒトを含む種々の動物を宿主として寄生・感染するウイルスで，中でも本書の中心はヒトのウイルスである．植物ウイルスはタバコモザイクウイルスなど，種々の植物のウイルスがあり，動物ウイルスのうち昆虫を宿主とする**昆虫ウイルス**(insect virus)は，しばしば植物ウイルスと共通しており，同一のウイルスが植物にも昆虫にも感染する．細菌ウイルスは，通常**バクテリオファージ**(bacteriophage)または**ファージ**(phage)と呼ばれ，細菌を宿主とするウイルスである．大腸菌ファージが代表的なものである．

このようにウイルスは多種多様で，ヒトを宿主とするウイルスだけでも優に数百種に及ぶ．自然界に存在するウイルス種は膨大である．これらのウイルスは，感染すれば常に宿主に病気を引き起こすわけではなく，まったく症状を示さないことも多い．ヒトを中心とする主な動物ウイルスの分類を**表2-2**に示す．

表 2-2　主なヒトのウイルスと分類

ウイルス核酸	ウ　イ　ル　ス　種	ウイルス科
RNAウイルス	インフルエンザウイルス	オルトミクソウイルス
	麻疹ウイルス(はしかの原因) ムンプスウイルス(おたふくかぜの原因)	パラミクソウイルス
	ポリオウイルス ライノウイルス(かぜの主な原因) A 型肝炎ウイルス	ピコルナウイルス
	風疹ウイルス	トガウイルス
	日本脳炎ウイルス 黄熱ウイルス C 型肝炎ウイルス	フラビウイルス
	狂犬病ウイルス	ラブドウイルス
	ヒトTリンパ球向性ウイルスⅠ(成人T細胞白血病の原因) ヒト免疫不全ウイルス(エイズウイルス)	レトロウイルス
	ロタウイルス(乳児下痢症の原因)	レオウイルス
	ハンターンウイルス(腎症候性出血熱の原因)	ブニヤウイルス
	ラッサウイルス(国際伝染病の出血熱の原因)	アレナウイルス
	エボラウイルス(同上) マールブルグウイルス(同上)	フィロウイルス
	ノーウォークウイルス(胃腸炎の原因)	カリシウイルス
	コロナウイルス(SARS の原因)	コロナウイルス
DNAウイルス	単純ヘルペスウイルス(口唇・性器ヘルペスの原因) 水痘-帯状疱疹ウイルス サイトメガロウイルス(臓器移植後肺炎の原因) HHV-6 (突発性発疹の原因 EB ウイルス(伝染性単核症，バーキットリンパ腫の原因)	ヘルペスウイルス
	アデノウイルス(プール熱の原因)	アデノウイルス
	痘瘡ウイルス(天然痘ウイルス)	ポックスウイルス
	ヒトパピローマウイルス	パピローマウイルス
	B 型肝炎ウイルス	ヘパドナウイルス
	ヒトパルボウイルス B19 (伝染性紅斑の原因)	パルボウイルス

C ウイルスの大きさ，形，構造

大きさ：多種多様のウイルスは，いずれも直径がナノメートル(nm)の単位で表現される大きさである．ただし大きさにかなりの幅があり，もっとも大きい痘瘡ウイルスは直径約 300 nm，もっとも小さいものの一つポリオウイルスが約 30 nm である．

形：動物ウイルスは球形が多いがその他の形もある．球状はポリオウイルス，ヘルペスウイルス，白血病ウイルスなど，丸長いのはインフルエンザウイルス，狂犬病ウイルスは砲弾型，痘瘡ウイルスはレンガ状である．植物ウイルスは桿状ないし棒状である．細菌ウイルスはおたまじゃくしか精子を思わせる．

構造：ウイルス粒子の基本構造は，内部に遺伝物質として DNA または RNA が存在し(両方持つものはウイルスとはいわない)，そのまわりを蛋白質の殻が取り囲んでいる．ウイルスによっては，さらにその外側が糖蛋白質と脂質からなる被膜で覆われている．ウイルス核酸の部分が**コア**

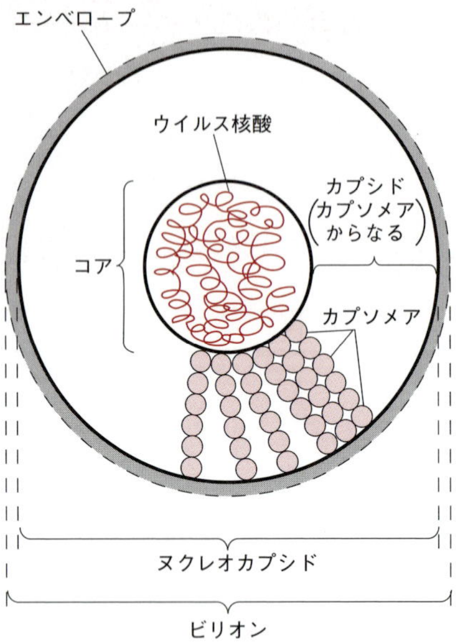

図 2-1　ウイルスの構造

(core；ウイルスの芯)またはヌクレオイド(nucleoid)，そのまわりの蛋白質の殻が**カプシド**(capsid)，カプシドは小単位の**カプソメア**(capsomere)からなる．コア(ヌクレオイド)とカプシドを合わせて**ヌクレオカプシド**(nucleocapsid)という．その外側の被膜は**エンベロープ**(envelope)である．ウイルス粒子のことを**ビリオン**(virion)という(**図 2-1**)．

D　ウイルスの宿主への感染

ウイルス粒子の構造は，このように単純であるが，その感染によって自分よりはるかに大きいヒトや動物にさまざまな病気を引き起こす．こうしたウイルスによる宿主の病気は，その基本を個々の細胞とウイルスとのかかわり合いにみることができる．

ウイルスは感染した細胞を破壊・死滅させ，あるいは細胞の遺伝的性質を変え，おのおののウイルス病の特徴を形成する．

インフルエンザウイルスは気道の上皮細胞で増殖してこれを破壊し呼吸器症状を呈するし，ポリオウイルスは脊髄前角細胞で増殖してこれを破壊することにより手足の麻痺を引き起こす．ヒト免疫不全ウイルスは免疫の中枢であるヘルパーT細胞(CD4陽性Tリンパ球)で増殖しこれを破壊して免疫不全を引き起こす．

一方，ヒトTリンパ球向性ウイルスIは正常のヘルパーT細胞を無限に増殖するリンパ芽球へと変え，白血病の原因となる．EBウイルスは正常Bリンパ球を同様にリンパ芽球へと変え，バーキットリンパ腫の原因につながる．これらはいずれも，ウイルスによる細胞遺伝形質の変異である．また，強力な毒素を産生することで知られるジフテリア菌は，ファージの感染によって，無毒の菌が遺伝的に変異した結果である．

こうしたウイルスと細胞とのさまざまなかかわり合いも，細胞にウイルス感染が成立する初期の過程は，以下の**1**のように共通である．

1　感受性細胞との出合いと感染の始まり

ウイルスは細胞なしには生きられない．しかし，細胞であれば何でもよい，というわけではなく，そこに相性が必要である．

ウイルス感染が成立するための第一条件，第一段階は，ウイルスが自分を受け入れてくれる細胞と出合うことである．これを規定しているのがウイルス表面の構造と細胞表面の構造で，両者が鍵と鍵穴の関係で一致したとき，ウイルスはその細胞に感染することができる．これが細胞表面の**レセプター**(receptor，受容体)へのウイルスの**吸着**(adsorption)で，感染の第一歩である．この吸着レセプターはウイルス種に特異的(specific)である．

細胞にしっかりと特異的に吸着したウイルスは，次いで細胞の中へ入っていく．細胞へのウイルスの**侵入**(penetration)である．この過程は，細胞がウイルスを包むようにして取り込むか，またはウイルスのエンベロープと細胞膜の融合によってウイルスが細胞内に入っていく．

こうして細胞内に侵入すると，次にウイルスの**脱殻**(uncoating)が起こる．細胞の酵素の作用で

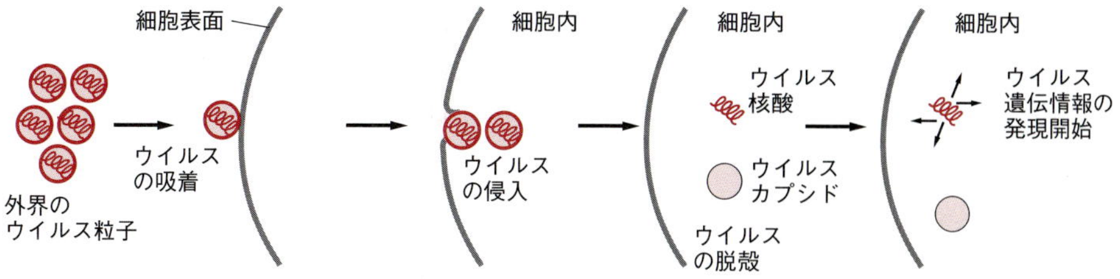

図 2–2　ウイルス感染の開始

ウイルスはカプシドをぬぎ，内部の核酸が露出される．そうして，ウイルスの遺伝情報の細胞への伝達が始まる(**図 2–2**).

2　ウイルスと細胞のかかわり合い

ウイルスの感染を受けた細胞の運命は，大別して三つの方向をたどる(**図 2–3**).

一つは，ウイルスが増殖して細胞が破壊されてしまう**溶解感染**(lytic infection)である．これがもっともよく知られているウイルス感染形式で，インフルエンザウイルスやポリオウイルスが代表的である．細胞に吸着・侵入したウイルスは脱殻して核酸を露出し，細胞にウイルスの遺伝情報指令を発する．その指令は，今後細胞は自分の生活のための代謝をやめ，それをウイルスの複製のために使いなさい，というものである．こうして細胞はウイルスに乗っ取られ，ウイルスの遺伝情報に従い，自らの代謝をウイルス産生へと切り替え，自分は死滅する．この細胞傷害を引き起こす作用を，ウイルスの**細胞変性効果**(cytopathic effect，CPE，殺細胞効果 cell-killing effect)と呼んでいる．

第二の感染形式は，細胞とウイルスの共存状態である．**持続感染**(persistent infection)ないしは**潜伏感染**(latent infection)は，ウイルスと細胞が平衡の状態にある．たとえばヘルペスウイルスの感染である．

第三のかたちは，第一の溶解感染とは逆に，ウイルスの感染によって細胞が無制限に増殖する場合である．すなわち，ウイルスによる細胞の**がん化**(transformation)である．ヒト T リンパ球向性ウイルスⅠなどである．感染したウイルスの遺伝子は細胞の染色体 DNA の中に入り込み，がん化の指令を出す．その結果，正常細胞はがん細胞へと変化し，無限に増殖していく．ウイルス遺伝子は細胞の遺伝子と挙動をともにしながら，細胞分裂とともに子孫細胞に伝達される．この形式の感染では，ウイルスは産生されないことが多い．ウイルスが合成されれば細胞は破壊の方向に進む可能性が高いからである．

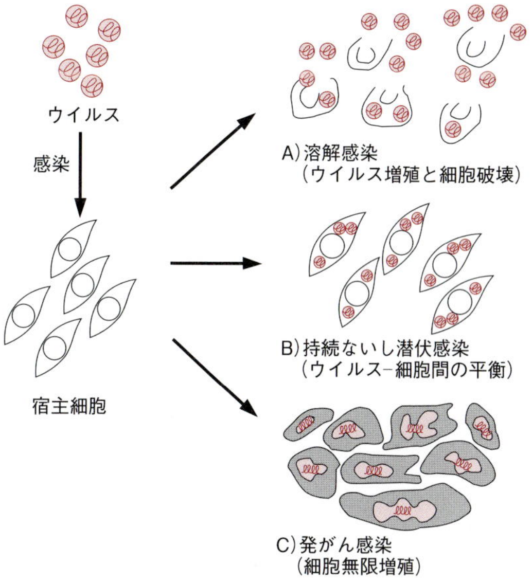

図 2–3　ウイルスと細胞のかかわり合い

以上，大別して三つのウイルス感染のあり方は，ウイルスの増殖により細胞が死滅するのをウイルス感染の一方の極とすれば，他方の極はウイルスにより逆に細胞が無限に増殖するタイプの感染である．その中間にウイルスと細胞の両者が平衡関係にある感染が位置する，と理解することができよう．いずれのタイプにしても，ウイルス感染は基本的に，ウイルスの遺伝子と細胞の遺伝子の攻防といえる．

なお，ウイルスに感染すれば細胞は常にこれらのいずれかの運命をたどるわけではなく，感染が途中で中断してしまうこともある．すなわち，不稔(不全，流産)感染(abortive infection)である．

3　ウイルスの増え方

ウイルスと他の微生物の増殖様式はまったく異なっている．いま，世の二大微生物である細菌とウイルスの増殖の仕方を比較すると，細菌は本質的に細胞であり，自らの力で外界から栄養分を摂取・消化し，二分裂の様式で増殖する．

ウイルスはその増殖を本質的に細胞に依存しており，ウイルス粒子の素材は宿主細胞の代謝機構によって作られ，でき上がった諸成分が集合し，組み立てられてウイルス粒子が完成する．したがって，ウイルスの増殖は，細胞に吸着・侵入・脱殻した1個の親ウイルスの遺伝情報に基づき，1個の感染細胞が多数の子ウイルス粒子を数百から数千個も作り出すのである(**図 2-4**)．

4　ウイルス感染の広がり方

他の生物に寄生してはじめて生活できるウイルスは，生物の個体から個体へと伝播してウイルス保有宿主，すなわち感染宿主を増やしていく．これによりウイルスの種は保存されるが，その過程でウイルスはしばしば宿主に病気を引き起こす．

1．横の広がり

日常よく経験するのは，ウイルスが周囲の人たちに広がっていく横への感染，すなわち，**水平感染**(horizontal infection，**水平伝播** horizontal transmission)である．

かぜウイルスやインフルエンザウイルスは口・鼻から排出され，ポリオウイルスやA型肝炎ウイルスは糞便に排出されて周囲に広がっていく．ワクチンによる効果的な予防で地球上から姿を消した痘瘡ウイルスは，皮膚発疹の膿汁により強力に伝播していた．

他方，血液，精液を介して水平感染するものは，ヒト免疫不全ウイルスやヒトTリンパ球向性ウイルスIがある．B型肝炎ウイルスやC型肝炎ウイルスも血液によってうつる．これらのウイルスの輸血による感染は，先進国では献血血液中のウイルス抗原・抗体・遺伝子などの検査によって防いでいる．水平感染には他の生物を介して広がるものもある．カにさされて起こる日本脳炎や黄熱などである．

2．縦の広がり

垂直感染(vertical infection，**垂直伝播** vertical transmission)である．一つは，胎児が生まれるとき，産道を通過中に母から子へ感染するウイル

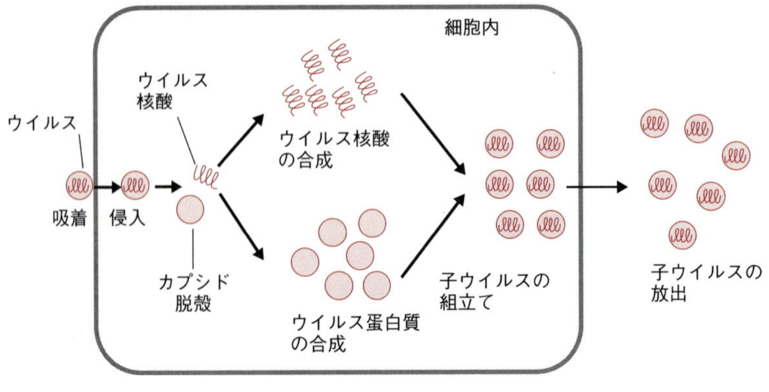

図 2-4　ウイルスの増え方

スがある．この形の感染として，B 型肝炎ウイルスやヒト免疫不全ウイルスが重要である．

また，母乳により母から子へ縦の感染をするウイルスとして，ヒト T リンパ球向性ウイルス I が重要である．

胎盤を通じて子宮内感染するウイルスもあり，風疹ウイルスは一般的には横への広がりであるが，妊婦に感染すると胎盤を介してしばしば胎児に感染し，奇形の原因となる．

なお，生殖細胞の中にウイルスがいて，親から子へと代々ウイルスが受け継がれていく形式がある．この場合，生殖細胞の染色体 DNA の中にウイルス遺伝子が組み込まれて潜んでいる．ニワトリやマウスなどの動物白血病ウイルスが代表的な例である．ただし，ヒトではこの形の垂直感染は知られていない．

ウイルスはそれぞれ一つの伝播様式だけをとるわけではない．ヒト免疫不全ウイルス，ヒト T リンパ球向性ウイルス I，B 型肝炎ウイルスに代表されるように，いくつかのウイルスは，横の感染としても，縦の感染としても，ウイルスが広がっていく．

5 ウイルス感染への抵抗力

以上，ウイルスが生体にどのように感染し，増殖し，伝播して病気が広がっていくのかを述べた．それでは，こうしたウイルスの侵襲に対して生体はどのように対抗するのか，この問題に目を向けてみよう．

侵入してきたウイルスに対して，からだはまず非特異的（non-specific）な防御手段で対抗する．これは，異物としてのウイルス全般に対する反応で，侵入部位の分泌液がウイルス感染力を弱める作用や，貪食細胞（マクロファージ）によるウイルス粒子の取り込み・消化，それに**インターフェロン**（interferon）もこうした非特異的な抵抗力の一つである．インターフェロンは，ウイルス感染細胞自身が産生する生体防御因子である．

間もなく，これらの非特異的反応に引き続いて，おのおのの感染ウイルスに特異的（specific）な防御反応が働くようになる．

これには二つあり，一つは血清中の**抗体**（antibody）で，鍵としてのそれぞれ異なるウイルス（抗原 antigen）に対して，からだはこれと鍵穴の関係にある抗体を産生し，この抗体によりウイルスはそれぞれ特異的に**中和**（neutralize）されて感染力を失う．

もう一つは，それぞれのウイルスによって感染した細胞の表面に作られる抗原を鍵とすれば，これと鍵穴の関係で対応するリンパ球をからだが用意して，その作用により感染細胞が，それぞれのウイルスに特異的に傷害されるものである．

ウイルス粒子を中和するための抗体を産生するのはリンパ球のうち B 細胞であり，感染細胞を攻撃するリンパ球は T 細胞（**キラー T 細胞** killer T cell，細胞傷害性 T 細胞 cytotoxic T cell）である．

以上がウイルス感染に対する主要な抵抗力としての免疫防御反応で，抗体などによる**体液性免疫**（humoral immunity）とリンパ球などによる**細胞性免疫**（cellular immunity）が相互に協力しつつウイルス粒子とウイルス感染細胞を処理し，発病を防いでいる．

ウイルス病に対する抵抗力を人為的に高める手段が，**ワクチン**（vaccine）である．もっとも成功した例が種痘で，痘瘡（天然痘）が発生するたびに，その地域の住民を徹底的に種痘で予防した結果，1977 年以後，地球上から痘瘡は根絶された．日常行われているウイルスのワクチン接種（vaccination）には，ポリオワクチン，麻疹ワクチン，風疹ワクチンなどがある．

6 ウイルス病の発症と回復

ウイルスは感染しても症状を示さないですむことが多い．上に述べたようにからだが本来持っている抵抗力によるところが大きい．しかし，多量のウイルスの侵入，毒力の強いウイルスの感染，あるいはからだの抵抗力の低下などにより，しばしば病気が引き起こされてくる．これがウイルスの感染と発症の一般的な関係であるが，ウイルスによってはもともと発症率の高いウイルスと低いウイルスがある．感染が高率に発症につながるウイルスとして，麻疹，水痘(水ぼうそう)がよく知られており，逆に不顕性感染に終わることの多いのは，日本脳炎やポリオである．

一般にウイルス病は，数日間安静に寝ていれば治癒することが多い．かぜ，インフルエンザ，水痘，はしかなど，いずれもそうである．この自然に回復・治癒する過程で，上述の免疫を中心とするからだの修復機構が働いている．したがって，ウイルス感染からの回復には，からだが本来備えている免疫防衛力が大切であり，こうした免疫能が低下しているとき，しばしば重症の経過をとる．

それでは，ウイルス病の薬による治療はどうであろうか．細菌疾患には抗生物質が効く．抗生物質はからだの代謝を抑えることなく，細菌独自の代謝を阻害してその増殖を抑制し，病気をなおしている．これに対してウイルスは，その増殖を基本的に宿主の細胞に依存している．したがって，ウイルスに有効な薬剤は，宿主に対しても毒性が強いことが多い．こうした，生きた細胞の中でしか増殖しえないという，ウイルスのもっとも本質的な特性が，今日なお，ウイルス病の根本的な治療薬に乏しい大きな理由である．しかし，ウイルス増殖の詳細なメカニズムが次第に明らかになり，近年エイズ，ヘルペスウイルス感染症などに有効な薬が開発されるに至っている．

7　ウイルス病の診断

一般に感染症の診断は，臨床症状から，病気のはやり方すなわち疫学的に，および病原微生物学的になされ，この病原微生物学的アプローチがもっとも確定的な手段である．

ウイルス病では，病原ウイルスを特定することが，細菌性疾患に比べて，従来かなりの長期間を要していた．しかし最近，遺伝子工学手法によるウイルス遺伝子の検出や細胞工学手法によるモノクローナル抗体を用いての抗原検出，それに血清抗体測定法の進歩により，短期間に行うことが可能になってきた．

昨今，世界的な交通網の急速な発達による輸入ウイルス感染症の危険性や，高病原性トリ型インフルエンザウイルスの登場に代表される新たなウイルス病の脅威，他方，ヘルペスウイルス感染症などでは薬による治療が可能になったことなどから，今日，ウイルス病の早期・迅速診断がいっそう求められるようになっている．

8　ウイルス病の予防

近年，一部に有効な薬剤が得られてきたとはいえ，その増殖を宿主細胞に依存しているウイルスの特性から，ウイルス病の特効薬の開発はなかなか困難である．したがって，ウイルス病は予防がきわめて重要であり，その中心が**ワクチン**である．従来もっとも成功したウイルスワクチンは，種痘，黄熱ワクチン，ポリオワクチンなどであるが，ワクチンのためのウイルスの弱毒化は，経験と幸運によるところが少なくなかった．

今日のワクチン開発は，感染防御免疫に関連するウイルス成分を同定し，これを遺伝子工学・細胞工学によって純粋に大量に生産する方向へと向かっており，これは副作用の防止にもつながっている．

他方，ウイルス学とその関連科学の進歩，ことに遺伝子工学の発展は，人為的なウイルス遺伝子の組換えを通じて，予測しえない危険な感染因子を生み出す可能性を秘めている．したがって，この**バイオハザード**(biohazard，生物障害)という新たな危険性を的確に防止することが，現代ウイルス学で求められている．

E　ウイルスの起源と進化

以上，そのアウトラインを描いた極微の世界，ウイルスとは，外界にとどまる限りは１個の物体にすぎないが，ひとたび自分の好みの細胞に出合えば，一転して強力な生物活性を発揮する興味ある存在であることがわかる．それでは，ウイルスはいつどのように生じ，進化したのか．ウイルスはその昔細胞から派生した，すなわち細胞由来の遺伝因子と考えられる．ウイルスが“さまよえる遺伝子”と形容されるゆえんである．

以下に，ウイルスの起源と進化，そのもとになる細胞の起源と進化について，概観してみよう．

宇宙の誕生は約150億年前，地球の誕生は約46億年前，そして地球上の生命は約40億年前にはじめて出現したといわれるが，原始の生命は現在のようにDNAではなく，RNAが担っていたと考えられる．原始地球を取り巻く環境を実験的に再現すると，小分子のRNAが得られること，また，ある種のRNAは，酵素(蛋白質)の力を借りずに自己触媒的にRNA自身を切断したり，複製しうることがわかってきたからである．

触媒作用を持ち自己複製できる小RNA分子は集合し，原始生命・RNAワールド(RNA world)を形成するようになる．

やがてRNAから現在の逆転写酵素(RNAを鋳型にしてDNAを合成する酵素)の原型によってDNAが生じた．DNAはRNAより安定なので，RNAワールドはDNAワールドへと生命の舞台は回転した．

こうして，現在の生物の源流としての祖先細胞が誕生する．この祖先細胞の遺伝物質は，小DNA分子の集合からなっていた．次いでまず出現したのが原核生物としての細菌で約35億年前．時とともに余剰のDNAまたRNAを放出しつつ進化していった．やがて約21億年前，真核細胞が出現する．そうして約5億年前，多種類の生物が脊椎動物の原型も含めて爆発的に出現する．これらもその時々に余剰のDNA・RNAを放出・整理しながら進化していった．以上が，大昔における細胞の成り立ちとその後の展開のシナリオの一端で，ウイルスの出現に多くの示唆を与えている．

本書の中心は動物ウイルス，ことにヒトおよび哺乳類を宿主とするウイルスであり，それぞれのウイルスの出現・進化は，それが寄生・感染する生物種の出現・進化と密接な関係にあると考えられる．哺乳類は出現して約2億年，約6千万年前から繁栄の時代に入り，人類の出現は約5百万年前という．

ウイルスはnmの微小な粒子とはいえ，そのゲノムは一本鎖DNAのウイルスも二本鎖DNAのウイルスもあり，RNAウイルスも一本鎖のウイルスと二本鎖のものがある．これらのウイルスDNAまたはウイルスRNAからmRNAへと遺伝情報が伝達される機構，ウイルスが増殖する機構も一様ではない．これらのウイルスが，大昔の一つの原型からさまざまな複雑な形態・機能に進化したとは考えにくく，おそらく細胞の誕生以来の進化の過程で，さまざまの時期に細胞からウイルスが生じたと思われる．ウイルスはそのときどきの細胞の分子化石と考えることもできる．

上述のように，生命はまずRNAワールドに属していたと考えられることから，RNAウイルスの中にはDNAウイルスより先に生じたものがあると思われる．ことにインフルエンザウイルスのように分節RNAを遺伝物質とするウイルスは，その由来が古いという．また，逆転写酵素を持つレトロウイルスの起源は，RNAワールドからDNAワールドに移行する時期に関連する可能性がある．DNAウイルスは一般にRNAウイルスより複雑な構造をしており，ことに大型のウイルスであるポックスウイルス科やヘルペスウイルス科は複雑でゲノムも大きく，多数の蛋白質をコードすることができる．こうした大型DNAウイルスは，より最近生じたと考えられる．

このようにウイルスは，大古に生じたRNA系の原始生命，次いでDNA系の初期生命から，原核単細胞，真核単細胞を経て，多種類の多細胞生物の集中進化とともに，その時々にRNAやDNAが放出されたものがさまよえる遺伝子としてのウイルスを形成し，今日まで細胞への感染と増殖を繰り返す過程で，さまざまに進化してきたものといえよう．

ウイルスが，太古の原型から種々の形態と機能を持つ今日のウイルスに進化したとの考えや，ウイルスは細胞が退化した結果であるとの考えは，もっとも大型で複雑なポックスウイルスにその可能性も考えられるものの，一般に受け入れられていない．また，ウイルスは遠く宇宙から降って来たという説もあるが，一般的ではない．

ウイルスは種類によっては，痘瘡ウイルスのように，長年月安定なものもあるが，一般に変異しやすい．中でもヒト免疫不全ウイルスやインフルエンザウイルスは不安定で，宿主であるヒトの百万倍あるいはそれ以上の速度で変異するという．すなわち，ヒトでは百万年かかって起こる変化が，これらのウイルスでは１年もかからない．極微の世界であるウイルスも，なかなか複雑な存在である．

第3章 ウイルスの形態と構造

A ウイルスの形態と大きさ

動物ウイルスの粒子の外形には，正 20 面体型，球状，砲弾型，れんが状，紐状のものなどがある．また，植物ウイルスでは棒状，紐状，正 20 面体型，桿菌状のものがあり，さらに細菌ウイルスでは頭部と尾部からなるもの，正 20 面体型，桿状，線維状のものがある．

図 3-1 は，動物ウイルスに属する各種ウイルスの形態のおおよそについて，相対的な大きさにしたがって模式的に描いたものである．大きさに

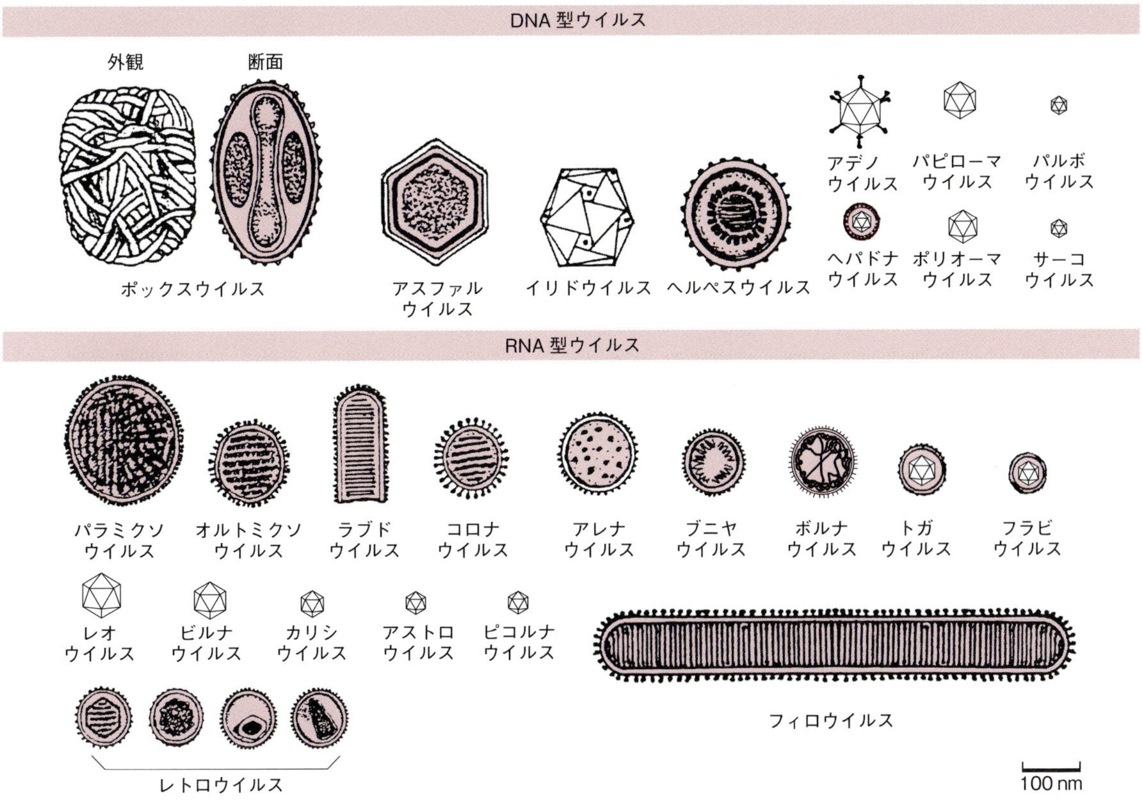

図 3-1　動物ウイルス（科）の相対的大きさと形態の模式図

ついては，パルボウイルス（約 20 nm）やピコルナウイルス（約 30 nm）の微小な類から，ポックスウイルス（約 300 nm）のようにリケッチアやクラミジアに匹敵する大きさの範囲にわたって分布している．

B ウイルス粒子の基本構造

完成したウイルス粒子を**ビリオン**（virion）と呼ぶ．ビリオンは，ウイルスゲノムとしての核酸を蛋白質の外殻が取り囲むという基本構造を有している．この蛋白質の外殻のことをカプシド（capsid）といい，カプシドとその内側に位置する核酸を包括して，**ヌクレオカプシド**（nucleocapsid）と呼んでいる．

カプシドには，形態的に大別して正 20 面体型とらせん型のものがある．例外として，複雑な形態を持つポックスウイルスの粒子では，核酸を取り囲む蛋白質の構造は，このいずれの型にも属さない．正 20 面体のカプシドを有する大型や中型のウイルスでは，カプシドの内部に，また，ポックスウイルスではビリオンの中央部に，**コア**（core）と呼ばれる構造がある．

ウイルスの種類によっては，カプシドの外側に単位膜構造からなる一枚の膜をかぶってビリオンとなるものがある．この膜のことを**エンベロープ**（envelope）と呼び，この粒子をエンベロープ保有粒子，または被膜粒子（enveloped particle）と呼んでいる．

エンベロープ保有粒子では，エンベロープとカプシドの間に介在して，両者を間接的に結合する機能を担う構造蛋白質が存在する．

C 研究方法

X 線回折と**電子顕微鏡法**が，ウイルス粒子の形態と構造を明らかにするための主な手段として利用される．

原子や分子が規則正しく配列した状態の物質や，ウイルス学領域では結晶化したウイルスに X 線を照射すると，回折した X 線同士が干渉して特有の回折像を形成する．この回折像を解析することによって，原子や分子の配列様式，ウイルスの場合には粒子を構成する蛋白質のサブユニットの配列様式を知ることができる．

従来からウイルス学研究に利用されている電子顕微鏡法については，精製したウイルスなどに**ネガティブ染色**を施した試料の観察や，ウイルス感染細胞の超薄切片標本の観察が主なもので，これには透過型電子顕微鏡が用いられる．他方，ウイルス感染ならびに非感染細胞の外形や表面構造，ウイルス粒子の立体的観察，細胞表面膜とウイルス粒子との相互関係を知る目的で，走査型，とくに高分解能走査型電子顕微鏡が利用される．

一般に，電子顕微鏡によってウイルスの構造を正確に把握するためには，ウイルス粒子が固定液による損傷や，変形を受けることなく，できるだけあるがままの姿で観察することが必要である．近年開発されたクライオ電子顕微鏡は，水和状態の生体高分子，あるいはウイルスを透明な非晶質の氷の薄膜中に保持させて観察，撮影するもので，現時点では目的にもっともかなったものということができる．

D ウイルス粒子構築の基本原則

精製されたウイルスでは，化学的構成成分の 50～90％は蛋白質からなっている．1 個のアミノ酸の分子量（約 100）と，これをコードするヌクレオチドのトリプレットの分子量（約 1,000）との比率から推定すると，核酸はその分子量のおよそ 10 分の 1 の蛋白質の鋳型にしかなりえない．このことから，1 個の大きな蛋白質分子が外殻となって，ゲノムを取り囲むというしくみはありえないことがわかる．

Crick と Watson（1956，1957）は，紐状構造を持つタバコモザイクウイルスや，球状のトマトブッシースタントウイルスやカブ黄斑モザイクウイルスなどの植物ウイルスの X 線回折による研究結果をもとにして，次のような仮説を提出した．「微小なウイルスが持っているゲノムの情報量には限定があるので，ウイルス粒子の構築にあたっては同一の蛋白質サブユニットを多数用いてウイルス核酸を取り囲む蛋白質殻を形成するのが合理的であること，これらのサブユニットを対称性のあるように配置することによって，ユニット相互間で等価で安定した結合状態が得られること，そしてもしウイルスが球状であれば，サブユニットの配列状態が正 4 面体，正 8 面体，正 20 面体対称のいずれかの可能性が高く，ウイルスが円柱状であればらせん対称性の配列状態が好都合である．」

上記の仮説に関連して，現在知られている動物ウイルスの中で，球状のカプシドを有するものはいずれも正 20 面体対称型であって，他の多面体構造の存在は知られていない．他方，円柱状のカプシドを有するものは，いずれもらせん対称性を有している．

E　らせん対称型カプシドと正 20 面体型カプシド

1　らせん対称型カプシド

この型のヌクレオカプシドのもっともよい例に，植物ウイルスのタバコモザイクウイルスがある（**図 3–2**）．このウイルスでは蛋白質サブユニットが 16⅓ 個配列してらせんの一周ができあがる．らせんを構成するサブユニットの内側のくぼみの中を核酸がらせん状に通り，このようにして蛋白質サブユニットと核酸が中央のらせん軸を繰り返し回って延びてゆき，一定の長さに達したものがウイルス粒子である．したがってウイルス全体の外形としては，線状に伸びた棒状あるいは柱状を示す．

上述タバコモザイクウイルスの例のように，植物ウイルスでは裸の（naked），すなわちエンベロープを有しないらせん対称型のヌクレオカプシドからなるウイルス粒子が存在するが，動物ウイルスでは裸のらせん対称型ヌクレオカプシドがそのままでビリオンとなるものは存在しない．

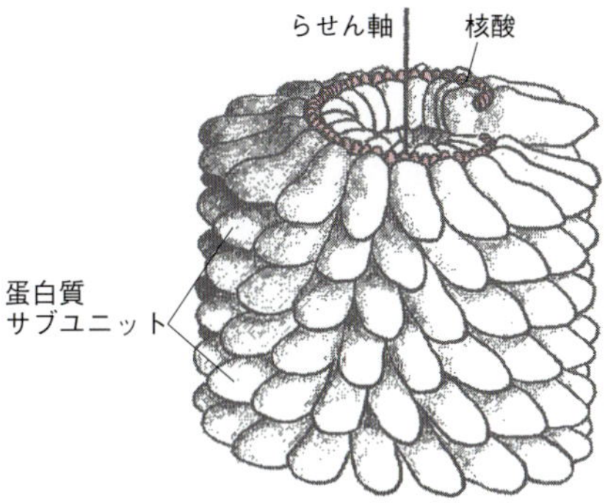

図 3–2　タバコモザイクウイルス通常株のらせん対称型ヌクレオカプシドの模式図
（Caspar and Holmes, 1969，の報告に基づく）

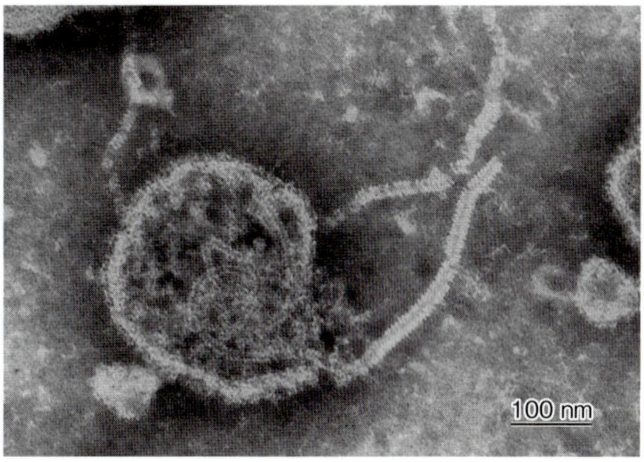

図 3–3　麻疹ウイルス（Edomonston 株）のネガティブ染色像
らせん状のカプシドが粒子の内部に，また破れたエンベロープから粒子外に漏出した状態で観察される．
（大阪医科大学　中井益代名誉教授提供）

動物ウイルスのオルトミクソウイルス科，パラミクソウイルス科，ラブドウイルス科，フィロウイルス科，ブニヤウイルス科，コロナウイルス科など（**表 3–1**）の諸ウイルスが，らせん型のヌクレオカプシドを持っている．これらのヌクレオカプシドには屈曲性があり，コイル様に巻いたり折れ曲がったりして塊状になり，これが**基質蛋白質**〔matrix（M）protein〕を介してエンベロープをまとったのがビリオンである．**図 3–3** は麻疹ウイルスのネガティブ染色写真であり，各らせん構造

表 3-1　動物ウイルスの構造

ウイルス科	ビリオンの大きさ(nm)	エンベロープの有無	カプシドの対称性
A. DNA 型ウイルス			
ヘパドナウイルス	42〜47	＋	正 20 面体型 T=4
サーコウイルス	平均 16〜23 (12〜26.5)	−	正 20 面体型 T=1
パルボウイルス	18〜26	−	正 20 面体型 T=1
ポリオーマウイルス	40〜45	−	斜正 20 面体型 T=7*d*
パピローマウイルス	52〜55	−	斜正 20 面体型 T=7
アデノウイルス	70〜90	−	正 20 面体型 T=25
ヘルペスウイルス	120〜260	＋	正 20 面体型 T=16
イリドウイルス	120〜200 (〜350)	＋ −	斜正 20 面体型 T=133：FV3 T=147：TIV
アスファルウイルス	175〜215 (ビリオン) 170〜190 (カプシド)	＋	斜正 20 面体型 T=189〜217
ポックスウイルス	220〜450(長) 140〜260(幅) 140〜260(厚さ) パラポックスウイルス属： 250〜300(長) 160〜190(径)	(外層膜で通常のエンベロープではない) ＋	
B. RNA 型ウイルス			
ピコルナウイルス	30(水和状態) 28〜30 (乾燥状態)	−	正 20 面体型 T=1, pseudo T=3
アストロウイルス	28〜30 (糞便材料) 〜41 (培養細胞由来材料)	−	正 20 面体型
カリシウイルス	27〜40 (ネガティブ染色法) 35〜40 (クライオ電顕法)	−	正 20 面体型 T=3
ビルナウイルス	約 60	−	斜正 20 面体型 T=13
レオウイルス	60〜80	−	斜正 20 面体型 T=13*l*
フラビウイルス	フラビウイルス属 50	＋	正 20 面体型
	ペスチウイルス属 40〜60	＋	?
	ヘパシウイルス属 50	＋	?
トガウイルス	アルファウイルス属 70	＋	正 20 面体型 T=4
	ルビウイルス属 60〜70	＋	正 20 面体型 T=3 ?
ボルナウイルス	80〜100	＋	らせん状
ラブドウイルス	100〜430(長) 45〜100(径)	＋	らせん状
フィロウイルス	平均 665(長) (マールブルグウイルス) 平均 805(長) (エボラウイルス) 時に〜1400(長) 〜80(径)	＋	らせん状
パラミクソウイルス	150〜350	＋	らせん状
オルトミクソウイルス	80〜120	＋	らせん状
ブニヤウイルス	80〜120	＋	らせん状
アレナウイルス	平均 110〜130 (50〜300)	＋	らせん状
コロナウイルス	コロナウイルス属 約 145	＋	らせん状
	トロウイルス属 約 145	＋	らせん状 (コアはトロイド様)
ロニウイルス	150〜200(長) 20〜 30(径)	＋	らせん状
アルテリウイルス	50〜70	＋	正 20 面体型
レトロウイルス	80〜100	＋	正 20 面体状のコア殻†が，ヌクレオプロテインを包む構造を基本型とする*

*ただしコアの形態は各属によって異なる：アルファ，ガンマ，デルタ，イプシロンレトロウイルスはＣ型，ベータレトロウイルスはＢ型またはＤ型，スプーマウイルスは粒子中央部に同心性非凝集性の形態を示し，HIV を含むレンチウイルスは尖端部を切断した円錐状，または円筒状

T：triangulation number(三角分割数)，FV3：frog virus 3, TIV：Tipula iridescent virus.

†コア殻(core shell)：ここではコアを構成する最外層の蛋白質殻のこと．

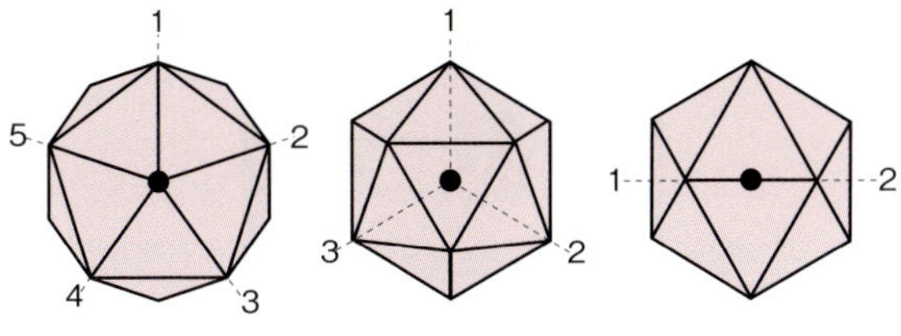

図 3-4　正 20 面体とその回転対称軸
左より 5 回，3 回，2 回の対称軸を示す．

の突出部分が明瞭にみられる．

2　正 20 面体型カプシド

ある特定のウイルスのビリオンまたはカプシドが正 20 面体型であるということができるのは，ネガティブ染色を施したのち透過型電子顕微鏡で観察される多数の粒子の中で，**図 3-4** のように，それぞれ 5 回，3 回または 2 回の回転対称軸を持つ粒子像が確認されることによっている．ここで 5 回の回転対称軸を持つというのは，左端の図の最中央(黒点部)で，紙面に垂直に立てた軸を中心に回転させると，1 回転の間に同一の図形が 5 回得られることを意味している．

ウイルス粒子の立体像の把握には傾斜装置を用いる透過電顕法もあるが，正 20 面体型カプシドとしての証明には上述の 3 種類の回転対称性の有無の確認が必要であった．しかし近年開発されたクライオ電子顕微鏡では，得られる多数の粒子観察像のコンピューターによる画像処理により，対象とするウイルス粒子の立体像を再構成することが可能となっている．

ヘルペスウイルスやアデノウイルスは，正 20 面体型カプシドを持つ代表的ウイルスである(**表 3-1**)．

F　ウイルス粒子の構築に関する学術用語

サブユニット(subunit)または**蛋白質サブユニット**(protein subunit)：折りたたまれた単一のポリペプチド鎖で，ウイルス粒子構築の化学的単位である(例：タバコモザイクウイルスのコート蛋白質，ポリオウイルスの VP1)．

構造ユニット(structure unit)：単一の蛋白質サブユニットのみで構造ユニットとなるものもあれば(例：タバコモザイクウイルス)，同種または異種の複数のホモまたはヘテロ多量体として構造ユニットを形成する場合がある(例：セムリキ森林ウイルスの糖蛋白質の E1，E2，E3 からなるヘテロ三量体，シンドビスウイルスの E1 と E2 からなるヘテロ二量体，ポリオウイルスの VP1，VP2，VP3，VP4 からなるヘテロ四量体)．また，プロトマー(protomer)がしばしば構造ユニットの同義語として使用される．

集合ユニット(assembly unit)：全体として対称性を示す一組のサブユニットまたは構造ユニットを集合ユニットと呼ぶことがあり，より高次の構造に発育してゆくうえで中間段階として重要なユニットである(例：ポリオーマウイルスや SV40 の VP1 五量体)．

形態的ユニット(morphological unit)：ネガティブ染色されたウイルス粒子を電子顕微鏡で観察するとき，粒子の外側に向かって突出する明瞭な構造体が多数対称性に配列しているのが認められることがある．この個々の構造を形態的ユニットと呼んでいる．これは構造ユニットそのものか，あるいは構造ユニットの集合したものに該当すると考えられている．しかし形態的ユニットは，化学的構成単位(蛋白質サブユニット)や構造ユニットとの対応とは関係なく，電顕観察で把握される構造に対してつけた便宜的な名称にすぎない．

形態的ユニットは，**カプソメア**(capsomere)または**カプソマー**(capsomer)とも呼ばれる．**図 3-5** は単純ヘルペスウイルスの模式図であり，正 20 面体型カプシドが多数のカプソメアからなることを示す．ヘルペスウイルス科のカプシドは 162 個のカプソメアからなり，他方アデノウイルス科のカプシドは 252 個のカプソメアからなっている．

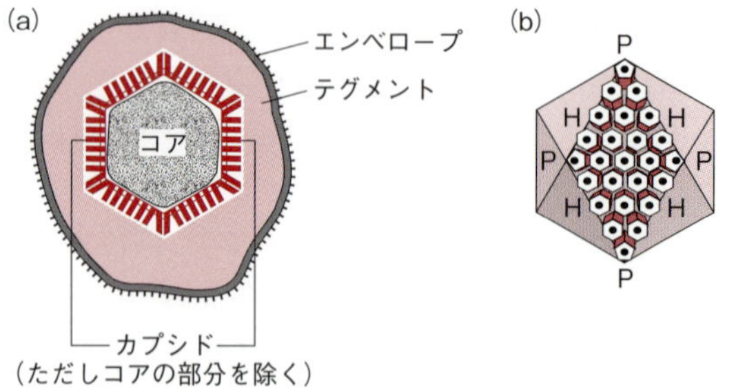

図 3-5　単純ヘルペスウイルスの形態と構造の模式図
(a) ビリオンの断面図
ビリオンは外側よりエンベロープ，テグメント，カプシド，コアの４主要構造からなっている．
(b) カプシドを２回転対称軸上で外側から眺めた模式図
カプシドは，162 個の棒状のカプソメア（ペントン；P とヘキソン；H）と，これらを相互に結ぶトリプレックス（図では示されていない）から主としてできている．12 個のペントンは正 20 面体型カプシドの頂点を占め，150 個のヘキソンはそれ以外の場所に位置する．模式的に五角柱と六角柱として描いたが，実際の形態はこのように整然としていない．

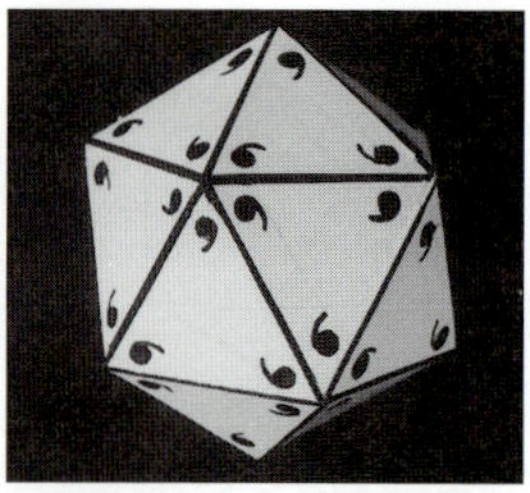

図 3-6　正 20 面体の各面に，等価状態に配置した蛋白質サブユニットの模式図
各サブユニットはまが玉構造で示す．

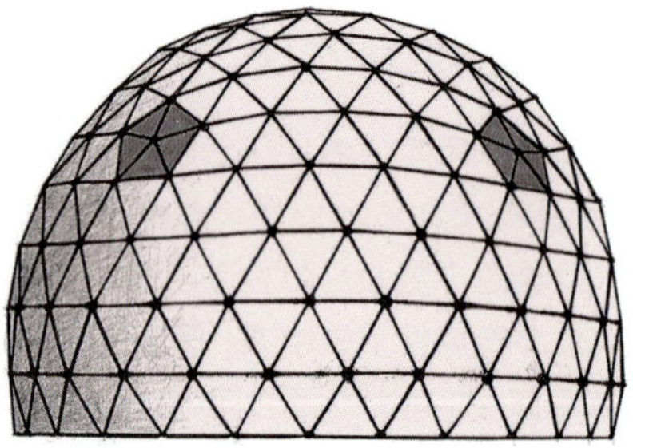

図 3-7　Fuller の測地線ドーム
ドームの表面は準等価の三角形（quasi-equivalent triangles）で構成されている．図で見えるドーム面の２箇所で５個の三角形が会合して五量体（pentamer）となっているが，その他の部位のすべてで６個の三角形が会合している．

G　ウイルス粒子の構築に関する理論的背景

タバコモザイクウイルスの棒状の粒子を構築する個々の蛋白質サブユニットは，それ自体構造上の対称性を有しない．このウイルスの X 線回折によって示されたことは，対称性のない同一サブユニット相互が等価で最大の結合状態を維持するようにしてウイルス粒子を構築するには，**図 3-2** のようにらせん対称性に蛋白質ユニットを配置する様式のあることである．このことは，先述（D 項）の Crick と Watson（1956，1957）の仮説に関連する．

他方，正 20 面体型ウイルスの構築様式については，Caspar と Klug（1962）によって次のような学説が提出された．

動物ウイルスでは，球状のカプシドはすべて正 20 面体の立方対称性を有している．いま正 20 面体の殻が多数の同一の蛋白質サブユニットで構成されている場合，ユニット間の相互の結合がまったく等価な状態で収容しうるユニットの最大数は，**図 3-6** のように各面に３個ずつ，総数 60 個となる．しかしたいていのウイルス粒子の殻は，60 個をはるかに上回る多数の蛋白質サブユニットからできあがっているので，これら多くのユニットの相互関係をできるだけ等価に保って配置するにはどうすればよいかという問題が生じる．

上の解決策として提出されたのが準等価説である．Fuller の**測地線ドーム**（geodesic dome）は，解決の糸口を与えるものである（**図 3-7**）．このドームでは球の表面を小さい三角形の面で分割して，全体として正 20 面体の対称性を保つように組み立てたものである．

いま 60 個以上のサブユニットを用いた蛋白質殻を作るには，測地線ドームのように正 20 面体の各正三角形の面をさらに多数の小型の三角形〔この数を**三角分割数**（triangulation number）といい，T で表す〕で格子状に区分し，それぞれに３

個のサブユニットを配置すれば，ユニットの相互関係は完全に等価ではないが，準等価の状態が得られる．この状態でも等価状態からのずれはわずかで，これくらいのひずみはエネルギー的に十分耐えることができる．以上が準等価説である．

上述の正20面体型三角多面体(icosadeltahedra)，すなわち正20面体を基本型として，このほかにも各面がすべて正三角形で，全体として正20面体型の立方対称性を持つ多面体には多数あるが，これらは**表3-2**と**図3-8**に示すように3種のクラスに分類される．

クラスP=1は，正20面体に始まり，その各面をさらに多数の正三角形で分割してできる三角多面体の一群である．クラスP=3は，各面正五角形からなる正12面体(pentagonal dodecahedron)の各面に，正三角形の面を持つ五角錐(pentagonal pyramid)を載せたもの(**図3-8**のT=3)を基本型として，この各面を逐次分割してできる多面体群である．斜正20面体型(skew class)では，小正三角形が多少ずれた方向に配列しており(例：**図3-8**中のT=7)，その方向によって右巻き型(*d*)と左巻き型(*l*)の2通りがある．

正20面体型カプシドを構成するウイルスには，ヘルペスウイルス科(T=16)やアデノウイルス科(T=25)に属するものなどのほかに，斜正20面体型カプシドを持つものの例として，ポリオーマウイルス科やパピローマウイルス科のウイルスがある(T=7)．

上述のCasparとKlugの学説は，ウイルス粒子の構築に関する基本原則を見事に説明するものであった．しかし，この学説で示されたモデルは，構造上も結合能も同一の，単純化された構造ユニットに基づく構築様式を示すものであった．したがって，その後の分子生物学的研究によって，この学説とは必ずしも相いれない知見も提出されることになった．一例をあげれば，アデノウイルスのカプソメアのヘキソンの1個は，周囲6個のカプソメアで囲まれており，準等価説に従えば6個の構造ユニットからなることが推測されるが，事実はポリペプチドの三量体からなっており，この三量体が粒子構築の強固な単位として働いていることが明らかにされている．

表3-2　正20面体型三角多面体のクラスと三角分割数(T)

クラス	T
P=1	1　4　9　16　25　…
P=3	3　12　27…
斜正20面体型	7　13　19　21　…

(Caspar and Klug, 1962)

H　ウイルスカプシドの分子構造

結晶化したウイルスのX線回折法による解析などによって，ウイルス粒子を構築する蛋白質サブユニットの分子構造が明らかにされている．その代表的例について説明する．

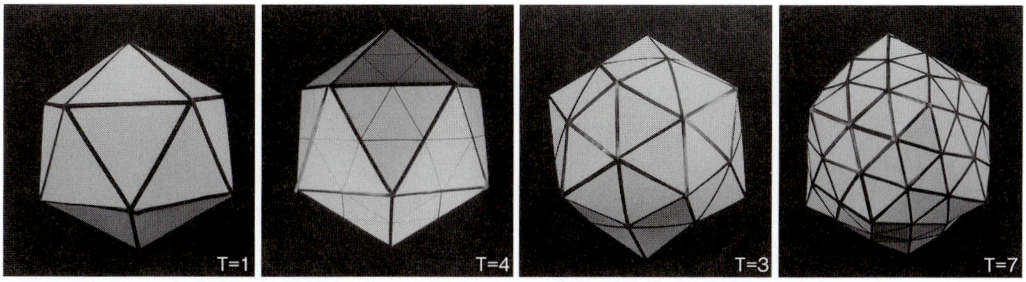

図3-8　正20面体型三角多面体(正20面体の立方対称性を持った三角多面体)の例
左端よりT=1(正20面体の基本形)，T=4(T=1の一面を4個の三角形で分割したもの)，T=3(文中説明)，T=7(斜正20面体の一例)

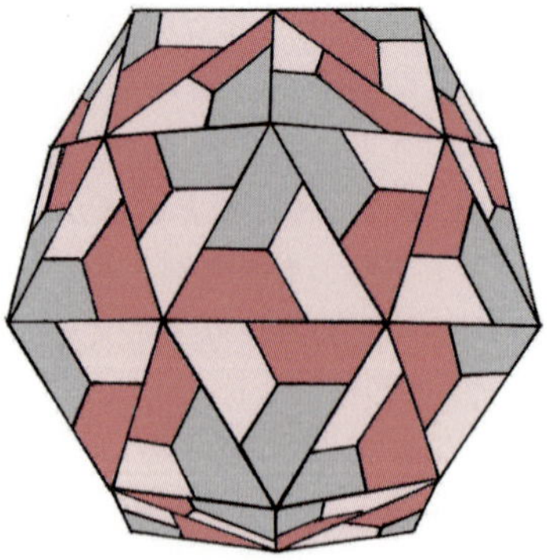

図 3-9　サブユニット数 180 個の小型ウイルスにおける同ユニットの配置模式図
3色に色分けしたサブユニットが化学的に同一のウイルス(植物，昆虫ウイルスの例：T＝3)もあれば，3個のユニットが別個の場合(ピコルナウイルス：T＝1，pseudo T＝3)もある．

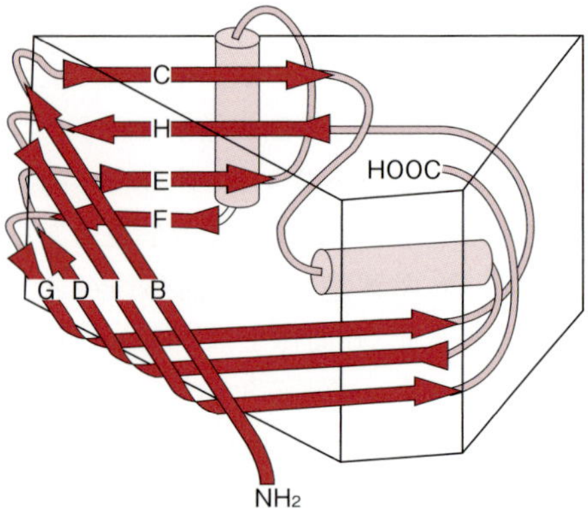

図 3-10　ウイルスのカプシド蛋白質内に共通して存在する基本コア構造(βバレルモチーフ)
1本のポリペプチド鎖が折りたたまれて，カプシドの構築ブロックであるくさび様のβバレル構造ができあがる様式を示す．このペプチド鎖の折りたたみ構造は，2個のβシートが基本的な骨組みとなっており，各シートはそれぞれ4本鎖の逆平行βシートからなっている．ペプチド鎖 B, I, D, G が一つのシートを，C, H, E, F が他のシートを作っている．
(American Association for the Advancement of Science の承認を得て，Science **229**，1358−1365，1985 の Fig.3 より転載)

TMV はらせん対称型のヌクレオカプシドを持っているが，それを構築する蛋白質サブユニットはαヘリックスを主体としてできていることが明らかにされている．

他方，エンベロープを持たない小型正 20 面体型のウイルス，たとえば**図 3-9** に示すように総数 180 個のサブユニットからなるウイルスには多種あるが(例：動物ウイルスのポリオウイルス，植物ウイルスのトマトブッシースタントウイルスなど)，これらウイルスの構築ブロックである蛋白質サブユニットの分子構造については，とくに詳しく解析されている．

この蛋白質サブユニットはすべて類似した形状を持ち，くさび様であり(**図 3-10**)，図にみるように全体として8本鎖の逆平行βバレルドメイン(ポリペプチド鎖の数本，ここでは8本の鎖の逆平行βシートが樽(たる)型の構造を作っている領域)からなっており，一面に4本の逆平行β鎖(B, I, D, G)，他の面にも4本の逆平行β鎖(C, H, E, F)があり，また2箇所にαヘリックス構造(図では円柱)もみられる．さらに数種のループ構造があり，これらの大きさ，形状と配置についてはウイルスに特有で，すなわちウイルス以外の蛋白質に存在するβバレル構造(βシートでできた樽型構造)とは異なる特徴点があり，またウイルスの種類によっても相異点がみられている．

また，中型 DNA 型ウイルスであるアデノウイルスのカプシドの，ヘキソンの各サブユニット内には2個のβバレル構造の存在が知られている．ウイルスカプシドのβバレル構造が高度によく保存されている事実は，ウイルスの進化を考えるうえで興味をそそる点である．

上述のカプシド関連構造蛋白質のほか，インフルエンザウイルスのエンベロープにあるスパイクを構築する分子の三次元構造についても詳細な解析がなされている．

I　エンベロープと出芽

エンベロープは細胞膜と同様に脂質二重層の基本構造を有し，この膜表面にはしばしば外側に向かう突起(projection)が電顕観察で認められる．後者は**スパイク**(spike)または**ペプロマー**(peplomer)と呼ばれており，ウイルスの種類により大きさや形態を異にしている．その化学的構成成分は糖蛋白質である．一例として，インフルエンザウイルスの表面には多数のスパイクが観察される．これらはHAスパイクとNAスパイクと名付けられる2種類のスパイクの混合からなっている．

ウイルス粒子のエンベロープの獲得は，出芽と呼ばれる機構によって起こる．感染後細胞内でそれぞれのウイルスに特異的な糖蛋白質が産生され，次いで特定の細胞膜内に挿入される．このようにして修飾を受けた膜をヌクレオカプシドがかぶりながら，細胞(または核)実質側から突き出るように発育を続ける．最終的にウイルス粒子の全周囲が膜で覆われて，すなわちエンベロープを獲得してビリオンとなる．この現象を**出芽**(budding)と呼んでいる．

出芽部位は，細胞内に膜構造が存在している個所に相当し，すなわち表面膜，小胞体，ゴルジ体あるいはこれに由来する膜，および核膜のいずれかの部位で進行する．ときにはこれらの複数の部位にわたることもある．どの部位の細胞膜を利用するかはウイルスの種類によって異なっている．

ウイルス出芽の二,三の例をあげると，オルトミクソウイルス科やパラミクソウイルス科のウイルス粒子は細胞表面膜部で出芽する．ラブドウイルス科では表面膜で出芽するウイルスもあれば，細胞内膜を主な出芽部位とするものもある．

ヘルペスウイルスの出芽部位には2箇所がある．核内のカプシドは内側核膜部で出芽して膜をかぶる．いったんかぶった膜と外側核膜が融合してカプシドは細胞質内に入る．次にこれらのカプシドはトランスゴルジ膜由来の空胞膜をかぶって出芽し，この過程でエンベロープを獲得して成熟粒子となる．このように，ヘルペスウイルスの2回の出芽は，ウイルスの放出過程と同時に成熟過程と密接に関連している．

ウイルスの出芽にあたっては，エンベロープが宿主由来の脂質を膜成分として利用する事実を除外すると，宿主由来のその他の成分をビリオン内に検出できないことはきわめて興味深いことである．特異な例外としては，アレナウイルス科のウイルス粒子が宿主細胞のリボソームを内包している事実があげられる．

出芽過程におけるエンベロープとヌクレオカプシドとの相互作用の仕方については，ウイルスによる相違がみられる．たとえばオルトミクソウイルス科，パラミクソウイルス科やラブドウイルス科の各ウイルスでは，ヌクレオカプシドがM蛋白質を介してエンベロープに包まれてゆく．このように，M蛋白質はエンベロープとヌクレオカプシドを間接的に結ぶ役割を果たす．ヘルペスウイルスのテグメントも，M蛋白質と同様な機能を持つと考えられる．他方，トガウイルス科のアルファウイルス(例：セムリキ森林ウイルス，シンドビスウイルス)では，ウイルス糖蛋白質の膜貫通部分の細胞質尾部がコア(この場合ヌクレオカプシド)と直接作用しながら出芽してゆく．

上述に関連して，エンベロープ保有ウイルスの出芽がどのように始まり進行するのか，その機構の分子生物学的研究の成果が蓄積されつつある．

J コ ア

まず正20面体カプシドを持つ大型DNAウイルスのヘルペスウイルスや中型のアデノウイルスなどでは，カプシド内の構造をコア(core)と称しており，この部に核蛋白質(nucleoprotein)が存在している．とくに超薄切片の観察で，カプシド内部に特定の構造として認められるときにはそれを指していう．

ポックスウイルスでは，コア膜で包まれたくぼみのある円板状の部分がコアで，ビリオンの他の部分との識別は容易である．この内部に核蛋白質が存在する(**図3-1**)．

他方，エンベロープを保有するウイルス科の多くのものでは，粒子を超薄切片法で電顕観察するとき，粒子内部に適度の電子密度を有する球状の塊が認められる．この塊もコアと呼んでいる．このコアは微細構造上主としてヌクレオカプシドに該当する．したがって，カプシドの内部構造をコアと呼ぶヘルペスウイルスやアデノウイルスでの呼称と異なっており，混乱を生じやすい．

たとえば，レトロウイルス科のうち，HIVで代表されるレンチウイルス属では，円筒状または円錐状のコアを有し，他の多くの属の粒子は球状のコアを有している．

K 動物ウイルスの構造と機能

各種動物ウイルスの形態と基本構造について概説した．

エンベロープの有無と，カプシドの２種類の対称性の４通りの組み合わせのうち，裸のらせん対称型ヌクレオカプシドをビリオンとするものは動物ウイルスでは存在しない(**表 3-1**)．この点は植物ウイルスと対比(例：タバコモザイクウイルス)されるところである．

ウイルスゲノムを取り巻くカプシドあるいはエンベロープには２種の主要な機能がある．第一はビリオン内部のゲノムを保護する機能であり，外部環境下で各種酵素，とくにヌクレアーゼの作用からゲノムを保護する．第二にはウイルスゲノムを新しい宿主細胞に伝達する機能がある．

ウイルスと細胞との初期反応に関して，ビリオンはカプシドの特定蛋白質もしくはエンベロープの特定糖蛋白質によって細胞レセプターと結合する．変わった例としてアデノウイルスではファイバーの先端部で細胞に吸着する．

侵入過程に関して，エンベロープ保有ウイルスでは膜融合によって侵入する．すなわち，あるウイルスでは細胞表面膜部でエンベロープと細胞膜の両者間で融合が生じる．他方，他のウイルスではエンドサイトーシスによっていったん細胞の空胞内に入ったのち，pHの下降に伴って膜融合を起こして，ヌクレオカプシドが細胞実質内に侵入する．

上述のように，吸着・侵入の過程についてもウイルス間で互いに異なる独自の様式を持っている．詳細については各論に譲る．

第4章 ウイルスの種類と分類

ウイルスは，宿主となる生物の種類によって，**動物ウイルス**(animal virus)，**植物ウイルス**(plant virus)，**細菌ウイルス**(bacterial virus)など(他に藻類，原虫，古細菌，真菌を宿主とするものもある)に大別される．細菌ウイルスは**バクテリオファージ**(bacteriophage)とも呼ばれる．動物ウイルスには，脊椎動物を宿主とする vertebrate virus と，昆虫など無脊椎動物を宿主とする invertebrate virus とがある．

A 分類の基準

上記のあらゆる宿主のウイルスに適用できる分類の基準としては，“ウイルスの構造，物理化学的性状，生物学的性状に主眼を置く分類”が広く用いられている．この基準による分類は，とくに近年ウイルス遺伝子の塩基配列の決定がすべてのウイルス種で行われるようになり，分子系統樹などによりウイルス同士の近縁関係を統一的に理解するにはきわめて有用であることが示されてきた．

ウイルスの分類と命名は，国際的な委員会(International Committee on Taxonomy of Viruses, ICTV)で行われている．最新の報告は2002年に承認され2005年に発刊された第8次報告である．この報告では，脊椎動物，無脊椎動物，植物，細菌，古細菌，藻類，真菌を宿主とするすべてのウイルスを含んだ分類体系を提示している．**表4-1**には，このうち脊椎動物に感染するウイルス科について，そのゲノム(genome)の性状や形態をまとめて示している．これらの分類の基準となっているウイルスゲノムの性状や形態を概説する．

1 ウイルスゲノムと転写酵素

詳細は第10章に譲り，分類の基準として必要な用語の説明を中心に簡潔に記載する．ウイルスは，基本的には，DNAをゲノムとするウイルス(**DNAウイルス**)とRNAをゲノムとするウイルス(**RNAウイルス**)に大別されている(**表4-1**)．さらに増殖過程の中に**逆転写**(RNAからDNAへの転写)を含む一群のウイルスを，DNAウイルスとRNAウイルスの間に配置している(DNAおよびRNA逆転写ウイルスDNA and RNA reverse transcribing virus)．ヒトに感染するウイルスとしては，DNAウイルスのヘパドナウイルス科とRNAウイルスのレトロウイルス科がここに分類される．

ウイルス核酸の性状として，**一本鎖**(single strand, ss)か**二本鎖**(double strand, ds)か，**線状**(linear)か**環状**(circular)かが区別される．DNAウイルスの大部分が二本鎖，RNAウイルスの大部分が一本鎖である．

通常のRNAウイルスの複製には，**RNA依存性RNAポリメラーゼ**(RNA-dependent RNA polymerase)がウイルス遺伝子によりコードされている必要がある．宿主細胞には，RNAを鋳型としてRNAを合成する酵素がないためである．RNAウイルスの大部分が一本鎖なので，**遺伝子の極性**(polarity)，senseが問題となる．ウイル

表 4-1　脊椎動物ウイルスの科名一覧とそのゲノムの性状と構造の特徴

科名あるいは属名(科名未定の場合)	ゲノムの性状	ゲノムの形状	ゲノムの大きさ kbp か kb	エンベロープ	ビリオンの形態	ビリオンの大きさ(nm)	宿主¥	ヒトへの感染	医学上重要な種の例示(通称も交えて)ヒトへの感染がない科では【　】内に代表種を欧文で例示,（　）内は宿主等
ポックスウイルス科 Family *Poxviridae*	dsDNA	線状	137〜375	有	多形（レンガ型，卵型）	長さ 220〜450, 幅 140〜260, 厚さ 140〜260	V，I	有	痘瘡ウイルス, ワクチニアウイルス, 伝染性軟疣ウイルス
アスファウイルス科 Family *Asfarviridae*		線状	170〜190	有	球形 正 20 面体カプシド	径 175〜215	V	無	【*African swine fever virus*（ブタ）】
イリドウイルス科 Family *Iridoviridae*		線状	135〜303	有/無	正 20 面体カプシド	径 125〜250	V，I	無	【*Flounder iridescent virus*（魚類）】
ヘルペスウイルス科 Family *Herpesviridae*		線状	125〜240	有	球形 正 20 面体カプシド	径 150〜200	V	有	単純疱疹ウイルス，水痘帯状疱疹ウイルス，ヒトサイトメガロウイルス，EB ウイルス，ヒトヘルペスウイルス 6
アデノウイルス科 Family *Adenoviridae*		線状	26〜45	無	正 20 面体カプシド	径 70〜90	V	有	ヒトアデノウイルス
ポリオーマウイルス科 Family *Polyomaviridae*#		環状	5	無	正 20 面体カプシド	径 40〜45	V	有	JC ウイルス，BK ウイルス
パピローマウイルス科 Family *Papillomaviridae*#		環状	7〜8	無	正 20 面体カプシド	径 50〜55	V	有	ヒトパピローマウイルス
サーコウイルス科 Family *Circoviridae*	ssDNA	環状	2	無	正 20 面体カプシド	径 17〜22	V	無	【*Chicken aneumia virus*（トリ）】
アネロウイルス属 Genus *Anellovirus*&		環状	3〜4	無	正 20 面体カプシド	径 30〜32	V	有	トルクテノウイルス
パルボウイルス科 Family *Parvoviridae*		線状	4〜5	無	正 20 面体カプシド	径 18〜26	V，I	有	ヒトパルボウイルス B19
ヘパドナウイルス科 Family *Hepadnaviridae*	dsDNA 逆転写	環状	3〜4	有	球形 正 20 面体カプシド	径 40〜48	V	有	B 型肝炎ウイルス
レトロウイルス科 Family *Retroviridae*	ssRNA 逆転写	二量体（＋）鎖	7〜13	有	球形	径 80〜100	V	有	ヒトＴリンパ球向性ウイルスⅠ（HTLV-Ⅰ），ヒト免疫不全ウイルス
レオウイルス科 Family *Reoviridae*	dsRNA	10〜12 分節	19〜32	無	正 20 面体カプシド	径 60〜80	V，I，P，F	有	ロタウイルス
ビルナウイルス科 Family *Birnaviridae*		2 分節	5〜6	無	正 20 面体カプシド	径約 60	V，I	無	【*Infectious bursal disease virus*（トリ）】
ボルナウイルス科 Family *Bornaviridae*‡	(−)鎖 ssRNA	非分節	9	有	球状	径約 100	V	有	ボルナ病ウイルス
ラブドウイルス科 Family *Rhabdoviridae*‡			11〜15	有	桿状(弾丸型) らせんヌクレオカプシド	70〜85×130〜380（最頻180）	V，I，P	有	狂犬病ウイルス
フィロウイルス科 Family *Filoviridae*‡			19	有	線維状(ひも状) らせんヌクレオカプシド	80×≃1000	V	有	エボラウイルス，マールブルグウイルス
パラミクソウイルス科 Family *Paramyxoviridae*‡			13〜18	有	多形 らせんヌクレオカプシド	径 150〜300	V	有	麻疹ウイルス，パラインフルエンザウイルス，ムンプスウイルス，RS ウイルス，ヒトメタニューモウイルス，ニパウイルス
オルトミクソウイルス科 Family *Orthomyxoviridae*		6〜8 分節	10〜15	有	多形 らせんヌクレオカプシド	径 80〜120	V	有	インフルエンザ A ウイルス，インフルエンザ B ウイルス，インフルエンザ C ウイルス
ブニヤウイルス科 Family *Bunyaviridae*		3 分節 (−)or(−/＋)鎖（両意性）	11〜19	有	球形 らせんヌクレオカプシド	径 80〜120	V，P，I	有	クリミア-コンゴ出血熱ウイルス，ハンターンウイルス
アレナウイルス科 Family *Arenaviridae*		2 分節 (−/＋)鎖（両意性）	11	有	球形 らせんヌクレオカプシド	径 50〜300（平均 110〜130）	V	有	ラッサウイルス
デルタウイルス属 Genus *Deltavirus*&		非分節 環状	2	有	球形 らせんヌクレオカプシド	径 36〜43	V	有	デルタ肝炎ウイルス
ピコルナウイルス科 Family *Picornaviridae*	(＋)鎖 ssRNA	線状	7〜9	無	正 20 面体カプシド	径 28〜30	V	有	ポリオウイルス, エンテロウイルス, ライノウイルス
カリシウイルス科 Family *Caliciviridae*		線状	7〜8	無	正 20 面体カプシド	径 27〜40	V	有	ノロウイルス
へぺウイルス属 Genus *Hepevirus*&		線状	7	無	正 20 面体カプシド	径 27〜34	V	有	E 型肝炎ウイルス
アストロウイルス科 Family *Astroviridae*		線状	6〜7	無	正 20 面体カプシド	径 28〜30	V	有	ヒトアストロウイルス
ノダウイルス科 Family *Nodaviridae*		2 分節，線状	4〜5	無	正 20 面体カプシド	径 32〜33	V，I	無	【*Nodamura virus*（魚類）】
コロナウイルス科 Family *Coronaviridae*$		線状	28〜31	有	球状	径 80〜220（通常 120〜160）	V	有	SARS コロナウイルス
アルテリウイルス科 Family *Arteriviridae*$		線状	13〜16	有	球状	径 50〜70	V	無	【*Equine arteritis virus*（ウマ）】
フラビウイルス科 Family *Flaviviridae*		線状	10〜12	有	球状 正 20 面体カプシド	径 40〜60	V，I	有	黄熱ウイルス，デングウイルス，日本脳炎ウイルス
トガウイルス科 Family *Togaviridae*		線状	10〜12	有	球状 正 20 面体カプシド	径 60〜70	V，I	有	風疹ウイルス

¥　V：脊椎動物，I：無脊椎動物，P：植物，F：真菌
#　これら２科は第６次まではパポバウイルス科 *Papovaviridae* としてまとめられていた．
&　科名未定の属を示す．
‡　これら４科でモノネガウイルス目 Order *Mononegavirales* を形成する．
$　これら２科および無脊椎動物を宿主とするロニウイルス科 Family *Roniviridae*　でニドウイルス目 Order *Nidovirales* を形成する．
（国際ウイルス分類委員会（ICTV）第８次報告に準拠）

ス RNA それ自体が mRNA として機能できる場合は**プラス(＋)極性**，mRNA と相補的である場合は**マイナス(－)極性**である．**プラス鎖 RNA ウイルス**(positive sense single stranded RNA virus)の場合は，ウイルスが細胞へ侵入後，ただちにウイルスゲノム RNA が mRNA として働き RNA 依存性 RNA ポリメラーゼを翻訳し，以後の RNA 複製・転写はこれを用いて進行する．**マイナス鎖 RNA ウイルス**(negative sense single stranded RNA virus)の場合は，ビリオン中に構成成分の一つとして持ち込んだ RNA 依存性 RNA ポリメラーゼを用い，まずウイルスゲノム RNA(マイナス鎖)からプラス鎖 RNA(＝mRNA)を転写，次いでこの mRNA から新たに RNA 依存性 RNA ポリメラーゼを翻訳して，以後の複製・転写はこれを用いて進行する．したがって極性の“プラス”/”マイナス”と，ビリオン中に RNA 依存 RNA ポリメラーゼを“持たない”/”持つ”は原則的に相関している．

ビリオン中のウイルスゲノムは原則的に一本(単一分子：非分節)であるが，ウイルスによっては複数の分節に分かれている場合(**分節ゲノム** segmented genome)がある．このような場合には，2 種のウイルスが同時に細胞に感染して複製する際に，相互の分節の交換により，**遺伝的再集合**(genetic reassortment)が生ずる特徴がある．マイナス鎖 RNA ウイルスは，ゲノム RNA が単一分子のもの(後述されるモノネガウイルス目の 5 種)と分節ゲノムを持つものに大別される．ブニヤウイルス科の一部(フレボウイルス属とトスポウイルス属)の S 分節，アレナウイルス科の L 分節と S 分節は，**両意性ゲノム**(ambisense genome)と呼ばれ，これらの分節には，マイナス鎖とプラス鎖の両方が認められる．

2 形態と構造

詳細は第 3 章に述べられているので，分類の基準として必要な用語の説明を中心に簡潔に記載する．カプシドの対称性は，DNA ウイルスの場合，ほとんど**立方対称**で，正 20 面体である．RNA ウイルスには立方対称と**らせん対称**のものがある．

エンベロープは，原則的に宿主細胞の膜に由来する．ビリオンの成熟に際し，細胞から**出芽**(budding)するときにエンベロープは取り込まれる．したがってエンベロープの構造は脂質二重膜が基本で，この膜の中にウイルス由来の表面蛋白質(ペプロマー，スパイク)が埋め込まれている．この表面蛋白質がウイルス感染のとき，細胞への吸着および侵入に機能を果たす．エンベロープを持つウイルスを，脂質を溶解する有機溶媒(エーテル，クロロホルムなど)で処理すると，エンベロープは破壊され表面蛋白質は散逸し，ウイルスの感染性は失われる．このことを一般に「**エーテル感受性**」という．一方，エンベロープを保有しないウイルスは「エーテル抵抗性」である．ポックスウイルス科はヌクレオカプシドの表面に，やはりリポ蛋白質の表面膜を有するが，通常のエンベロープと若干異なった構造物で，「エーテル抵抗性」のものもある．

立方対称カプシドのカプソメアの数はウイルスに固有である．大きさは一般に球形(spherical)と考え，その直径で示されるが，ウイルスによっては多形性(pleomorphic)を示し，必ずしも球形をとらないものもある．ポックスウイルス科は直方体型(レンガ型)であり，ラブドウイルス科は弾丸状，フィロウイルス科は紐状である．

B ウイルスの分類と命名

国際分類により正式に命名された方法でウイルス名を欧文で表す場合，語尾を科名(family)は -viridae，亜科名(subfamily)は -virinae，属名(genus)は -virus とする．種名(species)を含めて，承認された正式名称は，最初の文字を大文字とし，イタリック体で記載する．ただし，種名についてはイタリック体表記でないことも多い．通常は科名(family)が，最上位の分類群(taxon)となるが，性状の類似した科をまとめて，より上位の分類群である目(もく；order)が設定されているものがある．この場合の語尾は -virales とする．

小児の発疹性疾患を起こす麻疹ウイルスの正式名称の欧文表記を例示する．本書を含めて邦文で記載する場合，カタカナ混じりの和文表記で正式名を記載する．

Order *Mononegavirales*
モノネガウイルス目
Family *Paramvxoviridae*
パラミクソウイルス科
Subfamily *Paramyxovirinae*
パラミクソウイルス亜科
Genus *Morbilivirus*
モルビリウイルス属
(Species) *Measles virus*
麻疹ウイルス（種は省略）

C 各ウイルス科の特徴

以下にヒトに感染症を起こすウイルスを含むウイルス科を，**表 4-1** の順に紹介していく．

1 ポックスウイルス科 Family *Poxviridae*

"pox"とは膿疱の意で，痘瘡（天然痘）の発疹に由来した名称である．2 亜科 11 属がある．このうち脊椎動物を宿主とする亜科（Chordo：ギリシャ語で脊索）を以下に紹介する（下記の括弧内は自然宿主，＊はヒトの病原ウイルス種を含む）．昆虫を宿主とする *Entomopoxvirinae* については割愛する．

Subfamily *Chordopoxvirinae*
Genus *Orthopoxvirus*（ヒト，サル，ウシなど）＊
Genus *Parapoxvirus*（ウシ，ヤギなど）＊
Genus *Avipoxvirus*（鳥類）
Genus *Leporipoxvirus*（ウサギなど）
Genus *Suipoxvirus*（ブタ）
Genus *Capripoxvirus*（ヒツジ）
Genus *Molluscipoxvirus*（ヒト）＊
Genus *Yatapoxvirus*（サルほか）＊
Subfamily *Entomopoxvirinae*

このうち，ヒトの病原ウイルスとして，オルトポックスウイルス属の**痘瘡**（天然痘）**ウイルス** *Variola virus*，**ワクチニアウイルス** *Vaccinia virus*，**サル痘ウイルス** *Monkeypox virus*，**牛痘ウイルス** *Cowpox virus*，パラポックスウイルス属のオルフウイルス *Orf virus*，偽牛痘ウイルス *Pseudocowpox virus*（Milker's nodule virus），モルスキポックスウイルス属の**伝染性軟属腫（軟疣）ウイルス** *Molluscum contagiosum virus*，ヤタポックスウイルス属のタナポックスウイルス *Tanapox virus* が記載されている．すべて皮膚の病巣に関連するが，痘瘡（天然痘）ウイルスと伝染性軟属腫ウイルスはヒトに特有で，他は人獣共通感染症（zoonosis）といえる．

痘瘡ウイルスは，地球上から根絶を宣言された（1980）が，再びバイオテロに用いられる可能性が指摘されている（感染症法一類感染症）．ワクチニアウイルスは，現在種痘に用いられている（痘苗）．サル痘ウイルスは，アフリカでの散発感染例のほか，米国での輸入感染例が報告されている．牛痘ウイルスは，1796 年 Jenner が種痘に用いた．

ポックスウイルスは，もっとも大きく，もっとも構造が複雑である．形態は，オルトポックス属など多くの属では**レンガ型**で，長さ 220～450 nm，幅 140～260 nm，厚さ 140～260 nm，1 層のリポ蛋白質の表面膜で囲まれる．ビリオン中央部に，ゲノムを含むコアがある．ゲノムは単一分子，線状二本鎖 DNA で，130～375 kbp の範囲にある．このウイルスは DNA ウイルスでは例外的に細胞質ですべての複製が完了する．

2 ヘルペスウイルス科 Family *Herpesviridae*

ギリシャ語の "herpetos" から由来した名称で「はう」の意味である．3 亜科に分類され，各亜科はそれぞれ 2 属に分類されている．属名は，代表となるウイルス種や疾患などに由来している（由来となったウイルス種の一般名・通称などを括弧内に示す）．以下のすべての亜科，＊印の属に重要なヒトの病原ウイルスが含まれる．このほか，亜科未定の Genus *Ictalurivirus* があるが，宿主は魚類などであり，ヒトの病原ウイルスを含まないので割愛する．

Subfamily *Alphaherpesvirinae*
　Genus *Simplexvirus* *
　　(herpes simplex-virus)
　Genus *Varicellovirus* *
　　(varicella-zoster virus)
　Genus *Mardivirus*
　　(Marek's disease virus：トリ)
　Genus *Iltovirus*
　　(infectious laryngotrachitis virus：トリ)
Subfamily *Betaherpesvirus*
　Genus *Cytomegalovirus* *
　　(cytomegalovirus)
　Genus *Muromegalovirus*
　　(mouse cytomegalovirus)
　Genus *Roseolovirus* *
　　(疾患名：突発性発疹 roseola infantum)
Subfamily *Gammaherpesvirus*
　Genus *Lymphocryptovirus* *
　　(リンパ球に lympho，潜伏 crypto)
　Genus *Rhadinovirus*
　　(かぼそい，こわれやすい rhadinos)

当初，各亜科分類は，共通する生物学的な性状を基準に提唱された．最近のゲノム塩基配列情報の充実を背景に，亜科・属分類は，遺伝子の配列に基づいて行われようになったが，当初の亜科分類の妥当性を証明した形となっている．**アルファヘルペスウイルス亜科**は，通常皮膚粘膜病巣を形成する初感染後，脊髄後根神経節に潜伏感染し，さまざまな誘因により再活性化し，神経節から下行し，神経の末梢の走行に沿って疱疹(herpes)を形成する．**ベータヘルペスウイルス亜科**は外分泌腺(とくに唾液腺)などに潜伏感染する．**ガンマヘルペスウイルス亜科**はリンパ球やリンパ節に潜伏感染する．ウイルス種により，TあるいはBリンパ球を標的とし，腫瘍化することがある．

ヒトの病原ウイルスとして，ヒトを固有の宿主とするもの8種とサルを宿主とするものを**表 4-2**に示す．ヘルペスウイルスの種名は，正式名称では，宿主の科名・亜科名を前につけて，番号で呼ぶ方法がとられているが，疾患との関連などを類推できないという問題もある．そこで医学領域の現場で使い慣れて，通りのよい一般名称・通称で呼ばれることが多い．

ヘルペスウイルスの形態は，エンベロープを保有する 120〜200 nm 径の球状のビリオンで，162 個のカプソメアからなる立方対称カプシドの中，コア部分に線状二本鎖 DNA ゲノムを含む．

表 4-2　ヒトに感染するヘルペスウイルスの一覧：正式名と一般名称の対比

ウイルス種の正式名称(正式略号)	疾患や症状が類推できる一般名称(略号)	日本語で通常表記される名称	亜科分類#	属分類##
ヒトを宿主とする				
Human herpesvirus 1 (HHV-1)	herpes simplex virus type 1 (HSV-1)	単純ヘルペスウイルス1型 単純疱疹ウイルス1型	*Alpha*	*Simplex*
Human herpesvirus 2 (HHV-2)	herpes simplex virus type 2 (HSV-2)	単純ヘルペスウイルス2型 単純疱疹ウイルス2型	*Alpha*	*Simplex*
Human herpesvirus 3 (HHV-3)	varicella-zoster virus (VZV)	水痘-帯状疱疹ウイルス	*Alpha*	*Varicello*
Human herpesvirus 4 (HHV-4)	Epstein-Barr virus (EBV)	Epstein-Barr ウイルス EB ウイルス	*Gamma*	*Lymphocrypt*
Human herpesvirus 5 (HHV-5)	(human) cytomegalovirus (HCMV，CMV)	(ヒト)サイトメガロウイルス	*Beta*	*Cytomegalo*
Human herpesvirus 6 (HHV-6)		ヒトヘルペスウイルス6	*Beta*	*Roseolo*
Human herpesvirus 7 (HHV-7)		ヒトヘルペスウイルス7	*Beta*	*Roseolo*
Human herpesvirus 8 (HHV-8)	Kaposi's sarcoma-associated herpesvirus (KSHV)	ヒトヘルペスウイルス8	*Gamma*	*Rhadino*
ヒト以外の霊長類を宿主とする(抜粋)				
Cercopithecine herpesvirus 1 (CeHV-1) オナガザル科マカク属の	B virus，herpesvirus simiae	(サル)B ウイルス	*Alpha*	*Simplex*

herpesvirinae を省略．## *virus* を省略．

3 アデノウイルス科 Family *Adenoviridae*

ギリシャ語の "adeno" は腺 gland の意味で，このウイルスが最初アデノイドから分離されたことにちなんだ名称である．非自然宿主に接種すると悪性腫瘍を作ることがあり，DNA 腫瘍ウイルスの一つに数えられる．これまで 80 種以上分離され，4 属に分類されるが，マストアデノウイルス属以外は，ヒトの病原ウイルスを含まないので割愛する．

Genus *Mastadenovirus*（哺乳類）
Genus *Aviadenovirus*（トリ）
Genus *Atadenovirus*
Genus *Siadenovirus*

ヒトのアデノウイルスは従来から 50 に及ぶ血清型が報告され（例：ヒトアデノウイルス 5 型 human adenovirus 5），これらが A～F の 6 亜属（群）に分類されてきた．新分類では種名として，**ヒトアデノウイルス A～F** *Human adenovirus A～F* が採用されている．

種名	血清型
ヒトアデノウイルス A	12，18，31
ヒトアデノウイルス B	3，7，11，14，16，21，34，35，50
ヒトアデノウイルス C	1，2，5，6
ヒトアデノウイルス D	8～10，13，15，17，19，20，22～30，32，33，36～39，42～49，51
ヒトアデノウイルス E	4
ヒトアデノウイルス F	40，41

A～F の分類は，当初腫瘍原性と赤血球凝集反応の性状を基準に行われ，その後，生化学的および抗原性の面からも支持・補強されてきたものが，今回ウイルス種として登録されたといえる．主に上気道および下気道，眼の感染症を引き起こすほか，消化器，泌尿器への感染も起こす．

アデノウイルスは，特徴ある形態を示し，正 20 面体の頂点ペントン penton からファイバー蛋白質がアンテナのように突出している．252 個のカプソメアからなる立方対称カプシドに，線状二本鎖 DNA ゲノムを内包する．赤血球凝集素を有するものがある．

4 ポリオーマウイルス科 Family *Polyomaviridae*

"polyoma" は，ギリシャ語で「poly：多くの」「-oma：腫瘍」に由来する．原則的に自然宿主（サル，マウス，ハムスター，ウサギなど）には細胞溶解感染（cytolytic infection）を起こすが，非自然宿主（新生ハムスターなど）に接種すると多発性の悪性腫瘍を作ることから，DNA 腫瘍ウイルスの代表として精力的に研究されてきた．従来はパピローマウイルス科とともにパポーバウイルス科 *Papovaviridae* の 2 属であった．この名称は papilloma 乳頭腫，polyoma，vacuolating agent（サルの *Simian virus 40* が細胞に空胞変性を起こす）の頭文字の組み合わせから由来している．

Genus *Polyomaviridae*

ヒトの病原ウイルスとして，**JC ポリオーマウイルス** *JC polyomavirus*（JCpyV），**BK ポリオーマウイルス** *BK polyomavirus* がある．両者とも，新生ハムスターには造腫瘍性が認められるが，ヒトに対する腫瘍原性についての証明はない．両者とも健常人に広く蔓延して持続感染しているが，JCpyV は免疫抑制状態の患者で活性化し，**進行性多巣性白質脳症**（progressive multifocal leukoencephalopathy，PML）の原因となる．

ポリオーマウイルスは直径 40～45 nm で，72 個のカプソメアからなる立方対称カプシドに，環状二本鎖 DNA ゲノムを内包する．酸および熱に比較的耐性で，赤血球凝集素を持つものがある．

5 パピローマウイルス科 Family *Papillomaviridae*

"papilloma" はラテン語で乳頭腫の意味である．最近，新たにギリシャ文字のアルファベットを前につけた 16 属（*Alphapapillomavirirus* から *Pipapillomavirus*）に分類された．うち 5 属がヒトの病原ウイルスを含む（**表 4-3**）．他の属は，綿尾ウサギ，イヌ，ウシ，シカ，鳥類，げっ歯類などを宿主とする．

ウイルス種として正式に登録された名称と，そのウイルス種名に含まれる遺伝子型（株名に相当）

表 4-3 ヒトパピローマウイルスの新分類

属 名	ウイルス種として登録されたもの ＊は代表種を示す	株名に相当する遺伝子型，cand：候補を含む (種名に採用されたものも記載)
アルファパピローマウイルス属 Genus *Alphapillomavirus*	ヒトパピローマウイルス 2 *Human papillomavirus 2*	HPV-2, -27, -57
	Human papillomavirus 6 (以下日本語省略)	HPV-6, -11, -13, -44, -74
	Human papillomavirus 7	HPV-7, -40, -43, -cand91
	Human papillomavirus 10	HPV-3, -10, -28, -29, -77, -78, -94
	Human papillomavirus 16	HPV-16, -31, -33, -35, -52, -58, -67
	Human papillomavirus 18	HPV-18, -39, -45, -59, -68, -70, -cand85
	Human papillomavirus 26	HPV-26, -51, -69, -82
	Human papillomavirus 32 ＊	HPV-32, -42
	Human papillomavirus 34	HPV-34, -73
	Human papillomavirus 53	HPV-30, -53, -56, -66
	Human papillomavirus 54	HPV-54
	Human papillomavirus 61	HPV-61, -72, -81, -83, -84, -cand62, -cand86, -cand87, -cand89
	Human papillomavirus 71	HPV-71
	Human papillomavirus cand90	HPV-cand90
ベータパピローマウイルス属 Genus *Betapapillomavirus*	*Human papillomavirus 5* ＊	HPV-5, -8, -12, -14, -19, -20, -21, -24, -25, -36, -47
	Human papillomavirus 9	HPV-9, -15, -17, -22, -23, -37, -38, -80
	Human papillomavirus 49	HPV-49, -75, -76
	Human papillomavirus cand92	HPV-cand92
	Human papillomavirus cand96	HPV-cand96
ガンマパピローマウイルス属 Genus *Gammapapillomavirus*	*Human papillomavirus 4*	HPV-4, -65, -95
	Human papillomavirus 48	HPV-48
	Human papillomavirus 50	HPV-50
	Human papillomavirus 60	HPV-60
	Human papillomavirus 88	HPV-88
ミューパピローマウイルス属 Genus *Mupapillomavirus*	*Human papillomavirus 1* ＊	HPV-1
	Human papillomavirus 63	HPV-63
ニューパピローマウイルス属 Genus *Nupapillomavirus*	*Human papillomavirus 41* ＊	HPV-41

(国際ウイルス分類委員会(ICTV)第 8 次報告に準拠)

を示す．多くの場合，皮膚の良性腫瘍である**乳頭腫**，**疣贅**(ゆうぜい，通称：いぼ)を作る．アルファパピローマウイルス属は，口腔あるいは肛門生殖器の粘膜病巣に関連する．ヒトパピローマウイルス 2(HPV-2)，HPV-10 は皮膚病巣からも検出される．HPV-16 と HPV-18 は**子宮頸がん**と関連することから「高リスクウイルス」と考えられている． 一方 HPV-6，HPV-7，HPV-54，HPV-61，HPV-71，HPV-cand90 は低リスクで，良性の病巣を作る．HPV-6 は**尖圭コンジローマ**から検出される．ベータパピローマウイルス属は，皮膚の病巣と関連する．免疫能が正常な場合は潜伏感染状態で，免疫抑制状態で活性化される．HPV-5, HPV-9，HPV-49は**疣贅性表皮発育異常症**（Endermodysprasia verruciformis，EV）と関連する．ガンマパピローマウイルス属は，皮膚病巣と関連し，尋常性疣贅から検出されるHPV-4など，細胞質内封入体の形成が特徴である．ミューパピローマウイルス属は，細胞内封入体が特徴で，HPV-1はミルメシア疣贅から検出される．ニューパピローマウイルス属は良性と悪性の皮膚病巣と関連する．

パピローマウイルスは，直径55 nmのビリオンを持つ．72カプソメアからなる正20面体カプシドで，環状二本鎖DNAを内包する．

6　アネロウイルス属 Genus *Anellovirus*

科名未定の属で，“anello”は，ラテン語の輪の意味で，環状ゲノムを持つことにちなんで命名されている．

ヒトの病原ウイルスとして，**トルクテノウイルス** *Torque teno virus*（TTV）が記載されている．“torque teno”はラテン語で，「細い首飾り」の意で，一本鎖環状ゲノムを持つことにちなんだ命名で，輸血後肝炎例から発見された当初使用されていた，患者のイニシャルにちなんだ“TT virus”の呼称から変更された．TTVは，肝臓が主要な増殖の場ではあるが，他の多くの臓器で増殖が認められること，ほとんどの健常人に持続感染していることなどから，肝炎ウイルスとしての位置付けは確立していない．TTVはヒト以外の動物にも感染している．

エンベロープを持たず，30～32 nm径のウイルス粒子で，一本鎖環状ゲノム（3.5～3.8 kb）を持つ．TTVは，トリ貧血ウイルス *Chiken anemia virus*（Family *Circoviridae* Genus *Gyrovirus*）と共通の性状を示す．

7　パルボウイルス科 Family *Parvoviridae*

“parvus”はラテン語で（小さい）の意で，DNAウイルスの中ではもっとも小さい．2亜科のうち，パルボウイルス亜科の宿主域はほとんどの場合哺乳類で一部鳥類にも感染する．4属に分類され，うち2属がヒトの病原ウイルスを含む（*）．他の亜科は昆虫ウイルスであり，割愛する．

Subfamily *Parvovirinae*
　Genus *Parvovirus*
　Genus *Erythrovirus**
　Genus *Dependovirus**
　Genus *Amdovirus*
　Genus *Bocavirus*
Subfamily *Densovirinae*

ヒトの病原ウイルスとして，エリスロウイルス属の**ヒトパルボウイルスB19** *Human parvovirus B19*は伝染性紅斑，胎児水腫などの病原体で，属の命名は骨髄の赤芽球系前駆細胞に感染することに由来する．デペンドウイルス属の**アデノ随伴ウイルス** *Adeno-associated virus-1，-2，-3，-4，-5*が，ヒトから分離されているが，病原性はないと思われる．属の命名はAAVが欠陥ウイルスで，単独で感染しても増殖できず，アデノウイルスと同時に感染して初めて増殖が可能となることに由来する．

パルボウイルスは，エンベロープを持たず，60個のカプソメアからなる立方対称カプシドを持ち，18～26 nm径で，線状一本鎖DNAゲノム（両端のヘアピン構造）を持つ．pH 3～9の状態では失活せず，比較的耐熱性で，脊椎動物ウイルス中もっとも安定なウイルスの一つといわれる．

8　ヘパドナウイルス科
Family *Hepadnaviridae*

このウイルスは肝臓を標的とし肝細胞内で増殖する．名称はギリシャ語の“*hepar*”肝臓で増えるDNAウイルスから名付けられた．

Genus *Orthohepadnavirus*
Genus *Avihepadnavirus*

このうちヒトの病原ウイルスとして，オルトヘパドナウイルス属の**B型肝炎ウイルス** *Hepatitis B virus*（HBV）が知られる．この属には，ウッドチャック，地リスを宿主とする肝炎ウイルスがある．アヒルを宿主とする *Duck hepatitis B virus*

はアビヘパドナウイルス属に分類されている．

ヘパドナウイルスは，エンベロープを持つ球状のビリオンで，42〜50 nm 直径である．ビリオン中の遺伝子は環状であるが，完全な二本鎖ではなく，一本鎖の部分がある．ウイルスゲノムの複製は，直接 DNA を鋳型として DNA が合成されるのではなく，一度 DNA から RNA 中間体が合成され，この RNA を鋳型として，逆転写によりウイルス DNA が作られる．このためレトロウイルスとともに DNA 型および RNA 型逆転写ウイルス(DNA and RNA reverse transcribing virus)と一括して呼ばれる．

9 レトロウイルス科 Family *Retroviridae*

“retro” とはラテン語で「逆方向」という意味で，すべての生物の遺伝子発現が DNA→RNA→蛋白質という方向性を持つにもかかわらず，レトロウイルス科は遺伝子 RNA が粒子内の **RNA 依存性 DNA ポリメラーゼ**(逆転写酵素 reverse transcriptase)によって，RNA から DNA に逆転写されることから命名された．2 亜科 7 属からなる．ヒトの病原ウイルスを含む属は＊で示す．

Subfamily *Orthoretrovirinae*
- Genus *Alpharetrovirus*
- Genus *Betaretrovirus*
- Genus *Gammaretrovirus*＊
- Genus *Deltaretrovirus*
- Genus *Epsironretrovirus*
- Genus *Lentivirus*＊

Subfamily *Spumaretrovirinae*
- Genus *Spumavirus*

オルトレトロウイルス亜科のアルファレトロウイルスからイプシロンレトロウイルスは，それぞれ，脊椎動物に分布し，腫瘍原性を持ち，自然宿主に白血病や肉腫を作る．ラウス肉腫ウイルス *Rouse sarcoma virus*，マウス白血病ウイルス *Murine leukemia virus* などであり，これらは RNA 腫瘍ウイルスの代表としてこれまで精力的に研究されてきた．ヒトでは，成人 T 細胞白血病を起こす霊長類 T リンパ球向性ウイルス *Primate T-lymphotropic virus 1* があり，一般名 **ヒト T リンパ球向性ウイルス I** (Human T-lymphotropic virus I)，あるいは **ヒト T 細胞白血病ウイルス I** (Human T-cell leukemia virus I)が頻用される(いずれの場合も略号は HTLV-I)．類縁の HTLV-II では，ヒトへの病原性は不明なところが多い．

レンチウイルス属の “lentus” はラテン語で「ゆっくり」の意味で，持続感染，潜伏感染を起こす性状に由来している．ヒツジに肺炎や遅発性中枢神経系疾患を起こすもの，ウマの伝染性貧血症をきたすものが知られている．ヒトでは，後天性免疫不全症候群(acquired immunodeficiency syndrome, AIDS)を起こす **ヒト免疫不全ウイルス 1** *Human immunodeficiency virus 1* (HIV-1)と HIV-2 が属する．

スプーマレトロウイルス亜科の “supuma” はラテン語で「泡」の意味で，細胞変性効果の様子から命名された．多くの哺乳類を宿主とするが，その病原性は不明である．

ウイルス粒子は，球形で，エンベロープがあり，80〜100 nm 径で，内部にヌクレオカプシドを含む．このヌクレオカプシド(コア)の形態は電子顕微鏡超薄切片観察で，ベータレトロウイルスでは円形で偏在性，アルファレトロウイルス属とガンマレトロウイルス属，スプーマウイルス属では円形で中心性に存在する．レンチウイルス属では，棍棒状あるいは先端を切り落とした円錐型をしている．ゲノムは＋鎖 RNA が 2 本存在(diploid)し，5′ 末端で二量体(dimer)を形成している．

10 レオウイルス科 Family *Reoviridae*

“reo” とは respiratory enteric orphan virus の頭文字をとって命名された．すなわち発見当初，呼吸器や腸管から分離されるが，その病原性との関連が不明確(ウイルスが見つかっても，親である病気が見つからない：孤児)であったからである．これまで 100 種以上のウイルスが知られており，節足動物により媒介されるアルボウイルスもある．12 属中，ヒトに感染するのは 5 属である(＊)．

Genus *Orthoreovirus*＊ Genus *Orbivirus*＊ Genus *Rotavirus*＊ Genus *Coltivirus*＊ Genus *Seadornavirus*＊ Genus *Aquareovirus*（魚類） Genus *Idnoreovirus*（昆虫） Genus *Cypovirus*（節足動物） Genus *Fijivirus*（植物と節足動物） Genus *Phytoreovirus*（植物と節足動物） Genus *Oryzavirus*（植物と節足動物） Genus *Mycoreovirus*（真菌）

ヒトの病原ウイルスとして，オルトレオウイルス科の哺乳類オルトレオウイルス *Mammalian orthoreovirus* は，ヒトのほかサル，ウシ，イヌ，鳥類を自然宿主とし，RNA の分節数は 10，ヒトでは，感冒や下痢症の患者の呼吸器や腸管から分離されるものの，その病原性は確定的ではない．

オルビウイルス属は，哺乳類を宿主とし，多くは節足動物により媒介される．ヒツジ，ウシのブルータングウイルス *Bluetongue virus* が獣医領域で問題となる．ヒトでは，ロシアなどでダニ媒介性の熱性疾患を起こすグレートアイランドウイルス *Great Island virus*（ケメロボウイルス Kemerovo virus）などが知られている．RNA はオルトレオウイルス科同様 10 個の分節からなるが，酸性で失活する．"orbi" はラテン語で輪の意で，コアを構成するカプソメアの形態による．

ロタウイルス属は広く哺乳類，鳥類に分布し，ヒトでは小児下痢症の病原体である．ヒトに感染するのは，**ロタウイルス A** *Rotavirus A*，ロタウイルス B *Rotavirus B*，ロタウイルス C *Rotavirus C* の 3 種で，疫学上とくにロタウイルス A が重要である．ウイルス粒子は 100 nm 径で RNA の分節数は 11，酸安定性である．"rota" はラテン語で車の意味で，ネガティブ染色により，ウイルス粒子が車輪様にみえることによる．

コルチウイルス属は小型哺乳類（リス，ネズミなど）に分布し，ヒトではダニが媒介するコロラドダニ熱ウイルス *Colorado tick fever virus* が知られている．ウイルス粒子は 60〜80 nm 径で，RNA の分節数は 12 である．"colti" は，代表種の疾患名の省略形に由来する．

レオウイルス科は，二本鎖 RNA を遺伝子とするウイルス科である．二本鎖のうちマイナス鎖を鋳型として mRNA が転写されるため，RNA 依存性 RNA 転写酵素をその粒子中に保有する．また属により異なるが，RNA は 10 本以上の分節よりなる点も特徴の一つである．

以下，**11** ボルナウイルス科 Family *Bornaviridae*，**12** ラブドウイルス科 Family *Rhabdoviridae*，**13** フィロウイルス科 Family *Filoviridae*，**14** パラミクソウイルス科 Family *Paramyxoviridae* の四つのウイルス科は，上位の分類群 taxon である**モノネガウイルス目** Order *Mononega-virales* を形成する．単一分子（mono：非分節）の − 鎖 RNA（nega）をゲノムとするウイルス科をまとめている．

11　ボルナウイルス科 Family *Bornaviridae*

Genus *Bornavirus*

単一の属が科を構成している．ボルナウイルス属には，ウマ，ヒツジに髄膜脳脊髄炎を起こすボルナ病ウイルス *Borna disease virus* が知られる．ヒトへの感染が確認され，神経精神障害との関連が指摘されている．

12　ラブドウイルス科 Family *Rhabdoviridae*

"rhabdos" はギリシャ語で棒の意味で特徴的なウイルス粒子の形態（桿状，弾丸状）に由来した命名である．5 属中，2 属がヒトに感染する（＊）．

Genus *Vesiculovirus*＊ Genus *Lyssavirus*＊ Genus *Ephemerovirus*（哺乳動物と節足動物） Genus *Novirhabdovirus*（魚類） Genus *Cytorhabdovirus*（植物） Genus *Nucleorhabdovirus*（植物）

ベジクロウイルス属の水疱性口内炎インディアナウイルス *Vesicular stomatitis Indiana virus*（VSV）は家畜に重篤な疾患を起こすが，ヒトに感染することはまれである．

リッサウイルス属の代表は，**狂犬病ウイルス** *Rabies virus* である．人獣共通感染症で，病獣の咬傷によって伝播する．ヨーロッパ，アフリカで，狂犬病ウイルス近縁のリッサウイルス属のウイルス（*Europian bat lyssavirus 1, 2*：*Mokola virus, Duvenhage virus*：*Lagos bat virus*）による感染が報告され，感染症法では四類感染症に「リッサウイルス感染症」が加えられている．“lyssa”は，ギリシャ語で，「怒り，狂犬」を意味する．

13 **フィロウイルス科** Family *Filoviridae*

“filum”はラテン語で繊維状のものの意，ウイルス粒子の形態が紐状に長いことから命名された．2属ともヒトの病原ウイルスを含む．

Genus *Marburgvirus*
Genus *Ebolavirus*

マールブルグウイルス属のウイルス種はビクトリア湖マールブルグウイルス *Lake Victoria marburgvirus* である．属名は1967年ウガンダから輸入したサルにより初発例のあったドイツの都市名に由来する．その後も，ジンバブエ，ケニヤなどで流行の報告がある．エボラウイルス属のウイルス種は，ザイールエボラウイルス *Zaire ebolavirus*，スーダンエボラウイルス *Sudan ebolavirus* などが記載されている．属名は最初に流行のあった地域の川の名前に由来する．両ウイルスとも出血熱を起こし致死率は高く，感染症法一類感染症に指定されている（**マールブルグ病**と**エボラ出血熱**）．

14 **パラミクソウイルス科** Family *Paramyxoviridae*

“para”はsideの意で，形態，構造の類似性からオルトミクソウイルス科に準ずるものとして命名された．2亜科7属から構成される．いずれもヒトに感染する．

Subfamily *Paramyxovirinae*
Genus *Rubulavirus*
Genus *Avulavirus*
Genus *Respirovirus*
Genus *Henipavirus*
Genus *Morbillivirus*
Subfamily *Pneumovirinae*
Genus *Pneumovirus*
Genus *Metapneumovirus*

ルブラウイルス属でヒトに感染するのは，**ヒトパラインフルエンザウイルス2型，4型** *Human parainfluenza virus 2, 4* および**ムンプスウイルス** *Mumps virus* である．“*Rubula inflans*”はムンプス（流行性耳下腺炎）の古語による．アブラウイルス属のニューカッスル病ウイルス *Newcastle disease virus* は元来トリを宿主とするが，まれにヒトに感染する．レスピロウイルス属は，**ヒトパラインフルエンザウイルス1，3**，およびマウスの *Sendai virus*（東北大学，仙台で分離）を含む．モルビリウイルス属はヒトに感染する**麻疹ウイルス** *Measles virus* のほか，イヌ（ジステンパーウイルス），ウシ（牛疫ウイルス）などに感染するものがある．“morbili”はラテン語の病気を意味する“morbus”の指小辞に由来する．ヘニパウイルス属には，新興感染症の**ヘンドラウイルス** *Hendravirus* と**ニパウイルス** *Nipahvirus* が属する．両者ともコウモリが自然宿主で，前者はウマから，後者はブタあるいは直接ヒトに感染する人獣共通感染症である．

ニューモウイルス属のヒト呼吸器合胞体ウイルス；**ヒトRSウイルス** *Human respiratory syncytial virus* は乳幼児の上気道感染症を起こすが，6カ月以下の乳児の細気管支炎の主因となる．最近，メタニューモウイルス属の**ヒトメタニューモウイルス** *Human metapneumovirus* が発見された．RSウイルス類似の呼吸器疾患を起こす．ちなみに属名を構成する“respiro”はラテン語，“pneumo”はギリシャ語で呼吸を意味する．

15 **オルトミクソウイルス科** Family *Orthomyxoviridae*

“myxo”はギリシャ語で粘液の意であり，粘液物質に強い親和性があることに由来する．これに接頭語“ortho”を冠して科名としている．5属に分類される．ヒトに感染するのは4属ある（＊）．

Genus *Influenzavirus A*＊
Genus *Influenzavirus B*＊
Genus *Influenzavirus C*＊
Genus *Thogotovirus* ＊
Genus *Isavirus*（魚類，7分節）

インフルエンザウイルスA属，B属のゲノムRNAは8本の分節からなり，A型はヒトのほか，トリ，ウマ，ブタなどを宿主とするが，B型の宿主はヒトのみである．インフルエンザウイルスA属には，**インフルエンザAウイルス** *Influenza A virus* のみが登録されているが，エンベロープ中の2種のペプロマー，赤血球凝集素(hemagglutinin，HA)とノイラミニダーゼ(neuraminidase，NA)の抗原性の違いにより，亜型が区別される．インフルエンザウイルスB属には**インフルエンザBウイルス** *Influenza B virus* のみが登録されている．インフルエンザウイルスC属のRNAは7本の分節からなり，**インフルエンザCウイルス** *Influenza C virus* のみが登録されている．ヒト，ブタを宿主とする．トゴトウイルス属の *Thogoto virus*(6分節)は，アフリカに分布しダニ媒介性で家畜に感染する．まれにヒトにも感染する．インフルエンザAウイルスのトリインフルエンザ(H5N1)が二類感染症に追加された(2008年5月12日から)．

16 ブニヤウイルス科 Family *Bunyaviridae*

この科のウイルスとして最初に分離された *Bunyamwera virus*(ウガンダの一地方名)から命名され，現在300種以上のウイルスを含む．多くの未分類のウイルスを含め5属からなるが，ヒトに感染するのは4属ある(＊)．

Genus *Orthobunyavirus*＊ Genus *Hantavirus*＊ Genus *Nairovirus*＊ Genus *Phlebovirus*＊ Genus *Tospovirus*(植物)

オルトブニヤウイルス属，ナイロウイルス属，フレボウイルス属は節足動物ベクター(カ，ダニ，ハエなど)によって媒介されるアルボウイルスである．ヒトの病原ウイルスとして多くが記載されているが，オルトブニヤウイルス属では，カリフォルニア脳炎ウイルス *California encepharitis virus*，ブニヤベラウイルス *Bunyamwera virus*，ナイロウイルス属では，ダニ媒介性で一類感染症の**クリミア・コンゴ出血熱ウイルス** *Crimean-Congo hemorrhagic fever virus*，フレボウイルス属では，アフリカのリフトバレー熱ウイルス *Rift Valley fever virus* が主なウイルスである．

ハンタウイルス属の自然宿主はげっ歯類で，その糞，尿などがエアロゾルとなってヒトに感染する．アジアからヨーロッパに分布し，**腎症候性出血熱**(hemorrhagic fever with renal syndrome，HFRS)の原因となる**ハンターンウイルス** *Hantaan virus* など，および北米から南米大陸に分布し，**ハンタウイルス肺症候群**(Hantavirus pulmonary syndrome，HPS)の原因となる**シンノンブレウイルス** *Sin Nombre virus* などがある．

ウイルス粒子は球形で80〜120 nm径でエンベロープを持つ．遺伝子RNAは三つの分節からなり，RNAの両端が水素結合により環状構造をとっている．フレボウイルス属とトスポウイルス属のS分節が両意性を示す．

17 アレナウイルス科 Family *Arenaviridae*

ビリオンを電子顕微鏡で観察すると粒子内に取り込んだリボソーム粒子が砂粒のようにみえるのでラテン語の砂を意味する“arena”にちなんで命名された．

Genus *Arenavirus*

大部分のウイルスは固有のげっ歯類を宿主とし，潜伏感染して一般に症状は示さず，また他の動物やヒトに自然伝播する頻度は少ない．感染個体ではしばしばウイルス血症(viremia)やウイルス尿症(viruria)がみられる．

リンパ球性脈絡髄膜炎ウイルス *Lymphocytic choliomeningitis virus* は主にマウスに感染するが，まれにヒトにも感染する．**ラッサウイルス** *Lassa virus* の自然宿主はげっ歯類の mastomys であるが，ヒトに伝播すれば，出血熱を起こし致命的であり(**ラッサ熱**)，ヒトからヒトへ伝播することがある(一類感染症)．中南米の出血熱(**南米出血熱**と総称，一類感染症)に関連するフニンウイルス *Junin virus*(アルゼンチン出血熱)，マチ

ュポウイルス *Machupo virus*(ボリビア出血熱)，グアナリトウイルス *Guanarito virus*(ベネズエラ出血熱)，サビアウイルス *Sabiá virus*(ブラジル出血熱)は，他の類似ウイルスと一括して Tacaribe complex と称される．

アレナウイルス科のゲノム RNA は 2 分節からなる．ゲノムの大部分はマイナス鎖 RNA であるが，一部短い配列がプラス鎖 RNA として機能する(両意性ゲノム)．

18 デルタウイルス属 Genus *Deltavirus*

科名未定の属で，ヒトの病原ウイルスである**デルタ肝炎ウイルス** *Hepatitis delta virus* が属する．ゲノムは，環状－鎖 RNA で，RNA から RNA の複製を，宿主の DNA 依存性 RNA ポリメラーゼⅡで行う．また自己 RNA 切断活性(リボザイム活性)がある．

19 ピコルナウイルス科 Family *Picornaviridae*

“picorna” とは小さい(pico)RNA ウイルスという意味である．ヒトの病原ウイルス(＊)を含むのは 5 属，他は宿主と代表的なウイルス名を記す．

Genus *Enterovirus*＊
Genus *Rhinovirus*＊
Genus *Cardiovirus*
(マウス，脳心筋炎　ウイルス)
Genus *Aphthovirus*(ウシ，口蹄疫ウイルス)
Genus *Hepatovirus*＊
Genus *Parechovirus*＊
Genus *Erbovirus*(ウマ)
Genus *Kobuvirus*＊
Genus *Teschovirus*(ブタ)

国際ウイルス分類委員会(ICTV) 8 次報告に準拠：その後のピコルナウイルス分類の提案(385 頁参照) では，Genus *Rhinovirus* は，塩基配列の類似性から Genus *Enterovirus* に包含されることが提唱されている．

エンテロウイルス属は，一般に糞口感染により伝播し，ヒトには多彩な症状を呈する．60 種以上のウイルスが，**コクサッキーウイルス A 群，B 群**，**エコーウイルス**，**エンテロウイルス**の各血清型として記載されてきたが，新分類では，**ヒトエンテロウイルス A～D** *Human enterovirus A～D* の 4 種と**ポリオウイルス** *Poliovirus* に分類された(**表 4-4**)．**A 型肝炎ウイルス** *Hepatilis A virus* は，従来はエンテロウイルス 72 とされていたが，最近へパトウイルス属という新しい属に分類された．また，旧エコーウイルス 22，23 がパレコウイルス属という新しい属に分類され，新たに**ヒトパレコウイルス** *Human parechovirus* と命名された．さらに 1998 年，愛知県で胃腸炎の患者より分離されたアイチウイルス *Aichi virus* が，コブウイルス属という新しい属に分類された．“kobu” は日本語の「瘤」(ウイルス表面構造)に由来する．

ライノウイルスは，飛沫感染により，上気道炎を起こす．100 に及ぶ血清型は，ウイルス種としては**ヒトライノウイルス A，B** *Human rhinovirus A，B* にまとめられている．これらの種は，上記最新分類ではエンテロウイルス属に包含された．

エンテロウイルス，へパトウイルス属，パレコウイルス属，コブウイルス属などは pH 3 でも安定であるが，ライノウイルスは不安定で失活する．

20 カリシウイルス科 Family *Caliciviridae*

“calici” とはラテン語で盃を意味し，ビリオンの電子顕微鏡観察で，カプシドを構成するカプソメアに盃状の陥凹があることからこのように命名された．

このウイルス科の分類は最近整理された．2 属がヒトに感染症を起こし(＊)，他の 2 属は主に哺乳類を宿主とする．

Genus *Lagovirus*(ウサギ)
Genus *Norovirus*＊
Genus *Sapovirus*＊
Genus *Vesivirus*(ブタ)

ノロウイルス属には**ノーウォークウイルス** *Norwalk virus* 1 種，**サポウイルス**属には**サッポロウイルス** *Sapporo virus* 1 種が含まれる．両者ともウイルス性胃腸炎を起こす．

表 4-4　ヒトに感染するエンテロウイルス属の種名と従来の呼称・血清型の対応

エンテロウイルス属の種名	従来の呼称・血清型	疾患との関係(主なもののみ，従来の呼称で表記)
ヒトエンテロウイルス A	ヒトコクサッキーウイルス A 一桁中心 (2，3，4，5，6，7，8，10，12，14，16) ヒトエンテロウイルス 71，76	CVA2，3，4，6，8，10：ヘルパンギーナ CVA16，EV71，CVA10：手足口病 CVA2，4，7，10，EV71：無菌性髄膜炎 EV71：麻痺
ヒトエンテロウイルス B	ヒトコクサッキーウイルス B1，2，3，4，5，6 ヒトコクサッキーウイルス A9 ヒトエコーウイルスのほとんど：1～33(欠番 8，10，22，23，28) ヒトエンテロウイルス 69，73，74，75，77，78	CVB1，2，3，4，5：流行性筋痛症，心筋炎，心膜炎 CVA9，CVB1，2，3，4，5，6，ECV1～7，9，11，13～21，25，27，30，31：無菌性髄膜炎
ヒトエンテロウイルス C	ヒトコクサッキーウイルス A の一部(1，11，13，17，19，20，21，22，24)	CVA24：出血性結膜炎
ヒトエンテロウイルス D	ヒトエンテロウイルス 68，70	EV70：出血性結膜炎
ポリオウイルス	ヒトポリオウイルス 1，2，3	麻痺性ポリオ 非典型症状(無菌性髄膜炎)
付：エンテロウイルス属近縁のウイルス		
パレコウイルス属 ヒトパレコウイルス	ヒトパレコウイルス 1(以前のエコー 22)，2(以前のエコー 23)，3	(呼吸器，消化器より分離)
ヘパトウイルス属 A 型肝炎ウイルス	(以前のエンテロ 72 が改名)	A 型肝炎
コブウイルス属 アイチウイルス		胃腸炎

CVA：ヒトコクサッキーウイルス A，CVB：ヒトコクサッキーウイルス B，EV：ヒトエンテロウイルス，ECV：ヒトエコーウイルス

21　ヘペウイルス属 Genus *Hepevirus*

E 型肝炎ウイルス *Hepatitis E virus* は，以前はカリシウイルス科に分類されていたが，現在はカリシウイルス科から除外され，科名未定のままヘペウイルス属に分類された．

22　アストロウイルス科 Family *Astroviridae*

ビリオンの電子顕微鏡像で 5～6 個の尖頭を持つ星状構造(astron：ギリシャ語で星)を示すことからこの名がついた．ヒトに感染症を起こすのは，哺乳類を宿主とする 1 属のみ(*)で，**ヒトアストロウイルス** *Human astrovirus* は，ウイルス性胃腸炎を起こす．

Genus *Avastrovirus*(鳥類)
Genus *Mamastrovirus**

23　コロナウイルス科 Family *Coronaviridae*

“corona”はラテン語で王冠の意で，エンベロープのペプロマーの突起(20 nm 長，S 蛋白質)が，ネガティブ染色により電子顕微鏡で観察すると「王冠の飾り」のようにみえることによる．ヒトに病原性を示すのは 1 属のみである(*)．

Genus *Coronavirus**
Genus *Torovirus*(ウマ)

コロナウイルス属は，広く自然界に分布しヒトをはじめ多くの哺乳類，鳥類を宿主とする．**ヒトコロナウイルス 229E** *Human coronavirus 229E* と**ヒトコロナウイルス OC43** *Human coronavirus OC43* は，ヒトに上気道炎(はなかぜ，common cold)を起こす．またヒトの腸管からも分離されることがある．2002～2003 年中国広東省，香港を中心に流行した重症肺炎 SARS(severe acute respiratory syndrome)の原因ウイルスとして **SARS コロナウイルス** *Severe acute respiratory* *syndrome coronavirus* が発見された.

ビリオン(通常 120〜160 nm 径)の構造は，エンベロープの内側に，65 nm のコア殻(おそらく正 20 面体)があり，らせん対称ヌクレオカプシド(N蛋白質と RNA)を収納する.

このコロナウイルス科，ウマ動脈炎ウイルスを含むアルテリウイルス科，無脊椎動物(甲殻類：エビ)を宿主とするロニウイルス科をまとめる目として，**ニドウイルス目** Order *Nidovirales* がある．ラテン語の "nidus" は，これらの科に共通して認められる "nested-set of mRNAs" (相互に重なった mRNA のセット)に由来する.

24 フラビウイルス科 Family *Flaviviridae*

ラテン語 "flavus" は黄色の意で，この科の**黄熱ウイルス** *Yellow fever virus* 由来である．従来トガウイルス科に属していたが，1984 年独立した科となった．2 属がヒトの病原ウイルスを含む(*).

Genus *Flavivirus* *
Genus *Pestivirus*(ブタ)
Genus *Hepacivirus* *

フラビウイルス属は広く脊椎動物(哺乳類，鳥類)に分布し，多くは節足動物ベクター(カ，ダニ)を介して伝播する**アルボウイルス**(arthropod-borne virus)である(付参照)．ヒトの病原ウイルスとして，カが媒介する**デングウイルス** *Dengue virus*，**日本脳炎ウイルス** *Japanese encephalitis virus*，黄熱ウイルス *Yellow fever virus*，**ウエストナイルウイルス** *West Nile virus*，ダニが媒介する**ダニ媒介性脳炎ウイルス** *Tick-borene encephalitis virus* などが主なものである．ペパシウイルス属は，最近フラビウイルス科に独立した属として加えられた．**C型肝炎ウイルス** *Hepatitis C virus* が属する.

25 トガウイルス科 Family *Togaviridae*

"toga" とはラテン語で「外套」で，エンベロープを保有することから由来した名である.

Genus *Alphavirus*
Genus *Rubivirus*

アルファウイルス属は，多くの脊椎動物(哺乳類，鳥類)を自然宿主とするが，大部分はカにより媒介される．かつてA群アルボウイルスと呼ばれていたもので，"alpha" の命名の由来となった．アメリカ大陸でヒトに脳炎を起こす東部ウマ脳炎ウイルス *Eastern equine encephalitis virus*，西部ウマ脳炎ウイルス *Western equine encephalitis virus*，およびベネズエラウマ脳炎ウイルス *Venezuelan equine encephalitis virus* のほか，アジアからアフリカに分布するチクングニアウイルス *Chikungunia virus* などがある.

ルビウイルス属はヒトにのみ感染するウイルスでベクターはない．水平感染のほか垂直感染(経胎盤感染)もある．**風疹ウイルス** *Rubella virus* が属している.

表 4-5 に，ヒトに病気を起こす主なウイルスを一覧表として示す．ウイルスの分類や命名は，それ自体が学習の目的ではなく，ウイルス疾患の理解のためである．総論では分類と命名のアウトラインを把握し，各論ではウイルス科ごとに分類上の位置を確認するのに役立てていただきたい.

(付) アルボウイルス arbovirus

アルボウイルスとは arthropod-borne virus から命名され，吸血性の節足動物媒介により脊椎動物間に伝播され，種々の疾病を惹起するウイルスの総称である(**表 4-6**)．節足動物がウイルス血症の状態の感染動物を吸血し，その体内でウイルス増殖が起こる．吸血により他の脊椎動物へ伝播するが，節足動物ではすべて不顕性感染で病気は起こさない．この種のウイルスは 400 種近く分離されており，うちヒトに感染するのは約 70 種といわれている．大部分はトガウイルス科，フラビウイルス科，ブニヤウイルス科，レオウイルス科に属す.

表 4-5　医学上重要なウイルスの一覧

目* 科 亜科 属	ヒトの主要な病原因子の種の公式名称．［ ］内は一般名 ‡はとくに重要　＜　＞内はヒトに感染しない動物ウイルス	関連する主要な疾患，症候 （すべてを網羅していないことに注意）
DNA ウイルス　DNA　viruses		
二本鎖 DNA ウイルス　dsDNA viruses		
ポックスウイルス科 *Poxviridae*‡		
コルドポックスウイルス亜科		
オルトポックスウイルス属	ワクチニアウイルス‡，牛痘ウイルス	種痘
	痘瘡ウイルス‡，サル痘ウイルス	痘瘡（一類感染症）：通称 天然痘（small pox）
パラポックスウイルス属	オルフウイルス	
モルスキポックスウイルス属	伝染性軟属腫ウイルス‡	伝染性軟疣：通称 みずいぼ
ヘルペスウイルス科　*Herpesviridae*‡		
アルファヘルペスウイルス亜科		
シンプレックスウイルス属	ヒトヘルペスウイルス１［単純ヘルペスウイルス１型‡］（HSV-1）	口唇ヘルペス，角膜ヘルペス，ヘルペス性脳炎
	ヒトヘルペスウイルス２［単純ヘルペスウイルス２型‡］（HSV-2）	性器ヘルペス，新生児ヘルペス
バリセロウイルス属	ヒトヘルペスウイルス３［水痘-帯状疱疹ウイルス‡］（VZV）	水痘，帯状疱疹
ベータヘルペスウイルス亜科		
サイトメガロウイルス属	ヒトヘルペスウイルス５［サイトメガロウイルス‡］（CMV）	巨細胞性封入体症，肺炎，網膜炎
ロゼオロウイルス属	ヒトヘルペスウイルス６‡（HHV-6）	突発性発疹
	ヒトヘルペスウイルス７（HHV-7）	突発性発疹
ガンマヘルペスウイルス亜科		
リンフォクリプトウイルス属	ヒトヘルペスウイルス４［EB ウイルス‡］（EBV）	伝染性単核症，バーキットリンパ腫，上咽頭がん
ラディノウイルス属	ヒトヘルペスウイルス８（HHV-8）	カポジ肉腫
アデノウイルス科　*Adenoviridae*‡		
マストアデノウイルス属		
	ヒトアデノウイルス A〜F‡	咽頭結膜炎，流行性角結膜炎（EKC）
	［ヒトアデノウイルス 1〜51 型‡］	上気道炎：通称 夏かぜ
ポリオーマウイルス科　*Polyomaviridae*		
ポリオーマウイルス属	JC ポリオーマウイルス‡	進行性多巣性白質脳症（PML）
	BK ポリオーマウイルス，*Simian virus 40*（SV40）	
パピローマウイルス科　*Papillomaviridae*‡		
アルファパピローマウイルス属	HPV-2，-6，-7，-10，-16，-18，-26，-32，-34，-35， -54，-61，-71，-cand90	各種の疣贅（いぼ），尖圭コンジローマ，子宮頸がん
ベータパピローマウイルス属	HPV-5，-9，-49，-cand92，-cand96	疣贅性表皮発育異常症（EV）
ガンマパピローマウイルス属	HPV-4，-48，-50，-60，-88	
ミューパピローマウイルス属	HPV-1，-63	
ニューパピローマウイルス属	HPV-41	
一本鎖 DNA ウイルス　ssDNA viruses		
（科名未定）アネロウイルス属	トルクテノウイルス（TTV）	肝炎？
パルボウイルス科　*Parvoviridae*‡		
パルボウイルス亜科		
エリスロウイルス属	B19 ウイルス‡	伝染性紅斑，胎児水腫
デペンドウイルス属	アデノ随伴ウイルス２	
DNA および RNA 逆転写ウイルス　DNA and RNA reverse transcribing viruses		
ヘパドナウイルス科　*Hepadnaviridae*（dsDNA）		
オルトヘパドナウイルス属	B 型肝炎ウイルス‡（HBV）	急性肝炎，慢性肝炎
レトロウイルス科　*Retroviridae*‡（＋鎖 ssRNA）		
オルトレトロウイルス亜科		
アルファレトロウイルス属	＜トリ白血病ウイルス＞	
ベータレトロウイルス属	＜マウス乳がんウイルス＞	
ガンマレトロウイルス属	＜マウス白血病ウイルス＞	
デルタレトロウイルス属	ヒトＴリンパ球向性ウイルスⅠ（HTLV-Ⅰ）‡，Ⅱ	成人Ｔ細胞白血病（ATL）
レンチウイルス属	ヒト免疫不全ウイルス１（HIV-1）‡，２	後天性免疫不全症候群（AIDS）
スプーマレトロウイルス亜科		
スプーマウイルス属		
RNA ウイルス　RNA viruses		
二本鎖 RNA ウイルス　dsRNA viruses		
レオウイルス科　*Reoviridae*‡		
オルトレオウイルス属	哺乳類オルトレオウイルス［ヒトレオウイルス‡］	
オルビウイルス属	グレートアイランドウイルス［ケメロボウイルス］	
ロタウイルス属	ロタウイルス A‡，B，C	（乳幼児冬季）嘔吐下痢症
コルチウイルス属	コロラドダニ熱ウイルス	
マイナス鎖一本鎖 RNA ウイルス negative sense ssRNA viruses		
モノネガウイルス目 *Mononegavirales*‡*		
ボルナウイルス科　*Bornaviridae*		
ボルナウイルス属	ボルナ病ウイルス	
ラブドウイルス科　*Rhabdoviridae*‡		
ベジクロウイルス属	水疱性口内炎ウイルス	
リッサウイルス属	狂犬病ウイルス‡	狂犬病，リッサウイルス感染症（四類感染症）
フィロウイルス科　*Filoviridae*‡		
マールブルグウイルス属	マールブルグウイルス‡	マールブルグ病（一類感染症）
エボラウイルス属	エボラウイルス‡	エボラ出血熱（一類感染症）

表 4-5　つづき

目* 科 亜科 属	ヒトの重要な病原因子の種の公式名称．［ ］内は一般名 ‡はとくに重要　＜　＞内はヒトに感染しない動物ウイルス	関連する主要な疾患，症候 （すべてを網羅していないことに注意）
パラミクソウイルス科 *Paramyxoviridae*‡		
パラミクソウイルス亜科		
ルブラウイルス属	ムンプスウイルス‡	流行性耳下腺炎：通称 おたふくかぜ
	ヒトパラインフルエンザウイルス 2，4‡	クループ
アブラウイルス属	ニューカッスル病ウイルス	
レスピロウイルス属	ヒトパラインフルエンザウイルス 1，3‡	クループ
	＜センダイウイルス［HVJ］＞	
ヘニパウイルス属	ヘンドラウイルス	
	ニパウイルス	
モルビリウイルス属	麻疹ウイルス‡	麻疹，亜急性硬化性全脳炎（SSPE）
ニューモウイルス亜科		
ニューモウイルス属	RS ウイルス‡	細気管支炎
メタニューモウイルス属	（ヒト）メタニューモウイルス	
オルトミクソウイルス科 *Orthomyxoviridae*‡		
インフルエンザウイルス A 属	インフルエンザ A ウイルス‡	インフルエンザ脳症，
インフルエンザウイルス B 属	インフルエンザ B ウイルス‡	トリインフルエンザ（H5N1：二類感染症）
インフルエンザウイルス C 属	インフルエンザ C ウイルス‡	
トゴトウイルス属	トゴトウイルス	
ブニヤウイルス科 *Bunyaviridae*‡		
オルトブニヤウイルス属	カリフォルニア脳炎ウイルス	
ハンタウイルス属‡	ハンターンウイルス‡	腎症候性出血熱（HFRS），ハンタウイルス肺症候群
ナイロウイルス属	クリミア-コンゴ出血熱ウイルス‡	クリミア-コンゴ出血熱（一類感染症）
フレボウイルス属‡	リフトバレー熱ウイルス	
アレナウイルス科 *Arenaviridae*‡		
アレナウイルス属	ラッサウイルス‡，リンパ性脈絡髄膜炎ウイルス	ラッサ熱（一類感染症）
	マチュポウイルス，フニンウイルス	南米出血熱（一類感染症）
	グアナリトウイルス，サビアウイルス	
（科名未定）デルタウイルス属	デルタ肝炎ウイルス‡	肝炎
プラス鎖一本鎖 RNA ウイルス　positive sense ssRNA viruses		
ピコルナウイルス科 *Picornaviridae*‡		
エンテロウイルス属‡	ポリオウイルス	急性灰白髄炎（二類感染症）
	ヒトエンテロウイルス A〜D	無菌性髄膜炎，ヘルパンギーナ
	［コクサッキーウイルス A1〜22，24，B1〜6‡］	手足口病，流行性出血性結膜炎
	［エコーウイルス 1〜34，うち 8，10，22，23，28 は欠番‡］	心筋炎，流行性筋痛症
	［エンテロウイルス 68〜71‡］	
ライノウイルス属‡	ヒトライノウイルス A，B［1〜100］‡	かぜ症候群：通称 はなかぜ
カルジオウイルス属	＜脳心筋炎ウイルス＞	
アフトウイルス属	＜口蹄疫ウイルス＞	
ヘパトウイルス属	A 型肝炎ウイルス‡	急性肝炎
パレコウイルス属‡	ヒトパレコウイルス［エコーウイルス 22，23］‡	
コブウイルス属‡	アイチウイルス	胃腸炎
カリシウイルス科 *Caliciviridae*‡		
ノロウイルス属	ノーウォークウイルス‡	胃腸炎，ウイルス性食中毒
サポウイルス属	サッポロウイルス‡	胃腸炎
（科名未定）ヘペウイルス属	E 型肝炎ウイルス‡（HEV）	肝炎
アストロウイルス科 *Astroviridae*		
アストロウイルス属	ヒトアストロウイルス‡	胃腸炎
ニドウイルス目 *Nidovirales**		
コロナウイルス科 *Coronaviridae*‡		
コロナウイルス属	ヒトコロナウイルス‡，SARS コロナウイルス‡	かぜ症候群：通称 はなかぜ，SARS（二類感染症）
アルテリウイルス科 *Arteriviridae*		
アルテリウイルス属	＜ウマ動脈炎ウイルス＞	
フラビウイルス科 *Flaviviridae*‡		
フラビウイルス属	黄熱ウイルス‡，デングウイルス‡，日本脳炎ウイルス‡	黄熱，デング熱，デング出血熱，日本脳炎
	ウエストナイルウイルス，ダニ媒介性脳炎ウイルス	ウエストナイル熱
ペスチウイルス属	＜ウシウイルス性下痢ウイルス＞	
ヘパシウイルス属	C 型肝炎ウイルス（HCV）‡	肝炎
トガウイルス科 *Togaviridae*‡		
アルファウイルス属	シンドビスウイルス，チクングニアウイルス，東部ウマ脳炎ウイルス，西部ウマ脳炎ウイルス，ベネズエラウマ脳炎ウイルス	
ルビウイルス属	風疹ウイルス‡	風疹，先天性風疹症候群（CRS）
亜ウイルス因子（ウイルスより小さい病原因子）subviral agents：ウイロイド，サテライト，海綿状脳症の病原因子（プリオン）		
ウイロイド viroid	＜植物の病原体＞	
プリオン prion‡	海綿状脳症（CJD 等）の病原因子（CJD プリオン，BSE プリオン）‡	クロイツフェルトヤコブ病（CJD），ウシ海綿状脳症（BSE），v-CJD

＊科の上位に目（もく）を設けて分類している場合，点線により属する科を示す．
国際ウイルス分類委員会（ICTV）第 8 次報告に準拠：その後のピコルナウイルス分類の提案では，ライノウイルス属はエンテロウイルス属に包含されることが提唱されている．

表 4-6　ヒトに感染するアルボウイルス一覧

分類 科	属	種	節足動物ベクター	脊椎動物リザーバー	分布	疾患	感染症法	学習の優先度
トガウイルス科								
	アルファウイルス属							
		東部ウマ脳炎ウイルス	カ	野鳥	北・南アメリカ	脳炎	四類	2
		西部ウマ脳炎ウイルス	カ	野鳥	北・南アメリカ	脳炎	四類	2
		ベネズエラウマ脳炎ウイルス	カ	ウマ，ヒト	南・中央アメリカ	脳炎	四類	2
		チクングニアウイルス	カ	サル，ヒト	アフリカ，南アジア	熱性疾患，関節痛		2
		シンドビスウイルス	カ	野鳥	アフリカ，アジア，ヨーロッパ，オーストラリア	熱性疾患，関節痛		3
		ロスリバーウイルス	カ	げっ歯類	オセアニア	熱性疾患，関節痛		3
		オニオニョンウイルス	カ	ヒト	西アフリカ	熱性疾患，関節痛		3
		マヤロウイルス	カ	サル	南アメリカ	熱性疾患，関節痛		3
フラビウイルス科								
	フラビウイルス属							
		日本脳炎ウイルス	カ	ブタ	アジア，日本	脳炎	四類	1
		黄熱ウイルス	カ	サル，ヒト	熱帯アフリカ，アメリカ	熱性疾患，出血，黄疸	四類	1
		デングウイルス	カ	サル，ヒト	熱帯地域全体	熱性疾患，関節痛/出血熱	四類	1
		ウエストナイルウイルス	カ	鳥類	アフリカ, 地中海, アメリカ	熱性疾患，脳炎	四類	1
		セントルイス脳炎ウイルス	カ	鳥類	アメリカ	脳炎		3
		マレーバレー脳炎ウイルス（クンジンウイルス）	カ	鳥類	オーストラリア，ニューギニア	脳炎		3
		ダニ媒介脳炎ウイルス	ダニ	げっ歯類，鳥類，家畜	ロシア，北海道，東欧，スカンジナビア	脳炎	四類	1
		キャサヌル森林病ウイルス	ダニ	げっ歯類	インド	出血熱，脳炎	四類	3
		ポワサンウイルス	ダニ	小動物	北米，ロシア	脳炎		3
		オムスク出血熱ウイルス	ダニ	げっ歯類	中央ロシア	出血熱	四類	3
ブニヤウイルス科								
	オルトブニヤウイルス属							
		カリフォルニア脳炎ウイルス（ラクロスウイルス）	カ	リスなど	北アメリカ西部	脳炎		2
		ブニヤベラウイルス	カ		北・南米，南西アフリカ他	熱性疾患		3
	ナイロウイルス属							
		クリミア-コンゴ出血熱ウイルス	ダニ	ヒツジ，ウシ，ヤギ	アジア，東欧，アフリカ	出血熱	一類	1
	フレボウイルス属							
		リフトバレー熱ウイルス	カ	ヒツジ，ウシ，水牛，ヤギ	アフリカ	熱性疾患，出血熱	四類	2
		サシチョウバエ熱ウイルス	サシチョウバエ	げっ歯類	地中海沿岸	熱性疾患（三日熱）		3
レオウイルス科								
	オルビウイルス属							
		グレートアイランドウイルス（ケメロボウイルス）	ダニ	げっ歯類	ロシアとエジプト	熱性疾患		3
		オルンゴウイルス	カ	ウシ, ヒツジ	アフリカ	熱性疾患		3
	コルチウイルス属							
		コロラドダニ熱ウイルス	ダニ	リス，げっ歯類	北アメリカ	熱性疾患		2
	シードルナウイルス属							
		バンナウイルス	カ	げっ歯類？	南中国，東南アジア	脳炎		3

第5章 病原因子としてのウイルス

A ウイルスの細胞内寄生性と病原性

多くの動物ウイルスはヒトに感染して疾病を引き起こす．疾病を起こすウイルスの性質を**病原性**(pathogenicity)という．しばしば病原性と同義語のように扱われる**毒力**(virulence)は病原性の程度を示す用語で，定量的な意味を持ち，強毒ウイルス，弱毒ウイルスというように，強弱の程度で示され，動物の生死(**50％致死量**，50％ lethal dose, **LD_{50}**)，あるいは発生した病巣数などのように，測定しうる病理現象を指標として用いられる．

ウイルスの病原性は，ウイルスの細胞内絶対寄生性に起因する．ウイルスには，遺伝情報を担うゲノム(genome, RNA または DNA のいずれか)が，蛋白質の殻(**カプシド** capsid)で包まれた正20面体，あるいはらせん対称の形態を示す比較的簡単な構造のものと，その外側に蛋白質，糖質，脂質からなる外被(**エンベロープ** envelope)を有するものがあるが(第4章参照)，いずれの構造のウイルスも，エネルギー代謝に関与する酵素系を持たず，また蛋白質合成の場であるリボソーム(ribosome)も持たない微生物である．一部のウイルス，たとえばオルトミクソウイルス科(*Orthomyxoviridae*)，パラミクソウイルス科(*Paramyxoviridae*)，ラブドウイルス科(*Rhabdoviridae*)，レトロウイルス科(*Retroviridae*)，ポックスウイルス科(*Poxviridae*)，ヘパドナウイルス科(*Hepadnaviridae*)などに属するウイルスは，ウイルス粒子内に **RNA 合成酵素**(RNA polymerase)や **DNA 合成酵素**(DNA polymerase や reverse transcriptase)などを有し，この酵素で寄生細胞内の素材を用いて自己遺伝子の**転写**(transcription)や**複製**(replication)を行うが，このような酵素も持たないウイルスも多い．それゆえに，ウイルスは人工培地で増殖することができず，生きた細胞内に寄生して，細胞の代謝酵素系や素材，および合成の場を利用して自己成分を合成し増殖する．これがウイルスの細胞への**感染**(infection)である．ウイルスが細胞に感染したとき，①感染細胞は破壊されて死滅する場合(**細胞溶解感染** cytolytic infection，その結果として起こる細胞形態の変化を**細胞変性効果** cytopathic effect，CPE という)(**図 5-1**)，②ウイルス感染の初期段階，時には後期段階(**図 5-2** 参照)にまで進行しながら，完全な子孫ウイルス粒子ができない場合(**不稔感染** abortive infection)，③ウイルスの増殖と細胞の増殖が平衡を保つ場合(**持続感染** persistent infection)，あるいは，④感染細胞が異常増殖をするようになる場合(**トランスフォーメーション** transformation)とがある．生体内におけるウイルス感染細胞のこれらの変化が，生体の疾病として現れる．これがウイルスの病原性である．

ウイルスの病原性は，そのウイルスが遺伝的に持っている性質であるが，ある宿主(細胞あるいは生体)に感染して破壊あるいは疾病を起こすかどうか，すなわち病原性を現すか否かは，ウイルスの遺伝子構造と，その遺伝子の発現内容によるばかりではなく，宿主の種属，年齢，性，あるいはウイルス感染経路，感染量などの諸条件に影響される．ポリオウイルス(poliovirus)はヒトある

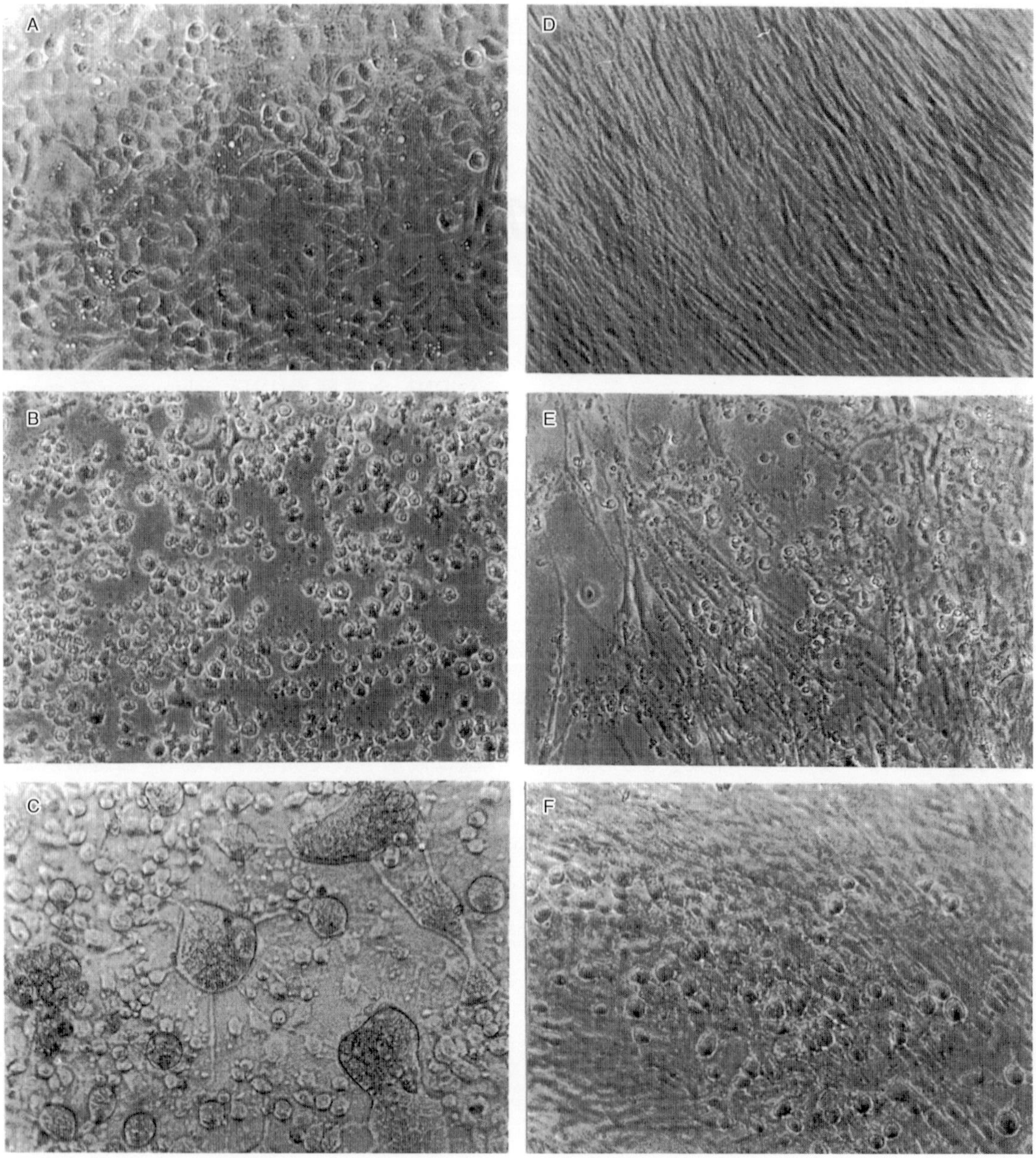

図 5-1　ウイルス感染細胞にみられる細胞変性効果(CPE)の諸相

A：正常ヒト羊膜細胞(FL 細胞)培養．
B：ウシの水疱性口内炎ウイルスが感染した FL 細胞の CPE．細胞は円形顆粒状になる．
C：単純ヘルペスウイルスが感染した FL 細胞の CPE．多くの感染した細胞が融合し，多核巨細胞になる．
D：正常ヒト胎児肺細胞(HEL 細胞)培養．細胞は細長い紡錘形である．
E：水疱性口内炎ウイルスが感染した HEL 細胞の CPE．FL 細胞におけると同様に，細胞は円形顆粒状になる．
F：水痘-帯状疱疹ウイルスが感染した HEL 細胞の CPE．いくつかの感染細胞の融合した多核巨細胞がみられる．

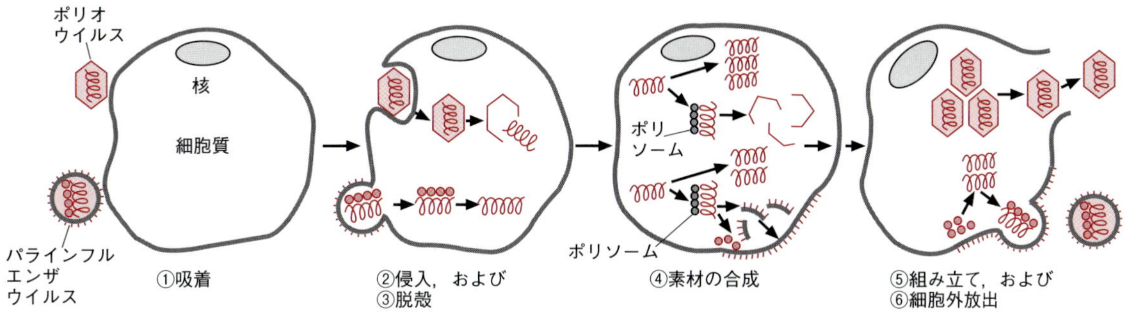

図 5-2　ウイルスの細胞内増殖過程の模式図

いはサルでは病原性を現すが，他の動物，たとえばマウスでは病原性を示さない．生まれたばかりの幼若な動物は多くのウイルスに感受性であるが，成長するに従って抵抗性となり，ウイルスは病原性を示さない．たとえば哺乳マウスに日本脳炎ウイルスを脳内接種すると，脳炎を起こして死ぬが，成熟マウスでは発病しない．また一般に雄は雌に比べてウイルス感染に対して抵抗性が低い．細胞培養の場においても，ポリオウイルスはHeLa 細胞，FL 細胞などのヒト由来細胞に感染して細胞を破壊するが，マウスの細胞（たとえばL 細胞）には感染することができず病原性を示さない．

B　ウイルスの細胞内増殖過程

ウイルスが細胞内において増殖し，子孫ウイルスを産生する過程については第 6 章 C 項で詳しく述べられるが，ここでは増殖過程の 6 段階について簡単にふれる（**図 5-2**）．

①**吸着**（adsorption）：ウイルス粒子が細胞膜上のウイルス特異的レセプターに付着する段階である．

②**侵入**（penetration）：ウイルス粒子は，細胞の食作用によって取り込まれるウイルス固定（viropexis）か，ウイルス粒子表面のエンベロープと細胞膜が融合（envelope fusion）してウイルス粒子内組成のヌクレオカプシド（nucleocapsid）が細胞質に入る．

③**脱殻**（uncoating）：細胞質内のリソソーム（lysosome）酵素によって，あるいはウイルス遺伝子から転写，翻訳されてできた蛋白質すなわち uncoating protein の作用によって，ウイルス核酸からカプシド蛋白質が取り除かれる．

④**素材の合成**（synthesis of viral components）：ウイルス核酸の遺伝情報を転写したメッセンジャー RNA（mRNA）が合成され，細胞のリボソーム上でカプシド蛋白質，エンベロープ組成が合成される．一方では，ウイルス自身の核酸の複製が起こる．この素材の生合成段階は初期過程と後期過程に区別され，ウイルスの種類でその過程は異なる．

⑤**粒子の組み立て**（assembly）および，

⑥**細胞外への放出**（release）：生合成された核酸とカプシド蛋白質の組み合わせが起こってウイルス粒子が形成され，細胞の破壊によって細胞外へ放出される．エンベロープを持つウイルスの場合は，カプシドで包まれた核酸が，ウイルス特異的蛋白質で修飾された細胞膜（ヘルペスウイルスでは核膜）をかぶって細胞外に遊離する（**出芽** budding）．

C ウイルス–細胞相互関係と病原性

病原性に結びつくウイルスと宿主の相互関係について，細胞の場で考えてみよう．

1 ウイルスの細胞膜への吸着過程と病原性

ウイルスが細胞へ感染するときの第一段階は，ウイルス粒子の細胞膜への吸着である（**図 5-2** ①）．ウイルス粒子は**ブラウン運動**（Brownian movement）によって，細胞膜表面に接近し衝突する．この繰り返しのうちにウイルス粒子表面の蛋白質（あるいは糖蛋白質）は，細胞膜表面に存在する**レセプター**に結合する．この結合は，相互の分子構造特異的な鍵と鍵穴の関係にあり，それぞれがウイルス特異的である．インフルエンザウイルス（influenza virus）の粒子表面にある突起の一つである**赤血球凝集素**（hemagglutinin，HA）の**HA 糖蛋白質**や，パラインフルエンザウイルス（parainfluenza virus）の**HN 糖蛋白質**に対する細胞側のレセプターは，**シアル酸**（sialic acid，*N*-acetylneuraminic acid ともいう）を末端に持つ糖鎖であり，HA 糖蛋白質はこのシアル酸ばかりでなく，シアル酸が結合するガラクトースとの結合様式をも認識する．

たとえば，A 型インフルエンザウイルスはヒト，トリ，ウマ，ブタ，ミンク，アザラシ，クジラなど，多くの動物に感染するが，ヒトに感染する亜型のヒトインフルエンザウイルスは本来トリに感染しえず，またトリインフルエンザウイルスはヒトに感染しえない．これは以下の理由による．ヒトの気道粘膜細胞表面には，α2,6 結合をしているシアル酸–ガラクトース（SAα2,6Gal）が存在するのに対して，トリインフルエンザウイルスの増殖の場であるトリ腸管粘膜細胞表面にはα2,3 結合シアル酸–ガラクトース（SAα2,3Gal）が存在する．ヒトインフルエンザウイルスの HA 糖蛋白質は SAα2,6Gal を認識して結合するが，SAα2,3Gal を認識できないのに対して，トリインフルエンザウイルスの HA 糖蛋白質は，SAα2,3Gal を認識するが，SAα2,6Gal を認識できないからである．

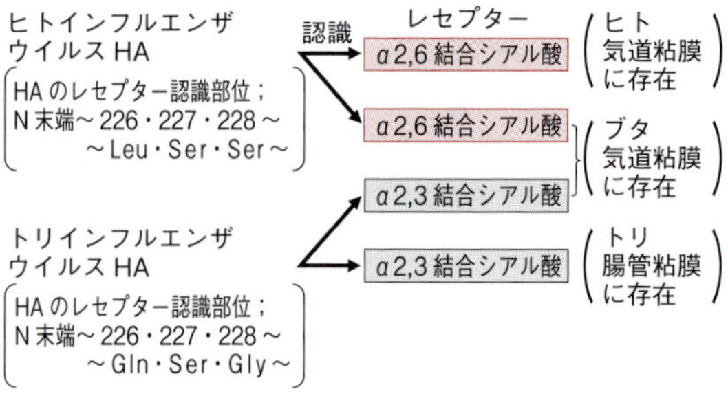

図 5-3　ヒトおよびトリインフルエンザウイルス HA 糖蛋白質のレセプター認識部位とその認識するレセプター

（Clayton, W.N., et al., J.Virol. **51**, 567–569, 1984 および Ito, T., et al.: J. Virol. **72**, 7367–7373, 1998 から作図）

一方，ブタの気道粘膜細胞には両者に結合するシアル酸が存在するので，ヒトインフルエンザウイルスもトリインフルエンザウイルスもともにブタの気道に感染し（河岡らは mixing vessels と名付けている；**図 5-3**），ここで両ウイルスの**分節ゲノムの再集合**（reassortment）を起こした**組換えウイルス**（recombinant）が出現する．この新たに出現した亜型ウイルスがヒト社会に広く蔓延することになる．

ところが，1997 年に香港で発生した**高病原性トリインフルエンザウイルス亜型 H5N1** は，ニワトリをはじめとして多くの家禽類，水禽類に感染を起こし，とくにニワトリで高い致死率を示した．このウイルスによる家禽感染は日本を含めて広くアジア各国，さらにはヨーロッパにも広がり，2008 年現在も流行が起こっている．問題は，この高病原性トリインフルエンザウイルスがトリばかりでなくヒトにも感染し，致死率 60％以上を示していることである（71 頁，例 5 参照）．この例はトリインフルエンザウイルスがレセプター・バリアを越えて直接ヒトにも感染することを示している．現在のところ，この理由は明らかでない．最近，河岡らはヒトの下部気道の細気管支粘膜細胞や肺胞細胞にはトリインフルエンザウイルスのレセプター（SAα2,3Gal）が多く存在するが，上部気道粘膜にはほとんど存在しないことを見出した．このことが，トリインフルエンザウイルスはヒトに感染し難く，ヒトが感染トリと接触して濃厚感染すると重篤な下部呼吸器障害を引き起こすのではないかと推測している．一方，2003年に分離された高病原性トリインフルエンザウイルス亜型H5N1のいくつかの株(A/Hong Kong/213/03(H5N1)など)は，SAα2,3GalとSAα2,6Galの両方を認識できることが報告された．しかし現段階では，ヒト–ヒト間で容易に伝播するウイルスは現れていない．このことは，トリインフルエンザウイルスがヒト社会で広く伝播するには，レセプター特異性の変異ばかりでなく，他の遺伝子の変異(RNAポリメラーゼの一つである*PBZ*遺伝子の627番目Gly→Lysの変異)も関与していると推測されている．

細胞膜表面に存在するウイルスレセプターは，上記のシアル酸結合糖質のほかは，多くは糖蛋白質であり，その分子は，本来，細胞生理活性物質のレセプターで細胞活性の制御にあずかっている．それぞれのレセプター分子と特異的に結合するリガンドと，ウイルス粒子表面の結合分子とが分子構造上の類似性を有することによる．言い換えれば，本来は細胞表面に存在し，細胞の活性制御にあずかっている細胞生理活性物質レセプター分子を，ウイルスが感染のためのレセプターとして利用していると考えられる．

レセプターを持たない細胞にはウイルスは吸着できず，その後のウイルス増殖過程に至らない．先にあげたように，**ポリオウイルス**はマウスのL細胞では増殖できないが，これはL細胞にはポリオウイルスに対するレセプターが欠如していることによる．ポリオウイルスから完全な型のRNA，すなわち**感染性RNA**(infectious RNA)を抽出して，人為的にL細胞内に入れると(トランスフェクションtransfectionという)，ポリオウイルスの増殖が起こり，細胞は破壊される(**図5–4**)．しかし，この子孫ウイルスはやはりL細胞に感染することができない．細胞のレセプターの有無は，その細胞の遺伝情報に支配されるものであり，その発現は細胞の環境に左右される．たとえば，ポリオウイルスはサルの腎臓内では増殖できないが，その腎臓から細胞を分離して試験管内で培養すると，ポリオウイルスはこの培養腎細胞に吸着し，侵入し，増殖して細胞を破壊する．サル腎細胞は，腎臓という器官の中ではポリオウイルスに対するレセプターを持たず，器官から遊離した人工培養の状況下では，レセプター遺伝子が発現してレセプターを持つようになると考えられている．

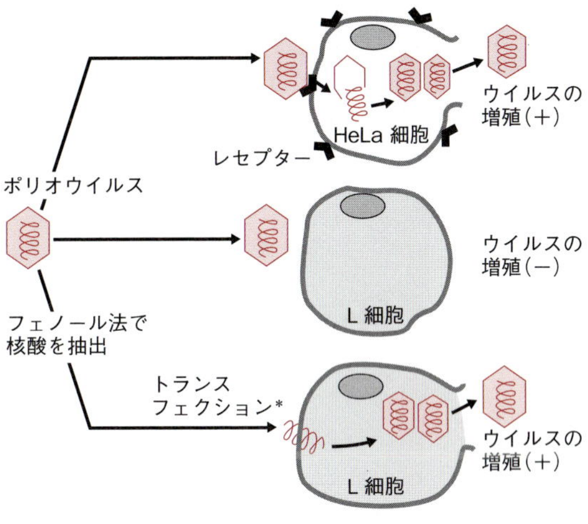

図5–4　感染性核酸のトランスフェクションによるウイルスの増殖

*トランスフェクション(transfection)：細胞膜を高張のMg^{2+}，Ca^{2+}溶液等で処理して核酸を人為的に細胞内に入れること．

一方，ウイルス粒子側に目を向けると，粒子表面の蛋白質(あるいは糖蛋白質)組成は，ウイルス遺伝子にコードされるものであり，遺伝子の変異が起こると，細胞膜表面のレセプターへの結合ができなくなる．ポリオワクチンとして用いられている**弱毒ポリオウイルス**は，**強毒ポリオウイルス**をサル腎細胞にて継代培養して得た**宿主域変異ウイルス**である．**図5–5**に示すように，強毒ポリオウイルスは経口的に侵入し，咽頭あるいは腸管粘膜細胞で増殖し，次いで周辺の腸管膜リンパ節に侵入増殖した後，血中に入る．そして，血行を介して標的細胞である脊髄前角細胞(時には脳橋，延髄神経細胞)に感染して，細胞を破壊し麻痺を起こす．弱毒ポリオウイルスは，強毒ポリオウイルスと同様に，腸管粘膜細胞で増殖し，周辺

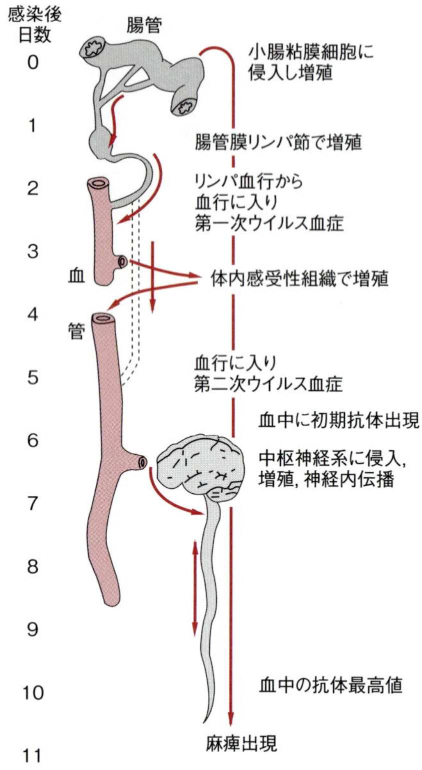

図 5-5　ポリオウイルスの体内伝播
(Jawetz et al.: Review of medical microbiology, 1984)

の腸管膜リンパ節でさらに増殖して血中に入るが，脊髄前角細胞のレセプターに対する親和性を失っており，病原性を示さない．

ポリオウイルスやコクサッキーウイルス(Coxsackie virus)，ライノウイルス(rhinovirus)などのピコルナウイルス科(*Picornaviridae*)のウイルス粒子表面蛋白質(この場合カプシド)は，VP1，2，3，4の4種類の蛋白質から構成されており，正20面体のカプシドの頂点には5分子のVP1が存在する．この部位には陥凹部(**キャニオン** canyon と呼ばれている)が存在し，その底部の四つのアミノ酸(ライノウイルスではVP1蛋白質の103番目のリジン，155番目のプロリン，220番目のヒスチジン，223番目のセリン)を遺伝子工学の手法で一つずつアミノ酸変異を起こさせた変異ウイルスが作製された．それぞれの変異ウイルスの細胞への吸着率が，元の野生株の吸着率より著しく低下していることから，ピコルナウイルスの細胞レセプターへの吸着には，キャニオンの底部が重要であることが示された．

2　ウイルス粒子表面蛋白質の開裂と病原性

パラミクソウイルス科に属する**パラインフルエンザウイルス1型**(**HVJ**：hemagglutinating virus of Japan，センダイウイルス)は，ウイルス粒子のエンベロープに存在する糖蛋白質の**赤血球凝集素-ノイラミニダーゼ突起**(**HN**：hemagglutininneuraminidase spike)(**図 5-6a**)で細胞のレセプターに結合する．次いで，エンベロープに存在し，膜の融合を起こさせる作用を持つ**F糖蛋白質**によって，エンベロープと細胞膜との融合が起こり，ウイルス粒子内の核酸が細胞内に入り，ウイルスの複製が開始される(**図 5-2** ①〜④)．**図 5-6** のBに示すように，F糖蛋白質は，アミノ基(N)末端とカルボキシル基(C)末端を含む数カ所がエンベロープの脂質二重層に埋没しており，蛋白質分解酵素・トリプシン処理によってF1糖蛋白質とF2糖蛋白質に**開裂**(cleavage)する．F1とF2分子はS-S結合でつながっており，F1糖蛋白質はN末端部分が疎水性のアミノ酸で構成されているために疎水性を示す(**図 5-6b**)．エンベロープと細胞膜との融合は，細胞膜に存在する蛋白質分解酵素によってF糖蛋白質が開裂し，F1糖蛋白質の疎水性N末端部が細胞膜の脂質二重層に作用することによって，脂質の流動性が亢進して起こる．したがって，HVJの感染成立はウイルス粒子のF糖蛋白質の開裂状態と，細胞膜の蛋白質分解酵素の有無に左右される．たとえば，HVJは発育鶏卵の漿尿膜細胞で非常によく増殖する．この発育鶏卵で増殖したウイルス粒子のF糖蛋白質はF1とF2に開裂しているので，発育鶏卵ばかりでなくL細胞など種々の培養細胞に対する感染性を持っている．しかし，L細胞の細胞膜は蛋白質分解酵素を持っていないので，L細胞で増殖してできた子孫ウイルス粒子は開裂していないF糖蛋白質を有し，培養細胞に対する感染性を消失している．このような培養細胞に感染

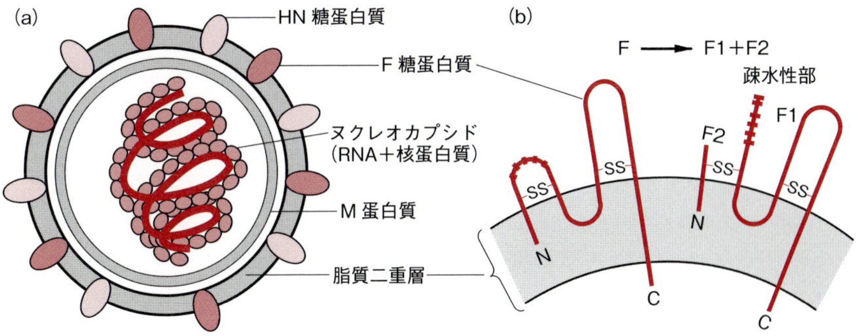

図 5-6 パラインフルエンザウイルス(1 型，HVJ)の粒子構造(A)と F 糖蛋白質(B)の模式図
(本間ら：日本細菌学雑誌 **34**，779–795，1979；浅野ら：遺伝 **38**，110–120，1984 より作成)

しないウイルスも，再び発育鶏卵に接種すると，もとの感染型のウイルスに戻り，また低濃度のトリプシンで処理すると培養細胞に対する感染性が回復する．同じパラミクソウイルス科に属するニューカッスル病ウイルス(Newcastle disease virus)の強毒株と弱毒株とでは，F 糖蛋白質の開裂部位のアミノ酸配列が異なっており，弱毒株では蛋白質分解酵素の作用を受け難くなっている．これが弱毒病原性に結びついている．

同様の現象は，麻疹ウイルスなどパラミクソウイルス科の他のウイルスでも認められており，またオルトミクソウイルス科のインフルエンザウイルスでも，**赤血球凝集素(HA 糖蛋白質)**の開裂が感染性獲得の必須の過程である．

インフルエンザウイルスは細胞に吸着した後，エンドソームに取り込まれて細胞内に侵入し，エンドソームでウイルスエンベロープがエンドソーム膜と融合を起こして脱殻する．この融合の際には，エンベロープの HA 糖蛋白質が，蛋白質分解酵素によって HA1 と HA2 に開裂している必要がある．この HA 糖蛋白質の開裂部位アミノ酸配列の違いによって，気道粘膜細胞上に局在するトリプシン様蛋白質分解酵素によってのみ開裂する場合(気道の局所感染を起こす場合)と，全身の細胞のトランスゴルジネットワークに広く存在する蛋白質分解酵素(**furin**)によって開裂する場合(全身感染を起こす場合)とがある．**低病原性インフルエンザウイルス**は前者の場合であって，気道の局所感染を起こすが，**高病原性インフルエンザウイルス**は後者の場合で，全身の多臓器感染を起こす．

蛋白質分解酵素 furin によって認識される HA 糖蛋白質の開裂部位は，塩基性アミノ酸の特異的連続配列部位 R-X-K/R-R(R：アルギニン，K：リジン，X：非塩基性アミノ酸)であることが示されている．2001 年から 2004 年にかけて中国，香港，インドネシア，タイ，ベトナムおよび日本(山口県，大分県，京都府)で分離された高病原性トリインフルエンザウイルス亜型 H5N1(71 頁，例 5 参照)の開裂部位アミノ酸配列は，いずれも HA1～RERRRKKR↙G～HA2 であることが報告されている．インフルエンザウイルスの高病原性と臓器細胞に存在する蛋白質分解酵素 furin との関連が示された一例である．

このように，ウイルスの病原性は，ウイルスと細胞との相互関係によって決定づけられる．

3 ウイルス感染細胞の運命

ウイルスと細胞の出合いに始まる感染成立の結果，細胞には四つの型の変化が起こることはすでに述べた(51 頁参照)．ここでは，この感染細胞がたどる過程を，もう少し詳しく眺めてみよう．

(1)第一の感染様式は，多くのウイルス—細胞系にみられる感染細胞の破壊(**細胞変性効果**)に向かう場合である(**図 5-1**)．この細胞破壊の機構は完全には明らかにされていないが，一元的ではなく，次のいくつかの機構による．

①DNAを持つアデノウイルス科(*Adenoviridae*)，ヘルペスウイルス科(*Herpesviridae*)，またRNAを持つピコルナウイルス科(*Picornaviridae*)，レオウイルス科(*Reoviridae*)などに属するウイルスは，感染初期に細胞側のDNA，RNA，蛋白質などの高分子物質の生合成を抑制し，ウイルス自身の核酸や蛋白質合成に有利な方向へ変える．この変化は，ウイルス遺伝子にコードされる**ウイルス初期蛋白質**の働きによると考えられている．

②アデノウイルス(adenovirus)の粒子構成蛋白質である**ペントン**(penton)は，細胞傷害作用(cytotoxic effect)を有することが知られており，同様の蛋白質の存在が，ワクチニアウイルス(vaccinia virus)，ムンプスウイルス(流行性耳下腺炎ウイルス mumps virus)などで知られている．

③細胞のリソソームが傷害されて，その中に存在する各種の加水分解酵素によって細胞の自己融解が起こる．リソソーム膜を傷害するのは，ウイルス増殖過程の後期に産生されるカプシド蛋白質の作用による．

④エンベロープを持つウイルスが感染した細胞の細胞膜には，ウイルス遺伝子にコードされたエンベロープ組成(糖蛋白質)が蓄積し，本来の細胞膜とは異なった膜となる．このような膜変化が，細胞本来の機能の変化に結びつき，細胞変性に向かうことが考えられる．

(2)第二の感染様式である**不稔感染**は，本質的には上に述べた感染様式であるが，①細胞にウイルス増殖を抑制する因子があるためか，または，②ウイルス増殖に必要な因子が欠けているために，完全なウイルスができない感染様式と考えられる．①の場合は，感染細胞からウイルス増殖抑制作用を有する**インターフェロン**(interferon)が産生され，この作用を受けて抗ウイルス状態になった細胞ではウイルスの増殖が中断される．②の場合は，たとえば，ヒトサイトメガロウイルス(human cytomegalovirus)とハムスター細胞，ヒトヘルペスウイルス(human herpesvirus)とイヌ腎細胞などの組み合わせでみられ，このような感染細胞をウイルスが増殖できる細胞(**許容細胞** permissive cellという)と融合させると，完全なウイルス増殖が起こり，細胞は破壊される．

(3)第三のウイルス感染様式は，ウイルスの増殖と細胞の増殖とが平衡を保つ場合である．ウイルスによる細胞破壊の感染形態は，ウイルス自身の種の維持にとって有利なものではない．宿主を温存しながらその内で増殖するのが，その種を維持する最良の方法であると考えられる．この状態の感染を**持続感染**という．持続感染は二つの様式の機構によって成立する．①細胞集団が一部の感染細胞(1%あるいはそれ以下の割合)と大多数の未感染細胞とからなり，感染細胞におけるウイルスの増殖と未感染細胞の増殖との間に平衡が保たれている感染形態(**維持型持続感染** carrier-state infection)と，②細胞集団のほとんどすべての細胞が感染しており，各細胞内でウイルスは増殖しているが細胞は破壊されず，細胞の分裂に従ってウイルスも継がれている感染形態(**内部共生型持続感染** endosymbiotic infection，または**恒常型持続感染** steady-state infectionともいう)である．維持型持続感染におけるウイルスの増殖と未感染細胞の増殖の平衡は，この細胞集団におけるウイルス感受性細胞と抵抗性細胞の出現率と，感染細胞から産生されるインターフェロン(第13章参照)の作用に依存している．それゆえに，維持型持続感染はいかなるウイルスでも起こりうるが，不安定な持続感染であり，細胞の環境条件によってその持続感染状態がくずれる．たとえば，維持型持続感染細胞集団をそのウイルスに対する抗体の存在下で培養すると，細胞外のウイルスは中和されて根絶してしまい，感染細胞がほとんど消失する．一方，内部共生型持続感染は抗体の作用を受けず(抗体は細胞内には入らないので，細胞内ウイルスは影響を受けない)，安定な持続感染形態である．この種の持続感染系を作りやすいウイルスは，パラミクソウイルス科(*Paramyxoviridae*；パラインフルエンザウイルス parainfluenza

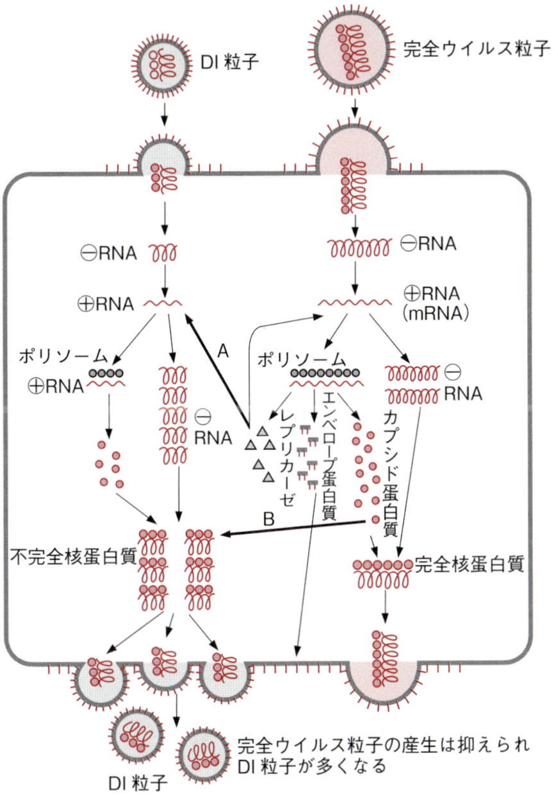

図 5-7　欠陥干渉粒子(DI 粒子)による完全ウイルスの増殖抑制(干渉)機序

完全ウイルスの増殖過程で生合成されたレプリカーゼ(A)やカプシド蛋白質(B)が，DI 粒子の増殖に利用されてしまうため，完全ウイルスの増殖が抑制される．

virus，麻疹ウイルス measles virus など)，アレナウイルス科(*Arenaviridae*；リンパ球性脈絡髄膜炎ウイルス lymphocytic choriomeningitis virus など)，レトロウイルス科(*Retroviridae*)に属するウイルスがある．内部共生型感染細胞内におけるウイルスの増殖が，なぜ細胞破壊に結びつかないのか明らかでないが，**欠陥干渉粒子(DI 粒子** defective interfering particle)の作用によると推測されている．多くのウイルスは，その細胞内増殖の過程において，遺伝子の一部を欠きそれ自身では増殖できない不完全なウイルス粒子(DI 粒子)を作る．この DI 粒子は細胞に感染しても，単独では遺伝子の一部を欠いているためにウイルス蛋白質ができず，それゆえに増殖できないが，完全ウイルスの存在下でその助けを借りて増殖し，逆に完全ウイルスの増殖を妨げる．この現象を**自己干渉**(autointerference)という(**図 5-7**)．このような DI 粒子の存在下では本来のウイルス増殖は制限され，内部共生型の持続感染状態になる．たとえば，麻疹ウイルスの内部共生型持続感染細胞においては，ウイルス粒子のマトリックス蛋白質(matrix protein；エンベロープの最内層を形成する蛋白質で M 蛋白質ともいう．**図 5-6a** 参照)の生合成が減少あるいは欠損していることが報告されている．持続感染細胞系によっては，**F 糖蛋白質**あるいは **HN 糖蛋白質**の生合成も抑制されている．これらの結果は，麻疹ウイルスの細胞内増殖が不完全状態であることを示しており，内部共生型持続感染の成因の一つと考えられる．しかし，内部共生型持続感染の成因と維持機構はより複雑で，未知の機構が存在すると考えられる．ウイルスの細胞傷害性蛋白質と細胞代謝との関係，あるいは細胞側の代謝調節機構によるウイルス増殖の調節などがからみ合っていると理解すべきであろう．

(4) 第四は腫瘍ウイルスの感染形態である．ウイルス遺伝子の一部，あるいは全部が細胞の染色体 DNA に組込まれ，その細胞は形質が変化して異常増殖をするようになる．これを**トランスフォーメーション**(transformation)という．この感染様式の詳細に関しては第 8 章で述べられる．

D　ウイルスの臓器(組織，細胞)親和性

ウイルスが生体に感染したとき，ある臓器(あるいは組織，細胞)をもっとも好んで侵襲する場合，これをウイルスの**臓器(組織，細胞)親和性**(organotropism, histotropism, cytotropism)といい，その臓器(組織，細胞)を**標的臓器(組織，細胞)**(target organ, tissue, cell)という．日本脳炎ウイルス(Japanese encephalitis virus)や狂犬病ウイルス(rabies virus)は**神経親和性**(neurotropic)であり，痘瘡ウイルス(variola virus, smallpox virus)やワクチニアウイルス(vaccinia virus)，水

表 5-1　ヒトの病原性ウイルスの標的臓器

主たる標的臓器	ウイルス	主な侵入門戸	その他の標的臓器
呼吸器系(鼻，咽喉頭，気管　気管支，肺)	インフルエンザウイルス(A,B,C) パラインフルエンザウイルス RS ウイルス 麻疹ウイルス ムンプスウイルス ライノウイルス コクサッキーウイルス* エコーウイルス* コロナウイルス アデノウイルス* リンパ球性脈絡髄膜炎ウイルス	上気道粘膜 〃 〃 〃 〃 〃 〃 〃 〃 〃 〃	 脳，細網内皮，リンパ球 唾液腺，精巣，卵巣，髄膜 腸管粘膜，脊髄，筋，皮膚 腸管粘膜，脳，脊髄，皮膚 結膜 髄膜
腸管系	ポリオウイルス コクサッキーウイルス* エコーウイルス* ロタウイルス	腸管粘膜 〃 〃 〃	脳，脊髄 脊髄，上気道，心筋，皮膚 脳，脊髄，上気道，皮膚
肝臓	A 型，E 型肝炎ウイルス B 型，C 型肝炎ウイルス	腸管粘膜 経皮(輸血等)	腸管
神経系(脳，脊髄，末梢神経節)	ポリオウイルス コクサッキーウイルス* エコーウイルス* 日本脳炎ウイルスなどアルボウイルス群 狂犬病ウイルス リンパ球性脈絡髄膜炎ウイルス 単純ヘルペスウイルス* 水痘-帯状疱疹ウイルス B ウイルス	腸管粘膜 〃 〃 経皮(刺咬) 〃(咬傷) 上気道粘膜 皮膚，上気道粘膜 上気道粘膜 経皮(咬傷)	腸管，上気道 腸管，上気道，心筋，皮膚 腸管，上気道，皮膚 上気道 皮膚，角膜 皮膚
皮膚	風疹ウイルス 麻疹ウイルス コクサッキーウイルス エコーウイルス 痘瘡ウイルス 単純ヘルペスウイルス* 水痘-帯状疱疹ウイルス 伝染性軟疣腫ウイルス ヒトパピローマ(いぼ)ウイルス	咽頭上気道粘膜 〃 〃 〃 〃 〃 〃 皮膚 皮膚，粘膜	上気道，脳 上気道，脳，肺 腸管，上気道，脊髄 腸管，上気道，脊髄，脳 肝，脾，脳，肺 角膜，神経節，脳 神経節，脳
血液系(リンパ球)	EB ウイルス ヒトTリンパ球向性ウイルスⅠ ヒト免疫不全ウイルス	咽頭粘膜 経口(？)，経粘膜(輸血，性交等)？ 経粘膜(輸血，性交等)	上咽頭上皮 脳

*ウイルスの血清型によって異なった臓器特異性を持つ．

痘-帯状疱疹ウイルス(varicella-zoster virus)などは**皮膚親和性**(dermotropic)である．A 型，B 型肝炎ウイルス(hepatitis A, B virus)のように肝臓を侵す**内臓親和性**(viscerotropic)のものや，全身に向汎性(pantropic)なウイルスもある．かつてウイルスの分類がこの臓器親和性をもって行われたこともあるが，ウイルスごとの臓器親和性は多様で，分類の基準となるものではなく，現在のウイルス分類は粒子の形態学的，生化学的遺伝子性状に基づいて行われている(第３章参照)．

ウイルスの臓器親和性を**表 5-1** に示す．多くのウイルスは複数の標的臓器を持ち，ウイルス感染現象とは複雑なものであることがうかがえるであろう．このようなウイルスの臓器親和性も，結局は先に述べたウイルス-細胞の相互関係から生じる現象であり，この現象は取りも直さずウイルス感染の発症病理に結びつくものである．いくつかの例をあげてみよう．

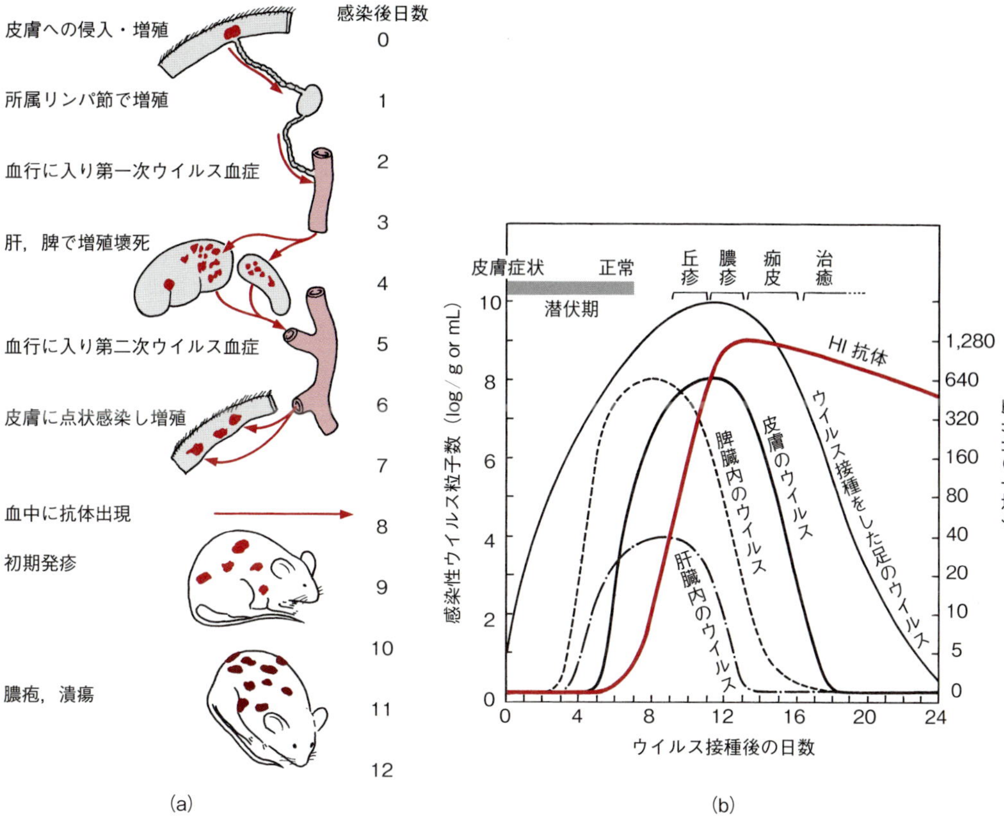

図 5-8　マウスポックスウイルスの体内伝播経路(a)と体内でのウイルスの消長(b)
(Fenner, F.: Lancet **2**, 915, 1948 より改変)

例 1：先にあげた痘瘡ウイルスと同一のポックスウイルス科(*Poxviridae*)に属し，ヒトの痘瘡と類似の病状をマウスに起こさせる**マウスポックスウイルス**(mouse pox virus，**エクトロメリアウイルス** ectromelia virus ともいう)の感染経過を**図 5-8a** に示す．このウイルスをマウスの足蹠に接種すると，接種部位の皮膚組織でまず増殖し，次いで接種局所のリンパ節(第一次標的臓器)に移行してここで増殖する．この増殖したウイルスは血液中に入って**第一次ウイルス血症**(primary viremia)を起こす．この血流で運ばれたウイルスは第二次標的臓器である脾臓および肝臓に入り，脾細胞，肝細胞で増殖して，組織の壊死(necrosis)を引き起こす．ここで大量に増えたウイルスは，再び血流に入って**第二次ウイルス血症**を起こし，最終標的臓器である全身の皮膚，粘膜上皮細胞に感染する．ここに特有の水疱，次いで膿疱が出現し，破れて潰瘍となり，次第に痂皮を形成して治癒する．治癒へ向かう機序は，感染臓器に出現するインターフェロン，およびウイルス接種後 8 日目頃から血中に現れ，12 日目頃に最高値に達する抗体の働きによる(第 12 章参照)．最初の感染ウイルス量が多い場合，あるいは個体の抵抗性が弱い場合などでは，脾，肝の著しい壊死が起こってマウスは死に至る．この感染過程における各臓器内のウイルス量，および抗体の出現経過を**図 5-8b** に示す．このように，マウスポックスウイルスは多くの異なる臓器親和性を持っている．

例 2：パラミクソウイルス科の**麻疹ウイルス**はその病像が発疹を主体にするものであるため，皮膚親和性と考えられやすいが，その感染過程ではリンパ系細胞に感染して広範な体内伝播をし，細網内皮系で増殖するウイルスである．麻疹ウイルスの伝播は，インフルエンザ，結核など他の呼吸器感染症の場合と同様に，患者の咳やくしゃみ，時には単なる会話中にウイルスを含んだ唾液が飛沫となって飛び散り，これを吸い込むことによって起こる（**飛沫感染** droplet infection）．ウイルスは咽頭・喉頭の粘膜上皮細胞に感染して増殖し，次いで所属リンパ節に移行して増殖し，リンパ行，血行を介して全身に広がる．ウイルスはリンパ球でよく増殖するので，これが体内伝播に重要な役割を果たしていると考えられる．全身のリンパ節，扁桃，胸腺，肝，脾，肺には，ウイルス感染によって生じた多核巨細胞が認められる．皮膚発疹は，皮下の毛細血管内皮細胞で増殖したウイルスの抗原と，この感染過程で産生された抗体との間で起こるアレルギー性反応と考えられている．表皮細胞にはウイルスは存在しない．そして，100万人に1人ぐらいのまれな発症率であるが，急性麻疹の経過後に，麻疹ウイルスは脳神経細胞に**潜伏感染**（latent infection）して，数年から十数年後に徐々に神経症状を呈し，1〜2年の経過で死に至る感染像を示す（**亜急性硬化性全脳炎** subacute sclerosing panencephalitis, SSPE）．このように，麻疹ウイルスはリンパ球および細網内皮系親和性ウイルスであり，時に神経親和性を示す．

SSPEと同様に，ヒトの脳神経細胞に潜伏感染して，宿主の免疫能の低下した状態のときに，精神神経症状をもって徐々に発病するまれな疾患として，**進行性多巣性白質脳症**（progressive multifocal leukoencephalopathy, PML）と**亜急性巣性アデノウイルス脳炎**（subacute focal adenovirus encephalitis, SFAE）がある．前者はポリオーマウイルス科（*Polyomaviridae*）のJCウイルス，後者はアデノウイルスによる．また，ウイルスの概念からはずれる未知の病原因子がある．たとえば，植物の病気で見出されている80〜100 kDa程度の小さな裸のRNAで，寄生して自己増殖能を持つ病原体–**ウイロイド**（viroid）や，脳神経細胞への潜伏感染によりkuruやCreutzfeldt-Jakob病を引き起こす**プリオン**（prion）などである．プリオンは，第19章で詳述される．

例3：ヘルペスウイルス科の**単純ヘルペスウイルス**（herpes simplex virus）は，口腔咽頭粘膜，角膜，皮膚，性器粘膜などの感染部位で増殖した後，所属リンパ節に移行してさらに増殖する．この初感染像は，単純ヘルペス1型ウイルスでは歯肉口内炎，角膜炎であり，2型ウイルスでは外陰腟炎や亀頭炎である．初感染症状の消退後，このウイルスは初感染巣に近い知覚神経節（1型ウイルスでは三叉神経節，2型ウイルスでは仙髄神経節）の神経細胞内に**潜伏感染**する．過労，発熱，月経，老化などが誘因となって，神経細胞内のウイルスは活性化し，神経を伝わって上皮細胞に感染し，口唇周囲，眼の周囲の皮膚，角膜，性器粘膜に水疱から浅い潰瘍形成を主体とする**回帰発症**（recurrent disease または**回帰感染** recurrent infection；口唇ヘルペス，眼瞼ヘルペス，角膜ヘルペス，性器ヘルペスなどといわれる疾病）を繰り返す．神経節の神経細胞における潜伏感染の機構は明らかではないが，先に述べた細胞レベルの内部共生型持続感染機構で説明されている．

このように，ウイルスはそれぞれの最終標的臓器（組織，細胞）を有し，これがそのウイルス感染の主な症状と結びつくが，そこに至るまでには数段階の異なった臓器での増殖ステップがあり，ウイルスの臓器（組織，細胞）親和性の複雑さがうかがえるであろう．次の項では，臓器を超えて，個体，すなわち動物種とウイルスとの関係を考えてみよう．

E　ウイルスの自然界における存続―動物種とウイルスの病原性

ウイルスの起源がどうであろうとも，地球上に姿を現し，存続して今日に至るためには，ウイルスと宿主との間の密接な関係が存在しなければならなかった．そこで，ヒトに病原性を示すウイルスについて，ウイルスと宿主の面から，ウイルスの存続様式を眺めてみると，**表5-2**のようになる．

①ヒトが本来の宿主であって，ヒト–ヒト間で

表 5-2　ヒトに病原性を示すウイルスの自然界における存続

A. ヒトが本来の宿主の場合

A-1
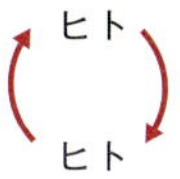

例：痘瘡ウイルス(ポックスウイルス科)
ヒトアデノウイルス(アデノウイルス科)
ヒトパピローマウイルス(パピローマウイルス科)
ポリオウイルス，コクサッキーウイルス，エコーウイルス，ライノウイルス，エンテロウイルス，アイチウイルス，A 型肝炎ウイルス(ピコルナウイルス科)
B 型，C 型インフルエンザウイルス(オルトミクソウイルス科)
麻疹ウイルス，ムンプスウイルス，パラインフルエンザウイルス，RS ウイルス，ヒトメタニューモウイルス(パラミクソウイルス科)
風疹ウイルス(トガウイルス科)
ヒトコロナウイルス，SARS コロナウイルス(コロナウイルス科)
ヒトレオウイルス，ヒトロタウイルス(レオウイルス科)
ノーウォークウイルス，サッポロウイルス(カリシウイルス科)

A-2
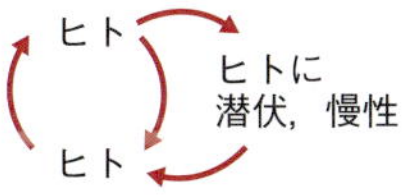

例：単純ヘルペスウイルス 1 型，2 型，水痘-帯状疱疹ウイルス，サイトメガロウイルス，EB ウイルス，ヒトヘルペスウイルス 6，7，8(ヘルペスウイルス科)
B 型肝炎ウイルス(ヘパドナウイルス科)
C 型肝炎ウイルス(フラビウイルス科)
デルタ肝炎ウイルス(未分類科デルタウイルス属)
ヒト免疫不全ウイルス，ヒト T リンパ球向性ウイルス(レトロウイルス科)

A-3
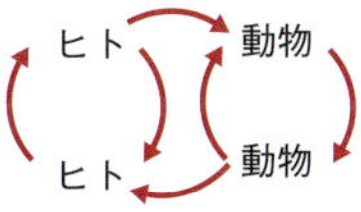

例：A 型ヒトインフルエンザウイルス(オルトミクソウイルス科)
E 型肝炎ウイルス(未分類科ヘペウイルス属)

B. 動物が本来の宿主の場合

B-1
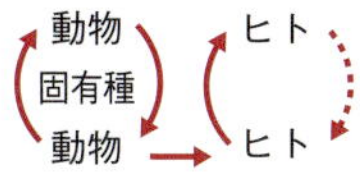

例：ラッサウイルス，フニンウイルス，マチュポウイルス，グアナリトウイルス，サビアウイルス(アレナウイルス科)
マールブルグウイルス*，エボラウイルス*(フィロウイルス科)
サルポックスウイルス(ポックスウイルス科)
ニパウイルス，ヘンドラウイルス(パラミクソウイルス科)

B-2
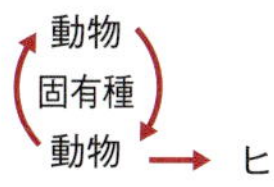

例：B ウイルス(ヘルペスウイルス科)
リンパ球性脈絡髄膜炎ウイルス(アレナウイルス科)
ハンターンウイルス，シンノンブレウイルス(ブニヤウイルス科)

B-3
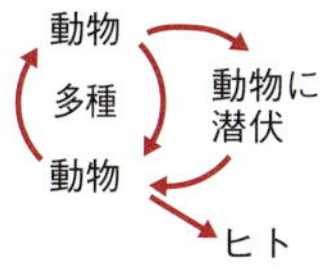

例：狂犬病ウイルス(ラブドウイルス科)

C. ウイルスの伝播に節足動物媒介を必要とする場合

C-1
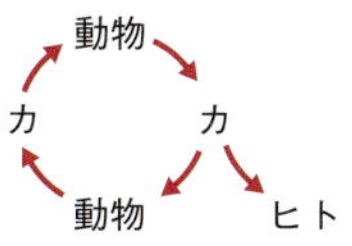

例：日本脳炎ウイルス，ウエストナイルウイルス(フラビウイルス科)
東部ウマ脳炎ウイルス，西部ウマ脳炎ウイルス，ベネズエラウマ脳炎ウイルス，チクングニヤウイルス(トガウイルス科)

C-2
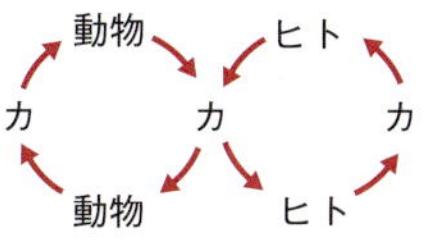

例：黄熱ウイルス，デングウイルス**(フラビウイルス科)

C-3
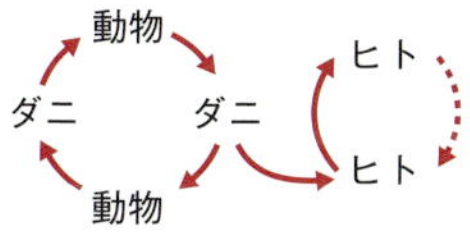

例：クリミア・コンゴ出血熱ウイルス，リフトバレー熱ウイルス(ブニヤウイルス科)

*宿主が不明，**ヒト→カ→ヒト→カの感染環のみ，┅▶まれな場合

存続しているウイルスの場合（**表5-2A**）．この様式は，急性感染型（A-1），慢性・潜伏感染型（A-2），および一部動物依存型（A-3）に分けられる．

②ヒト以外の動物が本来の宿主であって，その動物に依存した存続サイクルから逸脱して，ヒトに病原性を示すウイルスの場合（**表5-2B**）．この様式のヒトにおける感染には，サイクル感染（B-1）と袋小路感染（終末感染ともいう，B-2およびB-3）とがある．

③ヒトあるいは動物が存続のための宿主であるが，その伝播に**媒介動物**（vector）が介在するウイルスの場合（**表5-2C**）．

それぞれ例をあげて，この三つの存続様式と，ウイルスの病原性について考えてみよう．

1　ヒト-ヒト間での存続

ヒトに病原性を示すウイルスのほとんどは，ヒトが本来の宿主であって，ヒト-ヒト間の感染でウイルス種の維持がなされている（**表5-2A**）．急性感染型（A-1）では，その維持のために，大きな人口と，感受性者（そのウイルスに対する免疫を持たない者）の存在が必要である．感受性者の存在比率は，そのウイルスの環境に対する抵抗性が強く，遠くまで運ばれうるウイルスでは，比較的小さくてすむであろう．また，慢性･潜伏型（A-2）では，人口密度は小さくてすむであろう．

ここでは地球上での存続が絶たれた痘瘡ウイルスと，根絶することが難しいであろう水痘-帯状疱疹ウイルス（水痘-帯状ヘルペスウイルス），およびA型インフルエンザウイルスを例として説明する．

例1：**痘瘡**（天然痘または人痘）は地球上に紀元前千数百年の昔から存続したと考えられている病気であったが，**世界保健機関**（World Health Organization, WHO）が中心となって，1959年以来推進してきた痘瘡撲滅運動の結果，1977年10月にアフリカのソマリアで発生した患者を最後に，痘瘡は地球上から姿を消し，1980年5月にWHOは**世界痘瘡根絶宣言**を出した．数千年にわたって人類を苦しめてきた**痘瘡ウイルスの根絶**は，今世紀人類の成した快挙である．なぜこの撲滅運動が成功したのであろうか？

その理由の一つは，痘瘡ウイルスがヒトのみを宿主とするウイルスであって，中間宿主が存在しないこと，しかも急性の感染症を起こし，潜伏感染症にはならないことである．ウイルスは患者の水疱，膿疱，痂皮に存在して，これらの内容物の飛散によって上気道粘膜から感染し，先に述べた同一科のマウスポックスウイルスの場合（**図5-8**）と同様の経過をとる．患者がウイルスを排出するのは，水疱形成から痂皮脱落までのほぼ2週間と比較的短期間である．

第二の理由は，このウイルスには抗原性の変異がなく，種痘によって強い免疫を作ることが可能であったこと，これによって人間社会の感受性者の存在比率を著しく小さくすることができたことにある．1796年Edward Jennerによって生み出された**種痘**の勝利である．Jennerが種痘法を生み出した当時は，ウイルスという微生物の存在は知られていなかった．彼はヒトの痘瘡と類似の疾病がウシにもあること（牛痘cowpox），ウシの世話をする牧童，あるいは乳しぼりの女が牛痘に罹患したウシと接触しても，手指に軽い痘疹と所属リンパ節の軽い炎症症状が現れるのみで，重篤な病気にならず，その後はむしろ痘瘡ウイルスに対して強い抵抗力を示す16例について実際に観察していた．そこで，人為的に牛痘の痘疹内容物をヒトに接種すると，痘瘡から防ぐことができるのではないかと考え，1796年5月14日，8歳の少年の腕に牛痘材料を接種し，翌年7月1日，痘瘡患者から採取した膿疱材料を腕に接種した．そして，予想どおり，何らの症状も現れなかった．この結果は1798年に公表された．現在のウイルス学の理論では，痘瘡ウイルスと牛痘ウイルスとの間には，共通の蛋白質（共通抗原common antigen）が存在し，ヒトに病原性の弱い牛痘ウイルスを接種することによって，重篤な症状をみることなくこの共通蛋白質に対する抗体ができ，この抗体（**ウイルス中和抗体**neutralizing antibody）が，痘瘡ウイルスをも中和してしまうので，痘瘡にならないと，明らかに説明できる．ウイルスの存在すら知られていなかった時代に，Jenner がこの予防法を確立したことは画期的なことである．

現在，種痘に用いられている**種痘ウイルス**(**ワクチニアウイルス** vaccinia virus)が痘瘡ウイルス由来か牛痘ウイルス由来か明らかではない．Jenner は直接牛痘ウイルスを接種したが，その後ヒトからヒトへ継代され(人化牛痘)，また一方では，痘瘡ウイルスのウシへの継代も行われ(牛化人痘)，種痘の永い歴史の間に牛痘ウイルスと痘瘡ウイルスの“合の子”ウイルスができて，種痘株としてワクチニアウイルスの名前が与えられて用いられてきたため，起源が不明になったと考えられている．一方，ワクチニアウイルスは，その遺伝的形質の一性状(細胞質内封入体の性状)から，痘瘡ウイルス由来の弱毒ウイルスとする報告もあるが，いずれにしてもワクチニアウイルスは自然界に本来そのままの形で存在していたウイルスではなく，実験室において得られたウイルス(laboratory virus)である．

痘瘡ウイルスが地球上から消滅して，種痘の必要性はなくなったとされている現在，痘瘡ウイルスおよび近縁のポックスウイルスに対する抗体保有者が年月を経るに従って減少しており，それゆえに，**二つの大きな危険事態**が危惧されている．

その一つは，痘瘡ウイルスに代わって，痘瘡ウイルスと同程度の致死率(約 15%)を示すポックスウイルス科の**サル痘ウイルス**(monkeypox virus)が，ヒト社会に広く蔓延する危険性である．すでに 1983 年 5 月の時点で，シエラレオネ，リベリア，ナイジェリア，ザイールなど中央アフリカで 101 例の発生が報告されている．幸いにも，現在のところヒト–ヒト間の伝播はまれである．

もう一つ危惧されている事態は，痘瘡ウイルスを用いた**バイオテロ**の脅威である．前述のように，1980 年 WHO は世界痘瘡根絶宣言を出し，米国と旧ソ連の二つの研究所に限定して痘瘡ウイルスを厳重に保管し，ウイルスゲノムの全塩基配列解読後に，すべてのウイルス・ストックを焼却処分にすることが決められた．1993 年に全塩基配列は解読されたが，焼却処分は現在に至るまで延期されている．しかしその間に，旧ソ連が大量の痘瘡ウイルス材料を製造し，生物兵器として確保していたこと，旧ソ連がロシアに移行した際に，かなりの数の研究者とともにこのウイルス材料がいくつかの国に分散したことが明らかとなった．痘瘡ウイルスがテロリストに渡る可能性が生じたのである．現状の世界各地で痘瘡ウイルスが散布されると，その強い感染力により，想像を越えた惨禍に見舞われることになる．現在，日本も含めて，各国でワクチン(種痘ウイルス)の備蓄が行われているが，いまだ十分量に達していない．

例 2：痘瘡ウイルスと同様にヒト–ヒトの存続様式をとるウイルスのうち，ポリオウイルス，麻疹ウイルス，風疹ウイルスなどは，近い将来，地球上から根絶される可能性は高い．しかし，ヒト–ヒトの存続様式をとるウイルスでも，他の多くのウイルスは撲滅が難しいと考えられる．その理由は次の 3 点にある．①多くの血清型を持つウイルス(たとえばポリオウイルスと同じ科に属するコクサッキーウイルスは A 群，B 群合わせて 29 型がある)，または抗原変異が起こりやすいウイルス(たとえば A 型インフルエンザウイルス)では，すべての血清型のウイルスに対する免疫を宿主に付加することが難しい．②慢性ないし潜伏感染して，長い間持続的に，または間欠的にウイルスの排出，伝播が起こる場合には，感染源を断つことが難しい．③ A 型インフルエンザウイルスのように，ヒト–ヒトの伝播のほかに，動物(トリ，ブタ)が介在する場合には，地球上の動物も対象にしなければならない．

例 3：**水痘–帯状疱疹ウイルス**の場合では，その初感染像は小児の水痘であり，全身に水疱形成をみるが一般に全身症状の軽い急性感染症で，回復すると患者は強い免疫を獲得する．急性症状の消退後，ウイルスは脊髄後根神経節に長期間潜伏(**潜伏感染** latent infection)し，老化その他の原因でその個体の抵抗性が減弱すると，**回帰感染**(recurrent infection)としての**帯状疱疹**(帯状ヘルペス；胸部，腹部，時に顔面に，知覚神経の走行に一致して帯状に水疱ができ，強い疼痛を伴う疾患）を繰り返す．この水疱内にウイルスが存在するので，破れて飛散すると，近親間（祖父母→孫→友達）の伝播の源となる．このような感染様式をとるウイルスの場合には，潜伏感染をしているヒトが**ウイルス保有者**（reservoir）で，伝染源となるのである．初感染の水痘発症時に強い免疫を獲得しても，この潜伏感染を抑えることができない．近年，**弱毒水痘ウイルスワクチン**が開発され，水痘の予防に大きな効果をもたらしている．

最近，米国の帯状疱疹予防研究グループによって，回帰感染である帯状疱疹および帯状疱疹後神経痛の発症に及ぼす弱毒水痘ウイルスワクチンの効果の検討が，38,000 人を超える 60 歳以上の高齢者を対象に，平均 3 年にわたって大々的に行われ，その結果が 2005 年に報告された．帯状疱疹では，プラセボ群で年間 1,000 人あたり 11.12 人の発症がみられたが，ワクチン接種群では 5.45 人の発症であった．また帯状疱疹後神経痛もプラセボ群で 1.38 人，ワクチン接種群で 0.46 人の発症であり，いずれの回帰感染の発症も有意に抑えられた．しかし，その発症抑制率はワクチン接種群でも約 50％であり，高齢になるほど抑制率は低下した．高齢者に対するワクチン接種は，このウイルスの潜伏感染からの回帰感染発症率を低下させ，これらの回帰感染治療に要する医療費の削減に寄与するところは大きいが，ウイルスの源となる潜伏感染を低下あるいは消滅させることは難しい．また，ワクチン接種後何年にわたって，この回帰感染発症率低下の効果が持続するかについては，今後の追跡調査に待たなければならない．一方，乳幼児期のワクチン接種者の 20％程度に，野生株による水痘の発症がみられている報告もあり，現段階では，潜伏感染を消滅させることは期待できない．

いずれにしても，水痘–帯状疱疹ウイルスは潜伏感染によって，より安定な存続をしているとみることができる．

例 4：オルトミクソウイルス科の **A 型インフルエンザウイルス**は，世界中に広がる流行（**汎発性流行** pandemia）を起こすウイルスで，今世紀になってからも，15 年前後の間隔で 6 回の大流行が起こっている．B 型インフルエンザウイルスも，時に汎発性流行を起こすが，C 型インフルエンザウイルスと同様に，その広がりは**散発的な地方的流行**（endemia）であることが多い．A 型インフルエンザウイルスが汎発性流行を起こしやすいのは，①このウイルス粒子内の RNA 遺伝子が 8 本の分節に分かれていること（**分節ゲノム** segmented genome），②ヒトの A 型インフルエンザウイルスのほかに，トリ，ウマ，ブタの A 型インフルエンザウイルスがあり，ヒトやトリのウイルスはブタにも感染すること，③たとえばブタにヒトの A 型インフルエンザウイルスと，トリの A 型インフルエンザウイルスが混合感染したときに，両ウイルスの分節ゲノム間で，**分節ゲノムの再集合**（reassortment，8 本の分節ゲノム間で置き換えが起こる）といわれる遺伝子の**組換え**（recombination）が起こり，ウイルス表面抗原の HA 糖蛋白質が異変を起こしたウイルスができること（**不連続変異** antigenic shift），④この異変のほかに，突然変異（spontaneous mutation）も重なって，ウイルス抗原が複雑に変わった変異ウイルスができやすいこと（**連続変異** antigenic drift）に原因がある．

このように変異を起こしやすいので，A 型インフルエンザウイルスに対する予防は難しく，また，ヒト以外の動物にも感染するので，このウイルスの根絶はほとんど不可能である．

2　動物–動物サイクルからヒトへの感染

動物が本来の宿主でウイルスを保有し，排泄されたウイルスがヒトに感染する場合がある（**表 5–2B**）．

例 1：アレナウイルス科の**ラッサウイルス**（Lassa virus）は，1969 年ナイジェリアのラッサという町で見出された．伝道活動をしていた看護師が不明の熱性疾患にかかり，続いてこれを看護した看護師 2 名が罹患し，最初の患者と後の 1 名が死亡した．この病気は**ラッサ熱**（Lassa fever）と名付けられた．この 1969 年から 1975 年までの間に，ナイジェリアを含む西アフリカで計114名の患者の発生があった．致死率は50%を超える高率で，現在地球上でもっとも危険な病原体の一つである．ウイルス保有動物は野生ネズミの一種(*Mastomys natalensis*)で，このネズミはラッサウイルスに持続的に感染し，何らの症状も組織学的変化もなしに，慢性の**ウイルス血症**を起こし，長期にわたって尿中にウイルスを排出する(**自然宿主** natural host)．ヒトはネズミの尿中に排泄されたウイルスの感染を受けて発症し，ヒト-ヒトの感染のサイクル(とくに密接な接触機会のある家族内および院内感染サイクル)が始まる．しかし最近の報告では，ヒト-ヒト間の伝播はむしろまれであるという．この点から，ウイルスのヒトへの感染は，次に述べる**終末感染**(terminal infection あるいは**袋小路感染**)に近いものと考えられる．

例2：ヘルペスウイルス科に属する**Bウイルス**(B virus または herpesvirus simiae)は，サルが自然宿主であり，サルからヒトに感染すると重篤な疾病を起こすウイルスである．1932年に，実験室でサルに咬まれて脳脊髄炎となり死亡した患者から分離された．これまでに24例のBウイルス感染例が報告されている．このウイルスはアジア地域のサルに広く自然感染をしており，サルには感染後軽い口内炎を起こす程度で，その後ウイルスの**キャリア**(carrier)となって唾液中にウイルスを排出する．サル間では唾液を通して接触伝播し，ウイルスは存続している．ヒト-ヒト間の伝染はなく，ヒトがサルに咬まれたり，実験室でサルの組織材料(たとえばポリオワクチン作製のためのサル腎細胞培養など)を扱っているときに，傷を通して感染すると，急性脳炎，脳脊髄炎などの激しい症状と，高い致死率を示す．サルでも，実験的にこのウイルスを脳内接種すると，脳炎，脳脊髄炎を起こして死亡する．このことは，本来このウイルスは神経親和性であるが，サルとヒトではこのウイルスの体内伝播の経路，障壁(**血液脳関門** blood-brain barrier)に差があり，サルでは血液脳関門を越えないことを示している．逆にウイルス側からみれば，このウイルス種の存続にとって，サルは格好の場であり，ヒトへの感染は**終末感染**で，種の維持には役立っていないと考えられる．

例3：ヒトへの感染が**終末感染**で，古くから有名なウイルスとして，ラブドウイルス科(*Rhabdoviridae*)に属する**狂犬病ウイルス**(rabies virus)がある．このウイルスは世界の広い地域で，イヌ，キツネ，オオカミ，コヨーテ，ジャッカルなどのイヌ科の動物を中心に，コウモリ，イタチ，スカンク，最近はネコ，ウシなどに，咬傷による動物間の横の感染で維持されている．すなわち，感染獣から咬傷を通して唾液中のウイルスが侵入すると，神経細胞内を求心性に伝播し，中枢神経症状が現れ，狂躁発作を示す．この時期に，ヒトあるいは動物に咬みつき，ウイルスが伝播される．流行が起こって動物が死に，数が減ると流行は弱まる不安定な存続であるが，コウモリ，イタチは持続的に長期間ウイルスを保持，排泄する**保有動物**(reservoir)であり安定存続の源となっている．

日本には1780年代に中国から侵入し，以来しばしばイヌの間で流行がみられたが，日本における存続は，野生動物の低密度のゆえに長続きしなかった．イヌの予防接種，野犬狩りの効果が現れ，1957年を最後に日本から消滅した．英国，アイスランド，オーストラリア，ニュージーランド，台湾，スウェーデン，フィンランドなど，島国，あるいはそれに近い国には，現在このウイルスは存在しない．地理的条件，野生動物生息状態が，このウイルスの存続に大きくかかわっている．米国においては，スカンク，コウモリの間に広く浸潤しており，その対策に苦慮している．またヨーロッパでは，1940年代より野生キツネ(アカキツネ)の間の流行が，ソ連から東欧諸国，フランス，スイス，オーストリア方面へ西進し，問題となっていたが，1978年よりスイスにおいて，次いでフランス，ドイツで経口ワクチンのヘリコプターによる散布が行われ，2003年にはスイスで年間9,000件を超えていた狂犬病発生が0件となり，フランス，ドイツでも数件の発生にまで激減させた．経口ワクチンの空中散布による野生動物の狂犬病対策の成功例である．しかし，いまだ世界各国，とくに東南アジア，中央アジア，アフリカでは狂犬病が猛威をふるっている．1970年にネパールから帰国した日本人旅行者が現地での病犬からの感染によって死亡した事例，最近では，2006年11月にフィリピンから帰国した旅行者2名が横浜と京都で狂犬病を発症し，死亡した事例が続けて発生した．日本においても，狂犬病は**輸入感染症**として監視しなければならない．動物輸入時に検疫を強化して水際で防御すること，また海外で病獣に咬まれた場合，現地であるいは帰国後速やかにワクチン投与を受けるよう啓蒙活動をすることが必要である．

例4：野生動物間で安定した存続サイクルを持っていて，そのサイクルからはずれてヒトに感染すると，激しい病原性を現すウイルスが近年次々と見出されている．**アルゼンチン出血熱**(Argentine hemorrhagic fever)の原因ウイルスである**フニンウイルス**(Junin virus)，**ボリビア出血熱**(Bolivian hemorrhagic fever)の原因ウイルスである**マチュポウイルス**(Machupo virus)などアレナウイルス科に属するもの(第18章K項参照)，および近年日本でも発生し注目されている**腎症候性出血熱ウイルス**(hemorrhagic fever with renal syndrome(HFRS) virus，**ハンターンウイルス** Hantaan virusなど；ブニヤウイルス科，第18章P項参照)などは，それぞれ独自のげっ歯類を宿主として，安定な存続サイクルを持っている．また，**マールブルグウイルス**(Marburg virus)，**エボラウイルス**(Ebola virus)などは，形態学的にも新しいフィロウイルス科(*Filoviridae*)のウイルスであり，ヒトに感染して重篤な症状と高い致死率を示すウイルスであるが，その自然宿主は明らかではない．アフリカのサルなどの野生動物を宿主として存続しているものと考えられている(第18章J項参照)．

3　節足動物媒介ウイルスの存続とヒトへの感染

ヒトと動物がともに本来の宿主であるが，その存続サイクルに，節足動物の媒介を必須とするウイルス群がある(**表5-2C**)．トガウイルス科(*Togaviridae*)のアルファウイルス属(*Alphavirus*)とフラビウイルス科(*Flaviviridae*)，ブニヤウイルス科(*Bunyaviridae*)に属するウイルスである．これらには，動物–カの間での伝播サイクルからヒトへの**終末感染**を起こす場合(C-1)，動物–カでの伝播サイクルからヒト–カの伝播サイクルを起こす場合(C-2)，また動物–マダニの伝播サイクルからヒト–ヒトへの伝播を起こす場合(C-3)がある．C-3のクリミア・コンゴ出血熱ウイルスがヒト–ヒトの間で伝播を起こす場合は，患者の血液，喀痰，排泄物(尿，便)が感染源となる．

フラビウイルス科に属する日本脳炎ウイルス(Japanese encephalitis virus)を例にとって，この種のウイルスの存続様式と病原性との関係を考えてみよう．

日本脳炎ウイルスは日本，台湾，東南アジア，インド，中国に分布し，カによって媒介される代表的なアジア固有の病原ウイルスである．このウイルスは広い宿主域を持ち，ヒト，ウマ，ブタなどの哺乳類はもとより，鳥類，爬虫類(たとえばトカゲ)，両生類(たとえばカエル)，さらには昆虫の体内でも増殖できることが報告されている．トカゲ，カエル，カなどの体内でも増殖できるのは，このウイルスが30℃以下の低温でも活発に増殖できる性質による．日本脳炎ウイルスはカによって媒介されるが，単純に媒介といっても，ハエがポリオウイルスやチフス菌を体表面にくっつけて，単に運ぶ役目をするのとは明らかに異なる．ウイルス血症を起こした罹患動物(とくにブタ)から吸血によってウイルスを取り込むと，カの中腸壁細胞，次いで全身の脂肪細胞，さらに唾液腺細胞でこのウイルスは複製増殖し，生涯を通じてカはウイルスを唾液とともに排出する．日本を含め，アジアのほぼ全域で，コガタアカイエカが主要媒介カであるが，地域によっては，その他の種類のカも媒介カとなっている．このように，カは**媒介動物**(vector)であると同時に**保有動物**(reservoir)でもある．日本脳炎ウイルスの動物間の存続に重要な役割をしている動物はブタで，ブタ→カ→ブタ→カの連鎖が，カ→ヒトにおける流行の源になっている．このような伝播経路におけるブタを**増幅動物**(amplifier)という．

かつては(1940年代)，北海道を除く日本全国で日本脳炎の発生がみられたが，1960年代以降，大きな流行は認められていない．その理由には，媒介カの生息数の減少，もう一つには不活化ワクチンの積極的接種があげられる．韓国においても同様の状況であるが，東南アジアにおいては依然として流行が拡大している．vectorの存続状態が，このウイルスの自然界における存続に大きく影響を及ぼすのである．

F ウイルスとヒト社会との連鎖—新興ウイルスと再興ウイルス

自然界には数多くのウイルスが存在するが，そのすべてがヒトに病原性を示すものではない．病原性に結びつくウイルス–宿主の関係を規定する要因は，すでに述べたように，第一にウイルスが細胞へ吸着できるか否か，すなわちウイルスと細胞レセプターとの適合性にある．第二はウイルスの細胞内における増殖の可否，第三はウイルスと細胞の共存，すなわち持続感染の成立と，その破綻のバランスにある．一方，ウイルスの自然界における存続は，ウイルスのヒトおよび動物に対する病原性の発現と，その感受性の動物と抵抗性の動物の密度バランスのうえに成り立っている．“もしすべてのウイルスが宿主に有益なものであったら，それは見出されていなかったのかもしれない”というMaramorosch(1963)の言葉は，ウイルスと宿主との相互関係の深さを表しており，現在も新しいウイルスの発見が相次いでいる一面を物語っている．

1996年，WHOはそれ以前20年間に新しく見出されたウイルス(**新興ウイルス** emerging virus)による疾患(**新興感染症** emerging infectious disease)，あるいはしばらくヒト社会に現れなかったが再び現れたウイルス(**再興ウイルス** re-emerging virus)による疾患(**再興感染症** re-emerging infectious disease)について警告を発し，社会的に大きな問題となっている(第20章参照)．1960年代後年からの新興感染症とその原因微生物を，**表5–3**に列挙した．いくつかの例を考えてみよう．

例1：1980年に入って，米国カリフォルニア州でカリニ肺炎など日和見感染症が男性同性愛者の間で続発した．1981年5月，米国疾病管理予防センター(Centers for Disease Control and Prevention, CDC)週報に報告され，1982年9月に**後天性免疫不全症候群**(acquired immunodeficiency syndrome, AIDS)と名付けられた．フランスのMontagnierらによって，1983年5月に原因と目される新しいウイルスの分離が報告され，その後同様のウイルスが次々と分離され，1986年に国際ウイルス命名委員会によって，**ヒト免疫不全ウイルス**(human immunodeficiency virus, HIV)と命名された．現在，HIV-1とHIV-2の2型がある(HIVに関しては第18章R項参照)．HIVがどのような過程でヒト社会に現れたかは明らかではないが，アフリカに生息するサルに広く分布している**サル免疫不全ウイルス**(simian immunodeficiency virus, SIV)が，100〜1,000年前にアフリカ原住民に感染し，限られた地域の疾患であったのが，開発とヒト社会の交流によって，広く地球上に広がったと推測されている．

例2：米国ニューメキシコ州，アリゾナ州，ユタ州およびコロラド州が接する地域(four corners region)で，1993年春から，インフルエンザ様症状に続いて急性肺水腫による呼吸困難症で死亡する症例(成人呼吸困難症候群 adult respiratory distress syndrome, ARDS；その後，**ハンタウイルス肺症候群** hantavirus plumonary syndrome, HPSと呼ばれている)が多発した．CDCの迅速な追跡によって，同年6月に，この疾患がブニヤウイルス科ハンタウイルス属の新しいウイルスである**シンノンブレウイルス**(Sin Nombre virus, 名無しウイルス)によるものであることが明らかにされた．このウイルスの**自然宿主**は，げっ歯類のシカシロアシマウス，シロアシマウス，アラゲコットンラットなど多種類に及んでいる．その後，HPSは米国各地，カナダ，アルゼンチン，ボリビアで報告されている．emerging virusに

表 5-3　新興感染症とその原因微生物

分離年	微生物	感染症
A. 新興ウイルス感染症		
1967	*Marburg virus*	マールブルグ病
1969	*Lassa virus*	ラッサ熱
1969	*Hepatitis B virus*	B 型肝炎
1973	*Hepatitis A virus*	A 型肝炎
1973	*Rotavirus*	乳幼児嘔吐下痢症
1975	*Parvovirus B19*	慢性溶血性貧血，伝染性紅斑
1977	*Ebola virus*	エボラ出血熱
1977	*Hantaan virus*	腎症候性出血熱
1980	*Human T-lymphotropic virus* I（HTLV-I）	成人 T 細胞白血病
1983	*Human immunodeficiency virus* I（HIV-1）	ヒト後天性免疫不全症候群
1986	*Human immunodeficiency virus* 2（HIV-2）	ヒト後天性免疫不全症候群
1988	*Human herpesvirus* 6（HHV-6）	突発性発疹
1989	*Hepatitis C virus*	C 型肝炎
1989	*Aichi virus*	急性下痢症
1990	*Hepatitis E virus*	E 型肝炎
1990	*Human herpesvirus* 7（HHV-7）	突発性発疹
1991	*Guanarito virus*	ベネズエラ出血熱
1993	*Sin Nombre virus*	ハンタウイルス肺症候群
1994	*Sabia virus*	ブラジル出血熱
1994	*Hendra virus*	ヘンドラウイルス脳炎
1995	*Human herpesvirus* 8（HHV-8）	カポジ肉腫（？）
1997	*Influenza A virus*（H5N1）	高病原性トリインフルエンザウイルスによるヒトの感染
1999	*Nipah virus*	ニパウイルス脳炎
2001	*Human metapneumovirus*	小児呼吸器疾患
2003	*SARS coronavirus*	重症急性呼吸器症候群
2005	*Human bocavirus*	小児呼吸器疾患
B. 新興細菌感染症		
1976	*Legionella pneumophila*	レジオネラ肺炎
1977	*Campylobacter jejuni*	急性下痢症
1981	TSST-producing *Staphylococcus aureus*	毒素性ショック症候群
1982	Enterohemorrhagic *Escherichia coli*	溶血性尿毒症症候群
1982	*Borrelia burgdorferi*	ライム病
1983	*Helicobacter pylori*	胃潰瘍
1989	*Ehrichia chaffeensis*	エーリキア症
1989	*Chlamydia pneumoniae*	クラミジア肺炎
1992	*Vibrio cholerae* O139	新型コレラ
1992	*Bartonella henselae*	ネコひっかき病
1992	*Rickettsia japonica*	日本紅斑熱
C. 新興原虫感染症		
1976	*Cryptosporidium parvum*	急性水様性下痢症
1985	*Cyclospora cayetanensis*	急性水様性下痢症
1991	New species of *Babesia*	非定型性バベシア症
D. 新興真菌感染症（最近まで原虫感染症として分類されていた日和見感染症）		
1973	*Pneumocystis carinii*	カリニ肺炎
1985	*Enterocytozoon bieneusi*	持続性下痢症
1991	*Encephalitozoon hellem*	結膜炎，全身性疾患
1993	*Encephalitozoon cuniculi*	全身性疾患

よる emerging infectious disease の典型である．同属のハンターンウイルス（Hantaan virus）が腎臓の毛細血管を標的とするのに対して，Sin Nombre virus は肺毛細血管を標的とする．

例 3：輸血後肝炎には，**B 型肝炎ウイルス**と **C 型肝炎ウイルス**以外のウイルスによって起こる非 A～E 輸血後肝炎が，2～3％存在することが知られていた．1960 年代に，急性肝炎に罹患した外科医（G.B. の頭文字）の患者血清がタマリン（*Sanguinus* 属）に継代接種され，肝炎を引き起こすことから GB agent と呼ばれていた．1995 年に，この GB agent が A 型～E 型肝炎ウイルスとは異なるウイルスで，フラビウイルスの新しいウイルス（GB virus, GBV）であること，また，A, B, C の 3 型があることが明らかにされた．一方で，**G 型肝炎ウイルス**（hepatitis G virus, HGV）として報告されたウイルスの遺伝子と GBV-C の遺伝子が，きわめて近似していることが明らかとなり，輸血後肝炎の新しい原因ウイルスと考えられているが，肝病原性について疑問視する報告もあり，また一方では，自己免疫性疾患との関連性も指摘されている．慢性 B 型肝炎，慢性 C 型肝炎の 10～20％に，この HGV の混合感染が認められている．

例 4：突発性発疹患者から**ヒトヘルペスウイルス 6 および 7**（human herpesvirus 6, 7，HHV-6, HHV-7）が見出され，原因ウイルスとして確定した．また，エイズ患者の Kaposi 肉腫から，新しいヘルペスウイルスの遺伝子（ヒトヘルペスウイルス 8，HHV-8）が見出された．その後，ウイルスも分離され，血管内皮細胞由来の Kaposi 肉腫や，B リンパ球由来の腫瘍（原発性滲出性リンパ腫，形質芽球性リンパ腫）の原因であることが明らかとなった．HGV にしても，HHV-6, 7, 8 にしても，相当古くからヒトとかかわってきたと考えられるが，新しく姿を現したウイルスである．

例 5：A 型インフルエンザウイルスは，粒子表面の **HA 糖蛋白質**の亜型 H1～H16 と **NA 糖蛋白質**の亜型 N1～N9 の組み合わせによって多くの亜型に分けられる．これまでにヒトの間では，H1N1，H2N2，H3N2 の亜型が流行し，一方，トリからは H5N1，H5N2，H5N3，H5N7，H5N8，H6N1，H7N1，H7N2，H7N3，H7N7，H9N2，H10N7 などの多くの亜型ウイルスが分離されている．

1996 年に中国広東省においてインフルエンザウイルスの感染がガチョウの間で広がり，トリインフルエンザウイルス A 型の亜型 H5N1 が分離された．これが，高い致死率を示す**高病原性トリインフルエンザウイルス亜型 H5N1** の流行の発端であった．1997 年には，香港でニワトリの間で爆発的に広がり，18 人のヒトへの感染も起こって，6 人が死亡した．その後，亜型 H5N1 ウイルスの流行は収まったかにみえたが，2001 年に再び中国南部で家禽の間で流行が始まり，香港に広がり，2003 年からは年を追うごとにベトナム，インドネシア，タイなど東南アジアから中国，韓国，日本，さらにはロシアからカスピ海，黒海沿岸へと伝播し，インド，パキスタン，トルコ，イラン，イラク，イスラエルと西進した．2005 年末から 2006 年 4 月にかけて東欧諸国さらに EU 諸国全域に広がり，一方では，2006 年 3 月にはアフリカのエジプト，スーダン，エチオピア，ジブチ，ナイジェリアなどへと流行が拡大した．この流行は家禽や水禽の間での流行であり，とくに家禽（ニワトリ）の大規模飼育場で高い致死率（40～80％）を示し，各国は何十万羽というニワトリの殺処分と移動禁止処置，あるいはワクチン接種（後述）で対応している．

日本では，2004 年 1 月に 34,000 羽を飼育する山口県の大規模養鶏場で，続いて 2 月に大分県で，3 月には（実際には 2 月からであったが報告されていなかった）京都府の 2 箇所の大規模養鶏場で流行が発生した．大々的な殺処分と，周辺地域との交通／物流（ニワトリおよび鶏卵）遮断を行い，4 月に流行は終息した．3 府県で分離された高病原性トリインフルエンザウイルス亜型 H5N1 の遺伝子解析の結果，8 本すべての分節遺伝子が 99.4％以上のホモロジーを有し，前年 12 月に韓国の大規模養鶏場で流行したウイルス株とも，99％以上のホモロジーがある近縁ウイルスであったことが報告されている．また京都府の例では，養

表 5-4 高病原性トリインフルエンザウイルス亜型 H5N1 のヒトへの感染状況

国 名	2003		2004		2005		2006		2007		2008		総計	
	患者	死者	患者	死者	患者	死者	患者	死者	患者	死者	患者	死者	患者	死者
インドネシア	0	0	0	0	20	13	55	45	42	37	20	17	137	112
ベトナム	3	3	29	20	61	19	0	0	8	5	5	5	106	52
エジプト	0	0	0	0	0	0	18	10	25	9	7	3	50	22
中国	1	1	0	0	8	5	13	8	5	3	3	3	30	20
タイ	0	0	17	12	5	2	3	3	0	0	0	0	25	17
トルコ	0	0	0	0	0	0	12	4	0	0	0	0	12	4
アゼルバイジャン	0	0	0	0	0	0	8	5	0	0	0	0	8	5
カンボジア	0	0	0	0	4	4	2	2	1	1	0	0	7	7
イラク	0	0	0	0	0	0	3	2	0	0	0	0	3	2
パキスタン	0	0	0	0	0	0	0	0	3	1	0	0	3	1
ラオス	0	0	0	0	0	0	0	0	2	2	0	0	2	2
ナイジェリア	0	0	0	0	0	0	0	0	1	1	0	0	1	1
バングラデシュ	0	0	0	0	0	0	0	0	0	0	1	0	1	0
ミャンマー	0	0	0	0	0	0	0	0	1	0	0	0	1	0
ジブチ	0	0	0	0	0	0	1	0	0	0	0	0	1	0
年間合計	4	4	46	32	98	43	115	79	88	59	36	28	387	245

WHO 報告(2008 年 9 月 10 日現在) 患者数には死者数を含む．

鶏所近辺のカラスからも，100％ホモロジーを有するウイルスが分離されている．韓国–日本国内のウイルス伝播が，カモなど水禽渡り鳥によって起こったものと考えられている．

一方，2003 年からは高病原性トリインフルエンザウイルス亜型 H5N1 のヒトへの感染も広がり，2008 年 9 月現在で総計 387 人の感染者が報告され，その内の 245 人が重症肺炎で死亡している(WHO 報告，**表 5-4**)．このヒトへの感染の多くは家禽との直接接触の場における濃厚感染によるもので，流行はこれからも続くと推測される．さらに 2003 年には，**高病原性トリインフルエンザウイルス亜型 H7N7** の流行がオランダでみられ，89 人の感染者と 1 人の死者を出した．また一方，中国および香港(1999 年)，米国(2002 年)，カナダ(2003 年)，英国(2007 年)では，**低病原性トリインフルエンザウイルス亜型 H9N2，H7N2，H7N3，H7N2** それぞれの感染が家禽の間で広がり，この家禽からヒトへの直接接触による感染も起こったことが，CDC から報告されている．

高病原性トリインフルエンザウイルスが，自然界においてどのようにして存続しているかについては，たびたび議論されているところである．低病原性トリインフルエンザウイルスが野生カモの間で安定な宿主–ウイルス関係を維持しており，これがニワトリに入って高病原性を獲得して流行するという説(喜田ら)が有力である．一方，高病原性トリインフルエンザウイルス亜型 H5N1 はニワトリでは高い病原性を示すが，カモでは不顕性感染に終わることから，この高病原性トリインフルエンザウイルスは野生カモの集団内で維持されている可能性もあるが，現在のところ，野生カモから高病原性トリインフルエンザウイルスは分離されていない．

現在，わが国を含めて各国で，トリインフルエンザに対する有効なワクチンの開発が行われている．すでにニワトリでの感染予防にワクチンを用いている国もあるが，現在のトリインフルエンザワクチンの効果は低く，むしろワクチン接種をしたニワトリ間で，感染しても典型的な症状を示さない **silent epidemics** を引き起こす可能性が大きく，また新しい変異ウイルスの出現を誘導することも考えられ，現時点では，ワクチン接種はむしろ事態を複雑化して危険であるとの見解が主流である．効果の高いワクチンの開発と，亜型の迅速診断キットの開発が急務である．

例 6：2002 年 11 月に中国広東省で発生した重症肺炎(**重症急性呼吸器症候群** severe acute respiratory syndrome：**SARS**)が香港で爆発的に拡大し，中国のほぼ全土，台湾，カナダ，米国，

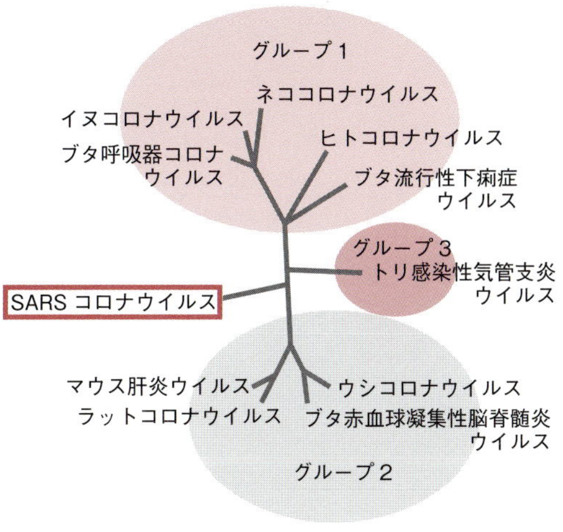

図 5-9　コロナウイルス科ウイルスの相同性(スパイク蛋白質遺伝子の例)
(Rota P.A., et al :/www.sciencexpress.org/1 May 2003)

シンガポール，ベトナム，欧州へと世界各国に広がった．2003 年 7 月までに全世界で 8,098 名の患者と，774 名の死者が報告された(厚生労働省集計)．2003 年 7 月 5 日に WHO から SARS 流行の終息宣言が出されたが，その後も中国，シンガポール，台湾で 14 名の SARS 患者の散発例が報告されており，今後も流行発生の危険性は残されている．原因病原体はコロナウイルスと同定されたが，遺伝子解析の結果は従来のヒト，ブタ，トリ，ウシ，ネコ，イヌ，ラット，マウスから分離されていたコロナウイルスのいずれとも相同性がなく，新型のコロナウイルスであると結論付けられ，**SARS コロナウイルス**と命名された(**図 5-9**)．このウイルスがどこからどのようにしてヒト社会に出現したのか，中国南部で食用に供されている動物ハクビシンが疑われている．しかし，ハクビシンがこの**ウイルス保有動物**(reservoir)であるのか，あるいは他の野生動物が本来のウイルス保有動物で，ハクビシンを介してヒトに伝播したのか，いまだ明らかではない．

例 7：1976 年にスーダン南部とザイール(1997 年にコンゴ民主共和国と改名)北部に初登場した**エボラ出血熱**は，患者数 637 名(内，死者数 454 名，致死率 71％)を出して 1979 年に終息したが，1994 年にガボンで患者数 49 名(内，死者数 29 名，致死率 59％)，1995 年にザイールで患者数 315 名(内，死者数 256 名，致死率 81％)と再び猛威をふるい始めた．**再興感染症**の顕著な一例である．その後も，ガボン，スーダン，ウガンダ，コンゴ共和国，コンゴ民主共和国で発生し，2000～2001 年にはウガンダで 425 名の患者(内，死者数 225 名，致死率 53％)，2001～2002 年にはガボン，コンゴ共和国で 97 名(内，死者数 73 名，致死率 75％)と，2008 年現在に至るまで猛威をふるっている．フィロウイルス科に属するエボラウイルスの自然宿主はいまだ不明であり，reemerging infectious disease として再出現した経緯は明らかではないが，自然宿主として疑われているコウモリが感染源と推定されている．ヒトへの感染が起った後は，ヒトからヒトへ，家族内接触，また医療行為や介護を通して拡大した．

結語：ウイルス-宿主の感染連鎖を断ち切ることによって，たとえば痘瘡ウイルスを地球上から根絶することができたし，またポリオ，日本脳炎など，いくつかのウイルス感染症の発生率を減少させることができた．しかし一方では，ネズミ間の安定な存続様式をとっているハンターンウイルスのように，ヒト社会の都市化と汚物廃棄の集中化から，ドブネズミ，野ネズミの繁殖，ネズミとヒトのより濃厚な接近によって，このウイルスのネズミ-ヒト間の伝播が容易となる可能性がある．言葉を換えると，環境の人為的な変換が，新たなウイルス-ヒト系を生み出す危険性がある．一方，たとえば C 型肝炎ウイルスが患者血液から，また最近(2005 年)では，パルボウイルス科の**ヒトボカウイルス**(human bocavirus)が呼吸器疾患患者の鼻咽頭液から，ウイルス粒子が見出される以前にウイルス遺伝子の検出によって，そのウイルスの存在が確認された．ウイルス検出法の発展によって，新しい病因ウイルスが，今後も次々と見出されるであろう．

第6章 ウイルスの生物学

A 生命科学としてのウイルス学

医科学としてのウイルス学の目的は，病原微生物としてのウイルスの理解であり，発症のメカニズムとその治療・防止策を確立することにある．しかし，それはまた，もっと普遍的な意味での生命の理解にも多大の貢献をしている．ウイルスの本態は遺伝子そのものであり，細胞に侵入してそのエネルギー代謝系と蛋白質合成系を自己の制御のもとに働かせ，ウイルス自身の増殖と存続をはかる．この点，独自のエネルギー代謝系と蛋白質合成系を持ち，外界から栄養分を摂取して増殖できる細菌と決定的に異なる点である．別な言い方をすれば，ウイルスとわれわれは同じシステムを使って生存しているということである．すなわち，ウイルスはわれわれの内なるものであり，ウイルスを理解することはイコールわれわれ自身を理解することといっても過言ではない．

1 分子生物学とウイルス

ウイルス学の発展は細菌を宿主とする**バクテリオファージ**の研究に始まった．細菌を人工培地で増やすのは容易で，また，増殖のサイクルも短いために，感染からウイルス産生に至る過程をつぶさに解析するのが容易であったためである．バクテリオファージの研究はウイルスと宿主細胞の基本的な相互関係のあり方を明らかにしたが，原核生物である細菌を宿主とするバクテリオファージ(これも原核生物といえる)と真核生物を宿主とする動植物ウイルスでは，たとえば転写制御一つを取り上げてみても違っており，バクテリオファージの研究から動物ウイルスに還元できる知見には限界があった．ヒトウイルスを含む動物ウイルスの研究は，まず至適な実験動物の開発，次いで発育鶏卵でのウイルス培養法の確立により発展した．しかし，ウイルスと宿主との相互関係の詳細な解析は細胞培養法の確立により初めて可能となった．

そして，ウイルスの研究は，真核生物の遺伝子発現の制御機構を明らかにするうえで多大の貢献をした．たとえば，DNAから転写されたRNAはそのまま蛋白質への翻訳の鋳型として使われるのではなく，蛋白質をコードしない部分(イントロン，intron)を切り落とし，残りの部分をつなぎ合わせる**スプライシング**というステップを経て活性のある状態に仕上がるが，この現象はアデノウイルスの研究から明らかとなったものである．遺伝子の発現には**プロモーター**(promoter)に加え**エンハンサー**(enhancer)と呼ばれる制御配列が重要な働きをしているが，これはパポーバウイルス科のSV40(simian virus 40)の研究から初めて見つかった．エンハンサー，プロモーターに結合する転写因子もSV40の研究からまず発見された．このようにウイルス学は分子生物学の進展に大きく貢献し，またその発展を受けウイルス学も進んできた．

2 がん遺伝子，がん抑制遺伝子とウイルス

1908年のEllermannとBangによるニワトリ

白血病ウイルスの発見以来，ニワトリ，マウスなどに白血病，肉腫などを起こすウイルスが多数見つかってきた．これらは一本鎖のRNAウイルスであり，レトロウイルス科の中のオンコウイルス亜科に分類される．ヒトのがんが一般に多様な要因の積み重ねの結果として生じるのに対して，これらのウイルスによるがんは短期間のうちに，しかもウイルスが持つ少数の遺伝子の作用の結果として生じると考えられたため，発がんのメカニズムを調べるための格好のモデルとして盛んに研究された．また，これらの研究の動機の一部には，ヒトの白血病もウイルスによって起こっているのではないかという予測もあった．

レトロウイルスによる発がんの最大の疑問は，細胞にとって遺伝子ではないRNAがいかにしてがんを起こすかにあった．なぜなら，遺伝情報の流れは一方通行で，DNAを鋳型としてRNAが転写され，次いでRNAから蛋白質が作られるというのは生命の基本原理（**セントラルドグマ**，central dogma）と考えられていたからである．したがってRNAからDNAが作られるという過程を想定しなければレトロウイルスによる発がんを理解することは困難であった．そのような信念のもとに研究が行われ，1970年にH. Teminがラウス肉腫ウイルスから，D. Baltimoreがマウス白血病ウイルスからそれぞれRNAを鋳型としてDNAを合成する**逆転写酵素**（reverse transcriptase）を発見した．すなわち，レトロウイルスは自身が持つ逆転写酵素の働きによりRNAからDNAを合成し細胞のDNAに入り込み，細胞の遺伝子と同様にふるまうようになる．この逆転写酵素の発見はメッセンジャーRNAを鋳型として相補的なDNA（cDNA）を作製するという分子生物学の基礎的な技術を可能とした点でも大きな意義を有する．

レトロウイルスの研究は，発がんを担っているウイルス遺伝子を明らかにした．これらは各レトロウイルスで異なった遺伝子であるが，がんを起こすという共通の活性から**ウイルス性がん遺伝子**（viral oncogene，v-*onc*）と命名された．レトロウイルスによる発がんにはいくつかのメカニズムが知られているが，もっとも重要なものはウイルス自身が持つがん遺伝子の作用によるものである．驚くべきことは，がん遺伝子はもともと宿主細胞の遺伝子に由来することが明らかになったことである．これらの**がん遺伝子**（cellular oncogene，c-*onc*）は，本来細胞が発生，分化していく過程で重要な役割を果たしている遺伝子で，がんを作るために持っている遺伝子ではない．レトロウイルスは細胞から取り込んだこれらの遺伝子を変化させ，あるいは発現量を高めることにより発がん活性を獲得したわけである．そして，ヒトのがんにおいてもレトロウイルスのがん遺伝子に対応する細胞遺伝子にしばしば異常が起こっていることがわかり，レトロウイルスのがん研究がヒトのがんの理解に大きく貢献したのである．

がんウイルスとして古くから研究されていた別のグループに，ポリオーマウイルス，SV40，アデノウイルスなどの小型DNAウイルスがある．これらのウイルスは本来の宿主に腫瘍を発生することはないが，幼若なマウス，ハムスターなどに接種すると腫瘍を作る．また，試験管の中で培養細胞をがん化する活性もあり，レトロウイルスと同様，発がんのモデルとして盛んに研究されてきた．これらのウイルスについてもそれぞれ発がん活性を担う遺伝子が明らかとなっている．ポリオーマウイルス，SV40では*large T*，アデノウイルスでは*E1A*，*E1B*である．これらのがん遺伝子はレトロウイルスのがん遺伝子と違って宿主細胞に由来するものではない．SV40のlarge T抗原と結合する蛋白質をコードする遺伝子として発見されたのが，今日**がん抑制遺伝子**（tumor suppressor gene）として知られている*p53*である．もう一つの代表的ながん抑制遺伝子*RB*は網膜芽細胞腫（retinoblastoma）で欠損する遺伝子として分離されたが，これがコードするRB蛋白質はその後の研究により小型DNAウイルスのがん遺伝子産物と結合することが明らかとなった．つまり，小型DNAウイルスのがん遺伝子産物はがん抑制遺伝子*p53*，*RB*がコードする蛋白質に結合しそのがん抑制効果を失わせることにより，細胞をがん化するのである．このように，発がんのモデルとして始まった小型DNAウイルスの研究も，がん抑制遺伝子の発見とその理解にきわめて大きな貢献をしたのである．

3 遺伝子治療とウイルスベクター

遺伝子治療が21世紀における新たな治療法として注目を浴びている．遺伝子治療とは，蛋白質の設計図である遺伝子を体内に入れて病気を治そうとするものである．それぞれの病気の理解が深まるにつれ，遺伝子の異常が原因となって起こっている病気がたくさん見つかってきた．原因が遺伝子にあるのなら，遺伝子から治してしまおうというのが，遺伝子治療の発想である．先天性代謝異常症のような，特定の遺伝子の欠損で必要な蛋白質を作れないような病気では，欠損した遺伝子を補ってやれば病気は治せる．また，遺伝子の異常そのものを標的にしなくても，たとえば脳腫瘍で盛んに試みられているのは，ある薬剤に対する感受性が高くなるような遺伝子(これを自殺遺伝子と呼ぶ)をがん細胞に導入し，その薬剤によりがん細胞だけを選択的に殺す方法である．エイズではウイルスに対する免疫を活性化させるために，ヒト免疫不全ウイルスの殻の部分の蛋白質を作る遺伝子を導入することが試みられている．

遺伝子は細胞の中に入って初めて働くため，遺伝子治療には遺伝子を細胞の中へ導入できる**ベクター**が必要である．ベクターは遺伝子治療の鍵を握っている．遺伝子導入の効率，遺伝子の安定した発現などは，すべてベクターによって決まる．この目的にはウイルスが非常に適している．ウイルスの遺伝子の一部を外来遺伝子と置き換えることにより，ウイルス感染という過程を経て細胞へ外来遺伝子を導入することが可能である．現在は，レトロウイルス，アデノウイルス，パルボウイルス，ヘルペスウイルスなどがベクターとして取り上げられ，一部についてはすでに臨床試験が始まっている．

ウイルス学はウイルスの理解にとどまらず，生命現象の理解に多大の貢献をしてきた．それはウイルスがわれわれの細胞に寄生しなければ生きていけない，細胞と同じシステムの上に生存しているからである．さらにウイルスの理解が深まるにつれ，遺伝子治療にみられるようにウイルスを有効利用する可能性も広がってくることが期待される．一方，SARSコロナウイルス，高病原性トリ型インフルエンザウイルスの出現にみられるように新たなウイルスの出現もあり，人間とウイルスとの戦いはこれからも続いていくものと考えられる．

B バクテリオファージ

動物，植物細胞を宿主とするウイルスに対して，細菌に感染するウイルスを**バクテリオファージ**(bacteriophage)あるいは単に**ファージ**と呼ぶ．ファージは溶菌を起こすことから，当初からファージを細菌感染症の治療に用いようという試みが多くなされたが，方法が確立する前に，治療効果の著明な抗生物質が登場してきたため，西欧では応用面の研究はなされなくなった．しかし，近年抗生物質耐性菌の増加により抗生物質の無制限な適用が問題になるとともに，主として東欧で発展してきたファージセラピー(ファージ療法)が見直されるようになり，西欧でも再びファージを治療に用いる可能性が検討されるようになってきた．

他方，細菌を宿主とするファージは一般に取り扱いやすく，迅速かつ定量的に実験できるため，自己増殖の機構や遺伝学的研究などの基礎的研究に用いられ，今日のウイルス学，分子生物学の発展をもたらすこととなった．

ファージは細菌が生存する自然界のいたる所(下水，糞便，土壌中など)に単独に，あるいは細菌に感染した形で存在する．海水や湖水には1 mLあたり10^5～10^6個のファージが存在し，これら自然界のファージの約20％が1日あたり1回宿主を溶菌していると言われており，バイオマスのみならず，自然界の炭素循環にも大きな役割を果たしていることが認識されつつある．一種類の細菌にはこれを宿主とする複数のファージが存在するので，ファージの種類は細菌の種類をはるかに上回る．

1 ファージの形態と分類

バクテリオファージの構造上の特徴は尾部を持つものが多いことで，ファージの95％以上が尾部を有する．尾部を持つファージは *Caudovirales* と総称され，収縮性の長い尾部を持つもの（*Myoviridae*），非収縮性の長い尾部を持つもの（*Siphoviridae*），短い非収縮性の尾部を持つもの（*Podoviridae*）の三つに分類される．そのほか，球状のもの（*Microviridae*, *Tectiviridae*, *Corticoviridae*）や，繊維状（*Inoviridae*）のものもあり，球状ファージの中には脂質を持つもの（*Tectiviridae* など）もある．頭部内には核酸が存在し，二本鎖 DNA を持つものばかりでなく，一本鎖 DNA，一本鎖 RNA，二本鎖 RNA を遺伝物質として持つものも存在する．また，これらの核酸はそれぞれ線状の

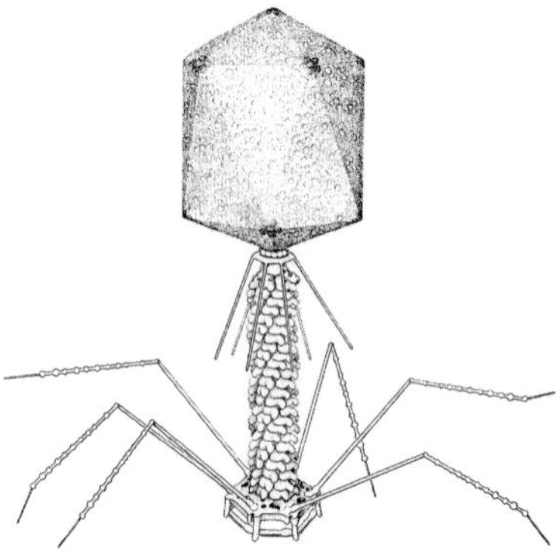

図 6-1　T4 ファージの模式図

T 偶数系ファージ（T2，T4，T6）はいずれも *Myoviridae* に属し，頭部，収縮性の尾部および尾繊維（tail fiber）からなる．尾部は細長い二重円筒部分と，末端の基盤（baseplate）からなり，二重円筒部分はさらに内筒の尾管（tail tube）と外筒の収縮性尾鞘（sheath）からなる．頭部と尾部の結合部（neck）には“ひげ”（カラー collar）がある．“ひげ”は尾繊維の屈曲部に結合して尾繊維の基盤への結合を促進する．基盤は 6 回対称の構造を持ち，6 個の頂点からそれぞれ 1 本の尾繊維が結合している．

（F. A. Elserling 博士提供）

(a)
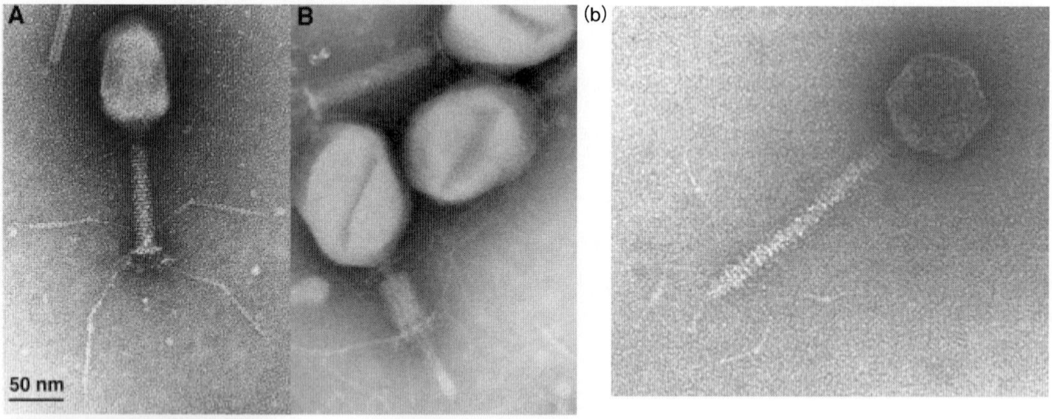

(b)

(c)
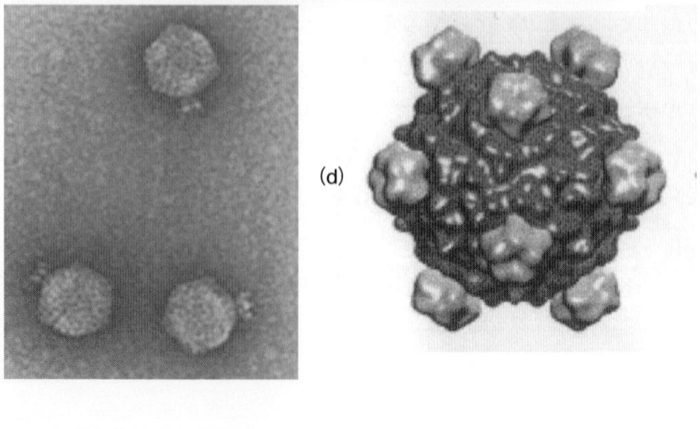
(d)

図 6-2　ファージの形態

(a) A：T 4 ファージ（*Myoviridae*）の電子顕微鏡像，B：尾部の収縮したファージ
(b) λ ファージ（*Siphoviridae*）の電子顕微鏡像
(c) P22 ファージ（*Podoviridae*）の電子顕微鏡像
(d) φX174 ファージ（*Microviridae*）の再構成三次元像．1992 年に X 線結晶解析により原子レベルの構造が明らかになった．

（(a) Wolfgang Rueger 博士，(b) Robert Duda 博士，(c) Peter E. Prevelige Jr. 博士提供）

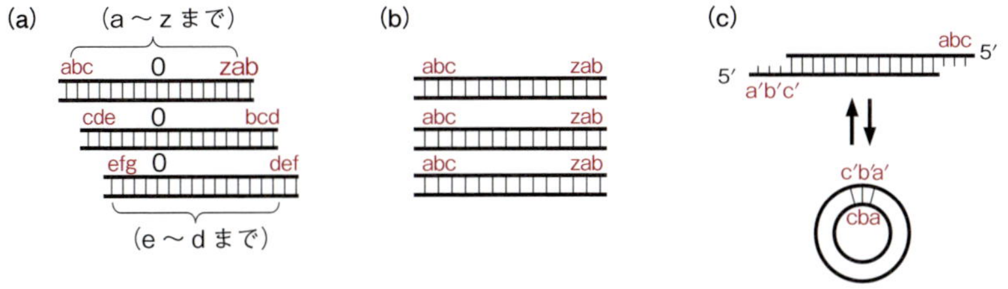

図 6-3　成熟 DNA の末端構造(ファージによるゲノム構造の違い)

(a) 円順列のある重複末端(permuted repetitious end):DNA 末端の塩基配列は重複している．個々の分子の末端の塩基配列は異なるが，いずれも完全な 1 セット(a～z，e～d など)の遺伝子を持つ．したがって，これらのファージの遺伝子地図は環状に記される．T 偶数系ファージ，P1，P22 など．

(b) 円順列のない重複末端(non-permuted repetitious end)：すべての DNA 分子が同じ塩基配列の重複末端を持つ．T3，T7 など．

(c) 付着端(cohesive end)：末端に一本鎖の付着部位がある．この部分の塩基配列は互いに相補的なので，水素結合で対合しうる．さらに DNA リガーゼの働きで，共有結合し閉鎖(環状)二本鎖 DNA となる．λ，P2 など．

表 6-1　ファージの形態による分類と核酸の性状

形　状	大腸菌ファージ	粒子の大きさ(nm)		核酸				類似の形を示すその他のファージ
		頭部	尾部	種類	分子量(× 10^6)		特徴	
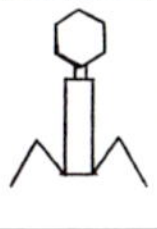	T2，T4，T6 P1* P2*	65×95(1) 65 50	25 × 110 12 × 150 10 × 150	二本鎖 DNA	120 60 50	直線 直線 直線	重複末端 円順列 付着端	*Myoviridae* SP01, PBS1*(枯草菌ファージ)
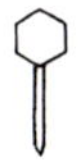	T1 T5 λ*，φ80*	50 65 54	10 × 150 10 × 170 10 × 140	二本鎖 DNA	25 75 32	直線 直線 直線	重複末端 一本の DNA 鎖は 4 カ所の切断点を持つ 付着端	*Siphoviridae*
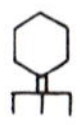	T3，T7	47	10 × 15	二本鎖 DNA	25	直線	重複末端	*Podoviridae* φ29(枯草菌ファージ)(2) P22*(サルモネラ菌ファージ)
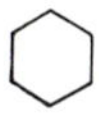	φX174, S13, G4	27	なし	一本鎖 DNA	1.6	環状		*Microviridae*
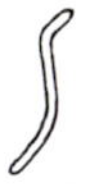	f1†, fd†, M13†	5～10 × 800		一本鎖 DNA	1.3	環状		*Inoviridae*
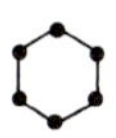	f2††，R17††，MS2††，Qβ††	24	なし	一本鎖 RNA	1.0	直線		*Leviviridae*

(1) T2，T4，T6 のファージ(T 偶数系ファージ)の頭部は正 20 面体ではなく伸長型 20 面体である．これらファージの DNA にはシトシンの代わりにグルコースの結合したヒドロキシメチルシトシンを持つ．尾部は収縮性である．

(2) P22 ファージは重複末端，円順列を示す．φ29 ファージも重複末端を示すが，このファージの場合は，重複部の塩基配列は逆転(inverted)している．

(3) *印を記したものは溶原性(テンペレート)ファージ，†印は分泌性ファージであり，その他は溶菌性(ビルレント)ファージである．

(4) †，†† これらは性線毛に吸着したのち感染する雄株特異的ファージである．† は性線毛の先端に，†† は側面に吸着する．

(分類は Bradlay, 1967 および有坂文雄，遺伝，1984 をもとにした)

ものと環状のものがある．ファージの形態による分類を**表6-1**にまとめた．**図6-1**に，形態が詳細に解析されているT4ファージの模式図を，**図6-2a〜c**にファージの電子顕微鏡写真を示した．

これまでに多くのファージのゲノム構造が明らかにされ，代表的なファージについて，遺伝子が詳細に研究されている．**図6-3**にいくつかのファージのゲノム構造を示してある．ゲノム構造は，後述するファージの分子集合過程とも密接な関係を持っている．

2　ファージの感染と増殖

1．感染様式

ファージは感染様式から三つの大きなカテゴリーに分類される．すなわち，**溶菌性**（**ビルレント** virulent）ファージ，**溶原性**（**テンペレート** temperate）ファージおよび**分泌性**（secretory）ファージである．溶菌性ファージは感染すると感染菌内で増殖し，溶菌を起こして子ファージを放出する．これに対して，溶原性ファージは溶菌性ファージと同じように感染・溶菌を行って子ファージを産生する生活環だけでなく，感染の条件によって溶原化，すなわち，**プロファージ**（prophage）として宿主のゲノムに組込まれることもある（**図6-4**）．感染の際に溶菌するか，溶原化の道を選ぶかは，ファージの遺伝的性質や培地の組成などの条件によって決まる（後述）．プロファージをゲノムの一部またはプラスミドとして保持する菌を溶原菌（lysogenic strain）と呼ぶ．プロファージとなったファージゲノムは，菌の染色体とともに分裂，増殖していくが，時にファージゲノムの喪失（キュアリング curing）が起きて溶原菌が非溶原菌に戻ることがある．またある確率で自然誘発が起こり，ファージが産生される．分泌性ファージ（**表6-1**の繊維状ファージのf1, fd, M13がこれに属する）は，感染すると宿主の増殖速度を低下させるが，感染後も分裂・増殖を続ける．この場合，ファージは宿主細胞膜を通る過程で成熟し，溶菌することなしに膜を通過し，放出される．

ファージが宿主に吸着する過程は，分子レベルでの解明が急速に進んでいる．ファージはまず，尾繊維を持つものではこれを介して細菌細胞表面に存在する**レセプター**に吸着する．T4ファージでは，これに引き続いて基盤の構造変化が起こり，**尾鞘の収縮**により尾管が外膜に侵入して内膜に達し，核酸のみが細胞内に注入される．このときの尾部基盤の構造変化はT4ファージで詳細に

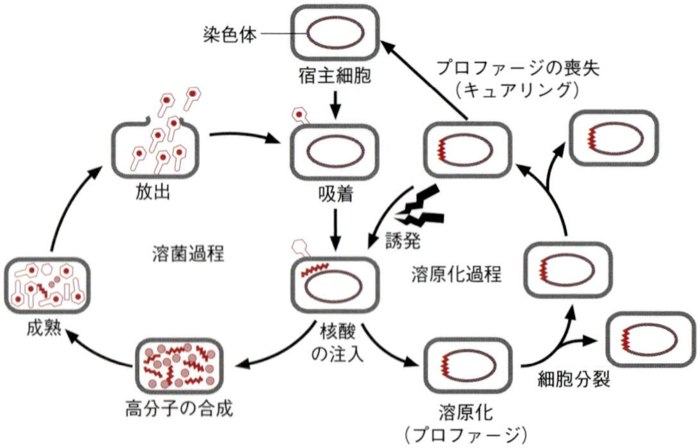

図6-4　ファージの感染様式

誘発，キュアリングという現象はごくまれに自然にも起こるが，紫外線照射，マイトマイシンC処理などにより効率よく起こすことも可能である．
（植竹久雄編：ウイルス学，理工学社，1982を一部改変）

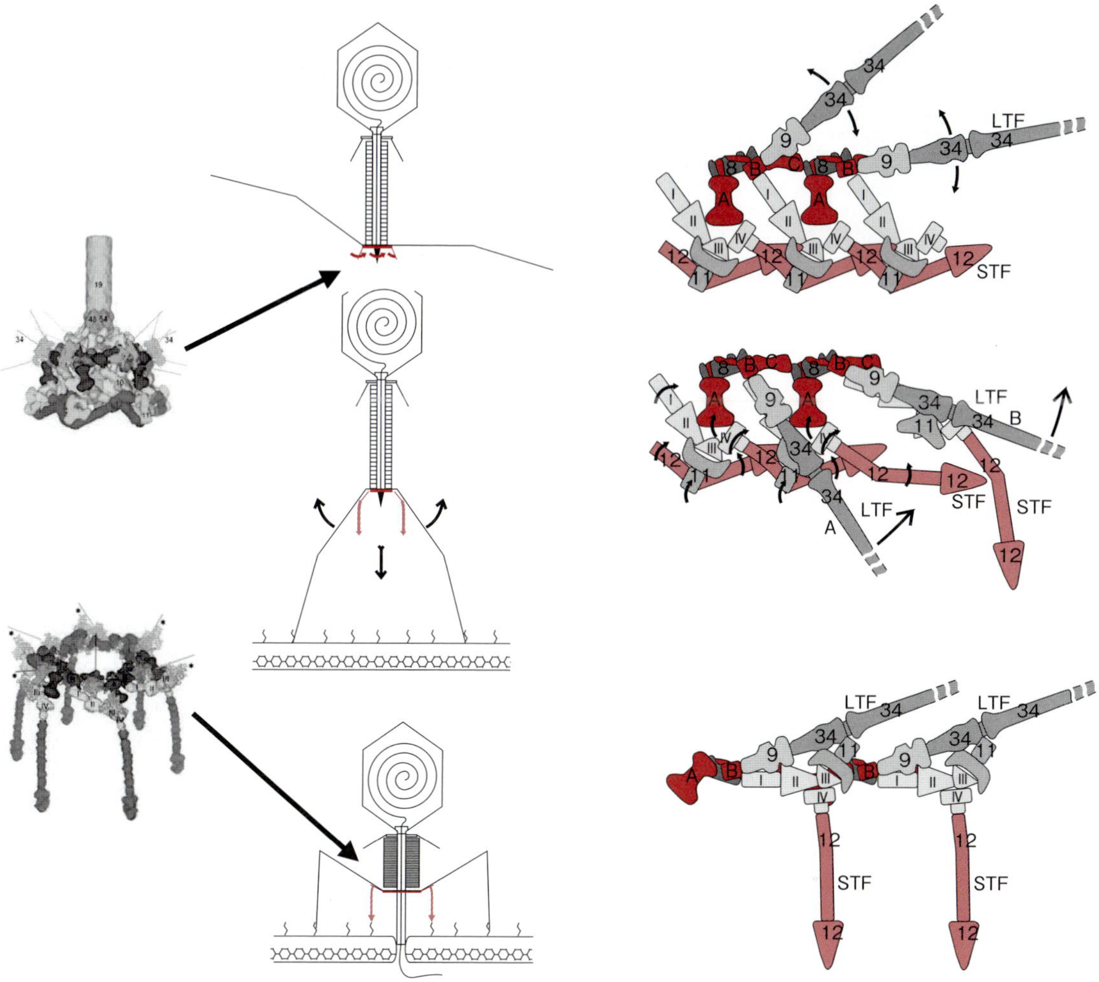

図 6-5　感染に伴う T4 ファージ基盤構造変化

電子顕微鏡画像からの三次元像再構成と X 線結晶構造解析による個々の部品の精密立体構造解析を組み合わせることによって T4 ファージ尾部の詳細な構造が明らかになりつつある．構造変化の右図で 11(gp11)という蛋白質は，gp10(ローマ数字でⅠからⅣまでドメインが表示してある)のドメインⅢと堅く結合したまま構造変化前は 12(gp12＝小尾繊維)に結合しているが，構造変化後は 34(gp34＝尾繊維)に結合していることに注目してほしい．

解析され，この構造変化とは，基盤を構成する蛋白質サブユニットの配置の変化であると理解されるようになってきた(**図 6-5**)．DNA 注入の機構はファージによって異なり，T4 ファージでは内膜の電気化学ポテンシャルが必要であるという報告がある．また，T7 ファージでは DNA の注入は転写と共役して行われる．いずれにしても，DNA の侵入の開始段階ではファージそのものが有する機能が重要であるが，いったん DNA の一部が菌体内に入ると，DNA の移送はファージではなく，宿主バクテリア側の機能に依存していることがわかる．

ファージは液体培地中または寒天平板上で菌と一緒に増殖させることができる．10^7～10^8 個の菌と 10^2 個ほどのファージとを軟寒天(通常 1％)中で混ぜ，寒天平板にまくと，密に増殖した未感染の菌(confluent lawn)上に，感染増殖したファージにより形成された**プラーク**(plaque)が認められ

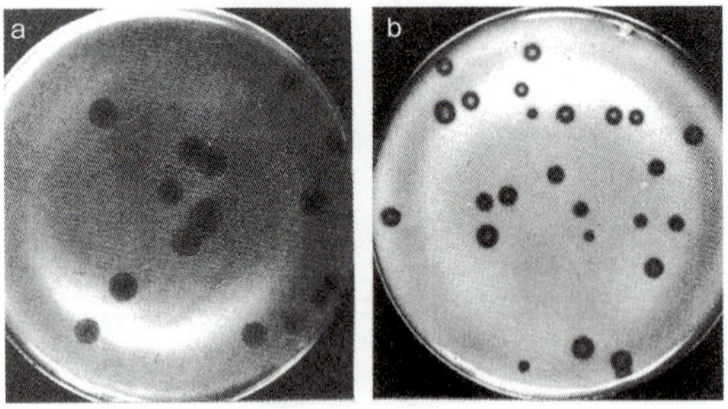

図6-6 ファージによるプラーク形成
一面に増殖した指示菌の“芝生”(lawn)上にファージのプラークが形成される．**a**：clear plaque, **b**：turbid plaque（プラークの中に増殖した溶原菌が認められる）．

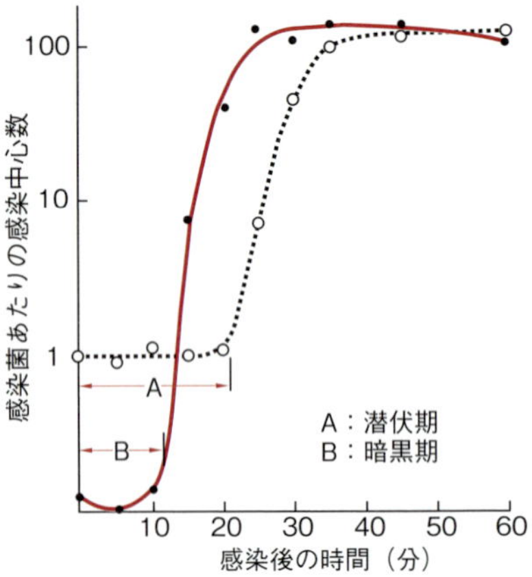

図6-7 一段増殖と菌体内ファージ
●はクロロホルムを加えて人工的に溶菌させた場合，○はクロロホルムを加えない場合．細胞内に感染性ファージが出現するまでの時間を暗黒期(eclipse period)，溶菌し，外に出現してくるまでの時間を潜伏期(latent period)という．この図ではそれぞれ13分，22分となる．また，感染菌1個あたりの平均ファージ生成数(burst size)は10^2となる．
（富沢純一：バクテリオファージの実験，岩波書店，1970）

る．一つのプラークには10^4〜10^5のファージが存在する．プラークはもともと1個のファージの感染によって生じたものであり，プラーク内に存在するファージは同一クローンであるということができる．溶菌ファージのプラークは透明であるが，溶原菌や分泌性のファージの場合は不透明なプラークを生じる．それは，溶原菌の場合はプラーク中に，同じファージの重感染に対して抵抗性を示す溶原化された菌が増殖してくるためで，**コロニー中心プラーク**(colony centered plaque)あるいは**混濁プラーク**(turbid plaque)が形成される（**図6-6**）．

2．一段増殖法

ファージの感染増殖機構を研究するためにはファージの感染をある時刻$t=0$で同時に起こさせなければならないが，通常の感染の仕方ではファージ粒子によって感染に1〜2分のずれができてしまう．そこで，このずれをなくして感染を同時に起こすために，一段増殖法が考え出された．この方法では，ファージを低温で感染させると吸着はするが，感染は開始されないという性質を利用する（あるいはシアン化カリなどで一時的に代謝を阻害して感染できないようにする）．そうして，ファージが完全に吸着してから温度を上げて（KCNの場合には溶液を希釈して）感染を開始するのである．また，この間，溶菌して放出されたファージがもう一度他の菌に感染しないような工夫がなされる．こうして感染を同時に開始させた後，経時的にサンプリングしてプラーク数を計測した結果が**図6-7**の白丸（破線）である．これは，**一段増殖曲線**(one step growth curve)と呼ばれる．感染後20分ほどして溶菌が開始し，最終的に1個の感染菌から100個程度のファージが生じる．他方，サンプリングした感染菌溶液を毎回クロロホルム処理で人工的に溶菌させてからプラーク数を測定したのが黒丸（赤実線）である．この場合，感染後12分程度，プラークがまったく生じない時期がある．このことは感染後12分ほどの間は細菌内には感染性のあるファージが形成されていないことを示しており，この期間を暗黒期(eclipse period)と呼んでいる．また，ファージの放出が自然に開始されるまでの期間は潜伏期(latent period)と呼ばれる（**図6-7**）．

感染後期では，リゾチームが産生され，細胞壁が消化されて溶菌が起こる．こうして，1個の感染菌から100個から200個のファージが放出される．なお，二本鎖DNAを持つファージでは，溶菌にリゾチームとともにホーリン(holin)と呼ばれる蛋白質が必要である．ホーリンは細菌内膜に穴を開け，リゾチームが細胞壁にアプローチできるようにする．

なお，1個の菌あたりに吸着した平均ファージ数のことをMOI（multiplicity of infection）という．ファージやバクテリアのように多数の母集団を扱う場合には確率統計が正確に成り立ち，MOIが大きくないファージの感染のような比較的頻度の小さな事象にはポアソン分布がよくあてはまる：

$$P(x) = \frac{e^{-m} \cdot m^{x}}{x!}$$

ここで$P(x)$はある菌にx個のファージが感染した確率，mは菌1個あたりの平均感染数（すなわちMOI）である．$x=0$とおくと，$P(0)=e^{-m}$は非感染菌の割合を表す．非感染菌数が無視できるような条件で感染させたい場合には，よくMOI＝5で感染させる．この条件では$e^{-5}=0.0067$程度で，非感染菌は無視できる．また，プラーク数の測定ではMOIを1より小さくして2個以上のファージが同時に菌に感染しないようにしなければならない．すなわち，$P(2)+P(3)+\cdots\cdots(=1-P(0)-P(1))$が無視できるようなMOIを選ばなければならない．

3．子ファージの産生

溶菌サイクルに向かい，子ファージを産生するまでの過程を**図6-8，6-9**に示した．

細胞内に注入された核酸から，細胞既存の**転写酵素**（DNA-dependent RNA polymerase）の働きで初期mRNAが合成される．次いでこのmRNAは，宿主細胞のリボソームとtRNAを利用して翻訳され，初期蛋白質が合成される．ただし，T4ファージは独自に七つのtRNAを持ち，宿主大腸菌の使用頻度の低いtRNAを補っている．

初期蛋白質としては，細胞DNAを分解する酵素，ヌクレオチドの修飾酵素，ファージ核酸の複製および**後期mRNA**の合成に関与する酵素などが合成される．これらにより，宿主細胞の蛋白質合成系を抑制するとともに，ファージ核酸の複製，後期mRNAの合成が開始される．後期mRNAの合成にはファージ核酸の複製フォークがエンハンサーの役割を果たすことが知られている．また，T4ファージはσ因子を自身でコードしており（gp55），大腸菌RNAポリメラーゼのσ因子をgp55で置き換えることによって後期遺伝子のプロモーター（TATAAATAという特異な配列を持つ）を認識して転写することが可能になる．後期遺伝子にはファージ頭部，尾部，尾繊維

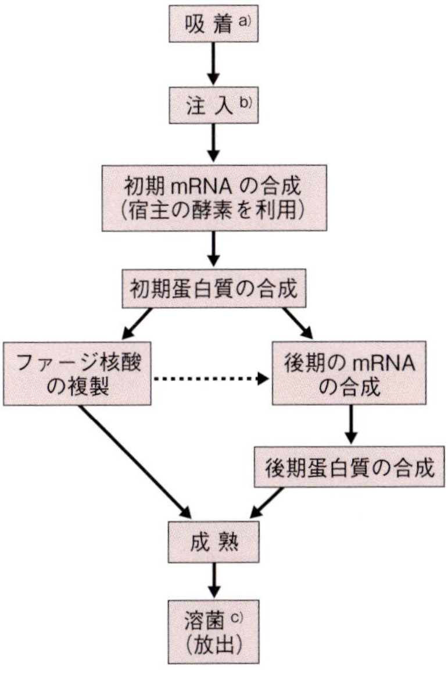

図6-8　成熟ファージ生成過程

a）尾繊維のあるファージは尾繊維で，尾繊維のないファージは尾部の先端で，また尾部を持たない球状の一本鎖DNAファージはカプシドの12個の頂点に存在するスパイクで，一本鎖RNAファージおよび繊維状一本鎖DNAファージは特別な1個の蛋白質（A蛋白質）で宿主の特異的部位（レセプター）に結合する．レセプターとしてはグラム陰性菌ではリポ多糖（T2, T3, T4, T6, T7），マルトース輸送蛋白質（ラムダファージ），性線毛（fd，M13など），グラム陽性菌ではタイコ酸，膜蛋白質などが知られている．吸着（率）は種々のイオン，温度等により影響される．特定のコファクターを要求するものもある（T6のL-トリプトファン）．

b）核酸のみが菌体内に入る．T偶数ファージではテイルリゾチームにより細胞壁に小さな穴があけられる．鞘のある場合はこれが収縮することにより，尾管が菌体に突き刺さる．

c）溶菌因子としてはリゾチームや，細胞膜に作用してリゾチームがペプチドグリカンに作用できるようにするホーリンなどがある．

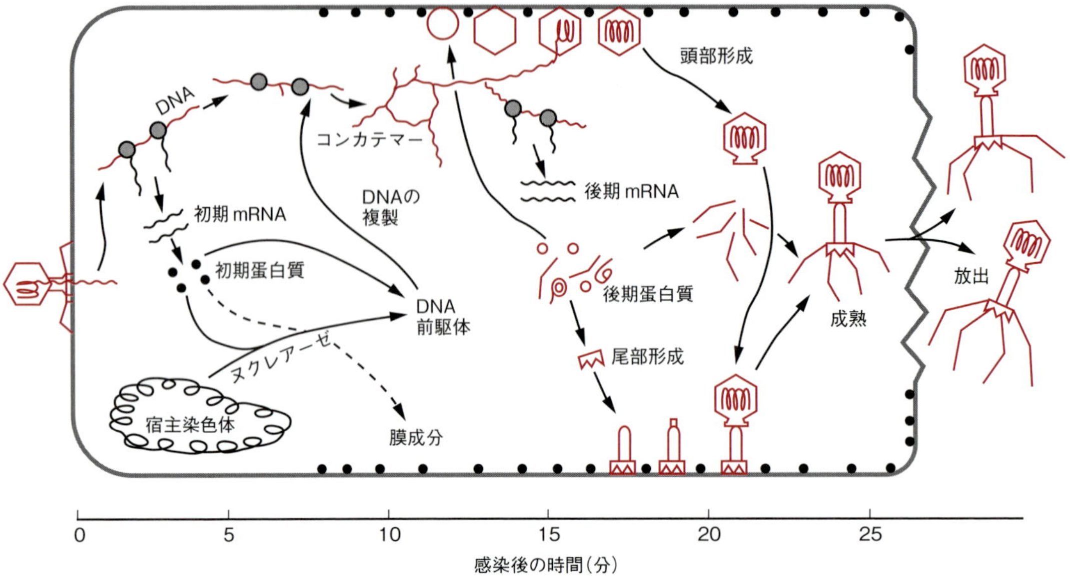

図 6–9　T 偶数系ファージの生成
(Mathews, C. K., 1977)

の構造蛋白質，リゾチームなどがコードされている．頭部，尾部，尾繊維の構造蛋白質は，それぞれ独立に定められた順序に従って形成される．その後，まず頭部，尾部が結合し，続いて尾繊維が結合することによって感染症のあるファージが形成される(**図 6–9**).

4. ファージ核酸の複製

DNA 複製の基本的な問題として 3′ 末端，すなわちリーディング鎖が完全には複製されない，ということがある．このため，真核生物の体細胞では DNA が複製のたびに少しずつ短くなる．この問題を回避する方法として，生殖細胞では線状二本鎖 DNA の末端のテロメア構造が，テロメラーゼによって修復される機構がある．それに対して，原核生物では大腸菌のようにゲノムを環状にしてこれを解決している．

ファージ核酸の複製様式はファージの持つ核酸の種類により異なる．核酸の複製は特定の部位(origin)より開始されるが，λ ファージや φX174 ファージには単一の複製開始点があり，そこには動物細胞や細菌，動物ウイルスと同じように“ヘアピン”構造が存在すると考えられる(**図 6–14a**)．ファージの場合も，DNA 複製開始に先立ち，まず短い RNA 鎖よりなる“プライマー”の合成が必要である．複製は線状の状態で行われる場合と，環状の状態で行われる場合とがある．λ ファージは後者であるが，感染初期に行われる **Cairns 型**(すなわち θ 型)と，後期に行われる**ローリングサークル型**(すなわち σ 型)の 2 種の様式が報告されている．φX174 はローリングサークル型の複製を行う．

複製された DNA は φX174 のようにそのまま速やかに頭部に取り込まれる場合と，まずいったん，ファージ数個分の長い DNA(コンカテマー concatemer)を形成してから，それが頭部にパッケージングされる場合がある．後者の場合，特定の部位で切断される様式(λ, T7 など；したがって端末は付着端，重複末端と呼ばれている特定の塩基配列を持つこととなる)と，頭部が一杯になったところ(headful)で配列によらずに切断される様式(T 偶数系，P1，P22 など；円順列，重複末端を示す，1 セットの遺伝子を持つものとなる)とがある．**図 6–10a～d** に代表的なファージの複製および頭部形成様式を示した．

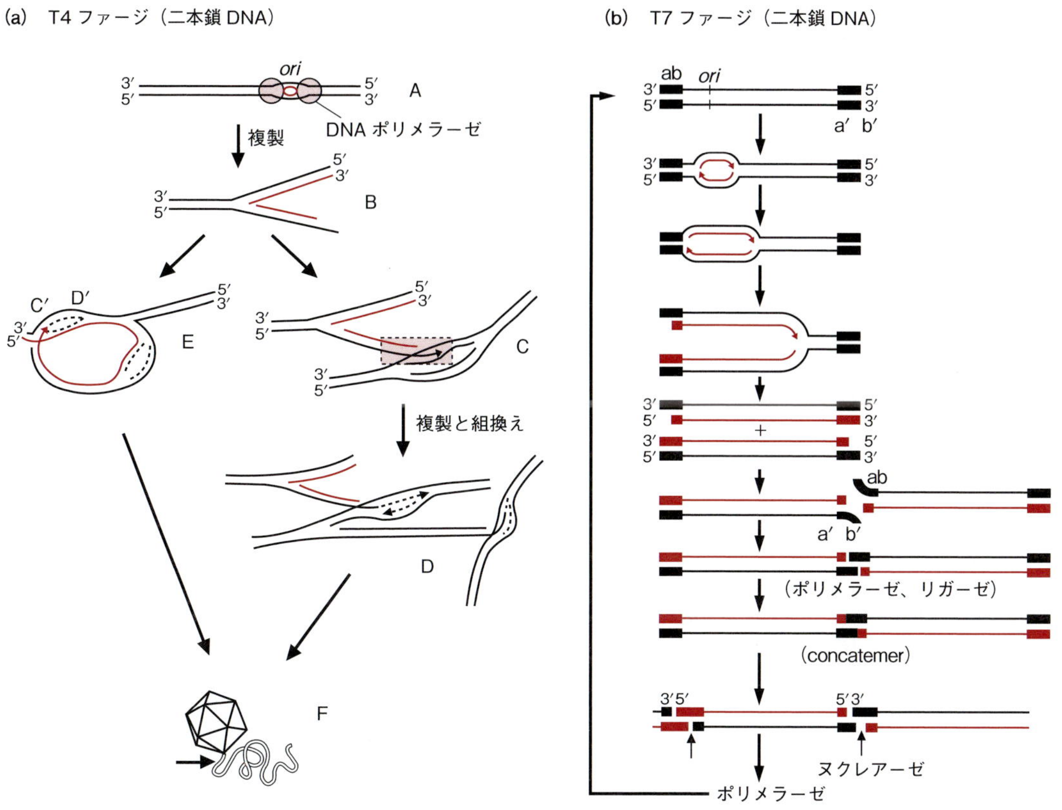

図 6-10(a, b)　代表的なファージの DNA 複製様式

T4，T7 は線状のまま複製される．

(a) Mosig らは T4 は重複末端，円順列を呈しているため，同一 DNA 鎖内(E の C′, D′ 部位)あるいは他の DNA 鎖の相同部分で対合し(C, D)，組換えを起こし，さらにそれらの部位から DNA の複製が起こりコンカテマーを形成すると考えている．頭部に入るときは headful の長さで切られる(F)．

(b) T7 の場合は，新しく形成された 5′ 末端が完全ではない．一本鎖となった 3′ 末端部分は重複末端を呈しているため，互いに相補的であるのでポリメラーゼ，リガーゼにより対合され，コンカテマーとなる．頭部へのパッケージングは，まずこの部位がヌクレアーゼで切断され，不完全な 5′ 末端は DNA ポリメラーゼにより補われ，完全な二本鎖 DNA となった後に行われると考えられている．

((a)Mosig, G.: Bacteriophage T4, ASM, 1983, (b)Adnord, E., Ed.: Topley and Wilson's Principles of Bacteriology, Virology and Immunity, 1983 を一部改変)

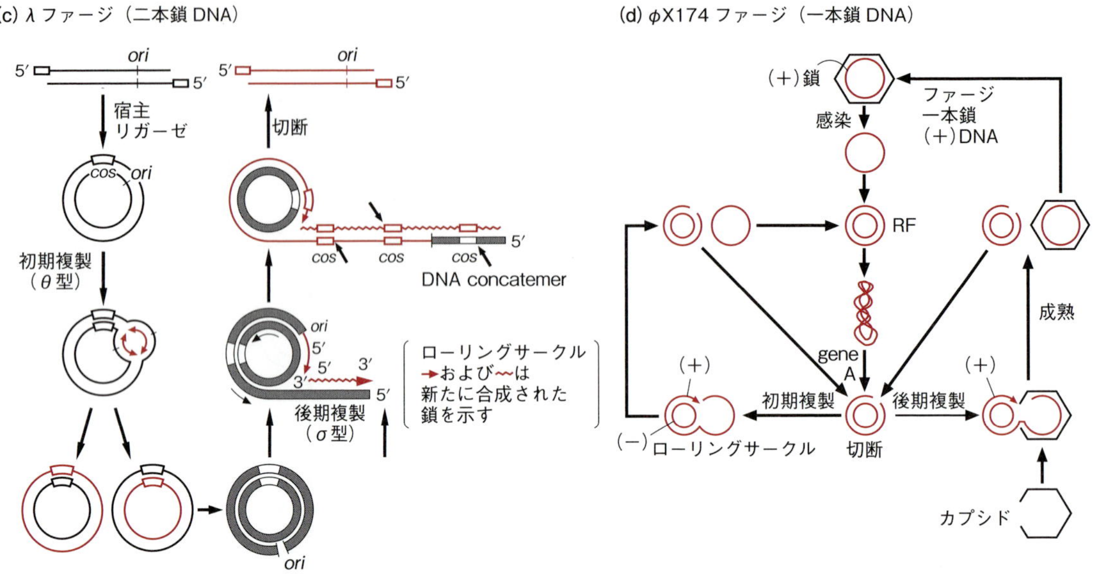

図6-10(c, d)　代表的なファージのDNA複製様式

(c) λでは，DNA合成は感染後5分頃開始し，30分ほど(潜伏期の終わりまで)続く．注入された線状の二本鎖DNAは，宿主リガーゼにより閉環する．二本鎖内の片方に切れ目(nick)が入った後，環状のまま両方向に(bidirectinonal)に複製が起こる．最初の5〜15分の間はこのθ型複製をするが，15分以後はσ型複製に移り，コンカテマーが形成される．コンカテマーはエンドヌクレアーゼにより特定部(*cos* site)で切られ，ファージ1個分のDNA分子となる．

(d) φX174では注入された環状一本鎖DNA(プラス鎖)は，細胞由来DNAポリメラーゼによりマイナス鎖を合成し，二本鎖DNA(複製型 replicative form，RF)となる．RFのプラス鎖にnickが入り(gene *A* 産物必要)，マイナス鎖を鋳型としてσ型複製でプラス鎖の合成(感染後約3分)，次いで多数の(通常1細胞あたり60個)の子RFが作られる(約10分)．この子RFより，まったく同様の方法によりプラス鎖DNAのみが作られる．合成されたDNAはコンカテマーを形成することなく，速やかにファージ蛋白質に包まれ成熟ファージとなる．

(Adnord, E. Ed.: Topley and Wilson's Principles of Bacteriology, Virology and Immunity, 1983，一部改変)

5. ファージ核酸の転写

菌体内に注入されたファージ核酸の転写(DNAからmRNAへ情報が伝達されること)，翻訳(mRNAから蛋白質を作ること)の機構も多くのファージについて明らかにされている．どのファージの場合も，**転写開始点**の上流域には転写酵素(RNAポリメラーゼ)が認識し結合する特別の塩基配列，すなわちプロモーターが存在するが(**図6-14b**)，このプロモーターを認識する方法はファージにより異なる．合成されたmRNAがリボソームと結合するときも，特別の塩基配列を持った部分(ribosome binding sequence；Shine-Dalgarno配列)が関与している(**図6-14c**)．

以下に代表的なファージについて記す．ここでとりあげるファージはいずれも全塩基配列が決定されている．

a. T4ファージ

T4ファージのゲノムDNAは168,899 bpの塩基対からなり，約270個の遺伝子(ORF)を含んでいる．このうち，約65個の必須遺伝子とほぼ同数の非必須遺伝子については機能がよく調べられているが，残りの半数以上の遺伝子の機能は不明である．

初期mRNAの合成には宿主のRNAポリメラーゼが利用される．この酵素はプロモーターを認識するσ(sigma)因子とmRNAの合成を司る部分(コア酵素 core enzyme；α，β，β′，ωのサブ

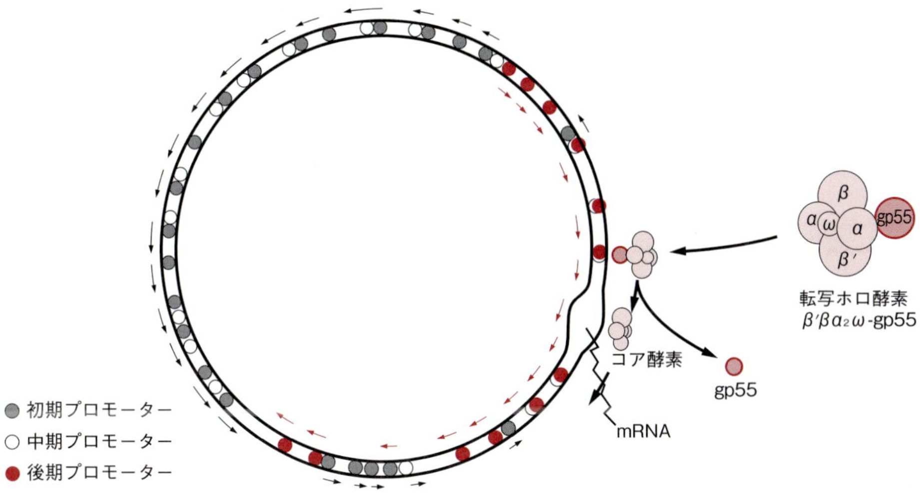

図 6-11　T4 ファージの転写様式

初期 mRNA は宿主由来転写酵素により合成される．σ 因子がプロモーターを認識し，σ 因子の離れたコア酵素が合成を行う．後期 mRNA は σ 因子の代わりに，初期蛋白質として作られたファージ特異性因子 gp55 がコア酵素に結合し，後期プロモーターを認識する．初期と中期プロモーターに支配された遺伝子は l 鎖を鋳型にして反時計回りに，後期プロモーターに支配された遺伝子は r 鎖を鋳型にして時計回りに転写が行われる．

（Watson, J.: Molecular Biology of the Gene 1976，一部改変）

ユニットがある）からなる**ホロ酵素**(holo enzyme)である．σ 因子はファージ DNA の初期プロモーターをも認識し結合する．σ 因子がホロ酵素より離れると，残ったコア酵素が mRNA を合成する．初期プロモーターは約 25 個あり，この地点より mRNA はすべて l 鎖を鋳型にして，反時計回りに形成される（反時計まわりの転写）(**図 6-11**)．転写の停止は，DNA 上の**ターミネーター**に宿主細胞の ρ (rho) 因子（終結因子）が結合すると起こる．このようにして作られた**初期 mRNA** が翻訳されると**初期蛋白質**が合成されるが，この中に，ファージの後期 mRNA のプロモーターを特異的に認識する σ 因子様蛋白質 gp55 がある．gp55 が大腸菌 σ 因子に代わってコア酵素に結合すると，RNA ポリメラーゼは**後期プロモーター**を認識して**後期 mRNA** が作られ，次いでそれぞれの蛋白質が合成されることとなる（T4 の場合，前期，後期の間に中期が存在する．前期をさらに二つに細分する人もいる）．中期 mRNA は l 鎖を反時計回りに，後期 mRNA は r 鎖を鋳型にして，時計回りに形成される．初期 mRNA の合成は 5 分以内で終了し，成熟ファージは 20 分前後に出現する（**図 6-9**）．

b. T7 ファージ

T4 ファージに比べその 5 分の 1 ほどの大きさの二本鎖 DNA を持つ T7 ファージにおいては，遺伝子解析が容易なことからよく研究されている．全長 39,936 塩基対には約 55 個の遺伝子の存在が推察され，そのうち 30 個ほどの遺伝子にコードされた蛋白質の機能が解明されている．

まず宿主 **RNA ポリメラーゼ**により初期 mRNA が 3 地点（3 種のプロモーターが連続して存在する）より合成される．合成される mRNA は（約 2.5 $\times 10^6$ Da），次いで RNase Ⅲ により切断を受ける．切断断片中最大のもの（1×10^6 Da）が翻訳されると RNA ポリメラーゼが作られる．この酵素はファージの後期プロモーターを認識し，後期 mRNA の合成を司る．その他の切断された mRNA 部分より作られた初期蛋白質中には，宿主 RNA の合成を阻害するものがある（**図 6-12**）．

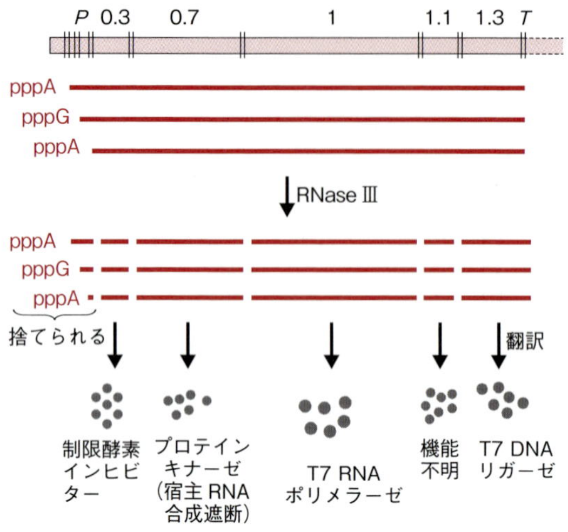

図6-12　T7ファージの初期mRNA

初期プロモーターは3個連続して存在しており，そのおのおのから3種類のmRNAが合成される．いずれもRNaseⅢによる切断後に翻訳され，もっとも大きな切断片からは，後期mRNAを特異的に合成するRNAポリメラーゼが作られる．

P：プロモーター，*T*：ターミネーター．

（Edgar, R. S. L., Epstein, R. H.: Sci. American, 1965）

c.　φX174ファージ

$1.5\sim2\times10^6$ Daの一本鎖，環状DNAを持つφX174ファージは，5,375個の全塩基配列が決定された最初のファージである（1977）．遺伝子としては*A*～*H*の9個のみであるが，**遺伝子産物（蛋白質）**としては，これまでに16個が確認されている．これは*A*と*G*遺伝子が大きさの異なる数個のポリペプチドを形成することによるのであるが，その各ペプチドの機能は，まだ不明である．さらに興味深いことは，同じDNA塩基配列を利用してその**読み枠**（reading frame）を変えることにより，まったくアミノ酸配列の異なったポリペプチドを形成している事実である．遺伝子BとEはそれぞれ遺伝子*A*，*D*の一部分であるが，**図6-13b**に示したように異なる蛋白質を形成し，限られたゲノム長を“効率的”に利用している．

転写の開始点（プロモーター）は3個であるが，ターミネーターは数多く認められている．したがって種々の大きさのmRNAが形成されることと

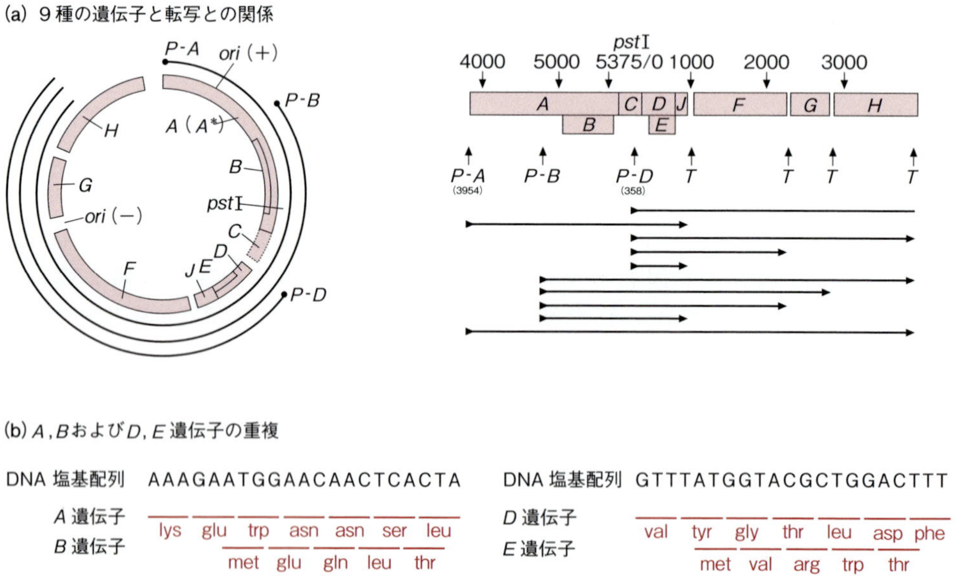

図6-13　φX174ファージの遺伝子

全塩基配列が決定されており，*Pst*Ⅰ部を原点として番号がつけられている．遺伝子は9種存在するが，このうち*A*と*B*，*D*と*E*遺伝子は重複している．それぞれ読み取りの開始部を変えることによりまったく異なった蛋白質を合成している(**b**)．転写開始部（プロモーター）は3種のみ（*P-A*，*P-B*，*P-D*）であるが，ターミネーター（*T*）は多数存在する．したがって一つのプロモーターより長さの異なるmRNAがpolycistronic（1遺伝子以上）に形成される(**a**)．

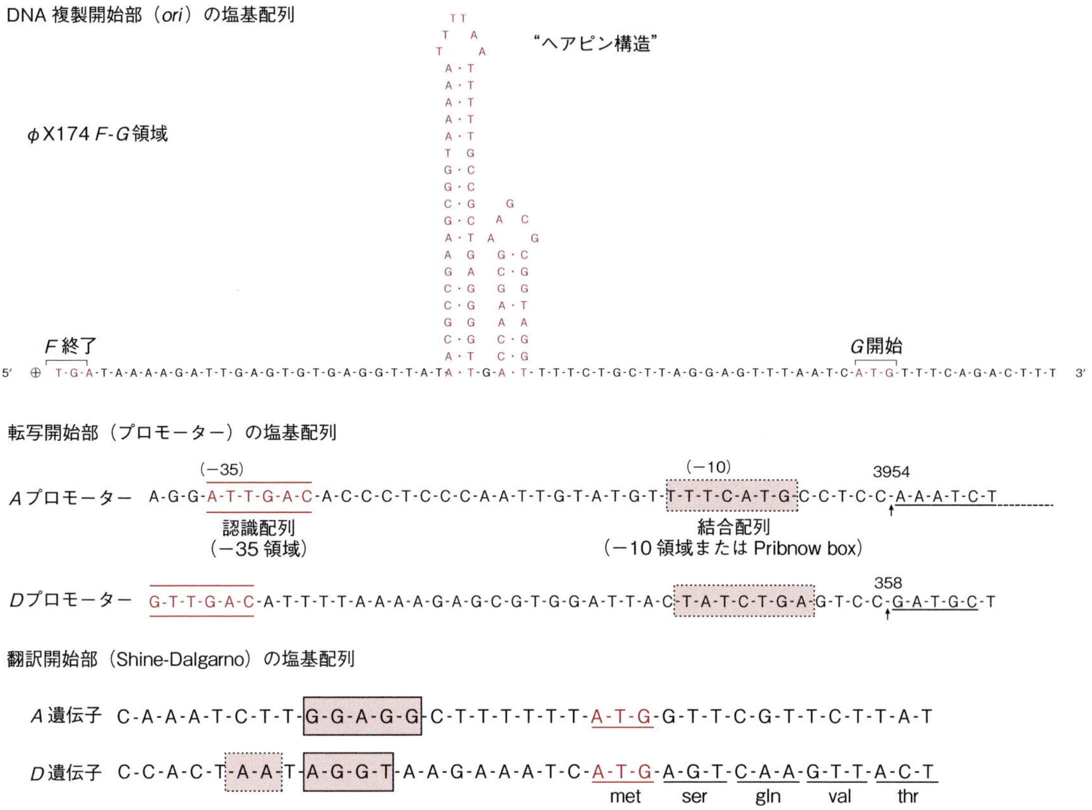

図 6-14　φX174 ファージの複製，転写，翻訳開始部の塩基配列

φX174 ファージの場合，DNA 複製はプラス鎖，マイナス鎖それぞれ特定の部位から開始される（**図 4-13(a)** における *ori*(＋)，*ori*(－)）．*ori* 部位は二次構造として“ヘアピンループ”を持つものと推察されている **(a)**．プロモーターには，RNA ポリメラーゼにより認識される部位(－35 領域)と結合される部位(－10 領域または Pribnow box)が存在する．結合部位の塩基配列はこのファージに限らずどの場合も「A, T」が多い **(b)**．また，mRNA がリボソームと結合する部も特定の配列 Shine-Dalgarno 配列を持ち，開始コドンのアミノ酸はメチオニンである **(c)**．

((a)Fiddes et al.: Proc. Natl. Acad. Sci. U.S.A., 1978, (b)Sanger et al.: Nature, 1977, (c)Shine et al.: Proc. Natl. Acad. Sci. U.S.A., 1974)

なる(**図 6-13a**)．注入されたファージ DNA(プラス鎖)は，宿主由来酵素によりマイナス鎖を合成し，複製型(RF)二本鎖を形成するが，ファージ DNA の複製も，mRNA の合成も，すべてこのマイナス鎖を鋳型として行われる．**図 6-14** に φX174 ファージの複製，転写，翻訳開始部の塩基配列を示す．

3　ファージの溶原性：λ ファージの感染

先に説明したように λ，φ80，P1，P2，P22 などのファージが菌に感染した場合，溶原化が起こり，ファージゲノムが宿主細菌ゲノム中に挿入されることがある．この機構に関しては λ ファージでよく研究されているのでこれについて述べる．λ ファージの全塩基配列(46,500 塩基対）は Sanger らにより 1982 年に決定されている．

1．溶菌か溶原化かの選択

ファージの遺伝子 DNA が菌体内に注入されると，DNA 両端の 12 個の塩基対からなる付着端で環状に結合し，宿主由来リガーゼ(ligase)により閉環し，環状分子(閉環分子 closed circular DNA)となる(5 分以内で終了)．その後溶菌へ進

(a) λファージの転写単位の地図

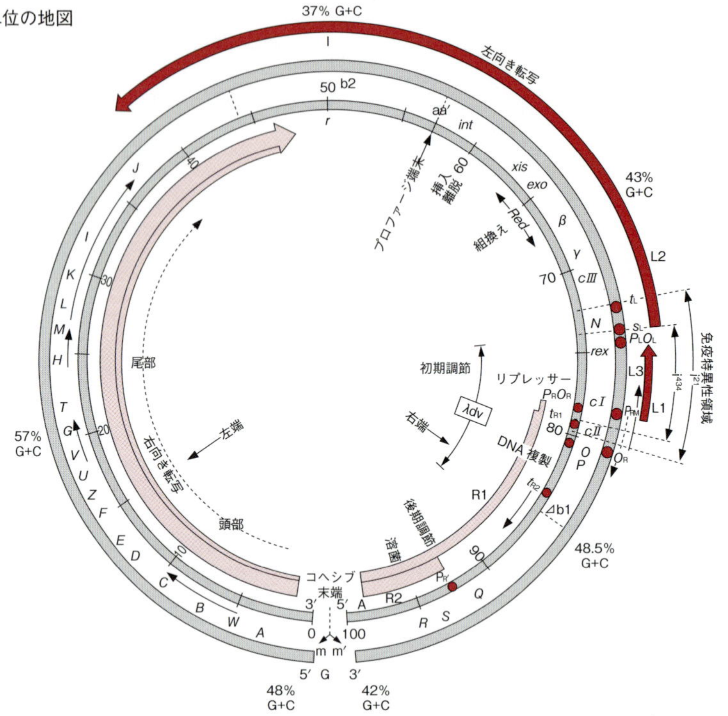

(b) 転写およびリプレッサーの作用機構

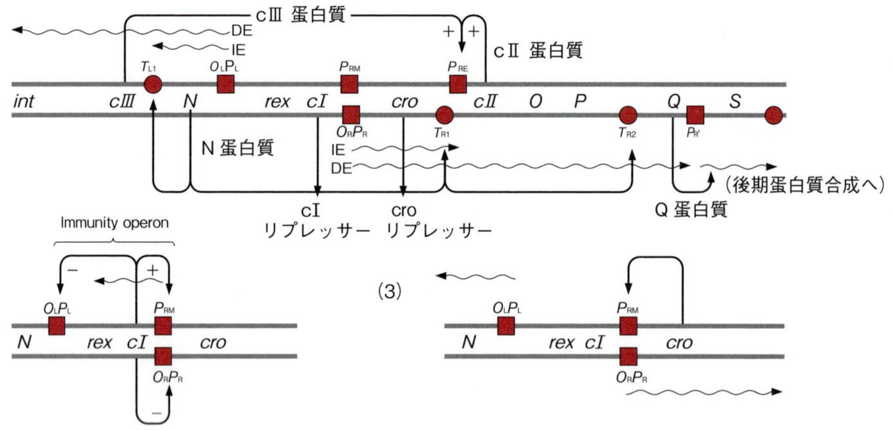

図6-15　λファージの転写

感染後，P_L，P_R プロモーターから転写が開始されるのであるが，ターミネーター（T_{L1}，T_{R1}，T_{R2}）があるため長い mRNA は合成されない(**a**)．しかし(P_L)-*N* の発現により N 蛋白質が合成されてくると，この蛋白質は終結因子 ρ (rho)に拮抗して転写を進め，P_L 側から cIII が，P_R 側から cII が発現してくる．cII 蛋白質は P_{RE} プロモーターから(P_{RE})-*cI-rex* の転写を開始させ(cIII 蛋白質は cII 蛋白質を消化するプロテアーゼを抑制することにより，この転写を促進させる)，*cI* 産物（リプレッサー）の合成を導く(**b-1**)．この cI リプレッサーと P_R-*cro* の発現により合成された cro リプレッサーの優劣により，溶原化か溶菌かへの道が選択される．cI リプレッサーが優勢のときは，P_L，P_R からの転写は抑制され，(P_{RM})-*cI-rex*，さらには *int* 遺伝子発現も促進され溶原化へと向かう(**b-2**)．cro リプレッサーが優勢のときは，P_{RM} は抑制され，P_L，P_R からの転写が進む．Q 蛋白質が合成されてくると，この蛋白質の働きにより後期遺伝子の発現が起こり溶菌へと進む(**b-3**)．後期蛋白質合成が始まる頃になると，cro リプレッサーはその量が多くなり，P_L，P_R からの，自らを含む初期蛋白質の mRNA の転写は停止される(**図6-16** 参照)．

((a)Szybalski et al.: 1970, Cold Spring Harb. Symp.; 日本語訳　松代愛三　ウイルスの研究 1984. (b) Adnord, E. Ed.: Topley and Wilson's Principles of Bacteriology, Virology and Immunity, 1983, 一部改変)

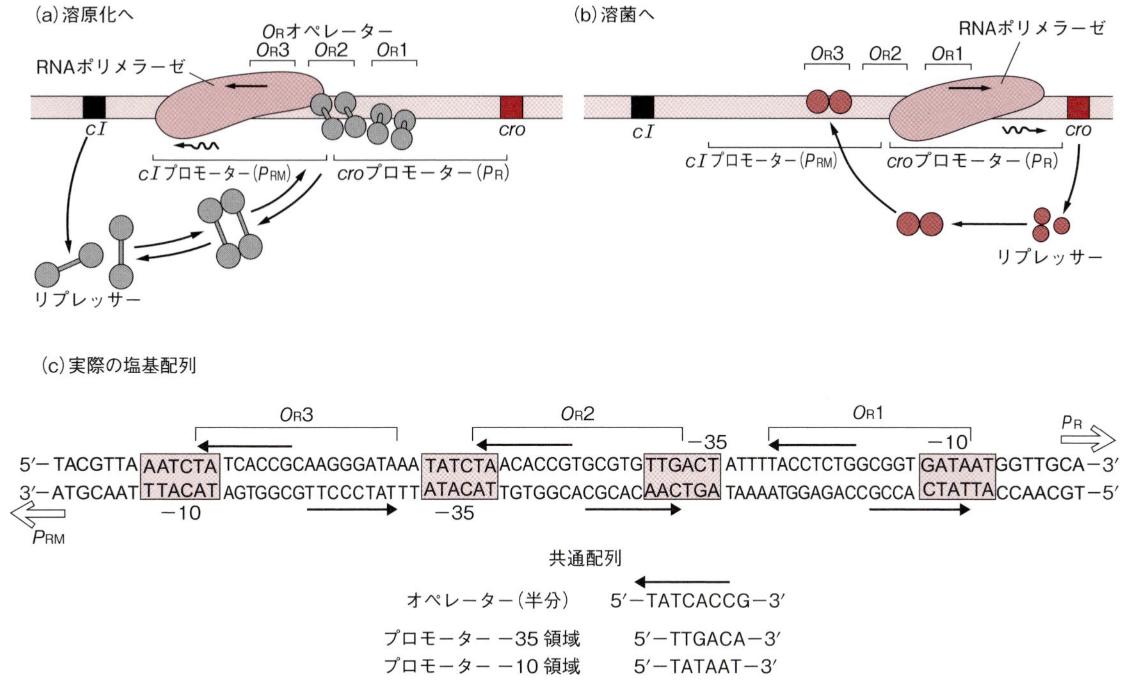

図 6-16 *cI*, *cro* 遺伝子産物の拮抗作用機序

cI リプレッサーは 27,000 Da の蛋白質である(二つの頭を持った亜鈴状を呈している).通常これが 2 分子結合し二量体となってオペレーター遺伝子(O_L と O_R)の認識部位に結合する.cro リプレッサーは約 8,000 Da の蛋白質で,これも二量体となってオペレーターに結合する.O_R オペレーターは約 80 塩基対の長さがあり,ここには各 17 塩基対からなる三つの認識部位(O_R1, O_R2, O_R3)が存在する.この認識部位は,二つのプロモーター(P_R と P_{RM})と重なり合っている.cI リプレッサーは $O_R1 > O_R2 > O_R3$ の順に親和性があり,cro リプレッサーは逆に O_R3 にもっとも強い親和性を示す.cI リプレッサーが O_R1 に結合すると,さらにリプレッサーを引き寄せ O_R2 もすぐにふさがる.(O_R3 はリプレッサーの濃度が相当高くなったときのみふさがる).この状態になると右向きのプロモーター(P_R)は覆い隠され,*cro* 遺伝子などの転写は妨げられる(**a**).逆に cro リプレッサーの二量体が O_R3 に結合すると左向きのプロモーター(P_{RM})は覆い隠される(**b**).後期遺伝子が発現される頃になると,cro リプレッサー量は多くなり,O_R2, O_R1 にも結合する.この結合により,P_R プロモーターもふさがり,初期蛋白質である cro リプレッサーの合成も停止する(O_L も O_R と同じ塩基配列を持ち,同様に cI, cro リプレッサーと反応する).実際の塩基配列を(**c**)に示した.
(Ptashne, M. et al.: Cell **19**, 1–11, 1980)

むか溶原化へ向かうかは,ファージ DNA の中で免疫特異性領域といわれている部位に存在する *cI* 遺伝子と *cro* 遺伝子のどちらが優勢に転写されるかで決まる.**初期遺伝子**の発現に関係するプロモーターとしては,P_{RM}(P_{RE}),P_L,P_R の 3 種が存在する.これらは宿主由来 RNA ポリメラーゼにより認識され,それぞれ *cI*, *N*, *cro* 遺伝子を含む遺伝子群の転写が進むが,その機構を**図 6-15** に示してある.*cI* および *cro* 遺伝子産物はリプレッサーであり,どちらもオペレーター遺伝子(O_R, O_L)に結合しうる.オペレーターに結合することにより**図 6-16** に示した機序で,両リプレッサーの結合が拮抗する.cI リプレッサー(あるいは単にリプレッサーというときはこのものを意味する)が優勢のときは,P_L,P_R からの転写は抑制され,P_{RM} より *cI-rex* が読み取られ,溶原化へと進む.逆に cro リプレッサーが優勢のときは,P_{RM} からの転写は抑えられ,P_L,P_R からの転写が進み溶菌へと向かう.*cI*, *cro* どちらの遺伝子が優勢に転写されるかということの詳細な機序はまだ不明である.しかし,最初に cI リプレッサーが産生されるためには(このときは P_{RE} より *cI-*

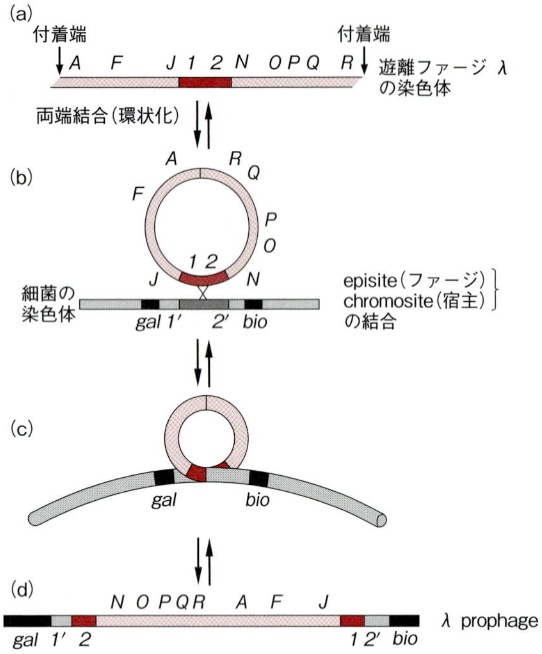

図 6-17　Campbell の模型

ファージと細菌の DNA 間には相対応する attachment site がある(それぞれ *attP* または episite，*attB* または chromosite という)．この部位で，ファージの作る Int 蛋白質(integrase)により組換えが起こり，ファージ DNA が細菌の DNA の中に組込まれる．

rex が転写される)*cII*，*cIII* 遺伝子産物が必要である．したがって *cII*，*cIII* 遺伝子産物の量が，両者のバランスを取るうえで重要であるといわれている．この遺伝子産物量は，菌の(代謝)状態，1 個の菌あたりに感染したファージ数などに影響される．なお，ファージ DNA が宿主 DNA に組込まれ，プロファージとなった後の溶原性維持のためには，*cII*，*cIII* 遺伝子産物は必要でなく，P_{RM} より *cI-rex* が読み取られるだけで十分である．

溶菌に向かう場合は転写と並行して DNA の複製も開始される．複製は閉環分子の一本に切れ目が入り，開環分子となった後，*O* 遺伝子内に存在する *ori* 部より，最初は θ 型，後に σ 型様式により行われる(**図 6-10c**)．

2. ファージ DNA の細菌染色体への挿入のしくみ

ファージ遺伝子 DNA の細菌染色体への組込みの方法として，Campbell の模型が提唱されている(**図 6-17**)．ファージ DNA と宿主 DNA との間には塩基配列が非常によく似た部位(attachment site)があり，この部位で図示したようにファージ DNA の組換え挿入が起こるとされている．この説を支持する主な事実として以下のことがあげられる．

①片方の DNA 付着端しか持たないファージは安定に溶原化できない(DNA が閉環することが重要)．
②遺伝指標の配列順が増殖型ファージとプロファージでは異なる(**図 6-17a, d**)．
③プロファージ挿入により宿主遺伝子の距離の伸長が起こる．

溶原状態は *cI* 遺伝子産物であるリプレッサーにより維持されているが，このリプレッサーが種々の条件(紫外線照射，マイトマイシン C 処理等)により不活化されると，これまで抑えられていた遺伝子の発現が起こり，ファージの増殖が認められるようになる(**誘発現象**，**図 6-4**)．

以上，代表的なファージの感染様式について説明した．次の項で，動物ウイルスの増殖について記載するが，ファージと動物ウイルスの増殖様式は基本的に一致している．大きな相違点は，宿主への侵入過程と mRNA の形態である．ファージ以外の多くの動物ウイルスでは核酸だけでなく，ウイルス粒子全体が宿主内に侵入する．mRNA も 5′ 端にはキャップ構造，3′ 端にはポリ A が結合しており，転写後にスプライシングと呼ばれている現象が起こることが多い．これらのことはファージでは通常認められないが，不思議なことに T4 ファージなどごく少数のファージはイントロンを持ち，スプライシングが起こる．

C 動物ウイルスの増殖

動物ウイルスの増殖様式も細菌ウイルスであるファージと同様に，感染した生細胞の種々の酵素系や蛋白質合成系を利用しなければならない．しかもウイルスの増殖，複製様式は，それぞれのウイルス科ごとに異なっている．各ウイルスによる発病機序や病態形成，抗ウイルス薬の作用機構や開発法，ウイルスの変異や遺伝様式，さらには持続感染や細胞のがん化などの現象を理解するためには，それぞれのウイルスがいかなる機構によって複製，増殖を行うかを知ることが重要である．

ウイルスの増殖様式を理解するうえで，もう一つ重要な点がある．それは，多くの生命現象一般にかかわる基本的な部分は，ウイルスの増殖様式に関する研究の中から生まれてきたということである．たとえばmRNAのキャップ(cap)構造の形成や，**スプライシング**(splicing)などに代表される転写後の変化，また転写に関する調節機構(**エンハンサー** enhancerなど)，さらには動く遺伝子の概念やがん遺伝子などがウイルスの研究を通してもたらされてきたのである．したがってウイルスの増殖機構は，単に病原体の感染，増殖という一面だけではなく，いわゆる生命科学において重要な位置を占めているということを知っていただきたい．

1 ウイルス増殖の概略

ウイルス粒子は生細胞に感染し，増殖する．しかし，すべてのウイルスがどのような細胞にでも感染できるわけではなく，それぞれのウイルスの感染できる動物種(種特異性)や組織・臓器(組織・臓器特異性)，あるいは細胞(細胞特異性)などが決まっている(宿主域 host range)．あるウイルスが感染できる細胞を，そのウイルスにとって感受性細胞と呼び，感染できない細胞を非感受性細胞と呼ぶ．感受性細胞に侵入したウイルスはヌクレオカプシドからウイルス遺伝子を露出させ，粒子

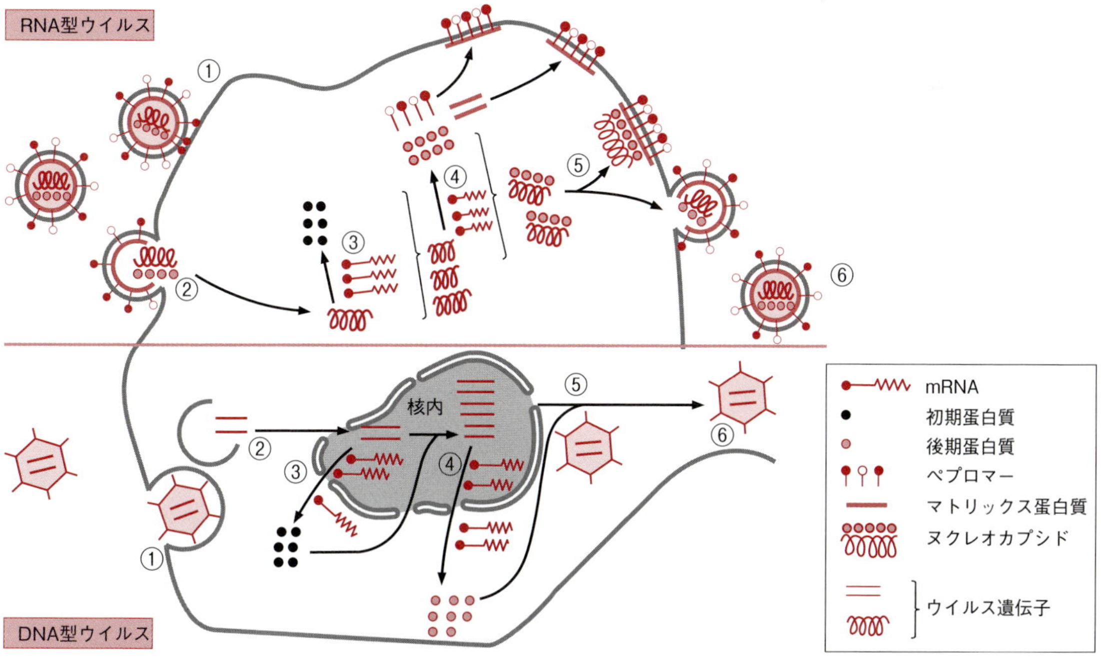

図 6-18 動物ウイルスの増殖過程
それぞれの番号は本文中のウイルス複製過程の番号を示す．

形態や感染性が認められない**暗黒期**(eclipse period)を経て，ウイルス遺伝子やウイルス蛋白質が個々に複製，合成された後にウイルスの各素材が集合して多数の子ウイルス粒子の形成が起こり細胞外へ放出される．

ウイルスの増殖過程は一般に以下のような経過で起こる(**図6-18**)．

①ウイルス粒子の宿主細胞への吸着，侵入．

②脱殻，ウイルス核酸の細胞内での増殖部位への移行．

③ウイルスの初期mRNA，**初期蛋白質**の合成．

④ウイルス遺伝子の複製および後期mRNA，**後期蛋白質**の合成．

⑤ウイルス素材の集合によるヌクレオカプシド，粒子形成．

⑥ウイルス粒子の細胞外への遊離(放出)．

ウイルスの増殖過程や，その時間はそれぞれのウイルス，またウイルスと細胞の組み合わせ，感染ウイルス量によってさまざまに異なる．

感受性細胞のうち上記の過程が進行し，ウイルスの増殖できる細胞を**許容細胞**という．しかし増殖過程がさまざまな段階で停止してしまう場合は子ウイルスの産生はみられない．このような細胞を**非許容細胞**といい，ウイルスは**不稔感染**を起こしたという．不稔感染を生じる原因は細胞側にも，ウイルス側にも存在する．

2　吸着と侵入

ウイルスの細胞への**吸着**(adsorption)は宿主細胞膜表面に存在するレセプターを介して行われる．ウイルス粒子表面にはレセプターとの結合に関与する蛋白質が存在する(レセプター認識蛋白質)．たとえば，パラミクソウイルス科に属するパラインフルエンザウイルス2型やムンプスウイルスのHA(HN)分子，麻疹ウイルスのH分子，RSウイルスのG分子がレセプターに結合する．レセプターを欠く細胞にはウイルスは吸着できない．このような細胞は非感受性細胞である．したがってレセプターの存在の有無はウイルスの宿主域や臓器特異性を決定する重要な要因の一つである．レセプターとして，リポ蛋白質，糖蛋白質などが知られており，とくに，インフルエンザウイルスの場合はシアル酸の存在が重要であることが判明している．一般的に，それぞれのウイルスは，それぞれ異なるレセプターを利用している．これらのレセプターへのウイルス吸着はpH，イオン強度，温度などによって影響を受ける．レセプターと強固に結合した後，ウイルス粒子の細胞内への**侵入**(penetration)が起こる．各ウイルスの侵入様式を**図6-19**に示した．ウイルスとレセプターの詳細は第7章を参照されたい．

ウイルス粒子表面には膜融合に関与する蛋白質が存在するものがある．膜融合活性を持つ蛋白質のN末端部には疎水性アミノ酸が多く，このことより融合が起こると推察されている．これらの膜融合蛋白質は大きく二つのグループに分類できる(**表6-2**)．クラスⅠに属する膜融合蛋白質は宿主由来のプロテアーゼによって切断されて二つのサブユニットになることが必要であり，さらにpH依存的に不可逆的な構造変化が生じることが知られている．たとえば，ヒトインフルエンザウイルスA型のHAは肺のクララ細胞から分泌されるプロテアーゼ(トリプターゼクララ)によってHA1(結合活性)とHA2(融合活性)に切断され(切断後はS-S結合で連結)，酸性条件下で構造変化を起こし膜融合活性を発揮する．同様に，麻疹ウイルスのF蛋白質はF1(融合活性)とF2に開裂し，中性領域で膜融合活性を示す．コロナウイルス科のウイルスもS蛋白質がS1とS2に切断されるが，SARS-CoV(MERS-CoV)のS蛋白質は切断を受けない状態で受容体へ結合し，その後細胞侵入時に宿主細胞プロテアーゼによってエンドソーム内で切断され融合活性を示す．HIVは，前駆体蛋白質であるgp160細胞内でgp120とgp41に切断され，gp120(結合活性)とgp41(融合活性)が非共有結合した状態でスパイク蛋白質として存在している．クラスⅡの膜融合蛋白質はプロテアーゼによる切断は受けないが，酸性領域で構造変化を起こし融合活性を示すようになる．クラスⅠ，クラスⅡに属さない融合蛋白質としてラブドウイルス科(狂犬病ウイルス)のG蛋白質はpH依

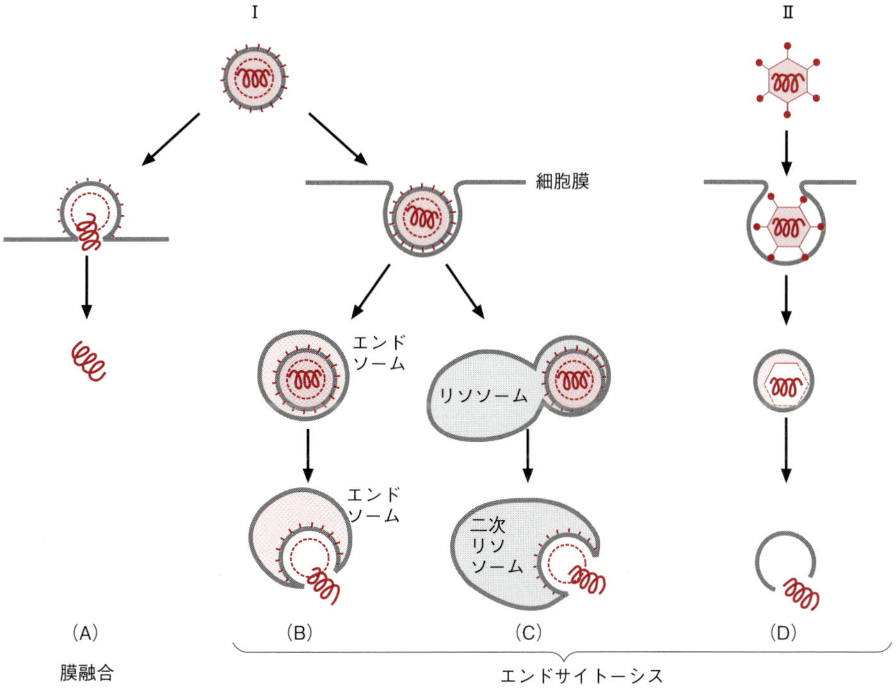

図 6-19　ウイルス粒子の細胞内侵入様式

エンベロープウイルス(Ⅰ)は細胞膜とウイルスエンベロープとの直接融合によってヌクレオカプシドが放出される場合(A；パラミクソウイルス科など)と，エンドサイトーシスによって細胞内に取り込まれ，エンドソームで膜融合が起こって放出(B)されるものと，エンドソームとリソソームの融合の結果生じた二次リソソームで膜融合が生じて放出される場合(C)がある(B，C；オルトミクソウイルス科，トガウイルス科，ラブドウイルス科など)．BとCの場合はエンドソームやリソソーム内の pH が酸性であることが膜融合に重要な意味を持つ．エンベロープを持たないアデノウイルス(Ⅱ)などの場合はエンドサイトーシスによって取り込まれ，蛋白質分解酵素などでカプシド蛋白質が分解されてウイルス遺伝子(コア)が放出される(D)．

表 6-2　ウイルス膜融合蛋白質

クラスⅠ	オルトミクソウイルス科	HA2	(インフルエンザウイルス A 型)
	パラミクソウイルス科	F1	(麻疹ウイルス)
	フィロウイルス科	GP2	(エボラウイルス)
	コロナウイルス科	S2	(SARS コロナウイルス)
	レトロウイルス科	gp41	(HIV)
クラスⅡ	フラビウイルス科	E	(ダニ媒介性脳炎ウイルス，デングウイルス)
	トガウイルス科	E1	(セムリキ森林ウイルス)

存的に可逆的構造変化を起こし，酸性条件で融合活性が現れる．

3　脱殻とウイルス核酸の移行

細胞に侵入したヌクレオカプシドからウイルス核酸が遊離することを**脱殻**(uncoating)という．多くのウイルスは細胞のリソソーム酵素によってカプシド蛋白質が分解され，mRNA の合成に関した酵素などとの複合体として核酸が遊離してくると考えられている(**図 6-19**)．DNA 型ウイルスの場合，核酸は宿主細胞の核内に移行する．しかしポックスウイルス科のウイルスは細胞質で増殖を行う．これは脱殻や増殖に必要な酵素類が粒子に含まれているためである．RNA 型ウイルスの場合は一般に細胞質内で増殖過程が進行することが多い．

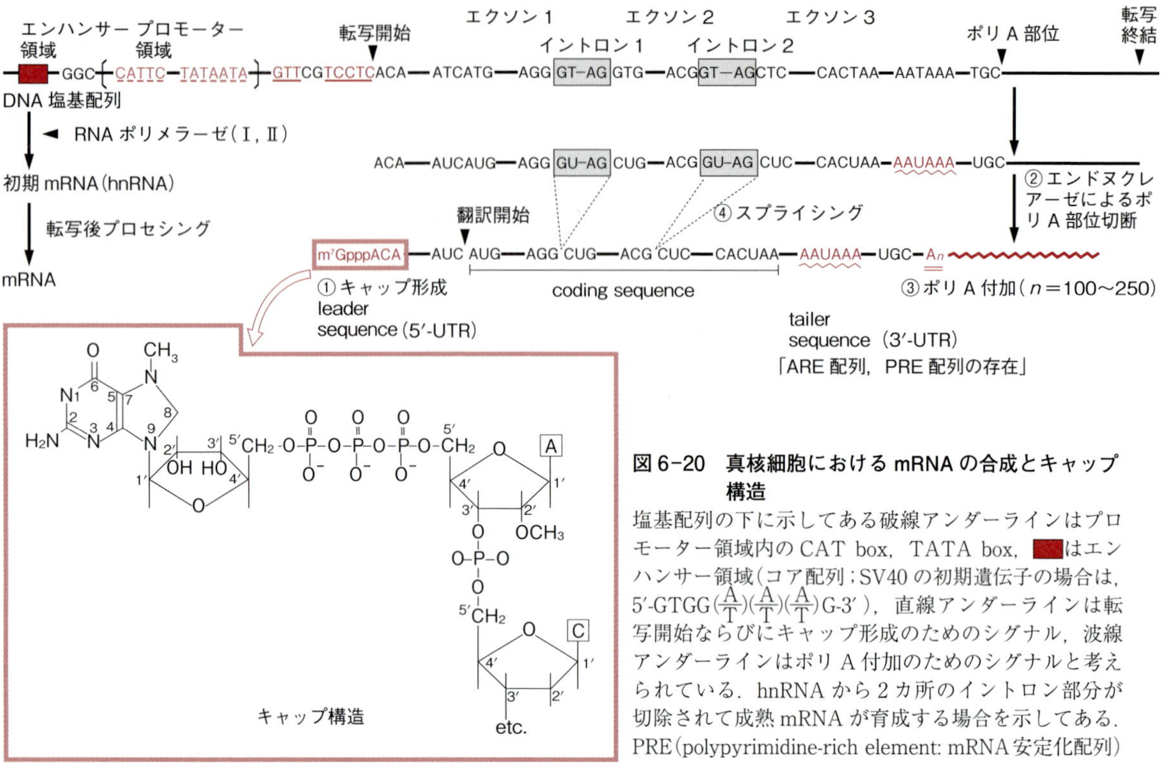

図6-20　真核細胞におけるmRNAの合成とキャップ構造

塩基配列の下に示してある破線アンダーラインはプロモーター領域内のCAT box, TATA box, ■はエンハンサー領域(コア配列；SV40の初期遺伝子の場合は, 5′-GTGG$(\frac{A}{T})(\frac{A}{T})(\frac{A}{T})$G-3′), 直線アンダーラインは転写開始ならびにキャップ形成のためのシグナル, 波線アンダーラインはポリA付加のためのシグナルと考えられている. hnRNAから2カ所のイントロン部分が切除されて成熟mRNAが育成する場合を示してある. PRE(polypyrimidine-rich element: mRNA安定化配列)

4 転　写

1. mRNA合成の一般様式

真核生物におけるDNAからRNAへの**転写**(transcription)にはいくつかの過程が含まれる. まずRNAポリメラーゼⅡ(3種類のRNAポリメラーゼの一つ)によるDNA上の特定塩基配列の認識と転写の開始(initiation)が起こる. 転写に関わるDNA上の共通塩基配列はプロモーター領域(転写の開始領域)の **TATA box**(Hogness box, 5′-TATAATA-3′)や**CATT box**(5′-CAATCT-3′)などが知られている(転写の効率をあげる配列としてエンハンサー領域も知られている). このほか, 個々の遺伝子に特有の転写因子, たとえばNF-κBやAP-1などの結合する配列も存在する. 同様に転写終結のためのシグナルも存在する. DNAを鋳型として合成された初期mRNAは, さらに転写後にも変化を受けて, RNAの5′端のキャップ形成(**図6-20**①), エンドヌクレアーゼによるポリA部位切断(**図6-20**②), 3′端への**ポリA**付加(50〜200個のポリアデニル酸)が起こる(**図6-20**③). この段階のmRNAはDNA上の**イントロン**(intron；遺伝子としては取り込まれない塩基配列)と**エクソン**(exon；遺伝子をコードする塩基配列)に相当する配列を持つため, これからイントロン部位を切り取り, エクソン部位を継ぎあわせること(スプライシング；**図6-20**④)によってmRNAの合成が終了する. 生成したmRNAの3′-UTR(untranslated region, 非翻訳領域)にはその安定性に関与するAU-rich element (ARE)配列が存在し, HuR(RNA結合蛋白質：antiapoptotic regulator Hu antigen R)などの宿主細胞蛋白質の結合を介して半減期が制御されている(**図6-20**).

ヒトインフルエンザウイルスA型のNS1蛋白質はmRNAのプロセシング過程でエンドヌクレアーゼ活性を抑制し, ポリA付加を阻害することによって, またヘルペスウイルスはHuRの局在を変化させ ARE への結合を抑制し不安定化を導くことによって mRNA の合成を低下させる．さらにヘルペスウイルス蛋白質 UL41（RNA 分解酵素）は ARE を持つ mRNA を積極的に分解する．**スプライシング**は，たとえば SV40 の large T 抗原（T）と small T（t）抗原の mRNA や，アデノウイルスの mRNA 合成の場合にみられる（**図 6-21**）．

2. DNA 型ウイルスの mRNA と蛋白質合成

ポックスウイルス科以外の DNA 型のウイルスの mRNA 合成は宿主細胞の核内で行われ，細胞の mRNA 合成と類似の経過をとるものと思われる．一般に DNA 型ウイルスの転写は初期と，DNA 複製後に行われる後期の 2 回に分かれて起こる．

a. アデノウイルス

約 20×10^6 Da の二本鎖 DNA で互いに相補的な **r 鎖**と ***l* 鎖**からなる．r 鎖からの転写は右方向に起こり，*l* 鎖からの転写は左方向に行われる．初期の転写は感染後 1〜4 時間後に DNA 複製の前に始まり，この mRNA から初期蛋白質が作られる．DNA 合成は感染後 6〜12 時間後に開始され，この時期に後期 mRNA の転写が新しく生じた DNA から起こる（**図 6-21a**）．

初期 mRNA 合成は r と *l* 鎖のそれぞれ異なる六つの遺伝子について起こる（*E1A*, *E1B*, *E2A*, *E2B*, *E3*, *E4*）．これらの mRNA はそれぞれ独立したプロモーターにより転写が支配されている．mRNA はスプライシングを受けるので，切り出し部位の違いで一種類の mRNA 前駆体から数種の mRNA が作られる（**図 6-21a, c**）．たとえば *E1A* 遺伝子はスプライシングによって生じる少なくとも 4 種の mRNA を**コード**（code）している．*E1A* から読まれる蛋白質は他の初期 mRNA の転写に必要であることが知られている．また *E2* の mRNA からはウイルス核酸の複製に必要な DNA 結合蛋白質が作られる．これらの mRNA のほかに，蛋白質には翻訳（translation）されないが 2 種類の RNA が転写される（virus associated RNAs：VA RNAs）．これらの RNA はスプライシングや翻訳に関係していると考えられている．さらに重要な点として，これらの VA RNAs は，インターフェロン（interferon, IFN）による抗ウイルス状態の成立に関与している protein kinase（PKR：二本鎖 RNA 依存性プロテインキナーゼ）の作用を阻害する働きもあることが明らかとなっている．後期 mRNA の合成は DNA の複製にほぼ平行して r 鎖のマップユニット（遺伝子地図上の長さの単位）16（**図 6-21a, b** 参照）から始まる．つまり後期 mRNA（*L1*〜*L5*）の転写は *L1*〜*L5* 遺伝子に共通のプロモーターから開始され，主にウイルス構成蛋白質が作られる．

b. ヘルペスウイルス

ウイルス核酸は約 100×10^6 Da の線状二本鎖 DNA である．遺伝情報の転写は**前初期**（immediate-early, α），**初期**（early, β），**後期**（late, γ）の 3 期に区別できる．これらの mRNA はそれぞれ異なる機構によって調節を受けていることが知られている．α-mRNA の合成に関してあらかじめウイルス蛋白質の合成は必要でなく，ウイルス粒子中に含まれるテグメント蛋白質の一種（*UL48* 遺伝子産物），および Oct-1 などの宿主因子と宿主の RNA ポリメラーゼⅡによって行われる．5 種類の α-mRNA の存在が知られており，いずれも**倒置反復配列**（逆方向に繰り返された配列）付近から転写され，2 種類は一方の DNA 鎖から，他は相補的なもう一方の DNA 鎖から転写される．これらの α-mRNA からの蛋白質には，β-mRNA や γ-mRNA の合成にとって必要な蛋白質や，**DNA 結合蛋白質**が含まれる．β-mRNA からの β 蛋白質は，ウイルス DNA 複製の開始と継続（continuation）にかかわっている．γ-mRNA は感染ウイルスの DNA の複製によって新たに作られたウイルス DNA から転写される．この γ-mRNA からは 33 種類の構造蛋白質やその前駆体が作られる．

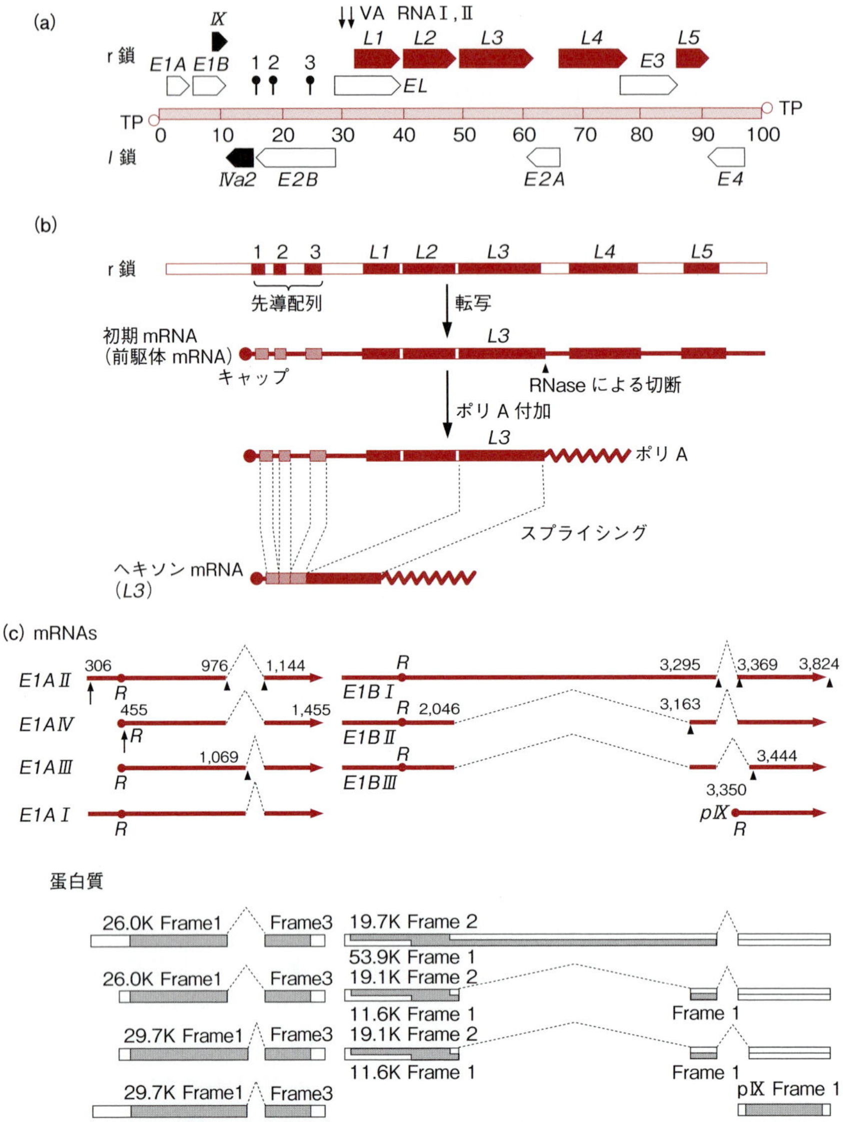

図 6-21　アデノウイルスにおける mRNA の合成

(a) ヒトアデノウイルス２型の遺伝子地図：DNA 上の数字（0～100）はアデノウイルス DNA の長さを 100 としたときのマップ単位．初期領域（白の矢印），中間期領域（黒の矢印），後期領域（赤の矢印），末端蛋白質（TP），後期領域に関する先導配列（⚲）．アデノウイルスは，初期，中間期，後期の遺伝子のほとんどが複数種の mRNA と蛋白質をコードしている．

(b) アデノウイルス後期 mRNA の合成：図では後期遺伝子領域のうち *L* 領域の mRNA（*L3*，ヘキソン：カプシド蛋白質の一つ）の合成を示してある．前駆体 mRNA はポリ A 付加部位で切断を受ける．また先導配列間，および先導配列から *L3* までの間はスプライシングによって除かれる．

(c) アデノウイルス 12 型初期遺伝子領域 *E1* の遺伝情報とその発現：（上）mRNA の転写地図；mRNA を実線で示す．破線はスプライスによって除かれる領域．（下）塩基配列から推定されるコード可能な蛋白質；mRNA において蛋白質をコードしうる領域をグレーで表し，各蛋白質の推定分子サイズ（K：キロダルトン kDa）とコードしている読み枠（frame）を示した．*E1A*-mRNA は４種類（Ⅰ，Ⅱ，Ⅲ，Ⅳ）で，転写開始点は２箇所（矢印部位：306, 445），コードされる蛋白質は２種類（26.0K, 29.7K）でイントロンの大きさの違いによる．*E1B*-mRNA は３種類（Ⅰ，Ⅱ，Ⅲ）で転写開始点は１カ所，コードされる蛋白質は３種類（11.6K, 19.1K, 53.9K）である．また，*E1B* 領域のイントロン部分には *pIX* の転写開始点が存在する．*R*：翻訳開始部位．

（a, c；藤永蕙：がん遺伝子の分子生物学，1985）

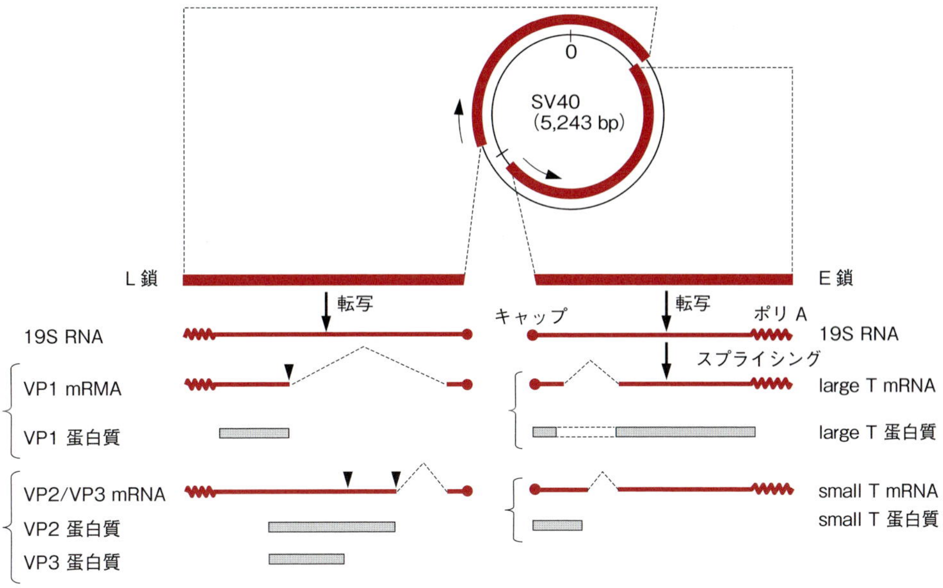

図 6-22 SV40 の mRNA 合成と蛋白質合成

二本鎖のうち E(early)鎖が宿主細胞の RNA ポリメラーゼⅡにより 0.67 付近から 0.17 まで転写され，大小 2 通りのスプライス(破線)のどちらかを受けて 2 本の mRNA が生成する．small T mRNA は途中に終止コドンを含むため小さな蛋白質しか翻訳されない．ウイルス遺伝子の複製終了後，L(late)鎖が時計回りに転写される．初期 mRNA と同様に 2 種類のスプライスを受けて 2 本の mRNA が生成する．大きなスプライスを受けた mRNA からは VP1 蛋白質が，また小さなスプライスを受けた mRNA は開始コドンが 2 箇所(矢印)であるので，VP2 と VP3 の 2 種の蛋白質が作られる．矢頭(▼)は翻訳開始部位．

c. SV40(simian virus 40)とヒトパピローマウイルス

ポリオーマウイルス科に属する SV40 ウイルスは，3〜5×10^6 Da の環状二本鎖 DNA を遺伝物質とし，初期 mRNA の転写は宿主細胞の RNA ポリメラーゼⅡによりウイルス DNA 上の転写開始点より反時計まわり(左まわり)に合成され，後期 mRNA は時計まわりに(右まわり)に合成される．このため鋳型となる DNA は二本鎖の互いに別々の塩基鎖である．核内に見出される初期および後期 mRNA は，細胞質にみられる mRNA よりも大きいので，スプライシングによりそれぞれ初期および後期 mRNA が作られると考えられている．初期 mRNA からは細胞のトランスフォーメーションに関係した蛋白質(large T 抗原)，後期 mRNA からはウイルスの構造蛋白質などが作られる(**図 6-22**)．

パピローマウイルス科のヒトパピローマウイルスは SV40 と同じ環状二本鎖 DNA であるが，すべての ORF は同一鎖に存在する．このウイルスは宿主および組織特異性が強く，まだ培養細胞での増殖は成功していない．ウイルスの環状二本鎖 DNA は感染細胞中に**エピソーム**の状態(染色体外遺伝子の状態)で存在している．しかし，16 型などの悪性タイプ(悪性腫瘍の発生に関与していると考えられているタイプ)では，宿主細胞ががん化してゆく過程で，ウイルスゲノムが宿主ゲノムに組込まれるとされている．詳細に関しては第 18 章 D 項参照．

なお，これらの DNA 型ウイルス，ことに SV40，アデノウイルス 12 型，ヒトパピローマウイルス 16 型などはがんウイルスとして知られており，ウイルスの増殖を許さない非許容細胞に感染させた場合に細胞をトランスフォーム(がん化)する．トランスフォーメーションの機構については第 8 章で述べられる．

また，ウイルス核酸が不完全な二本鎖環状構造をとるウイルスとしてB型肝炎ウイルスがあり，特有の転写，逆転写酵素に依存した複製機構を持っているが，詳細は第18章S項で記載される．

3. RNA型ウイルスのmRNAと蛋白質合成

a. プラス鎖RNAウイルス

プラス(＋)鎖(mRNAとして機能する)RNAを遺伝子とするものは，ピコルナウイルス科，カリシウイルス科，ヘペウイルス科，トガウイルス科，フラビウイルス科，コロナウイルス科などに属するウイルスが知られおり，これらのウイルス遺伝子は基本的にはmRNAとして機能することができる．ただし，このウイルス遺伝子からウイルス蛋白質が合成される過程や，その様式は，それぞれのウイルス科によって特色のあるものとなっている．

ピコルナウイルス科ではポリオウイルスが詳しく研究されている．ポリオウイルスのRNAは，その5′末端にVPgと呼ばれる蛋白質が結合し，3′末端はmRNAと同様のポリA(ポリアデニル酸，polyadenylic acid)構造で，数個の**シストロン**(cistron；機能上からみた遺伝子の単位)を含んでいる．感染後脱殻によって細胞質内に遊離したウイルスRNAは，その全体が一本のポリペプチド鎖に翻訳され(ポリシストロニックな翻訳)，

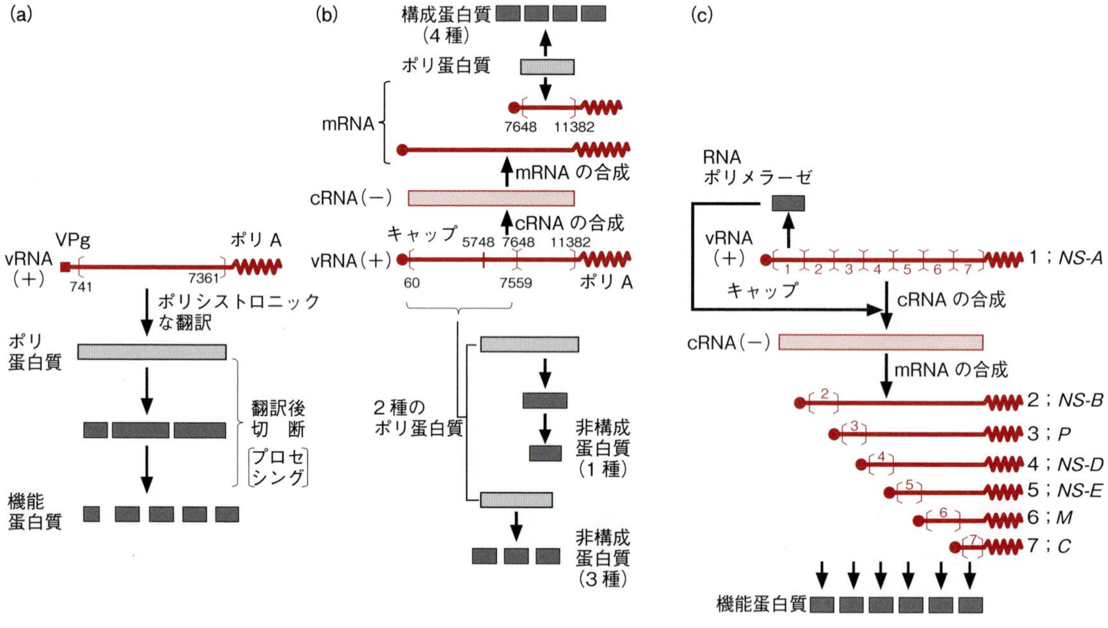

図6-23　プラス鎖RNAウイルスのmRNAと蛋白質合成

(a) ポリオウイルス(ピコルナウイルス科)：ウイルスRNA(vRNA)の5′末端より741位の塩基から7,361位までが1本のポリペプチド鎖に翻訳され，その後切断されて各機能蛋白質となる．

(b) シンドビスウイルス(トガウイルス科)：ウイルス非構成蛋白質はvRNAの5′端の60位の塩基より5,748位までの部分が1本のポリペプチド鎖に，また60位から7,559位までが1本のポリペプチド鎖に翻訳されたあと切断を受けて前者より3種，後者より1種の蛋白質が生成される．ウイルス構成蛋白質はvRNAから相補性RNA(cRNA，マイナス鎖)が合成され，このcRNAから転写されるmRNA(vRNAのうち7,648位から11,382位に相当する)が翻訳され，切断を受けて構成蛋白質(粒子殻蛋白質と2〜3種の被膜蛋白質)となる．

(c) コロナウイルス：5′末端にあるRNAポリメラーゼ遺伝子(*NS-A*)のみがvRNAより直接翻訳を受けるが，他の遺伝子はvRNAから相補性RNA(cRNA，マイナス鎖)が合成され，このcRNAからそれぞれ3′末端領域を共通とする亜遺伝子RNA(mRNA)が転写され，翻訳されてウイルス蛋白質が生成される．

その後，宿主およびウイルス由来のプロテアーゼによって切断を受けて4種のウイルス粒子構成蛋白質（VP1, VP2, VP3, VP4），および遺伝子複製のために必要な3AB（VPg前駆体蛋白質），RNAポリメラーゼ，プロテアーゼなどが合成される（**図6-23a**）．ポリオウイルス遺伝子は5′端にVPgペプチドを結合したプラス鎖RNAであり直接翻訳されるが，リボソームに結合し翻訳中のRNA（mRNA）にはVPgは結合していない．宿主細胞のunlinking酵素によって切断，解離されるものと考えられている．

同様にmRNAとして機能するカリシウイルス科のウイルス遺伝子RNAはポリオウイルスのRNAと似ており，5′末端に蛋白質，3′末端にポリAを有する．ポリオウイルスと同様にポリシストロニックに翻訳される．ピコルナウイルス科，カリシウイルス科の両ウイルスはキャップ構造がないため，キャップ非依存的にIRES（internal ribosome entry site；ウイルス遺伝子5′端側に形成されるヘアピン構造）を利用して翻訳が始まる（キャップ非依存的翻訳）．

トガウイルス科ではアルファウイルス属のシンドビスウイルスやセムリキ森林ウイルスにおいて詳細な研究がなされている．これらのウイルス感染細胞では，遊離したウイルス遺伝子（mRNAの特徴である5′末端に**キャップ構造**，3′末端に**ポリA**を有する）はmRNAとして機能し，これよりそれぞれ4種のウイルス非構成蛋白質と構成蛋白質が形成される（**図6-23b**）．

フラビウイルス科のウイルス遺伝子は5′末端にキャップ構造を持つが，3′末端にはポリAが存在しない．このウイルスの遺伝子RNAはポリシストロニックな翻訳を受ける．ただし，フラビウイルス科に属するC型肝炎ウイルスはキャップ構造がないため，IRESを利用した翻訳を行う．

コロナウイルス科の遺伝子RNAの発現はきわめて独特である．まずRNAの5′末端側に存在するRNAポリメラーゼ遺伝子（*NS-A*）のみが直接翻訳される．この酵素によりウイルスRNA全体を転写した相補性RNA（complementary RNA, cRNA）が作られ，これを鋳型として6種類のmRNAが作られる．6種のmRNAは，それぞれの蛋白質に相当する遺伝子（*NS-B, P, NS-D, NS-E, M, C*）部位のほか，共通の3′末端を持つ．6種のmRNAの5′端遺伝子のみが蛋白質へと翻訳され，3種の**ウイルス粒子構成蛋白質**と3種の**非構成蛋白質**が形成される（**図6-23c**）．

b. マイナス鎖RNAウイルス

マイナス（－）鎖（mRNAとして機能しない）一本鎖RNAを遺伝子とするウイルスは，このマイナス鎖のウイルスRNAよりRNA依存性RNAポリメラーゼによってmRNAを合成する．これらの遺伝子は線状一本鎖構造をとるもの（ラブドウイルス科，パラミクソウイルス科）と分節構造をとるもの（オルトミクソウイルス科，ブニヤウイルス科，アレナウイルス科）に分かれ，それぞれのウイルス遺伝子は特色のある機構によってmRNAの合成を行っている．

(1) 線状一本鎖RNA（ラブドウイルス科，パラミクソウイルス科）

これらのウイルスではマイナス鎖を鋳型としてプラス鎖のRNAを合成する酵素，すなわちRNAポリメラーゼをウイルス粒子が持っておりmRNAとして働くプラス鎖RNAを合成する．

ラブドウイルス科では水疱性口内炎ウイルス（vesicular stomatitis virus）について，とくに詳細な研究がなされている．このウイルスの遺伝子にコードされている5種の蛋白質（L, G, N, NS, M）のうち，LとNSがウイルス粒子中のRNAポリメラーゼの不可欠な**サブユニット**（subunit；物質の最小構成単位）である．これら5種類の遺伝子に対してそれぞれ1種ずつ計5種のmRNAが合成される．ウイルス遺伝子RNAの3′末端から5′末端に向けて転写が行われ，この転写過程で5種の各遺伝子の3′末端にポリA部分がそれぞれ合成され，その後各シストロン単位での切断，5′末端でのキャップ形成が行われてmRNAとなる（**図6-24a**）．

パラミクソウイルス科ではウイルス遺伝子（直鎖状マイナス鎖）が細胞質内に侵入後に，この遺

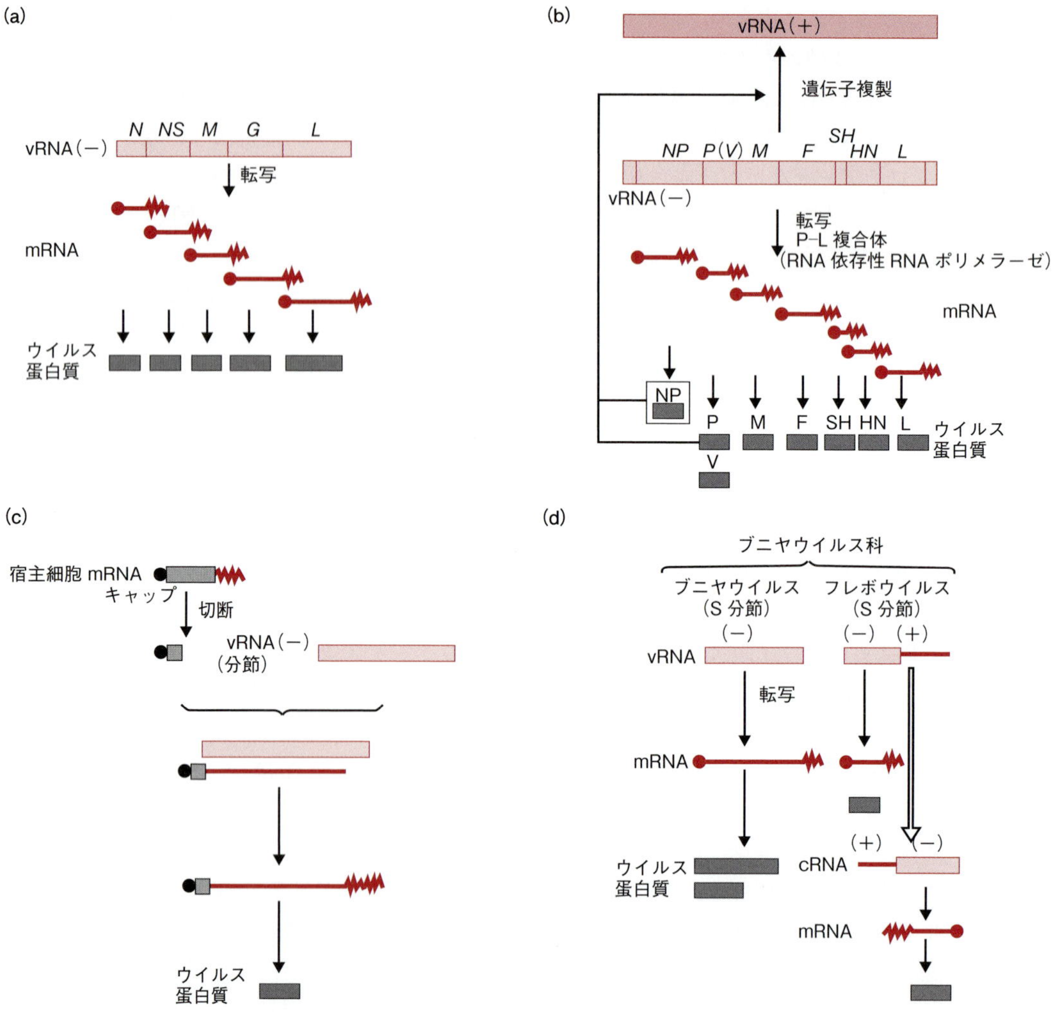

図 6-24 マイナス鎖 RNA ウイルスの mRNA と蛋白質合成

(a) 水疱性口内炎ウイルス(ラブドウイルス科)：各シストロンごとに mRNA と蛋白質が合成される．ポリ A 領域を各遺伝子間に含んだ全長鎖の RNA が合成され，その後ポリ A の 3′ 側での切断，個々の遺伝子の 5′ 端にキャップ形成が起こり個々の mRNA となる．

(b) ムンプスウイルス(パラミクソウイルス科)：各シストロンごとに mRNA と蛋白質が合成される．パラミクソウイルス科のウイルスの *P* 遺伝子は，RS ウイルスを除いて異なる ORF(open reading frame)をコードしており，ニパウイルスと麻疹ウイルスは P 蛋白質以外に C 蛋白質と V 蛋白質を，ムンプスウイルスは P 蛋白質以外に V 蛋白質を産生する．

(c) インフルエンザウイルス(オルトミクソウイルス科)：宿主細胞 mRNA の 5′ 末端側断片をプライマーとして利用してウイルス mRNA の合成を行う．宿主細胞 mRNA の認識(PB1)，切断(PB2)もウイルス由来の酵素によって行われる．

(d) フレボウイルス(ブニヤウイルス科)：このウイルスの二つの分節(L と S)のうち S 分節は両意性(ambisense；プラス，マイナスの極性)を示し，3′ 末端半分は転写されて mRNA を作るが，5′ 末端半分は，新たに合成された cRNA より mRNA が合成されて蛋白質に翻訳される．S 分節からは，NP 蛋白質のほかに非構成蛋白質(NS)が合成される．

伝子に結合しているRNA依存性RNAポリメラーゼ(P蛋白質とL蛋白質の複合体)によってmRNAの合成が始まる．各遺伝子ごとにキャップ形成とポリA付加が生じる．mRNAから翻訳されたNP蛋白質(ヌクレオカプシド蛋白質)が十分量に達すると遺伝子の複製が開始され，各遺伝子間のストップシグナルを無視してプラス鎖の合成が進行する．プラス鎖の合成にはP蛋白質とNP蛋白質の複合体形成が必要であるらしい．プラス鎖からマイナス鎖(ウイルス遺伝子)の合成はRNA依存性RNAポリメラーゼによって行われる(**図6-24b**)．

パラミクソウイルス科の麻疹ウイルス，ニパウイルス，ムンプスウイルスなどはmRNA合成において「RNA編集」と呼ばれる機構によって同一遺伝子から複数のmRNAを合成し，それぞれ異なる機能を有する蛋白質(アクセサリー蛋白質)を生成する．「RNA編集」とは，mRNAを合成するときにGMPを1ないし2個付加して読み取りフレームを変化させ，付加位置から下流(3′端側)は新しいアミノ酸配列とする機構である．ムンプスウイルスの*P*/*V*遺伝子から編集機構なしに*V*-mRNA(V蛋白質)が合成され，mRNA合成時に3′側途中でGMPが2個付加されると*P*-mRNA(P蛋白質)となる．したがって，これらの蛋白質のN端側は共通アミノ酸配列である．麻疹ウイルスの場合は，*P*/*V*/*C*遺伝子から無編集でmRNAが合成されると*P*-mRNAとなり，GMPが1個付加されると*V*-mRNAとなる．麻疹ウイルスやニパウイルスは「RNA編集」機構に加えて，*P*-mRNAのP蛋白質翻訳のための開始コドンとは異なる開始コドンとオープンリーディングフレーム(ORF)を利用してC蛋白質を作る．結果的には*P*遺伝子から，少なくともP，V，Cの3種類の蛋白質が合成されることになる(**図6-25**)．

VやCなどのアクセサリー蛋白質は，インターフェロンシステムを抑制しウイルスの複製を有利に導くための機能を担うばかりではなく，ウイルス遺伝子の複製や出芽にも関係しており，病原性発揮と密接な関連がある(第13章参照)．

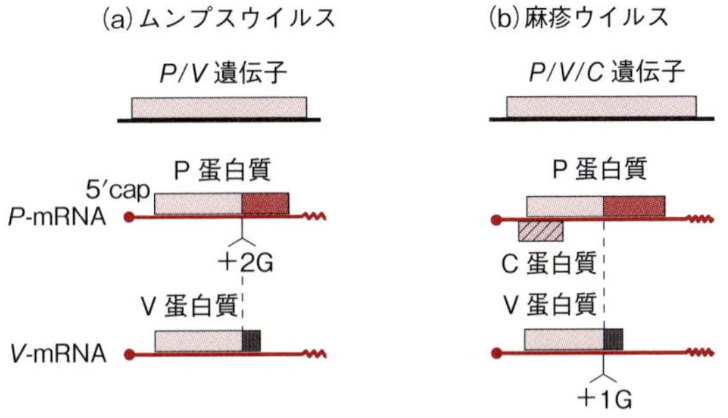

図6-25　パラミクソウイルス科のウイルスにおける「RNA編集」機能によるmRNAの合成

ムンプスウイルス(**a**)の*P*/*V*遺伝子，麻疹ウイルス(**b**)の*P*/*V*/*C*遺伝子から生成する*P*-mRNAと*V*-mRNAを図示している．GMP付加位置から上流(蛋白質としてはN端側)は*P*と*V*で共通であり，下流(蛋白質としてはC端側)は異なる．C蛋白質はP蛋白質と異なる開始コドン(AUG)とORFを利用して翻訳される．

(2) 分節したウイルスRNA(オルトミクソウイルス科，ブニヤウイルス科，アレナウイルス科)

オルトミクソウイルス科のインフルエンザウイルスRNAはシストロン単位に分断されており全部で8分子(*PB2*，*PB1*，*PA*，*HA*，*NP*，*NA*，*M*，*NS*の8分節)からなる．ウイルス粒子の中に含まれるRNAポリメラーゼ(PB2, PB1, PA)によって各シストロンごとにmRNAが合成される．インフルエンザウイルスmRNAの合成には宿主細胞のmRNAが用いられる．すなわち宿主細胞のmRNAのキャップ構造を含む5′末端数十ヌクレオチド断片を合成のプライマー(引き金primer)として利用する(**図6-24c**)．宿主mRNAのキャップ構造の認識と切断にはウイルスのポリメラーゼPB2とPB1が関与している．PB2はインフルエンザウイルスA型の病原性にもかかわっていることが報告されている．

*NS*と*M*遺伝子ではスプライシングによるmRNA合成(*NS*からは*NS1*と*NS2*，*M*からは*M1*と*M2*)の多様性が示されている．このことはRNA型ウイルスにおいてもスプライシングが存在することの証明となった．NS1蛋白質は宿主mRNAのプロセシングを阻害し，ウイルスmRNAへのキャップ構造供給に役立っている．

また，IFN システムの抑制にも深くかかわっている．

ブニヤウイルス科の遺伝子 RNA は 3 分節(S, M, L)からなり各分節は5′, 3′ 末端に相補的配列を有している．これらのマイナス鎖ウイルス RNA の 3 種の分節からそれぞれ mRNA が作られる．これらの mRNA はインフルエンザウイルスの場合と同様に，mRNA の 5′ 末端にはウイルス遺伝子にはない配列がみられ，宿主細胞由来と考えられる．このウイルス科に属するフレボウイルス属の S 分節は，RNA として＋と－の両方の極性を持つ．つまり 3′ 末端側半分は mRNA の機能を持たないマイナスの極性であり，転写されて mRNA を作り，これが翻訳されてヌクレオカプシド蛋白質が合成される．また 5′ 末端側半分は mRNA として機能しうるプラスの極性を示すが直接翻訳されず，S 分節が転写された相補性 RNA のマイナス領域(3′ 末端側)から mRNA が合成される(**図 6-24d**)．ハンタウイルスをはじめこの科に属するウイルスの mRNA 合成はインフルエンザウイルス A 型と同様に宿主細胞 mRNA のキャップ構造を含む 8～17 塩基をプライマーとして利用して行われる(cap snatching)．

アレナウイルス科の遺伝子 RNA は二つの分節に分かれており，基本的には転写酵素である RNA ポリメラーゼによって mRNA に転写される．ただし S 分節は両意性の性質を示す．上記ブニヤウイルス科のフレボウイルス属と同様に，プラスの極性を示す部分(5′ 末端側半分)は直接翻訳されず，相補性 RNA の 3′ 末端側のマイナス部位から mRNA が合成される．ただし，このような両意性の分節がすべてのアレナウイルス科のウイルスにみられるかどうかは不明である．

c. 二本鎖 RNA ウイルス

遺伝子として二本鎖 RNA を持つウイルスはレオウイルス科のウイルスである．二本鎖 RNA は各シストロンごとに 10～12 本の分節として存在している．これらはマイナス鎖を鋳型として，転写酵素と mRNA として完成するためのキャップ化酵素が初期 mRNA を作る．この mRNA は 3′ 末端にポリ A 構造を持たない．最初は一部の遺

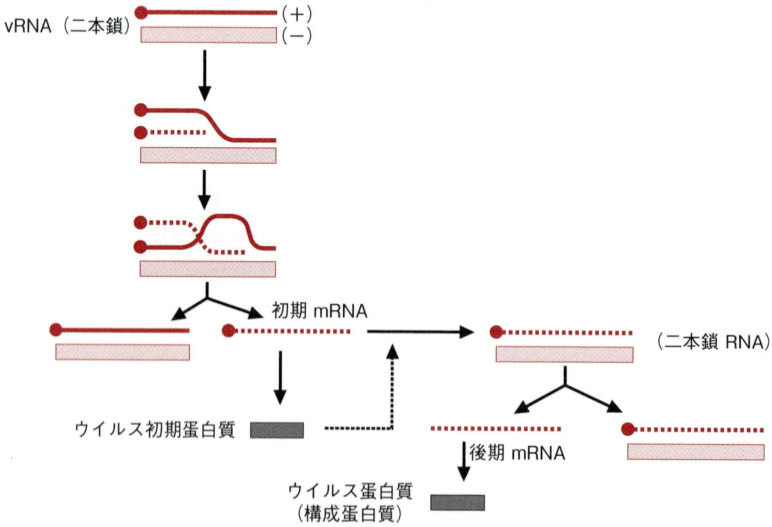

図 6-26　二本鎖 RNA ウイルスの mRNA と蛋白質合成
二本鎖 RNA のうち，マイナス鎖を鋳型として初期 mRNA が合成され，翻訳される．この mRNA と初期蛋白質の作用で二本鎖 RNA が作られる．この新しく作られた RNA から後期 mRNA がさらに合成され，ウイルス構成蛋白質が作られる．初期 mRNA(●┅┅┅)はポリ A を，後期 mRNA(┅┅┅)はキャップ構造，ポリ A をともに持たない．

伝子(分節)のみが転写，翻訳され他の遺伝子の転写は抑制される．またウイルス蛋白質の合成量の違いから，mRNAの蛋白質への翻訳段階における調節機構も存在すると考えられている．さらにこれらのmRNAを鋳型として**相補性RNA**(マイナス鎖)が合成されて，レオウイルス科の特徴である二本鎖RNA分子が形成される．この二本鎖RNAより，後期mRNAが転写されるが，この後期ウイルスmRNAはmRNAとして一般的なキャップ構造を持たない(**図6-26**)．

d. DNA介在プラス鎖RNAウイルス

レトロウイルス科のウイルス(HIV，HTLV-Iなど)は二量体化したプラス鎖RNAをコアに含む．感染後，ウイルスRNAは**逆転写酵素**によって二本鎖DNAに変換され宿主DNAに挿入される(プロウイルス)．ウイルスmRNAの合成はプロウイルスからは宿主細胞のシステムに従って行われる．通常，翻訳は各ORFの終止コドンにおいて停止するが，HIVなどでは終止コドンを通過翻訳させ二つのORFを連続して翻訳し融合蛋白質(*gag-pol*遺伝子)を合成した後，プロテアーゼによって切断し機能蛋白質を生成する．これは，mRNAが**偽結び(シュードノット)**という特異的な構造を形成することにより*gag*単独翻訳の何回に1回の割合で通過翻訳(*gag-pol*融合蛋白質生成)を起こすことによる(第18章R項参照)．

5 ウイルス遺伝子の複製

多くのウイルスは，感染直後の脱殻によって遊離したウイルス核酸の初期機能から，転写によって初期mRNAを合成し，これが翻訳されて初期蛋白質を作る．この初期蛋白質と宿主因子との共同の働きでウイルスはその遺伝子の複製を行う．

1. DNA型ウイルス

ウイルス遺伝子DNAが二本鎖か一本鎖かあるいは線状か環状構造かで，その複製様式もそれぞれに応じて異なる．DNA型ウイルスの複製開始点は，それぞれのウイルス科ごとに独特の塩基配列や二次構造(たとえばヘアピン構造など)をとる例が多い．

(1) 線状一本鎖DNA(パルボウイルス科)

パルボウイルスDNAの複製は，宿主細胞の核内で宿主のDNAポリメラーゼαを利用して行われる．DNAの5′末端と3′末端に相補的配列がありヘアピン構造をとることができ，3′端のヘアピン構造から一本鎖部分を鋳型として5′末端側へDNAが合成される(**図6-27a**)．

(2) 線状二本鎖DNA(ヘルペスウイルス科，アデノウイルス科)

ヘルペスウイルスDNAは線状DNA分子の両端に，末端反復配列(左右両端の塩基配列が互いに両方向の繰り返し構造)を持つので，感染細胞の中で環状構造をとることができる．遺伝子DNAのU_L部分とU_S部分に1箇所ずつ**複製開始点**(ori_L，ori_S)があり，プラス鎖に切断が起こり，プラス鎖を鋳型としてマイナス鎖が，マイナス鎖からプラス鎖がそれぞれ複製される(ローリングサイクル機構)．ori_Lは潜伏感染からの再活性化時に機能すると考えられている．複製に関与する多くの酵素はウイルス遺伝子にコードされている．すなわち，ウイルス自前の酵素である．新しく合成されていくDNAは**コンカテマー**(concatemer；DNAが多数連結したもの)を形成する(**図6-27b**)．

アデノウイルスは二本鎖DNAとして環状構造をとることができないので線状分子として複製する．ウイルスDNAは5′末端に55 kDaの蛋白質(terminal protein，TP)と共有結合している．複製の開始は初期mRNAから作られるDNA末端蛋白質の前駆体(pTP；80 kDa)とデオキシCMP(dCMP)との複合体が形成されて複製が開始される．鋳型となるDNA鎖の3′末端に結合した複合体のデオキシシチジンがもとになり，二本鎖の片方が複製され，もう一方の塩基鎖は離れた後で，複製されると考えられている．(**図6-27d**)．プライマーとして使われた複合体は，新たに複製された二本鎖DNAの5′末端塩基および末端蛋

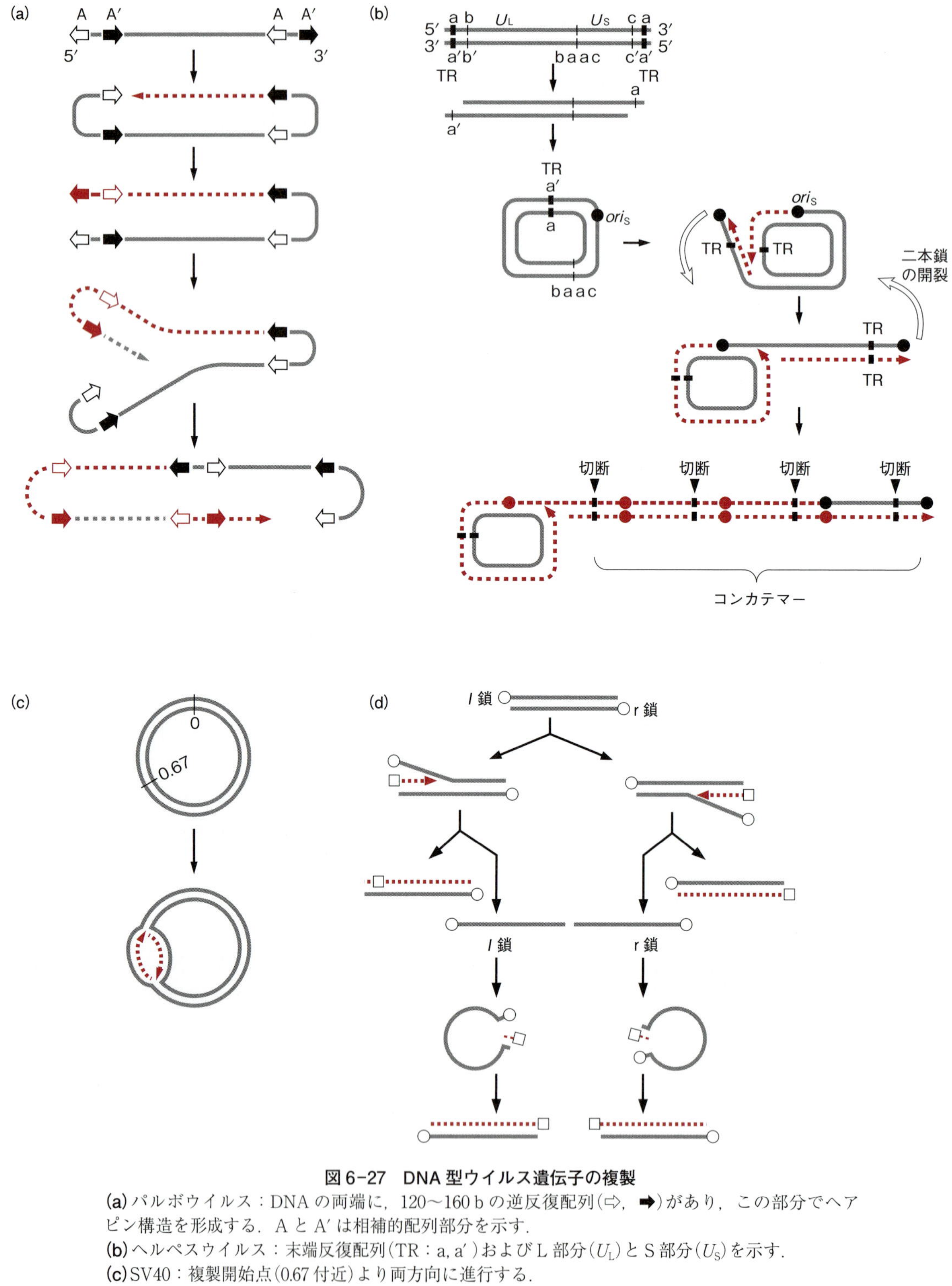

図 6-27　DNA 型ウイルス遺伝子の複製

(a) パルボウイルス：DNA の両端に，120〜160 b の逆反復配列（⇨，➡）があり，この部分でヘアピン構造を形成する．A と A′ は相補的配列部分を示す．

(b) ヘルペスウイルス：末端反復配列（TR：a, a′）および L 部分（U_L）と S 部分（U_S）を示す．

(c) SV40：複製開始点（0.67 付近）より両方向に進行する．

(d) アデノウイルス：ウイルス DNA の複製は，両末端から，一方の DNA 鎖をおしのけるようにして，二本鎖 DNA と一本鎖 DNA ができる．さらにフライパン様構造を経て一本鎖が二本鎖 DNA となる．末端蛋白質（○），末端蛋白質前駆体（□）．それぞれのウイルスの新生 DNA は点線で示してある．

白質になる．DNA複製に関与しているのは，宿主細胞の細胞核因子Ⅰ,Ⅱとウイルス遺伝子由来のDNAポリメラーゼであると考えられている．すなわち，アデノウイルスDNAの複製には，宿主細胞の酵素とウイルス自身の酵素の両方が用いられる．

(3) 環状二本鎖DNA

ポリオーマウイルス科やパピローマウイルス科のDNAは二本鎖で環状である．一定の複製開始点から二方向に等速度で半保存的にCairns型(84頁参照)で複製が進行し，開始点の反対側で終結する．このとき，親DNAの両方の塩基鎖が鋳型となる．またDNAの複製に関しては初期mRNAから作られるT抗原の存在が必要である(**図6-27c**)．

2. RNA型ウイルス

ポリオウイルスは35Sのプラス鎖RNAを遺伝子とし，3′末端にmRNAに特徴的なポリA，5′末端にウイルス蛋白質VPg(約20アミノ酸残基からなるペプチド)が共有結合している．ウイルスRNAの複製は親ウイルスのプラス鎖RNAを鋳型としてマイナス鎖を合成し，マイナス鎖を鋳型としてプラス鎖(子ウイルスRNA)を合成するという様式をとる．遺伝子複製のためのマイナス鎖RNAは，翻訳に使用されたVPgを欠失したプラス鎖RNAを鋳型として合成される．ウイルス蛋白質3AB(VPg前駆体)が小胞体などの膜に結合し，3AB蛋白質からオリゴUを介してマイナス鎖がプラス鎖を鋳型として合成され，合成終了後3ABがウイルス由来のプロテアーゼ3Cによって切断されVPgを結合した完全なマイナス鎖ができる．VPg結合マイナス鎖を鋳型とし，同様な機序によりVPgを結合したプラス鎖RNA

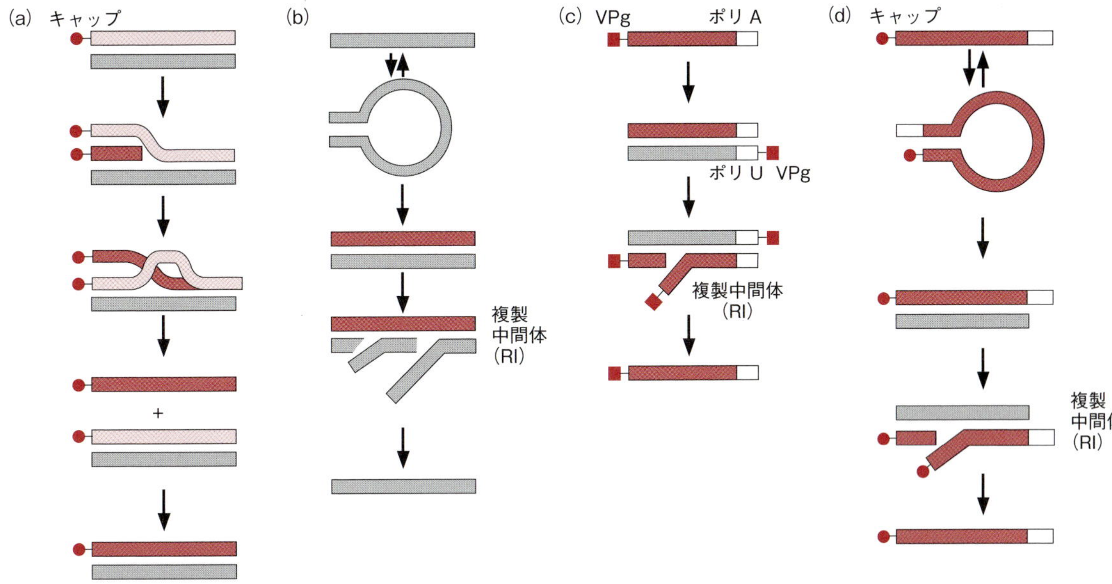

図6-28　RNA型ウイルス遺伝子の複製

(a) 二本鎖RNA型ウイルス(レオウイルス科)．
(b) 一本鎖RNA型(マイナス鎖)ウイルス(ラブドウイルス科，パラミクソウイルス科，オルトミクソウイルス科など)．
(c) 一本鎖RNA型(プラス鎖)ウイルス―ポリオウイルス(ピコルナウイルス科)．
(d) 一本鎖RNA型(プラス鎖)ウイルス―シンドビスウイルス(トガウイルス科)．プラス鎖RNAを赤で，マイナス鎖RNAをグレーで示してある．

(遺伝子)が合成される．この様式の途中でマイナス鎖とプラス鎖が二本鎖を形成する時期があり，こうした二本鎖 RNA を**複製中間体**(replicative intermediate, RI)という．なお，マイナス鎖とプラス鎖それぞれの合成酵素は異なることが知られている．マイナス鎖，プラス鎖はともに5′末端に VPg を結合しているので，VPg は RNA 合成のためのプライマーとして作用していると考えられる．また，ポリオウイルス RNA のポリ A 鎖の合成は，プラス鎖を鋳型として合成されたマイナス鎖**ポリU**(polyuridyl)**鎖**の転写による(**図 6-28c**)．

シンドビスウイルスの遺伝子は 42S のプラス鎖 RNA であり，5′末端はキャップ構造，3′末端にはポリ A(ポリ A 部分が 40〜150 ヌクレオチド)部分がある．5′末端の 140 ヌクレオチドは 3′末端の 140 個のヌクレオチドと相補的である．このためウイルス RNA は末端同士で二本鎖を形成し，環状構造をとっている．この二本鎖部分が RNA ポリメラーゼの認識部位として機能していると考えられる．ウイルス RNA の複製は，ポリオウイルスの場合と同様に，プラス鎖→マイナス鎖→プラス鎖の様式をとる(**図 6-28c, d**)．

他の RNA 型ウイルスの場合も，遺伝子がプラス鎖であれマイナス鎖であれ，二本鎖の複製中間体を経て複製が進行するものと考えられている(**図 6-28b, c, d**)．レオウイルスのように二本鎖 RNA ウイルスの遺伝子複製は，そのマイナス鎖よりプラス鎖(mRNA)が作られるが，親ウイルスの二本鎖 RNA は保存された状態でとどまり，新しく合成されたプラス鎖を鋳型としてマイナス鎖が作られ二本鎖 RNA が形成されると考えられている(保存的複製様式，**図 6-28a**)．

6 ウイルス素材の集合とウイルス粒子の放出

宿主細胞中で複製，合成されたウイルスの遺伝子，粒子構成蛋白質(カプソメアなど)，エンベロープに取り込まれる**ペプロマー**(またはスパイク)蛋白質などがそれぞれ集まってウイルス粒子が形成されてくる．一般に，RNA 型ウイルスは細胞質内(インフルエンザウイルスは核内)，DNA 型ウイルスは核内(ポックスウイルスは細胞質内)でこの過程の大部分が進行する．たとえば**正 20 面体型ウイルス**では構成蛋白質は**集合**(assembly)して**カプソメア**を作り，カプソメアは集まってプロカプシドを作る．これにウイルス核酸が取り込まれ，ウイルス粒子(**ヌクレオカプシド**)が完成する．

エンベロープを有するウイルスの場合は，エンベロープ上にウイルス遺伝子にコードされている糖蛋白質(ペプロマーあるいはスパイク)が存在している．この糖蛋白質は分泌型蛋白質の合成システムに類似の過程をとるものと考えられる．つまり蛋白質は粗面小胞体空胞，ゴルジ体へと順次移動するのに従って各種の糖鎖が付加され，宿主細胞の細胞質膜上に表現される．これらのペプロマーは細胞質膜の内側に形成されるウイルス由来のマトリックス(M)蛋白質と結合している場合が多い．このようなエンベロープ構造がヌクレオカプシドを包み込む形で外に放出されることによりウイルス粒子が完成する．この形式の放出(release；ウイルスの細胞外への排出)機構のことを**出芽**(budding)と呼ぶ．マトリックス蛋白質は，このほかヌクレオカプシドや細胞膜とも結合する能力を有し，ウイルス出芽に密接に関与している．マトリックス蛋白質は L(late budding)ドメイン(宿主蛋白質と相互作用)を持つものと持たないものに分かれる．パラミクソウイルス科やオルトミクソウイルス科のウイルスの M 蛋白質には L ドメインは認められない．

エンベロープを有するウイルスのすべてが細胞質膜から出芽するわけではなく，コロナウイルスやブニヤウイルスはゴルジ体，ヘルペスウイルスやフラビウイルスは小胞体の空胞内へ，またパラミクソウイルス，オルトミクソウイルスなどは細胞質膜から出芽する．ポックスウイルスのエンベロープは出芽によるものではない．ポリオウイルスなどのようなエンベロープを持たないタイプのウイルスは，一般に細胞崩壊(burst)によってウイルス粒子が細胞外に放出される．

7 ウイルスの増殖と細胞

ウイルスが増殖可能である許容細胞に感染した場合には，ウイルス遺伝子の複製やウイルス蛋白質の合成過程が進行し子ウイルスが産生されることになる．ウイルス側に立てば，増殖過程ができるだけウイルスに有利に，また合理的に進行するように細胞機能を利用することが必要である．一方，細胞側にとって見れば，ウイルスの増殖をできるだけ抑制し，生体内からウイルスやウイルス感染細胞を速やかに排除することを目指す．つまりウイルス感染とは正に細胞内におけるウイルスと細胞の戦いの場であり，せめぎ合いである．この両者の戦いは細胞レベルから生体レベルにわたる広範な領域を含んでいる．ウイルスの感染を受けた細胞はウイルスを封じ込めるためにさまざまな対応(変化)を行い，一方ウイルスは細胞あるいは生体の示す封じ込め機構(防御機構)を破綻させるべく種々の対応策を獲得してきた．ウイルス感染細胞の変化は，この両者における戦場の表現であり，主に形態学的変化として現れる細胞変性効果(cytopathic effect，CPE；円形化，合胞体形成，多核巨細胞)や封入体(inclusion body；感染細胞の細胞質内や核内に認められる染色体の異なる構造物でウイルスの増殖の場やウイルス粒子自体の集合体)の形成として知られている面と，顕微鏡下で観察不可能な分子レベル(蛋白質レベル)の多種多様な変化がある．封入体の形成部位は，RNA 型ウイルスでは主に細胞質であり，DNA 型ウイルスでは核内である．しかし，麻疹ウイルス(RNA 型)，HHV-6 やサイトメガロウイルス(DNA 型)は細胞質と核内に形成するし，痘瘡ウイルス(DNA 型)は細胞質に形成する．また，RNA 型のボルナウイルスやインフルエンザウイルス A 型は核内に封入体を形成する．さらに腫瘍ウイルスの感染においては細胞のがん化が認められる(第 8 章参照)．

1. 高分子合成の変化

ウイルス感染細胞では，ウイルスは宿主細胞の蛋白質合成や RNA，DNA 合成を抑制し，ウイルスの遺伝子や蛋白質の合成を行う．また，宿主細胞の蛋白質や RNA，DNA を特異的，非特異的に分解する．宿主細胞蛋白質合成の抑制機構としては，①翻訳抑制，② pre-mRNA のプロセシング阻害，③ mRNA の分解，④ mRNA の核外輸送の阻害，などが報告されている．たとえば，ポリオウイルスは 2A と 2C の 2 種類のプロテアーゼを産生しウイルス前駆体蛋白質を切断しているが，2A は宿主細胞蛋白質の poly-A binding protein(PABP)，TATA binding protein(TBP)，PKR(dsRNA activated protein kinase)，eIF4G (eukaryotic initiation factor 4G) などを切断する．eIF4G の切断は mRNA キャップ領域を含む翻訳複合体の不形成を導き，宿主細胞 mRNA の翻訳停止となる．しかし，ポリオウイルス mRNA はキャップ非依存的翻訳であるので翻訳は進行する．IFN 誘導性抗ウイルス因子である PKR の分解はポリオウイルスに対する IFN の抗ウイルス効果を抑制することにつながり，ウイルス増殖性を獲得することになる．mRNA の安定性の変化に関しては4転写の項を参照されたい．

2. 細胞表面の変化

ウイルス蛋白質は，ウイルス粒子を構成する構造蛋白質やスパイク蛋白質と非構成蛋白質に区分され，感染，増殖過程において重要な役割を演じている．感染細胞表面にスパイク蛋白質が発現されると，レセプター認識蛋白質の活性として赤血球吸着能(ウイルスごとに異なる赤血球)が現れる，また融合蛋白質の発現によって周囲の細胞が融合することから合胞体，多核巨細胞の出現をみる．これらのスパイク蛋白質は抗原でもあり，抗体の標的となり抗体依存性細胞媒介性細胞傷害(ADCC)や補体依存性細胞傷害(CDC)により感染細胞は排除されることになる(第 12 章参照)．しかし，ウイルスは，ADCC に対しては Fc レセプターの発現増強(HSV-1，HSV-2，コロナウイルスなど)によって，また CDC に対しては補体制御因子のホモログを産生し補体の活性化を抑制する(HSV-1，HSV-2，HHV-8，HIV など)．さらに，HIV や HTLV はウイルス粒子膜に補体制御因子，CD55やCD59を取り込んで補体活性化による攻撃に対処している．抗原エピトープのアミノ酸変異や，中和抗体と結合するスパイク蛋白質を細胞外に分泌することによっても抗体の攻撃を回避している．

感染細胞においてウイルス蛋白質は内在抗原として主にプロテアソーム系を介しMHCクラスI/エピトープペプチド複合体として提示され，CD8陽性Tリンパ球を細胞傷害性Tリンパ球(CTL)へと誘導する．同様にMHCクラスII/エピトープペプチド複合体がCD4陽性Tリンパ球の活性化を促す．これに対して，ウイルスはCTLやキラー細胞の誘導や攻撃を抑制・回避するための多様な機能を獲得してきた．一つはMHC抗原の発現抑制であり，転写抑制，MHC抗原提示過程の各ステップ阻害などによる誘導抑制，二つ目としてエピトープ変異による攻撃回避，三つ目はウイルス蛋白質の変異によるウイルス抗原提示過程の変化(誘導抑制)，四つ目はMHC抗原に結合しTリンパ球への抗原提示を抑制することなどである．MHC抗原の発現低下した細胞はNK細胞の標的になるが，ウイルスはMHCホモログを産生しNKの攻撃を回避している．これに対して，NK細胞はMHCホモログを認識して感染細胞を攻撃することができる手段を獲得してきた．まさにせめぎ合いの過程が垣間見られる．

3．細胞内情報伝達系の変化

細胞はウイルス感染に対して感染防御機構として，自然免疫と獲得免疫を成立させてウイルス粒子，感染細胞の排除と障害部位(病巣部)の回復を図る．自然免疫としてはIFNシステムとTLR(Toll like receptor；ヒトにおいては1から10までが報告されている)情報伝達系によるサイトカイン(とくに炎症性サイトカイン)の誘導が重要である(いずれも詳しくは第12章，第13章を参照)．ここでは簡単に紹介したい．IFNシステムはウイルスの増殖を抑制するうえではきわめて重要な防御機構であり，大きく二つの要素(ステップ)から構成されている．最初はウイルス感染によるIFN-βの誘導であり，次いで産生されたIFN-βのオートクライン作用によるIFN-αの大量誘導である(IFNの産生：TLR3, 4経路およびRIG-I経路)．ただし，TLR9経路はIFN-β非依存的に大量のIFN-αの産生をもたらす．第二は誘導されたIFN-α/βによる未感染細胞，感染細胞でのIFN情報伝達系(JAK/STAT 情報伝達系)を介した抗ウイルス因子(2′, 5′−オリゴアデニル酸合成酵素；2-5AS, MxA, PKR, ISG20, APOBEC3ファミリーなど)の誘導であり，感染してきたウイルスの蛋白質合成阻害(抗ウイルス活性)によるウイルス増殖の抑制である．APOBEC3ファミリーは逆転写酵素の阻害によるレトロウイルスやB型肝炎ウイルスの複製抑制にかかわる．この戦いにおいても，ウイルスは感染初期におけるIFNの産生誘導を阻害すること，またIFNレセプターの発現抑制，IFNレセプターのホモログの分泌，IFN情報伝達系に関与するJAKやSTATの活性化阻害，分解，さらには形成された転写活性化因子(ISGF3やGAF；IFN誘導性遺伝子の転写活性化に関与)の核内移行の阻害などによってIFN情報伝達系を阻害し抗ウイルス因子の誘導を抑え込む．また，2-5ASやPKRなどの抗ウイルス因子の活性化を阻害するウイルス蛋白質やウイルスRNAを産生し宿主細胞の示す抗ウイルス活性に対応している．これらに加えてIFNの作用効果としてMHC抗原の発現増強やアポトーシス誘導・増強効果が知られているが，先に述べたようにウイルスのIFN情報伝達系の阻害(IFNシステムの抑制)はMHC発現抑制やアポトーシスの抑制に関連している．とくに，ウイルス感染細胞が自らにアポトーシス死を誘導することは，子ウイルス産生の阻止，感染細胞の排除という防御機構の一環として重要である．IFNばかりではなく，細胞はウイルス感染を引き金としてアポトーシス経路を活性化させる．これに対して，ウイルスはアポトーシス経路活性化を抑制するウイルス蛋白質を産生し増殖を続ける(**表6-3**)．

細胞はウイルス感染により種々のサイトカインを産生し，Th1/Th2バランスを調節し，液性免疫や細胞性免疫として獲得免疫の発動を促す．これらのサイトカインの産生はウイルススパイク蛋

表 6-3　アポトーシスの抑制にかかわるウイルスとその蛋白質

アポトーシス抑制機構	ウイルス	ウイルス蛋白質
1. IFN システムの抑制	ワクチニアウイルス	E3L，K3L
	インフルエンザウイルス A 型	NS1
	単純ヘルペスウイルス	ICP34.5
	レオウイルス	σ3
	ムンプスウイルス	V
2. アポトーシス情報伝達系の抑制	EB ウイルス	LMP1
	ヒトヘルペスウイルス 8	K13
	アデノウイルス	E1B-19K, RID
	ヒト免疫不全ウイルス	Tat
	C 型肝炎ウイルス	コア蛋白質
3. カスパーゼ阻害	ワクチニアウイルス	B13R，B22R
4. Bcl のウイルスホモログ	アデノウイルス	E1B-19K
	ヒトヘルペスウイルス 8	KSbcl-2
	EB ウイルス	BHRF-1
5. p53 転写，機能抑制（分解，結合）	アデノウイルス	E1B-55K，E4
	ヒトパピローマウイルス	E6
	B 型肝炎ウイルス	HBx
	サイトメガロウイルス	IE2
	EB ウイルス	BZLF-1, EBNA5
	C 型肝炎ウイルス	コア蛋白質
6. p53 関連遺伝子の転写阻害	ヒト T リンパ球向性ウイルス	Tax

表 6-4　ウイロカインとウイロセプター

ウイロカイン	ウイルス	蛋白質	機　能
vCK	ヒトヘルペスウイルス 8	vMIP-Ⅰ	血管新生，Th2 走化性
			CCR5，CCR8 へ結合
		vMIP-Ⅱ	同　上
			CCR3，CCR5，CCR8 へ結合
vCK	ヒトヘルペスウイルス 6	U83	単球走化性
vCK	ヒトサイトメガロウイルス	UL146	CXC ケモカインのアゴニスト
vIL-10	EB ウイルス	BCRF-1	IL-10 活性
vIL-10	ヒトサイトメガロウイルス	UK111a	IL-10 活性
vIL-6	ヒトヘルペスウイルス 8	K2	B リンパ球増殖性
別名無	伝染性軟属腫ウイルス	MC148R	遊走活性を競合阻害
			CCR8 に結合
ウイロレセプター	**ウイルス**	**蛋白質**	**機　能**
vTNF-R	ヒトサイトメガロウイルス	UL144	TNF レセプター
vIL-1βR	ワクチニアウイルス	B15R	IL-1β の結合　可溶型
vIFN-γR	ワクチニアウイルス	B8R	IFN-γ の結合　可溶型
vIFN-αR	ワクチニアウイルス	B18R	IFN-α の結合　可溶型，固定型
vIL-18R	ワクチニアウイルス		IL-18 の結合，可溶型
			IFN-γ の産生抑制
vCKBP	ワクチニアウイルス		CC ケモカインの結合
vCSF-1R	EB ウイルス	BARF-1	CSF-1 の結合　可溶型
別名無	ヒトサイトメガロウイルス	U28	RANTES, MCP-1，MIP-1 の結合
別名無	ヒトヘルペスウイルス 6	U12, U51	同　上
別名無	ヒトヘルペスウイルス 7	U12, U51	同　上
別名無	ヒトヘルペスウイルス 8	ORF74	IL-8, IP-10 の結合

白質や核酸による TLR 情報伝達系の活性化によって，あるいは感染細胞内におけるウイルス蛋白質の直接，間接的な NF-κB（転写活性化因子）の活性化によって生じる．感染初期において産生される炎症性サイトカイン，IL-6，IL-8，TNF，RANTES などは非特異的防御機構として，マクロファージや好中球の集積，活性化などにも関与している．これまでのところ dsRNA をリガンドとする TLR3 経路，細胞内ウイルス核酸認識分子である RIG-I（dsRNA の認識），MDA5（dsRNA の認識），DAI（DNA の認識）の各経路による IFN 誘導は多くのウイルスによって阻害される．さらに，ウイルスは TLR2, 4, 7, 8, 9 の各経路にも影響を与え，サイトカインや IFN の産生能を修飾している．したがって，サイトカインの産生異常，レセプターの発現異常は免疫系調節の撹乱を意味する．ウイルスはサイトカインやサイトカインレセプターのホモログであるウイルス蛋白質（ウイロカイン，ウイロセプター）を産生しサイトカインネットワークを撹乱するばかりではなく（**表 6-4**），サイトカイン結合蛋白質を細胞表面に発現，あるいは細胞外に分泌してサイトカインの効果を減弱することも行う．

4. スーパー抗原

スーパー抗原（第 12 章参照）は特定の T リンパ

球レセプターの V_β 鎖(TCR-V_β)を有するTリンパ球を活性化し，細胞数の増加，各種サイトカインの産生を介して免疫系の制御不全や組織・細胞障害をもたらす場合がある．数種類のウイルスがスーパー抗原を産生することが知られており，それぞれ特定のTCR-V_β を持つTリンパ球を活性化する．狂犬病ウイルスの場合はTCR-V_β8，EBウイルスはTCR-V_β13，サイトメガロウイルスはTCR-V_β12，HIVはTCR-V_β5，8，21を有するTリンパ球を活性化する．

5．細胞周期の変化

細胞周期，とくに G_0/G_1 期からS期への移行においてはRB(retinoblastoma)蛋白質がサイクリン依存性キナーゼ(CDK)によってリン酸化を受けて，E2F(転写活性因子)がRB蛋白質から解離し，細胞分裂に関与した種々の遺伝子の転写を促進し，増殖サイクルに入る．がん抑制遺伝子産物として知られているp53はCDKの活性を抑制することによってRB蛋白質のリン酸化を阻害してRBとE2Fの結合状態を保ち G_0/G_1 期に細胞をとどめる．したがって，RBやp53に結合するウイルス蛋白質は細胞周期調節機構を変化させることが予想される．

RBに結合するウイルス蛋白質として，アデノウイルスのE1A，ヒトパピローマウイルス(HPV)16型，18型のE7が知られており，RB蛋白質との結合によってE2Fの解離(活性化)が恒常的に起こり細胞増殖へと導かれる．p53の作用に対して抑制的に働くウイルス蛋白質として，アデノウイルスのE1B(55K)，HPV-16とHPV-18のE6，HTLV-IのTax，HCVのコア蛋白質が知られており，CDKによるRBのリン酸化促進によりE2Fが解離し活性型として機能する．これらとは別に，EBウイルスのEBNA-LP蛋白質はサイクリンD2の発現を促進することによって，またEBNA3CはCDK活性を増強することによって，細胞増殖サイクルを修飾している．HIVのVpr蛋白質は細胞周期を G_2/M 期に停止させる機能を有する．

6．ウイルス増殖性の変化

ウイルスの増殖複製過程は種々の要因によって影響を受け，その感染様式が変化する場合がある．たとえばIFNの産生や欠陥干渉粒子(DI粒子；defective interfering particle)の出現は感染性ウイルスの増殖過程を抑制するので，持続感染の成立や維持の要因となったり，個体レベルでは潜伏感染様式の変化をもたらすこともあると考えられている．当然，ウイルスによるIFNシステム抑制のレベルや抑制機構の変化もウイルス産生に影響を与える．このほか，宿主細胞のNF-κBなどの転写因子や重感染や持続感染などで誘導される種々のウイルス蛋白質が種々のウイルスの増殖性に影響を与えることも知られている．

D　持続感染・潜伏感染

ウイルスは生きている細胞に感染して増殖し，感染細胞は**細胞変性効果(CPE)**を現して死滅してゆく(**殺細胞感染**)．ただし生体では感染防御機構によるウイルス・ウイルス感染細胞の排除や体内伝播阻止が関与しているため，より複雑な様相を示す．このような殺細胞感染に対して，ウイルスと細胞，あるいは生体が共存関係を成立させ，細胞はウイルスを産生(放出)しながら，またはウイルス遺伝子を保有しながら生存，増殖を続ける場合があり，一般的に**持続感染**(persistent infection)と呼ばれている．

1　培養細胞における持続感染系

1．恒常感染

パラミクソウイルス科，ラブドウイルス科，アレナウイルス科，レトロウイルス科などの，出芽によって増えるウイルスにこの感染様式をとるものが多い．すべての細胞にウイルスが感染しているが，感染細胞はウイルスによって殺滅されることなく子ウイルスを産生し続ける．感染細胞ではウイルスによるDNA，RNA，蛋白質合成などの代謝障害や形態変化はきわめて弱いか，まったくみられない.

このような感染系ではウイルス特異的中和抗体の処理や細胞のクローニングによって，未感染細胞を選別することはできない．同種ウイルスの重感染に対しては完全な抵抗性を示す.

持続感染系の成立，維持機構に関しては不明な点が多いが，**温度感受性変異株**，**欠陥干渉粒子**などの変異株(第10章参照)，またウイルス感染で産生される**インターフェロン**が関与していると考えられている.

2. 保有感染

一部の細胞のみがウイルスの感染を受けている感染様式である．つまり感染している細胞の集団と未感染の細胞の集団とから成立しており，感染細胞は子ウイルスを産生しながら死滅していき，放出された子ウイルスは未感染細胞に感染して増殖する．感染をまぬがれた未感染細胞は未感染のまま増殖を続ける．このように子ウイルスの産生と未感染細胞の増殖とが均衡をとることによって維持されている感染系である.

恒常感染と異なり，**ウイルス特異的中和抗体**により培養系からウイルスを排除することも，細胞の**クローニング**により未感染細胞を選別することも可能である.

保有感染系の成立，維持は細胞から細胞へのウイルス感染の阻害，インターフェロンなどによるウイルス増殖の阻害，ウイルス感染に抵抗性の細胞(変異株)の混在，変異ウイルスの存在などが考えられている.

3. ウイルス遺伝子レベルでの持続感染

DNA型腫瘍ウイルスやRNA型腫瘍ウイルスではウイルス遺伝子(RNA型腫瘍ウイルスはcDNA)が感染細胞のDNAの中に取り込まれて存在する場合が多い．取り込まれるウイルス遺伝子は遺伝子全体のことも，その一部の場合もある．したがって子ウイルスが産生される場合(基本的には恒常感染)と産生されない場合がある．またウイルス遺伝子全体が取り込まれていても非許容細胞であれば子ウイルスの産生はみられず，トランスフォームが認められることもある(第8章参照).

2 生体レベルにおける持続感染系

ウイルスが侵入した生体ではウイルスは異物とみなされ，免疫系を主体とする生体の防御機構はウイルス・ウイルス感染細胞の排除，殺滅を行う．この場合，ウイルスの生体内での増殖と防御機構によるウイルス排除の作用が臨床症状の顕性化をもたらす．つまり，ウイルスによる標的細胞の致死感染と，免疫系によるウイルス感染細胞の殺滅・排除により，組織・臓器の障害とその機能不全が生じ，急性感染症としての複雑な様相を示し，臨床症状が顕性化(**顕性感染**)する．しかし**不顕性感染**として発症がみられないウイルス感染も多く知られている．そして，顕性感染，不顕性感染いずれにおいても，ウイルスは生体から排除され，ウイルスに対する特異的免疫記憶が治癒後も存続するのが一般的である.

これに反してウイルスを生体から排除できず，ウイルスが生体に長期間存続する感染系があり，これを持続感染と呼ぶ．このような感染系は急性感染や不顕性感染に引き続いてウイルス感染が成立することであり，ウイルス側の要因(抗原の変異，ウイルス遺伝子の感染細胞DNAへの挿入，特定細胞での増殖など)，生体側の要因(**免疫寛容**，免疫不全など)が複雑に関連している.

生体レベルで持続感染の成立・維持機構を考えてみると，ウイルス(ウイルス感染細胞)はきわめて多様な方法によって宿主の防御機構(免疫機構)から逃れていることがわかる．感染細胞表面には細胞傷害性Tリンパ球(CTL)の標的となりにくい抗原を提示する，あるいは抗原の提示を抑制する(HLA発現の抑制，抗原蛋白質のプロセシング抑制など)．また，サイトカインやリンホカインと類似機能あるいは阻害機能を有する蛋白質を産生し免疫系に変化を与える．細胞レベルにおいても，多くのウイルスはインターフェロンのような抗ウイルス因子の作用を抑制するような機能を備えていることや，アポトーシスを抑制するウイルス蛋白質を産生することも重要な要因であろう．

多くの持続感染では生体にウイルスが常に存在するとともに抗体の産生もみられるが，それはウイルス感染を中和できない抗体である場合，あるいは中和抗体の攻撃から回避する戦略をウイルスが備えている場合が多い．このためウイルス保有者は感染源となる．また，このような感染系を成立させるウイルスの多くはリンパ球で増殖する場合が多いので，リンパ球の機能異常や免疫異常をもたらすこともある．さらに長い経過をとる場合では**自己免疫疾患**，あるいは**免疫複合体病**（**血管炎**，**糸球体腎炎**）などを併発してくる場合も知られている．ウイルスの持続感染は**内因性感染**や再発，他のウイルスの重感染などの問題点があり，ウイルス感染症において重要な課題である．

持続感染は便宜上，**潜伏感染**（latent infection），**慢性感染**（chronic infection），**遅発性感染**（slow infection）に区分されている．これらについて解説を加える．

1. 潜伏感染

急性の顕性，あるいは不顕性の初感染後，感染性ウイルスは消失するがウイルスは細胞内に残存し，その後種々の刺激に応じてウイルスの再活性化が起こり，ウイルスの出現と症状の再発をみる．多くの例では再発と鎮静化が繰り返され，しかも急性感染の発症時と再発時以外には感染性ウイルスはほとんど証明されない（常時ウイルスを排泄している例もみられるようになってきている）．この感染様式はヘルペスウイルス科やボルナウイルス科，パピローマウイルス科，ポリオーマウイルス科のウイルスにみられる．

a. ヘルペスウイルス科

(1) 単純ヘルペスウイルス

単純ヘルペスウイルス（HSV）は血清学的に1型と2型に分けらている．HSV-1は，主に顔面（口，眼，脳など）にヘルペス感染症を起こし，さらに性器ヘルペスも起す．HSV-2は性器ヘルペス，エルスバーグ症候群（膀胱麻痺，直腸麻痺）や網膜壊死を起こす．一般的に，HSV-1の初感染は乳幼児に認められ無症候性の不顕性感染であるが，新生児や未熟児では全身性ヘルペス，乳幼児や小児期ではヘルペス性歯肉口内炎，カポジ水痘様発疹症，ヘルペス性ひょう疽，角膜炎などの顕性感染を起こすことも知られている．成人での初感染はカポジ水痘様発疹症の例が多い．急性感染後（不顕性感染を含む）にHSV-1は顔面感染症においては**三叉神経節**，**膝神経節**，頻度は少ないが**前庭神経節**，性器ヘルペスを発症した場合は仙髄神経節に，またHSV-2は**仙髄神経節**の神経細胞中に潜伏する．このほか，角膜へのHSV-1の潜伏感染が報告されている．

ウイルス粒子は感染部位より知覚神経に添って神経鞘のシュワン細胞中を拡散して神経節に至ると考えられている．神経節の神経細胞中ではウイルスDNAとして細胞染色体DNAとは別に環状エピソームの状態で存在している．潜伏状態では特定のRNA（mRNAを含む）が転写されているが翻訳までは進行していない．神経節組織をウイルス感受性細胞と共生培養することによって感染性ウイルスを回収できる場合もある．

HSVの潜伏感染化の機構は前初期（α, *IE*）遺伝子群の活性化，つまりウイルス増殖のためのシグナルが働きうるか否かにかかっている．HSVが潜伏感染に移行することは，最初期を含め初期，後期の遺伝子の発現が抑制された状態を示す．潜伏感染時にはLAT（latency-associated transcripts）と呼ばれるRNAが常時転写されている．興味のあることにLAT遺伝子欠損株は再活性化能も低下するので，LATは再活性化にも関与している可能性がある．宿主細胞側の要因としてシクロオキシゲナーゼ2（COX-2）の誘導が再活性化に必要であるとの報告もあるが，再活性化の機構については不明な点が多い．

ウイルスの再活性化は心理的動揺，免疫抑制，神経損傷，発熱，月経，気候の変化など種々の刺激によって誘発されると考えられていたが，これらの刺激を含むさまざまな生理的変化が感染神経細胞の変化を惹起するためと考えられるようになった．とくに，サイトカイン産生の変動（細胞性免疫の変動）が大きく影響しているとされている．実際，IFN が再活性化を抑制するとの報告もある．また，抗体(液性免疫)は再活性化阻止には役立ってはいないが，ウイルスの拡散防止には関与している可能性がある．再活性化したウイルスは神経軸索を経て末梢側(あるいは上行性に中枢側)へ進み，神経支配域の上皮細胞に感染して症状を現す．

成人の 60〜80%が潜伏感染をしていると推定されているが，再活性化が生じるのはその内の約 20%と見積もられている．三叉神経節からの再活性化では，口唇ヘルペス，角膜ヘルペス(上皮型，実質型，内皮炎型)など，膝神経節での再活性化は Bell 麻痺(突発性末梢性顔面神経麻痺，VZV の再活性化でも生じる)が報告されている，前庭神経節からの場合は眩暈と突発性難聴の原因となることが考えられている．このほか，歯肉口内炎，咽頭炎，カポジ水痘様発疹症，網膜壊死，脳炎などを起こすことも知られている．仙髄神経節からの再活性化は主に性器ヘルペスを起こす．再活性化率は 2 型のほうが 1 型よりも高い．HSV-2 による性器ヘルペスの再発は，罹患後 1 年以内がもっとも多く，年間 30 回以上の例もある．罹患後年数を経ると減少する傾向にある．他に，2 型による網膜壊死も報告されている．無症候成人の中には唾液中や精液，膣・子宮頸部・外陰部分泌液中にウイルスを長期にわたって排泄し続けている者も存在し感染源として注意しなければならない．このような性器ヘルペスの既応歴のない人(無症候成人)が症状を表してくる場合があり，これを**誘発型**と呼び再発型と区別している．

(2) 水痘–帯状疱疹ウイルス

水痘–帯状疱疹ウイルス(VZV)に幼少時に感染すると水痘となる．水痘に罹患した既往歴のある人(不顕性感染者も含む)の中から，主に中年以後に帯状疱疹が発症する(学童期や思春期における発症例も報告されている)．帯状疱疹と水痘は同一のウイルスによって起こる．つまり水痘から回復したにもかかわらずウイルスは排除されず，HSV の場合と同様に**脊髄後根知覚神経節**，三叉神経節，膝神経節，前庭神経節，**蝸牛ラセン神経節**の神経細胞あるいは**サテライト細胞**中にウイルス DNA の状態で潜伏する(従来はサテライト細胞への感染とされていたが，近年は神経細胞への感染も報告されている)．ウイルス DNA の存在様式は不明であるが，一部の mRNA(遺伝子 4, 18, 21, 29, 62, 63, 66 の mRNA)は転写されている．

加齢，免疫抑制(悪性腫瘍，放射線治療，臓器移殖，AIDS など)によりウイルスの再活性化が生じ，感染性ウイルスは潜伏していた神経節の知覚神経支配領域の皮膚に到達し帯状の発疹・水疱をみる．これが帯状疱疹である．したがって，ウイルスが潜伏する神経節によって体幹ばかりでなく，顔面，頸部や上・下肢などにも発生をみる場合がある．細胞性免疫の抑制が強い場合は皮膚で増殖したウイルスは血中伝播し髄膜炎，脳炎，肝炎などを合併する場合もある．とくに，好中球数が減少している場合は水疱が巨大化・融合化する傾向が強い．通常，妊婦における再活性化は胎児に影響を与えることはないが，妊婦が妊娠 20 週以降に水痘(初感染)になった場合には体内感染を起こす場合があり，出生児は幼児期早期に帯状疱疹を起こす例もある．一歳未満に水痘になると幼児期に再活性化(帯状疱疹)することが多い．

三叉神経節からの再活性化では帯状疱疹，眼部帯状ヘルペス(眼瞼炎，結膜炎，角膜炎，ぶどう膜炎，網膜炎，視神経炎，虹彩毛様体炎，眼筋麻痺など)，急性網膜壊死など，また膝神経節からの再活性化では**ラムゼー・ハント症候群**(RHS)(耳介部の帯状疱疹，顔面神経麻痺，味覚障害)や Bell 麻痺(無疱疹性帯状疱疹を含む)などが発症し，前庭神経節や蝸牛ラセン神経節からの場合は眩暈，耳鳴り，突発性難聴などがみられる．一般的に健康人は，一生に一度の再発例の場合が多いが，高齢者や免疫不全者においては再発と沈静化を繰り返す(複数回の再発)例や同じ神経節からの繰り返しの再発例が報告されている．また，再活性化は生じているが無症状(不顕性)である場合も知られている．健常人での帯状疱疹はウイルス血症を起こさないので健常人間での感染源とはなりにくい．しかし，免疫不全者における帯状疱疹はウイルス血症を起こすので注意を要する．

(3) サイトメガロウイルス

ヒトサイトメガロウイルス(HCMV)は，乳幼児期に感染が始まり，この時期において約80%が，成人に達するころまでには95%が感染を受けると推定されている．ただし，現在では妊婦の抗体保有率の低下が著しく，1993年以前の抗体陽性率は95%であったが2003年には68%にまで低下している．このことは，妊娠中のHCMV初感染の増加をもたらすことを危惧させる．

HCMVは感染後(ほとんどが不顕性感染)に潜伏感染へと移行し，腎臓，唾液腺，リンパ節，リンパ球などに潜んでウイルスは存続していると考えられている．潜伏感染状態においては最初期遺伝子 *ie1*/*ie2*(IE1, IE2蛋白質がβ，γ遺伝子の発現に必要)と同じ転写方向のRNA数種類と逆方向のRNAが転写されている．

HCMVは水平感染として，血液，唾液，尿，便などが感染源となり家庭内感染なども起こす．また，膣・子宮頸管分泌液や精液を介して性行為感染症の原因ともなる．潜伏感染をしているHCMVは免疫抑制状態(悪性腫瘍，骨髄・臓器移植・AIDS，ATLなど)において再活性化され，ウイルス血症を起こし内因感染(日和利見感染)として間質性肺炎，網膜炎，消化管(食道，胃，十二指腸，大腸)のびらん・潰瘍(主に抜き打ち様)，肝炎，中枢神経障害などを起こしてくる．垂直感染としては，経胎盤感染，産道感染，母乳感染が知られている．経胎盤感染は全出生児の0.4%程度と推定されており，感染児の多くは無症候であるが5〜17%において症候性となる．基本的には先天性HCMV感染症としての**巨細胞封入体症(CID)**を起こし，典型例では致死率30%，非典型例であっても90%以上に神経学的後遺症を残すとされている．また，出生時には無症候であっても，2年以内に感音性難聴，知能障害，網脈絡膜炎などを発症し後遺症を残すこともある．経胎盤感染へ至る経路は，①HCMV未感染の妊婦が初感染を受けた場合，②既感染者の妊婦において再活性化が起きた場合，③妊婦が既感染しているHCMVと血清型が異なるウイルスの感染を受けた場合の三つの経路が考えられる．既感染者には抗体が存在しているので症候感染の危険性が小さいとする報告と，未感染者(初感染)と既感染者(再活性化)において差は認められないとする報告が存在する．産道感染の場合は不顕性感染であるが生後1〜2年間にわたり唾液や尿中にウイルスを排泄し続け(感染源)，その後潜伏感染へと移行する．HCMV既感染母親の母乳中(主に乳清中)にはHCMVが高頻度に排泄される(85〜95%)．母乳への排泄期間は出生後2週目ころより始まり，4〜6週目でピークとなり．8週目以降は検出されなくなる．新生児に対する感染率は10%前後であり不顕性感染である．しかし，未熟児の場合の感染率は約40%と高率になり，さらに平均42日の潜伏期の後, 感染児の50%に好中球減少，血小板減少，肝障害，出血斑，などの症状が現れる場合がある．

HCMVは宿主の免疫機構から逃れるために，感染細胞におけるMHCクラスⅠ，およびクラスⅡ抗原の発現を抑制しCTLの誘導を阻害したり，CTLの攻撃を回避する能力を備えている．さらに，MHC抗原の発現が低下した場合はNK細胞がこれを攻撃するが，HCMVはMHCクラスⅠホモログであるUL18蛋白質を発現しNK細胞の攻撃を避けている．

(4) EB(エプスタイン・バー)ウイルス

EBウイルス(EBV)による初感染は主に唾液によるものであり，乳幼児期では無症候(不顕性感染)であり，学童期では肝脾腫や肝炎などを発症する，また思春期においては感染者の約半数に**伝染性単核症**(発熱，咽頭炎，無痛性リンパ節腫大など)が起こる．EBVは感染後，口腔咽頭上皮系細胞に感染しウイルスの増殖を伴う殺細胞感染を起こし，さらにBリンパ球へCD21/C3dレセプターを介して感染する．EBV感染Bリンパ球の一部は潜伏感染へと移行する．このような潜伏感染を受けている細胞は静止期の記憶担当Bリンパ球($CD19^+$，$CD23^-$，$CD80^-$)であり，EBV遺伝子は環状プラスミドとして核内に存在(細胞染色体に組込まれて存在する場合もある)する．わが国では，健康成人のほぼ100%がEBVのキャリア(持続感染者)となっており，その末梢Bリンパ球の10^6個に1から50個がEBV感染細胞であると推定されている．また，口腔咽頭上皮系細胞やTリンパでの潜伏感染もあると考えられている．ただし，静止期Bリンパ球での潜伏感染状態は，EBV関連がん（上咽頭がん，胃がん），EBV関連リンパ腫（バーキットリンパ腫，T/NKリンパ腫，ホジキンリンパ腫，日和見リンパ腫）での潜伏感染状態とは，潜伏感染時に発現しているEBV関連遺伝子の種類において異なっている（**表6-6**）．

健康人（EBV関連がんは除外）におけるEBV再活性化の問題は記憶担当Bリンパ球でのウイルス増殖開始である．生体に存在する記憶担当Bリンパ球を培養系に移し，細胞分裂を誘導（Bリンパ球表面の抗原レセプターに対するリガンド，特異抗原，プロテイナーゼ誘導剤であるTPA，TGF-β1などの処理）するとEBVの再活性化が起こる．EBVを産生するようになったBリンパ球は死滅してゆく．再活性化によって増殖したEBVはさらに種々の細胞（BリンパやT/NKリンパ球など）に感染し，感染細胞の免疫学的活性化，サイトカインなどの異常産生をもたらし種々の病態形成にかかわる．再活性化と関連する疾患として，**慢性活動性EBV感染症**（感染細胞はTリンパ球），**EBV関連血球貪食症候群**（感染細胞はTリンパ球），移植後リンパ増殖症（感染細胞はBリンパ球），舌毛状白板症などが知られている．報告は少ないがEBV関連腫瘍組織におけるEBVの再活性化の例もある．

他のウイルスと同様に免疫抑制状態では再活性化が起こりやすいのでウイルスは唾液中に排泄されるようにもなる．さらに，潜伏感染をしている細胞の増殖を阻止することができないことも生じる．通常，EBV潜伏感染細胞でⅢ（LCL型）に属する日和見リンパ腫（**表6-6**）においては核内抗原EBNA3が発現している．EBNA3はCTL（細胞傷害性Tリンパ球）の標的抗原であり免疫機能が正常であればこのタイプのリンパ腫は排除できるが，AIDSのように免疫不全の状態では排除できず，致死的な進行性リンパ球増殖症の発症をみることになる．

表6-6 EBV潜伏感染とEBV遺伝子発現

	EBV潜伏	EBV関連ヒトがん		
	Bリンパ球	Ⅰ(BL型)[*1]	Ⅱ(NPC型)[*2]	Ⅲ(LCL型)[*3]
発現遺伝子				
EBNA-1	−	+	+	+
EBNA-2	−	−	−	+
EBNA-3(a, b, c)	−	−	−	+
EBNA-LP	−	−	−	+
LMP-1	−	−	+	+
LMP-2a	+	+・−	+	+
LMP-2b	−	−	+	+
増殖能	+・−	+	++	+++
抗原性	−	−	+	+

*1 バーキットリンパ腫，胃がん，上咽頭がん（2/3例）
*2 上咽頭がん（1/3例），NK/Tリンパ腫，ホジキンリンパ腫
*3 不死化リンパ球，日和見リンパ腫，移殖後リンパ増殖症

機　能
EBNA-1　：EBVの複製・配分，アポトーシス阻害
EBNA-2　：不死化，LMP1とLMP2の発現調節，アポトーシス抑制
EBNA-3　：Bリンパ球の不死化
EBNA-LP：転写（サイクリンDの発現—細胞増殖）
LMP-1　：不死化，アポトーシス抑制
LMP-2a　：Bリンパ球レセプターからのシグナル伝達阻止

(5) ヒトヘルペスウイルス6, 7

ヒトヘルペスウイルス6（HHV-6）は1986年，AIDS患者の末梢血単核球から，またヒトヘルペスウイルス7（HHV-7）は1990年に健常者のCD4陽性Tリンパ球から分離された．初感染時期は，HHV-6は乳児期後半（3歳以降の抗体陽性率は80%以上），HHV-7では幼児期（5歳以降の抗体陽性率は90%以上）であり違いが認められるが，いずれも**突発性発疹**，また合併症としてHHV-6では熱性痙攣，脳炎・脳症，肝炎，血球貪食症候群などを，HHV-7では熱性痙攣や急性小児片麻痺などを起こす．HHV-6は，HHV-6AとHHV-6Bの二つのグループに分けられ，突発性発疹を起こすのはHHV-6Bであり，HHV-6Aの病原性に関しては不明な点が多い．

HHV-6はCD46をレセプターとして，リンパ球，マクロファージ，線維芽細胞，内皮系細胞，グリア細胞，神経細胞などに感染し増殖するが，やがて単球・マクロファージ，唾液腺，ミエロイド細胞，グリア細胞（中枢神経系）での潜伏感染へと移行する．とくに，脳内への移行，潜伏感染はきわめて高率に起こるとされている．免疫抑制状

態(臓器移植など)になると再活性化が生じ，発熱，発疹，脳炎・脳症，骨髄抑制，間質性肺炎などを起こす．移植に伴う再活性化の頻度は，骨髄移植で40～50％，腎移植や肝移植では30～40％と推定されている，また再活性化の時期は移植後2週から4週目が多い．発熱によって再活性化が生じ，熱性痙攣を起こすことも報告されている．再活性化と関連があるとされている疾患には，**慢性疲労症候群**や**多発性硬化症**などが知られている．再活性化により唾液中にもウイルスが排泄されるようにもなる．

HHV-7はCD4をレセプターとして，主にCD4陽性Tリンパ球やマクロファージ，グリア細胞に感染・増殖する．その後，潜伏感染へと移行するが，潜伏部位は末梢血単球，あるいはCD4陽性リンパ球であると考えられている．しかし，健康人でもウイルスを唾液中に排泄していることが多いことから，潜伏感染よりは慢性感染としての側面が強い．臓器移植で再活性化(ウイルス量の増加)する頻度は40～50％とされているが，時期は不定であり，臨床症状も特定できるものが少ない．

HHV-6，HHV-7の活性化と関連性のある疾患としてはジベル薔薇色粃糠疹も報告されている．

(6) ヒトヘルペスウイルス8

カポジ肉腫(KS)は，古典型(ユダヤ人，イタリア人に好発，進行が緩慢)，アフリカ型(アフリカ黒人に好発，小児型と成人型がある．進行が速い)，AIDS関連型(AIDS患者に発症)が知られている．ヒトヘルペスウイルス8(HHV-8)は1994年にAIDS患者のKS組織から遺伝子の一部が単離され，次いで完全長ウイルスDNAが分離，確認された．現在では古典型，アフリカ型KSもHHV-8が原因ウイルスであるとされている．健常人における抗体陽性率は日本人で1.4％，アジア，アメリカ，北欧諸国では5％以下，地中海沿岸地域で約10％，アフリカ諸国では40％前後となる．

KSは血管内皮細胞の増殖性疾患であり，紡錘形細胞と内皮細胞の増殖，毛細血管の拡張，新生・増生を特徴とする．紡錘形細胞が腫瘍細胞と考えられており，起源は多分化性前駆細胞(たとえば骨髄細胞)と推定されているが確証は得られていない．HHV-8はKS組織の紡錘形細胞に感染しているが，初期のKSでは約10％の紡錘形細胞がHHV-8陽性(感染細胞1個あたり平均1コピー)であり，その一部の細胞でのみウイルス増殖・産生が生じている．血管内皮細胞(レセプターは$\alpha 3\beta 1$インテグリン)は遊離したウイルスにより，あるいは感染紡錘形細胞からcell-to-cellの感染(潜伏感染)を受けることが示唆されている．後期になるとHHV-8感染細胞は90％以上となっている．したがって，初期KSにおいては未感染，潜伏感染，ウイルス産生の紡錘形細胞(再活性化)が存在することになる．KS患者では唾液中，血清中や精液中にもHHV-8 DNAを検出でき，さらに血清中には抗体も産生されている．潜伏感染部位としてはBリンパ球や前立腺組織も推定されている．性行為(とくに男性同性愛者)や唾液，血液による伝播の可能性が高いと考えられている．

潜伏感染状態ではウイルスDNAは二本鎖環状エピソームの形で核内に維持されており，いくつかの遺伝子が発現しており，蛋白質発現も認められる．潜伏感染状態から再活性化するためには前初期遺伝子である*Rta*/*ORF50*の発現が重要であるとされている．RtaはHHV-8の広範なプロモーターの転写因子として機能している．再活性化によって発現してくるK3とK5は，MHCクラスIの発現を抑制しCTLによる攻撃を阻止し，さらにK5はNK細胞のリガンドであるICAM-IとB7-2/CD86の産生も抑制しNK細胞による攻撃を回避させている．

HHV-8関連疾患としては，HIV(後天性免疫不全ウイルス)感染による強度の免疫不全状態において合併してくる**原発性浸出性リンパ腫**(PEL)や**多中心性キャッスルマン(Castleman)病**(MCD)が報告されている．PELはBリンパ球性リンパ腫($CD45^+$, $CD20^+$)であり，HHV-8が潜伏感染(感染細胞1個あたり40～50コピー)している．HHV-8感染細胞の多くはEBVの潜伏感染も受けている．MCDはHHV-8陽性のものと陰性のものがあり，陽性のMCDを形質芽球MCDと呼ぶ．HHV-8の感染細胞はλ形質芽細胞と考えられている．このようなMCDから形質芽細胞性リンパ腫が進展してくる可能性が示唆されている．PELやMCDのHHV-8感染細胞もKSの場合と同様にIL-6やウイルスがコードするv-IL-6を産生しており，これらがBリンパ球の増殖と分化を刺激しリンパ球増殖性疾患の病態形成に深くかかわっているとされている．

b. ポリオーマウイルス科

(1) JCウイルス

ポリオーマウイルス科に属するJCウイルス(JCV)は乳幼児期に感染するが無症候性である．初感染時には扁桃組織(Bリンパ球やストローマ細胞)において増殖し，その後腎組織・尿路系，リンパ球に潜伏感染する．わが国成人における抗体陽性率は70%程度である．健康人でも，妊娠や免疫抑制状態において再活性化が生じウイルスは尿中に排泄されるようになる．とくに強い免疫抑制下，AIDS，臓器移殖，慢性リンパ性白血病やホジキン病などではウイルスは脳内のグリア細胞で増殖し，多巣性脱髄性病変を主体とする**進行性多巣性白質脳症**(progressive multifocal leucoencephalopathy，PML)の発症をみる．

再活性化(尿中)時の健康人に由来するJCV(原型JCV)とPML患者脳から分離されたJCV(PML型JCV)には大きな違いが認められる．すべてのPML型JCVの調節領域(DNA複製開始点，前期・後期転写調節領域)の遺伝子構造は多様に変化しているが，原型JCVではその変化は認められない．

したがって，初感染後，潜伏していたウイルスが再活性化を繰り返す過程で，調節領域に変化が生じ，よりリンパ球に潜伏感染しやすい変異ウイルスが出現すると考えられている．AIDSなどの免疫不全状態では変異ウイルスの再活性化が生じ，感染細胞数の増大と脳内への感染細胞の侵入が起こる．この段階でさらなるウイルスの調節領域の変異が生じ(増殖力，グリア細胞親和性の増大など)，PML発症へ結びつくものと考えられている．AIDS患者ではPMLの合併が高頻度である理由として，HIVのTat蛋白質がJCVの増殖を増強する機能を有することがあげられている．

(2) BKウイルス

同じポリオーマウイルス科に分類されているBKウイルス(BKV)も小児期に初感染(不顕性感染)し，3〜4歳での感染率は50%，10〜11歳ではほぼ100%のヒトが抗体陽性となる．侵入門戸は呼吸器か経口的と考えられ，ウイルスは一過性増殖の後，腎臓に至り潜伏する．

尿路，前立腺組織においても50〜83%の頻度でBKV遺伝子が検出されることや，臓器移植を受けた患者の25〜44%においてウイルス尿症が，また妊婦の3.2%程度に再活性化がみられることなどから病原性については疑問視されていた．病原性が問題となるのは免疫不全状態における初感染や再活性化の場合である．免疫不全児ではウイルス尿症，壊死を伴う致死性の細尿管性腎炎を，エイズにおいては腎炎，剝離性肺炎，中枢神経疾患を起こす．また骨髄移植に伴う出血性膀胱炎や，間質性腎炎，尿管狭搾などの原因ウイルスとも考えられている．

c. パピローマウイルス科

(1) ヒトパピローマウイルス(HPV)

HPVは遺伝子の塩基配列を基にして(とくに，*E6*，*E7*，*L1*の塩基配列)，約90種以上の型に分類され，遺伝子型と疾患(病型)との間にきわめて高い相関関係が認められる．皮膚または粘膜の上皮に**足底疣贅**(HPV-1)，**尋常性疣贅**(HPV-2, 4, 27, 57)，**尖圭コンジローマ**(HPV-6, 11)などの良性腫瘍性病変を作る型と**子宮頸がん**(HPV-16, 18, 31, 45)や**疣贅状表皮発育異常症**(HPV-5, 8, 9, 12)を経て皮膚がんのような悪性腫瘍へと進行する型に二分される．

いずれの型においても初感染は毛包(毛隆起部)あるいはエックリン汗腺の表皮幹細胞(基底細胞)にα6インテグリンをレセプターとして利用して感染するものと考えられている．良性病変部では，感染後数週間から数カ月で肉眼的病変が認められるようになり，ウイルスの産生も確認されている．一方，子宮頸がんなどではウイルス感染後数年(細胞異常をきたす50%危険度は4年以上とされている)を経て上皮内腫瘍(子宮頸部異型上皮)へ，さらに子宮頸部扁平上皮がん・浸潤がんへと進行する．また，感染病巣の70%以上は自然治癒するとされている．このような感染の経過においては，HPVは感染した基底細胞においては潜伏感染の状態(感染細胞1個あたり約100コピーが環状エピソームの状態で存在)で維持されている．基底細胞が上層へ向けて分化過程が進行するとウイルスコピー数の増加とウイルス粒子の産生が起こるようになる(再活性化)．HPVがウイルスとして増殖するためには細胞の分裂に関与する宿主蛋白質が必要であり基底細胞の分化と分裂がきわめて重要である．しかし，正常状態では中層以上の上皮細胞では分裂を停止するのでHPVはE6やE7蛋白質によって細胞を増殖サイクルに導いていると考えられる．したがって，ウイルス産生は慢性感染状態を成立させ(このとき，ウイルスDNAは宿主DNAに組込まれる場合もある)，小さな傷などからも基底細胞への感染拡大が進行する．慢性感染化によりE6やE7蛋白質の発現量は増加する．悪性腫瘍型のHPVのE6，E7は他の型のものよりRBやp53を不活性化する活性が強く細胞をがん化する機能を有している．また，E6，E7は宿主の細胞性免疫による感染細胞の排除機構を抑制する作用もある，このことが慢性感染の維持にかかわっているとされている．疣贅状表皮発育異常症(EV症)では，幼少時に疣として発症し，成人に至り背部，胸部，上肢に斑状皮疹が生じ持続し，このような患者から約半数が中年期以後に皮膚がん(日光露出部に多い)を発生してくる．がんからはHPV-5型が高率(80%)に分離される．EV症関連HPVは健康人にもかなり普遍的に潜伏感染していることが明らかとなっており，EV症において再活性化が起こり慢性感染状態となり，さらにその半数が皮膚がんへと進行するものと考えられている．宿主側の免疫状態や遺伝的背景など，またウイルス側の変異などが複雑に絡み合って皮膚がんの発症へと至るものと推定される．

d. ボルナウイルス科

(1) ボルナ病ウイルス

ボルナ病ウイルス(BDV)も潜伏感染を起こす可能性があるとして注目を集めている．このウイルスの遺伝子は直鎖状マイナス鎖(約8.9 kb)であり，転写および複製は核内で進行することが知られている．

ヒトにおける精神・神経疾患(統合失調症，パーキンソン病，慢性疲労症候群など)との関連性が精力的に検討されており，BDVは乳幼児期に感染し脳内で潜伏感染へと移行後，免疫低下などによって再活性化される可能性のあることが報告されている．

e. アデノウイルス科

(1) ヒトアデノウイルス

B群やC群のアデノウイルス(AdV)は粘膜上皮で増殖した後，扁桃，腸管，泌尿器系に潜伏することが報告されている．

造血幹細胞移植時などに再活性されAdV血症を起こし(不顕性の場合もある)，播種性AdV感染症，**出血性膀胱炎**を発症させることが指摘されている．

2. 慢性感染

感染性ウイルスが生涯にわたって産生，排泄され続けるような感染系を**慢性感染**と呼ぶ．この感染系において，ウイルス自体は細胞傷害性を示さないのが一般的である．自覚症状のほとんど認められない無症候のウイルス保有者は常に感染源となる危険性がある．

慢性感染を起こすウイルスとしてはヒトの場合，B型肝炎ウイルス(HBV)，C型肝炎ウイルス(HCV)，ヒトTリンパ球向性ウイルスI(HTLV-I)など，また動物においては，マウスのリンパ球性脈絡髄膜炎ウイルス(LCMV)，マウス白血病ウイルス(MLV)，ミンクのアリューシャン病ウイルス，ウマの伝染性貧血症ウイルスなどが知られている．

このような感染系においては，一般に高力価の非中和性抗体の産生がみられる場合が多いため，長い年月の後に**免疫複合体病**の発生が少なからずみられるようになる．

a. ヘパドナウイルス科，フラビウイルス科

(1) B 型肝炎ウイルスと C 型肝炎ウイルス

HBV（ヘパドナウイルス科）は遺伝子型によりAからHまでの八つのタイプに分類されている．わが国では地域差が認められるがC型が多く，次いでB型，A型（Ae：欧米型が増加中）である．HCV（フラビウイルス科）は70種類もの遺伝子型に分類されており，わが国では1b型が約70%，2a型が約20%，2b型が10%以下となっている．

両ウイルスとも主に輸血をはじめとする血液を媒介して肝臓に感染が成立するが，ウイルス自体は細胞傷害性（殺細胞感染）が弱いため，肝炎そのものの発症は生体の防御機構（免疫系）のウイルス感染細胞の排除による．したがって，HBVやHCVが免疫学的寛容の時期である周産期や乳児期に感染した場合には，免疫機構によるウイルス感染細胞の排除が行われず，その多くは**無症候ウイルス保有者（キャリア）**となり，ウイルスは生涯にわたって存在する．HBVの母子感染の頻度は20〜30%（ただし，HBe抗原陽性者に限ると85%）であり，HCVでは約10%（母子感染でHCV-RNA陽性となっても，多くは乳幼児期に血中からHCV-RNAは検出されなくなる．また垂直感染の約半数は子宮内感染とされている）である．免疫機構が成立した後のHBV急性感染では肝炎を発症し，その後慢性感染へと移行する例はきわめて低いが，Ae型は急性感染から慢性感染に移行しやすい（移行率約10%）とされている．これに反して，HCVは急性感染から高率に慢性感染化（70%）する．そして，これらキャリアの一部は，後年肝硬変や肝がんへ移行する（肝細胞がんの約80%はHCV関連であり，約15%がHBV関連であるとされている）．両ウイルスは，生体の抗ウイルス機構（インターフェロンシステム）を抑制する機能を持つためIFN治療に抵抗性である．また IFN システム抑制は長期にわたる慢性感染を維持するためにも必要なことかもしれない．

HCVは肝細胞へ感染する以外にマクロファージやリンパ球への感染も知られており，試験管レベルにおいて末梢血リンパ球に持続感染（保有感染）を成立させる．

b. レトロウイルス科

(1) ヒトTリンパ球向性ウイルスⅠ

ヒトTリンパ球向性ウイルスⅠ（HTLV-Ⅰ）は，血液を媒介（輸血など）して，あるいは，性行為，母乳を介して主にCD4陽性のTリンパ球に感染する．感染後ウイルス遺伝子（RNA）は**逆転写酵素**によってDNAへと変換され感染細胞のDNAに組込まれ（挿入部位はランダムである）プロウイルスとして感染細胞が生存する限り存続し子ウイルスを産生し続ける（慢性感染状態）．ウイルスは細胞親和性がきわめて強く，感染もウイルス感染細胞からのcell-to-cell接触を介して成立するものと考えられている．したがって，血液，精液，母乳中のウイルス感染リンパ球が感染源として重要である．

HTLV-Ⅰ感染後，10から50年のウイルス産生を伴う無症候キャリア期間を経て成人T細胞白血病（ATL）を発症（年間でキャリア1,000人に1人の割合）する．慢性感染時の感染細胞でのプロウイルス組込み部位はランダムであるが，ATL細胞はウイルス挿入部位に関してはモノクローナル（ただし，挿入部位は患者によって異なる）であり，ウイルス粒子やウイルス蛋白質（Tax蛋白質）の産生は認められず，潜伏感染の状態となっている．

HTLV-Ⅰにはがん遺伝子は同定されておらず発がんに至る機構は不明である．その中でウイルス蛋白質であるTaxは，ウイルスの転写を制御するばかりではなく，初代培養細胞や感染Tリンパ球の不死化に関与していることや細胞内転写因子NF-κBの活性化（サイトカインやサイトカインレセプターの発現を増強）をもたらすことから発がんに何らかの役割を担っていると考えられている．しかし，ATL細胞ではTaxの発現がほ

とんど認められないにもかかわらずNF-κBの活性化は生じているので，Taxは腫瘍化した細胞の維持には関与していないかもしれない．一方，TaxはCTL(細胞傷害性Tリンパ球)の強い標的であることから潜伏感染(腫瘍化)状態での免疫機構からの回避にはTax発現をウイルス自体が抑制することは合目的といえる．

3. 遅発性感染

病原体は非常に長い潜伏期を有するため，症状の発現までにきわめて長い経過をとり，かつ進行性で致死的な感染症を起こす感染系を**遅発性感染**と呼ぶ．潜伏期においても，症状発現後でも病原体が検出されるものと，いずれにおいてもほとんど検出できないものとがある．遅発性感染を起こす病原体として既知のウイルスに属するものと，未分類の病原体として位置づけられているものとがある．

a. 既知ウイルスによるもの

(1) 亜急性硬化性全脳炎ウイルス

亜急性硬化性全脳炎ウイルス(SSPEウイルス)はその名の示すとおり，**亜急性硬化性全脳炎**(subacute sclerosing panencephalitis, SSPE)の起因ウイルスである．SSPEは麻疹に罹患歴のあるヒトにみられる脱髄性疾患である．患者脳細胞中には麻疹ウイルス**ヌクレオカプシド**が検出され，さらに患者脳細胞と麻疹ウイルス感受性細胞の共生培養により麻疹ウイルスが回収できる場合があることなどから，本疾患は麻疹ウイルス，あるいはその変異株(SSPEウイルス)による持続感染と考えられている．麻疹ウイルスの自然感染，麻疹の発症，回復後ウイルスはいずれかの細胞(リンパ組織など)にひそみ，やがて中枢に至る．この間1〜10年の潜伏感染期を経て本疾患を発症する．SSPE患者では中枢神経系以外の組織，たとえばリンパ組織，肺などにウイルス抗原の産生はみられないが，ウイルス遺伝子は存在していることが知られている．潜伏感染期の間，ウイルス粒子は検出できないが髄液や血清中の麻疹ウイルスに対する抗体価は高い．

SSPE患者の感染脳細胞中では遊離(出芽)に関与しているウイルスのM蛋白質の合成はみられない(mRNAは合成されている場合，合成されていない場合がある)ため，ウイルス粒子の産生はみられないか，きわめて少ない．したがってM蛋白質に対する抗体価は低いか，検出できない．いかなる理由によりM蛋白質の合成が阻止されるかは不明であるが，共培養により再び合成が始まることから遺伝子が欠失したり，大きな変異が生じているとは考えられない．M蛋白質の欠損そのものは動物実験からみる限りSSPEの発症や持続感染の維持とは直接関連はないようである．持続感染系の維持は，細胞表面のウイルス抗原が抗体による脱落現象によって消失し，免疫反応の標的になりにくいことや，髄液中に補体が存在しないため補体依存性の防御機構が作用できないこと，またSSPEウイルスは細胞結合性が強く，細胞から細胞への直接伝達によって感染巣を広げてゆくため，抗体の攻撃を受けにくいことが関与している可能性がある．

(2) レンチウイルス

レトロウイルス科のレンチウイルス亜科のウイルスは，造腫瘍性は示さず主にリンパ球で増殖(**殺細胞感染**)するため免疫系の異常(免疫不全)を引き起こす．また脳細胞に感染し脱髄性疾患や肺炎，関節炎などを起こす．ヒトの後天性免疫不全症(AIDS)の原因ウイルスであるhuman immunodeficiency virus(HIV)，ヒツジのビスナウイルス，マエディウイルス，進行性肺炎ウイルスなどが知られている．これらの病原体に対する中和抗体は一般に産生されにくいか，中和抗体が産生されてもウイルスは抗原の連続変異を起こしたり，中和抗体と反応するレセプター認識蛋白質を分泌することによっても中和をまぬがれる(ビスナウイルスやHIV)ことが知られている．

ヒト免疫不全ウイルス(HIV)はHTLV-Iと同様に感染後プロウイルスとなり子ウイルスを産生し続ける．したがってHIV感染者は無症候ウイルス保有者となる．HIVは，このウイルスレセプターであるCD4とコレセプターとして，本来はβケモカインのレセプターであるCCR5を用いるR5 HIVと，コレセプターとしてSDF-1(stromal cell-derived factor-1)のレセプターであるCXCR4を用いるX4 HIVに分類される．通常の感染はR5 HIVによって起こる．X4 HIVは長期にわたる感染経過中で，発症前の約3分の1で出現してくるウイルスであるがR5 HIVに置き換わることはない．この指向性はCD4の認識にかかわるウイルスgp120蛋白質の第三番目の可変領域(V3領域)のアミノ酸の違いに依存することが判明している．

HIVはリンパ節などで増殖・感染を繰り返していると推定されている．感染後5年程度でAIDS関連症候群(ARC)に，さらに感染後10年程度でAIDSの発症(一般的にCD4陽性Tリンパ球数が200個/μL以下)をみることになる．AIDS患者はもちろんのこと，無症候期であっても感染者は生涯ウイルス保有者であることから，感染源として注意すべきである．

HIV感染におけるウイルス，ウイルス感染細胞の存続は宿主の生体防御系からHIVがいかにして逸脱するかによって決定されると考えられる．ウイルス感染細胞の排除にはCTL(細胞傷害性Tリンパ球)が重要な役割を果たしている．CTLの攻撃を回避するために，主にHIV-Gag蛋白質によるMHC発現の抑制やウイルス抗原のエピトープを変化させることを行っている．ウイルス感染を抑え込む中和抗体に対しては，中和抗体の標的となるgp120蛋白質の変異やgp120蛋白質の分泌により中和抗体からの攻撃を回避している(第18章R項参照)．

b. 未分類病原体(プリオン)

ヒトのクロイツフェルト・ヤコブ病(Creutzfeldt-Jakob disease, CJD)，クールー(kuru)，Gerstmann-Sträussler-Scheinker病(GSS)，ヒツジのスクレイピー，ミンクのミンク脳症など中枢神経系の亜急性海綿状脳症(subacute spongiform encephalopathy)が**プリオン病**として知られている．これらの疾患は互いに類似性がみられ，長い潜伏期の後に，行動異常や認知症症状で発症し，死亡時の病理所見では炎症や免疫反応はみられないが，神経細胞の樹状突起と軸索などに空胞化，星状膠細胞の肥大と増殖を伴う灰白質の海綿状化がみられる．

基本的には，それぞれの動物種におけるプリオンは種を越えて感染することはないとされている．ヒトの場合，CJD由来プリオンはヒト-ヒト感染を起こし，長い潜伏期の後CJDを発症してくる．実際，硬膜移植，角膜移植，成長ホルモン(ヒト脳由来)投与などの医原性伝播が報告されている．通常，CJDは輸血によって伝播しないとされている．しかし1996年に英国で突然発生した，ウシ海綿状脳症(BSE)からヒトに伝播して生じた変異型CJD(vCJD)は，従来のCJDとは大きく異なる性状を示すことが判明している．vCJDは発症年齢がCJDに比べて，はるかに若い．さらに，発症以前(潜伏期)のvCJD患者血液の輸血によって伝播・感染する危険性がきわめて高く，白血球(リンパ球，単球)に病原体が存在することも示唆されており，実際に輸血による患者発生も確認されている．vCJD患者の潜伏期において，脾臓，扁桃，虫垂において異常プリオン蛋白質の蓄積が進行していることも認められている．vCJD由来プリオンの感染(たとえば輸血)を受けたヒトの中で一生を持続感染者(無症候状態—感染源)として過ごす集団が存在するかどうかは今後の重要な検討課題となるであろう(第19章参照)．

4. 持続感染の重要性

持続感染しているウイルス保有者は，水平感染，垂直感染を介して集団に対しても，母子間においても重要な感染源となる．医師や看護婦などの医療従事者も同様であり，患者への配慮が必要となる．潜伏感染をするウイルスには多くのヒトがすでに感染を受けているので，抗体を含め感染防御にかかわる免疫系は成立していると考えられる．したがって，感染・伝播を受ける意味として問題となるのは未感染者や免疫不全者である．

持続感染状態のウイルスは種々の条件で活性化され，再発病変以外に他の疾患の原因となっている可能性も否定できない．さらに重感染が疾患発症の要因となる可能性も知られている．たとえばEBウイルスやHHV-8などのヒトヘルペスウイルス科のウイルスによりHIV（プロウイルス）が活性化されることなどである．AIDS患者に高率に合併するPMLなどもHIVによるJCウイルスの活性化が原因であることは先に述べた．

最近の分子生物学的手法の発達はウイルス持続感染に関しても遺伝子レベルでの検索を可能にし，ヒト子宮頸がん細胞中にヒトパピローマウイルス遺伝子が，また肝がん細胞中にB型やC型肝炎ウイルス遺伝子の存在する例のあることを明らかにしてきた．さらにマウスなど動物のレトロウイルス遺伝子（cDNA）と高い相同性を示す配列がヒト染色体DNAに存在していることも明らかとなった．これらは現在のところ持続感染系として分類されていないが，ヒト内在性レトロウイルス（HERV）の可能性もある．ヒト乳がん細胞中に，マウス乳がんウイルス遺伝子類似の配列（HERV-K10）が見出され，乳がん発症との関連性も検討されている．また，ヒトの統合失調症にHERV-Ⅳが関与しているとの報告もある．これらの遺伝子配列は正常なウイルス粒子を産生することはできなくても，ウイルス関連性の蛋白質を合成したり，プロモーターとしての活性を示し，何らかの疾患の原因や要因となっていることも予想される．

また，臓器移殖において，免疫抑制薬の使用に伴う持続感染ウイルスの活性化，あるいは持続感染を受けている臓器の移殖によるウイルスや異常プリオン蛋白質の伝播，感染などの問題も生じている．レシピエントとドナーの潜伏感染状態，未感染，あるいは抗体の有無などのおのおのの組み合わせによって病態や感染効率は異なる．

今後の問題として，われわれの遺伝子の中に潜む“**動く遺伝子**”—トランスポゾン，レトロポゾン，あるいは内在性レトロウイルス（ERV）などの遺伝子が示す病原性，病態形成への役割がより明らかになり，新たな予防，治療方法が必要となることが予想される．

現時点においても，ヒトにおける内在性レトロウイルスは約20種類を数え，多くの自己免疫疾患への関与が明確になりつつある．さらにnon-LTR型レトロトランスポゾンの**LINE**（long interspersed repetitive sequence，広範囲散在反復配列）型であるL1ファミリー*[1]が，乳がん，直腸がん，血友病，Duchenne型筋ジストロフィー症の原因となる場合のあること，また同じnon-LTR型レトロポゾンの**SINE**（short interspersed repetitive sequence，短い散在反復配列）型*Alu*ファミリー*[2]がvon Recklinghausen病，無コリンエステラーゼ血症，アデノシンデアミナーゼ（ADA）欠損症の原因となることも証明されている．これらの疾患の多くは，各ファミリー反復配列が宿主細胞の遺伝子から転写され，そのRNAが逆転写酵素によってDNAに変換され，遺伝子DNAの他の部位（構造遺伝子）へ転位，挿入された結果である．遺伝子から遺伝子への転位（感染）するこれらの遺伝子単位（分子病原体）の種々の機構を分子レベルでより明らかにする必要に迫られている．

このように持続感染（ウイルスの体内での存在様式の多様性を含む）はますます重要な意味を持つようになると思われる．

---

*[1] 約1kbpの反復単位であり，配列内にORFや内在性プロモーターを持っている．逆転写酵素（RT）遺伝子を有する．

*[2] 250～300bpの反復単位で，数kbに1回の頻度で染色体DNA上に分布している．3′側にポリA配列，両末端が直列配列となっていて転位，挿入されたと考えられるタイプと，直列配列が1コピーしか認められない未挿入タイプとが存在する．逆転写酵素遺伝子を持たないので，RTの供給を必要とする．

第7章 ウイルスと宿主とのかかわりあい

細胞外に存在するウイルス粒子とその増幅の場である細胞(宿主)とのかかわりあいは，まず，細胞上の**レセプター分子**という「鍵穴」をウイルス粒子上の「鍵」が見つけることから始まる．もちろん，感染には物理的な接触が必要であり，まったく隔絶された世界でウイルス感染は起こることはない. さて, 細胞上のレセプターという「鍵穴」は, ある場合は糖であり, 脂質であり, 蛋白質である. **図 7-1** にそのいくつかの例を示している．それが蛋白質の場合，細胞膜上に発現するためには少なくとも疎水性アミノ酸配列を並べて 1 回以上細胞膜を貫通する分子である．多くは**免疫グロブリン様分子**，**細胞接着分子**，そして，**7 回膜貫通分子**である．他に脂質を介して細胞外に発現する場合(一例として **GPI**, glycosylphosphatidylinositol anchor 蛋白質)もある．そのレセプターの分子的共通性はないが，ウイルス粒子上の鍵に対するきわめて厳格な特異性があり，**エンベロープウイルス**の場合は多くは糖蛋白質，そして，エンベロープを持たないウイルスの場合はカプシドの特異的な構造を認識し，レセプター細胞外ドメインとウイルスは結合する．さらに，「鍵穴」と「鍵」の関係(すなわち，分子特異的結合)は細胞内においても同じである．ウイルスはそれに特異的な細胞内分子を使ってウイルス増殖に利用する．その例として，最近明らかになった**出芽**の分子機構がある．レトロウイルスやエボラウイルスの粒子蛋白質は，本来はエンドソーム内のレセプター分子をリソームに運ぶために備わっている細胞内膜輸送分子に結合し，その輸送系を利用(ハイジャック)してウイルス粒子は細胞外に出芽される．本章では，このレセプター分子を中心に宿主とのかかわりあいを解説し，さらに，最近明らかになりつつある細胞内のウイルス抑制分子とのかかわりあいについても述べる．

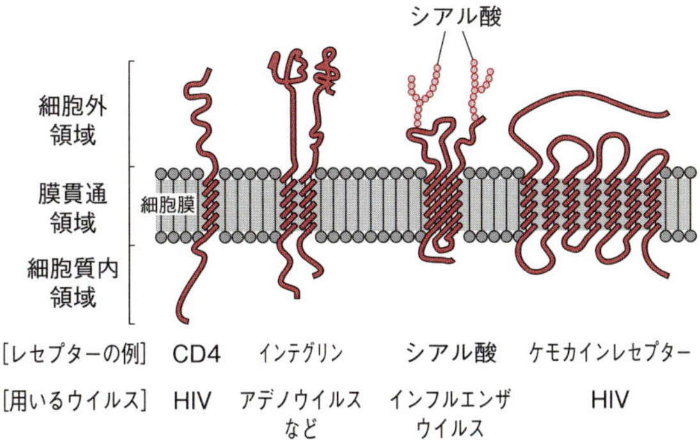

図 7-1 ウイルスのレセプターとして用いられる膜貫通蛋白質の構造

A ヒト免疫不全ウイルス

ヒト免疫不全ウイルス(human immunodeficiency virus, **HIV**)はヒトの免疫担当細胞の中のとくに CD4 陽性細胞を標的として感染する．そして，HIV が標的細胞に侵入するためのレセプターは **CD4 分子**であるとまず証明された．しかし，HIV がもともと侵入できないマウスの細胞に CD4 分子のみを発現させても，その感染が起こらないことから，CD4 分子を介したウイルスの侵入を補助するレセプター(**コレセプター**)の存在が長い間示唆されていた．そのコレセプターが細胞表面上の本来は白血球の遊走性に関与するケモカインのレセプターであるということが明らかになった．

1 CD4 分子

HIV のレセプターとして CD4分子が報告されたのは 1984 年である．CD4 は，主に**ヘルパー T 細胞**(CD4 陽性 T 細胞)の細胞表面に発現する分子であり，T 細胞抗原レセプター(TCR)とともに，抗原提示細胞上の MHC クラスⅡ分子に提示された抗原を認識する．その結果，ヘルパー T 細胞は活性化される．この CD4 分子は，55 kDa の 1 回膜貫通型蛋白質であり，ヒトの CD4 分子の場合，370 個のアミノ酸からなる細胞外領域($CD4_{ECTO}$)，25 個のアミノ酸からなる細胞膜貫通領域($CD4_{TM}$)，および 38 個のアミノ酸からなる細胞質内領域($CD4_{CYTO}$)から構成される．細胞外領域はさらに，D1 から D4 までの四つの免疫グロブリン様領域に分けられる．T 細胞抗原レセプターが MHC クラスⅡ上に結合した 1 分子の抗原ペプチドを認識すると，CD4 分子は細胞膜貫通領域を通じて複合体を形成する．その結果，Lck と呼ばれるチロシンキナーゼが CD4 の細胞質内領域に結合することにより細胞内情報伝達経路が活性化される(**図 7–2**)．

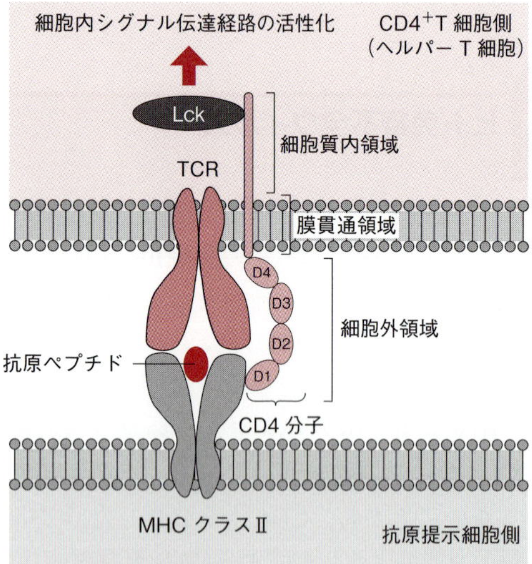

図 7–2　CD4 分子の構造とヘルパー T 細胞上における外来抗原の認識

2 ケモカインレセプター

HIV のレセプターとして CD4 がまず同定された実験では，ヒト由来の細胞に CD4 を発現させると，その細胞に HIV が感染できるようになることから，CD4 が HIV の細胞への侵入時に必須な分子であるとの認識に疑いはなかった．しかし，マウス由来の線維芽細胞に CD4 を発現させても，HIV は細胞表面に吸着するものの，細胞内には侵入できなかった．ところが，このヒト CD4 を発現するマウス細胞に CD4 陰性のヒト細胞を融合させると HIV が侵入できるようになることから，HIV の侵入には CD4 だけでなく，それを補助する第二のレセプターが存在するのではないかと考えられるようになった．一方，以前より，HIV に暴露される機会がきわめて高いにもかかわらず，HIV の感染が成立しにくい臨床例が知られていた．これらの人々では，白血球走化性因子である**ケモカイン**の血中濃度が高いことが知られていた．さらに 1995 年には，活性化された CD8 陽性 T 細胞が産生する HIV 感染抑制液性因子として，RANTES，MIP-1α そして MIP-1β という 3 種類のケモカインの存在が報告された．このような背景から，HIV 感染とケモカインの関連性が考えられるようになり，そして 1996 年に**ケモカインレセプター CXCR4** と **CCR5** が，長い間探し求められてきた HIV 細胞への侵入にかかわる補助レセプター(**コレセプター**)であることがわかった．

1．ケモカインレセプターの構造

ケモカインレセプターのリガンドであるケモカインは，サイトカインと同様に多くの種類がある．しかしすべてのケモカインは，アミノ酸配列の最初にみられる 2 個のシステイン残基(C)が保存されており，その配列上のパターンの違いから，**CXC ケモカイン**(**α ケモカイン**)と **CC ケモカイン**(**β ケモカイン**)に大別される．ほとんどの CXC ケモカインは好中球を遊走させるが単球は

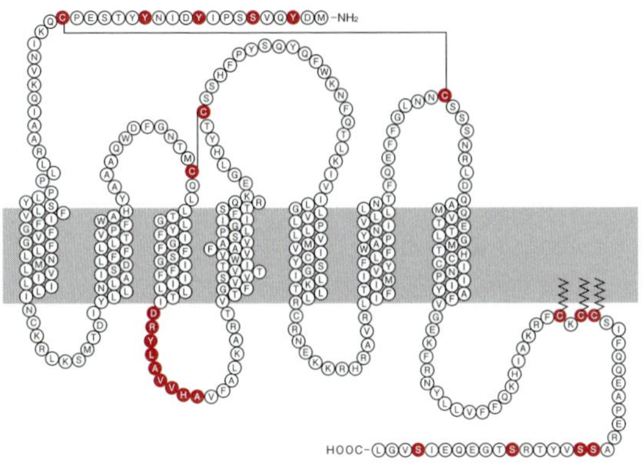

図 7-3　ケモカインレセプター CCR5 の構造
灰色の領域は細胞膜を示し，赤丸は CCR5 の機能に重要であると報告されているアミノ酸を示している．
(Oppermann M.: Cellular Signalling **16**, 1201, 2004)

できないのに対し，CC ケモカインは，単球はもちろん白血球すべてを遊走させることができる．そして，CXC ケモカインに対するレセプターは CXC ケモカインレセプター，CC ケモカインに対するレセプターは CC ケモカインレセプターと分類され，HIV の代表的なコレセプターである CXCR4 は前者に，そしてもう一つのそれである CCR5 は後者に分類される．すべてのケモカインにシステイン残基の保存がみられるように，ケモカインレセプターにも構造上の類似性がみられる．現在知られているケモカインレセプターのほとんどは細胞膜を 7 回貫通する G 蛋白質結合型レセプター構造であり(**図 7-3**)，細胞外領域はケモカインの結合特異性に，細胞内領域はその細胞内シグナル伝達機能に関与している．

2. ケモカインレセプターによるウイルス株の細胞親和性の決定

HIV は非常に変異性の高いウイルスであり，感染した個体内において似て非なる多くのウイルスが混在している．しかし大きく分類すると，ヘルパー T 細胞だけでなくマクロファージにも感染できる**マクロファージ指向性ウイルス**と，ヘルパー T 細胞の他には樹立した T 細胞株にしか感染できない **T 細胞指向性ウイルス**に分けることができる．このようなウイルス株による**細胞指向性**の違いが何に起因しているのかは長い間不明であった．ところが，HIV コレセプターの発見はこの現象に明快な答えを与えた．すなわち，すべてのマクロファージ指向性ウイルスはコレセプターに CCR5 を用いるのに対し，T 細胞株指向性ウイルスは CXCR4 を用いるとわかった．ヘルパー T 細胞だけでなくマクロファージにも T 細胞株にも CD4 は発現しているが，マクロファージには CCR5 が，T 細胞株には CXCR4 が多く発現しているため，それぞれのケモカインレセプターに親和性の高いウイルスのみが感染できるのである．この事実がわかったので，マクロファージ指向性ウイルスは CCR5-using HIV（R5 HIV）と T 細胞株指向性ウイルスは CXCR4-using HIV（X4 HIV）と呼ばれるようになった．HIV 感染者から実際に分離されてくるウイルスには，R5 HIV や X4 HIV だけでなく，CCR5 と CXCR4 の両方のケモカインレセプターを利用するウイルス(R5X4 HIV という)が多数あり，また，CCR5 や CXCR4 以外のケモカインレセプターを使う HIV も報告されている(**表 7-1**)．また HIV 感染症においては，症状が進行すると認知症を伴う脳神経障害が起きることがあるが，(**エイズ脳症**)，中枢神経組織内の CD4 陽性細胞であるミクログリアとマクロファージでは，CCR3 と CCR5 が発現しており，脳組織内における HIV の感染源となっている．

3. CD4 を必要としない HIV の感染

HIV はその遺伝子の相同性から HIV-1 と HIV-2 に分類されるが，**HIV-2** の中には標的細胞への感染に CD4 を必要としないものがあり，CXCR4 のみをレセプターとして細胞に侵入できるものがある．また，中枢神経組織内の星状膠細胞，血管内皮細胞もしくはある種の脳由来の細胞には CD4 が発現していないにもかかわらず，HIV の感染が成立することが知られており，そのような **CD4 非依存性のウイルス**はケモカインレセプターのみを使って細胞へ侵入していると考えられる．

表 7-1　これまでに HIV のコレセプターとして報告されているケモカインレセプター

コレセプター	利用するウイルス[a]	発現している細胞，組織
CCR1	HIV-2	活性化 T 細胞，単核細胞，樹状細胞
CCR2b	HIV-1，HIV-2，SIV	単核球，T 細胞
CCR3	HIV-1，HIV-2	好酸球，ミクログリア，Th2 細胞
CCR4	HIV-2	Th2 細胞，脳
CCR5	HIV-1，HIV-2，SIV	活性化 T 細胞，単核球
CCR8	HIV-1，HIV-2，SIV	Th2 細胞，胸腺細胞，脳
CCR9	HIV-1	リンパ球，脳，胎盤
CXCR2	HIV-2	好中球，脳
CXCR4	HIV-1，HIV-2，SIV，FIV	リンパ球，単核球，脳，前駆細胞
CXCR5	HIV-2	B 細胞
CXCR6	HIV-1，HIV-2，SIV	活性化 T 細胞
CXCR7（RDC1）	HIV-1，HIV-2，SIV	リンパ球，脳
CX_3CR1	HIV-1，HIV-2	NK 細胞，CD8 陽性 T 細胞，脳
GPR1	HIV-1，HIV-2，SIV	マクロファージ，脳
GRP15（BOB）	HIV-1，HIV-2，SIV	T 細胞，大腸
STRL33（Bonzo）	HIV-1，HIV-2，SIV	T 細胞，単核球，胎盤
APJ	HIV-1，HIV-2，SIV	中枢神経系
ChemR23	HIV-1，SIV	マクロファージ，樹状細胞
Leukotriene B4 receptor	HIV-1	白血球
D6	HIV-1，HIV-2	マクロファージ，星状膠細胞
CMV（US28）	HIV-1，HIV-2	サイトメガロウイルス（CMV）感染細胞[b]

a）HIV-1：human immunodeficiency virus type 1, HIV-2：human immunodeficiency virus type 2, SIV：simian immunodeficiency virus, FIV：feline immunodeficiency virus.
b）CMV の DNA ゲノムにコードされている．
（Simmons G.: Immunological Reviews **177**, 112, 2000，一部改変）

4. ケモカインレセプターの遺伝子多型と HIV 感受性

ケモカインレセプターが HIV のコレセプターであると報告される以前より，HIV 感染の危険性が高い（**ハイリスクグループ**）にもかかわらず，感染を逃れている人々がいることが知られていた．これらの人々の中には，*CCR5* 遺伝子の翻訳領域の 32 塩基対の欠損が見出されることが 1996 年に報告された．*CCR5* の対立遺伝子がともに 32 塩基対を欠損している場合，それらの人の CD4 陽性細胞表面には CCR5 が発現しておらず，したがって R5 ウイルスは感染しない．このような欠損遺伝子を持つ人々は，白色人種でもっとも多く，両対立遺伝子に欠損が認められる人（ホモザイゴート）の割合は約 1％であり，片方の対立遺伝子にのみに欠損が確認される人（ヘテロザイゴート）の割合は 20％近くにのぼる．片方の遺伝子に欠損がある人々から分離した CD4 陽性細胞には，発現量が低いものの細胞表面には CCR5 が発現しており，したがって R5 HIV の感染が可能となる．しかしながら，そのようなヘテロザイゴートの人が HIV に感染した場合，病態進行の遅延がみられる．一方，別のケモカインレセプターである **CCR2** の 64 番目のアミノ酸がバリンからイソロイシンに置換された変異型遺伝子を持つ HIV 感染者でも，病態進行の遅延が確認されている．ただし，CCR2 をコレセプターとして用いる HIV はほとんど知られておらず，*CCR2* 遺伝子の変異による HIV 増殖の抑制は，CCR2 をコレセプターとするウイルスに対する抵抗性というよりも，二次的な作用によるものであろう．① *CCR2* 遺伝子の変異が *CCR5* 遺伝子の発現調節活性にも影響を及ぼし，結果的に細胞表面の CCR5 が減少することや，②変異型 CCR2 が CCR5 や CXCR4 とヘテロ二量体を形成することで本来の CCR5 や CXCR4 が機能しなくなることなどが可能性として考えられる．

5. ヘルパーT細胞サブセットとケモカインレセプター

HIVの主要な標的細胞群の一つであるヘルパーT(Th)細胞は，産生するサイトカインや誘導する免疫応答の違いから，**Th1細胞**と**Th2細胞**というサブセットに大別されることが知られているが，HIV株に対する感受性も異なっている．Th1細胞はR5 HIVに対して感受性が高いのに対し，Th2細胞はX4 HIVに対しての感受性が高い．この現象は，各細胞の表面に発現しているケモカインレセプターの種類からも説明が可能で，すなわちTh1細胞にはCCR5が，一方Th2細胞にはCXCR4がそれぞれ多く発現している．HIV感染の初期段階ではTh1型の免疫反応が活発で，後期ではTh2型の免疫反応が優位になってくることをふまえると，HIV感染者においては，その初期と後期で増殖しやすいウイルスのタイプが異なっていることが予想される．実際に，初期の感染者からはR5 HIVが，後期にはX4 HIVが多く分離されてくるが，感染者体内にはヘルパーT細胞以外にもHIVの標的細胞が数多く存在することから，このウイルスの変化が，ヘルパーT細胞サブセットの表面に発現しているケモカインレセプターの違いによってだけ説明づけられるかどうかは，まだ議論の余地がある．

3 HIVのレセプターへの結合

HIVのCD4陽性細胞への侵入には，ウイルスのエンベロープを構成している120 kDaと41 kDaの糖蛋白質(それぞれ**gp120**，**gp41**と呼ばれる)がその主役を担う．gp120とgp41は，粗面小胞体で合成された160 kDaの前駆体糖蛋白質(gp160)がゴルジ体で細胞内プロテアーゼ(蛋白質分解酵素)により切断され，そしてウイルス粒子の表面では，これらは非共有結合によって結合しており，さらにこのgp120-gp41ユニットは三量体を形成している．

gp120は，ウイルス株間で比較的保存されているC1からC4の領域と，変異性の高いV1からV5の領域とからなっており，とくにV領域は，細胞外の空間に露出している．gp41は，ウイルス粒子中に埋め込まれた領域(エンドドメイン)と，粒子外に表出した領域(エクトドメイン)に分かれており，エクトドメインはさらに疎水性膜融合ペプチド領域と二つのヘリックス構造領域(HR1とHR2)に細分される．

HIVの細胞への侵入は，二段階で行われると考えられており，まずgp120がCD4に結合することから始まる．gp120の結合ポケットがCD4分子のD1領域に結合すると，gp120分子内のダイナミックな構造変化を引き起こし，V3を含む領域が細胞膜表面に近接できるようになる．そし

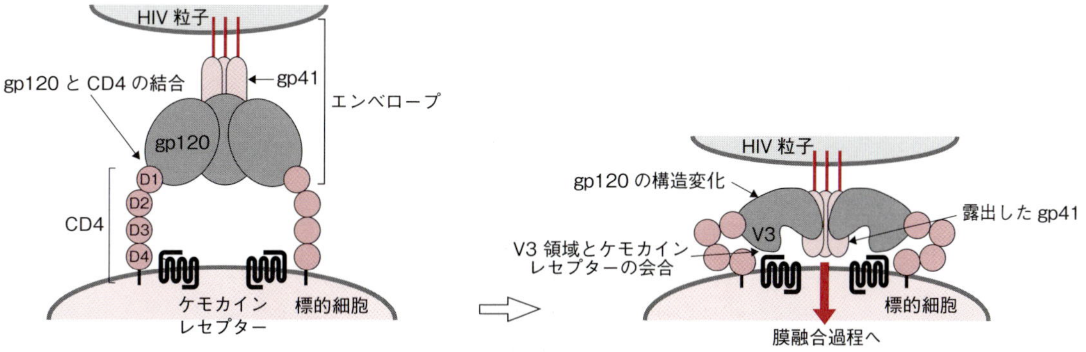

図7-4 HIVエンベロープと細胞表面のレセプターの結合
CD4との結合によってgp120の構造変換が誘導され，V3領域がケモカインレセプターに結合できるようになる．この結合は，gp120のさらなる構造変換を引き起こし，ウイルス側に位置していたgp41が露出され，最終的にウイルス粒子と細胞膜との融合が行われる．

て次の段階で，**V3 領域**がケモカインレセプターに結合すると，さらなる構造の変化が起き，gp120 よりもウイルス側に配置していた gp41 の HR1 と HR2 のへリックス間結合により三量体分子内にヘアピン構造が形成され，細胞側へ露出し，そして疎水性膜融合領域が標的細胞の細胞膜を貫通して，最終的にウイルス膜と細胞膜との融合が生ずる(**図 7–4**).

4　CD4 以外の HIV エンベロープ結合分子

gp120 は，その糖鎖領域を介して CD4 分子以外にもカルシウム依存性 C 型レクチンである **DC-SIGN** 分子に結合する．DC-SIGN は，粘膜組織内に局在する**樹状細胞(DC)**表面上に多く発現しており，この分子によって HIV 粒子は樹状細胞に捕捉される．ただし HIV は，DC-SIGN をレセプターとして樹状細胞に侵入するわけではなく，細胞外に浮遊するウイルス粒子に比べ感染性を保持したまま安定に存在することができ，そして抗原提示細胞である樹状細胞に集まってくるヘルパー T 細胞にウイルスは受け渡され，その T 細胞内においてウイルスはきわめて効率よく感染増殖する．したがって DC-SIGN は，粘膜組織を介するような感染の際に，樹状細胞から T 細胞へのウイルスの橋渡し的な役割を果たしていると考えられている．しかしながら，最近の研究では，DC-SIGN が樹状細胞表面から細胞内のエンドソームに引き込まれる際に，捕捉されていた HIV とともに引き込まれ，結果として樹状細胞へのウイルス感染が引き起こされる可能性も考えられている．

5　細胞内膜輸送系を利用した HIV の出芽

レトロウイルス，さらに，エボラウイルスなどのフィロウイルス，ラブドウイルスである VSV，そしてアレナウイルスであるラッサウイルスなどのウイルス粒子が細胞内より細胞外へ放出(出芽)される過程には，細胞表面から種々のレセプター分子が細胞内へ輸送され，そして，リソソームにおいて破壊される過程にかかわる細胞内膜輸送系，すなわち **ESCRT**(endosomal sorting complex required for transpot)分子群が直接的に関与することが明らかになった．ESCRT は三段階の連続した過程からなっており，それぞれ ESCRT-Ⅰ, Ⅱ, Ⅲという．**図 7–5** のように **Tsg101** という ESCRT-Ⅰの構成成分が，まず，HIV Gag p6 の PTAP モチーフに結合する．そして，ESCRT-Ⅱ，そして，ESCRT-Ⅲを構成する複合体分子群が結合し，最後に ATPase である VPS4 によりこれが解体され，それが引き金となってウイルス粒子は細胞外へ出芽する．この ESCRT 分子群の集合をまず引き起こすのは，本来は細胞膜内にある Hrs という分子であるが，HIV 感染細胞の場合は Hrs の機能を Gag 蛋白質が代用しているようである．すなわち，ウイルスは細胞外に出芽するのに，本来は細胞内のエンドソームで働いているこれら ESCRT 分子群を利用している．

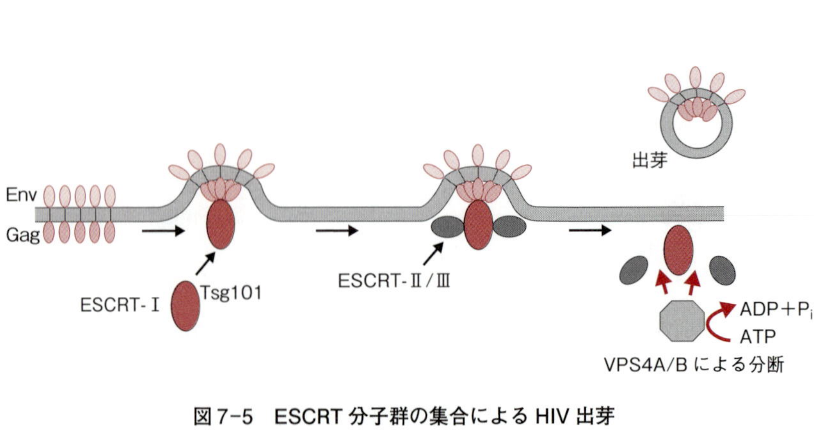

図 7–5　ESCRT 分子群の集合による HIV 出芽

BOX 1

HIV の増殖を抑制する細胞内因子

HIV の感染はヒトに AIDS を引き起こすことから，その治療に向けた取り組みが世界中で行われている．とくに，ウイルス感染者に負担を与えない，生体が持つ抗ウイルス作用を利用した治療法が望まれており，ウイルスの細胞への侵入の際に拮抗的に働くケモカインは，その有力な候補といえよう．そして，細胞への侵入機構だけでなく，ウイルスの増殖を細胞内で積極的に抑制する因子についても最近，わかってきた．HIV を抑制する細胞内因子として近年注目されている APOBEC 蛋白質と TRIM5αについて紹介する．

1．APOBEC 蛋白質

HIV のゲノムは，マウスレトロウイルスなどのゲノムとは異なり，ウイルス粒子を形成する構造蛋白質（エンベロープなど）やウイルス複製に必要な酵素だけでなく，アクセサリー蛋白質と呼ばれるいくつかの分子をコードしている．これらのアクセサリー蛋白質は，HIV の増殖には決して必須ではないものの，標的細胞の種類や増殖環境によっては，ウイルスの増殖性や病原性を高めることから，何らかの形でウイルスの効率的な増殖に貢献しているものと考えられている．

そのアクセサリー蛋白質の一つである **Vif**（viral infectivity factor）を欠損したウイルスは，ヒトの末梢血リンパ球やある種の CD4 陽性細胞（非許容性細胞）では増殖できないが，CD4 を遺伝子導入した HeLa 細胞（許容性細胞）などでは増殖することができることが以前から知られていた．この現象は，①非許容性細胞には Vif を持たないウイルスを抑制する因子が存在するか，もしくは，②許容性細胞には Vif の機能を補足する因子が存在するか，どちらかの可能性を示唆するものであった．そして，非許容性細胞と許容性細胞の融合細胞では，Vif を持たない HIV に対して非許容性の特徴を示すようになることから，非許容性細胞には Vif 欠損型のウイルスを抑制する因子が存在し，Vif はその抑制効果を打ち消す働きを持っていると考えられた．

2002 年に，Malim らの研究グループは，非許容性細胞と許容性細胞で発現している遺伝子群の比較解析から，非許容性細胞に存在するウイルス抑制因子が，**APOBEC3G** と呼ばれる DNA のシトシン塩基を脱アミノ化しウラシル塩基に変換する酵素であることをつきとめた．APOBEC3G は，RNA または DNA 分子に塩基を挿入もしくは置換する酵素群に属し，その中には，免疫グロブリンのクラススイッチに関与する activation-induced cytidine deaminase（AID）も含まれている（**表 7-2**）．その

表 7-2 ヒト APOBEC ファミリー遺伝子

名前	染色体部位	発現組織	editing 活性	生理的機能
AID	12p13	活性化 B 細胞	RNA editing DNA deaminase	免疫グロブリン多様性
APOBEC1	12p13.1	消化管	DNA あるいは RNA editing	APOB mRNA の editing
APOBEC2	6p21	心・骨格筋	不明	不明
APOBEC3A	22q13.1	皮膚角化層	不明	不明
APOBEC3B	22q13.1	末梢血 T 細胞	DNA deaminase cDNA editing	レトロウイルス
APOBEC3C	22q13.1	ほとんど	DNA deaminase	不明
APOBEC3D	22q13.1	不明	不明	不明
APOBEC3D-3E	22q13.1	不明	不明	不明
APOBEC3E	22q13.1	不明	不明	不明
APOBEC3F	22q13.1	ほとんど	DNA deaminase cDNA editing	レトロウイルス
APOBEC3G	22q13.1	ほとんど	DNA deaminase cDNA editing	レトロウイルス
APOBEC3H	22q13.1	不明	不明	不明
APOBEC4	12q23	不明	不明	不明

後，APOBEC3G だけでなく，同じく DNA 分子の編集を行う APOBEC3B や APOBEC3F も HIV に対して抑制活性を持つことが明らかとなった．これらの APOBEC 蛋白質は，HIV が細胞に侵入した後，ウイルスの RNA ゲノムから逆転写酵素によって合成されたウイルス DNA のシトシン塩基をウラシル塩基に変換することで，結果的にウイルス DNA に塩基配列上の変異を誘導する（**図 7-6**）．HIV は非常に変異性の高いウイルスとして知られているが，実際にみられるウイルス DNA の塩基配列の変異を調べると，シトシン塩基とウラシル塩基のそれぞれ相補的な塩基であるグアニン塩基からアデニン塩基への変化が非常に多い．したがって，このようなウイルス側の変異が，細胞内の APOBEC 蛋白質によって引き起こされていることを裏付けている．

　また，変異の入ったウイルス DNA は，細胞性の核酸分解酵素の影響を受け，断片化されやすいことから，細胞への侵入後，速やかにウイルス DNA は細胞によって取り除かれてしまい，ウイルスの増殖が抑制される可能性も考えられている．しかし，このような変化を DNA 分子に引き起こすことのできない変異型 APOBEC 蛋白質でも抗 HIV 活性は依然としてみられることから，ウイルス DNA への変異誘導が，APOBEC 蛋白質によるウイルス抑制メカニズムの中心であるかどうかはまだ明らかになっていない．APOBEC 蛋白質は，ウイルス感染細胞から新しいウイルスが放出される際に，ウイルス粒子内に取り込まれる．そして，Vif は，その APOBEC 蛋白質のウイルス粒子内への取り込みを妨げているようである．さらに，Vif 存在下では，APOBEC 蛋白質は細胞内においてCul5 E3 ユビキチンリガーゼによりプロテオソームに依存性に分解されることもわかっており，以上のことから APOBEC は，HIV を積極的に不活化する蛋白質であり，また Vif を有することは HIV を APOBEC から積極的に防御するウイルス側の戦略であるといえる（**図 7-6**）．

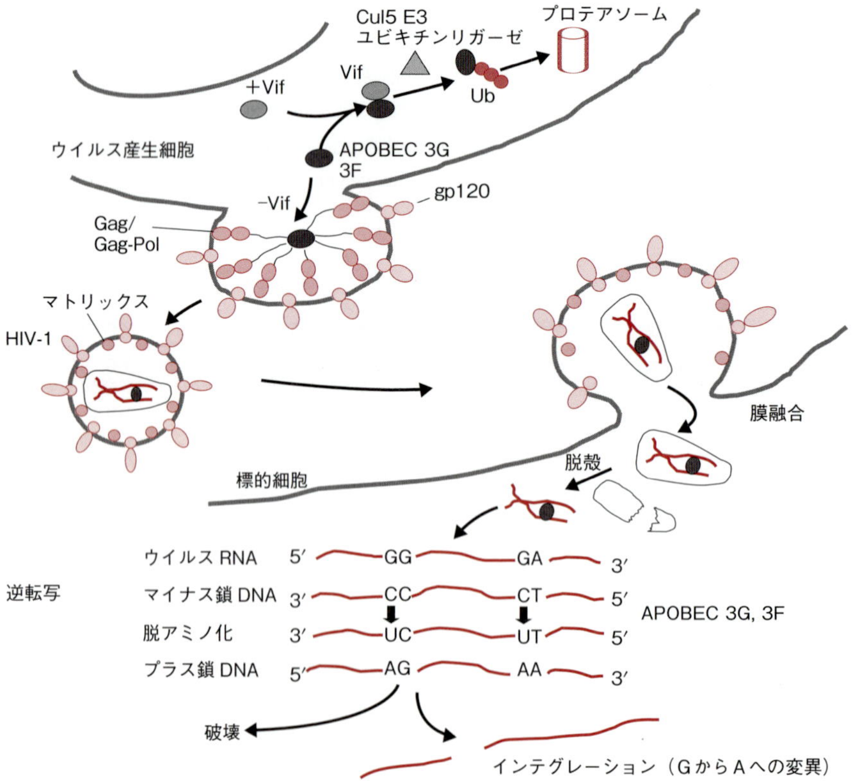

図 7-6　HIV-1 感染における APOBEC の作用機序

しかし，HIV の Vif は，アフリカミドリザルの APOBEC3G を抑制することができず，その理由がヒトとアフリカミドリザルの APOBEC3G のたった1アミノ酸に起因していることが知られている．したがって，AIDS の新しい治療法を確立するうえで，APOBEC 蛋白質のような抗ウイルス活性を持つ細胞性因子をいかに活用し，HIV 感染症の治療に応用していくか，これらの知見はきわめて重要であり，今後のさらなる研究の発展が期待されている．

2．TRIM5α

HIV-1 はチンパンジーを除いて旧世界のサル（アジア，アフリカに住むサル）にはほとんど感染しない．このサルの細胞から新たな抗ウイルス分子が見出された．サルの細胞では HIV 粒子が侵入後，逆転写が起きる前の脱殻の段階に何らかの抑制因子が作用していることは知られていた．そして，2004 年，サルの cDNA ライブラリーより HIV-1 抑制分子が単離され，本来 cytoplasmic body といわれ，細胞質において複合体を形成する **TRIM5α** が HIV の脱殻を抑制することがわかった．この抑制作用が発揮されるには，サル TRIM5α の C 末端 B30.2（SPRY）領域が必須であり，標的分子は HIV-1 の Gag 蛋白質のカプシド領域であること，また，ヒトの TRIM5α は，HIV-1 に対して抑制作用のないことがわかった．さらに，新世界のサル中でもフクロウサル（南米に住むサル）には HIV は感染しない．その理由はこの TRIM5α の B30.2 領域に代わって HIV-1 カプシド蛋白質に結合する**シクロフィリン A** をコードする遺伝子がトランスポゾンとして転座していたからである．この事実はウイルスが本来の宿主域を越えて広がるのを抑えるウイルス抑制遺伝子が，新世界と旧世界のサルが分かれた後にトランスポゾンにより発生した例であると考えられる．

B　麻疹ウイルス

麻疹は風疹と同じように小児の代表的なウイルス性疾患であるが，このウイルスはヒトに感染するウイルスとしてもっとも伝播力が強いウイルスであるといわれる．そして，このウイルスに対するワクチンは，アフリカミドリザルに対する弱毒化ウイルスがヒトへ応用され，このウイルスの初感染は防ぐことができるようになった．しかし，日本も含めてワクチン非接種群が多い国にとっては，その感染は死をも招く．ちなみに，1875 年，当時のフィジー諸島の人口の 1/4 の人がオーストラリア訪問から戻ったフィジー人酋長とともに上陸した麻疹ウイルスの犠牲となっている．このウイルスは *Paramyxoviridae* 科 *Morbillvirus* 属に分類され，非分節一本鎖マイナス RNA をゲノムとし，**H 蛋白質**と **F 蛋白質**の 2 種類がエンベロープ蛋白質である．ウイルスの侵入の際には H 蛋白質がそのウイルスレセプターと結合し，立体構造の変化が誘導され，F 蛋白質が膜融合活性を示すと考えられている．麻疹ウイルスのレセプターとして，1993 年に Edmonston というワクチン株のそれとして **CD46** が同定された．しかし，実際の臨床検体の麻疹ウイルスレセプターとして活性化 T 細胞，B 細胞，単球細胞，樹状細胞に発現している **SLAM**（signaling lymphocyte activation molecule, **CD150**）が同定された．そして，SLAM は前述の Edmonston 株にもレセプターとして働き，その後の実験から生体内のレセプター分子として認められている．

1　麻疹ウイルスレセプター SLAM

SLAM（CD150）は免疫グロブリンスーパーファミリーに属する糖蛋白質であり，N 末端から variable（V）領域，constant 2（C2）領域，そして，膜貫通ドメインと細胞質内領域に SLAM-associated protein（SAP）という免疫細胞の機能に必須の蛋白質に対する結合ドメインがある（**図 7-7**）．興味あることに，X 染色体上にある *SAP* に欠損がある家系があり，その人たちは，とくに EB ウ

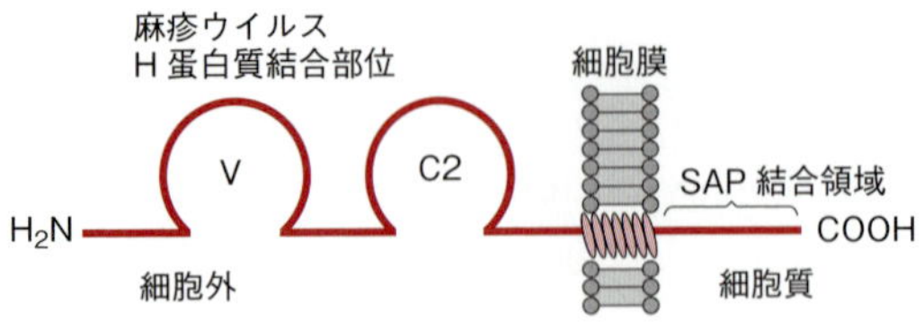

図 7-7　麻疹ウイルスレセプターである SLAM 分子

イルスに対する免疫応答ができず，リンパ腫になることが知られている．すなわち，SLAM は免疫反応にとって必須の分子であり，その仲間は 2B4，Ly9，CD84，NTBA などがあり，SAP を介してチロシンリン酸化が誘導される．そして，これらすべての分子は免疫系の分化ならびに機能に関与している．そして，麻疹ウイルスは SLAM の V 領域に H 蛋白質がまず結合し，構造変換が起きる．V 領域の中で，とくに 61 番目のヒスチジンが麻疹ウイルスレセプター結合活性にとってきわめて重要である．さらに，*SLAM* 遺伝子を Lck プロモーター（リンパ球で特異的に発現）の制御下においたトランスジェニックマウスにより，細胞への麻疹ウイルス感染が証明されている．

C　コロナウイルス

コロナウイルス（*Coronavirus*）は，ヒトを含む多くの動物に感染し，最初に報告されたコロナウイルスは 1949 年にさかのぼる．その中で，これまでもっとも詳しく研究されているのは，マウス肝炎ウイルス（mouse hepatitis virus, MHV）である．しかしながら，コロナウイルスが，もっとも注目を集めるようになったのは，2002 年に中国南部から世界に広がった**重症急性呼吸器症候群**（severe acute respiratory syndrome, **SARS**）の原因ウイルス（SARS coronavirus, **SARS-CoV**）として同定されたことである．それ以前にヒトでも，OC43 と 229E という 2 種類のコロナウイルスがすでに知られており，上気道に感染し，いわゆる感冒を引き起こすウイルスの一つとして分類されていた．上気道症状以外でも，これらのコロナウイルスは，多発性硬化症や肝炎のような疾患との関連性が示唆されている．また，HKU1 と NL63 という別のヒトのコロナウイルスも，呼吸器疾患を引き起こすウイルスとして知られているものの，ヒトのコロナウイルスはいずれも試験管内での増殖が難しく，詳しくは研究されていなかった．ところが，マウスコロナウイルスである MHV が，自然宿主であるマウスに肝炎，腸炎，脳炎などの急性感染症を生じるだけでなく，慢性感染によって脱髄や自己免疫症状を生じることなどから，ヒトコロナウイルスのモデルとして研究材料に用いられている．

1　MHV レセプター

コロナウイルスのレセプターとして初めて報告されたのは，MHV の細胞への侵入の際に使われる CEACAM1 分子である．この報告の前から，ある種のモノクローナル抗体が MHV の感染を抑制すること，また，マウスの中でも，MHV に感受性の系統（BALB/c マウス）と，明らかに抵抗性を示す系統（SJL/J マウス）が存在し，感受性マウスの腸粘膜上皮細胞や肝細胞に MHV やウイルス抑制抗体は結合できるものの，抵抗性マウスからのそれは結合できないことが知られていた．そして 1991 年に Williams らは，この MHV 抑制モノクローナル抗体に結合する感受性マウスの腸粘膜上皮より細胞膜分子を解析し，最終的に MHV のレセプターとして **CEACAM1**（carcino-embryonic antigen cell adhesion molecule 1）を同定した．CEACAM1 は，HIV のレセプターである CD4 などと同様の免疫グロブリンスーパーファミリーに属し，1 回細胞膜貫通型の糖蛋白質である．このレセプターは，動物種間で非常によく保存されており，いくつかの免疫グロブリン様ドメインからなる細胞外領域，細胞膜貫通領域，そして細胞質内領域から構成されている（**図 7-8**）．CEACAM1 には，免疫グロブリン様領域の数と，細胞質内領域の長さの違いから，四つのアイソフォームが存在することが知られているが，そのう

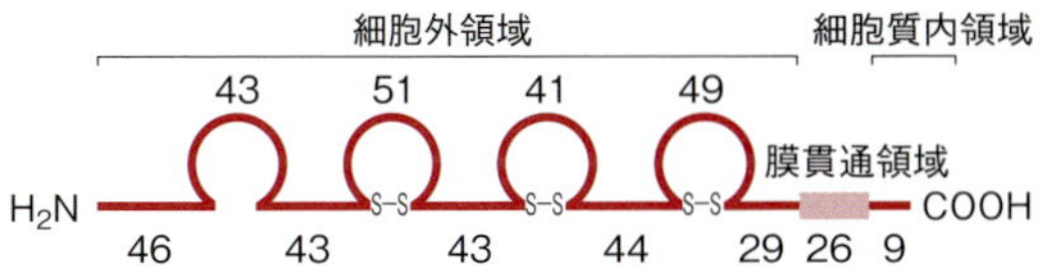

図 7-8　MHV レセプター(CEACAM1)の構造
数字は各領域のアミノ酸長を示す.
(Dveksler, G.: Journal of Virology **653**, 6881, 1991)

ち，MHV 感受性マウスには CEACAM1a が，MHV 抵抗性マウスには CEACAM1b が発現している．CEACAM1 は，細胞接着分子，シグナル伝達分子，さらには血管造成因子として働き，腸管上皮細胞や肝細胞だけでなく B 細胞，T 細胞，内皮細胞にも発現している．

2　MHV の細胞への侵入

コロナウイルスは名前の由来のようにウイルス粒子エンベロープには，コロナ(王冠)のような形状をしたスパイクと呼ばれる糖蛋白質からなる突起があり，このスパイクが MHV の標的細胞への侵入の際には主役となる．スパイクは，細胞内で 180 kDa の前駆蛋白質として合成され，その後，細胞側のプロテアーゼによって，約 90 kDa の 2 種類のサブユニット(S1 および S2)が作られる．**S1 サブユニット**は，レセプターへの結合部位を含んでおり，スパイクの先端部で球状構造をとると考えられている．また，レセプター結合領域の C 末端側には，このウイルスの株間でもっとも大きなアミノ酸配列の違い(実際には長さの違い)がみられる超可変領域がある．一方，**S2 サブユニット**は，ウイルスの脂質エンベロープ膜に挿入された状態で存在し，スパイクの棒状構造を形成している．さらに，S2 サブユニットには，HIV エンベロープの gp41 分子のエクトドメインなどでみられる二つのヘリックス構造領域(HR1 と HR2)が含まれている．そして，S1 サブユニットと S2 サブユニットは，非共有結合によって結合しており，さらに S1-S2 ユニットが三量体を形成している．標的細胞表面の CEACAM1 分子が，MHV スパイクのレセプター結合部位に結合すると，スパイク蛋白質の構造変化を引き起こし，S1 サブユニットが離脱する．次に，露出した S2 サブユニットの疎水性膜融合領域が細胞膜を貫通すると，HR1 と HR2 のヘアピン構造が折りたたまれるように変化し，ウイルスエンベロープと標的細胞の細胞膜の距離が近づき，最終的に膜融合過程へ至る．

3　SARS-CoV の細胞侵入機構

コロナウイルスは，血清学的な分類や塩基配列の解析などから，Ⅰ型，Ⅱ型，そしてⅢ型の三つのサブグループに分類されており，SARS-CoV はⅡ型に分類されている(**表 7-3**)，SARS-CoV のスパイク蛋白質も，MHV などの他のコロナウイルスと同様のスパイク構造を有していると考えられているが，MHV と異なる点は，ウイルス産生細胞において細胞性プロテアーゼによって，スパイクの前駆糖蛋白質から S1 ならびに S2 サブユニットが作られるわけではないことである．この点においては，SARS-CoV は，同じⅡ型に属する MHV よりも，別のヒトコロナウイルスである 229E や NL-63 が属するⅠ型コロナウイルスに近いといえる(**図 7-9**)．コロナウイルスのようにエンベロープを持つウイルスは，エンドソームを介して細胞へ侵入するウイルスと，**エンドソーム**を介さずに細胞表面上で直接細胞膜とウイルスエンベロープが融合してウイルスゲノムが細胞内に注入されるウイルスとに分けられる．前者の代表例としては**インフルエンザウイルス**が，後者の代表例としては **HIV** や**センダイウイルス**があげられるが，コロナウイルスの場合，MHV はエンドソームを介さない侵入過程を経るのに対し，SARS-CoV はエンドソームを介して細胞に侵入すると考えられている．一般に，エンドソーム内は低 pH であり，後述するが，インフルエンザウイルスではこのような低 pH 状態がウイルスエンベロープの **HA 蛋白質**の構造変化を誘導して，細胞膜との膜融合を促進するが，SARS-CoV の場合は低 pH 処理だけでは膜融合が引き起こされず，プロテアーゼが必要であることが見出されている．

表 7-3　コロナウイルスの宿主動物，感染部位・症状ならびにレセプター分子

グループ	ウイルス	宿主動物	感染部位・症状	レセプター分子
Ⅰ型	229E	ヒト	呼吸器官	APN
	TGEV	ブタ	呼吸器官・腸管	APN
	PRCoV	ブタ	呼吸器官	APN
	canine coronavirus	イヌ	腸管	APN
	FeCoV	ネコ	腸管	APN
	FIPV	ネコ	呼吸器官・腸管？	APN
	NL-63	ヒト	呼吸器官，咽頭炎	ACE2
Ⅱ型	OC43	ヒト	呼吸器官・腸管？	Neu5, 9Ac2-containing moiety
	MHV	マウス	腸管・神経系，肝炎	CEACAM
	sialodacryoadenitis coronavirus	ラット	神経系	不明
	hemagglutinating encephalomyocarditis virus	ブタ	呼吸器官・腸管・神経系	Neu5, 9Ac2-containing moiety
	BCoV	ウシ	腸管	Neu5, 9Ac2-containing moiety
	HKU1	ヒト	呼吸器官	不明
	SARS-CoV	ヒト	重症急性呼吸器症候群	ACE2
Ⅲ型	IBV	ニワトリ	呼吸器官，肝炎など	不明
	turkey coronavirus	シチメンチョウ	呼吸器官・腸管	不明

（Weiss, S.R.: Microbiology and Molecular Biology Reviews **69**, 635, 2005）

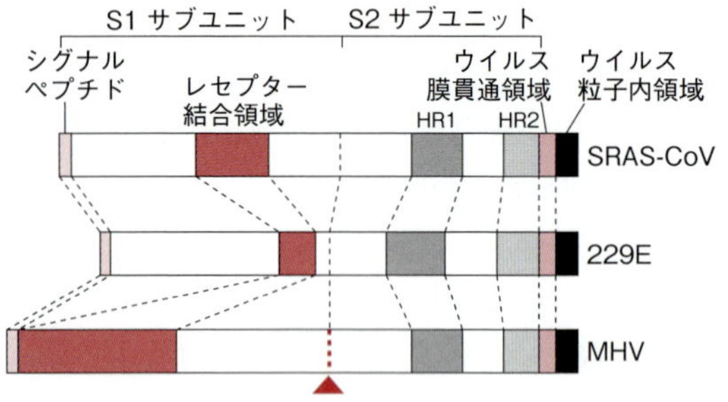

図 7-9　SARS-CoV と他のコロナウイルス（229E，MHV）のスパイク蛋白質の構造比較

三角は細胞性プロテアーゼによって切断されるスパイク蛋白質の部位を示している．この細胞性プロテアーゼによる切断は，コロナウイルスの中では，MHV でしか確認されていない．

（Hofmann H.: Trends in Mivrobiology **12**, 466, 2004 改変）

また，このプロテアーゼの処理によって，S1 サブユニットと S2 サブユニットの解離も観察される．したがって，SARS-CoV は，エンドソームに取り込まれたのち，何らかのプロテアーゼによってスパイク蛋白質が活性化され，エンドソーム内でウイルスエンベロープの細胞膜融合が行われるようである．

SARS-CoV のレセプターは，2003 年に Vero E6 という SARS-CoV 感受性の細胞を用いて，**ACE2**（metallopeptidase angiotensin-coverting enzyme 2）分子であることが明らかになった．ACE2 は，1 回膜貫通型の I 型糖蛋白質で，カルボキシペプチダーゼ活性を持ち，その血圧調節作用により心機能の維持に重要な分子である．さまざまな臓器・器官に発現しているが，とくに，心臓，腎臓，精巣，消化管において発現が高い，しかし，結腸上皮には ACE2 の発現が認められないのにもかかわらず SARS-CoV の感染増殖が起こるのに対して，内皮細胞では ACH の発現があってもウイルスが増殖できないことから，ACE2 分子以外のレセプター，もしくはコレセプターの存在も考えられている．ACE2 への結合には，SARS-CoV スパイク蛋白質の 270 番目から 510 番目までの領域が必要である．

また SARS-CoV 粒子は，HIV と同様に，樹状細胞に発現している C 型レクチンである **DC-SIGN** 分子にも結合し，樹状細胞に感染しないものの，DC-SIGN の橋渡しによって，別の ACE2 発現細胞に感染できることが知られている．さらに最近の報告では，SARS-CoV のスパイク蛋白質は，DC-SIGN と相同性の高い **L-SIGN** 分子（CD209L）にも結合する．この場合，SARS-CoV は L-SIGN 発現細胞に感染が可能である．SARS-CoV の細胞侵入機構については，まだまだ不明な点が多い．

D ピコルナウイルス

1 ピコルナウイルスのレセプター結合部位

ピコルナウイルスの一つである**ヒトライノウイルス**(HRV)のレセプター結合部位に関するRossmannらの研究を紹介する．ウイルスレセプターへの結合部位には，**ウイルスカプシド**蛋白質**VP1**(一部**VP2**と**VP3**)に見出されるくぼみ(**キャニオン**，canyon)構造が必須であり，その底部がレセプター結合部位である(**図7-10，7-11**)．その領域はアミノ酸組成に変異のない定常領域(constant region)で，一方，キャニオンの縁(rhim)は変異しやすい超可変領域(hypervariable region)である．中和抗体Fab部はrhimとの結合によりウイルス感染を阻止するが，キャニオンのレセプター結合部位には入るわけではない．それゆえに，レセプター結合部位は変異せず，rhimの中和抗体結合部位は変異すると提唱された．この説明はBoegoらのメンゴウイルスのカプシドの構造解析からも証明されてきた．すなわち，中和抗体に抵抗性を獲得したウイルスの変異はVP2とVP3に多く認められるが，レセプターの結合部位であるpit(Rossmannのキャニオン)における変異はなかった(**図7-12**)．この図でpitはVP1とVP3にまたがっているが，中和抗体結合部位はこれと異なりVP2とVP3にまたがるVP1とに隣接する部位にある．ペントンを中心に5個のpitが円状に並び，その周りを中和抗体結合部位がさらに同心円状にならぶ．Rossmannらは，さらにHRVを用いてキャニオンの詳細な内部構造を明らかにし，WINポケットというキャニオンの内部を示している(**図7-13**)．それはキャニオンのポケットに結合する化合物の抗ウイルス薬の開発研究からわかってきた．

2 ピコルナウイルスのレセプター

ポリオウイルスのレセプターとして免疫グロブリンスーパーファミリー分子に属する**PVR**(po-

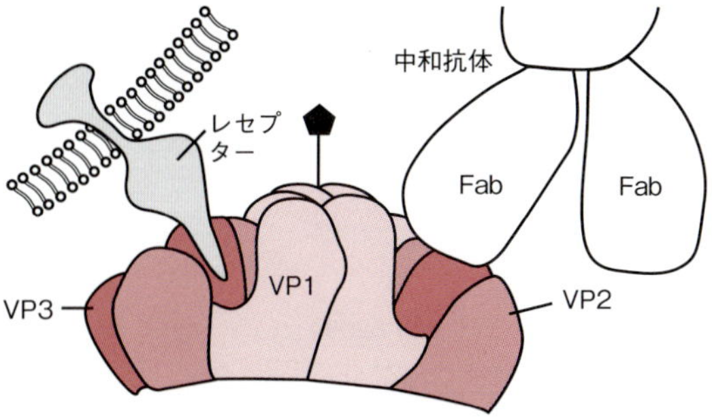

図7-10 Rossmannのキャニオン説
(Rossmann, M. G. et al.: Nature (London) **317**, 145, 1985, 一部改変)

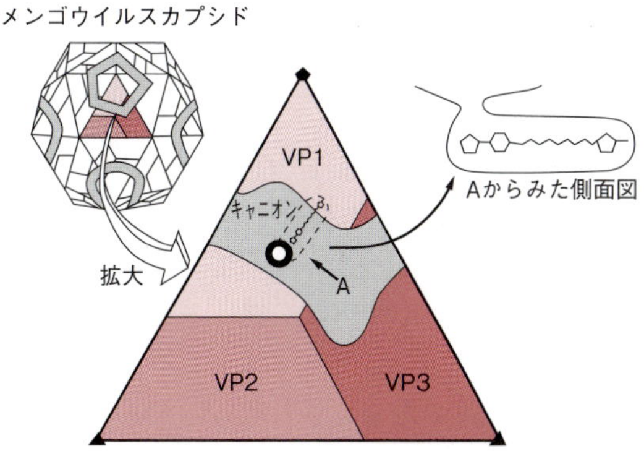

図7-11 メンゴウイルスのレセプター結合部位
(Rossmann, M. G. et al.: Nature (London) **317**, 145, 1985, 一部改変)

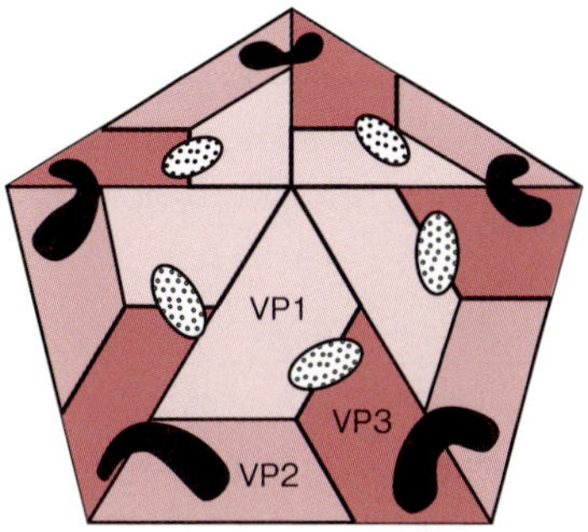

図7-12 メンゴウイルスペントンを頂点とする5個のVP1，VP2，VP3とレセプター結合部位と中和抗体結合部位
VP1とVP3にまたがるレセプター結合部位"pit"(点の領域)VP1に接しVP2とVP3にまたがる中和抗体結合部位(黒色の領域)が対をなして位置している．
(Boege, U. et al.: Virology **181**, 1, 1991, 一部改変)

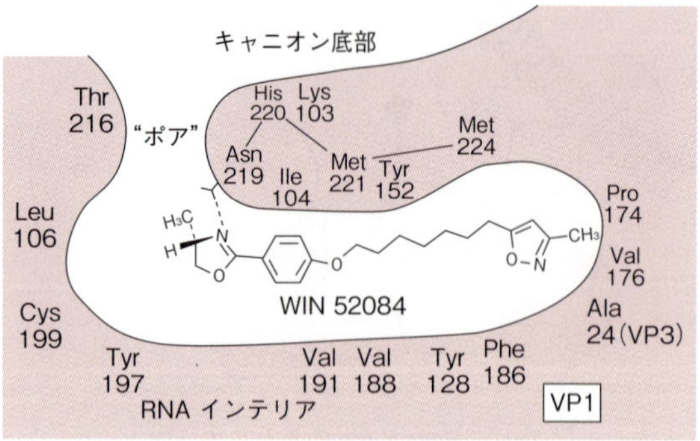

図 7-13　HRV の WIN ポケット
(Rossmann, M. G. et al.: Protein Science **3**, 1712, 1994, 一部改変)

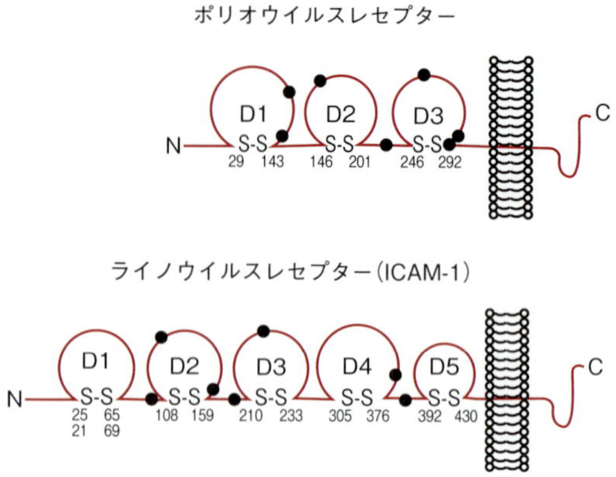

図 7-14　ポリオウイルス，ライノウイルスのレセプター
黒丸は糖鎖結合部位を示す.
(Wray, V. et al.: Biochemistry **37**, 8527, 1998, 一部改変)

liovirus receptor, **CD155**)が，また，多くのライノウイルスのレセプターとしてこれに近縁の構造を持つ細胞の接着にかかわる **ICAM-1**(intercellular adhesion molecule-1, **CD22**)が同定された(**図 7-14**). PVR は SS 結合を介して三つのドメインを形成し，(D1～3)，そして，ICAM は五つのドメインを形成する(D1～5). そして，いずれの場合も D1 ドメインがウイルスレセプター機能に必須の領域である. さらに，ICAM の場合，本来のリガンドである LFA-1(lymphocyte function-associated antigen-1)やマラリア原虫感染赤血球にも D1 ドメインを介して結合するが，その結合アミノ酸領域は異なる.

また，**コクサッキーウイルス B 群**のレセプターとして，補体不活化分子の一つである **DAF** が知られていたが，むしろこれはコレセプターであり，タイトジャンクションにあるこのウイルスレセプターともなる**アデノウイルスレセプター**(**CAR**)へ運んでいることがわかった. 上皮表層には CAR が存在しないが，表層にある DAF にまず結合し，DAF によりシグナルが誘導され，アクチン重合ののち，タイトジャンクションへウイルス粒子が移動するのを助ける. なお，ポリオウイルスの感受性マウスとして PVR のトラスジェニックマウスは作製され，それまでサルを使ってなされていたワクチンの検定実験に利用されている.

E　レオウイルス

レオウイルスはそのゲノムが 10 本の RNA より構成される**分節ウイルス**あり，それぞれのゲノムから mRNA が転写され，八つの構造蛋白質と二つの非構造蛋白質が合成される. 分節ウイルスであるので**組換え**(reassortment)が容易に起こり，非常に変異が起きやすいウイルスである. 血清型別のウイルス学的解析が行われており，1, 2, 3 型に分類されている. このうち 1 型は新生児マウスに血行性の感染経路から脳内に侵入し，急性脳室上衣炎を起こすが，比較的軽い経過の後に回復する. 一方，3 型は神経向性に中枢神経組織の神経細胞に感染するために致死的脳炎を起こす. そして，それぞれのレセプター分子が異なると考えられる.

F　インフルエンザウイルス

インフルエンザウイルス(influenza virus)は，ウイルス粒子中のヌクレオカプシドおよびマトリックス蛋白質の抗原性の違いから，A，B ならびに C 型に分類されているが，このうちとくに A 型によるインフルエンザは，重症化しやすいこと，そしてヒトだけでなく家畜を含むさまざまな動物種に感染することから，その細胞への侵入機構がもっともよく調べられている．

インフルエンザウイルスのエンベロープは2種類のスパイク蛋白質であり，それぞれ**ヘマグルチニン(HA)**ならびに**ノイラミニダーゼ(NA)**と呼ばれる．このHAスパイクとNAスパイクの量比は，ウイルスによって異なるものの，約4：1から5：1と，HAスパイクが多くを占めている．そしてもっとも重要なことは，HAスパイクが標的細胞表面のレセプター(**シアル酸**)に結合し，ウイルス粒子と細胞膜との膜融合を引き起こすことである．2003年から，家禽に高い病原性を持つインフルエンザウイルス(**H5N1型**)が，アジア各国からヨーロッパの養鶏場でも大発生し，経済的な打撃を与えている．そしてこの**高病原性インフルエンザウイルス**は，ヒトにも感染することが確認され，**パンデミック**(大流行)の危険性から社会問題となっていることは記憶に新しい．このようなトリからヒトへインフルエンザウイルスが伝播する過程には，ウイルスエンベロープのHAスパイク分子の変異効率とレセプター分子の適合性がきわめて重要な役割を果たしている．

1 HAスパイクの構造

HAは，ウイルスの感染細胞内で約76 kDaの前駆体糖蛋白質(HA0)として合成され，ウイルス粒子上では，三量体として存在する．H3型インフルエンザウイルスの場合，512アミノ酸からなるウイルス粒子外領域(エクトドメイン)，27アミノ酸からなる膜貫通領域，ならびに10アミノ酸からなる粒子内領域から構成されている．また，ウイルス株や宿主細胞の違いによって，HA0のまま(非解離型として)存在する場合と，HA1とHA2のサブユニットに分かれて(解離型として)存在する場合とがあるが，HIVやコロナウイルスのスパイク分子のように，インフルエンザのスパイクもHA1とHA2に解離することが感染に必須である．HA1はレセプターへ結合し，HA2は膜融合を引き起こす．しかしながら，HA1サブユニットが細胞表面のレセプター分子へ結合しただけでは，HA2サブユニットの標的細胞への露出は起こらない．レセプターへの結合後，エンドサイトーシスによって，ウイルス粒子は，細胞内に取り込まれるが，エンドソーム内の低pH環境は，**HAスパイクの構造変化**を引き起こす(**図7-15**)．この構造変化によって，HA1とHA2の

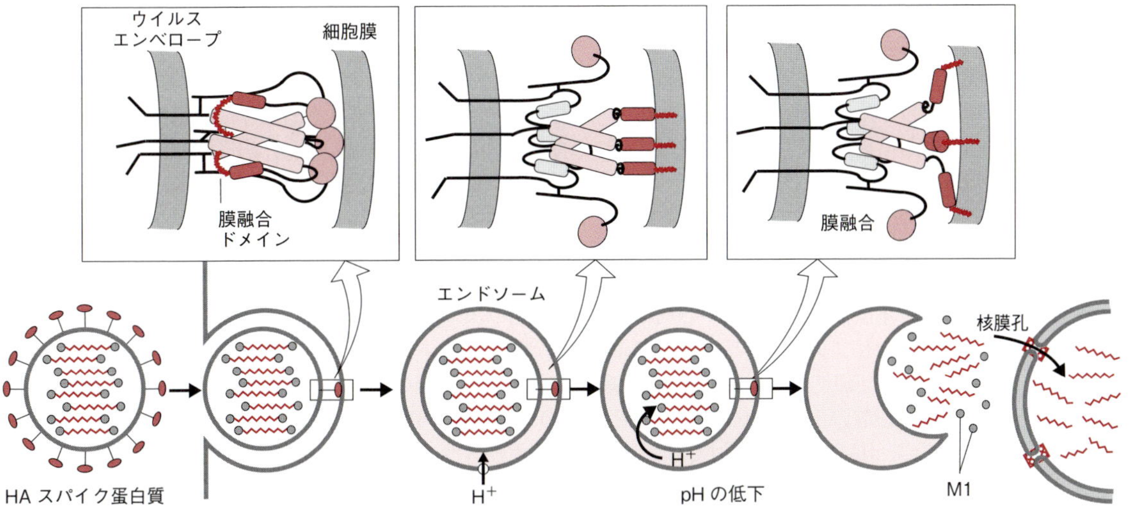

図7-15 インフルエンザウイルスのエンドソームを介する侵入機構
HAスパイク蛋白質はエンドソーム内では一つに省略した．

境界にあるジスフィルド結合が露出し，細胞性のプロテアーゼによってHA1とHA2が解離する（**図7-16**）．解離したHA2サブユニットは，膜融合蛋白質として機能し，最終的にウイルスエンベロープと細胞膜の融合が行われる．

2 インフルエンザウイルスのレセプターと宿主の特異性

インフルエンザウイルスのレセプターは，細胞表面上に発現している糖蛋白質や糖脂質の末端にあるシアル酸である．ウイルススパイクのHA_1サブユニットが結合する．HAスパイクには，シアル酸へのレセプター結合ポケットが存在し，そのポケットを形成する98番目のチロシン，153番目のトリプトファン，183番目のヒスチジン，190番目のグルタミン酸，そして194番目のロイシンは，ウイルスのサブタイプ間でよく保存され

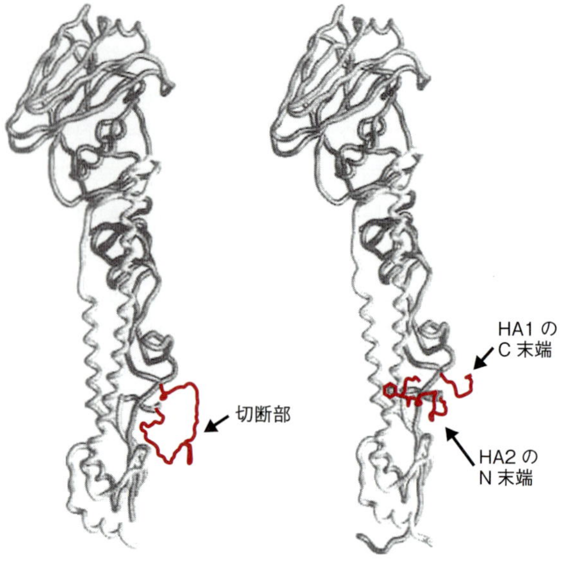

図7-16　A型インフルエンザウイルスのHAスパイクの構造

BOX 2

インフルエンザウイルスの種特異的レセプターへの適合性

1985年にRogerらは，ヒトインフルエンザウイルスHAスパイクの226番目のロイシンがグルタミン酸に置換されることにより，シアル酸レセプターへの特異性が，SAα2,6GalからSAα2,3Galへと変化することを見出した．このことは，レセプター結合ポケットのアミノ酸の変異により，インフルエンザウイルスの宿主動物特異性が変化する可能性を示している．さらに，ブタの気管にはSAα2,6GalとSAα2,3Galの両方のシアル酸が発現しており，実験室内でのウイルスの培養の結果，トリのインフルエンザウイルスがヒトのシアル酸レセプターを認識できるようになることも知られている．この研究結果は，ブタの体内で，ウイルスの変異が起こり，トリからヒトへのインフルエンザウイルスの伝播力が増強しうることを示唆しているが，1997年に香港でH5N1型のトリインフルエンザウイルスがヒトに感染したケースでは，そのような中間宿主を介さずに，直接トリからヒトへ伝播したことが明らかになっている．しかしながら，この感染の場合，患者から分離されたウイルスは，SAα2,3Galをレセプターとするトリインフルエンザの特徴を示し，さらに，感染したヒトからさらに別のヒトへウイルスが伝播することはまれであった．インフルエンザウイルスが感染者から別のヒトへ感染するには，まず鼻腔や咽頭などの上気道にウイルス粒子が結合する必要があるが，2006年にKawaokaらは，組織学的な解析により，ヒト上気道の上皮細胞には，ヒトインフルエンザウイルスのレセプターであるSAα2,6Galが多く発現しているものの，トリインフルエンザウイルスのレセプターであるSAα2,3Galの発現は低いことを明らかにした．このように，ウイルスが新しい個体で最初に出会うシアル酸の種類によって，トリのインフルエンザウイルスは容易にはヒトへ感染しないようになっているのであろう．しかし，1997年の香港で発生したウイルスの高病原性には，HAスパイクだけでなく，粒子中のポリメラーゼも関与しているという報告もあり，トリからヒトへのウイルスの伝播性増強現象は，ウイルスエンベロープと細胞表面のレセプター分子親和性の変化であるという説明のほかに，別の理由でも引き起こされているようである．

ている．一方，レセプター結合ポケット内に存在する226番目のアミノ酸が，異なるシアル酸に対するHAスパイクの結合に関与していることが知られている．第5章で説明したように，ヒトインフルエンザウイルスは，呼吸器官内の細胞表面のα2,6結合しているシアル酸-ガラクトース(SAα2,6Gal)をレセプターとして用いるが，トリインフルエンザウイルスは，腸管粘膜細胞表面に発現しているα2,3結合シアル酸-ガラクトース(SAα2,3Gal)に結合する．

G B型肝炎ウイルス

肝炎ウイルスとしてあまりに有名なウイルスであるが，ウイルス側のレセプター結合部位として**HBs抗原**の**preS1**であるあることは，この分子に対する抗体が中和能があること，preS1ペプチドにより免疫したチンパンジーはその感染から逃れることから間違いはない．しかし，そのレセプター分子についてはいまだ不明である．

H EBウイルス

伝染性単核症，**バーキットリンパ腫**，**上咽頭がん**，そして，最近，ある種の胃がんがこのウイルスの感染に起因する．このウイルスの標的細胞は**B細胞**であり，補体成分の一つであるC3dに対するレセプターである**CR2(CD21)**がウイルスのレセプターとなっている．CD21は145 kDaの1回膜貫通領域を有する糖蛋白質であり，この分子にはインターフェロンα，IgEレセプターであるCD23(FcεR2)も結合し，CD23と結合するとレクチン作用ならびに免疫グロブリンの産生が促進される．

I 狂犬病ウイルス

狂犬病ウイルス(rabies virus)はきわめて広い宿主範囲を持ち，ヒトのみならずほぼすべての哺乳類に感染するだけでなく，発病した場合，神経症状を伴う致死率がきわめて高いことから，古くから世界中で恐れられてきた．このウイルス粒子は，特徴的な弾丸型の形状をしており，エンベロープを持っている．標的細胞にウイルスが侵入する際に必要なウイルス側の分子は，エンベロープに存在する**G蛋白質**と呼ばれる糖蛋白質スパイクである．G蛋白質は，524個のアミノ酸からなる前駆体蛋白質として合成され，N末端側の19個アミノ酸の疎水性シグナルペプチドが切除された後，65 kDaの成熟した蛋白質となる．G蛋白質は他のウイルスでみられるエンベロープ蛋白質と同様に，膜貫通型の糖蛋白質であり，44個アミノ酸の粒子内C末端領域，22個アミノ酸の疎水性膜貫通領域，そしてそれ以外のN末端側粒子外領域から構成されている．ウイルスエンベロープ上では，G蛋白質は三量体として存在し，スパイク構造を形成している．G蛋白質と狂犬病ウイルスレセプターの機能様式については不明な点が多いが，G蛋白質が形成するスパイクは，標的細胞のレセプターへの結合と膜融合を担っていると考えられている．

狂犬病ウイルスの細胞への侵入は，インフルエンザウイルスと同様にエンドソームを介して行われる．ウイルス粒子と細胞膜との融合にはpH 5.8から6.0の低pH状態を必要とする．このような低pH状態がスパイク分子の構造変化を引き起こすことにより，細胞膜との融合に関与する疎水性領域が露出されると考えられているが，直接的に膜融合を誘導するG蛋白質の領域はまだわかっていない．G蛋白質には，ウイルス粒子上に存在するものだけでなく，ウイルス感染細胞から可溶性蛋白質として放出されるものもある．このような可溶性G蛋白質は，合成された前駆体蛋白質から，細胞のプロテアーゼによってC末端側の58アミノ酸が切断されることによって生成される．このG蛋白質は，ウイルスの病原性にも大きな役割を果たしている．狂犬病ウイルスの弱毒ワクチン株(SAD B19株)はマウスに対してほとんど病原性を示さないが，このG蛋白質をコードする遺伝子領域を高病原性ウイルス株(CVS株)のそれと組換えると，マウスに対して病原性を示すようになる．また，CVS株に対して中和活性を持つような抗体の存在下でウイルスを培養すると，中和抗体に対して抵抗性のウイルスが出現するが，そのようなウイルスでは，G蛋白質の330番目もしくは333番目のアミノ酸の変異が認められ，もはやマウスに対して病原性を示さなくなる．狂犬病ウイルスの大きな特徴は，神経細胞に感染し，神経系疾患を引き起こすことであるが，G蛋白質スパイクが結合する神経細胞特異的なレセプターとして，**p75NTR**(p75 neurotropin receptor)，**NCAM**(neuron adhesion molecule)そして nicotinic acetylcholine receptor(**NAChR**)が考えられている．しかしながら，狂犬病ウイルスは神経系以外の幅広い細胞に感染できることから，神経細胞特異的レセプター以外のレセプター分子も示唆されている．狂犬病ウイルスのレセプターに関しては不明な点が多く，より安全なワクチン開発のためにも，今後のさらなる研究が望まれる．

第8章 ウイルス発がん

A ウイルス感染の中の位置づけ

ウイルスと生体のかかわり合いには，大別して三つの様式がある(**図2-3**参照)．一つは，ウイルスの増殖によって，宿主としての細胞や個体が破壊的な傷害を受ける，**溶解感染**(lytic infection)である．溶解感染をウイルスと生体のかかわり合いの一方の極とすれば，本章で述べられる**ウイルス発がん**(viral oncogenesis, viral transformation)は，細胞破壊とは逆の方向，すなわち，感染細胞が無制限に増殖するという，ウイルス感染のあり方のもう一方の極，**発がん感染**(transforming infection)である．ウイルスと宿主が平衡・共存の関係にある**持続感染**(persistent infection)は，その中間に位置する．

本章で使われる「がん」という言葉は，癌腫，肉腫を含めた悪性腫瘍の総称であり，「がん細胞」は悪性腫瘍細胞のことである．

ウイルス発がんは，ウイルスの感染によって正常細胞が，がん細胞へと細胞の遺伝形質が変化することである．したがって，ウイルスによる細胞がん化の現象は，第6章で述べられた，バクテリオファージの溶原化による細菌の遺伝形質の変化と類似している．

B ウイルス発がんの視点と意義

がんウイルス(腫瘍ウイルス tumor virus, oncogenic virus)とは，感染が細胞のがん化を引き起こすウイルスである．がんの原因は複雑多岐にわたっている．放射線，化学物質，ウイルスなど，種々の要因ががんを引き起こす．中でもウイルスによる発がんは，因果関係をはっきり認識しやすい．ある種のがんウイルスを接種された動物は，高い再現性で短期間のうちにがん化する．したがって，ウイルスは発がんのメカニズムを解析するのに優れた実験手段である．

発がんは，個体のがん化のみならず，より単純な実験系である *in vitro* での細胞のがん化の機構を研究する場合でも，宿主という多細胞生物に正面から直接取り組むことはなかなか大変である．たとえば，ヒトのからだは60兆個の細胞からなり，個々の細胞には遺伝子が数万個存在するから，どの細胞のどの遺伝子が変化してがん細胞になったかを知ることは至難のわざである．これに対して，ウイルスの遺伝子の数ははるかに少なく，大型のウイルスで100個の単位，小型のウイルスでは10個以下である．したがって，ウイルスによってがん化した細胞では，原因となるウイルス側の遺伝子の働きを追求することができ，それによってがん化のメカニズムをより容易に知ることができると考えられる．

こうした観点から，1960年代に発がん研究の有用な手段となった腫瘍ウイルス学(tumor virology, viral oncology)は，1980年代に入ってさらに急速に展開し，従来困難と考えられていた細胞そのものの遺伝子への直接的なアプローチが可能になってきた．すなわちがん遺伝子，がん原遺伝子，がん抑制遺伝子の発見とそれに関する詳細な研究である．

こうしたがん化の研究は，細胞の正常な機能の研究と表裏一体である．したがって，腫瘍ウイルスとその関連の研究を通じて，生命の本質にかかわる重要な概念と知識もまた提供されたのである．

ウイルス発がんを学ぶにあたってもう一つの重要な視点は，ヒトのがんウイルスの問題である．タバコモザイクウイルスの結晶化で，かつてノーベル賞を受けたStanleyは，50余年前にこういっている．「動物のがんがウイルスによって引き起こされる以上，ヒトとて例外ではありえない」．こうしたヒトがんウイルスをめぐる問題もまた，本章で述べる．

C　がんを引き起こすウイルスの存在と研究の展開

ウイルス学は，第1章で述べられたように，1892年Ivanovskiによるタバコモザイク病の伝播の研究，1898年のLöfflerとFroschによるウシ口蹄疫の伝染の研究に端を発した．これらの植物および動物の病気が，病変組織の抽出液を細菌濾過器に通して無菌となった濾液によっても，引き起こされることが知られたのである．これが当時**濾過性病原体**と呼ばれた，今日のウイルスの発見であった．

1　腫瘍ウイルス発見の歴史

表8-1にその概要を記した．1908年EllermannとBangは，ニワトリの白血病が病変組織抽出液の無細菌濾液によって引き起こされることを観察し(ニワトリ白血病ウイルス，avian leukosis virus)，1911年Rousは，ニワトリの肉腫もその原因因子が細菌濾過器を通過することを明らかにした．後年，腫瘍ウイルス研究の中心に位置づけられる，**ラウス肉腫ウイルス**(Rous sarcoma virus)の発見である．これらの成績は，がん研究の立場からいえば，濾過器の通過は無細胞(cell free)濾液によるがんの発生であり，がん細胞の移植によらずにがんを生じたことに大きな意義があったのである．同じ頃わが国の藤浪鑑も，藤浪肉腫ウイルスとして知られるニワトリ肉腫ウイルスを見出していた．

やがて1930年代に入り，腫瘍ウイルスの存在は哺乳動物にも見出されるようになる．

1933年，Shopeはウサギのパピローマ(papilloma，乳頭腫，いぼ)がウイルスによって引き起こされることを明らかにし，**ショープパピローマウイルス**(Shope papilloma virus)と名付けられた．次いで1936年，Bittnerは**マウス乳がんウイルス**(mouse mammary tumor virus)を発見した．

1950年代に入ると，数多くの**マウス白血病ウイルス**(murine leukemia virus, MLV)が発見されてくる．1951年のグロスマウス白血病ウイルス(Gross MLV)に始まり，1957年のフレンドマウス白血病ウイルス(Friend MLV)，1959年のモロニーマウス白血病ウイルス(Moloney MLV)，1962年のラウシャーマウス白血病ウイルス(Rauscher MLV)などである．いずれも発見者の名前がつけられている．他方，1958年にはStewartとEddyが，マウスに多種類の腫瘍を引き起こす**ポリオーマウイルス**(polyoma virus)を分離した．

1960年代に入ると，Trentinと矢部芳郎らは，ヒトの**アデノウイルス12型**(adenovirus type 12)がハムスターに腫瘍を引き起こすことを1962年に報告，同じく1962年Eddyは，サルのウイルスである**SV40**(simian virus 40)がハムスターに発がん性であることを見出した．ただし，これらのアデノウイルス12型やSV40は，本来の宿主であるヒトやサルには腫瘍原性を発揮しなかった．一方，1960年代にはマウスやラットの肉腫ウイルスの存在も知られ(モロニーMoloneyマウス肉腫ウイルス，ハーベーHarveyラット肉腫ウイルス，カーステンKirstenラット肉腫ウイルスなど)，ネコにも白血病や肉腫を引き起こすウイルスが見出された．

さらに1970年代には，腫瘍ウイルスは霊長類にも証明されるようになった．サルの白血病，リンパ腫，肉腫を引き起こすウイルスの相次ぐ発見である．このように，20世紀に入って50～60年

表 8-1　腫瘍ウイルス発見の歴史

主なウイルス	発見年	発見者
ニワトリ白血病ウイルス	1908	Ellermann・Bang
ニワトリ肉腫ウイルス	1911	Rous
ウサギパピローマウイルス	1933	Shope
マウス乳がんウイルス	1936	Bittner
マウス白血病ウイルス	1951, 57, 59, 62	Gross, Friend, Moloney, Rauscher
ポリオーマウイルス	1958	Stewart・Eddy
アデノウイルス 12 型	1962*	Trentin･Yabe ら
SV40	1962*	Eddy
マウス・ラット肉腫ウイルス	1960 年代	Moloney, Harvey, Kirsten
ネコ白血病・肉腫ウイルス	1960 年代	Jarrett, 他
サル白血病・肉腫ウイルス	1970 年代	Kawakami, 他
EB ウイルス**	1964	Epstein・Barr ら
B 型肝炎ウイルス**	1964	Blumberg
ヒトTリンパ球向性ウイルスⅠ**	1980, 81	Gallo, Hinuma
ヒトパピローマウイルス 16 型**	1983	zur Hausen
ヒト免疫不全ウイルス***	1983	Montagnier
がん遺伝子(オンコジン)***	1970～80 年代	Bishop・Varmus, Weinberg, 他
C 型肝炎ウイルス**	1988	カイロン社研究グループ
がん抑制遺伝子(アンチオンコジン)***	1980～90 年代	Weinberg, 他
ヒトヘルペスウイルス 8 型	1994	Chang, 他

* 発がん性が知られた年．ウイルスは以前に発見．**ヒトがんウイルス．***関連事項．

の間に，動物界で数多くの腫瘍ウイルスの存在が明らかにされ，ウイルスによる発がんは確立された概念となったのである．

以上の，動物での多数の腫瘍ウイルスの発見は，がんを引き起こすウイルスがヒトにも存在するのではないかという考えに，必然的につながっていった．また，ウイルス学およびその関連分野が，1950 年代に入って著しく進展したので，これらを背景に 1950 年代の後半から，ヒトがんウイルスの具体的な探索が始まることになった．

こうしてまず発見されたのが **EB(エプスタイン・バー)ウイルス**(Epstein-Barr virus，EBV)である．1964 年 Epstein と Barr らが，赤道アフリカの小児に多発する**バーキットリンパ腫**(Burkitt lymphoma)にウイルスを見出し，発見者にちなんで EB ウイルスと名付けられた．その後の研究から EB ウイルスはヘルペスウイルス科の新しいウイルスで，**伝染性単核症**(infectious mononucleosis)の病原ウイルスとわかり，バーキットリンパ腫や中国南部の成人に多い**上咽頭がん**(nasopharyngeal carcinoma)などの原因に密接に関連している．

同様に代表的なヒトがんウイルスは**ヒトTリンパ球向性ウイルスⅠ**(human T lymphotropic virus Ⅰ，ヒト T 細胞白血病ウイルスⅠ型 human T cell leukemia virus type Ⅰ, HTLV-Ⅰ)である．1980 年 Gallo らによって T 細胞腫瘍の一種，菌状息肉腫(mycosis fungoides)に見出され，翌 1981 年に日沼頼夫らの日本の研究者たちによって**成人 T 細胞白血病**(adult T cell leukemia, **ATL**)に見出された．HTLV-Ⅰは，西南日本の九州，沖縄に多いこの ATL の原因と密接に関連しており，レトロウイルス科の新しいウイルスである．

他方，1964 年に見出された **B 型肝炎ウイルス**(hepatitis B virus，HBV)ならびに 1988 年に見出された **C 型肝炎ウイルス**(hepatitis C virus, HCV)と**肝がん**との密接な関連，それに 1983 年に知られた**ヒトパピローマウイルス 16 型**(human papilloma virus type 16，HPV-16)を主とする HPV と**子宮頸がん**との密接な関連性もまた，今日多くの注目を集めている．

なお，**後天性免疫不全症候群**(acquired immunodeficiency syndrome，AIDS，エイズ)の原因と密接に関連するウイルスとして 1983 年に見出された**ヒト免疫不全ウイルス**(human immunodeficiency virus，HIV)は，ヒトがんウイルスには含まれないが，ヘルパーT細胞への感染による免疫能の著しい低下を介して，しばしばカポジ肉腫やBリンパ腫などの発がんに結びつく．カポジ肉腫からその原因ウイルスとして新たに見出されたのがヒトヘルペスウイルス8型（human herpesvirus type 8, カポジ肉腫関連ヘルペスウイルスウイルス Kaposi's sarcoma-associated herpesvirus, KSHV）であり，Bリンパ腫の原因はEBウイルスである．

2 ウイルス発がんの延長線：がん化の統一メカニズムと生命の本質

20世紀の初めに幕を開けた腫瘍ウイルス発見の歴史は，動物の世界でのがんウイルスという概念の確立を経てヒトのがんウイルスの可能性へと進んだが，1980年代に入ると学問はさらに進展し，発がん全体を包括的・統一的に説明しようとするがん遺伝子の概念と実体が，腫瘍ウイルス学研究の延長線上に浮かび上がってきた（**表8-1**）．

すなわち，細胞には本来，自らの増殖・分化を司っているいくつかの遺伝子として**がん原遺伝子**（**プロトオンコジン** proto-oncogene，**細胞性がん遺伝子** cellular oncogene, ***c-onc***）があり，その働きによって細胞は正常に機能している．しかし，もしこれらの細胞本来の正常遺伝子に，ある質的・量的異常が引き起こされると，細胞は正常の増殖・分化から逸脱してがん化するに至るというものである．

この異常化させる遺伝子が**がん遺伝子**（**オンコジン** oncogene）である．そうして，これらのがん細胞のがん遺伝子と正常細胞のがん原遺伝子はいずれも，動物のレトロウイルスのがん遺伝子（**ウイルス性がん遺伝子** viral oncogene, viral transforming gene, ***v-onc***）とその塩基配列がきわめて類似していたのである．

がん原遺伝子のがん遺伝子への変異は，化学物質・放射線など，従来がんの原因として知られている種々の要因によって引き起こされる．したがって，原因のいかんを問わず，それらがいずれも細胞本来の増殖・分化を司る遺伝子に異常を生じること（活性化）が，がん化の統一的なメカニズムとして世の注目を集めるようになった．

さらに，より最近，上記のがん原遺伝子やがん遺伝子とは別に，細胞増殖の抑制に働くいくつかの遺伝子（**がん抑制遺伝子** tumor suppressor gene, anti-oncogene）が正常細胞に存在すること，そしてその異常（不活性化）が発がんに結びつくことも知られてきた．

こうした一連の概念，すなわち，それぞれ細胞増殖の促進と抑制に働くがん原遺伝子とがん抑制遺伝子の異常によるがん化のメカニズムは，動物のがんのみならず，ことに原因が複雑多岐にわたり研究が困難であったヒトのがん化の問題に大きな解析手段を与えるものとして，その研究は日進月歩である．

1個の細胞に存在する数万個の遺伝子のうち，どれが変化すれば細胞ががん化するかという課題は，1960年代にはほとんど解明不可能と考えられたので，細胞の遺伝子よりはるかに少ない数個のウイルス遺伝子の動態を追跡してがん化のメカニズムを解明しようと，ウイルス発がんの研究が盛んになった．しかし，ここにきて腫瘍ウイルス学とその延長上の研究分野は，細胞の遺伝子に直接切り込む方向を提示したということができる．20世紀の初頭に端を発したがんウイルスの研究が，がん研究全体に重要な意義を持つこと，それのみならず，今日の生命科学そのものに重要な位置づけをされていることが理解されよう．

もう一つ付言したいことは，これらのがん遺伝子，がん原遺伝子，がん抑制遺伝子の研究を端緒に，巨大研究プロジェクト・ヒトゲノム計画が1990年代の初めに開始され，ヒトのゲノムDNAを構成する全塩基配列が解読されたことである．

D 腫瘍ウイルスの種類と分類

ウイルスは，その遺伝物質としてDNAを持つウイルスとRNAを持つウイルスに二大別される．がんを引き起こすウイルスも，DNAウイルスとRNAウイルスの両方が存在する（**表8-2**）．

ニワトリやマウスの白血病ウイルス・肉腫ウイ

表 8-2 腫瘍ウイルスの分類・種類・性状

ウイルス科	主な腫瘍ウイルス	ウイルス核酸（分子量）	ウイルス粒子				
			大きさ	形	カプソメア	エンベロープ	酵素
ポリオーマウイルス科 パピローマウイルス科	ポリオーマウイルス SV40 ヒトパピローマウイルス	DNA, 二本鎖環状, (4×10^6)	50 nm	球状(カプシドは正 20 面体)	72	なし	なし
アデノウイルス科	アデノウイルス 12 型, 18 型	DNA, 二本鎖線状, (2×10^7)	70 nm	球状(カプシドは正 20 面体)	252	なし	なし
ヘルペスウイルス科	EB ウイルス ヒトヘルペスウイルス 8 型	DNA, 二本鎖線状, (1×10^8)	150 nm	球状(カプシドは正 20 面体)	162	あり	DNA 合成酵素
ポックスウイルス科	ウサギ粘液腫ウイルス ウサギ線維腫ウイルス	DNA, 二本鎖線状, (1.5×10^8)	300 nm	レンガ状		あり	DNA 合成酵素 RNA 合成酵素
ヘパドナウイルス科	B 型肝炎ウイルス	DNA, 二本鎖(不完全)環状, (2×10^6)	40 nm	球状		あり	逆転写酵素
レトロウイルス科	マウス白血病・肉腫ウイルス ニワトリ白血病・肉腫ウイルス ヒトTリンパ球向性ウイルスⅠ	RNA, 一本鎖線状, $(3\times10^6$ 2 分子)	100 nm	球状(カプシドは正 20 面体)		あり	逆転写酵素

ルスやマウスの乳がんウイルスはいずれも RNA ウイルスで，ヒト T リンパ球向性ウイルスも RNA ウイルスである．

これに対して，ウサギやヒトのパピローマウイルス，マウスのポリオーマウイルス，サルの SV40，ヒトや動物のアデノウイルス，ヒトの B 型肝炎ウイルスは，いずれも DNA ウイルスである．また，ヒトの EB ウイルス，ニワトリにリンパ腫を起こすマレック病ウイルス(Marek's disease virus)も DNA ウイルスである．

DNA 腫瘍ウイルスは種々のウイルス科に広く存在している．パピローマウイルスはパピローマウイルス科に，ポリオーマウイルスおよび SV40 はポリオーマウイルス科に，アデノウイルス 12 型に代表される発がん性アデノウイルスは一括してアデノウイルス科に，B 型肝炎ウイルスはヘパドナウイルス科に，EB ウイルスやヒトヘルペスウイルス 8 型はヘルペスウイルス科に属している．また，ポックスウイルス科もウサギの粘液腫ウイルス・線維腫ウイルスやヒトのいわゆる「みずいぼ」の伝染性軟属腫ウイルスなどの DNA 腫瘍ウイルスを含んでいる．

これに対して RNA 腫瘍ウイルスは，フラビウイルス科の C 型肝炎ウイルス以外は，レトロウイルス科のウイルスである．

以上の諸ウイルスの中で，ウサギ線維腫ウイルスやヒトの伝染性軟属腫ウイルスにより引き起こされる腫瘍は，良性腫瘍である．ウサギやヒトのパピローマウイルスも一般に良性腫瘍の原因であるが，中にはヒトパピローマウイルス 16 型や 18 型のように，子宮頸がんの原因と密接に関連するものもある．

E 腫瘍ウイルスの形態と構造

表 8-2 に主な腫瘍ウイルスの物理化学的性状を示す．

大きさと形態は，ポックスウイルス科のウサギ粘液腫ウイルスやウサギ線維腫ウイルスは長径約 300 nm のレンガ状粒子，ヘルペスウイルス科の EB ウイルスやヒトヘルペスウイルス 8 型は直径約 150 nm の球状粒子，レトロウイルス科のニワトリ白血病ウイルスやマウス白血病ウイルスは約 100 nm の球状，同じくレトロウイルス科のヒト T リンパ球向性ウイルスも約 100 nm の球状，アデノウイルス科のアデノウイルス12型や18型は約70 nmの球状，ポリオーマウイルス科，パピローマウイルス科のウイルスは約50 nmの球状粒子である．

ウイルスの構造は，SV40はゲノムDNAとそれを取り巻く72個のカプソメアからなるカプシド蛋白質で構成され，アデノウイルスのゲノムはDNAでカプシドは252個のカプソメアからなる．ヘルペスウイルスは内部の遺伝物質がDNAでカプシドは162個のカプソメアからなり，さらにその外側を糖蛋白質・脂質複合体のエンベロープが包んでいる．他方，ほとんどのRNA腫瘍ウイルスが属しているレトロウイルス科のウイルスは，内部にゲノムRNA，そのまわりにカプシド，その外側がエンベロープで包まれている．

ウイルスは，本来エネルギー代謝系の酵素は持っていないが，核酸合成酵素を持つものがある．腫瘍ウイルスでも，ポックスウイルス科のウサギ粘液腫ウイルスや線維腫ウイルスはDNA合成酵素とRNA合成酵素の両方を，ヘルペスウイルス科のEBウイルスやヒトヘルペスウイルス8型はDNA合成酵素を有する．

特異な存在はレトロウイルスで，**逆転写酵素**（reverse transcriptase，RNA依存DNA合成酵素 RNA-dependent DNA polymerase）という，RNAをDNAに変換する酵素を持っている．ニワトリ白血病ウイルス，ニワトリ肉腫ウイルス，マウス白血病ウイルス，マウス肉腫ウイルス，ヒトTリンパ球向性ウイルスなど，いずれもそうである．

遺伝情報の伝達は，1950年代CrickとWatsonが明らかにしたように，DNA→RNA→蛋白質へと行われ，これは遺伝情報伝達の中心教義（central dogma）として従来知られてきた．すなわち遺伝情報のDNAからRNAへの転写，次いでRNAから蛋白質への翻訳である．

これに対して，1970年TeminとBaltimoreによりそれぞれ独立に行われたレトロウイルスの研究は，RNAからDNAへの**逆転写**（reverse transcription）による新たな遺伝情報伝達の存在を明らかにした．RNA→DNA→RNA→蛋白質への流れである．すなわち，宿主細胞に侵入したレトロウイルスは，ウイルス粒子中の逆転写酵素を用いて自らのゲノムRNAをまずDNAに変える．こうしてレトロウイルスRNAから逆転写されたレトロウイルスDNAに基づき，次いでウイルスRNAが作られ，これをもとにウイルス蛋白質ができる．このように，レトロウイルスは本来RNAウイルスであるが，DNAに変身するための酵素を持っており，感染細胞の中ではウイルスRNAに相補的なウイルスDNAとして存在する点がユニークである．なお，DNAウイルスであるB型肝炎ウイルスも，ウイルス粒子中に逆転写酵素を内蔵している（第18章S項参照）．

F 腫瘍ウイルスの発がん機能

腫瘍ウイルスのもっとも重要な機能はその発がん性である．DNA腫瘍ウイルスでは，代表的なSV40，ポリオーマウイルス，アデノウイルスなどにみられるように，ウイルスDNAの中に細胞をがん化する遺伝子が含まれている．一方，白血病ウイルスや肉腫ウイルスなどのRNA腫瘍ウイルス，すなわちレトロウイルスでは，がん化を引き起こす遺伝子を持つウイルス（ニワトリのラウス肉腫ウイルスなど主として動物肉腫ウイルス）とこれを持たないけれども細胞をがん化するウイルス（ニワトリ白血病ウイルスなど主として動物白血病ウイルス）とがある．

SV40，ポリオーマウイルス，アデノウイルス，レトロウイルスなど，代表的なウイルス発がんの第一歩は，感染したウイルスの遺伝子が細胞の染色体DNAの塩基配列の中に入り込み，両者一体となることである．これをウイルス遺伝物質の細胞DNAへの**組込み**（integration）という．DNA腫瘍ウイルスではゲノムDNAが，RNA腫瘍ウイルスではゲノムRNAがDNAに逆転写されて組込まれる（ウイルスRNAがそのまま組込まれるのではない）（**図8-1，8-3**）．組込みはウイルスDNAと宿主DNA間の共有結合（covalent bond）による．組込まれたウイルス遺伝子は，以後宿主

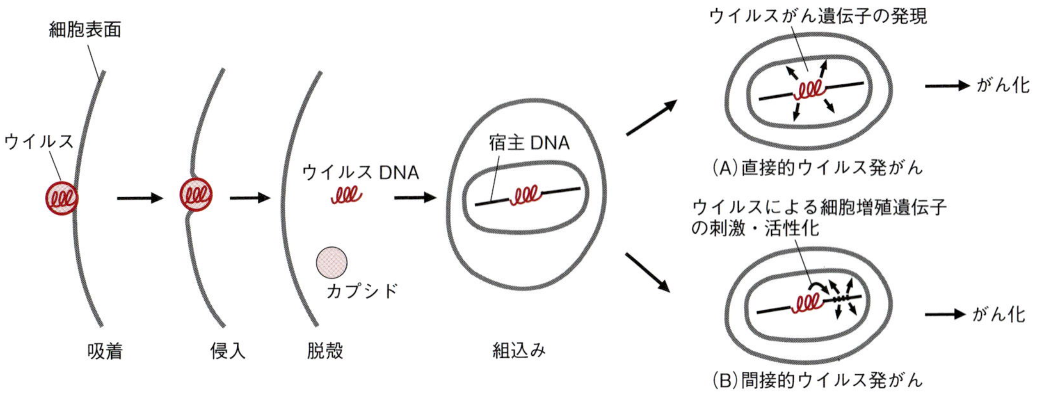

図 8-1 がんウイルスの感染と発がん

細胞 DNA 中に存続して細胞分裂とともに子孫細胞に伝達され，がん化の情報を発現し続ける．この組込みの現象は，通常の非腫瘍ウイルスではみられない(レトロウイルスでは，ヒト免疫不全ウイルスなどの非腫瘍ウイルスも組込まれる)．

DNA 腫瘍ウイルスでは，ウイルス DNA が細胞 DNA に組込まれると，まずウイルスの初期機能が働く(ウイルス核酸の合成以前，すなわちウイルス粒子の構成成分であるウイルス核酸の複製や，ウイルス構造蛋白質合成をコードする遺伝子の前に働く遺伝子の機能を，**初期機能** early function，以後，すなわちウイルス核酸の複製やウイルス構造蛋白質合成をコードする遺伝子の機能を，**後期機能** late function という)．この初期機能には，細胞をがん化する作用とウイルス増殖のための引き金となる作用の両方の働きがある．次いで後期機能が作動し，ウイルス自身の増殖が行われる(**図 8-2**)．

ただし DNA ウイルスでは，ウイルスの増殖が起こると細胞は通常破壊されるから，DNA 腫瘍ウイルスに感染した細胞ががん化するためには，ウイルスの後期機能が働いてはだめである．感染細胞の中でウイルスの作用が初期機能までか，後期機能まで発揮されるかは，感染の標的となる細胞によって決まる．

たとえば SV40 では，サルの細胞に感染するとウイルス産生が起こり細胞変性状態に陥るが，ハムスターの細胞では後期機能は抑えられ，初期機能のみ発揮されて，細胞はがん化する．すなわち，サルの細胞は SV40 の増殖に対して**許容性**(permissive)であり，ハムスターの細胞は**非許容性**(non-permissive)である．

DNA 腫瘍ウイルス(SV40，ポリオーマウイルス，アデノウイルス 12 型など)では，ウイルスの後期機能が発揮されるためには，その引き金としてまずウイルスの初期機能が発揮されることが必要である．初期機能を司るウイルス遺伝子，すなわち**初期遺伝子**(early gene)は，細胞のがん化に関連する機能とウイルス増殖のための引き金となる機能など複数の働きをしているので，多機能性(multi-functional)である．これら SV40，ポリオーマウイルス，アデノウイルスなどの DNA 腫瘍ウイルスの初期遺伝子によって作られる主要な蛋白質は **T 抗原**(T antigen；tumor antigen 腫瘍抗原の意)，これを司る遺伝子は T 抗原遺伝子(T antigen gene)である．この T 抗原が細胞がん化とウイルス増殖開始のための機能蛋白質である．

DNA 腫瘍ウイルスでは，初期機能が働かずに後期機能だけ発現してウイルスを産生することはない．後期機能のためには初期機能が必要である．DNA 腫瘍ウイルスによって，初期機能のみ発現して宿主細胞ががん化するか，後期機能まで発現して細胞が破壊されるかは，細胞側がその鍵をにぎっている．

一方，**RNA 腫瘍ウイルス**であるレトロウイルスでは，細胞をがん化する機能とウイルス増殖の

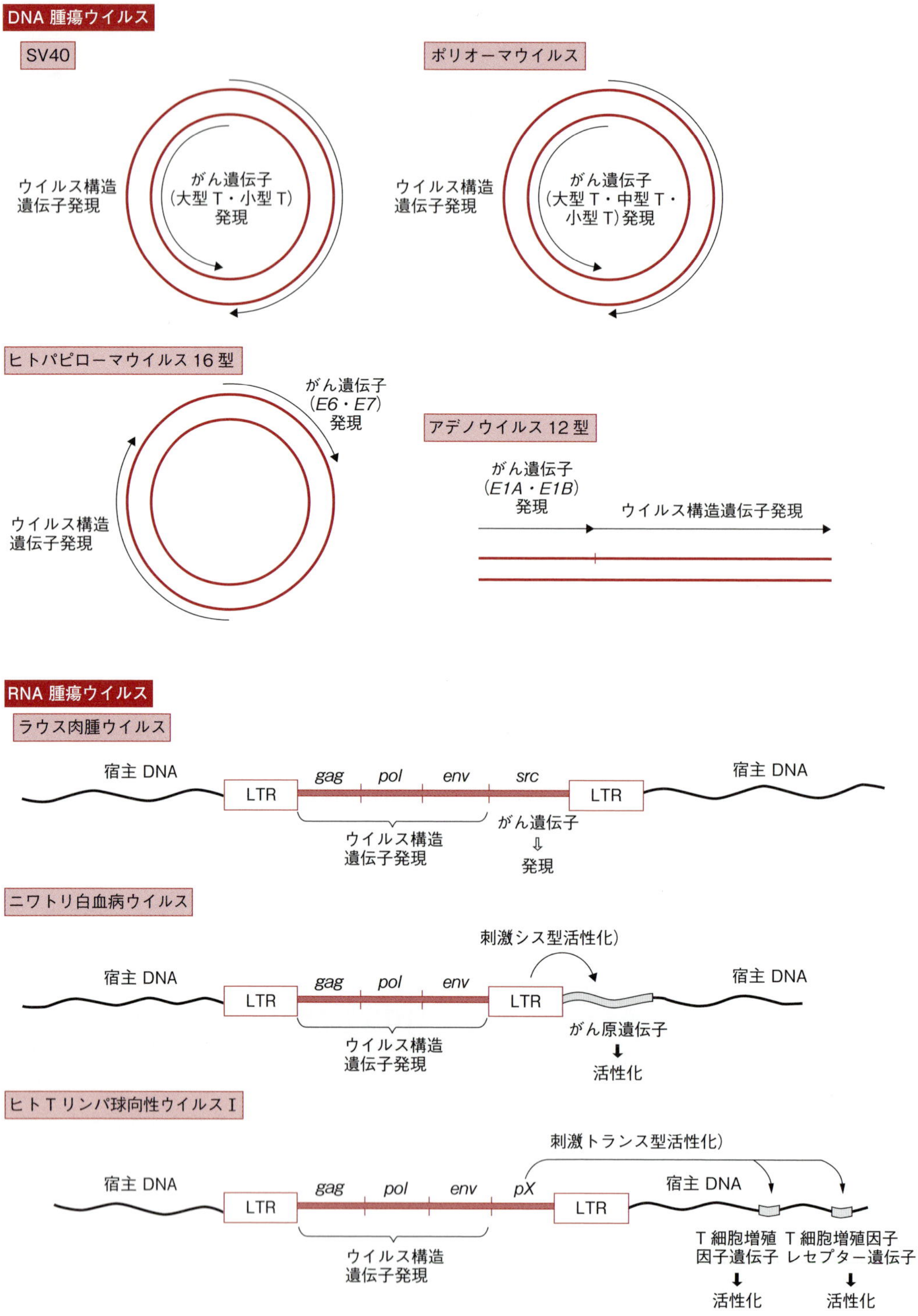

図 8-2　腫瘍ウイルスの遺伝子発現

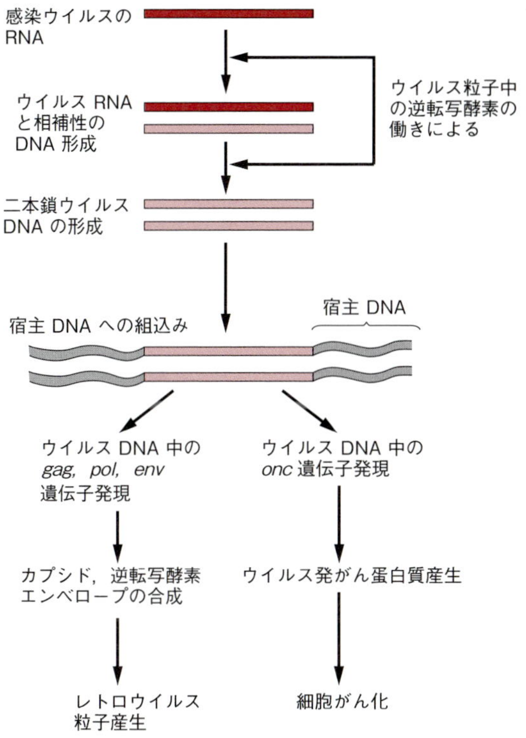

図 8-3 逆転写機構によるレトロウイルスの増殖とがん化

ための機能は，別個に働くことができる．発がん性レトロウイルス(レトロウイルス科のうちオンコウイルス亜科のウイルス)には 4 種類の遺伝子があり，細胞をがん化する遺伝子 **v-*onc***，およびウイルス合成蛋白質をコードする 3 種類の遺伝子である．後者の 3 種類の遺伝子は，ウイルス粒子の内部蛋白質，主としてカプシド蛋白質である群特異抗原(group specific antigen，gs 抗原)をコードする ***gag*** 遺伝子，ウイルスの芯であるコアに存在する逆転写酵素とインテグラーゼをコードする ***pol*** 遺伝子，および，ウイルス粒子表面のエンベロープ糖蛋白質をコードする ***env*** 遺伝子の三つである．v-*onc* 遺伝子のみ機能すれば，細胞はがん化するがウイルスは産生されない．他方，*gag*，*pol*，*env* の 3 遺伝子が発現し v-*onc* が働かなければ，ウイルスは産生されるが，細胞はがん化しない．レトロウイルスの四つの遺伝子が全部機能すれば，細胞はがん化し，かつウイルス粒子も産生される(**図 8-2，8-3**)．

レトロウイルスの産生は，出芽(budding)によりウイルス粒子が次々に細胞表面から出て，そのあと細胞はすぐ修復されるから，DNA 腫瘍ウイルスのようにウイルスがいっせいに作られて感染細胞が破壊され変性に陥ることはない(レトロウイルス科のうち，レンチウイルス亜科の HIV いわゆるエイズウイルスは細胞変性を起こす)．すなわち，レトロウイルスの感染では細胞のがん化とウイルスの産生は両立する．レトロウイルスによりがん化した細胞は，しばしばウイルスも産生している．

レトロウイルスの独特な機能として，一つは前述の**逆転写**がある．すなわち，レトロウイルスのゲノムは自身の RNA の遺伝情報を DNA へと変換する *pol* 遺伝子を持ち，ウイルス粒子の中に RNA→DNA の過程を触媒する逆転写酵素を内蔵している．レトロウイルスが細胞に感染・侵入すると，細胞質中でこの酵素が働き，ウイルス RNA からウイルス DNA ができる．まずウイルス RNA を鋳型にして，これに相補的な一本鎖のウイルス DNA が合成され，次いでこの一本鎖 DNA を鋳型にして二本鎖の DNA になる．こうして，RNA 中のレトロウイルスの遺伝情報は DNA に移しかえられる．逆転写酵素はこの一連の過程を進める酵素である．このような，自らのウイルス RNA をウイルス DNA へと転写する，すなわち逆転写する働きは，レトロウイルス以外の RNA ウイルス，たとえばポリオウイルスやインフルエンザウイルスなどにはない．RNA ウイルスの中で逆転写酵素を持っているのは，レトロウイルスだけである．

一本鎖のレトロウイルス RNA から変換された二本鎖レトロウイルス DNA は，次いで *pol* 遺伝子によりコードされたインテグレースにより宿主細胞の染色体 DNA に組込まれる．このように DNA として宿主 DNA に組込まれたレトロウイルスは**プロウイルス**(provirus)または**プロウイルス DNA**(proviral DNA)と呼ばれる．以後のレトロウイルスの遺伝情報伝達は，このプロウイルス DNA からウイルス mRNA が作られ，次いでウイルス蛋白質ができる．すなわち，RNA→DNA→RNA→蛋白質である．v-*onc* 遺伝子の作る蛋白質は発がん性の機能を持ち，細胞のがん化へと働く．*gag*，*pol*，*env* 遺伝子からは子ウイルスが産生される（**図 8-3**）．このように，宿主細胞 DNA に組込まれたウイルス DNA からレトロウイルスが作られるので，RNA レトロウイルスのもとになるウイルスの状態という意味で，プロウイルスといわれる．第 4 章で述べられたバクテリオファージのプロファージに由来する言葉である．

レトロウイルスによるがん化を考えるとき，このウイルスのもう一つの独特な機能は，細胞 DNA に組込まれたプロウイルス DNA の両端に遺伝子発現の著しい促進作用があること，すなわち転写の強力なプロモーター（promoter）活性が存在することで，**LTR**（long terminal repeat，**図 8-2**）と呼ばれるものがこの働きを担っている．LTR は宿主細胞 DNA 中のプロウイルス DNA の両端にみられる，塩基配列の繰り返し構造（約 1,000 塩基対）で，こうした独特の末端構造は，組込まれたプロウイルス近隣の宿主遺伝子の転写を著しく促進する．

レトロウイルスによる発がんでは，ウイルス自身ががん遺伝子を持っていない場合でも細胞をがん化することができると前に述べたが，その理由は，LTR-*gag* 遺伝子-*pol* 遺伝子-*env* 遺伝子-LTR からなり v-*onc* を欠くようなプロウイルスが，たまたま宿主染色体上の特定の遺伝子，すなわち細胞の増殖・分化を司っているがん原遺伝子（プロトオンコジン）のそばに組込まれると，LTR が，それまで正常に働いていたこれらの細胞本来の遺伝子・プロトオンコジンの働きを狂わせてしまうことによる（**図 8-2**）．

以上のように，ウイルスによる細胞がん化の代表的なかたちは，DNA 腫瘍ウイルス，RNA 腫瘍ウイルスいずれも，侵入後脱殻により細胞中に露出したウイルス核酸が，宿主細胞の DNA に組込まれて，がん化機能が発揮される．こうして，腫瘍ウイルスの遺伝物質は，がん化した細胞の分裂とともに娘細胞そのまた子孫へと受け継がれて，がん化の情報を発揮し続ける．DNA ウイルスではウイルス DNA が組込まれ，RNA ウイルスでは DNA の形になって組込まれる．宿主にとってみれば，自分とは異なる遺伝物質が自分の遺伝物質の塩基配列の中に入り込んできて情報発現されることになるから，宿主細胞の DNA が変異を受けたことを意味する．

ウイルスゲノムが挿入される宿主 DNA 部位は，DNA 腫瘍ウイルスでも RNA 腫瘍ウイルスでも特定部位に決まっているわけではなく，がん遺伝子を持つウイルスでは挿入部位に関係なく発がん情報を発揮して，細胞はがん化する．ただし，がん遺伝子を持っていない RNA 腫瘍ウイルスでは，宿主のがん原遺伝子の隣に組込まれたとき，ウイルス LTR が細胞のがん原遺伝子を刺激してがん化する．こうしたウイルスは細胞への感染を繰り返すうちに，がん原遺伝子とめぐり合う機会がたまたま生じるので，発がんまでの期間が長い（感染後半年から 1 年）．

なお，がん遺伝子を持つレトロウイルスもゲノム DNA の両端に LTR を持っているが，LTR によるプロモーター挿入発がんよりはるかに早く，自らのがん遺伝子ががん化作用を発揮する（感染後数日から数週）．

このように，腫瘍ウイルスは感染後宿主細胞 DNA の種々の部位に挿入されうるので（**多クローン性** polyclonal の組込み），感染細胞は多クローン性であるが，形成された腫瘍は組込みが 1 箇所で（**単クローン性** monoclonal の組込み），腫瘍細胞は単クローン性である．組込み部位の異なる細胞のうち，もっとも増殖性が高い悪性度の強い細胞が選択的に増えることによる．

先に，がん細胞のがん遺伝子は細胞がん原遺伝子に由来すると述べたが，それではレトロウイルスのがん遺伝子の起源はどうか．実はレトロウイルスのがん遺伝子も細胞の正常遺伝子であるがん原遺伝子に由来し，それが変異・異常化したものである．もともとレトロウイルスは *gag*, *pol*, *env* 遺伝子からなり，ウイルス自身の遺伝子としてがん遺伝子を持っていたわけではなかった．レトロウイルスが宿主細胞に感染し，プロウイルス DNA がたまたま細胞のがん原遺伝子の近傍に組込まれたとき，次いでウイルス合成が行われる過程で細胞のがん原遺伝子がウイルス遺伝物質中に取り込まれた．このとき，がん原遺伝子は，たとえばイントロンを失いエクソンだけからなるような修飾・変異を受け，発がん性を示すようになった．

G ウイルスによる細胞がん化のメカニズム

以下に述べるウイルス発がんのメカニズムは，主として *in vitro* の実験で明らかにされた．正常細胞を，ガラスまたはプラスチックの容器の中で培養し，これにがんウイルスを接種すると，細胞は *in vitro* でがん化する．これが**試験管内発がん**（*in vitro* transformation）である．**トランスフォーメーション**（transformation）という語は**形質転換**と訳されているが，ここでは細胞のがん化，ことに *in vitro* でのがん化と同意義に使われる．

すなわち，腫瘍ウイルスを動物に接種すればがんができる．これを *in vitro* で培養すると，動物体内と同様に，がん細胞は試験管の中で無制限に増殖する．これに対して，正常組織を *in vitro* で培養すると，細胞は正常な体内と同様に規則正しく増殖する．こうした正常細胞にがんウイルスを接種すると，**トランスフォーム**（transform）して試験管内で無制限に増殖するようになる．この *in vitro* でのトランスフォーム細胞（*in vitro* transformed cell）を動物に移植すればがんが作られる．

このように，ウイルスによりトランスフォームした細胞は，その形態と増殖性がもとの正常細胞と明らかに異なっている．ガラスやプラスチックの容器の中（*in vitro*）で，正常細胞は規則正しく1層をなして増殖する（**図 8-4a**）が，トランスフォーム細胞は異常な形態を示し，不規則に何層にも重なり合って増殖する（**図 8-4b**）．すなわち，細胞が増殖し接触し合うと分裂・増殖が停止するという正常な細胞の本来の機能が失われて，無制限に増えていく（接触阻止喪失，loss of contact inhibition）．その結果，一定の容器内で増殖しうる細胞数（細胞飽和密度，saturation density）は，トランスフォーム細胞が正常細胞に比してはるかに大きい．また，正常細胞はその増殖にガラスやプラスチックのような足場が必要である（anchorage dependent）が，トランスフォーム細胞は足場のない軟寒天（semisolid agar, soft agar）内で増殖することができ，コロニーを形成する（transformed colony）（**図 8-5a,b**）．これらのトランスフォーム細胞には，それぞれの感染ウイルスのがん遺伝子とがん遺伝子産物（viral transforming

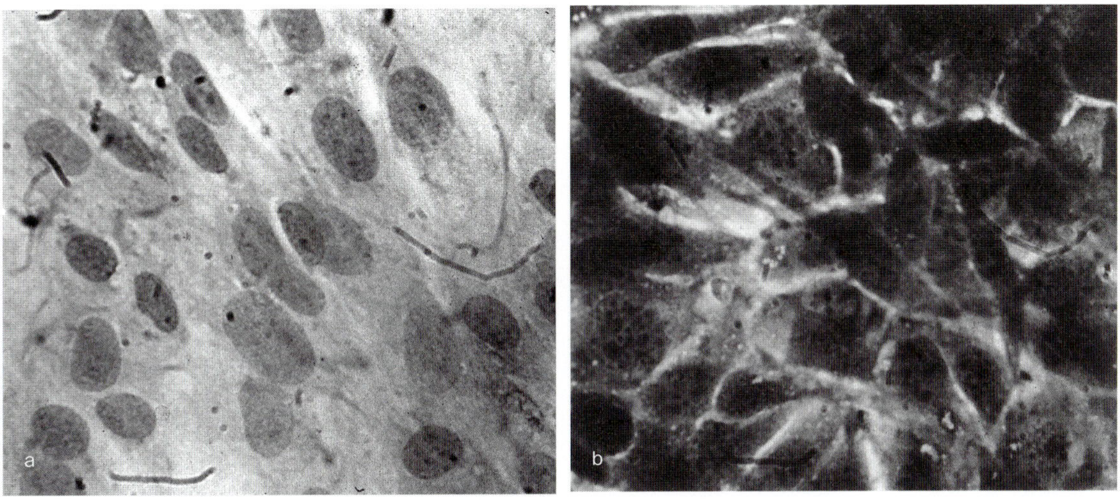

図 8-4 ウイルス接種によるトランスフォーメーション
(a) *in vitro* 正常細胞．規則的に単層増殖（ギムザ染色）．
(b) *in vitro* ウイルストランスフォーム細胞．形態変化し，不規則に重層増殖（ギムザ染色）．

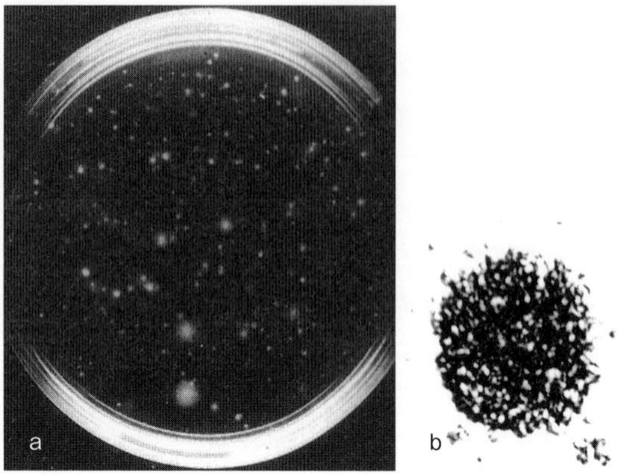

図 8–5 トランスフォームコロニー
(a) 軟寒天内に増殖するウイルストランスフォーム細胞コロニー(白い斑点).
(b) 1個のトランスフォームコロニーの拡大像. 多数のトランスフォーム細胞からなる.

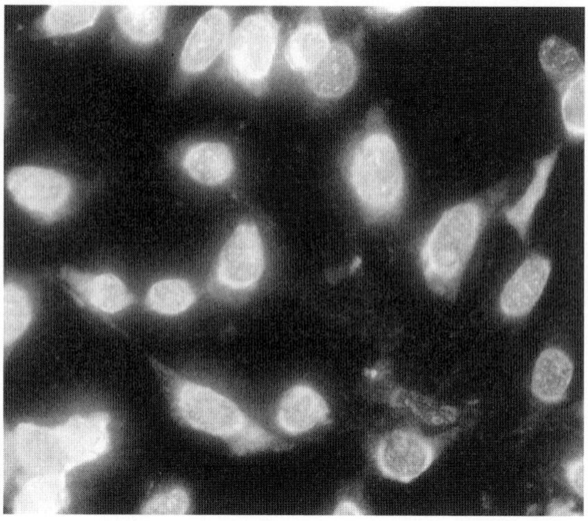

図 8–6 ウイルストランスフォーム細胞核内の発がん蛋白質(蛍光抗体染色)

protein, viral oncogene product)(**図 8–6**)が, 子々孫々に存続する. ウイルスのがん遺伝子にはがん化とその維持の遺伝情報が内蔵され, がん遺伝子産物である発がん蛋白質がそのための機能を担っている.

ウイルスによるがん化の代表的なメカニズムは, 二つの範ちゅうの細胞遺伝子と密接に関連している. 一つは細胞増殖の促進にかかわるがん原遺伝子(プロトオンコジン, 細胞性がん遺伝子; 約100種類), もう一つは細胞増殖の抑制にかかわるがん抑制遺伝子(約20種類)で, RNA腫瘍ウイルス(レトロウイルス)によるがん化は宿主細胞のがん原遺伝子と密接に関連し, DNA腫瘍ウイルス(SV40, アデノウイルス, パピローマウイルスなど)によるがん化は宿主細胞のがん抑制遺伝子と密接に関連する.

1 RNA腫瘍ウイルス(レトロウイルス)によるがん化のメカニズム

代表的RNA腫瘍ウイルスのレトロウイルスによるがん化には, 主として二つのメカニズムがあり, いずれも細胞のがん原遺伝子が密接に関連している.

1. がん遺伝子を持つレトロウイルスによるがん化

レトロウイルスによるがん化の第一のメカニズムは, ウイルスゲノム中のがん遺伝子による宿主細胞のがん化である. 前述のように, レトロウイルスのがん遺伝子は, 宿主細胞のがん原遺伝子に由来している. がん原遺伝子がたまたまウイルスゲノム中に取り込まれたとき修飾を受けて発がん性に変異, すなわち活性化したのがレトロウイルスのがん遺伝子である. この範ちゅうのレトロウイルスとして, トリのラウス(Rous)肉腫ウイルス, 赤芽球症ウイルス, 骨髄球症ウイルス, ラットのハーベー(Harvey)肉腫ウイルス, カーステン(Kirsten)肉腫ウイルス, マウスのモロニー(Moloney)肉腫ウイルス, エベルソン(Abelson)白血病ウイルス, サルの肉腫ウイルスなどが知られている. ラウス肉腫ウイルスのがん遺伝子v-*src*はがん原遺伝子c-*src*に由来, ハーベー肉腫ウイルスのがん遺伝子v-H-*ras*およびカーステン肉腫ウイルスのv-K-*ras*はそれぞれc-H-*ras*およびc-K-*ras*に由来し, 以下同様にトリ骨髄球症ウイルスのv-*myc*はc-*myc*に, サル肉腫ウイルスv-*sis*はc-*sis*に由来する.

これらのレトロウイルスのがん遺伝子が宿主細胞をがん化するメカニズムは, 本来外からの刺激

(シグナル)に対して細胞が節度をもって反応し増殖するための，すなわち外界環境の細胞増殖刺激を細胞内に正しく伝達する一連の経路・シグナル伝達系(signal transduction)を，レトロウイルスがん遺伝子が異常化することにある．このシグナル伝達系は，細胞が外来増殖刺激を細胞表面で感知し，これを細胞質内へ，さらに核内へと伝達・調節して，細胞が正常に増殖するように働く細胞の重要な機能で，こうしたシグナル伝達系の働きを担っているのが，がん原遺伝子とその遺伝子の情報によって作られた(コードされた)蛋白質である．すなわち，細胞のがん原遺伝子が変異した結果のがん遺伝子をウイルス粒子に内蔵するレトロウイルスの感染により，細胞本来のシグナル伝達系がこうしたレトロウイルスがん遺伝子により撹乱されて，細胞はがん化に至る．一連のシグナル伝達経路でのがん化の作用点は，レトロウイルスの種類により異なる．以下に，細胞外から細胞表面へ，細胞質内へ，さらに核内への刺激の伝達にそって，レトロウイルスがん遺伝子による発がんを概観する．

(1) レトロウイルスがん遺伝子産物が細胞増殖因子の異常として細胞表面に作用する場合

サル肉腫ウイルスのがん遺伝子 v-*sis* は，細胞増殖シグナル(増殖因子，growth factor)の一つ血小板由来増殖因子(platelet-derived growth factor, PDGF)をコードするがん原遺伝子 c-*sis* の変異したものである．すなわち，サル肉腫ウイルスによるがん化は，v-*sis* 遺伝子の産物(28 kDa 蛋白質)が異常な細胞増殖刺激因子として，サル肉腫ウイルス感染細胞の表面に作用しがん化へと働く．

(2) レトロウイルスがん遺伝子産物が増殖因子の細胞表面レセプターの異常として作用する場合

トリ赤芽球症ウイルスのがん遺伝子 v-*erbB* は，増殖因子の一つ上皮増殖因子(epithelial growth factor, EGF)の刺激を受け取る細胞表面レセプター(受容体)をコードするがん原遺伝子 c-*erbB* が異常化したもので，v-*erbB* の産物(65 kDa 糖蛋白質)は EGF リガント結合領域は欠損してるため細胞が外からの増殖刺激に反応する最初の段階を障害する．そして，トリ赤芽球症ウイルスの感染細胞では活性化シグナルが細胞内に送られるため，異常に増殖するようになる．

(3) レトロウイルスがん遺伝子産物が外界増殖刺激の細胞質内伝達異常として作用する場合

外界の増殖刺激は細胞表面のレセプターで認識・受容され，次いで細胞膜から細胞質内へと伝達される．その伝達を担っているのが細胞外シグナル伝達因子(signal transducer)である．こうした因子をコードしている遺伝子が，がん原遺伝子 c-*src* や c-*ras* である．ラウス肉腫ウイルスやハーベー肉腫ウイルス，カーステン肉腫ウイルスは，それぞれ c-*src*, c-H-*ras*, c-K-*ras* の変異である v-*src*, v-H-*ras*, v-K-*ras* の産物(60 kDa リン蛋白質，21 kDa 蛋白質，21 kDa 蛋白質)により，外来刺激の細胞質内伝達を攪乱して感染細胞のがん化を引き起こす．

(4) レトロウイルスがん遺伝子産物が増殖刺激の核内伝達異常として作用する場合

環境の細胞増殖刺激は最終的に核内へと伝達される．この伝達は核内転写因子によって行われ，こうした転写因子(transcription factor)の異常は，シグナル伝達系が核内遺伝子に達し，その遺伝子発現する際の調節異常としてがん化に結びつく．たとえば，トリ骨髄球症ウイルスのがん遺伝子 v-*myc* は，正常な核内転写因子をコードするがん原遺伝子 c-*myc* の異常化したもので，その産物(100 kDa 蛋白質)は本来は外来刺激による核内伝達を異常化することにより感染細胞はがん化に向かう．

以上のように，がん遺伝子を持つレトロウイルスのがん化は，細胞の増殖刺激としての外来シグナルの受容伝達経路で機能しているがん原遺伝子とその産物の異常を介して行われる．

2. がん遺伝子を持たないレトロウイルスによるがん化

レトロウイルス発がんの第二のメカニズムである．トリやマウスなど動物の白血病ウイルスはがん遺伝子を持たないことがしばしばである．にもかかわらずがん化が引き起こされるメカニズムがそれで，代表的なニワトリリンパ性白血病ウイルスについて述べる(**図 8-2**)．

感染した白血病ウイルスは，まず逆転写されてウイルスDNAとなり，ニワトリの細胞DNAに組込まれる．組込まれた白血病ウイルスのプロウイルスDNAの両端はLTR構造になっており，このLTRは強力な転写のプロモーター活性を持っているので，遺伝情報の発現を著しく促進する．

ニワトリ白血病ウイルスのゲノムDNAが，もし宿主細胞のがん原遺伝子の近傍に組込まれると，組込まれたウイルスDNAのLTRはがん原遺伝子の発現を強く活性化し，その結果，それまで細胞の正常な増殖のために機能していたがん原遺伝子が常軌を逸して働き出し，細胞はがん化するというメカニズムである．

このように，レトロウイルス，中でも白血病ウイルスは，しばしばそれ自身はがん遺伝子を持っていないが，レトロウイルスに特有なLTRの転写促進作用を介して宿主細胞のがん原遺伝子を狂わせ，がん化を引き起こす．

トリやマウスの肉腫ウイルスに代表されるように，レトロウイルスが自らのがん遺伝子を持っている場合は，感染後，細胞DNAに組込まれたゲノムDNA中のウイルスがん遺伝子がただちに働き，宿主動物は数日ないし数週の短期間でがん化する．この場合も組込まれたプロウイルスDNAの両端はLTRであることに変わりはないが，細胞DNAのどこに組込まれてもウイルス自身のがん遺伝子によってがん化が起こる．

これに対して，レトロウイルスがその粒子中にがん遺伝子を持っていない場合では，宿主細胞へのプロウイルスDNAの組込み部位のいかんによって，細胞自身の遺伝子が自らの細胞をがん化するのである．ただしこの場合は，がん遺伝子を持っているウイルスに比べて宿主のがん化に至るまでの期間が半年ないし1年と長い．細胞のがん原遺伝子の隣に組込まれる，という条件が必要だからである．このようながん化のメカニズムを，**プロモーター挿入モデル**(promoter insertion model)という．

レトロウイルス発がんには，上記の二つのメカニズムのほかに，第三のがん化のメカニズムがある．成人T細胞白血病の原因と密接に関連するヒトTリンパ球向性ウイルスI(HTLV-I)の場合で，これについては次のH項で述べる．

2　DNA腫瘍ウイルスによるがん化のメカニズム

RNA腫瘍ウイルスの主たるもの，レトロウイルスによるがん化の代表的なメカニズムは，細胞の正常遺伝子であるがん原遺伝子の活性化と密接に関連していることを上記した．これに対して，DNA腫瘍ウイルスによるがん化の代表的なメカニズムは，細胞の正常遺伝子としてのがん抑制遺伝子の異常，すなわちがん抑制遺伝子の不活性化と密接に関連する．DNA腫瘍ウイルスがん遺伝子の産物が，がん抑制遺伝子の産物と結合することにより，前者が後者を不活性化してがん化を引き起こす．SV40，アデノウイルス，パピローマウイルス発がんが代表的である．

1. SV40

SV40の初期遺伝子産物の一つ大型T抗原(large T antigen，分子量約9万)が，本ウイルスの主要ながん遺伝子産物である．SV40が細胞に感染し生じた大型T抗原蛋白質は，細胞の代表的ながん抑制遺伝子・*RB*遺伝子と*p53*遺伝子の産物であるRB蛋白質とp53蛋白質の両方に結合する．RB蛋白質は，細胞周期，すなわち前述の増殖刺激を受けた細胞がDNA合成を開始し分裂する一連の過程を調節する．p53蛋白質はDNAにダメージが加わったときにそれを修復したり，修復不能な細胞をアポトーシスにより排除する．両者は重要な役割を担っている．このSV40大型T抗原との結合によりRB・p53両蛋白質は不活性化し，そのため細胞周期のコントロールが障害されて感染細胞は増殖抑制がきかなくなり，がん化に至る．もう一つの T 抗原，小型 T 抗原(small T antigen，分子量約 2 万)は大型 T 抗原による発がんを増強・促進する．SV40 DNA(環状二本鎖，分子量約 4×10^6，全長約 5 千塩基対 base pair；bp)のがん遺伝子は二本鎖 DNA の 1 本に存在し，ここから発がん情報が読まれるのに対して，ウイルス構造遺伝子はもう 1 本の方に存在しており，ウイルス粒子構成成分はこのもう 1 本から読まれる(**図 8–2**)

2. アデノウイルス

アデノウイルスでは，初期遺伝子のうち *E1A* 遺伝子と *E1B* 遺伝子がウイルスがん遺伝子で，その遺伝子産物 E1A 蛋白質が RB 蛋白質と結合，E1B 蛋白質が p53 蛋白質と結合して感染細胞のがん化に働く．E1B 蛋白質には，アデノウイルス感染細胞のアポトーシス(apoptosis，自殺死；異常を回避しようとする細胞側の自己防衛)を抑制して，がん化を強化する作用も知られている．アデノウイルス DNA は線状二本鎖，分子量約 2×10^7，約 3.5 万 bp，*E1A*，*E1B* は二本鎖の 1 本の左端約 10％に存在する(**図 8–2**)．

3. ヒトパピローマウイルス

本ウイルスのがん遺伝子は *E6* 遺伝子と *E7* 遺伝子で，その遺伝子産物 E6 蛋白質と E7 蛋白質は，E6 蛋白質が p53 蛋白質に結合，E7 蛋白質が RB 蛋白質に結合することにより，感染宿主細胞のこれらのがん抑制遺伝子の機能を不活性化してがん化する．ヒトパピローマウイルス DNA は環状二本鎖，分子量約 5×10^6，約 8 千 bp，*E6*，*E7* は二本鎖の 1 本に存在する(**図 8–2**)．

なお，代表的な DNA 腫瘍ウイルスの一つポリオーマウイルスは，上記の SV40，アデノウイルス，パピローマウイルスとやや趣を異にする．ポリオーマウイルスのがん遺伝子は大型 T 抗原遺伝子と中型 T 抗原遺伝子で，それぞれの遺伝子産物の大型 T 抗原(分子量約 10 万)が RB 蛋白質と結合してこれを不活性化し，中型 T 抗原(middle T antigen，分子量約 6 万)ががん原遺伝子 *c-src* の産物蛋白質 $p60^{c\text{-}src}$ と結合してこれを活性化する．すなわち，ポリオーマウイルスではウイルスがん遺伝子産物が細胞のがん原遺伝子産物とがん抑制遺伝子産物の両方に結合して宿主細胞をがん化する．小型 T 抗原はがん化に必須ではない．ポリオーマウイルス DNA は環状二本鎖，分子量約 4×10^6，約 5 千 bp，大型 T，中型 T は二本鎖の 1 本に存在する(**図 8–2**)．

RNA 腫瘍ウイルスであるレトロウイルスのがん遺伝子が細胞由来で，がん原遺伝子の変異に基づいているのに対し，DNA 腫瘍ウイルスのがん遺伝子はがん原遺伝子にもがん抑制遺伝子にも由来せず，それぞれウイルス固有の遺伝子である．

3　ウイルスがん化細胞の増殖と抑制

以上に述べたのはいずれも，1 個の細胞がウイルスによってがん化(トランスフォーム)する代表的なメカニズムである．

こうしてウイルスによりがん化した細胞(トランスフォーム細胞)が，次いで持続性に宿主生体内(*in vivo*)で増殖して腫瘍を形成するか，あるいは抑制・退縮するかは，次のような諸種の要因が関与する．

免疫機構はがん化の抑制化に働く．NK(natural killer)細胞は生体内にもともと存在し，ウイルス感染細胞やがん化細胞に広く作用して，発がんを抑制する．細胞傷害性 T(キラー T)リンパ球(細胞)は，それぞれの感染ウイルスに特異的に発動されてウイルス発がんを抑制する．すなわち，個々のウイルス感染に特異的に細胞に形成される抗原を認識して，キラー T リンパ球がそれぞれのウイルスに特異的に動員され，ウイルス感染細胞およびウイルスがん化細胞を特異的に攻撃する．このキラー T リンパ球による細胞傷害が発揮されるには，標的となる感染・がん化細胞とキラー T リンパ球の主要組織適合抗原(major histocompatibility antigen complex, MHC)が一致していなければならない(第 12 章参照)．

このように，腫瘍ウイルスの感染を受けた宿主は，感染・がん化細胞に発現するウイルス特異的抗原を標的として防御機構を発揮し，これらの異常細胞を抑制・排除しようとするが，一方，ウイルスの方はこうしたキラーTリンパ球による傷害を回避しようとする．たとえば，アデノウイルスのがん遺伝子 *E1A* の産物・E1A 蛋白質は MHC の発現を抑制し，その結果キラーTリンパ球による細胞傷害機構が十分機能せず，トランスフォーム細胞は免疫防御を逃れて増殖する．なお，アデノウイルスのもう一つのがん遺伝子産物・E1B 蛋白質は，アデノウイルストランスフォーム細胞のアポトーシスを抑制してがん化作用を増強している（前述）．

他方，宿主の免疫不全や免疫抑制状態は発がんを促進する．たとえばヒト免疫不全ウイルス HIV は，免疫に重要なヘルパーTリンパ球に感染して免疫能を著しく低下させ AIDS を発症するが，この AIDS に潜在 EB ウイルスの活性化による悪性リンパ腫，ヒトヘルペスウイルス8型の活性化によるカポジ肉腫がしばしば合併する．免疫寛容との関連では，B型肝炎ウイルスの母子感染での慢性肝炎・肝硬変・肝がんの発生が知られている（次項および第18章S項参照）．

遺伝要因の関与としては，動物でニワトリやマウスの系統により白血病ウイルスの感染・発症が大きく左右され（第18章R項参照），ヒトでは EB ウイルス腫瘍の上咽頭がんの多発と中国系人種要因の関連が知られている（次項）．年齢が発がんを規定している例では，新生仔マウスへの接種で高頻度に白血病を発症する Gross マウス白血病ウイルスがある．また，マウスで乳がんウイルスとホルモンの協同作用が知られている（第18章R項参照）．

ウイルス発がんを促進する要因には環境因子もあげられる．EB ウイルス起因のバーキットリンパ腫と上咽頭がんはそれぞれ赤道アフリカと中国南部に多発するが，これらの地域の特異な自然環境により発がんが増強されていることが示唆されている（次項）．

H　ヒトにがんを引き起こすウイルス

腫瘍ウイルス学は20世紀の初めに幕を開け，以来50年間に鳥類から哺乳類へと動物界で数多くのがんウイルスが発見された．一方，1940年代後半から1950年代前半にかけて，細胞培養法の著しい進歩や電子顕微鏡技術の改良，蛍光抗体法の開発，分子生物学的手法の登場など，実験手技の著しい発展とともに，ウイルス学そのものが飛躍的な充実をみるようになった．こうした状況を背景に，ヒトのがんウイルスを探求しようとする試みが，1950年代の後半から具体的に行われるようになった．

今日ヒトがんウイルスと目されるウイルスとして，EB ウイルス，ヒトTリンパ球向性ウイルス，ヒトパピローマウイルス，B型肝炎ウイルス，C型肝炎ウイルス，ヒトヘルペスウイルス8型の六つをあげることができる（**表 8-3**）．なお，ヒト免疫不全ウイルスいわゆるエイズウイルスはヒトがんウイルスに含めていないが，免疫の著しい低下作用を介して二次的に発がんに関連している．

1　EB ウイルスとバーキットリンパ腫，上咽頭がん，日和見リンパ腫

EB（エプスタイン・バー）**ウイルス**（Epstein-Barr virus, EBV）は，1964年 Epstein と Barr らにより，バーキットリンパ腫中に見出された．バーキットリンパ腫は，1958年 Burkitt によって初めて報告された，赤道アフリカの小児の下顎部に多発する特異なB細胞リンパ腫である．この新しいウイルスは発見者にちなんで名付けられ，ヘルペスウイルス科に分類されている．

EBV のゲノムは線状二本鎖 DNA で，分子量は約 1×10^8 と大きい．これを取り巻くカプシドはカプソメア162個からなる．カプシドの外側は糖蛋白質・脂質複合体のエンベロープで覆われている．これらは，EBV がヘルペスウイルス科としての性状を備えていることを示している．

EBV は幼児期から生涯ヒトにきわめて広く不顕性感染しており，他方ヒトに対して腫瘍原性で

表 8-3 ヒトのウイルス発がん

ウイルス	発見	疾患	標的	分布	潜伏期	感染源
EB ウイルス (ヘルペスウイルス科)	1964	伝染性単核症 日和見リンパ腫 バーキットリンパ腫 上咽頭がん	B リンパ球 上咽頭上皮細胞	全世界	5〜50 年	唾液
ヒトヘルペスウイルス 8 型 またはカポジ肉腫関連ヘルペスウイルス (ヘルペスウイルス科)	1994	カポジ肉腫 PEL	血管内皮細胞 B リンパ球	全世界	不定	血液，体液
ヒト T リンパ球 向性ウイルス I (レトロウイルス科)	1980	成人 T 細胞白血病 痙性脊髄麻痺	CD4 陽性 T (ヘルパー T) リンパ球	西南日本， カリブ海地 方に局在	40〜50 年	血液，体液， 母乳
ヒトパピローマウイルス 16 型 (パピローマウイルス科)	1983	子宮頸がん	子宮頸部上皮細胞	世界的	20〜30 年	男性性器
B型肝炎ウイルス (ヘパドナウイルス科)	1964	急性肝炎 慢性肝炎 肝硬変 肝がん	肝細胞	世界的	20〜30 年	血液(キャリア母親からの出生時)，体液
C 型肝炎ウイルス (フラビウイルス科)	1988	急性肝炎 慢性肝炎 肝硬変 肝がん	肝細胞	世界的	10〜20 年	血液，体液

ある．*in vitro* でヒト B リンパ球を容易にトランスフォームし，本来増殖能のない正常 B リンパ球を無限に分裂・増殖するリンパ芽球へとトランスフォームする．EBV の主要な発がん蛋白質は核内抗原(EBV nuclear antigen, EBNA)と潜伏感染膜蛋白質(latent membrane protein, LMP)で，トランスフォームリンパ球中の EBV DNA は宿主細胞 DNA に組込まれず，あたかも細菌のプラスミドのような形式で存在する．EBV の腫瘍原性はマーモセット(南米産の新世界ザル)にリンパ腫を引き起こすことからも知られる．

EBV がほとんどの人々に感染しているのに体内の EBV 感染 B リンパ球が無制限に増殖しないのは，健康なヒトでは EBV 特異的免疫防御力によって，トランスフォーム細胞が抑制・排除されているからである．これをよく表しているのが急性 EBV 感染症の**伝染性単核症**(infectious mononucleosis)である．

このように，広く人々は免疫防御によって EBV に不顕性感染の状態にあるが，口腔にウイルスを頻繁に排出しており，そのため幼児期に周囲から容易に感染が成立する．こうした幼児期の EBV 初感染はほとんど不顕性である．しかし，思春期に達してはじめて EBV に感染すると，しばしば発熱，咽頭痛，リンパ節腫脹をきたし，**異型リンパ球**(atypical lymphocyte)と呼ばれる異常な形態のリンパ球が出現する．これが伝染性単核症で，別名キス病(kissing disease)ともいわれる．約 1 カ月で自然治癒する良性の疾患である．経口的に侵入した多量の EBV により生じる多数のトランスフォーム B リンパ球に対して，細胞性免疫を主とするからだの免疫防衛反応が強力に働くことによる．

しかし，体内の EBV は，もし免疫抵抗力が著しく低下すると EBV トランスフォーム B 細胞が無制限に増殖し，リンパ腫となることがある．これが EBV による**日和見リンパ腫**(opportunistic lymphoma)で，伝染性単核症後に時にみられるほか，臓器移植後や AIDS 患者で少なからず発生する．通常無害の微生物が免疫力の低下によって病原性を発揮するのが日和見感染症であるが，それと同様である．

元来，EBV が病因として密接に関連しているヒトの悪性腫瘍に，**バーキットリンパ腫**(Burkitt

lymphoma)と**上咽頭がん**(nasopharyngeal carcinoma)がある．バーキットリンパ腫は赤道アフリカの小児に多発する悪性リンパ腫で，ニューギニアにもしばしばみられるが，その他の世界各地では散発的で少ない．上咽頭がんは上咽頭の上皮細胞に発生するがんで，中国南部から台湾，香港，マレーシア，シンガポールにかけて中年の中国人に多発し，中でも中国南部に多い．

EBVがバーキットリンパ腫と上咽頭がんの病因ウイルスであるとするのは，患者の血清EBV抗体価が高いこと，これらの悪性腫瘍細胞中にEBVのゲノムDNAが存在し，EBVの発がん蛋白質を作っていることによる．SV40，ポリオーマウイルス，アデノウイルス12型，ラウス肉腫ウイルスなどの代表的腫瘍ウイルスによってできた動物のがんでは，がん細胞中にそれぞれの原因ウイルスのゲノムが存在し，発がん蛋白質を作っていることを先に述べた．EBVとバーキットリンパ腫，上咽頭がんの関係はこれと同様である．なお，バーキットリンパ腫の成因には，EBVに加えて染色体転座による細胞のがん原遺伝子*c-myc*の発現異常が重要と考えられている．また，EBV DNAの存在と発現がある種のT/NK細胞腫瘍，ホジキンリンパ腫や胃がんの一部でも認められている．

EBVは世界中の人々に常在し広く不顕性感染しているのに，バーキットリンパ腫や上咽頭がんはそれぞれ赤道アフリカ，中国南部など限られた地域に多発する．そのため，これらの地域ではEBVに加えて何らかのリスク因子(risk factor)の存在が考えられる．環境要因として赤道アフリカのマラリアの免疫低下作用や，現地に生育する特異な植物の発がん促進・免疫低下作用，中国南部でも同様の植物因子やくんせい・塩漬け魚などの食物の影響があげられる．また，上咽頭がんは中国人に多発することから，人種的な遺伝要因もHLA(ヒトのMHC；第12章参照)の解析から考えられている．以上，EBVの感染は通常は不顕性であり，EBV発がんの成立には，からだの免疫能，環境要因，遺伝素因などが密接に関連している．

2 HTLV-Ⅰと成人T細胞白血病

腫瘍ウイルスの最初の発見は，20世紀初めのニワトリ白血病ウイルスであった．その後1950年代にマウス白血病ウイルスの存在が報告され，60年代にはネコの白血病ウイルス，70年代に入って霊長類のサルにも白血病を引き起こすウイルスが見出されてきた．しかし，ヒトの白血病ウイルスの可能性は，50年代の後半以来数多くの検索がなされたが不明であった．

やがて1980年，GalloらはT細胞腫瘍の一種である菌状息肉腫(mycosis fungoides)の患者から未知のレトロウイルスを見出し，これをヒトT細胞白血病ウイルスⅠ型(human T cell leukemia virus typeⅠ)，略してHTLV-Ⅰと名付けた．同様のウイルスは翌81年，わが国の日沼頼夫らを中心に，西南日本に多い**成人T細胞白血病**(adult T cell leukemia，**ATL**；1977年，高月清らにより報告)からも検出され，今日これらをまとめて**ヒトTリンパ球向性ウイルスⅠ**(human T lymphotropic virus Ⅰ，**HTLV-Ⅰ**)と公式(国際ウイルス分類委員会)に呼ばれている．

成人T細胞白血病は，日本，カリブ海地方，アフリカ，ニューギニアなどに限局して発生し，中でも西南日本の九州，沖縄に集中している．患者血清中にHTLV-Ⅰの抗体が検出され，白血病細胞にはHTLV-Ⅰのゲノムがプロウイルス DNAとして組込まれていることから，病因にHTLV-Ⅰが密接に関連していると理解される．

HTLV-Ⅰは*in vitro*でヒト**CD4陽性Tリンパ球**すなわちヘルパーT細胞をトランスフォームする．HTLV-Ⅰはがん遺伝子を持たず，組込まれる場所も細胞のがん原遺伝子の近隣ではないので，前述のレトロウイルス発がんの二つのメカニズムとは別な，第三のメカニズムでトランスフォーメーションが起こると考えられている．

感染ヘルパーT細胞の中で，HTLV-Ⅰゲノム中の***tax***遺伝子が作る分子量4万の蛋白質(**Tax**)が，T細胞増殖因子(インターロイキン2，interleukin-2，**IL-2**)の受容体α鎖(**IL-2レセプターα**)をコードする遺伝子に作用してIL-2レセプター

BOX 3

成人T細胞白血病(ATL)のがん遺伝子 HTLV-Ⅰ bZIP factor(*HBZ*)

HTLV-Ⅰの5′ LTRがしばしば欠損やDNAメチル化により不活化されるのに対し，3′ LTRはATLの全症例で残存し，DNAメチル化も生じない．*HBZ*遺伝子はHTLV-Ⅰのマイナス鎖にコードされ3′ LTRから転写される．京大の松岡らはこの遺伝子に着目し，発がんにおける役割を解析した．まず，ATL細胞における発現を調べたところ，すべてで転写が認められ，蛋白質が発現できなくなるような変異は存在しなかった．また，*HBZ*をノックダウンするとATL細胞株の増殖が抑制された．*HBZ*はRNAとしてE2F-1の転写を活性化し細胞増殖を促進する．一方，蛋白質としてはCREB familyやAP-1構成成分と相互作用し，TaxによるHTLV-Ⅰ転写活性化を阻害する．*HBZ*トランスジェニックマウスを用いた解析では，胸腺細胞の抗CD3抗体に対する反応性亢進および脾臓CD4陽性細胞数の増加を認め，*HBZ*はHTLV-Ⅰ感染細胞に増殖促進機能を付与し，発がんに重要な役割を担っていると考えられる．

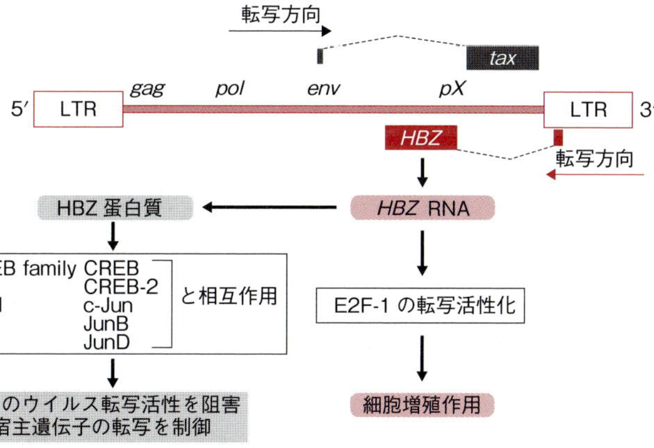

図 8-7　HTLV-Ⅰプロウイルスのマイナス鎖にコードされる *HBZ*

*tax*はHTLV-Ⅰ *pX*領域のプラス鎖に，*HBZ*はマイナス鎖にコードされ，お互いにアンチセンスとならないようにスプライシングされる．*HBZ*はRNAとしてE2F-Ⅰの転写を活性化し細胞増殖を促進する．一方，蛋白質としてはCREB familyやAP-1構成成分と相互作用することが知られ，TaxによるHTLV-Ⅰ転写活性化を阻害する．

(安永純一朗，松岡雅雄：VIRUS REPORT **4**(No.1)，47，2007)

の発現を高め，かつIL-2遺伝子にも作用してIL-2の産生を高めることにより，ヘルパーT細胞が活性化され，その無制限の分裂・増殖が引き起こされると考えられている．この場合Taxは，細胞DNA中のHTLV-Ⅰプロウイルスの組込み部位とは離れて存在するIL-2レセプター遺伝子やIL-2遺伝子に作用するので，こうした作用の仕方を**トランス型活性化**(trans-activation)という．これに対して前述のLTRによるがん原遺伝子の活性化は隣接の遺伝子への作用で，これを**シス型活性化**(cis-activation)という(**図 8-2**)．

ヘルパーT細胞は免疫機構の中枢に位置することから，そのトランスフォーメーションは細胞性免疫の低下につながり，ATLの発症を促進すると考えられる．

しかし，Taxは免疫の標的となり，ATL細胞では発現が認められない例が多い．すなわち，Taxによるヘルパー T細胞の増殖誘導は発がんの初期段階では重要であるが，がんが成立した段階ではTax非依存的になっていると考えられる．最近になり，HTLV-Ⅰのマイナス鎖にコードされる*HBZ*(HTLV-Ⅰ bZIP factor)がすべてのATL細胞に普遍的に発現しており，がん化に必須であることが示された．

成人T細胞白血病は，HTLV-Ⅰ抗体陽性健常者(healthy carrier，キャリア)約2,000人に1人の割合で発症すると推定されている．日本全国の1年間のATL発症は約500人，HTLV-Ⅰキャリアは約100万人である．HTLV-Ⅰ抗体の地域陽性率はその地域のATL発生と相関しており，長崎県や鹿児島県で住民の5～10%，沖縄では10～20%に達する．抗体陽性率は若年者は低いが40歳を過ぎると上昇し，患者は成人に多いので成人T細胞白血病と呼ばれるゆえんである．西南地方以外の日本各地では，住民の陽性率は1%以下で患者の発生も少ない．HTLV-Ⅰの感染が日本の西南に片寄っている背景として，民族の成り立ちや構成が考えられている．

HTLV-ⅠはヘルパーT細胞中にウイルスゲノムの型で存在し，感染性ウイルスはみられないので，ウイルスの伝播は上記のEBVと対照的に限局性である．感染は血液，精液，母乳を介し，これらの中に存在するウイルスゲノム陽性のリンパ球が移入されて成立する．そのうち輸血による感染は，1986年以来，日本全国の血液センターで全献血のHTLV-Ⅰ抗体検査が行われ，防止されるようになった．しかし，母乳や精液中のリンパ球による家族内伝播の観点から，ことにHTLV-Ⅰ抗体陽性健康母親の授乳の是非が問題となっている．

以上のように，HTLV-Ⅰは血液疾患ATLの病因と密接に関連するが，他方神経疾患としての痙性脊髄麻痺(**HAM**)や肺疾患，関節疾患にも密接に関連している(第18章R項参照)．

3 ヒトパピローマウイルスと子宮頸がん

パピローマウイルス(papillomavirus)は，パピローマウイルス科のウイルスである．動物のパピローマ(papilloma，乳頭腫)がウイルスによって引き起こされることは，1933年Shopeによるウサギパピローマウイルスの発見からもわかる．他方，ヒトにもパピローマウイルスが存在し，手の甲などにしばしばみられるいぼの原因ウイルスとして知られていた．

1983年zur Hausenらは，**ヒトパピローマウイルス**(human papillomavirus，**HPV**)のうち，主として16型(HPV type 16)，次いで18型(HPV type 18)が人の子宮頸がんの原因と密接に関連すると報告して注目を引いた．その理由は，HPV-16，18型などのゲノムDNAが子宮頸がん細胞のDNAに高率に組込まれていることによる．HPVには80以上の遺伝子型が知られており，子宮頸がん症例の80～90%にHPV DNAが検出されている．16型に代表されるHPVの発がんメカニズムは，ウイルスがん遺伝子産物のE6蛋白質とE7蛋白質が，それぞれ細胞のがん抑制遺伝子産物のp53蛋白質とRB蛋白質に結合することによる(前述)．

なお，良性腫瘍であるいぼの原因となるヒトパピローマウイルスはHPV1～4型が多く，尖圭コンジローマはHPV-6やHPV-11型である．

4 B型肝炎ウイルス，C型肝炎ウイルスと肝がん

肝炎ウイルス(hepatitis virus)は，今日，A型，B型，C型，D型，E型，F型，G型肝炎ウイルスおよびTTウイルスの八つに分けられる．肝がんとの関連を指摘されているのはB型とC型である．

B型肝炎ウイルス(hepatitis B virus，**HBV**)はDNAウイルスで，ヘパドナウイルス科(*Hepadnaviridae*)に属する．HBVで重要なのは，不顕性感染母親(carrier mother)からの出生時の産道感染で，これらの感染新生児はHBVに対して**免疫寛容**(immunological tolerance)の状態にある．

すなわち，新生児は免疫能が未熟なためHBVを異物として認識できず，肝臓でウイルスは増殖するが免疫反応がなく，子供は無症状である．やがて十数年後にこの寛容状態が解消され，生じてきたHBVに対する免疫，抗体や細胞性免疫，が感染肝細胞と反応して肝炎症状を呈してくる．す

なわち，HBV 感染肝細胞を排除しようとするからだの免疫反応そのものが肝炎の症状につながる．

症状はしばしば慢性化し，肝硬変へと移行，さらにその中から肝がんが引き起こされる．こうした患者では，HBV のゲノム DNA が肝がん細胞 DNA に組込まれている．キャリア母親からの母子感染ではなく，成人での水平感染による HBV 急性肝炎は，慢性に移行することは少ない．C 型肝炎とは異なる点である．

HBV の発がんメカニズムは十分明らかではないが，ウイルスゲノム中の *X* 遺伝子（第 18 章 S 項参照）が重要で，その産物 X 蛋白質が宿主細胞のがん抑制遺伝子産物 p53 蛋白質と結合し，細胞増殖抑制機能を不活性化することにあると考えられている．

一方，**C 型肝炎ウイルス**（hepatitis C virus, **HCV**）は，従来正体が明らかでなかった非 A 非 B 型肝炎ウイルス（non-A non-B hepatitis virus, NANBHV）の主要なウイルスとして，1988 年その実体が初めて知られた RNA ウイルスで，フラビウイルス科に属する（第 18 章 S 項参照）．成人の HCV 水平感染はその半数が慢性肝炎に高率移行し，肝硬変を経て肝がんの発生につながる．わが国では肝がんの大部分，約 80％が HCV に起因すると考えられる．レトロウイルスは RNA ウイルスでありながら，自身がコードする逆転写酵素により DNA へと変換し細胞 DNA に組込まれる．組込まれたウイルス DNA は細胞 DNA と同様に安定に維持され，発がんに貢献する．一方，HCV は RNA ウイルスにとどまり，すべてのがん細胞に感染しているわけではない．この点が，HCV による発がんを考えるうえでもっとも理解しにくい点である．最近になり，HCV のコア遺伝子のトランスジェニックマウスでの肝細胞がん発生の報告がなされた．HCV の持続感染による組織破壊と修復の過程で細胞遺伝子の変異が蓄積し，コア蛋白質の発がん活性が加わり，発がんに至るものと推測される．

5 ヒトヘルペスウイルス 8 型とカポジ肉腫

HHV-8（KSHV）は第 8 番目のヘルペスウイルスとしてエイズ患者のカポジ肉腫から分離された．KSHV は，EB ウイルス，マレック病ウイルスなどの発がん性ヘルペスウイルスと同じ γ ヘルペスウイルス亜科に属する．日本人における感染率は約 1.5％で，カポジ肉腫，primary effusion lymphoma（PEL）に加え，一部の multicentric Castleman's disease（MCD）との関連が示唆されている．このウイルスのユニークな点は，サイトカインや増殖関連の細胞遺伝子ホモログを多数持っていることである．IL-6 ホモログである viral IL-6（vIL-6）は MCD の発症にかかわっているとされている．ORF74 がコードする IL-8 レセプター G-protein-coupled receptor（GPCR）ホモログ vGPCR は，トランスジェニックヌードマウスでカポジ肉腫様の腫瘍を起こす．ケモカインホモログである vMIP-Ⅰ，vMIP-Ⅱには血管新生作用が報告されている．ORF73 にコードされる latency-associated nuclear antigen（LANA）はカポジ肉腫，PEL のがん細胞に普遍的に発現しており，KSHV ゲノムの複製と維持に必須であるほか，がん抑制遺伝子産物 p53，RB との結合活性があり，発がんにも深くかかわっていると推察される．

I ウイルス発がん：ウイルス遺伝子と細胞遺伝子の相互作用

以上，ウイルス発がんについて述べたことを振り返ると，ウイルスによる細胞がん化のメカニズムが，ウイルス感染の本質としてのウイルス遺伝子と細胞遺伝子の密接なかかわり合い，に基づくことを実感しうる．すなわち，

① RNA 腫瘍ウイルスのレトロウイルスがん遺伝子（トリ肉腫ウイルスの *src* など）は宿主細胞由来で，ウイルス増殖の過程でがん原遺伝子（c-*src* など）をウイルス粒子中に取り込んだものである．この細胞増殖促進遺伝子としてのがん原遺伝子はウイルス粒子への

取り込みに際して修飾され，がん遺伝子に変異し，発がん蛋白質をコードするようになり，感染細胞をがん化する．

②本来がん原遺伝子とその産物は，細胞のシグナル伝達系の機能を担う重要な存在である．したがって，そのがん原遺伝子の変異に起源するレトロウイルスがん遺伝子は，こうしたシグナル伝達系の異常化を引き起こして宿主細胞をがん化する．

③がん遺伝子を持たないRNA腫瘍ウイルス（トリリンパ性白血病ウイルスなど）では，宿主細胞DNAに組込まれたプロウイルスの末端LTRが細胞DNA上のがん原遺伝子に隣接するとき，LTRの強力な転写促進作用により隣接がん原遺伝子が異常に働き（シス型活性化），この活性化されたがん原遺伝子が作る過剰の蛋白質によりがん化が起こる．

④RNA腫瘍ウイルスのヒトTリンパ球向性ウイルスⅠ（HTLV-Ⅰ）もがん遺伝子を持っていないが，ヘルパーT細胞DNAに組込まれたウイルスゲノム中の*tax*遺伝子がコードする蛋白質Taxが，組込み部位とは離れて存在する宿主DNA上のT細胞増殖因子IL-2遺伝子およびIL-2レセプター遺伝子の両方に作用し，これらの細胞遺伝子を刺激する（トランス型活性化）ことにより，宿主T細胞に無制限増殖をもたらす．

⑤一方，DNA腫瘍ウイルス（SV40，ポリオーマウイルス，アデノウイルス12型，ヒトパピローマウイルス16型など）では，組込まれたウイルスがん遺伝子の産物蛋白質（T抗原など）が，宿主細胞のがん抑制遺伝子*RB*・*p53*がコードするがん抑制蛋白質に作用してこれらを不活性化し，細胞周期の調節異常によりがん化を引き起こす．

⑥また，ポリオーマウイルスでは，ウイルスがん遺伝子産物が宿主細胞がん原遺伝子を活性化することによっても，がん化作用を発揮する．

今日，がん化の主要なメカニズムは，原因となる諸種の刺激が正常細胞のがん原遺伝子とがん抑制遺伝子に作用して，これらの活性化・不活性化を通じて細胞を異常化することによる，と考えられている（**図8-8**）．ウイルスもまた，こうした共通のメカニズムによってがん化を引き起こす，と理解されよう．

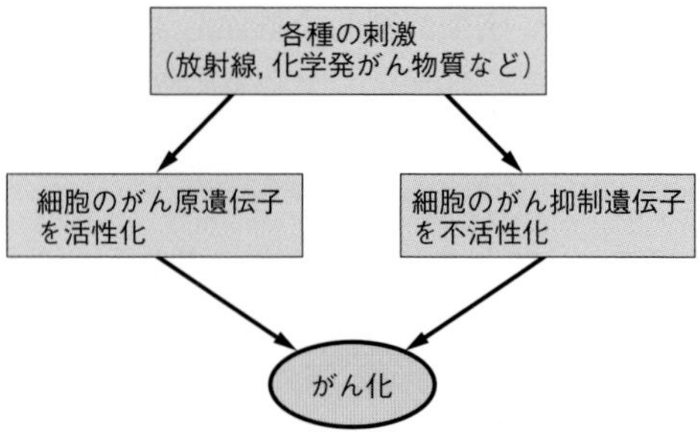

図8-8　がん化の今日的メカニズム

第9章 ウイルス学の実験手技と機器

A 滅菌と消毒

ウイルス学領域の実験にとってまず大切なことは無菌操作が必須であることと，病原体を扱うという点である．したがって滅菌(sterilization)と消毒(disinfection)に関する十分な知識と経験を持っておかねばならない．滅菌・消毒の方法としては物理的方法と化学的方法があり，またその中でいずれをとるかは対象とするものの素材や目的に応じて決めねばならない．(注．体表の消毒の場合は antisepsis の語が使われる．)

1 物理的方法

1．乾熱滅菌

オーブンの中に入れ 160℃，30 分処理するもので主としてガラス器具などの滅菌に用いられる．

2．高圧蒸気滅菌 autoclaving

水蒸気で飽和された状態で 120℃，15 分処理する．この場合気圧は 15 psi(pounds per square inch)または 2 kg/cm^2 となる．溶液などの滅菌に用いられる．

3．濾過滅菌

ニトロセルロース膜(滅菌されたもの)を通して菌体を除去するもので普通 pore size が 0.45 μm のものを用いる．膜の材質の異なるものも市販されている．熱をかけることのできない溶液(培養液など)の滅菌に用いる．

4．放射線，紫外線による滅菌

よく用いられるのは ^{60}Co によるガンマ線照射でありプラスチック製品などの滅菌に使われる．また紫外線は殺菌灯とも呼ばれ実験室，無菌箱の内部滅菌に使われる．

2 化学的方法

1．ガス滅菌

エチレンオキサイドガスが頻用される．毒ガスであるので使用には十分気をつけねばならず，滅菌の直後の器具はガスの残留があるので細胞培養に用いるのは控えねばならない．プラスチックチューブ，マイクロプレートなどの滅菌に適している．

2．ハロゲン化合物

消毒剤(disinfectant)としてハロゲン化合物が頻用されている．次亜塩素酸ソーダは 0.02～0.5 %で用いる．布類や金属は腐食されることが多いので使い捨てできない場合は使用できない．ポビドンヨード(ヨードホール)はウイルスに対する効果も強くまたうがい薬としても使用できるもので，皮膚，粘膜の消毒に良い．

3．アルデヒド

ホルムアルデヒド，グルタルアルデヒドが消毒に用いられるが，とくに後者はその使用が簡単でホルムアルデヒドより毒性も少なく，金属腐食性が少ないので遠心器のローターや内視鏡などの消毒に適している．

4. その他のウイルス不活化法

β-プロピオラクトンもウイルスの不活化に頻用される．主として核酸を変化させてウイルスを不活化する方法としては，核酸と結合するソラーレンを加え波長の短い紫外線である black light をあてる方法がある．手指に関しては流水でよく洗うことが最良の方法と思われる．

B ウイルス培養に用いる宿主

ウイルスは単独で増殖することなく生きた動物細胞内で細胞の機能を利用して増殖するという偏性寄生体である．したがって研究のためウイルスを増やす場合でも，また臨床材料よりウイルスを分離する場合でも宿主となる動物ないしは動物細胞が必要である（ここで動物といっているのはヒトを含んでの意である）．ただ臨床材料中のウイルスを直接電子顕微鏡（electron microscope）で形態学的に観察する場合や，材料中のウイルスを抗原として免疫学的に検索する場合は別である．宿主としては動物そのもの，**発育鶏卵**（embryonated egg, fertile egg），**器官培養**（organ culture），**細胞培養**（cell culture）または**組織培養**（tissue culture）を用いることとなる．

1 実験動物

ウイルス学の発展の歴史の中には実験動物が非常に大きな役割を占めてきた．しかし最近は細胞培養の技術が進歩したため試験管内の細胞を用いることが基礎的研究，臨床ウイルス学的研究の面で多くなってきた．しかし試験管内では増殖させるのに成功していないウイルスも少なくない．したがってコクサッキーウイルス A 群のように哺乳マウスを用いることも珍しくない．また肝炎ウイルスのチンパンジーへの接種なども良い例である．さらに近年は抗ウイルス薬の開発が盛んになっているが，このような場合でも *in vivo* での有効性をみるためには動物を用いた試験が必須である．したがって実験動物がウイルス学領域で不要になることはありえない．むしろヒトの疾患の実験モデルとして今後，その重要性はいっそう大となってくると思われる．

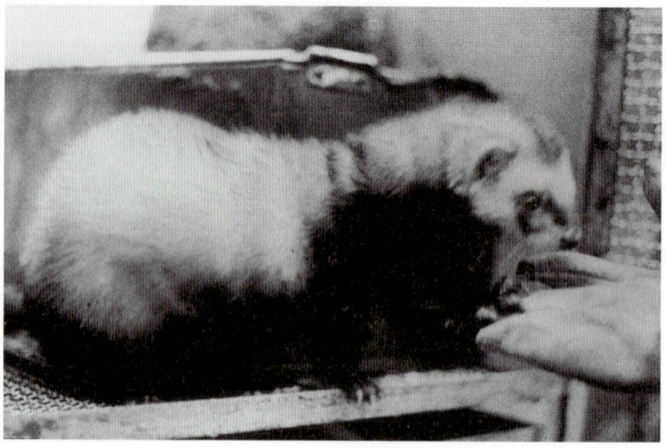

図 9-1　フェレット
フェレットはインフルエンザの研究によく用いられる動物で，ジステンパーウイルス，結核菌などにも感受性がある．

実験動物で問題となるのは動物の質の問題である．過去に実験に用いた動物が使用前にすでにウイルスに感染していたために問題を提起した例が少なからずある．そこで **SPF**（specific pathogen free）動物が有用となってくる．しかし SPF が確保できる動物種は限られており品質の良い実験動物の開発が望まれる．

実験動物へのウイルス接種ルートは一般にウイルス対動物種の組み合わせで決まっている．たとえば日本脳炎ウイルスはマウス脳内に，インフルエンザウイルスはフェレットに点鼻接種したりマウス気道内にというようにである（**図 9-1**）．

2 発育鶏卵（ふ化鶏卵）

発育鶏卵は以前よりウイルス学領域で非常によく用いられている．**図 9-2** に示すように接種部位，卵齢はウイルス種によりやや異なる．それぞれのウイルスについては**表 9-1** に示す．

3 組織培養法

組織培養法はウイルス学にとっては必須の手技であり，動物実験主流のウイルス学より，組織培

表 9-1　発育鶏卵へのウイルス接種

ウイルス名	卵齢	接種部位	培養時間
インフルエンザウイルス	10〜11 日	漿尿膜腔	2 日
	7〜11 日	羊膜腔	2〜3 日
ムンプスウイルス	10〜11 日	漿尿膜腔	2 日
麻疹ウイルス	(一般には用いられないがウイルスの弱毒化法として接種される)		
ヘルペスウイルス	10〜13 日	漿尿膜	2〜3 日
ワクチニアウイルス	10〜13 日	漿尿膜	2〜3 日

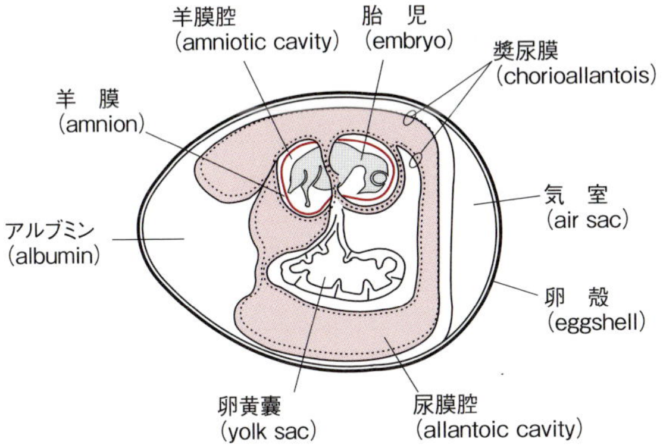

図 9-2　発育鶏卵の模式図

養中心のウイルス学への変遷そのものがウイルス学発展の歴史となっているといっても過言でない．最初は組織片の試験管内培養より始まり，細胞単位の培養に移ってきた．また一方では培養液組成の改良もあり最近では**無血清培地**も用いられるようになった．また**インターロイキン 2**(interleukin-2，IL-2)や**インターロイキン 6**(IL-6)の使用によりリンパ球の培養も比較的簡単となった．ただ大切なことは，生体内にある細胞と試験管内にある細胞が同じ臓器由来であっても，ひとたび *in vitro* での培養を行った場合，必ずしももとの臓器内の細胞と同じ性質を持つものではないということである．その例の一つとしてサル腎臓は *in vivo* ではポリオウイルスに対するレセプター(receptor)を持たないが，細胞を試験管内で培養するとレセプターを持つようになりポリオウイルスに対する感受性が出てくることが知られている．

1．組織培養液

組織培養液(tissue culture medium)は多種あるがその改良は常に行われている．どの培養液を選ぶかは実験により，また用いる細胞により異なる．培養液に必要な成分は動物細胞を維持するのに必要なものよりなっており，塩類(Ca^{2+}，Mg^{2+}，K^{+}，Na^{+}，Cl^{-}，HCO_3^{-}，SO_4^{2-}，PO_4^{3-})，糖(グルコース)，アミノ酸，ビタミン，抗生物質(ペニシリン，ストレプトマイシン，カナマイシンなど)，pH 指示薬(フェノールレッド)が加えられてあり，アミノ酸類の代わりにラクトアルブミン水解物(lactalbumin hydrolysate)，ビタミン類の代わりに yeast extract を用いている培地もある．**表 9-2** に**イーグル基礎培養液**(Eagle minimal essential medium)と 199 培養液(Medium 199)の組成を示す．またリンパ球の培養には **RPMI-1640 培養液**を用いることが多い(**表 9-3**)．これらだけでは増殖に必要な成分を十分供給できないのでウシ血清(仔ウシ血清，ウシ胎仔血清)を 5〜20％加えることが多い．ただ最近は血清の代わりに成長因子としてインスリン，トランスフェリン，エタノールアミン，ウシ血清アルブミンを加えた無血清培地も用いられるようになった．

動物由来の血清は未知の微生物やプリオンなどの病原体を含む可能性もあり，無血清培地が考案され，用いられている場合も少なくない．

2．単層培養と浮遊培養

単層培養(monolayer culture)はガラス容器または組織培養用プラスチック容器の底面(基質 substratum)に細胞がくっついて 1 層になって増殖しているものをいう．正常細胞は単位面積あたりの細胞数が一定数(飽和密度 saturation densi-

表 9-2 細胞培養によく用いられる培養液の組成

Eagle Minimal Essential Medium (Eagle MEM)

成分	mg/L
NaCl	6800.0
KCl	400.0
$NaH_2PO_4 \cdot H_2O$	140.0
$MgSO_4 \cdot 7H_2O$	200.0
$CaCl_2$ (anhyd.)	200.0
glucose	1000.0
L-arginine	105.0
L-cystine	24.0
L-histidine	31.0
L-valine	46.0
choline Cl	1.0
folic acid	1.0
L-inositol	2.0
nicotinamide	1.0
D-Ca pantothenate	1.0
L-glutamine	292.0
L-isoleucine	52.0
L-leucine	52.0
L-lysine	58.0
L-methionine	15.0
L-phenylalanine	32.0
L-threonine	48.0
L-tryptophan	10.0
L-tyrosine	36.0
pyridoxal HCl	1.0
riboflavin	0.10
thiamine HCl	1.0
phenol red	10.0
$NaHCO_3$	2200.0

Medium 199

成分	mg/L
NaCl	6800.0
KCl	400.0
$MgSO_4 \cdot 7H_2O$	200.0
$NaH_2PO_4 \cdot H_2O$	140.0
glucose	1000.0
phenol red	20.0
$CaCl_2$ (anhyd.)	200.0
$NaHCO_3$	2200.0
L-arginine HCl	70.0
L-histidine HCl	20.0
L-lysine HCl	70.0
DL-tryptophan	20.0
DL-phenylalanine	50.0
DL-methionine	30.0
DL-serine	50.0
DL-threonine	60.0
DL-leucine	120.0
DL-isoleucine	40.0
DL-valine	50.0
DL-glutamic acid monohydrate	150.0
DL-aspartic acid	60.0
DL-alpha-alanine	50.0
L-proline	40.0
L-hydroxyproline	10.0
glycine	50.0
L-glutamine	100.0
sodium acetate	50.0
thymine	0.30
disodium alpha tocopherol phosphate	0.010
thiamin HCl	0.010
pyridoxine HCl	0.0250
riboflavin	0.010
pyridoxal HCl	0.0250
niacin	0.0250
niacinamide	0.0250
Ca pantothenate	0.010
L-inositol	0.050
ascorbic acid	0.050
folic acid	0.010
para-aminobenzoic acid	0.050
ferric nitrate $Fe(NO_3)_3 \cdot 9H_2O$	0.10
biotin	0.010
menadione	0.010
glutathione	0.050
vitamin A	0.10
calciferol	0.10
L-cystine	20.0
L-tyrosine	40.0
L-cysteine HCl	0.1
adenine sulfate	10.0
guanine HCl	0.30
xanthine	0.30
hypoxanthine	0.30
uracil	0.30
cholesterol	0.200
Tween 80	20.0
adenosinetriphosphate (Sodium salt)	10.0
adenylic acid	0.20
D-2-desoxyribose	0.50
D-ribose	0.50
choline α	0.50

ty)に達すると分裂増殖が抑制され(**接触阻止** contact inhibition)，1層の細胞の sheet が形成される．しかしこれが**形質転換細胞**(transformed cell)の場合，細胞は積み重なって(pile up)増殖し，**接触阻止**が起こらない．

細胞または組織片を浮遊した状態で培養する**浮遊培養法**(suspension culture)は主としてリンパ球の培養に用いられる．リンパ球の培養には培養液の pH を低く保つことと，用いるウシ胎仔血清の質が大きな問題となる．新鮮血由来のリンパ球の培養を長期行うためには IL-2，IL-6 の添加，または EB ウイルスなどのがんウイルスによる細胞の形質転換(transformation)などを行う必要がある．

3. 初代細胞の培養

種々の動物より臓器を取り出し無菌操作を行いながら等張塩類溶液で洗い，鋏またはメスで細切し洗った後に 0.25% トリプシンを用いて消化し細

表 9-3　RPMI-1640 培地*

成分	mg/L
$MgSO_4 \cdot 7H_2O$	100.00
$NaHCO_3$	2000.00
$NaH_2PO_4 \cdot 7H_2O$	1512.00
L-cystine	50.00
L-tyrosine	20.00
$Ca(NO_3)_2 \cdot 4H_2O$	100.00
KCl	400.00
NaCl	6000.00
glucose	2000.00
glutathione (reduced)	1.00
phenol red	5.00
L-arginine (free base)	200.00
L-asparagine	50.00
L-aspartic acid	20.00
L-glutamic acid	20.00
L-glutamine	300.00
glycine	10.00
L-histidine (free base)	15.00
L-hydroxyproline	20.00
L-isoleucine (allo free)	50.00
L-lysine HCl	40.00
L-methionine	15.00
L-phenylalanine	15.00
L-proline (hydroxy L-proline free)	20.00
L-serine	30.00
L-threonine	20.00
L-tryptophan	5.00
L-valine	20.00
biotin	0.20
D-Ca pantothenate	0.25
choline Cl	3.00

*リンパ球の培養に用いられるもので PRMI は Roswell Park Memorial Institute の頭文字.

胞をばらばらにする．血清添加によりトリプシンの作用を止め細胞を洗った後に培養液を加え培養容器(tissue culture vessel)の中に入れる．よく使われる初代細胞(primary cell)としてはサル(カニクイザル，アフリカミドリザル)の腎臓，ニワトリ胎仔，ヒト胎児，ヒト胎児腎臓，ヒト胎児肺などの細胞がある．普通はせいぜい数代の継代で終わるが，ヒト胎児線維芽細胞(human embryonic fibroblast)やヒト胎児肺細胞(human embryonic lung cell)などは 30 代程度の継代が可能である．

4．細胞の継代培養

継代細胞株は個々の細胞が immortal すなわち不死の状態になったものである．非常に多数の細胞株が世界中の研究室に保存されているが，その中でよく知られているものをいくつか**表 9-4** に

表 9-4　比較的よく用いられる細胞株の例

細胞株名	樹立年	起　源
HeLa	1951	ヒト子宮頸がん(31 歳黒人女性由来)
HEp-2	1952	ヒト喉頭がん(類上皮がん)
KB	1954	ヒト口腔類上皮がん(白人成人男性)
MDBK	1957	ウシ腎細胞(正常成獣)
FL	1956	正常ヒト羊膜細胞
BHK-21	1961	1 日齢ゴールデンハムスター腎細胞
BS-C-1	1961	アフリカミドリザル腎細胞
WI-38	1961	ヒト肺細胞(胎生 3 カ月白人女児由来)
Raji	1963	リンパ芽球様細胞(11 歳黒人のバーキットリンパ腫由来)
CV-1	1964	雄アフリカミドリザル(成獣)腎細胞
MOPC-31C	1967	マウス(BALB/CJ)の形質細胞腫由来，IgG 分泌細胞

示す．単層培養を行っている場合の継代方法を簡単に述べると，まず培養液を吸引廃棄し細胞面を 0.01 M リン酸緩衝生理食塩水(phosphate buffered saline，PBS)で洗浄後，トリプシン(0.25%)またはキレート剤のエチレンジアミンテトラアセテート(EDTA)またはこの両者を適当な比率で混合したものを細胞に加えて基質面よりはがし，これを遠心管内に集めてその上に血清の添加されている培養液を加え，トリプシンまたは EDTA の反応を止め遠心し，その沈渣中の細胞を培養液に再浮遊させ適当濃度に調整し，これを培養容器に分注し培養をする．この培養液はその組成よりわかるように pH は炭酸緩衝系により調整している．したがって CO_2 が失われれば pH はアルカリ性に傾くことになる．密閉していない容器で培養を行うときは CO_2 インキュベーター(**図 9-3**)を用いて，pH は CO_2 と空気の分圧で調節し，水分はインキュベーターを水蒸気で飽和し蒸発を防ぎ長時間の培養に耐えられるようにする．

5．培養細胞の凍結保存

細胞は *in vitro* でそれぞれ差はあっても継代培養を重ねることができる．継代を重ねれば必然的に突然変異，染色体数の変化などが起こり細胞の性質が変ってくる．したがってそれを防ぎ，しかも長期間細胞を保存するためには凍結保存の技術が必須となってくる．細胞をそのまま凍結すると氷の発生や，塩類濃度の部分的上昇のため細胞が

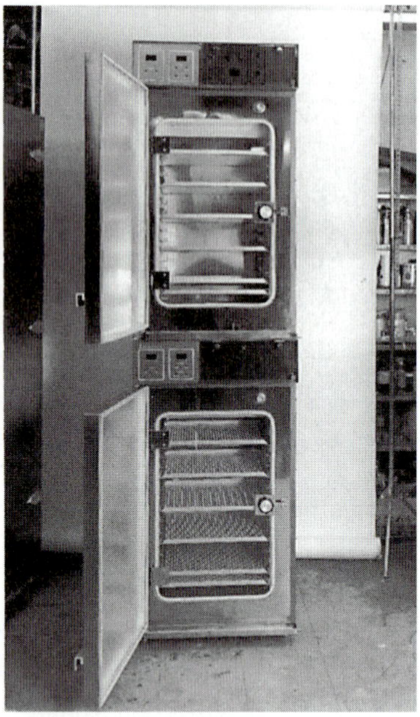

図9-3 CO_2 インキュベーター

損傷を受ける．それを防ぐためには，10%にグリセリンまたはジメチルスルホキシド(dimethylsulfoxide, DMSO)を含む培養液中に入れ，これに細胞を 10^5～10^6/mL 浮遊させて凍結する(徐々に凍結して－80℃以下とする)．解凍するときはできるだけ速やかに解凍し，培養液を加えた後に遠心し細胞よりグリセリンまたはDMSOを除き，新鮮な培養液を加えて上記のように培養する．

4 細胞周期と同調培養

すでに述べたごとく宿主細胞の機能そのものがウイルスの増殖にとって必須である．このことはとりもなおさずウイルスの動物細胞内での増殖には動物細胞の機能ないしは生理学的状態が大きく影響を与えるということになる．そこで細胞の増殖の周期(cell cycle)を考える必要が生じてくる．動物細胞は二分裂して増殖する．すなわちS期(DNA合成期)にはDNAが複製され2倍量になり，次いで二分裂に備える準備期(G_2期)があり有糸分裂を経て二つの細胞に分かれる(M期)．二つに分裂した細胞はさらに次のDNA合成に備える準備期(G_1期)に入る．細胞はこの周期を繰り返して数を増やしていく．この1回の周期に要する時間を世代時間(generation time)と呼ぶ．だいたい10～30時間である．ただし同じ細胞でも培養条件(温度，培養液の種類など)によって異なってくるのは当然のことである．活発に細胞周期を繰り返しているときは→G_1→S→G_2→M→G_1→S→となっているが，接触阻止がかかって細胞がまったく休止しているような状態は，G_1期よりはずれてG_0期になっているという．このようなG_0期にある場合を除いて細胞周期の中で一番長いG_1期の長さに世代時間の長短は依存しているといって過言ではない．

次に細胞がこのような各期に分散して存在している集団である場合，細胞内の分子の挙動を解明する生化学的研究などは非常に行い難い点がある．そこで細胞集団を一つの期(phase)に集めて**同調培養**(synchronous culture)を行う場合がある．その三つの例をあげてみる．

1) **double thymidine block法**というのは，過剰のチミジン(10^{-3} M以上)を培養液に加え細胞のDNA合成を停止させる方法である(dCMP kinase阻害による)．すなわちS期にある細胞はその時点で(S期内のいろいろな時点で)停止し，それ以外の細胞は周期の進行を続けS期に入る直前で停止しこの状況の細胞が集積する．次に過剰のチミジンを除いてやると細胞は再び周期を再開し，S期で中断している細胞はそのS期を完了し，S期直前で止まっている細胞はS期を通過する．その時点で再び過剰チミジンを加えてやるとすべての細胞がS期直前の状態(G_1/S)で停止する．再び過剰チミジンを除くと全細胞がそろって**細胞周期**をまわることになり同調(synchronization)が行われることになる．

2) M期に入った細胞は球形化し単層培養の状態であっても振とうすると基質面より離れやすくなっている．このような細胞を集めるとM期の細胞ばかりを集めることになり同調している細胞の集団を得ることになる．とくに採取する2～3時間前に培養液をCa^{2+}欠如の状態にするとM期の細胞が脱落しやすくなる．

3) **コルヒチン**(または**コルセミド**)を適当濃度，短時間作用させると細胞は可逆的にM期で停止する．M期にある細胞を集めることが可能になる．ただし用いるコルヒチンの濃度は各細胞により異なる．

C ウイルスの定量

ウイルス学の研究をおし進めるにはウイルス自体を定量できるようにすることが必須である．ウイルスの定量自体は種々の方法が考えられウイルス粒子数をみること，ウイルス感染性をみること，ウイルス粒子に随伴する生物活性を測定することなどがある．その生物活性としては赤血球凝集能，逆転写酵素活性の測定などがある．

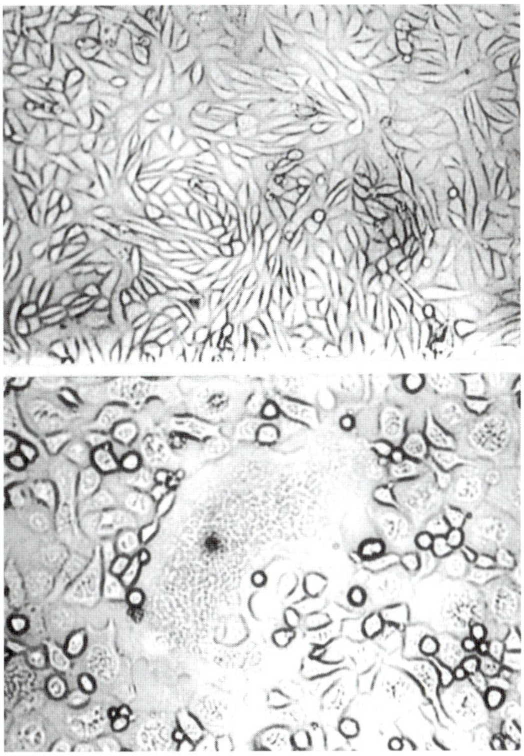

図9-4　ウイルス感染による細胞形態の変化(CPE)
CV-1細胞の単層培養(上)に単純ヘルペスウイルスを感染させ細胞融合型のCPEの出現(下)をみた．

1 ウイルス粒子数の算定

ウイルス粒子数の算定は電子顕微鏡下で行う．濃度のはっきりしている**ラテックス粒子**(この粒子数に対するウイルス粒子数の比で計算する)とウイルス液を混合し，これを試料として電顕標本に用いるグリッド上に滴下しウイルス粒子数と**ラテックス粒子数**の比よりウイルス粒子数を算定する方法である．

2 ウイルス感染価の測定

ウイルスが細胞に感染すると細胞の形態が変化することが多い．このような形態学的変化は顕微鏡下に簡単にみることができる(**図9-4**)．これを**細胞変性効果**(cytopathic effect, cytopathogenic effect, CPEまたはCP)と呼び，これはウイルスの感染性を反映していることにほかならない．この細胞変性効果は細胞とウイルスの組み合わせごとに特徴的であり，**細胞融合**(cell fusion)を示す場合や細胞の円形化(rounding)を示す場合，さらには細胞内に空胞を認める場合などいろいろある．ウイルス浮遊液を階段希釈し培養細胞に接種して，どれくらい高い希釈度まで細胞変性効果が出現するかにより，最初の試料の中のウイルス感染価を知ることができる．ウイルスを単層培養細胞に感染させた後，寒天またはメチルセルロースを加えた培地を重層すると，感染後，複製された子孫ウイルスは培地中を動くことができず細胞より隣接する細胞へと広がる．このとき**ニュートラ**

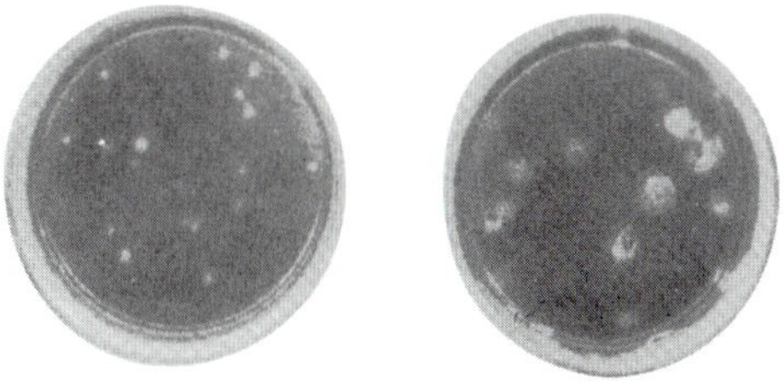

図9-5　プラーク
図9-4でみたCPEをプラークとしてみたもので大(右)，小(左)のサイズの異なるプラークがみられる．

ルレッド(neutral red, NR)という色素を加えると，細胞変性を起こし死んだ細胞はこの色素を細胞内に取り込まず，生きている細胞はこれを取り込む．したがって色素を取り込まない斑点(プラーク plaque)(**図 9-5**)が赤い染色された生きた細胞のバックの中にみられるようになる．適当なウイルス希釈を用いれば，容器(培養びんやシャーレ)の面にプラーク数(感染性ウイルス数)を数えることができる．一つのプラークは一つの**感染性単位**(**プラーク形成単位** plaque-forming unit, PFU)を示すものである．一方，ラウス肉腫ウイルスなどは，ニワトリ胎仔線維芽細胞に感染させると**フォーカス**(focus)という pile up した転換細胞の集団を作る．ポックスウイルス科に属するウイルスやヘルペスウイルスは発育鶏卵の漿尿膜に接種すると**ポック**(pock)と称する斑点ができるが，ウイルスの感染価測定の目安として pock-forming unit という表現をすることもある．

3　ウイルス粒子に随伴する生物活性を利用したウイルスの定量

ウイルスの中にはその表面に**赤血球凝集素**(hemagglutinin, HA)を持ち，それにより特定の動物の赤血球を凝集するものがある(**図 9-6**)．インフルエンザウイルスとニワトリ赤血球などが好例である(**表 9-5**)．この性状を利用するとウイルス粒子数を相対的に表現することができる．また，これと原理は同じであるが，単層培養細胞にインフルエンザウイルスなど赤血球凝集素を持ち，かつエンベロープを持つウイルスを感染させると，感染細胞表面にウイルスの赤血球凝集素が発現されてくる．ここへ赤血球浮遊液を加えると，赤血球は感染細胞表面に吸着される．これを**赤血球吸着現象**(hemadsorption)という．ただし，赤血球凝集反応を起こすウイルスがすべて赤血球吸着現象を示すわけではない．この点は注意すべきである．

4　感染中心

これまで述べてきたのはウイルス粒子についての定量であったが，ウイルス感染細胞数を算定する場合がある．単層培養細胞上にウイルス感染細胞を一定数接種し，寒天培地を重層してプラーク形成をみるもので，ウイルス感染を受けた細胞一つにつき一つのプラークが形成される．水痘-帯状疱疹ウイルスのように細胞からウイルスが放出されることが少ない場合にはこの**感染中心**(infective center, infectious center)が利用される．

5　感染性核酸

ウイルスの中にはその核酸のみで感染性を持つものがある．これを**感染性核酸**(infectious nucleic acid)といい RNA 型ウイルスで感染性 RNA (infectious RNA)を持つものはピコルナウイルス

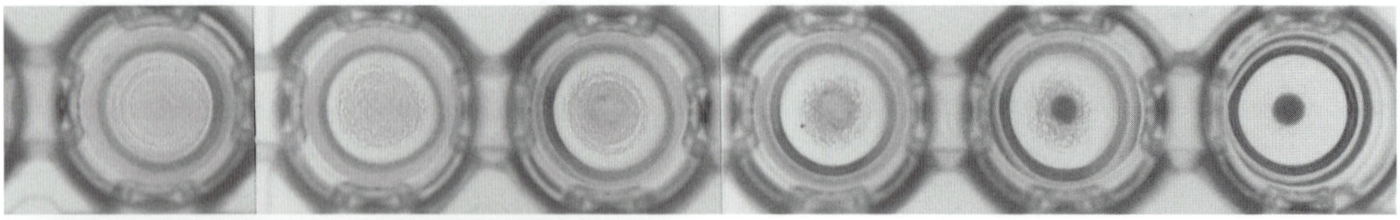

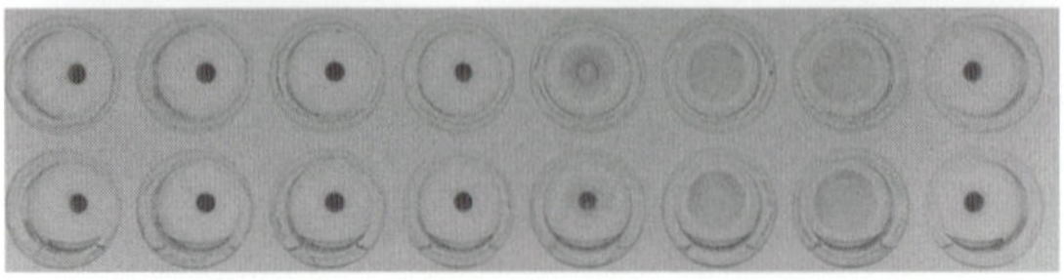

(参考) 赤血球凝集阻止試験 (HI試験)
左より右へ血清濃度は低くなる．右端は血球対照でウイルスを含まない．

図 9-6　赤血球凝集反応
マイクロプレート上における風疹ウイルスによるガチョウ赤血球の凝集像．左から右へ向かってウイルス濃度は低くなる．

表 9-5　赤血球凝集を起こすウイルスと血球の組み合わせ

ウイルス	血球(動物種)
アデノウイルス	アカゲザル, ミドリザル, ラット
コクサッキーウイルス A	ヒト O 型
コクサッキーウイルス B	ヒト O 型
エコーウイルス	ヒト O 型
レオウイルス 1, 2 型	ヒト O 型
〃　3 型	ウシ
ポックスウイルス	ニワトリ
麻疹ウイルス	ミドリザル
風疹ウイルス	ヒヨコ, ガチョウ
インフルエンザウイルス	ニワトリ, モルモット, ヒト O 型
ムンプスウイルス	ニワトリ
日本脳炎ウイルス	ガチョウ, ヒヨコ
パラインフルエンザウイルス	ニワトリ, モルモット, ヒト

やトガウイルスであり，DNA 型ウイルスではポリオーマウイルスやパピローマウイルスが感染性 DNA(infectious DNA)を持つ．この場合，核酸そのものを単独で細胞に取り込ませるのでなく，**DEAE デキストラン**や **$CaCl_2$** とともに細胞に作用させると核酸の細胞内への取り込みの効率が良くなる．核酸で感染させるとウイルス粒子の表面に対する細胞のレセプターの有無とは関係なく感染が成立する．ただし一代増殖した子孫ウイルスはそれに対するレセプターを必要とすることはいうまでもない．

D　ウイルス学に必要な血清学的手技

ウイルス学領域における血清学的手技は多岐にわたっており，いずれもが重要なものであるので各個別に説明を加える．

1　中和試験

中和試験(neutralization test，NT)はウイルスの分類，疫学などにとって非常に重要な，また基本的手技である．前項でウイルスの感染価測定に種々の方法があることを述べたが，中和試験はウイルスの感染性が抗体によって失われる(中和される)ことをみるものであり，**ウイルスの力価**(titer)がわかっていれば抗体の力価を測定することができるし，抗体の特異性(specificity)がわかっていればウイルスの血清型(serotype)の同定(identification)を行うことができる．たとえば 60 mm シャーレに単層培養した細胞(例：アフリカミドリザル腎細胞)にウイルス(例：コクサッキーウイルス B4 型)を接種し，ちょうど 100 PFU となるようにする．これと対応する濃度のウイルスと抗体価未知の血清を希釈したものを混合し，37℃，1 時間保温した後に細胞に接種する．血清の濃度の高いほど一般にプラーク数は少なく，プラーク数が対照(100 PFU)の 50%(50 percent plaque reduction)以下になる最大の血清希釈の逆数を中和抗体価として表現することが多い．

また，新たにウイルスを臨床材料より分離したときに同定を行う場合には，既知の血清の一定力価のものを用いて，ウイルスの中和が行われるかどうかをもってウイルスの血清型を判別する．

2　赤血球凝集阻止(抑制)試験

ウイルス粒子表面には特定の動物の赤血球を凝集する赤血球凝集素があることはすでに述べたが(**表 9-5**)，これを利用し，抗体がウイルスと結合しウイルスが赤血球を凝集するのを阻止することより抗体測定を行う方法がある．これを**赤血球凝集阻止試験**(hemagglutination inhibition(HI) test)という(**図 9-6**)．しかし，血液中にはウイルスと非特異的に結合する物質があることが少なくないので，抗体と見誤まることがある．そこで，テストする血清は**表 9-6** に示すように，このような非特異的な阻止物質(インヒビター inhibitor)を事前に除去せねばならない．ただし，このインヒビ

表 9-6　赤血球凝集阻止試験におけるインヒビター

ウイルス名	インヒビター	処理方法
インフルエンザウイルス	シアル酸	RDE*または KIO_4 とトリプシン
麻疹ウイルス		カオリン
風疹ウイルス	リポ蛋白質	カオリン，アセトン
ムンプスウイルス	シアル酸	RDE
日本脳炎ウイルス	リポ蛋白質	アセトン

* RDE(receptor destroying enzyme)の本態はノイラミニダーゼである．

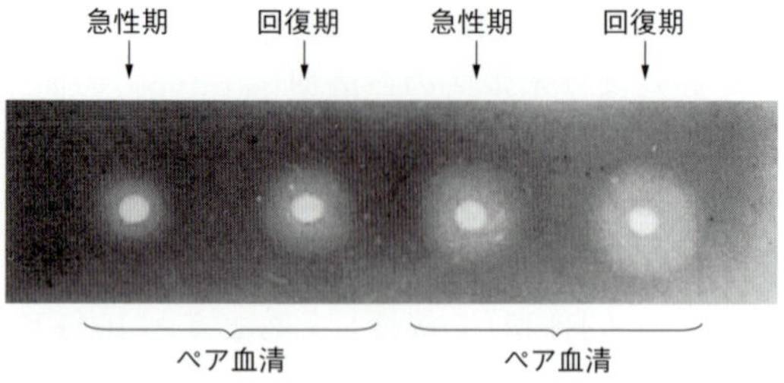

図 9-7　single radial hemolysis（インフルエンザ罹患の場合）
回復期血清の方が大きな溶血ゾーンを作り，抗体レベルが上昇していることを示す．

ターはウイルスにより異なるため，処理方法はそれぞれ異なる．

3 補体結合試験

古典的に非常によく用いられる手技の一つに**補体結合試験**（complement fixation test, CF）がある．補体結合試験には抗原とそれに対応する抗体，補体系，さらには溶血系（ヒツジ赤血球＋溶血素）よりなっている．補体結合反応に関係する抗体種は IgM と IgG1, 2, 3 であるが，この反応は比較的新しい感染の目安になるため現在でも頻繁に用いられる．しかし，ウイルスによっては血清型間の交差のあることや手技がやや煩雑なため結果の判定には慎重でなければならない．そのほか，補体の関係した反応としては single radial hemolysis がある．これを簡単に説明すると，軟寒天中に抗原とヒツジ赤血球と補体を入れ，スライドグラス上に寒天ゲル層を作る．それに穴をあけその中にテストしたい血清を入れる．血清は拡散していき寒天内で抗原抗体反応を起こす．その結果赤血球の表面近くで補体が活性化され溶血が起こるものである（**図 9-7**）．その溶血ゾーンの広さより抗体価を相対的に比較することができる．

4 蛍光抗体法

ウイルス感染細胞またはウイルスの感染している組織内のウイルス関連抗原の検出によく用いられるのが**蛍光抗体法**（fluorescent antibody technique）である．蛍光色素としてはイソチオシアン酸フルオレセイン（fluorescein isothiocyanate, FITC）やローダミン系の色素が用いられる．この色素を抗体に結合させ，抗原に抗体が結合している状態を紫外線を照射し発する蛍光で判断するものである．直接法と間接法がある．直接法（direct immunofluorescence）はウイルス抗原に対応する抗体を直接，蛍光色素でラベルしたものである．これによると蛍光色素でラベルされた抗体に対応する抗原の検出のみができる．これに対し間接法（indirect immunofluorescence）は，たとえばヒトの IgG に対する抗体を蛍光色素でラベルしている．したがってウイルス感染細胞にまずヒト血清を加え，さらに蛍光色素でラベルした抗ヒト IgG を反応させて間接的にヒト血清中に抗ウイルス IgG 抗体のあることをみるものである．この場合抗ヒト IgM を蛍光ラベルしておくと IgM 抗体が検出できることになる．また蛍光抗体法においてウイルス感染細胞を固定しないでおくと細胞膜にのみ抗体が結合し（抗体は生細胞の内部には入らない）膜抗原を証明することができる．

蛍光抗体法の特殊な例として抗補体蛍光抗体法（anti-complement immunofluorescence, ACIF）がある．これは Epstein-Barr virus associated nuclear antigen（EBNA）などの証明に用いられるもので，抗原抗体反応に加えて補体を加え，抗補体抗体を蛍光色素でラベルして検出するものである．

5 ELISA と RIA

前項で述べた，蛍光抗体法における蛍光色素の代わりに，酵素分子を抗体に結合させたものが **ELISA**（enzyme-linked immunosorbent assay）であり（**図 9-8**），放射性同位元素 ^{125}I を結合させたものが **RIA**（radioimmunoassay）である（**図9-9**）．蛍光抗体法では抗原抗体反応の発色を蛍光顕微鏡下で目でみるため，定性的には非常に高い感度を持っているが定量性に乏しい．ELISA では吸光度で，RIA では放射活性で定量的にかつ客観的

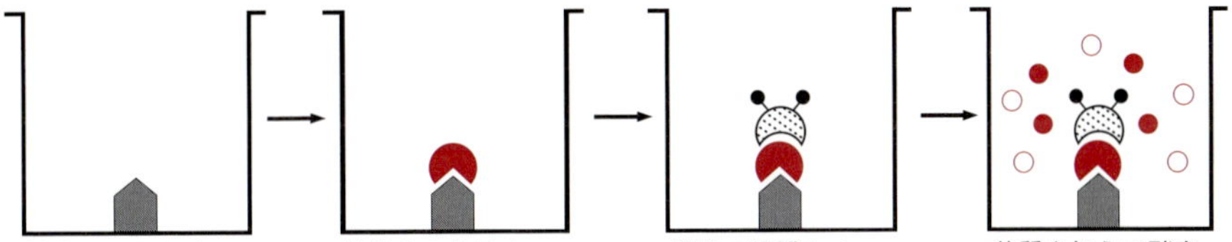
検出しようとする
抗体に対する抗原
を吸着させる．
検体中の抗体を
抗原へ結合させる．
酵素で標識した
抗グロブリン抗体を
抗体に結合させる．
基質を加えて酵素
により発色させ，
吸光度を測定する．

図 9-8　ELISA 法

酵素免疫測定法(enzyme immunoassay, EIA)と称される方法の中心は抗原抗体反応と，抗体と結合した酵素と基質の反応である．この中で ELISA 法は，抗原または抗体のいずれかが固相(solid phase；マイクロプレートやビーズ)に固相化されている．酵素反応により無色の基質(○)が着色した産物(●)を作るのを検出する方法である．

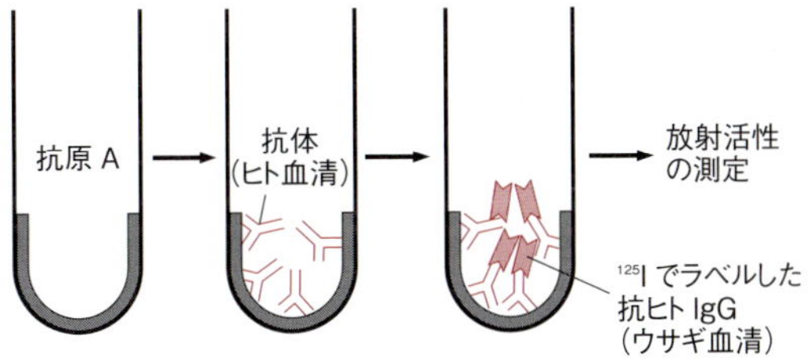
抗原 A
抗体
(ヒト血清)
放射活性
の測定
125I でラベルした
抗ヒト IgG
(ウサギ血清)

図 9-9　RIA

図 9-8 に示した酵素–基質の反応などの代わりに放射性同位元素(^{125}I など)を用いるのが RIA である．この図では血液中にある抗原 A に対する抗体の測定を示している．抗ヒト IgG の代わりにを抗ヒト IgM を用いると IgM 抗体の測定ができることになる．

に判断できる有利さがある．また ELISA には培養細胞そのものを抗原として用いる免疫ペルオキシダーゼ法があり，この方法を用いると試料の半永久的保存，観察ができる点が優れている．

一般に ELISA と RIA の間には感度に大きな差はないとされている．したがって放射性同位元素を用いる RIA は安定性，特別な実験室，放射性同位元素の半減期の短いことなどの短所もあり，また ELISA では被検血清に雑菌の混入などがあるとそのために基質の分解が起こる可能性がある．このような点に留意しどの方法を採択するかを決定する必要がある．

6　免疫沈殿法 immunoprecipitation

黄色ブドウ球菌 **Cowan1 株**(*Staphylococcus aureus Cowan* 1)は **protein A** を菌体表面に産生する．この蛋白質は IgG と結合する性質がある．したがって抗原に IgG 抗体を加え，さらに Cowan 1 株**菌体**(または protein A をセファロースにくっつけたもの)を混合すると protein A と IgG(したがってそれと結合した抗原)が結合し，遠心すると菌体またはセファロースとともに抗原をおとすことができ，その後に抗原を解析することができる．

7　ウイルス学とモノクローナル抗体

モノクローナル抗体(monoclonal antibody)作製技術により，型特異的な抗体が市販されるようになった．たとえば単純ヘルペスウイルスは 1 型と 2 型がありその DNA の 50％は**相同性**(homology)がある．しかもその表面の抗原は各型に特異的(type specific)なものと両型に共通(type common)のものとあり，血清学的な解析が困難な場合などに型特異的抗原に対するモノクローナル抗体を用いると両型を簡単に見分けることができる．ただし，モノクローナル抗体は万能でなく適切なモノクローナル抗体を用いないとかえって過ちをおかす場合がある．

8　免疫クロマトグラフィー

迅速・簡易といわれる手技が多く市販されるようになり，一例として頻用される免疫クロマトグ

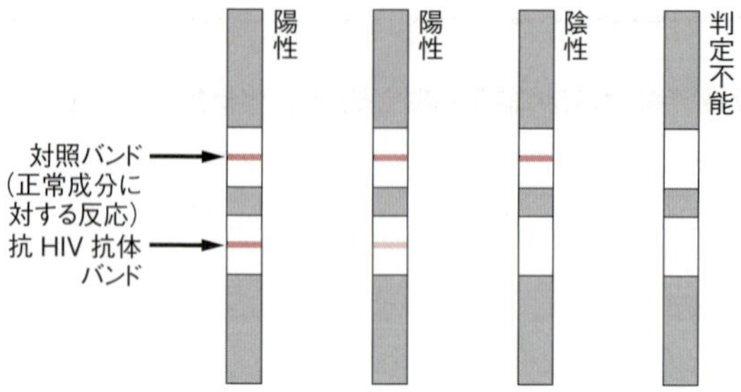

図 9-10　抗ヒト免疫不全ウイルス抗体検出キットの１例（簡易・迅速法）

ラフィーをあげておく(**図 9-10**)．濾紙上の指定された部位に少量の全血・血清または血漿を載せ，10〜20 分後に現れる着色したバンドを対照バンドと対比して結果の判定をするものである．

9　抗原・抗体同時検出法(コンビネーション法)

ウイルス感染の早期診断が求められる場合は少なくない．ことに輸血血液などの場合，ドナー血がヒト免疫不全ウイルスや C 型肝炎ウイルスに感染しており，通常の抗体検出法では検出不能のウィンドウ期にある検体でも，ウイルス抗原ならびに抗体のいずれをも検出する目的で用いられる．この方法をとると，これまでのウィンドウ期が 3〜5 日短縮されるといわれる．

E　細胞性免疫とその手技

ウイルス学領域では近年とくに細胞性免疫が重要視されることが多くなった．細胞性免疫能の測定は他の研究領域と変わるところがない．ウイルス粒子またはウイルス感染の結果産生される産物は，抗原として特異的に感作リンパ球を刺激し幼若化させることもあるし，また特殊な場合には非特異的(non-specific)にマイトジェンによってリンパ球の幼若化をきたす場合がある．以下に実際によく用いられる手技を記す．

1　リンパ球の幼若化試験法

全血または分離したリンパ球浮遊液にウイルス蛋白質やペプチドなどのウイルス抗原またはマイトジェン(phytohemagglutinin，PHA など)を加える．ウイルス抗原を加えた場合は 5〜7 日後に培養液中に ^{3}H チミジンを加え，数時間内に DNA 中に取り込まれた放射活性により幼若化の程度を知る．マイトジェンを加えた場合は 3 日後に ^{3}H チミジンを加える．マイトジェンは非特異的にリンパ球を刺激するためリンパ球の反応性は強く，ウイルス抗原は特定の感作を受けているリンパ球のみ反応するのでその程度は小さい．DNA 中への ^{3}H チミジンの取り込み以外に，**光学顕微鏡**でリンパ球の染色標本を作り幼若化を直接みる方法もある．

2　^{51}Cr 標識細胞傷害試験

ウイルス感染細胞に ^{51}Cr(Na_4CrO_4)を加え細胞内に ^{51}Cr を取り込ませる．これを標的細胞として試験管内でリンパ球を加える．リンパ球がすでにウイルス抗原で感作されていればこのウイルス感染細胞が傷害を受け内部に取り込んでいた ^{51}Cr が放出される．その放射活性を測定して細胞性免疫の指標とする．

F　ウイルス粒子の精製濃縮

ウイルス粒子の精製は**分画遠心**(differential centrifugation)，**密度勾配遠心**(density gradient centrifugation)を代表に種々の方法がある．分画遠心は種々の速度(重力加速度；g)で遠心しウイルス粒子を他の物質と振り分け濃縮精製を行う方法である．この場合ウイルス粒子が遠心後 pellet 中で凝集しやすいような場合には，ショ糖(sucrose)のクッション上に遠心する場合が多い．密度勾配遠心法には**浮上密度**(buoyant density)により分ける平衡密度勾配遠心法(equilibrium density gradient centrifugation)とウイルス粒子の大きさ形状により**沈降速度**(sedimentation velocity)の異なるのを利用して分別する方法がある．塩化セシウム(CsCl)やショ糖がこれらの目的に用いられる．塩化セシウムは一般にエンベロープを持つウイルスの精製には用いられず，この場合ショ糖が用いられることが多い．

ウイルス粒子を宿主由来の蛋白質と分別する方法の一つとしてフルオロカーボンを用いることがある．アデノウイルス，ポックスウイルスのような大型のウイルスの精製に用いられることが多い．またウイルス粒子の濃縮には塩析，**等電点沈殿**などを用いることもあるが，**限外濾過**(ultrafiltration)による方法も簡便でよく用いられる．

G ウイルス蛋白質の分析

高度に精製されたウイルス粒子を出発材料とする場合には，精製ウイルス浮遊液に**SDS**(sodium dodecyl sulfate)，**2-メルカプトエタノール**を加えウイルス粒子構成ペプチドをばらばらにし，**SDS-ポリアクリルアミドゲル電気泳動法**で各ペプチドを分離し，そのパターンを蛋白質染色法にて判定するか，またはあらかじめウイルス蛋白質を放射性同位元素(例：^{35}S-メチオニン)を用いてラベルしておき，その放射活性で判定する方法がある．

H ウイルスの核酸実験法

分子生物学の発展は目覚しいものがあるが，これへのウイルス学の寄与は大きい．ウイルスゲノムの宿主DNAへの組込み，**split gene**(discontinuous gene)の存在とRNAの**スプライシング**(splicing)，**重複遺伝子**(overlapping gene)の存在，さらにはウイルス遺伝子の情報発現をmRNAレベルでの検索などウイルス核酸を取り扱う研究から，多くの分子生物学の新知見が得られた．

ウイルス核酸またはウイルスmRNAの抽出には抽出途中でのDNase，RNaseの作用を抑えることに留意せねばならない．さらに抽出された核酸を用いて，これに**制限酵素**(restriction endonuclease)を作用させ，切断パターンを調べたり**遺伝子操作**(genetic engineering)によるウイルス遺伝物質の**クローニング**と解析など，近年の成果には著しいものがある．以下簡単に項目別に解説を加える．

1 ハイブリダイゼーション

核酸塩基配列の**相同性**(homology)を調べる方法として**ハイブリダイゼーション**(hybridization；雑種形成の意)はもっともよく用いられる．これにはDNA-DNA，DNA-RNA，RNA-RNAのハイブリダイゼーションの組み合わせがある．これらのハイブリダイゼーションには，一本鎖DNAまたはRNAをニトロセルロース膜上に固定し(ブロッティング)，これに相同性を調べようとするDNAまたはRNA(放射性同位元素で標識しておく)を加えハイブリダイズ(hybrdize)して，二本鎖になる程度を結合した放射活性をもって調べる．また，ハイブリダイゼーションは溶液中で行うこともできる．ハイブリダイズした核酸の放射活性を調べるか，特定の放射活性を持った核酸のハイブリダイズするのを試料中の核酸がどの程度阻害するか(ハイブリッド形成阻害 hybridization competition)でフィルターに固定した核酸と試料中の核酸の相同性を比較する方法がある．

DNAをニトロセルロース膜あるいはDEAEセルロース膜上に固定しそれに^{32}PでラベルしたDNAプローブをハイブリダイズさせる**Southernハイブリダイゼーション**(Southernは人名)，RNAを膜上に固定して行う**northernハイブリダイゼーション**(Southernに対して語呂合せをしている)がある．ついでにこの項で述べておくが，蛋白質をポリアクリルアミド電気泳動し，電気的に膜に移しかえて，この蛋白質に対する抗体を用いて蛋白質のバンドを検出する方法があり，これを**westernブロッティング**と呼ぶ．

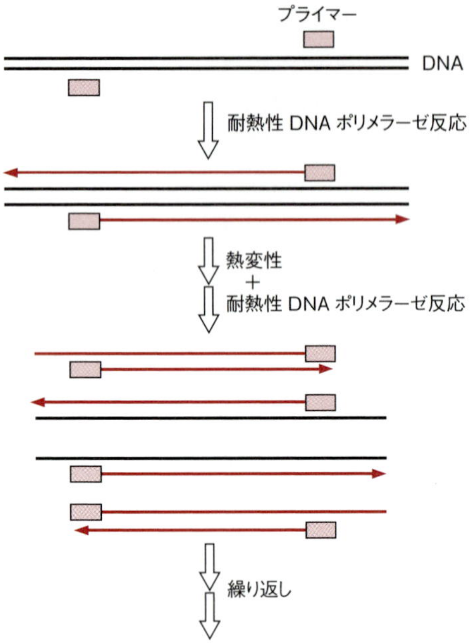

図 9-11　PCR 法の原理

矢印は新しく合成された DNA 鎖とその合成の方向を示す．これを 30 回繰り返すと理論上は $2^{30} \fallingdotseq 10^{6}$ に DNA が増幅される．PCR 法の実用には，迅速に判定できる real-time PCR 法や複数の病原体由来の核酸の同時検出を目的とする multiplex PCR 法が採用されることが多い．

2　ポリメラーゼ連鎖反応（PCR）法

一般に **PCR** 法として知られるこの方法は，ウイルス DNA（RNA の場合はその前段階として逆転写反応を行い DNA に変換しておく）をその DNA に特異な配列の約 20 bp のプライマーペアと耐熱性 DNA ポリメラーゼを用いて**図 9-11** のごとく増幅し，これを電気泳動し，ウイルスに特異的な DNA 断片を検出するものである．この方法により，ごく微量のウイルスゲノムないしはウイルス mRNA などの検出を行うことができる．ただし，この方法によるウイルスの検出は感染性ウイルスの存在をみているものではない．

3　シグナル増幅法

PCR 法ではウイルスの核酸を増幅しているが，この方法では混入核酸を増幅してしまう可能性がある．そこでウイルス核酸を増幅することなく，ウイルス DNA，またはウイルス RNA を検出するに際してそのシグナルを増幅する（signal amplification）方法が近年用いられるようになった．その方法を**図 9-12** に示す．

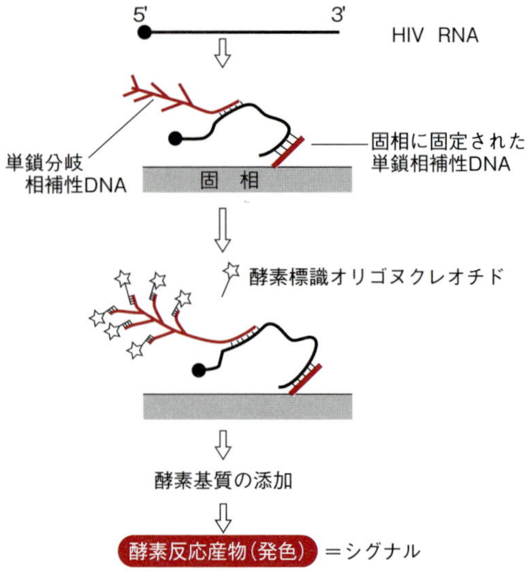

図 9-12　シグナル増幅による HIV RNA の検出

4　制限酵素の利用

種々のウイルス株 DNA を比較する方法の一つとして，ウイルス DNA を抽出し複数の制限酵素で切断した後アガロースゲル電気泳動を行い，その DNA 断片の位置を，放射活性またはエチジウムブロマイドを加えた後ブラックライトをあてて決定し，その切断パターン（restriction pattern）をみることがある．それぞれのバンドの位置，バンドの数によってウイルス株間の異同を決める方法である．RNA を逆転写し DNA に変換し同じように切断パターンをみることが可能である．

5　オリゴヌクレオチドフィンガープリント法

RNA 型ウイルスの株間の違いを比較する方法として**オリゴヌクレオチドフィンガープリント法**（oligonucleotide fingerprinting）がある．これは，抽出したウイルス RNA を RNase T_1 を用いて切

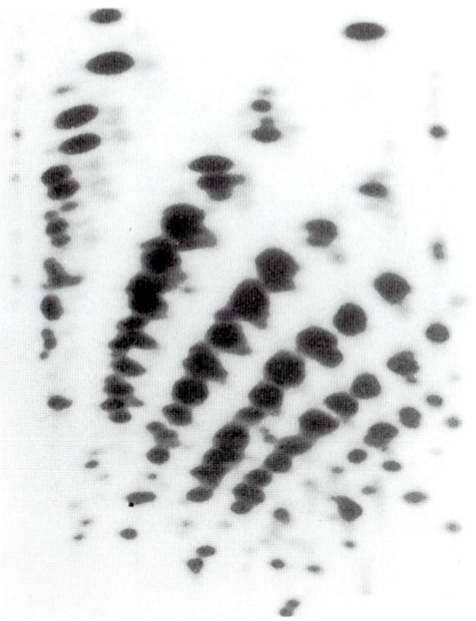

図 9-13 コクサッキーウイルス B4 型のオリゴヌクレオチドフィンガープリント

断し**二次元電気泳動**を行う方法で，一次元目は切断断片の塩基組成により，二次元目は断片の大きさにより泳動させて，その fingerprint を比較し株間の異同をみるものである(**図 9-13**).

6 オートラジオグラフィー

放射性同位元素を生体内や組織培養細胞に加え，それに取り込まれた放射性をX線フィルム，試料に塗布した写真乳剤に感光させてみる方法を**オートラジオグラフィー**(autoradiography)という．一般にウイルス学の領域ではその判定は光学顕微鏡下で行う．この方法により核酸などの合成部位，局在さらには感光粒子数の算定による定量的研究などを行うことができる．

7 LAMP 法

遺伝子増幅法の一つとして，わが国で開発された方法に LAMP(loop-mediated isothermal amplification)法が使われている．標的となる遺伝子，特徴あるプライマーセット，鎖置換型 DNA 合成酵素と基質を混合し一定温度(65℃)に保温することにより全工程がワンステップで終わるという特徴がある．

I 電子顕微鏡

光学顕微鏡ではウイルスの中で大きなものでもせいぜい点としかみえない．したがって電子顕微鏡が用いられることが多い．単にウイルス粒子(**図 9-14**)を観察するのみならず，感染細胞を対象とすることも多い．大別して**透過電顕法**(transmission electron microscopy, TEM)と**走査電顕法**(scanning electron microscopy, SEM)とがあり，後者は細胞表面を観察するのに用いられる(**図 9-15**).

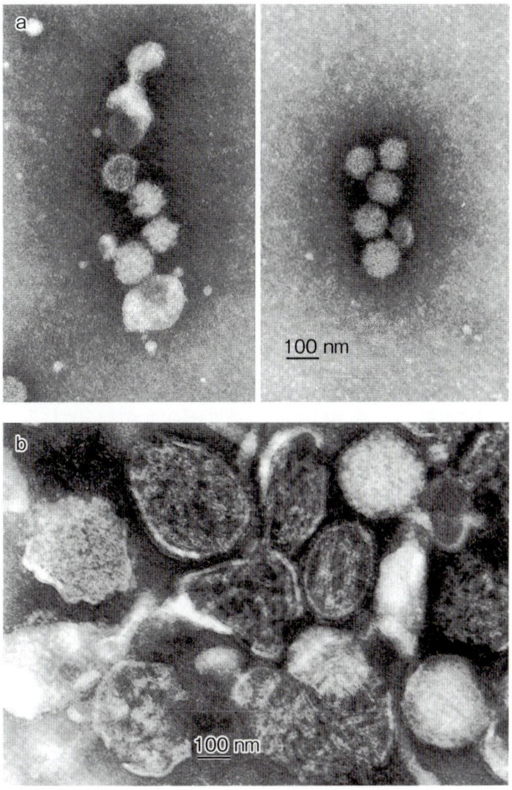

図 9-14 ウイルス粒子の電子顕微鏡像
(**a**)風疹ウイルス．(**b**)パラインフルエンザウイルス．

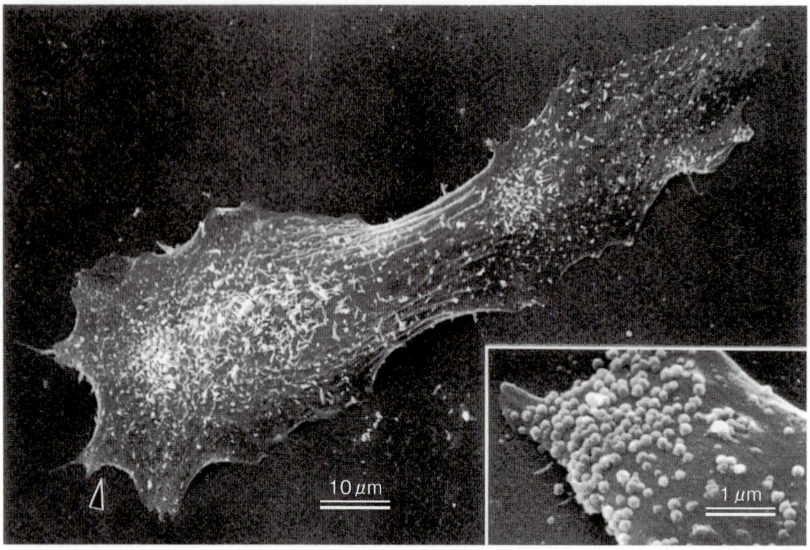

図 9-15　ウイルス感染細胞の走査電子顕微鏡(SEM)像
アフリカミドリザル腎細胞に単純ヘルペスウイルス1型を感染させ，感染後8時間のSEM像．右下図は矢印部分を拡大したもの．表面に出芽直前の球形粒子(ウイルス)がたくさん認められる．

J　LD_{50} と $TCID_{50}$

ウイルス学領域の実験ないし検査には **LD_{50}(50%致死量** 50% lethal dose) や **$TCID_{50}$** または TCD_{50}(50% tissue culture infectious dose)がよく用いられる．これはウイルスを希釈し，その一定量を動物に接種し50%の動物を死亡させるに必要なウイルス量を1 LD_{50} と呼ぶ．また培養細胞にウイルスを感染させ(各ウイルス希釈につき数本の培養細胞を用いる)，その50%が感染するウイルス量を1 $TCID_{50}$ と呼ぶ．またほかにも卵を用いて50%感染価を示す場合には **EID_{50}**(50% egg infectious dose)で表すこともある．実際の計算方法の一例を**表 9-7** に示す．

ウイルス学の領域ではしばしば $TCID_{50}$ という値が用いられる．一般に LD_{50}，ED_{50}(50%有効量)と計算法は同じ，Reed-Muench 法，Behrens-Kärber 法，プロビット法があるが，ここでは Reed-Muench 法を例示する．

96穴平底マイクロプレートに細胞を単層培養し，これにウイルスを階段希釈したものを接種し吸着させる．その後培養液を加え CO_2 インキュベーター内で培養し，各ウェル(well，穴)の細胞変性効果(CPE)を判定する．各希釈段階に8ウェル用いたものとする(たとえばBS-C-1細胞とコクサッキーウイルスB4の組み合わせ)．表のごとくCPEの陽性となったウイルス数を希釈の高い方から，陰性となったウェル数を希釈の低い方より累積加算する．50%感染付近では累積感染率の曲線は直線になると仮定して50%感染価を比例配分で求める．

表 9-7　$TCID_{50}$(TCD_{50})の測定法

ウイルスの希釈		CPE の有無		CPE の有無の累積		累積感染率
		有	無	有	無	
	10^{-3}	8	0 ↓	20	0	100%(20/20)
	10^{-4}	7	1 ↓	12	1	92%(12/13)
50%感染価 ⇨	10^{-5}	3	5	5	6	45%(5/11)
	10^{-6}	↑ 2	6	2	12	14%(2/14)
	10^{-7}	↑ 0	8	0	20	0%(0/20)

50%のウェルに感染を起こさせるウイルスの希釈は

$$-4-\frac{92-50}{92-45}=-4-0.9=-4.9$$

となる．したがって各ウェルあたり $10^{4.9}$ $TCID_{50}$ の感染価をウイルス原液は持つことになる．

第10章 ウイルスの遺伝子と機能

ウイルスの病原性発現と伝播を解明するための基盤は，ウイルスゲノムの複製とウイルス遺伝子の発現の機構を理解することである．レトロウイルスにおける逆転写過程のように，ウイルスは，一見ウイルスに独自の機構でウイルスのゲノムの機能を発現しているように見える．しかし，ウイルスは原核細胞や真核細胞とは異なり，いかに栄養状態や取り巻く環境を整えても，それ自身だけでは増殖しない．ウイルスは，**宿主**に感染してその細胞内でのみ増殖できる寄生体であり，細胞機能に依存して増殖し，宿主に疾患を引き起こす．したがって，ウイルスゲノムの複製とウイルス遺伝子の発現の過程にも，限られたウイルス遺伝子由来の因子と圧倒的に多数の宿主細胞因子に支えられた細胞機能がかかわっている．スプライシングというメカニズムやmRNAのキャップ構造といった生物学上の重要な発見を生み出したのはウイルス研究である．

本章では，ウイルスゲノムの複製と転写の視点からウイルス感染サイクルを概観し，個別のウイルスについては各ウイルスに特徴的な複製・転写機能に焦点をあて，また各反応における宿主機能の関与を浮き彫りにできるように解説を進める．

A ウイルスゲノムの構造と複製サイクル

1 ウイルス感染と病態発現

ウイルスは感染すると，増殖し子孫粒子を産生し，細胞の変調・障害や個体に疾病を引き起こす．あるいは，ウイルスは潜在化して，慢性疾患やがんを発生させる(**図 10-1**)．

急性感染(acute infection)と呼ばれる過程では，感染後に急速にウイルスの初期遺伝子の発現が起こり，ウイルス由来の複製関連因子が合成され，次いでこれらによりウイルスゲノムの複製が起こる．複製後には，粒子構成蛋白質を中心とした後期遺伝子の発現が起き，最終的には複製されたゲノムと合成された粒子構成蛋白質により子孫粒子が集合し，感染細胞から放出される．初期遺伝子と後期遺伝子の発現時期が明確ではないウイルスにおいても，おおむね同様な過程で粒子産生が起こる．一方，ウイルス増殖が進むと細胞は障害を受け死に向かう．このときの細胞の死の多くはアポトーシス(apoptosis)と呼ばれる細胞側のプログラムを起動して遂行される．やがて，細胞傷害性T細胞(CTL)の誘導が起こり，さらに感染細胞にアポトーシスを誘導するとともに感染細胞の除去を行う．宿主内に放出されたウイルス粒子に対しては，B細胞が産生する特異的な抗体が働き，これを排除する．これらの反応により，局所の急性炎症が引き起こされるが，やがて(通常は感染から7～10日程度で)ウイルスと感染細胞は宿主個体から排除される．

ウイルスの潜在化(持続感染)の過程では，ウイルスゲノムの複製と転写はさらに絶妙な調節を受けている．持続感染(persistent infection)の過程ではいずれの場合も，侵入したウイルス，少なくともウイルスゲノムは存続し続ける(**図 10-1**)．持続感染のうち潜伏感染(latent infection)では，いったん急性感染の様相を呈した後に，時として

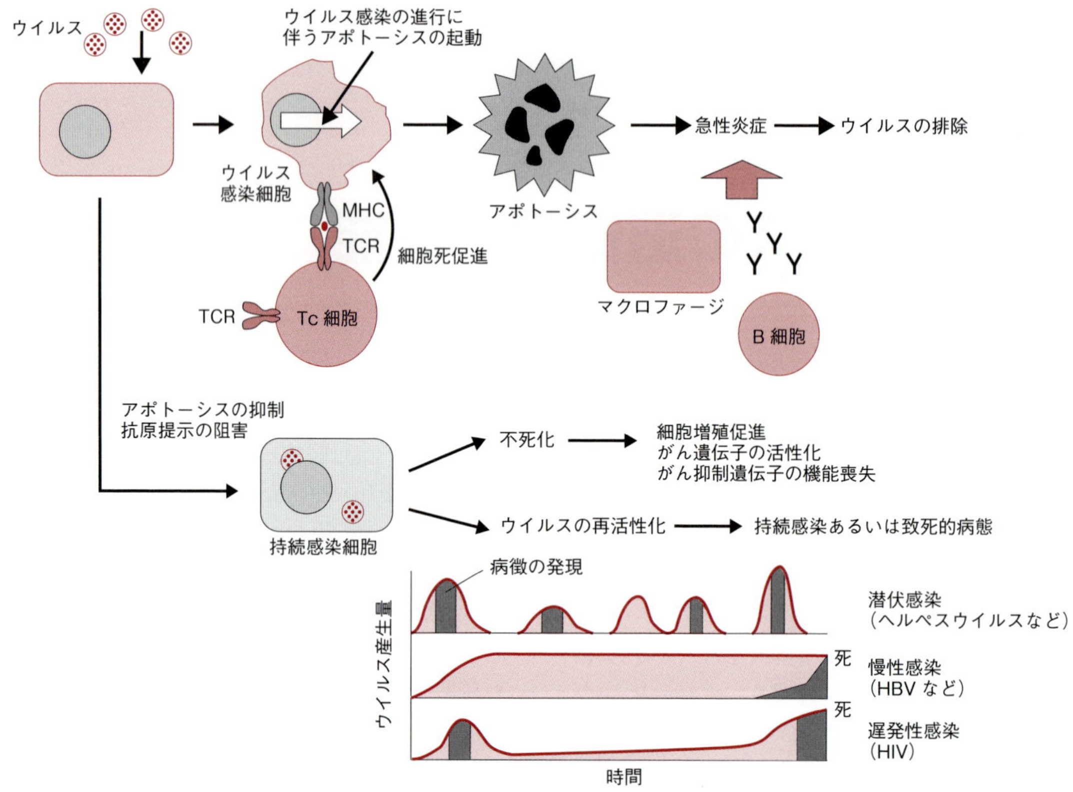

図 10-1　ウイルス感染細胞の運命
詳細については本文を参照.

増殖サイクルに入りウイルスを産生するとともに病態を引き起こす. しかし, それ以外のときにはウイルス粒子は産生されず病徴も認められない. 慢性感染(chronic infection)では, ウイルス産生が恒常的に認められるが顕著な病徴はみられない. しかし, 進行性の感染病態を示し, 最終的には死に至らしめる場合もある. 遅発性感染(slow infection)とは, 長期間にわたる少量のウイルス産生期間を経て, 徐々に病態が顕著となり, 最終的には死に至らしめる過程である.

持続感染の過程で重要な問題は, 先に述べたようにウイルスゲノム機能の発現調節に加えて, 初感染あるいは潜伏過程における感染細胞とウイルス遺伝子の存続を保証する機構である. すなわち, アポトーシス機構や細胞傷害性 T 細胞から逃れるメカニズムが存在する. この回避機構により, ウイルス感染によってもたらされたゲノムの異常を含めた障害を持った細胞の除去も阻害されることになり, ひいては細胞の不死化や腫瘍化が起こる場合がある. もう一つの要点は, ウイルスの潜伏状態からの再活性化の問題である. ヘルペスウイルスの一つである水痘–帯状疱疹ウイルス(varicella-zoster virus, VZV)は, 初感染の小児に水痘(水疱瘡)を発症するが, その後潜伏状態になり, 大人では免疫系の活性低下などに伴い帯状疱疹を引き起こす. こうした再活性化の詳細については個々のウイルスで研究が進んでいる. そのような研究のパラダイムであるラムダファージの例を取り上げて後段で詳説する.

2　ゲノム構造と遺伝子発現様式

1. ゲノム構造

かつてウイルスは, その形状やエーテルで失活

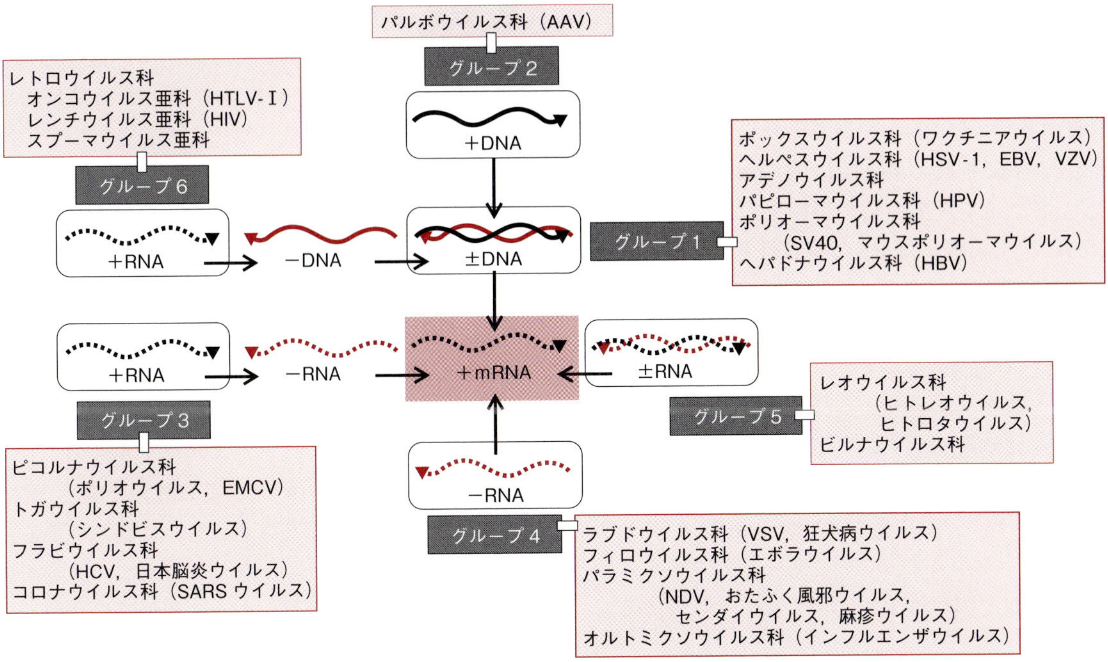

図 10-2　ウイルスゲノムと遺伝子発現様式による分類

黒波線はプラス極性，赤波線はマイナス極性を，実線は DNA を，破線は RNA を示している．
ウイルス例は代表的なものを示している．

する・しないなどの物理化学的な性状，あるいは引き起こされる病態などによって識別されてきた．各種ウイルス遺伝子のクローニングと塩基配列の決定が進むにつれて，ゲノムの構造と遺伝情報の発現様式を基盤に整理する提案がなされている．David Baltimore は，mRNA と同じ極性を持つ核酸をプラス極性あるいは**プラス鎖**と定義し，mRNA に相補的な極性を持つ核酸（あるいは mRNA 合成の鋳型）をマイナス極性あるいは**マイナス鎖**と定義して，ウイルスゲノムをその構造と mRNA の産生様式により 6 種のグループに分類した（**図 10-2**）．ウイルス粒子には，以下に述べるいずれかのゲノムと，加えてそれが必要なグループではウイルスゲノムにコードされた核酸合成酵素が充填されている．

グループ 1（**DNA ウイルス**）は，二本鎖 DNA，すなわちプラス鎖 DNA とマイナス鎖 DNA の対合 DNA をゲノムとして持つ．DNA ウイルスゲノムの複製にかかわるのは，ウイルスあるいは宿主細胞由来の DNA 依存性 DNA ポリメラーゼであり，転写酵素は DNA 依存性 RNA ポリメラーゼである．SP6 ファージや T7 ファージなどでは，ウイルスゲノムにコードされている DNA 依存性 RNA ポリメラーゼが転写酵素である．真核細胞ウイルスでは，ポックスウイルスは自前の転写酵素をコードしているが，それ以外のウイルスでは，宿主細胞の DNA 依存性 RNA ポリメラーゼが転写に用いられている．グループ 2 は，一本鎖プラス鎖 DNA をゲノムとして持つ．複製中間体の二本鎖 DNA が転写の鋳型である．ゲノムの複製と転写の制御にかかわる因子にはウイルス由来のものもあるが，基本的にはこれらの反応にかかわるのは，宿主の核酸合成酵素である．

グループ 6 以外の **RNA ウイルス**（グループ 3〜5）のゲノムの複製と転写にかかわる酵素は，ウイルス由来の RNA 依存性 RNA ポリメラーゼである．グループ 3 のウイルスゲノムは，一本鎖プラス鎖 RNA である．プラス鎖 RNA ということは，すなわち mRNA そのものであることを意味しており，感染直後にはこのゲノムは蛋白質合成（翻訳）に用いられる．合成産物中のRNA依存性RNAポリメラーゼにより，その後のゲノムの増幅が起こる．グループ4のウイルスゲノムは，一本鎖マイナス鎖RNAである．このゲノムを鋳型として合成される相補鎖，すなわちプラス鎖RNAがウイルス蛋白質の情報を担っている．一般的に宿主細胞にはRNA依存性RNAポリメラーゼが存在しないことから，このグループのウイルスは粒子内にRNA依存性RNAポリメラーゼを付帯して細胞に感染する．グループ5は，二本鎖RNAをゲノムとして持つ．ゲノムである二本鎖RNAは解離せずそのアイデンティティーを保つので，二本鎖DNAゲノムからmRNAが合成されるように，二本鎖RNAからmRNAが産生される．したがって，このグループのウイルス粒子にもRNA依存性RNAポリメラーゼが付帯している．

グループ6のウイルスはレトロウイルスと呼ばれ，そのゲノムの複製は，ウイルス由来で粒子に付帯する逆転写酵素（RNA依存性DNAポリメラーゼ）による相補鎖DNAの合成と，それを鋳型としたプラス鎖DNAの合成から始まる．この二本鎖DNAが宿主細胞ゲノムに組込まれ，宿主細胞のDNA依存性RNAポリメラーゼによってmRNAが産生される．スプライシング機構により，各種のmRNAが産生されるが，完全鎖長のmRNAが子孫ウイルスRNAである．

ウイルスゲノムの構造に基づいた種分けは，見方を変えると転写や複製にかかわるポリメラーゼの種類による分類でもあり，さらにはウイルス感染直後のゲノムの機能による分類と考えることもできる．感染直後にまずゲノムの転写により遺伝情報を取り出すタイプのものが二本鎖DNAウイルス，二本鎖RNAウイルス，一本鎖マイナス鎖RNAウイルスであり，ゲノムの翻訳によるものが一本鎖プラス鎖RNAウイルスである．一方，ゲノムづくりがその後の転写に先立つタイプは，一本鎖プラス鎖DNAウイルスと逆転写型一本鎖プラス鎖RNAウイルスである．

2. 転写・複製酵素の構造

各種ウイルスポリメラーゼのアミノ酸配列，構造解析情報，および変異体を用いた機能解析から，ポリメラーゼの機能構造が明らかになりつつある．個々の重要なモチーフが見出されており，これらのモチーフはウイルスを見分けるための有用な指標でもある．

a. DNA依存性ポリメラーゼ

DNA依存性DNAポリメラーゼについてはそのアミノ酸配列の比較からいくつかのファミリーに分類されている．ほとんどのウイルスのポリメラーゼは真核細胞のゲノム複製酵素であるDNAポリメラーゼαと同じファミリーに属している．このファミリーでは，少なくとも五つの共通モチーフが見出されており，とくに類似性の高い三つのモチーフは，どのポリメラーゼでもN末端からモチーフII，III，Iの順にほぼ同じ数のアミノ酸を挟んで存在している（**図10-3**）．YGDTDモチーフは触媒中心を形成するモチーフと考えられている．このほか，3′→5′ヌクレアーゼ活性を持つポリメラーゼには三つの共通モチーフが存在する．また，これらの酵素ではヌクレアーゼドメインとポリメラーゼドメインの間にポリメラーゼのDNA結合に関与すると考えられているYXGG/Aという共通モチーフが見出されている．DNA依存性RNAポリメラーゼとの共通モチーフとして，T/DXXGR配列が見出されている．

b. RNA依存性ポリメラーゼ

ウイルスRNAポリメラーゼには，N末端から

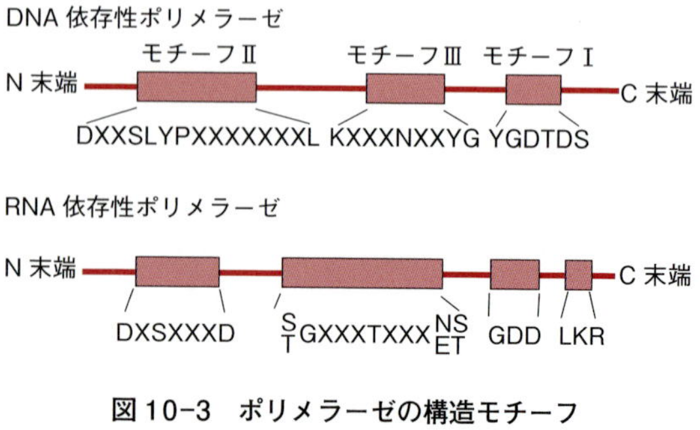

図10-3　ポリメラーゼの構造モチーフ

順に四つの共通モチーフが見出されている(**図 10–3**)．このうちもっとも保存性の高いのが，DNA ポリメラーゼの YGDTD モチーフに相当する部分である GDD モチーフである．このモチーフは一本鎖プラス鎖 RNA ウイルスと二本鎖 RNA ウイルスのポリメラーゼではほぼ完全に保存されている．分節型マイナス鎖 RNA ウイルスでは SDD に，非分節型マイナス鎖 RNA ウイルスでは GDN(Q)に，またレトロウイルスの逆転写酵素では MDD に変化して保存されている．

B　DNA ウイルス

動物 DNA ウイルスは，二本鎖 DNA をゲノムとして持つ(**図 10–2** のグループ 1)小型 DNA ウイルス(ポリオーマウイルスとパピローマウイルス)，アデノウイルス，ヘルペスウイルス，ポックスウイルス，および一本鎖 DNA をゲノムとして持つパルボウイルス(**図 10–2** のグループ 2)に大別される．ゲノムの複製と転写に関して，個々のウイルスに特徴的な点に的を絞って解説する．

1　小型 DNA ウイルス

二本鎖 DNA ウイルスはそのゲノム形態が宿主細胞のそれと同じであり，また転写と複製の主体酵素はともに宿主細胞の DNA 依存性 RNA ポリメラーゼと DNA 依存性 DNA ポリメラーゼであることから，各種の生物学にインパクトを与える成果を生み出してきた．とくに，細胞ゲノムの複製機構の詳細は，このウイルスゲノムの複製研究からもたらされたといっても過言ではない．原核細胞では，ゲノムは一本鎖 DNA ではあるが複製過程で二本鎖 DNA 中間体を経る ϕX174 が，真核細胞では小型ゲノムを持つ DNA ウイルスがウイルスゲノムの複製研究の材料に用いられた．以下，SV40(simian virus 40)を例にゲノム複製機構について解説する．宿主 RNA ポリメラーゼⅡによる転写機構については，アデノウイルスのところで詳しく述べる．

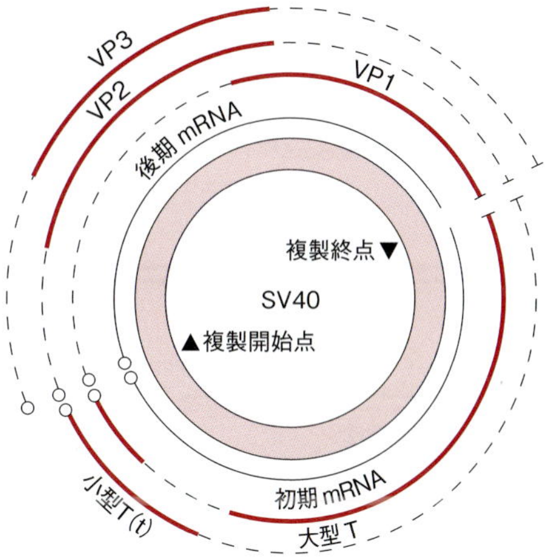

図 10–4　SV40 ゲノムと mRNA およびウイルス蛋白質の対応
感染細胞で合成される初期および後期 mRNA を細実線で，蛋白質に翻訳される部分を赤線で，翻訳されない部分を破線で示す．

全長 5,000 塩基対あまりの小型ゲノムを持つ SV40(**図 10–4**)が細胞に感染すると，最初に起こるのは初期遺伝子の転写である．転写は複製開始点近傍のプロモーターから，図上逆時計まわりに進行する．初期遺伝子転写物からは，スプライシングの違いにより 90 kDa の T 抗原(tumor antigen；二者を分ける意味で，これらを large T antigen と呼ぶことが多い)と 17 kDa の小型 T 抗原(small T antigen あるいは t antigen)をコードする 2 種類の mRNA が産生される．T 抗原は，ゲノム複製過程を含めて，ウイルス増殖に不可欠な多機能蛋白質である．SV40 ゲノムの複製起点の認識のみならず DNA 重合反応に先立つ二本鎖 DNA の巻き戻しにもかかわっている．また，転写活性化や細胞レベルでは細胞のがん化(後述)などの過程にも深くかかわっている．T 抗原が産生されると，ウイルスゲノムの複製が始まる．複製は，複製開始点から両方向に半保存的に進み，開始点のほぼ 180° 反対側で終結する．複製後には，後期遺伝子の転写が始まる．転写産物はスプライシングを経て，ウイルス粒子カプシド蛋白質 VP1，VP2，VP3 が産生される．カプシド蛋白質

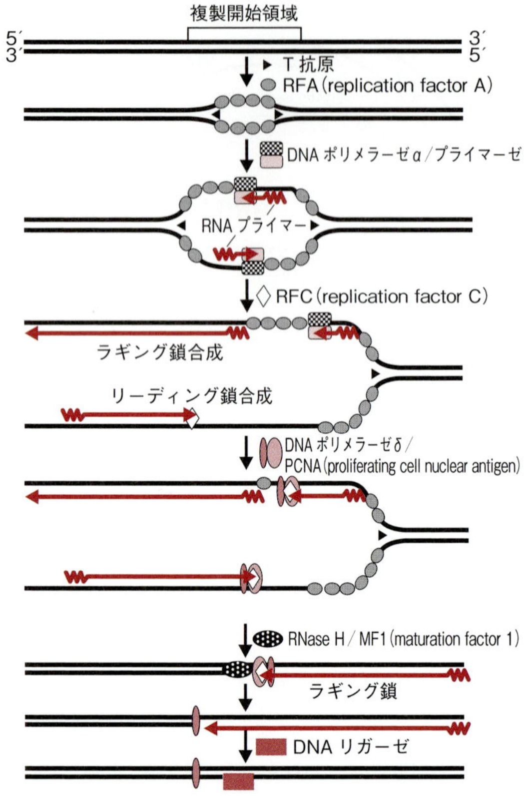

図 10-5　SV40 ゲノムの複製モデル
RFC の結合以降については，片側の複製フォームだけを示した．プライマーの除去反応以降については，ラギング鎖合成についてだけ示した．
(B. Stillman: Cell **78**, 725-728, 1994 より改変)

は核に移行し，複製されたゲノムと結合して，子孫粒子を形成する．

SV40 ゲノムの複製機構については無細胞系の DNA 複製再構成実験により解析が進んできた(**図 10-5**)．複製反応は，複製起点とイニシエーターである二つの六量体 T 抗原との複合体形成から始まる．複合体形成に伴い T 抗原のヘリカーゼ活性によって鋳型 DNA の部分的な構造変化が起こり，一本鎖 DNA 結合蛋白質である RF (replication factor) A が開裂した DNA 部分に結合し，一本鎖部分を安定化する．開かれた複製起点から DNA ポリメラーゼ(pol) α/プライマーゼ酵素複合体により，RNA プライマーとこれに接続した DNA 鎖の合成が開始する．リーディング鎖ではやがて合成中の DNA 鎖の 3′ 末端に RFC が結合し，polα/プライマーゼ複合体が PCNA/polδ に置き変わり DNA 合成が進む．一方，ラギング鎖ではすでに合成されていた前方の RNA プライマーに到達するとこれが除去され，その部分をポリメラーゼが埋め，最後にリガーゼの働きによって，岡崎断片の接続が行われる．複製中に生じる DNA の構造的な過剰のねじれと複製後の 2 分子の分離は，それぞれトポイソメラーゼ I とトポイソメラーゼ II によって行われる．これらの反応にかかわる因子のうち T 抗原以外はすべて宿主細胞由来のものであることから，細胞ゲノムの複製もこの図式に従って進行するものと考えられている．細胞ゲノムの複製起点の認識には ORC (origin recognition complex) と呼ばれる複合体が関与している．ORC には cdc6/cdc18 や MCM (minichromosome maintenance) などが相互作用し複製を開始する．MCM とは，S 期で 1 レプリコン複製起点あたり 1 度だけ機能し，そのレプリコンの複製を起動したあとには不活性化されるという特性を持つものと定義されるライセンシング因子である．また，複製開始には CDK (cell cycle-dependent kinase) の活性化/不活性化が密接に関連している．

宿主細胞ゲノムの複製機構を考えるうえではそれを細胞周期の調節の枠組みの中でとらえる必要がある．DNA 損傷による複製の停止機構解明の手掛かりも SV40 ゲノムの複製系を用いた解析から得られた．DNA 損傷により活性化されたがん抑制遺伝子産物 p53 は CDK の阻害因子である *p21* 遺伝子の転写を促進する．p21 は PCNA に依存した複製を阻害するが，PCNA に依存した修復合成は続く．PCNA は p21 の存在下にも DNA ポリメラーゼ δ を DNA 合成中の鎖にのせることはできるものの，DNA ポリメラーゼ δ/PCNA の持つ長鎖 DNA の合成機能は p21 によって抑制されると考えられている．したがって，PCNA が種々の情報の中継点になっている可能性がある．

2 アデノウイルス

SV40 ゲノムの複製機構について詳しく述べたが，真核細胞で初めてのゲノム複製の詳細な分子機構が理解されたのはアデノウイルスについてであった．アデノウイルスは，また，スプライシングの発見でも重要な役割を果たし，さらに真核細胞ゲノムの転写の酵素機構の解析はこのウイルス遺伝子の転写機構の解明から始まった．

ヒトのアデノウイルスは，咽頭炎や結膜炎の原因ウイルスであり，現在までに 50 種類近い血清型が知られている．正 20 面体構造の粒子内には，約 36,000 塩基対からなる直鎖状二本鎖 DNA が内包されている（**図 10–6**）．ゲノムの両 5′ 末端には末端蛋白質が結合している．細胞に感染すると，まず一群の初期遺伝子の転写が起こる．転写酵素は宿主細胞の DNA 依存性 RNA ポリメラーゼⅡ（polⅡ）である．アデノウイルス遺伝子の無細胞転写系の DNA 複製再構成実験の確立に始まった酵素学的研究が，今日の転写の分子機構理解の基盤を形成した．RNA ポリメラーゼⅡは多サブユニットからなる転写の主体酵素であるが，単独では正確な開始点からの転写を開始できない．そのためには TFⅡ（transcription factor for RNA polymerase Ⅱ）A, B, D, E, F, H といった基本転写因子が必須である．これらが段階的にプロモーター上に集合し転写が開始する．加えて遺伝子固有の転写レベルの調節には，それぞれの遺伝子の特異的な転写調節領域に結合する転写因子が必要であり，これらの転写因子は直接，あるいはメディエーターなどを仲介して転写装置の，たとえば TFⅡD や TFⅡB などに相互作用して，転写を制御する．アデノウイルス感染細胞では以上で述べたような機構で，まず初期遺伝子群の転写が起こり，他の遺伝子の発現調節やウイルスゲノムの複製に必要な因子の合成が行われる．

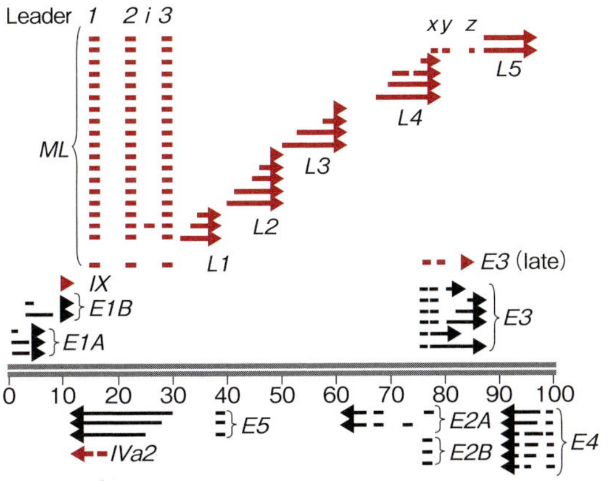

図 10–6　アデノウイルスゲノムと mRNA
赤の矢印は後期転写遺伝子 mRNA を，黒の矢印は初期転写遺伝子 mRNA を示している．ゲノム下の数字は，100＝36,000 塩基対を表している．

アデノウイルスゲノムの複製機構解明についても，無細胞複製系が重要な役割を担った．ゲノム複製は，末端蛋白質前駆体（pTP）中のセリンの β-OH 基に最初のヌクレオチドである dCMP を付加する反応から開始する．アデノウイルスゲノムの複製には 3 種類のウイルス由来蛋白質と宿主細胞由来の蛋白質が必要である（**図 10–7**）．ウイルスにコードされている末端蛋白質前駆体は複製のプライマーとして機能する．ほかの二つのウイルスにコードされる因子は，複製の主体酵素であるアデノウイルス DNA ポリメラーゼ（Ad-Pol）と一本鎖 DNA 結合性蛋白質（AdDBP）である．さらに，複製の開始には宿主細胞核に存在する NFⅠが必須である．NFⅠはウイルス複製起点中の特異的な塩基配列に結合するイニシエーターである．NFⅠの存在下にさらに複製を促進する特異的 DNA 塩基配列結合蛋白質である NFⅢも同定された．現在では，NFⅠと NFⅢは，それぞれ CTF（CCAAT box binding transcription factor）を含む CCAAT ボックス結合転写因子とオクタマー配列に特異的に結合する因子の一つである OTF1（octamer binding transcription factor-1）と同一と考えられている．複製の伸長反応にはⅠ型ポイソメラーゼ活性を持つ NFⅡも必要である．感染後期に合成されるウイルス由来プロテアーゼによって末端蛋白質前駆体の前駆体部分が加工され，子孫ゲノムが完成する．

ゲノムの複製に続いて粒子構成蛋白質をコードする後期遺伝子の転写が活性化される．複製依存的な転写活性化には，ウイルス DNA の複製によ

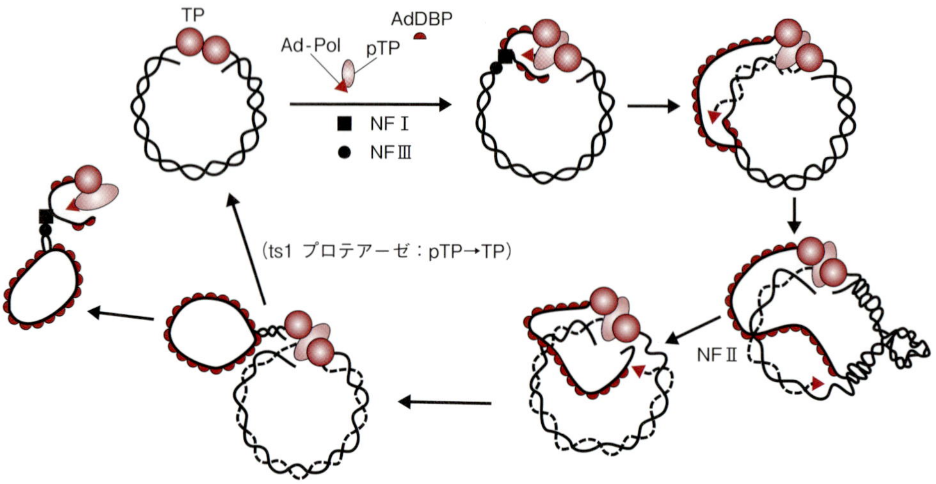

図10-7 アデノウイルスゲノムの複製モデル
Ad-Pol(ウイルスDNAポリメラーゼ), AdDBP(ウイルス一本鎖DNA結合蛋白質), pTP(末端蛋白質前駆体)はウイルスにコードされている複製因子. 複製開始反応にはNFIとNFIII, 伸長反応にはNFIIのいずれも宿主細胞核由来の因子が関与している. 感染後期に合成されるts1プロテアーゼによって, pTPはTP(成熟末端蛋白質)へと加工される.
(Current Topics in Microbiology and Immunology **110**, 251, 1984より改変)

り感染細胞内が感染後期の状態になり, たとえばウイルス感染によって誘導される因子の蓄積が必要であり, また後期遺伝子転写の鋳型となるDNA自体の複製が必要であると考えられている.

最近になり, 上述した複製と転写の基本的な機構を, 実際の感染細胞内での鋳型, すなわち各種の塩基性構造蛋白質(ウイルス性の塩基性コア蛋白質や細胞性のヒストンなど)と複合体を形成したゲノムを鋳型として用いて再現するためには, ゲノム–塩基性蛋白質複合体の構造変換を誘起する宿主因子が必要であることが示された. すなわち, クロマチンあるいはクロマチン様構造のリモデリング研究にも新たな視点を与えている.

3 ウイルス発がん

「がん」という疾患自体は, 古くから認識されていた. **がん**の原因がいろいろなものに求められ, 化学物質(コールタールをウサギの耳に塗布する実験や焼き焦げの投与実験など)やウイルスの可能性が検討された. 1900年代初めに, ニワトリの白血病や肉腫の病原体が濾過性で感染性の物質であることが見出された. 後に, レトロウイルスとして同定されるニワトリ白血病ウイルスの一つのラウス肉腫ウイルス(Rous sarcoma virus, RSV)である. その後, がん研究の主体はウイルスによる発がん機構の解析を一つの柱として進んできた. 小型DNAウイルスであるポリオーマウイルス, アデノウイルス, SV40などには腫瘍を誘発することが見出され, 小型DNAウイルスによるがん化機構解明の研究は大きな進展をみせた. やがて, レトロウイルスのv-oncogene(v-*onc*, ウイルス性がん遺伝子)の同定を発端に, 高い相同性を持つ細胞のc-oncogene(c-*onc*, 細胞性がん遺伝子あるいはproto-oncogene)が続々と見出された. がん抑制遺伝子(tumor suppressor gene)の同定には時間が費やされたが, その成果は以下に述べる小型DNAがんウイルスによるがん化機構と見事に結びついた.

現在までに, ヒトのがんに密接な関連があるウイルスとしては, 小型DNAウイルスであるヒトパピローマウイルス16型(human papillomavirus 16, HPV-16), ヘルペスウイルスに属するEBウイルス(Epstein-Barr virus, EBV), レトロウイ

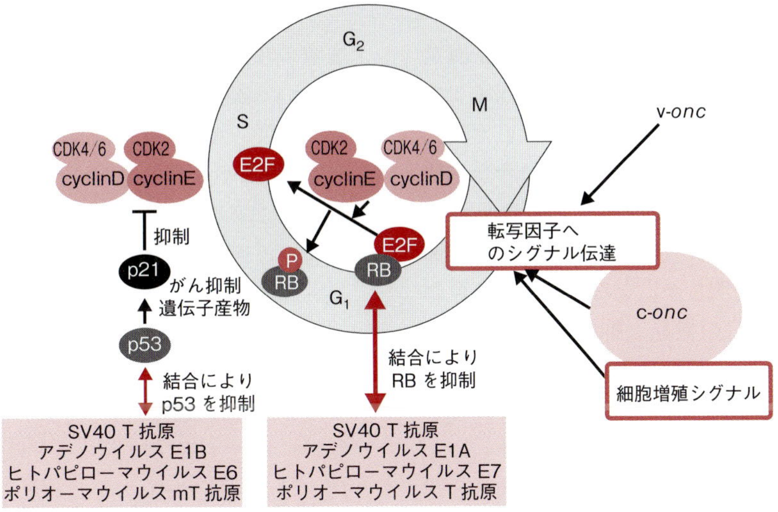

図 10-8　ウイルスのがん関連遺伝子産物と細胞周期制御

ルスであるヒトTリンパ球向性ウイルスI（human T lymphotropic virus I，HTLV-I）などが同定されている．それぞれ，子宮頸がん，バーキットリンパ腫と上咽頭がん，および成人T細胞白血病と密接な関連が認められている．複製過程に逆転転写段階を持つDNAウイルス（ヘパドナウイルス科）であるB型肝炎ウイルス（hepatitis B virus，HBV），プラス鎖RNAウイルスの中のフラビウイルス科（日本脳炎ウイルスと同科）に分類されるC型肝炎ウイルス（hepatitis C virus，HCV）は肝がんに関連している．

がん細胞は増殖，言い換えれば細胞周期（cell cycle）の制御に異常をきたした細胞と考えられる．細胞周期は，チェックポイントと呼ばれる周期のさまざまな時期に厳密な細胞やゲノム状態の点検を受け，先への進行が制御されている．そこで，中心的な役割を担っているのが，各種のcyclin-CDKである．ちなみに，cyclin-CDKで最初に同定されたものは，MPF（mitosis/meiosis promoting factor）の本体であるcyclin B-cdc2/CDK1である．CDKサブユニットがリン酸化酵素を担い，cyclinが制御サブユニットである．S期前のG_1期の後期（Rポイント，restriction point）には，細胞の分裂の準備の最初の段階であるDNA複製への青信号を出すかどうかのチェックポイント制御機構が存在している（**図 10-8**）．そのアクセルが，G_1/S境界期に働くcyclin D-CDK4/6とcyclin E-CDK2である．S期の開始には，複製関連因子をはじめとしたS期進行にかかわる因子の発現と機能活性化が必要である．S期進行にかかわる因子の発現に必要な転写因子の一つがE2Fであり，E2Fの活性はRBによって制御されている．RBと複合体を形成したE2Fは不活性型で，E2FはRBがリン酸化を受けると解離状態になり活性を発現する．そのリン酸化酵素がG_1/S境界期cyclin-CDKである．DNA損傷をはじめ隣接細胞との密な接触，増殖因子の欠乏，種々のストレスの存在下にはS期の開始を抑制する必要がある．たとえば，DNA損傷を修復せずにS期に進むことは変異を定着させることになるので，こういった状況下ではS期進行を抑制することが必要である．DNA損傷が感知されると，p53という転写制御因子の活性化が起こる．p53によって活性化される遺伝子の一つがp21である．このp21は，G_1/S境界期cyclin-CDKのブレーキ，すなわち抑制因子である．また，複製酵素であるDNAポリメラーゼδの機能補助因子であるPCNAの阻害因子でもある．つまり，p53の活性化により，p21が合成され，S期アクセルの抑制と複製因子の阻害が起こり，細胞はS期に進行できない．

RB は網膜芽細胞腫(retinoblastoma)の原因遺伝子として同定された最初のがん抑制遺伝子である．いまではがん抑制遺伝子産物として広く認知されているp53は，SV40のT抗原の結合蛋白質として，しかし機能未知な因子として発見された．その後，上述したように重要な細胞周期調節因子としての機能が明らかになる中で，T抗原が結合することでp53の機能が抑制されることがわかった．さらに，T抗原はRBにも結合する．RBがT抗原に盗まれることで，解離型のE2Fが増えることになる．つまり，T抗原はp53とRBの両者の機能を抑制することで，細胞のS期への(増殖への)進行を促進していることになる．アデノウイルスやヒトパピローマウイルスが腫瘍を誘発することは先に述べたが，アデノウイルスではE1AとE1Bが，ヒトパピローマウイルスではE6とE7が誘発にかかわっている．p53はアデノウイルスのE1Bやヒトパピローマウイルスの E6に，RBはE1AとE7に結合する．ウイルスによる発がん研究が細胞周期制御機構の理解の土台を築いたといえる．

4　ウイルスの潜伏感染と再活性化のスイッチ，ラムダファージを例に

ここでは，ウイルス感染と遺伝子発現という観点から，ラクトースオペロン制御と並んでもっとも美しい**転写制御**機構の一つであるラムダファージ遺伝子の転写について概観する．注目点は，ラムダファージの溶菌増殖と溶原化(潜伏感染に相当する)が転写制御によって理路整然と説明される点である．

感染した細菌内で増殖し，細菌を溶かして，子孫ファージを放出するものを溶菌性(ファージ)と呼ぶ．ある種のファージは，条件によって(細菌自身の増殖条件が整わなければ)，溶菌サイクルからゲノムを宿主細菌のゲノムに組込む(溶原化)様式をとる．溶菌性ファージと同様に感染細菌の中で増殖し，細菌の増殖を抑制するにもかかわらず，溶菌はせずに子孫ファージを放出するファージもあり，分泌性ファージと呼ぶ．

ラムダファージは，巧みに溶菌性増殖と溶原性増殖のスイッチを切り替える(ちなみに，スイッチという語は，転写の基本を説いたPtashne博士の名著「A genetic switch(初版は，Cell Press and Blackwell Scientific Publisher Inc, 1986)」を意識して用いている)．50,000塩基対に少し足りない二本鎖DNAをゲノムとして持つこのファージは，自身がコードするRNAポリメラーゼを持たない．したがって，感染後，まず宿主細菌のRNAポリメラーゼによってゲノム複製にかかわる因子を含む(感染)初期遺伝子の転写が起こる．最初に起動するプロモーターは，P_L，P_Rおよび$P_{R'}$である(**図10-9**)．それぞれのプロモーターからの転写は，*N*遺伝子，*cro*遺伝子および$P_{R'}$直後の転写終結シグナルで終結する．N蛋白質は，初期遺伝子転写の抗転写終結因子であり，合成後は，それぞれのプロモーターからの転写は終結シグナル下流にまで進む．P_Lからは，*int*遺伝子まで転写が進む．一方，P_Rからは*cII, O, P, Q*などまで転写が進む．cIIはP_{RE}およびP_Iプロモーターからの転写活性化因子であるが，増殖条件が良いと速やかに分解される．ゲノムの複製因子である*O*と*P*により複製が開始するとともに，後期遺伝子転写の抗転写終結因子である*Q*によりP_Rからの転写終結が解除され，溶菌に必要な蛋白質や粒子構成蛋白質が合成される．つまり，溶菌と子孫粒子形成の準備が整う．ここまででは，croの役割が説明されていない．croはDNA結合因子で，2箇所のオペレーター(O_RとO_L)に結合する．オペレーターは，三つの結合部位から成っており，croの結合強度はO_R3，O_R2，O_R1の順になっている．したがって，croはまずP_{RM}プロモーターにオーバーラップしているO_R3に結合し，その活性を抑える．cro量が増えると，O_R2, O_R1に結合し，P_Rを抑制するようになる．P_L/O_Lについても同様である．

以上のように溶菌サイクルはcIIの分解から開始している．cIIを分解するプロテアーゼは宿主のHflAであり，この蛋白質分解酵素活性は細菌の増殖性に依存している．増殖状態が悪くなると，HflA活性が低下し，cIIが残るようになる．

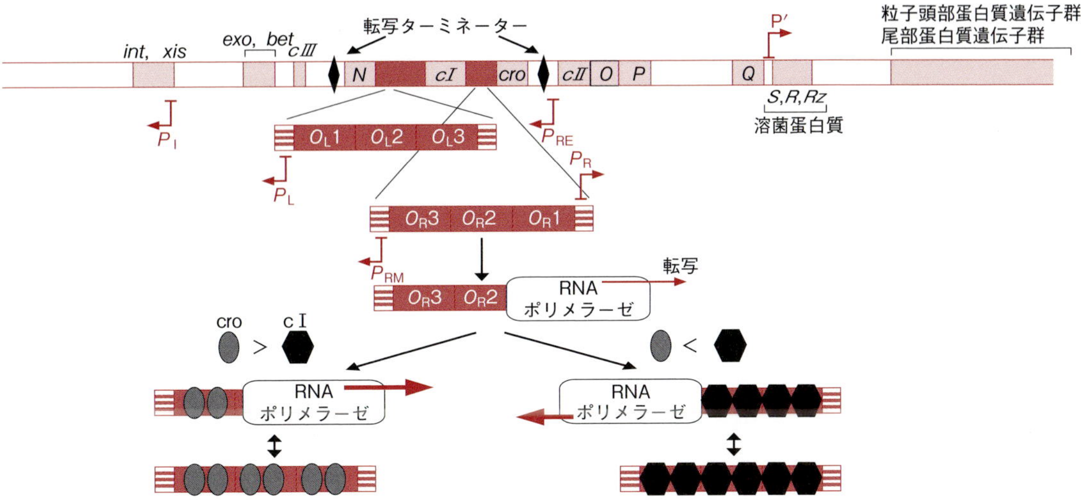

図 10-9 ラムダファージの溶菌性/溶原性増殖のスイッチ機構

cII により，P_{RE} と P_I からの転写が活性化される．P_{RE} の活性化により，細々と P_{RE} から転写されていた *cI* の転写活性化が起こる．cI は cro と同様にオペレーターに結合するが，その結合強度は $O_R1>O_R2>O_R3$ の順になっている．cI の合成量が少ないときは，O_R1 あるいは O_R1 と O_R2 に結合し，P_R に対してはリプレッサーとして，P_{RM} に対してはアクチベーターとして機能する．P_R から転写される複製因子遺伝子や *Q* 遺伝子が読まれず，溶菌因子や粒子構成蛋白質も合成されない．かたや，P_I の活性化により組込みにかかわる Int が合成される．この状態でゲノムの組込み(溶原化)が起こる．cI 量がさらに増加するとすべてのオペレーターの結合部位が占有され，P_R と P_L からの転写抑制が起こる．実際には，もっとも結合活性の弱い O_R3 上で脱着が起こり，P_{RM} からの転写が継続的に行われ，cI の供給が続く．

要約すれば，cII の分解の程度，さらに言い換えれば cro と cI の転写調節バランスによってラムダファージの溶菌性と溶原性が調節されていることになる．紫外線などでファージの再活性化が起こるが，これは宿主細菌に誘導される RecA (DNA 修復の一端を担う相同組換え蛋白質でありプロテアーゼでもある)により cI が分解され，転写調節機構がデフォルト状態に戻るからである．次に述べる真核細胞ウイルスであるヘルペスウイルスは，宿主ゲノムに組込まれることはないが，ラムダファージと同様な増殖様式を示す．再活性化は重篤な病態を引き起こすことから，その詳細な分子機構解析は重要な課題である．

5 ヘルペスウイルス

ヘルペスウイルスのゲノムは直線状二本鎖 DNA であり，広い範囲の脊椎動物を宿主とし，細胞核内でエピソームとして存在する．ヒトでは単純ヘルペスウイルス 1 型，2 型(HSV-1, -2)，水痘-帯状疱疹ウイルス(VZV)，EB ウイルス(EBV)，ヒトサイトメガロウイルス(HCMV)，ヒトヘルペスウイルス 6(HHV-6)，などが同定されており，ゲノム DNA のサイズは 125〜240 kbp 程度である．ゲノム DNA は種によって違いはあるが，基本的には長(L)，短(S)の二つの領域からなり，それぞれがユニーク配列(U_L および U_S)と，その両サイドを末端反復配列と内部反復配列の対によって囲まれた構造をしている．ビリオンは 150〜200 nm 径の球形で同心円状の 4 層からなり，内部のコアが正 20 面体のカプシドに囲まれている．さらにその外側には外皮(tegument)と呼ばれる不定形の物質の層があり，その外側に

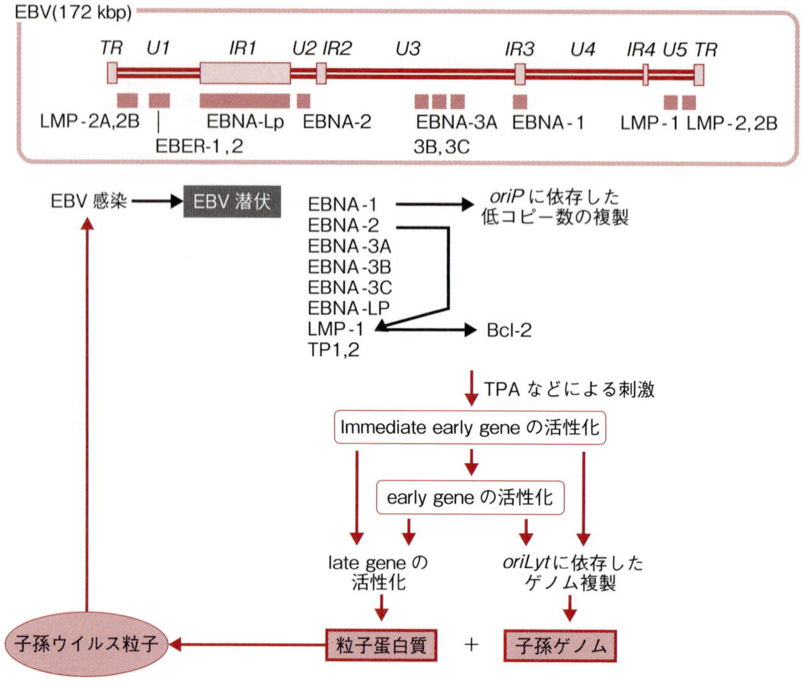

図 10-10 EBV ゲノムと増殖サイクル
TR: terminal repeat, IR: internal repeat, U: unique region

エンベロープが存在する．ヘルペスウイルス感染の特徴は潜伏感染にある．たとえば，VZV は初感染では水痘を引き起こし，その後は神経節に潜伏状態で存在し，何らかの刺激で活性化されると帯状疱疹を発症する．

ヘルペスウイルスの潜伏と再活性化はウイルス遺伝子の転写と複製のモード変換と密接に関連している（**図 10-10**）．ヒト細胞の不死化すなわちトランスフォーメーション能を持つ EBV の感染細胞では最初に EBNA（EBV nuclear antigen）-2 と EBNA-LP が合成され，次いで，その他の EBNA 蛋白質が合成される．EBV が潜伏感染の状態になり，細胞が不死化されると，細胞内で産生されているウイルス遺伝子産物は 6 種の EBNA（-1, -2, -3A, -3B, -3C, LP）と LMP1 を含む 3 種の膜蛋白質である．ウイルスゲノムはエピソーム化し，複製開始点 *oriP* とこれに作用する EBNA-1 により低コピー数を保って，細胞ゲノムの複製に同調したかたちで複製される．潜伏感染状態では，LMP1 による細胞の抗アポトーシス蛋白質である Bcl-2 の産生促進，Bcl-2 に相同性の高い EBV の BHRF-1 の発現，さらに LMP1 を介した細胞増殖に関連した細胞内シグナル伝達経路の活性化などが誘起される．この状態の細胞をホルボールエステルである TPA やカルシウムイオノフォアで処理するとウイルスの活性化が起こり，粒子が産生されるようになる．これらの処理により細胞性の転写因子が活性化され，IE（immediate early）遺伝子が起動され，塩基配列特異的な DNA 結合能を持ち，潜伏感染から溶解増殖へスイッチさせるウイルス転写因子である Zta の合成が行われる．以降，他の IE 遺伝子，初期遺伝子，後期遺伝子の活性プログラムが動き始める．溶解増殖に入ると，*oriLyt* からの複製によりウイルスゲノムの増幅が起こる．

ヘルペスウイルスでは完全な試験管内の再構成複製系が確立されていないが，遺伝生化学的な方法で複製関連酵素の同定が進められてきた．HSV では DNA 依存性 DNA ポリメラーゼ（*UL30, 42* 遺伝子産物），一本鎖 DNA 結合蛋白質（*UL29*），

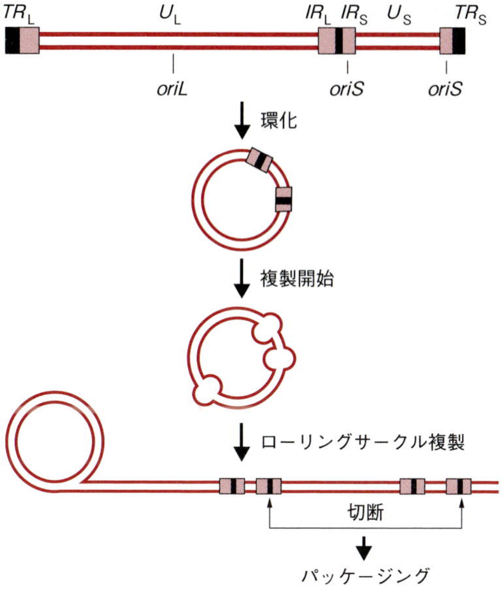

図 10-11 単純ヘルペスウイルスのローリングサークル型複製

TR: terminal repeat, IR: internal repeat, U: unique sequence domain

ヘリカーゼ/プライマーゼ複合体(*UL5, 8, 52*), OBP(*UL9*)がウイルス由来の複製関連因子である．OBP は複製起点 DNA 塩基配列特異的結合蛋白質あり，3′→5′ ヘリカーゼ活性も保持しているイニシエーター蛋白質と考えられており，SV40 の T 抗原に類似の機能を持つ蛋白質である. その複製はローリングサークル様式で進む(**図 10-11**)．このほかチミジンキナーゼをはじめとするヌクレオチドや核酸代謝にかかわる因子のいくつかもウイルスゲノムにコードされており，複製過程におけるウイルスの自立性は高い．

IE 遺伝子→初期遺伝子→後期遺伝子の順に起こるヘルペスウイルス遺伝子の転写を担っているのは宿主細胞の DNA 依存性 RNA ポリメラーゼⅡである．IE 遺伝子の高レベルの転写活性化にはウイルス粒子蛋白質である VP16(virion protein 16；別名 Vmw65，α-TIF，ICP25)が関与している．490 アミノ酸からなる 65 kDa のこの蛋白質は直接 DNA に結合する能力はなく，細胞因子である Oct1 と HCF とともに複合体を形成して，IE 遺伝子プロモーター上のシグナルに結合する．VP16 の C 末端側の酸性領域が転写活性化ドメインであり，N 末端側が細胞因子との相互作用にかかわっている．VP16 のように DNA には直接結合せずに転写調節にかかわる因子としては，ヒト T リンパ球向性ウイルス(HTLV)の転写活性化因子 Tax やアデノウイルスの E1A などもあげられる．また，特異的な DNA 塩基配列に結合する転写因子と転写開始反応にかかわる転写装置を結びつけるアダプター(コアクチベーター，メディエーター)も直接 DNA とは相互作用しない因子である．EBV の EBNA-2 はこのタイプの因子であり，特異的な DNA 塩基配列に結合する転写因子，基本転写因子，そしてクロマチンのリモデリングにかかわる SNF/SWI と結合し，これらの間の機能的な相互作用を促進して転写を活性化すると推測されている．

ヘルペスウイルスの蛋白質の中には細胞のものと構造的にも機能的にも類似のものが多く，細胞機能解析の良いモデルとなるものも多い．たとえば，リスザルヘルペスウイルス(herpesvirus saimiri)は新世界ザルに感染すると速やかにリンパ腫や白血病を誘発し，サルやヒトのリンパ球を試験管内でトランスフォーメーションする．このウイルスゲノムには機能的にも細胞の cyclin D に相当するサイクリンがコードされており，このウイルスが細胞がん化に関与する可能性が考えられている．

6 ポックスウイルス

天然痘の病原ウイルスはポックスウイルスに分類される．このウイルスは宿主を脊椎動物とするものと昆虫とするものに大別される．ポックスウイルスの転写・複製の場は宿主細胞の細胞質であり，細胞核の機能を代替できるように，約 200 の遺伝子がコードされている巨大なゲノムには複製関連の酵素群のみならず，転写を司る DNA 依存性 RNA ポリメラーゼや種々の RNA 修飾酵素などもウイルスゲノムにコードされている．したがって，転写に関与する酵素群はウイルス粒子に取り込まれている．

感染直後には，その後の転写や複製に必要な蛋白質合成のためのウイルス初期遺伝子の転写が起こる．初期遺伝子の転写にかかわるゲノム上のシグナル（プロモーター，**図 10–12**）と因子群（**表 10–1**）についてまとめた．粒子には，DNA 依存性 RNA ポリメラーゼのみならず，初期遺伝子転写調節因子（VETF，virus early gene transcription factor），キャッピング酵素，ポリ A 付加酵素などの mRNA 産生にかかわる多く因子が含まれている．転写開始反応には ATP の水解が必要であり，ワクチニアウイルスの場合 *I8R* と *AI8R* 遺伝子にコードされている産物は，初期遺伝子の転写開始にかかわるヘリカーゼと考えられている．I8R ヘリカーゼ酵素活性は一本鎖結合蛋白質により促進される．粒子に付帯する 25 kDa の VP8（*L4R* 遺伝子産物）は一本鎖 DNA に結合してその構造を安定化する点で，DNA の開裂反応にかかわっている可能性が指摘されている．

初期遺伝子の転写反応後に開始されるウイルスゲノムの複製には，きわめて多くの因子が関与していることが明らかとなっている．試験管内の完全再構成系は確立されていないが，ミニゲノムを用いた解析から，ゲノム末端の 200 bp の配列が複製に必須であることがわかっている．

複製と同時期に初期遺伝子の転写に引き続いて起こる中間期遺伝子（intermediate genes）の転写には，RNA ポリメラーゼに加えて VITF（virus intermediate gene transcription factor）が必須である．VITF にはキャッピング酵素が含まれている．また，プロモーターの開裂に必要であると考えられている．

感染後期では，子孫ウイルス粒子に取り込まれ，粒子の構成成分となる分子群の産生のための転写反応が起こる．後期遺伝子の転写産物には 5′ 末端のキャップ構造に続きゲノムには存在しないポリ A 残基が存在する．このポリ A は転写開始部位（**図 10–12**）での鋳型 DNA と合成中 RNA との間で起こるスリッページにより付加されるものと考えられている．後期遺伝子の転写開始には RNA ポリメラーゼのほかいずれもウイルス由来の VLTF（viras late gene transcription factor）1, 2, 3 の関与が示唆されている．また，G2R の産物は転写の伸長反応にかかわる因子である．

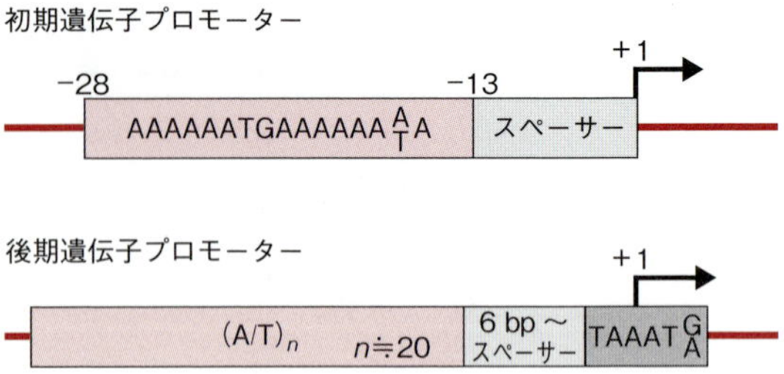

図 10–12　ワクチニアウイルス遺伝子の転写プロモーターの構造

表 10–1　ワクチニアウイルス遺伝子の転写関連因子

	因子	性質
初期転写	RNA ポリメラーゼ	RNA 合成酵素
	VETF	RNA ポリメラーゼのプロモーターへの導入
	キャッピング酵素	mRNA キャッピング，転写終結
	ポリ A 合成酵素	mRNA ポリ A 付加
	VP8	一本鎖 DNA 結合蛋白質
中間期転写	RNA ポリメラーゼ	RNA 合成酵素
	VITF　A 画分	転写開始複合体形成（キャッピング酵素を含む）
	VITF　B 画分	プロモーター開裂
後期転写	RNA ポリメラーゼ	RNA 合成酵素
	VITF 1	後期遺伝子転写制御
	VITF 2	後期遺伝子転写制御
	VITF 3	後期遺伝子転写制御
	転写伸長因子	後期遺伝子転写制御
転写関連ヘリカーゼ	NTP-Ⅰ	ヌクレオチド3リン酸ホスホヒドラーゼ
	NTP-Ⅱ	ヌクレオチド3リン酸ホスホヒドラーゼ，ヘリカーゼ（*I8R* 遺伝子産物）
	A18R ヘリカーゼ	細胞の ERCC3/RAD25 に相同性

7　一本鎖 DNA ウイルス

一本鎖 DNA をゲノムとして持つウイルスはパルボウイルス科と総称され，パルボウイルス，デンソウイルスおよびアデノ随伴ウイルス（AAV，adeno-associated virus）の 3 属に大別されている．

AAV の複製過程における特徴の一つは，部位特異的に宿主染色体に組込まれて潜伏感染状態になることである．その名のとおり，この状態にア

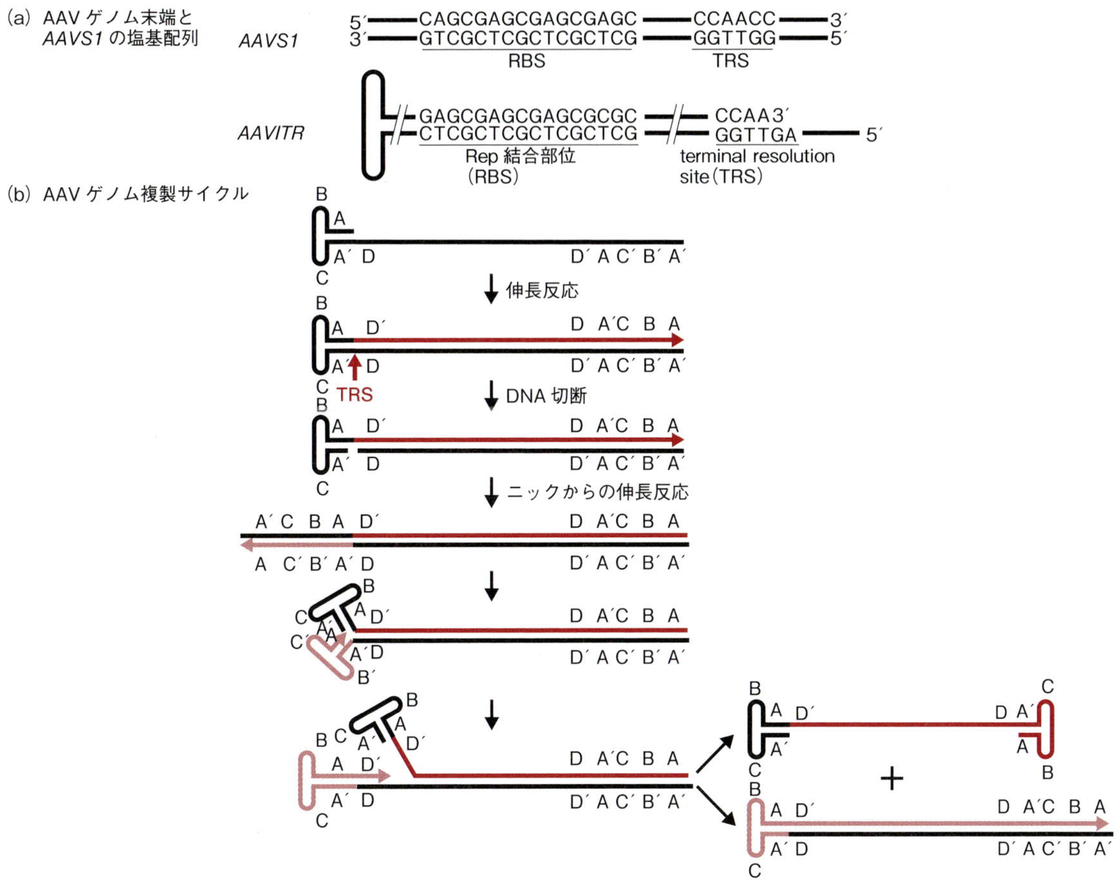

図 10-13 AAV ゲノムと複製様式

デノウイルスもしくはヘルペスウイルスが感染するか，ある種のストレスがかかると子孫粒子の産生が始まる．AAV ゲノムには末端逆位反復配列(ITR)が存在し，ゲノム複製はこの部分の折り返しによって，ほかのプライマー非依存的に開始する(**図 10-13**)．DNA 鎖の伸長に続き，プライマーとして機能した部分(TRS，terminal resolution site)の開裂と修復により二本鎖中間体が合成される．この二本鎖 DNA を鋳型として，ウイルスゲノムの複製とウイルス遺伝子の転写が起こる．複製にはウイルス側の要因としては Rep 蛋白質の関与が示されているが，その他の因子はすべて宿主細胞由来である．その転写活性は，完全に宿主依存的である．アデノウイルスの感染はこの Rep 蛋白質の増産に関係があるらしい．

部位特異的な組込みという特徴はウイルスベクターの開発を考えた場合にきわめて重要な利点である．この組込みに必要な要因はウイルス由来のものとしては Rep と ITR 内の RBS と TRS であり，宿主側の要因としてはヒトの場合第 19 染色体の 19q13.3〜qter 領域内の *AAVS1* 配列である(**図 10-13**)．部位特異的な組込みは複製反応依存的であり，RBS と TRS に相同な配列を含んだ 33 塩基対が組込みに必要なシグナルである．Rep が多量体化し，*AAVITR* 中の RBS と *AAVS1* の RBS に結合し，両者を近傍に配置することから組込み反応は始まる．Rep が *AAVS1* の TRS にニックを入れその 5′ 末端に結合し，*AAVS1* の一方の鎖をはがしながら進行する．途中で AAV を鋳型とするように切り替えが起こり，伸長鎖が

AAV上のRBSに接近すると再び*AAVS1*への鋳型切り替えが起こり，残されたギャップが修復されるという過程が推測されている．

C RNAウイルス

RNAウイルスゲノムの複製と遺伝子発現には，RNA依存性の核酸合成酵素(RNA依存性RNAポリメラーゼあるいはRNA依存性DNAポリメラーゼ＝逆転写酵素)がかかわっている．これらの酵素は間違いをおかしやすい．間違いは，ウイルスにとってはある種の**進化**を生み，宿主には**抗原性変異**という大きな問題を投げかける．

1 プラス鎖およびマイナス鎖RNAウイルス

1．プラス鎖RNAウイルスの遺伝子発現とゲノム複製

ピコルナウイルス科，カリシウイルス科，トガウイルス科，フラビウイルス科，コロナウイルス科などの一本鎖プラス鎖RNAゲノムは，基本的にはmRNAと同じ機能を持つ．したがって，粒子内にウイルスコードのRNA依存性RNAポリメラーゼを付帯していない(付帯している必要がない)．このグループのウイルスから単離されたRNAは，人工的に細胞に導入すると，それ自身単独で感染性子孫粒子を産生する．このグループのゲノムは感染細胞内でまずmRNAとして機能し，ウイルスRNA依存性RNAポリメラーゼをはじめとする複製に関与するウイルス蛋白質の翻訳に供される(**図10–14**)．したがって，プラス鎖RNAウイルスについては，転写と定義できる反応は，シンドビスウイルスなどで，複製中間体のマイナス鎖を鋳型としてゲノムの一部分がmRNAとして合成される場合などのわずかの例外を除いて見出されない．多くの場合，翻訳枠(ORF)はゲノムのほぼ全長にわたる大きなもので，第一次的には巨大な蛋白質(成熟蛋白質単位のつながった前駆体蛋白質で，ポリプロテインとも呼ぶ)が合成される(**図10–14**)．各成熟蛋白質は，プロテアーゼによってポリプロテインから産生される．小児麻痺の原因ウイルスであるポリオウイルス(ピコルナウイルス科)では，特異性の異なる2種類のプロテアーゼ(2Aと3C)がこのプロセシングにかかわっている．

そして，ピコルナウイルスゲノムからの翻訳過程の解析から，新たな翻訳機構が見出された．真核細胞における翻訳は，mRNAのキャップ構造依存的にキャップに一番近いAUG開始コドンから始まり，モノシストロニックである．末端に共有結合しているVPgは，感染直後に除去され，キャップ構造は付加されない．また，5′末端と真正の開始AUGの間に，数個のAUG配列が存在する．一般的に，感染細胞の翻訳反応は，ウイルス由来の因子やIFNによって誘導される宿主要因によって抑制される．感染により，翻訳開始因子の一つであり，キャップ結合因子として働くeIF-4Eの構成成分p220などの分解が起こる．しかし，p220は翻訳に必須であり，実際，感染細胞では確かに宿主蛋白質の合成抑制(host shut-off)が起こる．ピコルナウイルスではこれらの問題を解決する翻訳機構を用いており，同様の機構はC型肝炎ウイルス(フラビウイルス科)などでも利用されている．すなわち，ピコルナウイルスの一つであるEMCV(encephalomyocarditis virus，脳心筋炎ウイルス)で最初に見つかった*IRES*(internal ribosome entry site)依存性翻訳機構と呼ばれる，キャップ構造ではなくmRNA 5′非翻訳領域に存在する特殊な二次構造を認識してリボソームがmRNA上にリクルートされる機構である(**図10–14**)．翻訳開始に用いられるAUGコドンより上流に多数のAUGが存在しても，IRES依存性翻訳機構はmRNAの末端からのリボソームのAUGを探すスキャンニングによるAUG認識の間違いを回避することもできる．

ゲノムの複製過程では，合成されたRNA依存性RNAポリメラーゼにより，少量のゲノムに相補的なマイナス鎖RNAが合成され，次いでこれを鋳型に，子孫プラス鎖RNAが増幅される．RNA合成機構の違いにより，合成されるゲノムの構造が少しずつ異なる．ピコルナウイルスで

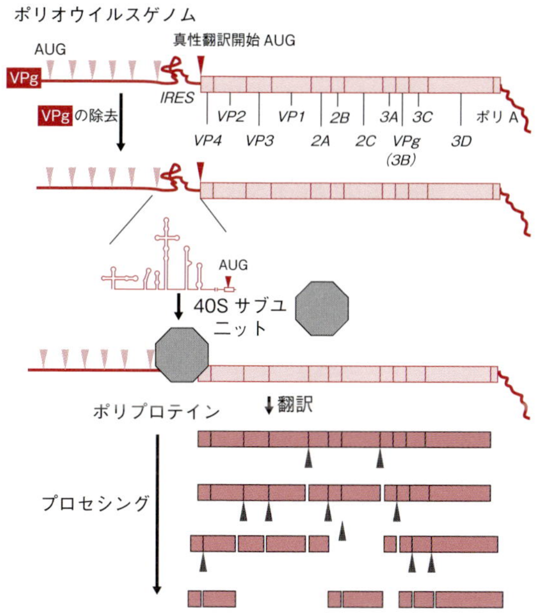

図 10-14　ポリオウイルスの遺伝子発現様式
40S リボソームサブユニットは *IRES* に直接結合して，いくつかの翻訳開始反応に使わない AUG(▼)をとばして，下流の真性の翻訳開始コドン AUG(▼)から翻訳を開始する．合成されたポリプロテインは，段階的にプロセシングされる．矢頭▲は，切断部位を示す．

は，ゲノム 5′ 末端に蛋白質(VPg)が結合している．3′ 末端のポリ A の最末端から折り返すかたちで，ポリ U 合成からマイナス鎖が合成される．これを鋳型に，子孫プラス鎖が合成される．このとき，VPg あるいは VPg に最初の 2〜3 塩基が付加した複合体がプライマーとなって，RNA 合成が始まり，マイナス鎖のポリ U に相補的にポリ A が付加することになる．ピコルナウイルスでは，ウイルスゲノム RNA を唯一のウイルス由来の材料として，非感染細胞から調製した翻訳可能な抽出液を用いて，ウイルス蛋白質の合成，少量のマイナス鎖合成，子孫プラス鎖合成，そして感染性粒子の形成が起こる無細胞系が報告されている．シンドビスウイルスゲノムは，5′ 末端にキャップ構造が，3′ 末端にポリ A が付加された典型的な真核細胞の mRNA の構造をとっている．黄熱病ウイルスや日本脳炎ウイルスでは，5′ 末端にはキャップ構造が付加されているが，3′ 末端にポリ A は付加されていない．プラス鎖 RNA ウイルスのゲノム複製にかかわる宿主因子についてはあまり解析が進んでいない．植物ウイルスであるブロモモザイクウイルス(BMV)や動物ウイルスであるフロックハウスウイルスでは，酵母を用いた複製系が開発され(後述)，各種の宿主因子の解析が進むものと期待されている．

2. マイナス鎖および二本鎖 RNA ウイルスゲノムの転写と複製

ラブドウイルス科，パラミクソウイルス科，フィロウイルス科，オルトミクソウイルス科などに属するウイルスのゲノムは一本鎖マイナス鎖 RNA，すなわち mRNA に相補的な配列を持つ RNA である．マイナス鎖 RNA ウイルスには身近な感染症の原因ウイルスが多く含まれている．インフルエンザウイルス(オルトミクソウイルス科)やおたふく風邪ウイルスや麻疹ウイルス(パラミクソウイルス科)などが例である．一方，狂犬病ウイルス(ラブドウイルス科)やエボラウイルス(フィロウイルス科)などの激しい病態を引き起こすウイルスも含まれている．これらのほかにマイナス鎖をゲノムとして持つものとして，ブニヤウイルス科やアレナウイルス科があげられる．これらのウイルスではゲノムの一部がプラス鎖であり，一部がマイナス鎖である．これらのウイルスとインフルエンザウイルスではゲノム RNA は分節化している．

マイナス鎖 RNA ゲノムは，ウイルスコードの RNA 依存性 RNA ポリメラーゼと複合体を形成して粒子内に存在し，細胞に感染する．感染直後には，まず，この複合体からの遺伝子の転写が起こる(**図 10-15**)．合成される mRNA は典型的な真核細胞 mRNA の形態であり，分節ウイルスでは分節ごとの，非分節ウイルスでは一本鎖上に並んだそれぞれの遺伝子に相当する mRNA が合成される．パラミクソウイルスでは，キャップ構造の合成はウイルスのポリメラーゼサブユニットが担っている．インフルエンザウイルスは，転写のプライマーとして宿主のキャップ構造を持った RNA から切り取ったキャップ構造を含んだオリゴヌクレオチドを用いる．したがって，mRNA

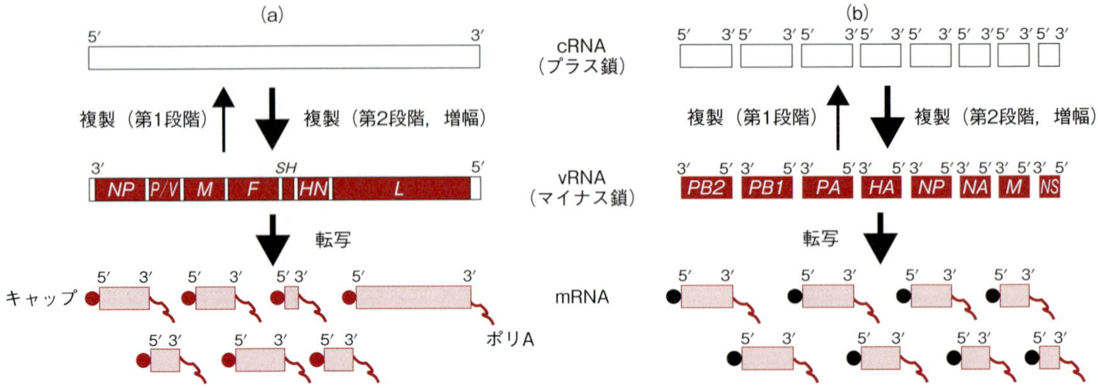

図10-15　マイナス鎖RNAウイルスゲノムの複製と転写
(a)はおたふく風邪ウイルス（パラミクソウイルス），(b)はインフルエンザウイルス（オルトミクソウイルス）の場合を示している．ラブドウイルスやフィロウイルスでもパラミクソウイルスと同様の機構で進行する．赤色の中に各ウイルス遺伝子（ゲノムは鋳型の配列）を略語で示した．vRNA: viral genome RNA, cRNA: complementary RNA, mRNA: messenger RNA

の5′末端には，ウイルスゲノムにはない配列が存在する．5′末端のキャップ構造とそれに続く十数塩基，および3′末端側のポリAについては，ウイルスゲノムにその相補的な配列はない．複製反応では，まずゲノムRNAに完全に相補的なプラス鎖RNAが合成され，次いでこれを鋳型に子孫マイナス鎖RNAが増幅される（**図10-15**）．

RNAポリメラーゼの鋳型として機能するのは裸のRNAではなくヌクレオカプシド蛋白質（NとかNPと略される）との複合体である．ラブドウイルスやパラミクソウイルスでは，RNAポリメラーゼを構成するのはLとLの補助因子であるP（あるいはNSと呼ばれる）蛋白質である．LはRNA合成のみならず，キャッピング，ポリA付加反応なども触媒する．インフルエンザウイルスのRNAポリメラーゼは，PB2，PB1，PAの3種の蛋白質サブユニットからなっている．この酵素は，RNA重合反応のほかにポリA付加反応やキャップRNA制限反応などを触媒する．鋳型であるvRNAの両末端は部分的に互いに相補的であり，ポリメラーゼはこの部分に結合して機能する．DNAウイルスの場合とは異なり，転写と複製の基幹酵素はウイルス由来の1種類のRNA依存性RNAポリメラーゼである．したがって，転写酵素として機能する場合と複製酵素として機能する場合には異なる調節因子が必要と考えられるが，その実体は不明である．

マイナス鎖RNAゲノムの転写と複製にかかわる宿主因子の同定は遅れている．ラブドウイルスやパラミクソウイルスでは，一群の細胞骨格関連蛋白質が転写・複製の宿主因子として機能する．VSVではチュブリンや微小管関連蛋白質により転写反応が強く促進される．センダイウイルスでは転写反応は完全にチュブリンに依存している．チュブリンは，VSVやセンダイウイルスのLと直接相互作用してRNAポリメラーゼの活性を調節している．麻疹ウイルスの宿主因子はやはりチュブリンである．ヒトパラインフルエンザウイルス3型とヒトRSウイルスではアクチンが働く．アクチンは，麻疹ウイルスではRNA-N複合体に相互作用してRNA合成の終結因子として機能する可能性も議論されている．インフルエンザウイルスでも，宿主因子の存在が認められている．

レオウイルス科に代表されるウイルスのゲノムは，多くの場合分節化した二本鎖RNA構造をとっている．感染後，まず一方の鎖を鋳型として，粒子付帯のRNA依存性RNAポリメラーゼによってプラス鎖合成のための転写が起こる．増殖サイクルは一本鎖マイナス鎖ウイルスと似ている．2分節の二本鎖RNAをゲノムとするある種のビルナウイルスで，2分節の合成プラス鎖 RNA を細胞に導入することで感染性粒子を回収できる実験系が報告されている．すなわち，プラス鎖 RNA が翻訳の鋳型として働き，合成された RNA ポリメラーゼの働きによってプラス鎖合成の鋳型であるマイナス鎖が合成され，一本鎖 RNA を形成して粒子に取り込まれたものと考えられる．しかし，複製と転写の詳細な分子機構については解析が進んでいない．

2 レトロウイルス

レトロウイルスはプラス鎖 RNA をゲノムとして持ちながら，ゲノム複製過程でいったん DNA を経由する様式をとる．オンコウイルス亜科（HTLV-Ⅰなど），レンチウイルス亜科（HIV など），および顕著な病原性が認められていないスプーマウイルス亜科（サルフォーミーウイルスなど）に分けられている．

オンコウイルスは，がんを誘引する（**図 10–16**）．代表的な例は，細胞増殖の制御にかかわるがん遺伝子（v-*onc*）を持つ場合である．v-*onc* のプロトタイプである細胞の c-*onc* の産物は，増殖因子，増殖因子レセプター，増殖シグナル伝達因子/制御因子，あるいは増殖にかかわる遺伝子の転写制御因子などをコードしている（**図 10–8**）．v-*onc* は c-*onc* の成熟 mRNA の cDNA のかたちでレトロウイルスに取り込まれ，強い活性を持つような変異が導入されたと考えられている．CD4 陽性 T 細胞に感染する HTLV-Ⅰでは，やや事情が異なっている．このウイルスは v-*onc* に相当する因子をコードしていない．しかし，Tax と呼ばれる転写活性化因子をコードしており，Tax はある種の宿主の転写因子と複合体を形成して，T 細胞の増殖因子である IL-2 や IL-2 レセプター遺伝子の転写を活性化する．その結果，成人 T 細胞白血病を引き起こす．HTLV-Ⅰは成人 T 細胞白血病のほかにも，HAM（HTLV-Ⅰ associated myelopathy，HTLV-Ⅰ関連脊髄症）と呼ばれる痙性脊髄麻痺を起こす．オンコウイルスでは，v-*onc* によるがん誘発の場合のほかに，自身の持つ強い転写プロモーター（LTR，後述）が c-*onc* の近傍に組込まれ，細胞増殖制御の異常がもたらされてがんが誘発される場合もある．

レンチ（「おそい」の意）ウイルスはがんを誘発せず，遅発性感染の様態を示す．主にリンパ球に感染し，進行性に免疫の異常を引き起こし，最終的には免疫不全による死をもたらす．代表例は HIV であり，このウイルスがもたらす疾患が後天性免疫不全症候群（acquired immunodeficiency

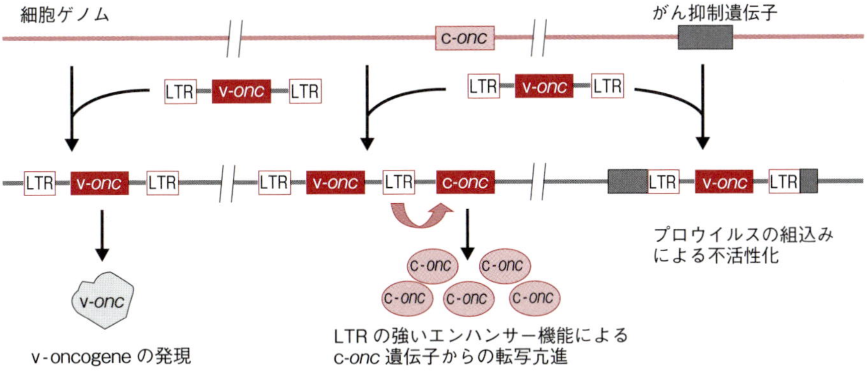

図 10–16 がんウイルスによる細胞がん化機構

細胞ゲノムへのプロウイルスの組込みにより，ウイルス性がん遺伝子（v-*onc*, v-oncogene）の発現や細胞性がん遺伝子（c-*onc*, c-oncogene）の転写の亢進が起こる．がん抑制遺伝子の破壊（相同染色体の両遺伝子座に組込まれる例はない．もう一方の遺伝子座での遺伝子変異や欠失などが必要）の可能性も考えられる．

syndrome, AIDS)である．HIVの主な標的細胞は，ウイルスのレセプターを持つCD4陽性T細胞とマクロファージであり，感染経路は血液，接触，性交渉，母乳などである．性交渉での感染に加えて，血友病の治療に用いられたHIV混入血液製剤やHIV感染麻薬常習者間での注射器共用による伝播は大きな社会問題である．感染細胞のアポトーシスや感染細胞と未感染細胞との融合による多核細胞形成による細胞死に加えて，末梢では未感染CD4陽性T細胞も死にやすくなる．これらの免疫担当細胞の減少がAIDSにつながる．最近になり，不治の病といわれていたHIV感染症も，ある程度は制御可能になってきた．単剤では複製過程における高い変異率による抵抗性ウイルスの出現が問題であったが，逆転写酵素阻害薬とウイルスプロテアーゼ阻害薬を組み合わせる方法(HAART法, highly active antiretroviral therapy)がきわめて効果的であった．大量に不断に薬剤投与を行う必要がある点とそのために高価でありすぎる点は，改善されなければならない．

レトロウイルスのゲノムは一本鎖プラス鎖RNAである．このゲノムRNAは，感染細胞において粒子付帯の逆転写酵素により，まず相補的なマイナス鎖DNAに読み替えられる(**図10-17**)．プライマーは細胞のtRNAである．たとえばラウス肉腫ウイルスの場合にはトリプトファンtRNAが用いられる．合成された短鎖マイナスDNAはゲノムの3′末端へ移行して(第一のジャンプ)，全長マイナス鎖DNA合成のプライマーとなる．鋳型RNAが3′側の繰り返し配列(LTR)の直前に存在するポリプリン配列(PPT)を残して，RNase H活性により消化され，これをプライマーとして短鎖プラス鎖DNAが合成される．一般的には，この短鎖DNAがマイナス鎖DNAの3′に移行して(第二のジャンプ)，両端にLTRを持った二本鎖DNAが完成するモデルが提唱されている．この変換機構では，両末端に(5′)U_3-R-U_5(3′)/(3′)$\underline{U_3}$-$\underline{R}$-$\underline{U_5}$(5′)(下線は相補的な配列を意味する)という配列(LTR, long terminal repeat)ができあがる．LTRは，強い転写プロモーター活性を制御する転写制御領域および転写後

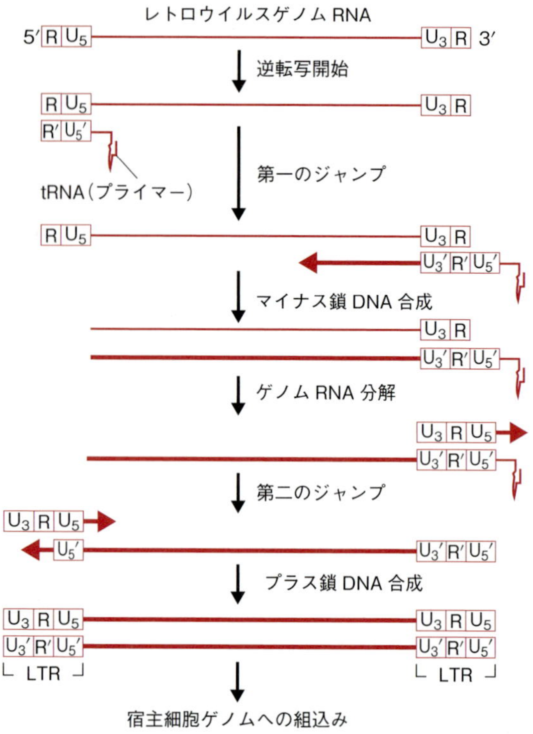

図10-17　レトロウイルスゲノムの複製機構
RNAは細線で，DNAは太線で表した．U_5とU_3はゲノム5′および3′にユニークな配列で，Rは5′および3′で共通の配列．U_5'，U_3'，R′は，U_5，U_3，Rに相補的な配列を意味している．

のRNAの加工調節にかかわる配列を含んでいる．合成された二本鎖DNAは，宿主細胞ゲノムに組込まれる．この組込まれた状態で，宿主のDNA依存性RNAポリメラーゼにより合成される全長のmRNAが子孫ゲノムであり，GagやPol蛋白質合成のためのmRNAとしても機能する．また，Env蛋白質やさらにその下流に存在するがん遺伝子産物などは，それぞれスプライシングにより産生されるmRNAから合成される．

HBV(ヘパドナウイルス科)のゲノムはDNAであるが，ゲノム複製過程に逆転写段階が存在する．HBVゲノムは，感染細胞内でまず宿主のDNA依存性RNAポリメラーゼにより転写され，RNAに読み替えられる．このRNAが，レトロウイルスの場合と同様に，逆転写されて子孫DNAとなる．

D ウイルスの遺伝学/逆遺伝学

1 ウイルスの変異

ウイルスの変異は，ウイルスが宿主防御機構を回避し，あるいは薬剤耐性を獲得するための重要な分子機構である．RNAウイルスの制御を考えるとき，重要な問題の一つは，抗原性の変化速度が著しく速いことである．その原因の一つは，ウイルスRNAポリメラーゼの不正確さにある．DNAゲノムでは，逆転写過程を経るものを除いて，変異率は$10^{-9\sim-10}$/サイト/年と考えられているが，RNAゲノムではその10^5倍も高いと推定されている．読み間違いは，ゲノム上の点変異となる．インフルエンザウイルスを例にとると，細胞レセプターであるシアル酸を認識するのはウイルスの赤血球凝集素(ヘマグルチニン，hemagglutinin，HA)であり，ウイルスの中和抗体はこの認識を阻害する．ウイルスに感染して，一度抗体ができ上がっても，免疫系の淘汰圧を逃れたHAに変異が入った新たなウイルスが生じると，この防御システムは効力を持たない．毎年のようにインフルエンザウイルスに感染し，流行株の予測がはずれるとワクチンがよく効かない，などの問題はこの抗原性の変化による．このような変異による抗原性の変化を抗原ドリフトと呼ぶ．変異による抗原性の高い変化速度はHIVでも同様で，容易に有効性の高いワクチンを開発できない理由となっている．

その他の変異導入の機構として，遺伝的組換えやポリメラーゼの鋳型の切替えが考えられている．前者では，ゲノムの一部が異なる(同種あるいは近縁)ウイルスのゲノムと組換えを起こす．レトロウイルスの宿主細胞ゲノムへの組込みも組換え反応の一種である．後者では，同一ゲノム内で鋳型上をジャンプし異なる部分を読みつないだり，異なるゲノムへジャンプし読みつなぐことにより，大きな変異が導入される．この機構により，欠陥干渉粒子(defective interfering particle，DI粒子)が生まれると考えられている．たとえば，ウイルスコード領域を欠損し，制御領域だけを残したようなDIゲノムは，制御領域に結合する因子の競合阻害要因となり，DIゲノムの存在下では，正常ウイルスゲノムの機能発現が制約されることになる．

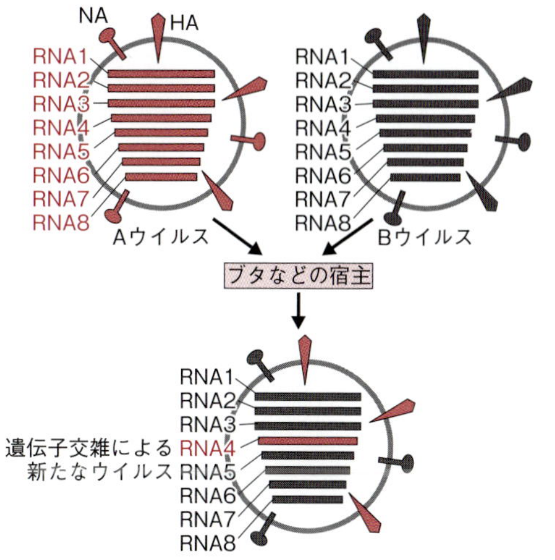

図10-18　遺伝子交雑による新型インフルエンザウイルスの出現
二つのウイルス間で，HAをコードするRNA 4分節を組換えたウイルスの出現について例示している．

分節化したウイルス，たとえばインフルエンザウイルスでは，さらに遺伝子再集合(genetic reassortment)という問題がある．分節ゲノムを持つため，一つの宿主に2種類の株が感染すると，分節が混合した新たな株が出現する(**図10-18**)．実際，トリのインフルエンザウイルスとヒトのインフルエンザウイルスがブタに感染することで，ヒトに感染性を持ちながら，これまでのものとは大きく抗原性の異なるウイルスが出現すると考えられている(抗原シフト)．

変異は宿主や増殖環境の選択においても重要な機構であると考えられる．温度感受性変異体に代表される条件致死変異体は，ウイルスの増殖環境(温度など)の変化に対応できず，致死となる．また，宿主依存性変異体は，元来の宿主ではない異種の宿主で継代を繰り返すことにより，もとの宿主での増殖性や病原性を失った変異体を意味する．狂犬病ウイルスなどに対するワクチンの作製には，この原理を応用して，ニワトリ胚やウサギ脳で継代して弱毒化したウイルスを用いる．ところで，ウイルスには，quasispecies(準種あるいは擬種)という概念がある.「種」と呼ぶには多様すぎるゲノムの不均一性(変異)を持った集団を意味する．とくに，RNAウイルスでは複製の不正確さによりquasispecies性は顕著である．上述したように条件致死という言葉があるが，quasispecies は条件により生存性が向上するものを含んでいる可能性がある．抗体に対する抗原性の変異体や薬剤抵抗性変異体などを含むだけではなく，T細胞指向性がマクロファージ指向性に変化するといった例のように，宿主域を変える変異体などもquasispeciesとして存在する可能性がある．

2 ウイルスの逆遺伝学

近年のウイルス学研究の急速な進展を支える技術の一つは，ウイルスの逆遺伝学(reverse genetics，**リバースジェネティクス**)の方法である．リバースジェネティックスにより，人為的に遺伝子に変異を導入したウイルスを得ることができ，ウイルス蛋白質の機能や宿主細胞との相互作用，さらに病原性の要因となる因子の同定などの解析が容易となった．

DNAウイルスの場合は，粒子より精製したウイルスゲノムを細胞に導入するだけで感染性粒子が得られる(**図10-19**)．このようなゲノムは，「感染性ゲノム」と呼ばれ，細胞質で増殖するポックスウイルスを除き，ほとんどのDNAウイルスゲノムが該当する．精製DNAゲノムから感染性ウイルス粒子を得る試みは，1960年代後半にアデノウイルス，SV40，ポリマーウイルスなどで試みられた．当時は，ウイルスゲノムの細胞への導入(トランスフェクション)には，DEAE-デキストラン法が用いられていたが，1973年にGrahamらにより，DNAとリン酸カルシウムとの共沈物を細胞に取り込ませるリン酸カルシウム法が確立された．この方法はDEAE-デキストラン法と比較し，アデノウイルス粒子の回収効率を約100倍も向上させた．その後，リン酸カルシウム法は，

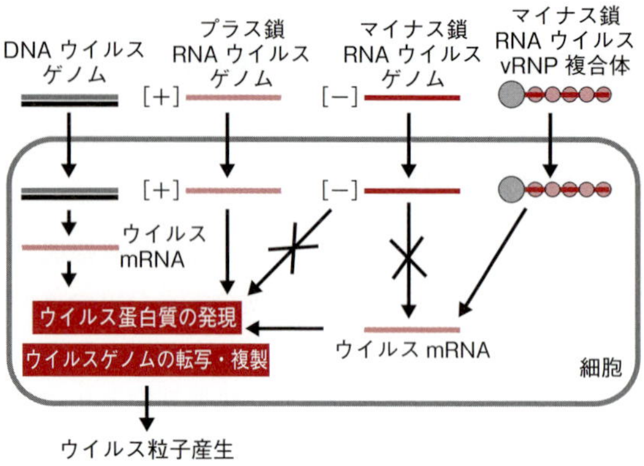

図10-19 感染性ゲノムおよびゲノム-蛋白質複合体

ウイルスゲノムに限らず細胞内へのDNA導入法として広く汎用されることになった．遺伝子操作が容易にできるようになると，ウイルスゲノムをプラスミドに組込み，細胞にトランスフェクションすることでウイルス粒子が得られるようになった．現在では，感染ゲノムの概念は，各種ウイルスを用いた遺伝子治療用ベクターの開発の基盤となっており，DNAウイルスの逆遺伝学は医学的な応用へと発展している．

RNAウイルスのうち，プラス鎖RNAゲノムは細胞に導入するとウイルスmRNAとして機能し，複製過程に必要な因子を含むウイルス蛋白質が合成され，感染性粒子の産生が起こる．大腸菌を宿主とするQβファージにおいて，プラス鎖RNAウイルスゲノムの導入による感染性粒子の回収に初めて成功した．感染性粒子は，Qβファージ RNAゲノムのcDNA(complementary DNA，相補的DNA)を組込んだプラスミドを用いてトランスフォームした大腸菌から回収された(**図10-20**)．RNAウイルスでも逆遺伝学が応用できることを示唆した重要な成果である．

動物RNAウイルスでゲノムcDNAから感染性粒子の回収に成功した最初の例は，プラス鎖RNAゲノムを持つポリオウイルスであった．改良されたこのリバースジェネティックス系を用いて，ゲノムの5′末端配列に存在するIRES(internal ribosome entry site)による翻訳機構，神経指向性，あるいは病原性などについての解析が進ん

だ．さらに興味深いことに，HeLa 細胞の抽出液を用いてウイルスゲノム cDNA から mRNA(＝ウイルスゲノム)を合成させ，次いで翻訳反応を起こさせることで，感染性を持つポリオウイルス粒子が産生されている．この事実は，生細胞を用いずとも試験管内で完全にウイルスの粒子形成までを再現できることを示しており，ウイルスが化学的に「合成」できたともいえる．この画期的な報告はワクチン開発などへの応用が期待されているが，一方でバイオテロへも悪用されるのではと危惧されている．

近年になりC型肝炎ウイルスにおいても，試験管内で合成したゲノム RNA を培養細胞内に導入することで感染性粒子が回収されるようになった．生体内以外でC型肝炎ウイルスの増殖はほとんど起こらないことが知られていたが，劇症肝炎患者から分離した株を用いることで，特定のヒト肝細胞株において効率よくゲノム複製が起こり，生体内で作られたウイルス粒子とほぼ同様な形態を持つ感染性粒子が得られた．この方法が開発されたことで，C型肝炎ウイルスのゲノム複製や粒子形成機構の解析が進展し，新たな抗ウイルス薬やワクチン開発が進められている．また，SARS(重症急性呼吸器症候群)の原因ウイルスであるコロナウイルスでも，逆遺伝学を利用した解析が進められている．

植物ウイルスでのリバースジェネティクス系も，最初にプラス鎖 RNA ウイルスであるブロモモザイクウイルスやタバコモザイクウイルスなどで確立した．ブロモモザイクウイルスは，3分節のゲノム(RNA1～3)を持つため，ゲノム cDNA から合成した5′末端にキャップ構造を持つ3種類の RNA を同時に植物体内に導入することで感染性粒子が得られた．組換えウイルスを用いた解析から，感染の拡散にかかわるウイルス性因子の解析や，宿主のウイルス抵抗性因子の働きなどが明らかとなった．また，出芽酵母内でブロモモザイクウイルスゲノムからのウイルス RNA 合成系が作出され，酵母の遺伝学を利用して，RNA 合成に関与する宿主因子の候補のスクリーニングが行われている．

一方，マイナス鎖 RNA ウイルスの場合，RNA ゲノムをそのまま細胞内に導入しても，また細胞内で発現させても感染性粒子の産生は起こらない．マイナス鎖 RNA ウイルスゲノムの転写・複製には粒子付帯の RNA 依存性 RNA ポリメラーゼが必要だからである．リバースジェネティクス系により感染性粒子を得るには，ウイルス粒子内に存在している RNP 複合体(ウイルスゲノム RNA とウイルス蛋白質の複合体)として細胞に導入するか，RNP 複合体を構成する要因すべてを細胞内で発現させ vRNP 複合体を再構成させる必要がある(**図 10-20**)．そのため，実験系の構築が煩雑であり，マイナス鎖 RNA ウイルスのリバースジェティクス系の確立は遅れていた．

マイナス鎖 RNA ウイルスの RNP 複合体を，細胞に導入し，感染性ウイルスを回収した最初の例はインフルエンザウイルスである．Rochovansky らは，ウイルス粒子から RNP 複合体を精製し，細胞に導入し，RNA ゲノムに付随するウイルスポリメラーゼにより転写・複製を起こし，感染性粒子の回収に成功している．その後，試験管内で RNA ゲノムとウイルス蛋白質を用いて再構成した RNP 複合体によっても粒子産生が起こることが示され，ウイルス遺伝子を操作した組換えウイルスの作製が可能であることが示された．さらに，ウイルスゲノムに対応する cDNA プラスミドセットを用いて RNP 複合体を細胞内で再構成させるリバースジェネティクス系が確立され，容易に遺伝子組換え技術の応用が可能となった．加えて，ブロモモザイクウイルスの場合のように，酵母を用いた系も確立され，宿主因子のスクリーニングが進みつつある．

マイナス鎖 RNA ウイルスで初めてゲノム cDNA から感染性粒子の回収に成功したのはラブドウイルス科に属する狂犬病ウイルスである．約 12 kb の長さの狂犬病ウイルス RNA ゲノムおよび転写・複製に必要なウイルス蛋白質であるウイルスポリメラーゼや核蛋白質などを細胞に同時に発現させる方法により，ウイルス RNP 複合体を再構成させ，ウイルス複製および粒子形成を行わせた．続いて，ラブドウイルス科の水泡性口内

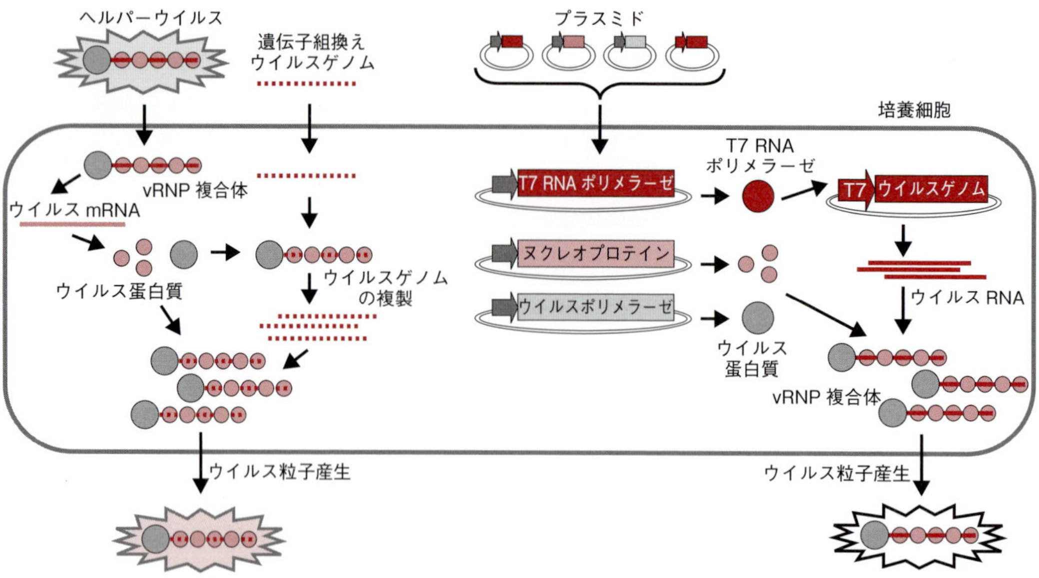

図10-20　マイナス鎖RNAウイルスのリバースジェネティクス系

炎ウイルスとパラミクソウイルス科に属するセンダイウイルスや麻疹ウイルスでリバースジェネティクス系が確立された．中でも，わが国で開発されたヘルパーウイルスを用いたセンダイウイルスの粒子回収系は，もっとも効率の良い系の一つであり，現在では改良が進められて遺伝子治療用のベクターとして応用されている．

リバースジェネティクスの拡張的な技術利用により，シュードタイプウイルス（pseudotype virus）への応用が行われている．pseudo- とは「偽りの・擬似の」という意味であり，シュードタイプウイルスとはあるウイルスゲノムが他のウイルスのエンベロープに包まれているウイルスのことである．レトロウイルスのゲノム cDNA に水泡性口内炎ウイルスの G 蛋白質 cDNA を組込んだ発現プラスミドを細胞に導入することで，G 蛋白質を含んだエンベロープに取り込まれたレトロウイルスゲノムを持つ感染性粒子が回収される．G 蛋白質はリン脂質を標的として細胞に感染するため，回収されたシュードタイプウイルスはもともとのレトロウイルスが指向性を示さない細胞にも感染が可能となる．

二本鎖 RNA ウイルスでも，リバースジェネティクス系の開発の試みがされている．合成した 10 本のレオウイルスウイルス二本鎖 RNA と同時にウサギ網状赤血球抽出液で翻訳したウイルス蛋白質をトランスフェクションすることで感染性粒子が得られた．最近になり，ゲノム cDNA を組込んだプラスミドを用いたリバースジェネティクス系の開発が進んでいる．

ウイルスゲノムの複製と転写に関する知見は，ウイルスの増殖と病原性発現のメカニズムを理解するための，またこれらをもとにウイルス疾患を制御するための基盤である．また，遺伝子治療などのための道具としてのウイルスベクター構築の基盤でもある．現在までに有効な遺伝子治療プロトコールに使われているのは，ウイルスを土台としたものだけである．レトロウイルスに加えて，アデノウイルス，ヘルペスウイルス，あるいはアデノ随伴ウイルスなどの特性を生かした実験系が模索されている．今後もウイルスゲノムの機能発現とその調節機構には注目していく必要がある．

第11章 ウイルスの生態と伝播

今年はインフルエンザの流行年であるとか麻疹(はしか)の流行年であるとかいわれる．またインフルエンザは冬に，日本脳炎は夏の終わりに流行することが知られている．これらの感染症の流行にはなぜ周期性がみられるのか，またこれらの病原体は流行と流行の間(流行間期)は，どこに身を潜めているのであろうか．さらに，近年，エイズ，エボラ出血熱などの以前その存在がまったく知られていなかった新しい感染症(emerging disease)の流行が注目を集めている．これらの病原体はどこから，そしてなぜ最近になって出現したのであろうか．自然界においてウイルスはその種を維持するためにどのようなしくみを備えているのかを研究する学問をウイルスの生態学(ecology)という．

ウイルスは生きた細胞の中でしか増殖できず，外界では多くは比較的短時間で失活するため，その生存のためには**感受性宿主**(susceptible host)が必要となる．つまり，ウイルスは感受性宿主集団中で一定の伝播サイクル(transmission cycle)を繰り返すことにより，はじめて自然界での存続が可能となるのである．

本章では，まず主要なヒトと動物のウイルス病を中心に，自然界におけるその存続と伝播の機序にふれ，次いでヒトのウイルス病について，その伝播の経路(route of transmission)と，これに関連する諸要因について述べてみよう．

A ウイルスの自然界存続

広く自然界におけるウイルスの存続の機序を理解するために，ここでは四つの典型的なモデル(松本：Bacteriological Reviews **33**, 404–418, 1969)を基に説明する．

1 短サイクル型の存続

ヒトからヒトへウイルスの伝播が短いサイクルで次々と繰り返されることにより，その種が維持されるウイルス群がある(**表 11–1**)．

1．麻疹と限界人口規模

麻疹ウイルスを例にとろう．麻疹は患者のくしゃみや咳により飛び散った飛沫中に含まれるウイルスの吸入により感染(**飛沫感染** droplet infection)するが，外界に排出されたウイルスは比較的短時間で失活するため，感染の成立にはヒトとヒトとのかなり密接な接触が必要となる．また麻疹の経過は発症後，急性に経過し回復するため，感染者がウイルスを新しい宿主に伝播しうる期間(**伝播期間** communicable period)は，感染後10日頃から5，6日間にすぎず，この間に新しい宿主への感染が成功しないと，ウイルスの伝播の連鎖は途切れてしまう．麻疹に対する感受性は**母子免疫**(maternal immunity)の消失する生後6カ月頃より高まり，感染するとほとんどが顕性発症し(**顕性感染** apparent infection)，感染後には患者に強力な永続性の免疫が付与される．

表 11-1　主要なヒトのウイルス性疾患の疫学的[a]・生態学的[b]特徴

疾　患	感染様式	潜伏期(日)[1]	伝播期間[2]	不顕性感染の頻度[3]	起因ウイルスの自然界存続のパターン[b]
麻　疹	呼吸気道	9〜12	中期間	低率	短サイクル型
インフルエンザ	呼吸気道	1〜2	短期間	中等度	短サイクル型
か　ぜ	呼吸気道	1〜3	短期間	中等度	短サイクル型
細気管支炎，クループ	呼吸気道	3〜5	短期間	中等度	短サイクル型
風　疹	呼吸気道，経胎盤	17〜20	中期間	中等度	短サイクル型
ムンプス	呼吸気道，唾液	16〜20	中期間	中等度	短サイクル型
ポリオ	消化管	5〜20	長期間	高率	短サイクル型
エンテロウイルス感染	消化管，呼吸気道	6〜12	長期間	高率	短サイクル型
A 型肝炎	消化管	15〜40	長期間	高率	短サイクル型
ロタウイルス胃腸炎	消化管	2〜4	中期間	中等度	短サイクル型
ノロウイルス下痢症	消化管	2〜4	中期間	中等度	短サイクル型
痘　瘡	呼吸気道	12〜14	中期間	低率	短サイクル型 (抵抗性ウイルス型？)
水　痘	呼吸気道	13〜17	中期間	中等度	慢性持続性感染型
単純ヘルペス	唾液，性交	5〜8	長期間	中等度	慢性持続性感染型
伝染性単核症	唾液	30〜50	長期間	高率	慢性持続性感染型
B 型肝炎	接種，性交，経胎盤	50〜150	きわめて長期間	中等度(高率[4])	慢性持続性感染型
C 型肝炎	接種	40〜60	きわめて長期間	中等度	慢性持続性感染型
エイズ	性交，経胎盤，接種	1〜10(年)	きわめて長期間	低率	慢性持続性感染型
狂犬病	病獣の咬傷	30〜100	−	−	慢性持続性感染型[5]
デング熱	カの刺傷	5〜8	短期間	中等度	節足動物媒介型
日本脳炎	カの刺傷	7〜10	−	高率	節足動物媒介型

[1]初期症状出現までの期間．　[2]短期間は 4 日以内，長期間は 10 日以上を示す．　[3]低率は 10%以下，高率は 90%以上を示す．
[4]発展途上国．　[5]長期存続宿主動物(ヒト以外)での感染．
[[a]Fenner, F.：Medical Microbiology, Section 2, Baron S ed., 1996 より一部改変．　[b]Matumoto, M.：Bacteriological Reviews, 33, 404–418, 1969]

従来麻疹はほぼ 1〜2 年おきに流行していた．これは麻疹ウイルスの**伝播力**(transmissibility)が著しく高く，一度流行すると患者周囲のほとんどの乳幼児が感染し免疫を得るが，その後子供が生まれたり，他地域から移住してきたりして感受性者の蓄積があり，1〜2 年で再び流行が起こりうる一定の**感受性者密度**(**限界密度** threshold density)に達するためと説明されている．それではこの流行と流行の間，ウイルスはいかに生き延びるのであろうか．従来の研究によると，本ウイルスは大都市など人口 50 万以上(これを**限界人口規模** critical population size という)の集団では外部からの侵入がなくてもウイルスは常時存在可能で，これらの集団の中のわずかに残っている感受性者間をぬうように，ほそぼそと伝播の連鎖を保っていくことができる．ヒトが唯一の**自然存続宿主**(natural reservoir host)であるということは，ウイルスの生存にとって大きな制約であるにちがいない．麻疹ウイルスは，その強い伝播力と大集団が高密度で生活する人間社会特有の機構を利用して，巧みに生き続けているわけである．

2. インフルエンザと抗原変異

飛沫感染し，きわめて伝播力の高いインフルエンザウイルスも短サイクル型の代表的なウイルスである．麻疹とは異なり，感染後の免疫は弱く持続性がないため再感染がきわめてよく起こり，それだけウイルスの存続に有利である反面，ウイルス感染後の潜伏期は 48 時間，これに続く伝播期間も 48 時間で，合計 4 日の非常に短いサイクルで次の感受性宿主へと感染していかねばウイルスは根絶やしになってしまう．このように厳しい制約下にあるインフルエンザウイルスの存続を可能にしているのは，本ウイルスの自在な抗原変異能である．A 型インフルエンザでは，10〜20 年の間隔で新型ウイルスが出現する．その後の流行が繰り返される過程で，再感染の際に抗体を有する宿主体内でウイルスの増殖が起こる結果，抗体に比較的抵抗性の抗原変異株が選択され，このようにして次々と少しずつ抗原性の異なる株が流行を引き起こしていく（**連続変異** antigenic drift）．しかし抗原変異がアミノ酸の置換に基づくものである以上，この種の小変異にも限りがあるわけで，これが限界に達した10〜20年後に再び新型ウイルスが出現し，宿主の免疫に妨げられることなく，**世界的大流行**（pandemic）を起こすと考えられる（**不連続変異** antigenic shift）．この抗原性の不連続的な大変異は，ヒト–動物間のウイルスの伝播を基盤として，ヒトと動物のインフルエンザウイルス遺伝子（**RNA分節**）の自然界における**遺伝的再集合**（genetic reassortment）により生ずると考えらえているが，詳細は関連の章を参照されたい．ともかく，インフルエンザウイルスは，連続変異と不連続変異により自らの抗原性を変化させることにより，宿主の免疫の監視網を巧みにくぐり抜けて生き続けているのである．

3．その他のウイルス

以上のウイルスのほかにも，パラインフルエンザ，RS，ライノなどの呼吸器ウイルス，また風疹，ムンプス，ポリオを含むエンテロウイルス，ロタウイルスも短サイクル型に属すると考えられる．エンテロウイルスの感染では，そのごく一部しか発症せず，大部分を占める不顕性感染者は行動を制限されることなく感染源としてウイルスの伝播に大きな役割を果たしていること，ウイルスの排泄は感染後数日から数週に及び比較的長期間伝播可能であることなどは，このウイルスの存続に有利な点である（**表11–1**）．

なお，動物を宿主として**短サイクル型伝播**をするものには，イヌにおけるジステンパーと狂犬病ウイルス，牛疫ウイルスなどがある．

2　抵抗性ウイルス型の存続

外界抵抗性が強く，かなりの期間活性を保ちうるウイルスの場合，宿主同士の直接の接触がなくても感染でき，したがって長いサイクルでの伝播が可能となり，ウイルスの生存に有利となる．もちろん宿主の直接の接触があれば短サイクルの伝播も起こりうる．この型の典型的なウイルスは動物のウイルスにみられ，鶏痘，牛痘などの種々のポックスウイルス，鳥類のニューカッスル病ウイルス（Newcastle disease virus，NDV）などが知られている．

ヒトの代表的なポックスウイルスである痘瘡ウイルス（**表11–1**）は，主として短サイクル型の伝播をするが，外界での抵抗性もかなり強く痂皮に付着したウイルスは室温で1年以上生存する．本ウイルスについては，その宿主がヒトに限られていること，回復後には強力な持続性の免疫ができ再感染のないこと，感染後ウイルスを長期間保有し続ける**ウイルスキャリア**（virus carrier）が存在しないことなど，その制圧に有利な条件が備わっていたことから，優れたワクチンである種痘を用いて，全世界レベルにおける本ウイルスの感染サイクルの完全遮断が成功し，ついに1980年WHOは正式にその根絶を宣言した．

3　慢性持続性感染型の存続

宿主に慢性ないし潜伏感染し，長期間にわたり継続的または間欠的に新しい宿主にウイルスを伝播するもので，ウイルスの存続にきわめて有利な伝播方式である．もちろんこの型のウイルスでも，短サイクル型や抵抗性ウイルス型などの伝播もありうるが，慢性ないし潜伏感染することが，これらのウイルスの存続に決定的な役割を果たしている．ヒトや動物のウイルス性疾患には，この型のものがきわめて多い（**表11–1**）．

1．ヘルペスウイルス群：潜伏感染とウイルスキャリア

単純ヘルペスウイルス1型および2型，水痘–帯状疱疹ウイルス，サイトメガロウイルス，EBウイルスなどヘルペス科のウイルスは，この型の代表的なもので，**不顕性感染**（inapparent infection）が多く，回復後もウイルスはしばしば宿主体内に持続ないし**潜伏感染**（latent infection）する．たとえば，単純ヘルペス1型は三叉神経節，

水痘ウイルスは脊髄後根神経節に潜伏感染することが知られており，その再発によってそれぞれ，単純疱疹および帯状疱疹が起き，これらの水疱を介するウイルスの伝播も起こる．このように初感染および再発患者も感染源となるが，単純ヘルペス，サイトメガロウイルスなどでは，その自然界存続に健康な**ウイルスキャリア**がより重要と考えられる．単純ヘルペス 1 型では，初感染の口内炎回復後かなり長期間ウイルスの排出が続くし，健康人の唾液からも時にウイルスが分離される．サイトメガロウイルスも感染者の尿，唾液，乳汁などに間欠的に長期間排出され，妊娠末期には子宮頸管粘液中にも排出されて出産時の産道感染の原因となる．

単純ヘルペスウイルスの伝播力は概して弱く，集団中をゆっくり伝播して大流行の形をとらないのに対し，主として飛沫により感染し，きわめて伝播力が強く，流行性に発生する水痘は一見短サイクル型の伝播の典型のようにみえる．しかし水痘ウイルスは，麻疹，風疹，ムンプスウイルスなどの存続できないような離島やへき地の小さな人口集団(**限界人口規模** 1,000 人弱)でも存続でき，患者の発生が持続することから，神経細胞への潜伏と再燃(帯状疱疹の形をとる)に基づいた長期にわたる持続感染の機序が，本ウイルスの種の持続の根幹をなしていることがわかる．

動物のヘルペスウイルスでは，サルの B ウイルス，ニワトリの伝染性喉頭気管支炎ウイルス，ウシの伝染性鼻腔気管支炎ウイルス感染などにおいて，キャリアの存在が知られている．

2．レトロウイルス：細胞遺伝子への潜伏

ウイルスが宿主体内に存続するためのもっとも巧妙な機序をエイズ(AIDS)，成人 T 細胞白血病(ATL)などのレトロウイルスにみることができる．これらのウイルスでは，ウイルス RNA をもとに逆転写酵素の働きにより合成されたウイルス DNA は，いったんは細胞染色体 DNA に挿入され，細胞 DNA と完全に一体化することにより，細胞の分裂増殖とともにウイルス遺伝子も増え続ける．以後，何らかのきっかけでこれらの細胞からウイルス RNA が転写され，大量のウイルスの増殖により発症に至る長い潜伏期(AIDS 1〜10 年，ATL 50〜60 年)の間，宿主の免疫などの防御機構による排除をまったく受けることなく，安定した**ウイルスキャリア**となる．

動物のレトロウイルスでは，ウマ伝染性貧血ウイルス，サル免疫不全ウイルスや各種動物の肉腫ウイルス，白血病ウイルスなどが知られており，感染個体は上記ヒトの場合同様に安定したウイルスキャリアとなる．また，トリやマウスの白血病ウイルス，マウス乳がんウイルスでは生殖細胞を介する親から子への伝播がこれらのウイルスの存続に重要である．

3．子宮内感染により存続するウイルス

動物を自然宿主とするウイルスにその例が多い．リンパ球性脈絡髄膜炎(lymphocytic choriomeningitis, LCM)ウイルスは，ヒト，サルなどにも感染するが，本来の存続宿主はマウスと考えられる．マウスが本ウイルスに生後 48 時間以後に感染すると，死亡あるいは耐過し免疫獲得個体となる通常の経過をとるが，子宮内または出生直後に感染すると，慢性の経過をとり，本ウイルスに**免疫寛容**(immunological tolerance)の状態となるとともに，生涯のウイルスキャリアとなる．キャリアが妊娠すると再び胎児の感染が起こり，このようにして，本ウイルスは**子宮内感染**の伝播サイクルにより非常に安定した自然界での存続を続けている．前述したトリやマウスの白血病ウイルスが生殖細胞を介して仔に伝播された場合にも仔は免疫寛容状態となり，生涯のキャリアとなる．

ヒトで B 型肝炎に感染している母親から子宮内または出生直後に感染した児の多くも同様の経過をとる．風疹ウイルスの子宮内感染により生ずる先天性風疹症候群児は生後一定期間ウイルスキャリアとなることが知られているが，この機序が本ウイルスの存続に果たす役割については明らかではない．

4．狂犬病ウイルスと広い宿主域

わが国には 1953 年まで狂犬病が存在した．こ

表 11-2 オーストラリアの野兎から分離された粘液腫ウイルス

年次	致死率(%)					
	＞99	99～95	95～90	90～70	70～50	＜50
1950～51	100%	—	—	—	—	—
1954～55	16	16	42	—	26	—
1958～59	—	24.6	29.2	26.1	14.0	6.1
1963～64	—	0.3	26.3	33.3	31.0	9.0

(Fenner, F.: The Biology of Animal Viruses. II, Academic Press, N. Y., 1968)

の間，本ウイルスはイヌを存続宿主とする短サイクル型の伝播により生存し続けたが，野犬の減少，イヌの**予防接種**などの対策の強化により消滅した．しかし，世界のほとんどの地域には今なお狂犬病が存在している．本ウイルスはイヌ，オオカミ，キツネ，コヨーテなどのイヌ科の動物の間では致死的な脳炎を起こし，短サイクル型の伝播を行っている．一方，マングースの類(*Viverridae*)イタチの類(*Mustelidae*)などは，感染後，長い間ウイルスキャリアとなり，本ウイルスの存続宿主となりうるという．また，吸血性または食虫性の種々のコウモリは短サイクル型の致死的感染をするとともに，これらの動物は冬眠中ウイルスに潜伏感染を続け，長期間のウイルスキャリアにもなりうるという．このように，これら多種の野生動物との間に形成された短サイクル型および慢性感染型の多様な伝播サイクルにより，本ウイルスは地球上に生存し続けている．

5. ウサギ粘液腫ウイルス：ウイルスと宿主の共存

ウイルスの生態と進化のうえから大変興味深い現象がウサギ粘液腫ウイルスについて観察されている．オーストラリアで欧州系の野兎が繁殖して農作物を荒らしたため，1950 年本ウイルスを用いて駆除する実験が開始された．このウイルスはカによって機械的に伝播され毎年夏に流行する．開始当初(1950～51 年)，導入されたウイルス株はウサギに 99％以上の高い致死率を示しながら大陸全体に広まったが，年とともにウイルスの毒力が低下し，1963～64 年に流行地の野兎から分離したウイルスには，95％以上の致死率を示す毒力株がほとんどみられないまでに低下した(**表 11-2**)．一方では，繰り返される流行により感受性の高いウサギが感染して死滅し，遺伝的に抵抗性のあるウサギが選択され優勢となり，ウサギとウイルスの間に新しい**生態学的平衡**(ecological equilibrium)が生まれた．その結果，感染したウサギは何週間もの長い間新しい宿主にウイルスを伝播できるようになり，人々の意図に反して宿主との共存を図りつつ，本ウイルスは巧妙にその自然界存続を可能としたのである．

このウイルスと宿主の**共進化**(co-evolution)に関する壮大な自然の実験(natural experiment)の結果は，近年話題の**新興感染症**(emerging infectious disease)の由来に関しても重要な示唆を与えている(後述)．

4 節足動物媒介型の存続

カやダニなどの吸血性節足動物により媒介される**アルボウイルス**(arbovirus：arthropod-borne virus の省略形)と総称される一群のウイルスがあり，トガウイルス科，フラビウイルス科，ブニヤウイルス科，一部のレオウイルス科のウイルスを含んでいる．ウイルス血症を起こしている自然宿主動物からの吸血により**媒介節足動物**(**ベクター** vector)に吸引された微量のウイルスは，そこである一定量にまで増殖した後(この期間を外潜伏期という)，再び吸血に際して他の動物に伝播される．おのおののウイルスの増殖性は節足動物の種により異なり，また節足動物はその種により一定の動物を吸血するために，ウイルスごとに特有のベクター–自然宿主の伝播サイクルが形成され

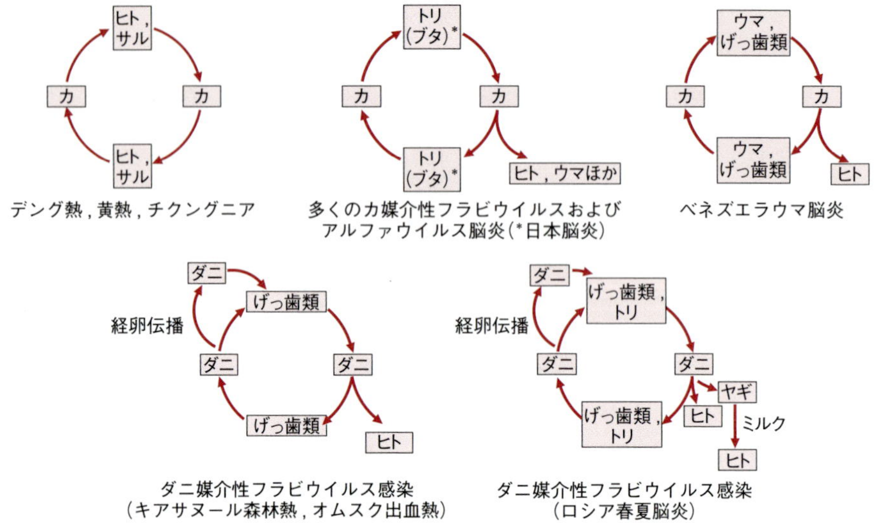

図 11-1　アルボウイルスの感染サイクルの諸型

る．一般的に，ベクターと宿主動物の豊富な熱帯地域が種々のアルボウイルスの常在地となるが，温帯地域や亜寒帯地域では，ベクターの活動およびベクター体内でのウイルスの増殖が環境温度により影響されるため，ウイルスの伝播も主として夏に限定される．**図 11-1** に代表的なアルボウイルス感染のサイクルを示した．

1．カ媒介性ウイルスの存続

フラビウイルス科のデングウイルスとトガウイルス科（アルファウイルス属）のチクングニアウイルスおよび黄熱ウイルスの自然宿主はヒトまたはサルで，ヒト，サル→カ（主として熱帯シマカ）のサイクルで伝播される．しかし，これらは例外的であり，多くのアルボウイルスでは霊長類以外の動物とベクターの間で本来のサイクルが成立している．後者の場合，ヒトへの感染は偶発的な出来事で，ヒトから他に伝播することのない**袋小路感染**である．黄熱ウイルスはかつてはヒト-カのサイクルでのみ存続すると考えられていたが（**都市型黄熱** urban yellow fever），その後アフリカや南米のジャングルでは，主としてサルと別種のカの間で同ウイルスが安定して存続していることが明らかとなり（**森林型黄熱** jungle yellow fever），現在ではこれが本来のこのウイルスの基本的な伝播様式であると考えられている．

アルボウイルスの大部分は各種のカにより媒介される．**自然宿主**は多くの哺乳類，鳥類である．フラビウイルスの場合，トリ-カの伝播サイクルを基本とするものが多いが，日本脳炎については，ブタ-カの伝播が自然界でのウイルスの増幅に重要とされている（**図 11-1**）．

温帯におけるカ媒介性のウイルスの自然生態では，ベクターがその活動を停止する冬期間の存続，すなわち越冬（overwintering）の機序が問題となる．これに関して，一部のカ媒介性フラビウイルスおよびブニヤウイルスでは卵を介するウイルスの伝播（**経卵**または**経卵巣伝播**）が知られており，卵による越冬の可能性も指摘されている．また，潜伏感染した野鳥あるいはまれにウイルス保有カの越冬も考えられている．最近はさらに冬眠動物の役割も注目されており，実験的にはある種のアルボウイルスに感染したコウモリ，一部の小型げっ歯類，ヘビやトカゲなどでは，冬眠中不顕性感染が持続し，暖かくなると再びウイルスの増殖が起こり，血中にウイルスが出現することが知られている．一方また，これらのウイルスはその地方では越冬せず，暖かくなると熱帯の常在地から，ウイルスを保有する渡り鳥などによって運び込まれてくるとする考えもある．

2．ダニをベクターとするウイルスの存続

一部のアルボウイルスには，ダニと脊椎動物宿主(哺乳類，鳥類)との間で生存を続けているものがある．宿主動物の感染は急性感染のため，ウイルスをダニに伝播しうる期間は数日にすぎないが，一方ダニの寿命はカに比べて長く，温帯や亜寒帯地方でも一年中生存するため，不顕性感染したダニはウイルスを長期間伝播しうる．加えて，ダニ媒介性のフラビウイルスでは，**経卵(経卵巣)伝播**が起こり，脊椎動物宿主の存在なしにも，ウイルスの自然界存続が可能である(**図 11-1**)．ロシア春夏脳炎ウイルスはロシア，北欧などのタイガ地帯に常在し，ベクターが活動する春から夏にかけて感染が拡大する．また，ダニ媒介性アルボウイルスではウイルスに感染している渡り鳥，あるいは感染したダニの寄生した渡り鳥により，ウイルスが遠隔の地に運ばれることもある．

感染したダニに刺されて，ヒトや家畜の感染が起こるが，これはウイルスの存続とは無関係な袋小路感染である．

5 人獣共通ウイルス感染症

ヒトおよび動物のウイルスには，以上のような4種の自然界存続の様式がある．ところでこれらの存続様式とは別に，上に述べた狂犬病，アルボウイルス感染症などのように，動物からヒトへの伝播が可能な感染症をヒトの側からみてとくに**人獣共通感染症**(zoonosis)と呼んでいる．

表 11-3 に人獣共通ウイルス感染症を一括表示した．これらの感染症については，本来の自然宿主は家畜や野生動物あるいは**ベクター**(媒介節足動物)であり，ヒトの感染はたまたまウイルスを保有するベクターに刺されたため，あるいは動物と密接に接する特殊な環境下で伝播されるもので，これから他に伝播することのない**袋小路感染**である(患者血液を介するエボラウイルス，ラッサウイルスの医原性の伝播は例外)．

1980 年以降に同定され報告された主要な感染症あるいは病原体の数は年平均 1 種以上に及び，**新興感染症**(emerging infectious disease)の名のもとに，これら新しい感染症の増加傾向に対して世界的に注意が喚起されている．これらのうちウイルス性疾患はその過半を占め，さらにその約半

表 11-3　主要な人獣共通ウイルス感染症

ウイルス科(属)名	ウイルス種	自然宿主	罹患宿主	感染経路・ベクター
アルファウイルス	多くの種	鳥類または哺乳類	ヒト，家畜	カ
フラビウイルス	多くの種	鳥類または哺乳類	ヒト，家畜	カ，ダニ(まれにヤギのミルク)
レオウイルス(オルビおよびコルチウイルス)	数種	哺乳類	ヒト，家畜	カ，ダニ
ブニヤウイルス	多くの種	哺乳類	ヒト	カ，スナバエ，ダニ
	ハンターンウイルス，シンノンブレウイルス	げっ歯類(野ネズミ)	ヒト	動物尿との接触
ラブドウイルス	狂犬病ウイルス	イヌ科，ネコ科の動物，マングース，コウモリなど	ヒト，ウシウマ	病獣の咬傷，引っ掻き傷，呼吸気道
ヘルペスウイルス	ヘルペス B ウイルス	サル	ヒト	感染獣の咬傷
アレナウイルス	LCM ウイルス	げっ歯類	ヒト	動物尿との接触
	ラッサウイルス	〃(マストミスネズミ)	〃	動物尿との接触，看護(血液や排泄物との濃厚接触[a])
ポックスウイルス	牛痘ウイルス	ウシ，げっ歯類，ネコ	ヒト	接触，皮膚擦過傷
	搾乳者結節ウイルス	ウシ	〃	〃
	猿痘ウイルス	サル，リス	〃	〃
	オーフウイルス	ヒツジ，ヤギ	〃	〃
フィロウイルス	エボラウイルス	?	ヒト	接触，医療行為(注射[a])
	マールブルグウイルス	サル？	〃	〃

[a] ヒトからヒトへの感染も起こる．

数は人獣共通感染症で，高い**致死率**(case fatality rate)を示すラッサ熱(致死率約 40%)，マールブルグ病(約 25%)，エボラ出血熱(50～90%)，ハンタウイルス肺症候群(約 50%)や重篤な腎症候性出血熱などを含んでいる．

生態学上，異なる生物種間には多様な相互関係が存在するが，宿主-微生物間で働く典型的な相互関係を考えると，①両者がともに利益を得る関係(**相利共生** mutualism)，②一方は利益を受け，他方は影響を受けない関係(**片利共生** commensalism)，および，③一方は利益を，他方は不利益を受ける関係(**寄生** parasitism)に 3 大別されるであろう．③は病原微生物と宿主の関係であるが，この場合，相互に作用し合う両群が，比較的安定した生態系の中で共通の進化史をたどってきたところでは，病原体の宿主への有害作用が次第に減少するか，ほとんどなくなる方向(すなわち③→②の方向)に向かうことが知られている．なぜなら，病原体が，宿主を絶えず激しく圧迫すると，一方または両者の絶滅に帰着するからであり(生態学的自殺 ecological suicide)，したがって激しい働き合いは，たまたまそれが最近始まった場所とか，生態系の中で，大規模な，または急激な(たとえば人為的な)変動のあったときに，もっともしばしばみられることになる．以上の生態学の原理は，前述したオーストラリアにおける野兎と粘液腫ウイルスの co-evolution の歴史の中にも端的に示されている．

このような観点から，上記のヒトに致命的な新ウイルス感染症の出現について考察すると，これらのウイルスは長い歴史の間，宿主としての野生動物との間で比較的安定した存続サイクルを保っていたが，最近の地球人口の急増とその結果としての未開拓地や熱帯林への人間の生産活動の拡大が，自然生態系の大規模かつ急激な変動をもたらし，これら病原体との新しい出合いの機会を増大させてきたことが一つの重要な要因と考えられる．

1970 年代後半に欧米社会に突然出現し現在世界的大流行をみているエイズも，その病原体の HIV の中で，HIV-1 はチンパンジーの，HIV-2 はアフリカのスーティマンガベイサルのそれぞれに固有のウイルスに由来することがわかっている．本症のヒトの発病率および致死率がきわめて高いことも，ヒトの病原体として定着以来の歴史がきわめて浅いことに起因すると考えられる．

B　ヒトのウイルス性疾患の伝播と関連要因

感染症の発生には，**感染源**(source of infection)，十分な数の**感受性宿主**(susceptible host)の存在に加えて，両者間の効果的な接触とウイルス伝播の方法(route of transmission)がなくてはならない．ここではまず，各種のヒトのウイルス性疾患について，どのような**感染経路**(route of infection)によりウイルスが伝播され，他に感染していくかをみてみよう．

1　感染経路

ヒトの身体は外界に接する 3 種の大きな表面(皮膚，呼吸器粘膜，消化管粘膜)と，2 種の小さな表面(眼と泌尿生殖器)を有する．ウイルスは，これらのいずれかの経路を介して感染侵入し，多くの場合再び同一の経路から体外に排出される．

さて，以下にこれら 5 種のウイルスの侵入－排出経路のそれぞれについて述べる前に，いったん体外排出された細菌を含む種々の病原体が次の感受性宿主に到達するまでの環境中の多岐にわたる移動のルートを概観してみよう．**図 11-2** は環境中の病原体の移動ルートの模式図であるが，排出口から出た一部の病原体は感受性宿主の侵入口に直接的に(呼吸器→呼吸器，皮膚→皮膚，生殖器→生殖器)，多くの場合は複雑なルート(水，食物，種々の物品，媒介昆虫，空気など)を経て間接的に侵入していくと理解される．

1．呼吸気道

気道感染は，ウイルス性疾患の感染経路としてもっとも重要であり，かつもっとも制御の難しいものである．患者などの感染源の口あるいは鼻か

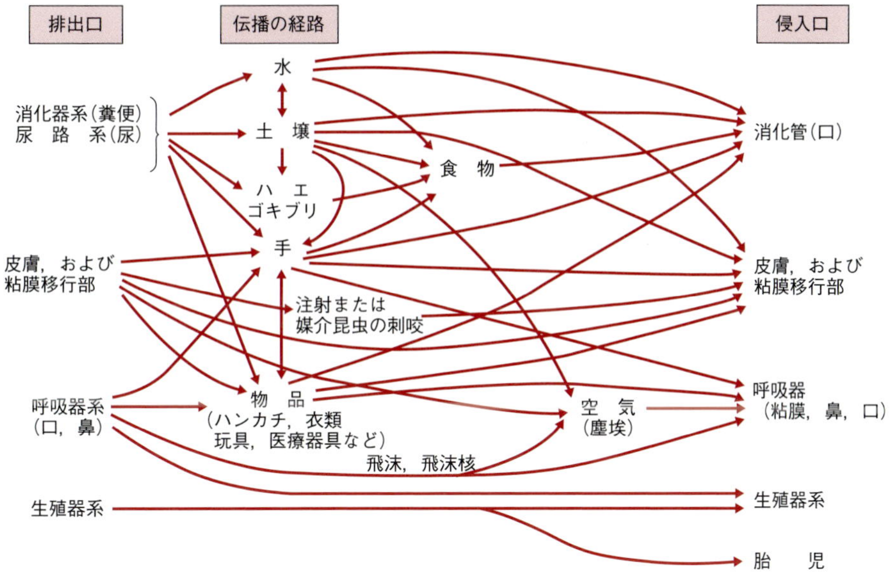

図 11-2　環境中の病原体の移動ルート

ら，ウイルスを含んだ粒子が，会話に際してあるいは咳，くしゃみによって排出される．会話では，主として上気道で増殖したウイルスが唾液とともに散布されるが，咳，くしゃみ中にはより多くの粒子が含まれ，咳には下気道粘膜からのウイルスが含まれている．排出された大きな飛沫は速やかに地上に落下するが，小さな飛沫(直径 20 μm 以下)は空気中をゆっくり下降する間に水分が蒸発して，乾燥縮小した**飛沫核**(droplet nuclei)を形成し，以後長時間空中を浮遊する．乾燥に対しては，インフルエンザやパラインフルエンザウイルスは，比較的抵抗性が強い．このように気道感染では，飛散した大きな飛沫が直接他人の鼻，口などの粘膜に到達する**飛沫感染**(droplet infection；飛沫の飛ぶ距離は通常 1〜2 m 以内)と，離れた場所でも飛沫核の吸入によって伝播が起こる**飛沫核感染**(droplet nucleic infection)が，ふつうの形である(**表 11-4**)．

さて，このように吸入されたウイルスを含む粒子は，その大きさにより気道での付着部位が異なり，6 μm 以上の粒子はほとんどが鼻咽頭で捕捉されるのに対し，小さい粒子ほど下気道にまで到達し沈着する(**図 11-3**)．気道からのウイルス感染の効率は概して高く，ごく少数(数個)の粒子があれば感染の成立することが知られている．

呼吸器系ウイルスの感染には，以上の飛沫および飛沫核感染に加えて，接吻などの直接的接触(**直接接触感染**)と汚染された手，ハンカチなどの物品(媒介物という)を介する伝播もある．キス病(kissing disease)と呼ばれ，欧米の大学生に流行する EB ウイルス感染症(伝染性単核症)は前者の例で，ライノウイルス感染症などは後者の例である．ライノウイルスの感染では，咳，くしゃみはほとんど感染性がないのに対し，鼻汁には多量のウイルスが排出されており，これが手指，物品を介して直接，間接に他に伝播され，目および鼻より感染すると考えられている．無生物の媒介物を介する間接的な感染を**媒介物感染**という．RS ウイルスの**院内感染**(nosocomial infection)においても，同様のルートが指摘されている．全身感染を起こす麻疹，風疹，ムンプス，痘瘡，水痘などのウイルスでも，気道分泌物で汚染されて間もない物品を介して間接的な伝播が起こりうる．水疱を形成するウイルスでは，破れた水疱内容，痂皮からの伝播もありうる(**表 11-4**)．

呼吸器を侵入口とするウイルスは数多いが，こ

表 11-4　呼吸器を侵入門戸とするウイルスの感染

ウイルス名：麻疹ウイルス，風疹ウイルス，ムンプスウイルス，痘瘡ウイルス，パルボウイルス B19，水疱-帯状疱疹ウイルス，単純ヘルペスウイルス，EB ウイルス，サイトメガロウイルス，ライノウイルス，インフルエンザウイルス，パラインフルエンザウイルス，RS ウイルス，コロナウイルス，レオウイルス，アデノウイルス，エンテロウイルス，LCM ウイルス，ラッサウイルス

排出口	関連因子	伝播の経路	侵入口	ウイルスの例
呼吸器	くしゃみ，せき，会話	エアロゾル（飛沫，飛沫核）	呼吸器	上記の大部分のウイルス
	唾液，鼻汁	口，鼻→手，物体	口，鼻，咽頭	小児における単純ヘルペス，EB ウイルス，サイトメガロウイルス，ライノウイルスほかの呼吸器ウイルス，エンテロウイルスの一部
	気道分泌物	汚染直後の物品，手を介して	呼吸器	麻疹，風疹，ムンプス，痘瘡，水痘，インフルエンザウイルスなど
	接吻	唾液の移行	口	EB ウイルス（成人） 単純ヘルペス，サイトメガロウイルス
皮膚（発疹部位）	水疱，痂皮	空気感染または物を介して	呼吸器	痘瘡，水疱-帯状疱疹ウイルス

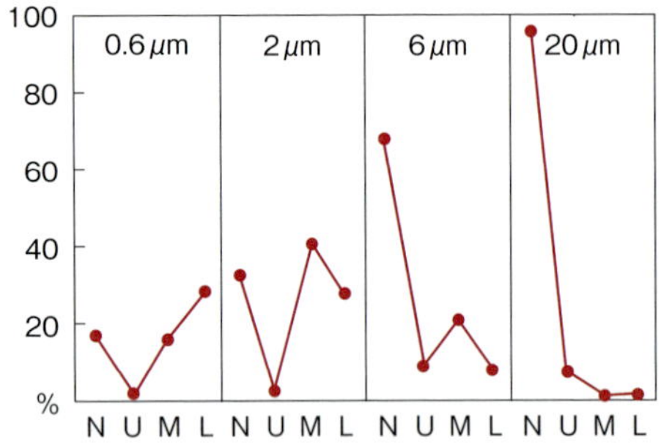

図 11-3　粒子の大きさと気道粘膜における付着部位の関係

N：鼻腔，U：上気道，M：中気道，L：下気道
（Londahl, HD：Assessment of Airborne Particles, Mercer TT, Morrow PE, Stober W（eds.）, 421－428, 1972）

のうちライノウイルスをはじめとして呼吸器ウイルス（respiratory viruses）と総称されるものでは，潜伏期は概して短く（1～3 日），その感染は主として呼吸器粘膜に限局し呼吸器症状が主体をなす（**表面感染** surface infection）．ウイルスは発病後数日間排出される．対して，上に述べた麻疹，風疹など気道から侵入し，**全身感染**（systemic, generalized infection）を起こすウイルスでは，潜伏期は長く（10 日以上），気道からのウイルスの排出も潜伏期の終わりまでみられない．これらの疾患では，潜伏期の末期から発症後にかけての約一週間が伝播期間となる（**表 11-1** 参照）．

気道で感染増殖した呼吸器ウイルスは，大部分が消化管内に嚥下されるが，これらのうち，酸性の消化液および胆汁に安定なエンテロウイルスとアデノウイルスの一部は，腸管で増殖し糞便に感染性ウイルスが排出され，他への伝播の原因となる．

2. 消化管

消化管は呼吸器に次いで重要な感染経路である．基本的には**糞口感染**（fecal-oral infection）で，病原ウイルスはほとんどすべて糞便に由来する．ウイルスは直接咽頭の感受性細胞に感染することもあるが，胃酸，胆汁酸，消化酵素に抵抗性のウイルスは，嚥下されて消化管の感受性細胞に到達し感染する．エンテロウイルスはその代表で，小腸の粘膜上皮細胞で増殖するが概して下痢など局所の臨床症状を伴わないことが多い．アデノウイルス，レオウイルスも消化管に感染し増殖するが，これらのウイルスにとって，通常この経路は気道感染ほど疫学的に重要でないと考えられる．この場合も多くは無症状である．

以上のように一般に腸管系ウイルス（enteric viruses）では，その**侵入部位**（**一次増殖部位**）である消化器系の症状は概して明瞭でなく，むしろ A 型および E 型肝炎ウイルスの肝炎，エンテロウイルスの麻痺，髄膜炎，発疹のように，**二次増**

表 11-5　消化器を侵入門戸とするウイルスの感染

ウイルス名:エンテロウイルス, A型およびE型肝炎ウイルス, レオウイルス, ロタウイルス, ノロウイルス, サポウイルス, アストロウイルス, アデノウイルス(40, 41, 31 型など), サイトメガロウイルス, B型肝炎ウイルス, ヒトTリンパ球向性ウイルスI, ヒト免疫不全ウイルス				
排出口	関連因子	伝播の経路	侵入口	ウイルスの例
消化器	糞便	手, 物体の汚染	口	上記の最後の4ウイルスを除くすべてのウイルス
	糞便	水, 貝の汚染	口	A型肝炎ウイルス, ノロウイルス
乳房	母乳	乳児の吸引	口	サイトメガロウイルス, B型肝炎ウイルス, ヒトTリンパ球向性ウイルスI, ヒト免疫不全ウイルス

殖部位における症状の目立つことが多い. 例外はロタウイルス, ノロウイルスなどのカリシウイルスおよび一部のアデノウイルス(40 型, 41 型)で, 十二指腸, 小腸上部粘膜の吸収上皮細胞で増殖して吸収障害を起こし, 乳幼児および成人で下痢, 嘔吐, 腹痛などの胃腸炎症状を呈する(**表 11-5**).

上記以外の伝播の経路として, サイトメガロウイルス, ヒトTリンパ球向性ウイルスI, B型肝炎ウイルス, まれにヒト免疫不全ウイルスは母乳中に排出され, 乳幼児の感染(**母児感染**)の原因となる(**表 11-5**).

消化管から排出されたウイルスは, 汚染された手, 種々の媒介物, ハエなどの媒介昆虫を介して感受性者に伝播される. **媒介物感染**は, 水(**水系感染**), 食物(**食物感染**)その他の媒介物による感染に大別されることがある. したがってこれらの腸管系のウイルスに対しては, 呼吸器ウイルスに対してよりも, 環境対策(上下水道施設の整備など)および個人衛生的な注意(清潔な調理, 手洗いなど)がその予防に有効であり, ゆえにそれが不十分な乳児院, 精神遅滞児の施設などでこの種のウイルスによる流行が多い. 一方これらのウイルスは, 種々の環境条件に対しては, エンベロープを有する呼吸器ウイルスよりもはるかに抵抗性が強く, たとえばエンテロウイルスは下水の中では数カ月も感染性を保持するという. A 型肝炎ウイルスおよびノロウイルスでは, カキなどの貝類の生食や水を介しての伝播が多い(**表 11-5**). 飲料水中の A 型肝炎ウイルスは, 通常細菌を対象とした塩素処理では不活化されないことがある. また, エンテロウイルスの一部は, 先に述べたごとく, 消化管のみならず経気道的に感染伝播されるので防疫上注意を要する. この種のウイルスの消化管からの排出期間は概して長い(1～4 週).

3. 皮　膚

皮膚は呼吸器と消化管に次いでウイルスの侵入と排出の重要な経路である. 感染は健常な皮膚を通してはほとんど起こらないが, 皮膚損傷部から, また注射あるいは昆虫の刺咬を介して起こる(**表 11-6**).

皮膚あるいは粘膜の擦過部より感染するウイルスにはヒトパピローマウイルス, 伝染性軟属腫(軟疣)ウイルスなどがあり, これらのウイルスは再び同じ経路から逆に排出される. ヘルペスウイルスでも, 格闘技の際の感染, 病変部との接触による医療従事者の手指の感染などにその典型例がみられる. 咬傷からの感染には, 狂犬病(各種動物の咬傷)やBウイルス脳脊髄炎(サルの咬傷)があるが, 本人から周囲への伝播はない.

慢性感染の形をとり, ウイルス血症の持続する B 型肝炎, C 型肝炎, 成人 T 細胞白血病, エイズでは, ウイルスに汚染された血液または血液製剤の輸血が主要な伝播経路となる. まれにサイトメガロウイルス, EB ウイルス, パルボウイルス B19 もこの経路により伝播される. また同じ理由で, 血液で汚染された注射器の共用が, 薬物常用者の肝炎やエイズの増加の一因となっている.

カ, ダニなどの節足動物の刺咬により伝播される一群のアルボウイルスは, 経皮感染するウイルス中もっとも重要なものであるが, これについてはすでに述べた(前節の**4**および**5**).

4. 眼

眼からの感染にはエンテロウイルス 70 型, アデノウイルス 8 型などがあり, 汚染された手, 器具などを介し結膜や角膜に限局性の感染を起こ

BOX 4

腸管系ウイルスの伝播経路

自然界に排出されたヒト便中の腸管系ウイルスが，複雑多岐なルートを介して広域な水環境汚染を引き起し，再び感受性者の消化管感染を起す経路図を**図 11-4** に示した．この図を概観することにより，排出された直後のヒト排泄物の効果的な処理（下水処理）および被感染者が使用する水道（飲料）水の安全管理（上水道処理），カキなどの貝類に対する汚染防止対策がとくに重要であることが理解される．

広域にわたる水環境汚染に比し，われわれの身の回りの比較的限られた環境における腸管系ウイルスの伝播は，食物の調理に際し（**食物感染**），あるいはその他の物品を介して起こり（**媒介物感染**），その伝播の経路図は**図 11-5** のようである．食物感染では，使用する食材，水についての安全管理，調理上の注意はもちろんであるが，食物感染その他の媒介物感染に共通していえることは，ヒトの排泄物に直接，間接に触れた手が感染の伝播に果たす役割の重要性である．したがって，調理する人，食べる人双方にとって，手洗いはもっとも重要な予防の手段である．このことは，前述した呼吸気道感染における媒介物感染についても同様である．

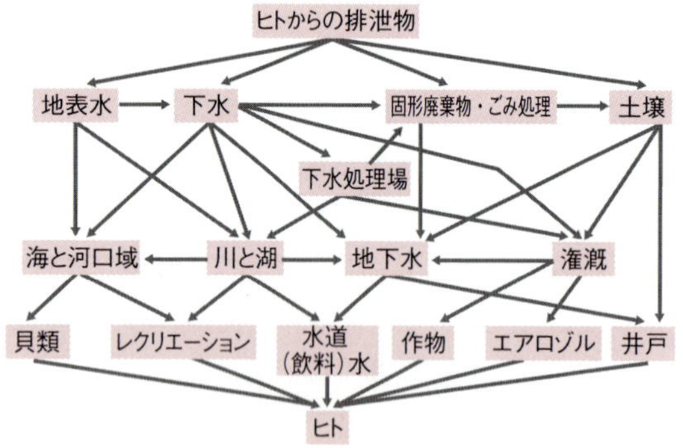

図 11-4　腸管系ウイルスの水系感染
（Melnick JL et al：Bulletin WHO, **56**, 499-508, 1978，一部改変）

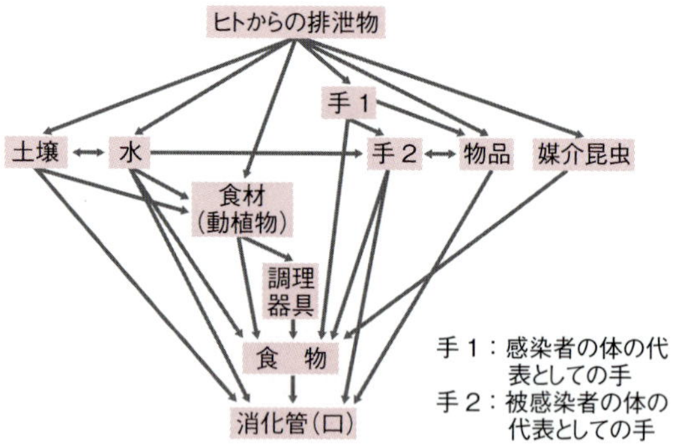

図 11-5　腸管系ウイルスの食物感染とその他の媒介物感染
（浦澤正三，田尾美由紀：北海道公衆衛生学雑誌，**18**, 64-77, 2004）

す．以前には種痘の自己接種（autoinoculation）もしばしばみられた．特異な例として，アデノウイルス 3 型，8 型の感染で，患者の糞便中に排出されたウイルスが，プールの水などを介して他人の眼または咽頭より感染侵入する場合がある（**表 11-7**）．感染した眼の分泌物にはウイルスが含まれ，他への感染の原因となる．

5．泌尿器・生殖器

尿路がウイルス感染の侵入口となる例は知られていないが，尿中へのウイルスの排泄（**ウイルス尿症** viruria）は多くの全身感染（とくに麻疹とムンプス）で認められる．サイトメガロウイルス感染と先天性風疹症候群では長期間ウイルス尿症が続き，伝染源となりうる．アデノウイルス 11 型（出血性膀胱炎）など一部のアデノウイルスも尿中に排出され，ポリオーマウイルス JC も妊婦，免疫抑制薬使用者尿中にしばしば検出される．

陰部に単純ヘルペス（2 型），尖圭コンジローム（ヒトパピローマウイルス）の感染があると性交によって伝播される．血液，子宮頸管分泌物および精液中に含まれるヒト免疫不全ウイルス，B 型肝

表 11-6 皮膚を侵入門戸とするウイルスの感染

排出口	伝播の経路	侵入口	ウイルスの例
皮膚, 粘膜移行部病変	接触(時に物を介して)	皮膚, 粘膜移行部擦過傷	ヒトパピローマウイルス 伝染性軟属腫ウイルス 単純ヘルペス(1, 2 型) 水痘-帯状疱疹ウイルス 牛痘ウイルス
脊椎動物 (唾液)	脊椎動物の咬傷	皮膚	狂犬病ウイルス ヘルペスBウイルス
鳥類, 哺乳類 (血液)	節足動物の刺傷	皮膚	トガウイルス (アルファウイルス) フラビウイルス ブニヤウイルス レオウイルス (オルビウイルス, コルチウイルス)
ヒト血液	血液, 血液製剤の輸血	皮膚	肝炎ウイルス (B 型, C 型, D 型) ヒトTリンパ球向性ウイルスI ヒト免疫不全ウイルス サイトメガロウイルス EB ウイルス パルボウイルス B19 エボラウイルス ラッサウイルス

表 11-7 眼を侵入門戸とするウイルスの感染

排出口	伝播の経路	侵入口	ウイルスの例(病名)
眼 (分泌物)	汚染された手, 物体	眼	エンテロウイルス 70 型 (急性出血性結膜炎) アデノウイルス 3 型, 7 型など(咽頭結膜熱) アデノウイルス 8 型など (流行性角結膜炎)
鼻 (鼻汁)	汚染された手, 物体	眼	ライノウイルス
皮膚 (種痘部位)	汚染された手など	眼	ワクチニアウイルス (種痘の自己接種)
消化器 (糞便)	プールの汚染	眼 (咽頭も)	アデノウイルス 3 型, 8 型など

炎ウイルス，サイトメガロウイルスも同様に性交によって感染する．

以上述べてきた感染経路の大部分は，出生後の個体間を病原体が伝播する方式で**水平伝播**(horizontal transmission)と総称されるのに対し，病原体がある世代の個体からその子へ直接伝播される方式を**垂直伝播**(vertical transmission)という．動物ウイルスの垂直感染には，大別して生殖細胞(卵または精子)を介する経卵(精子)感染と子宮内で胎盤を介する経胎盤感染があり，前者にはすでに述べたニワトリにおける白血病ウイルス，

表 11-8 生殖器より侵入または排出されるウイルスの伝播

排出口	伝播の経路	侵入口	ウイルスの例(病名)
生殖器	性交	生殖器	単純ヘルペス 2 型, 陰部イボ(尖圭コンジローム)ウイルス, ヒト免疫不全ウイルス, ヒトTリンパ球向性ウイルスI, B 型および C 型肝炎ウイルス, サイトメガロウイルス
	胎盤を介して(垂直感染)	胎児(血液)	痘瘡ウイルス, パルボウイルス B19(伝染性紅斑), サイトメガロウイルス(先天異常), 風疹ウイルス(先天異常), ヒト免疫不全ウイルス
	産道を介して(垂直感染)	胎児(口, 鼻, 皮膚)	単純ヘルペス 2 型, サイトメガロウイルス, B 型肝炎ウイルス, ヒト免疫不全ウイルス

ダニのフラビウイルスなどの例があるが，ヒトではそのような例は知られていない．

ヒトの垂直感染には**経胎盤感染**および**産道感染**が含まれる．ヒトで経胎盤性に感染するウイルスとしては，痘瘡ウイルス，パルボウイルス B19，サイトメガロウイルス，風疹ウイルスなどが知られており，胎児の流死産(前二者)，種々の程度の先天異常(後二者)を引き起こす(**表 11-8**)．ほかに単純ヘルペスウイルス，水痘ウイルス，ヒト免疫不全ウイルス，B 型肝炎ウイルスも子宮内の胎児に感染することがある．

単純ヘルペスウイルス，サイトメガロウイルスでは，妊娠時に潜伏感染していたウイルスの再活性化が起り，出産時に新生児の産道感染が起ることがある．産道感染は B 型肝炎ウイルス，ヒト免疫不全ウイルスにも起こりうる．なお，すでに述べた母乳による児の感染(**母乳感染**)も最近は垂直感染の中に含められることが多い．

2 ウイルス性疾患の伝播に関連する要因

ウイルスの自然生態と感染経路に関するこれまでの記述に加えて，ウイルス性疾患の伝播と流行の発生に関係の深い，いくつかの要因について述べてみよう．

1．病原体(ウイルス)と感染源に関する要因

a．ウイルスの外界抵抗性と伝播経路

ウイルス感染症の場合，環境中の水，食品，ミルク，その他の共通の媒介物に起因する**共通経路流行**(common source epidemics)の発生頻度は，細菌感染症に比べ少ない．これは細菌と異なり，ウイルスは生きた細胞の中でしか増殖せず，宿主から排出されたウイルスは，外部の環境中で急速に希釈されるからである．この際，先に述べたニューカッスル病ウイルスなどの外界抵抗型のウイルスほどではないにしても，物理的環境に比較的抵抗性のヒトのウイルスは，この種の共通の媒介物による流行の原因となる．たとえばアデノウイルスは水泳プールあるいは眼科外来の点眼剤，眼圧計から，エンテロウイルスは汚染された食品を介して，A型肝炎ウイルスやノロウイルスは水道，あるいは汚染水域で採取または養殖されウイルスの濃縮されたカキなどの貝類を介して集団発生を引き起こす．しかしながら，一般にヒトを自然宿主とするウイルスの外界抵抗性は弱いため，ヒトのウイルス感染症には短サイクル型または慢性感染型のいずれかの存続機序により，ヒトからヒトへと感染伝播されるものが多い．

b．干渉現象

同じ個体が呼吸器ウイルスとエンテロウイルスを同時に保有することはままあるが，同一器官あるいは組織から，同時に異なる種類のウイルスが分離されることはまれである．増殖の場を同じくするウイルスの間では，先在するウイルスにより後続のウイルスの感染増殖が阻害されることがあり，この現象を**干渉**(interference)と呼んでいる．腸管に特定の型のエンテロウイルスが感染していると，干渉により生ポリオワクチンウイルスの増殖が阻害される．ポリオ生ワクチンが，エンテロウイルスの感染の多い夏を避けて投与されるのはこのためである．

c．不顕性感染の意義

ウイルス感染の結果，発病するか(**顕性感染**)，しないか(**不顕性感染**)には宿主側の年齢その他の要因ももちろん関係するが，ウイルス側の要因すなわちウイルスの種類と量が重要である．ウイルスの種類による**感染発症率**(逆にいえば不顕性感染率)の相違についてはすでに述べた(**表11-1**参照)が，他方ウイルスの量は，宿主からの排出口およびその後の伝播の経路により大きく左右される．多くの短サイクル型のウイルス感染において，不顕性に終わる者の数は患者(顕性感染者)数に比し多く，このため，ウイルス学的および血清学的検査によらない限り感染経路の追跡は不可能になる．また，不顕性感染者は本人もそれと気付かず，日常の生活行動を制限されないため，感染源としてウイルスを広範囲に散布することになる．慢性感染におけるウイルスキャリア，間欠的にウイルスを排泄する潜伏感染の個体も同じ意味で感染源として重要である．

2．宿主に関する要因

性，年齢，遺伝，栄養，免疫など多くの要因があるが，免疫と年齢がとくに重要である．

ウイルス感染と免疫についは次章で詳しく述べられるが，一般に**全身性感染**では終生持続する免疫が得られるのに対し，気道，消化管などに限局する**表面感染**では免疫の持続は概して短く(多くは数年程度)再感染が起こりやすい．ウイルスの伝播と流行の発生を左右する要因としては，このような個々人の免疫の総合としての集団の免疫状態が重要で，これについては後述する．

多くのウイルス性疾患の患者や死亡者は年齢が幼いほど多い．しかし常在する疾病では年齢が増すにつれ免疫保有者も多くなるので，通常の罹患，死亡統計から年齢と疾病感受性の関係を論ずることはできない．この意味で長い間その疾病の流行がなく，高齢者に至るまで免疫を保有していない人口集団に発生したいわゆる**処女地流行**(virgin soil epidemic)の資料は貴重なものである．Faroe島における麻疹の大流行(1846年)に関する調査は，住民の約8割が年齢の別なく一様に罹患したことを明らかにした．しかし年齢によって明らかに感受性の異なるウイルス性疾患もあり，A型肝炎ウイルスやEBウイルス(伝染性単

表 11-9　温帯地域におけるヒトのウイルス感染症の最多発生季節

ウイルス感染症名	冬	春	夏	秋	通年発生
呼吸器系					
アデノウイルス			○		
ライノウイルス		○		○	
インフルエンザ	○				
コロナウイルス	○				
RS ウイルス	○				
パラインフルエンザ 1，2				○	
パラインフルエンザ 3					○
消化器系					
エンテロウイルス			○		
ロタウイルス	○				
ノロウイルス	○				
全身性					
風疹		○			
麻疹		○			
ムンプス		○			
水痘					○
B 型肝炎					○
ヘルペス 1，2 型					○
サイトメガロウイルス					○
EB ウイルス					○
多くのアルボウイルス			○		

核症）の場合，幼小児期の感染では不顕性感染の率が圧倒的に高い．感染による顕性発症者の割合は，年齢が長ずるにつれ高まる傾向がある．同様に年齢と重症度に関しても，ポリオにおける麻痺，風疹における関節症状などのように，思春期以降成人の罹患では小児期に比べ重症化することが知られている．

各種のウイルス性疾患では，幼稚園，学校などでまず流行があり，ここから家庭，社会へと広がっていくのがよくみられるパターンであり，流行の伝播，拡大に果たす小児の役割は重要である．

宿主集団とウイルス感染のリスクに関しては他にも多くの報告があり，同性愛者や薬物乱用者集団にヒト免疫不全ウイルスや A 型肝炎ウイルスなどの感染頻度が高いことが知られている．

3．集団免疫

病原体が集団に侵入した場合，集団構成員中にその病原体に対して免疫のある者が一定の割合以上存在するとき（言い換えると感受性者密度が限界密度以下のとき）は，集団中での病原体の伝播が妨げられ流行は起こらない．この現象を**集団免疫**（herd immunity）という．麻疹の流行発生の周期性が集団の免疫度の低下によることは本章の初めに述べたが，従来多くの感染症でみられた数年を周期とする流行の周期性（**循環変化** cyclic variation）も同様に説明されている．地域集団の免疫度は住民の抗体調査により判明するが，これは住民がおかれた環境を忠実に反映する．居住環境の不良な地区の住民は良好な地区に比べて，幼児期からポリオその他のエンテロウイルスに対する抗体保有率が高く，集団内での頻繁な感染伝播の存在を示唆する．とくに不顕性感染の多いウイルス性疾患については，住民の抗体測定を行って免疫保有者を識別することにより，初めてその疫学の正しい姿を知ることができる（このような研究方法を**血清疫学** serological epidemiology という）．

4．環境に関する要因

a．季節変化 seasonal variation

一般に気道ウイルス感染症が冬に，消化器感染症が夏に多発することはよく知られた事実である．大気の温度，湿度，日照，気流などの気象条件は病原体および宿主の双方に影響を与える．たとえば，夏の高い湿度は外界に排出されたエンテロウイルスの生存を助ける一方，高温，高湿が宿主の消化管粘膜の感染抵抗性を減弱させる．さらに季節に関係したヒトの行動パターン，たとえば祭り，運動会，レクリエーションその他の野外での活動の増加が**接触感染**，水および食物を媒介物とする**共通経路感染**（水系感染および食物感染）の機会を高める．これに対して冬期間の低温，低湿度は外界でのインフルエンザウイルスの生存を延長させ，宿主の気道の抵抗性を弱める一方，換気不良な屋内への集合傾向が飛沫や飛沫核によるウイルスの伝播を助長し，加えて冬学期の始まった学校が流行増幅の場となる．**表 11-9** に各種ウイルス感染症が温帯地域で最大発生頻度を示す季節を例示した．

はっきりした四季のない熱帯においても，大きな気温の日内変動や，雨期や学期の開始のように人々を屋内に集合させる要因が呼吸器ウイルスの罹患率を高めることが知られている.

節足動物媒介性の感染症は，温帯や亜寒帯では夏期に，熱帯では雨期に多いが，これは主として環境中のカなどのベクターの密度の増加とその活動の時期に一致している.

b. 文明とウイルス感染

麻疹，風疹，ムンプス，痘瘡などのヒトを自然宿主とする短サイクル型のウイルスの自然界存続は，大人口を擁する都市においてはじめて可能となり，また密集した都会の生活は呼吸器系ウイルスおよび消化器系ウイルスの伝播を容易にした．近年の都市における上水道，し尿処理施設の整備，食品衛生の向上は細菌性腸管伝染病を激減させたが，エンテロウイルスや A 型肝炎の時折の流行は依然後を絶たない．これは腸内細菌を対象とした現行の上下水道の浄水法が，腸管系ウイルスの不活化の面でさらに検討を要することを示している．急増する世界人口の都市への集中は呼吸器ウイルスの生存にますます好ましい条件を提供し，加えて航空機の発達により南半球の呼吸器ウイルスは熱帯諸国を経て北半球に，アジアのそれは欧米の諸国に運ばれて各地で流行の原因となる．水に比べ大気中のウイルスの浄化殺菌はさらに難しく，世界的大流行を起こすインフルエンザを含む気道ウイルス感染症の制圧は，文明社会に残された難問の一つである.

前述したように，この 20 数年来，種々の**新興感染症**(emerging infectious disease)の増加が注目されている．これは一部には既存の原因不明疾患が検査法の進歩により，その病原体が新たに発見されたという理由もあるが，他方，近年の未開地域への人間の進出，活動の拡大により現代文明から隔離された村落で地方病的に存在していた新たな病原体が解き放され，あるいはヒトと隔絶された熱帯林，タイガ，温帯の山野で野生動物中に潜んでいた未知の病原体がヒトへの感染機会を得，発達した交通手段，都市への人口集中，人間行動の変容などの現代文明特有の条件を介して全世界の脅威となっていることが考えられる.

c. 病院その他の施設とウイルス感染

医療行為に関連してウイルス性疾患が伝播される場合がある(**医原病** iatrogenic disease)．近年の数次にわたるコンゴ(旧ザイール)およびスーダンでのエボラ出血熱の流行は，僻地の病院での未消毒の注射器の頻回にわたる使用がその感染拡大の大きな要因であったとされている．先進国ではウイルス性肝炎(B 型および C 型)がもっとも重要で，以前は上記同様に慢性疾患の治療の際の，血液などで汚染された消毒不十分な注射器の使用が主な原因であったが，1980 年代には治療のためにその需要の増してきた全血および血液製剤の投与によるものが多くなったと報告されている．同じ意味で血液製剤による血友病患者のエイズ罹患が問題となった．これら B 型肝炎，C 型肝炎およびヒト免疫不全ウイルスに対しては，現在予防のための輸血ドナーのスクリーニングが実施されている．人工透析を受ける患者およびその装置を扱う医療従事者もこの種の感染の危険にさらされている.

また厳密にはウイルス病の範ちゅうからはずれるが，最近クロイツフェルト・ヤコブ病などの原因とされる**プリオン**(prion)の伝播が，感染者に由来する硬脳膜の脳外科手術での使用，角膜移植，下垂体ホルモン製剤の投与などの治療行為を介して伝播されることが知られ問題となった.

病院には重篤な基礎疾患を持つ患者，免疫抑制療法を受けている患者，未熟児，新生児など感染抵抗性の低下した多くの個体が存在するとともに，外来および入院患者の中には自身病原体を排出している者もある．このような環境下では，上記の輸血後肝炎以外にも患者同士，あるいは患者と医療従事者との間の直接接触，医療器具その他の病院内環境を介する**媒介物感染**などにより，種々の微生物による感染が起こる(**院内感染**)．ウイルス性のものでは，新生児室，小児病棟，乳児院などで時折，RS ウイルス，パラインフルエンザウイルス 3 型，アデノウイルスなどの呼吸器ウイルス，エコーウイルス，サポウイルス，ロタウイルスなどの腸管系ウイルスの流行があり，とくに RS ウイルスでは医療従事者の手指を介する伝播が問題となり，アデノウイルスでは処置用点眼剤を介して結膜炎の伝播のみられることがある．水痘や麻疹ウイルスも白血病患児，免疫抑制薬使用者などが感染すると重症な経過をとる．また院内感染とはいえないが，がん治療の末期，免疫抑制薬使用者などにおいて，内因性ウイルスの活性化により帯状疱疹の発生，サイトメガロウイルスの再排出をみることがある．

他方，感染症全般の減少に伴い，再感染機会の減少した現代では，既応の免疫が減衰しかつ病原体に対する免疫応答の減弱した高齢者はしばしばインフルエンザなどの呼吸器感染症やノロウイルス下痢症に対するハイリスク集団となり，施設内流行の発生や，流行年の過剰死亡が問題となっている．

今後さらに高度な医療による延命が可能となり，また高齢者人口の増加に伴い抵抗性減弱宿主に対する院内感染対策，高齢者施設における日常の感染防止対策がますます重要性を増してくることが考えられる．

第12章

ウイルス感染と免疫

ウイルスに対する宿主防御は，自然免疫(innate immunity)による非特異的免疫応答と，獲得免疫(acquired immunity)による特異的免疫応答の両者によって行われる．自然免疫は，宿主に生来備わっている防御機構であり，ウイルス感染直後から働く．自然免疫の担い手は，ウイルス感染細胞自身，マクロファージ，樹状細胞，好中球，ナチュラルキラー(natural killer，NK)細胞などである．インターフェロン(interferon, IFN)は自然免疫の代表的なサイトカインであり，強力な抗ウイルス効果を持つ．獲得免疫は，B細胞の産生する抗体やT細胞上のT細胞レセプターによってウイルス抗原を特異的に認識し働く防御機構である．獲得免疫が十分な働きをするには，まず自然免疫細胞が抗原提示を行い，これに対して抗原特異的ヘルパーT細胞(helper T lymphocyte, Th)が活性化することが必要であり，ウイルス侵入後数日を要する(**図12-1**)．

獲得免疫が成立すると，T細胞による感染細胞への攻撃や中和抗体によりウイルスの伝播効率が低下する．生体内のウイルス産生は，感染細胞が排除されると終結する．感染細胞の排除に主体的な役割を果たすのは，抗原特異的**細胞傷害性T細胞**(cytotoxic T lymphocyte，CTL，Tc)である．一度活性化された抗原特異的Bリンパ球およびTリンパ球の一部は記憶細胞として体内に残り，次回同じウイルスに暴露されると素早く活性化し，初感染時のように症状を顕在化させることなくウイルスを沈静化する．しかし，多くの場合ウイルス感染細胞の排除は完全ではなく一部は体内に潜在する．

ウイルス増殖に伴う症状はウイルス自身の病原性に負うところが大きいが，これに引き続く炎症やT細胞による感染細胞の傷害に伴う組織破壊が重篤な症状を起こす場合も少なくない．とくに慢性の経過をとるウイルス感染では，いったん活性化した免疫応答をさらに抑制する免疫調節が起こり複雑な宿主/ウイルスバランスが成立する．また，ウイルス感染が自己免疫疾患の引き金となることもある．

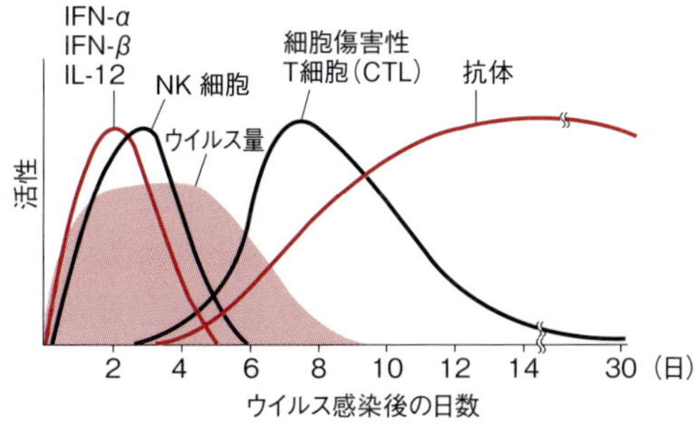

図12-1　免疫応答の時間経過

A 自然免疫による防御機構

1 マクロファージと樹状細胞

マクロファージは生体内のほとんどすべての組織に分布する食作用を持つ細胞であり，主に骨髄由来の単球から分化する．樹状細胞(dendritic cell, DC)もまた広く組織に分布し食作用を持つ．皮膚のランゲルハンス細胞は樹状細胞の一種である．マクロファージはCD14，CD68陽性であるが，樹状細胞は陰性である．種々の組織の上皮に存在する未成熟な樹状細胞は食作用を持ち，外来抗原を捕捉するとリンパ管を通って所属リンパ節へ遊走する．その過程で樹状細胞は成熟し，リンパ節のT細胞領域にとどまりT細胞に抗原提示を行う．成熟した樹状細胞は長い突起を持ち，食作用は乏しく，組織適合性抗原複合体(MHC)クラスII，CD80，CD86，CD40の発現が高い．マクロファージや顆粒球と近縁の樹状細胞はmyeloid(ミエロイド系)DC(CD11c陽性)と呼ばれ，IL-12産生能や抗原提示能が高く，外来抗原をMHCクラスIへ提示する**クロスプレゼンテーション**(cross presentation)の能力を備え，Th2型だけでなくTh1型のT細胞応答をも誘導することができる．樹状細胞にはこのほかにリンパ球と同じ前駆細胞から分化するplasmacytoid(形質細胞様)DCと呼ばれる別のサブセット(CD11c陰性)がある．plasmacytoid DCは貪食能を欠くが，高いI型インターフェロン産生能を持つ．

末梢血中の単球に試験管内でM-CSFを添加し培養するとマクロファージに，GM-CSFとIL-4存在下で培養すると樹状細胞に分化させることができる．逆に，未熟な段階のDCにIL-10，TGF-β，プロスタグランジンE_2などの刺激を加えるとIL-10を産生し制御性T細胞の誘導を促進する．

マクロファージや樹状細胞は，異物を認識する種々のレセプターを備えている．その代表的なものがToll-like receptor(TLR)であり，細菌やウイルスの構成成分がこれらのレセプターに結合し刺激が伝わることによりサイトカイン産生が起こる(詳細は第13章参照)．TLRのほかにもマンノースレセプター，C型レクチンレセプター，補体レセプター，Fcレセプターなどが存在し，これらのレセプターを介した食作用が起こる．

2　ナチュラルキラー(NK)細胞

ナチュラルキラー(natural killer, NK)細胞は，T細胞系の前駆細胞から分化するがT細胞レセプターを持たず，胸腺内分化も受けない．NK細胞は，細胞傷害性T細胞と同様，パーフォリン(perforin)やグランザイム(granzyme)を含む顆粒を持ち，これを放出することにより標的細胞を傷害することができる．また，Fasリガンドや IFN-γの産生能を持つ点もキラーT細胞と共通である．NK細胞は，傷害活性以外に，感染初期のIFN-γの産生細胞として，後続する獲得免疫の成立に貢献している．

NK細胞はある種の腫瘍細胞やウイルス感染細胞を傷害するが，正常の体細胞には傷害性を示さない．これは，ほとんどの体細胞がMHCクラスI分子を発現しており，NK細胞はMHCクラスI分子を認識する抑制型のレセプターを持つためである．腫瘍化やウイルス感染によりMHCクラスI発現が低下した場合には，この抑制は解除されNK活性が発揮されることになる．一方，CD8陽性T細胞はMHCクラスIを発現しない細胞を認識することができない．このような意味で，NK細胞とT細胞はお互いの機能を補う関係にある．

これまでにいくつかの抑制型NK細胞レセプターが同定された．さらに，それぞれのレセプターと相同性を持つが活性化シグナルを伝える活性化型NK細胞レセプターもあることがわかってきた(**表12-1**)．NK細胞の活性は，これらのレセプターを介したシグナルのバランスによって制御されていると考えられる．NK細胞レセプターのリガンドの多くはMHCクラスIであるが，ウイルス由来のものも見つかっている．活性化レセプターのうちNKp44，NKp46はインフルエンザウイルスやセンダイウイルスのヘマグルチニンと結合し正のシグナルを伝える．また，活性化レセプターの一つであるNKG2Dは，ウイルス感染やがん化によって誘導される非典型的MHCクラスI分子(MICA，MICB，ULBP)を認識する．

NKT細胞は，NK細胞の形質とT細胞レセプターを合わせ持つ細胞群である．NKT細胞のT細胞レセプターは種類が限られており(マウスでは主に$V_{\alpha}14$，ヒトでは主に$V_{\alpha}24$と$V_{\beta}11$)，標的細胞のCD1dに提示された糖脂質を認識する．

表 12-1　NK 細胞レセプター

レセプター分子			構造	結合分子(リガンド)
活性化レセプター	CD94／NKG2C, E		レクチン	HLA-E, 他
	NKG2D		レクチン	MICA, MICB, ULBP(非典型的 MHC クラス I)
	KIR2DS		Ig 様	HLA-C
	KIR3DS		Ig 様	
	NCR	NKp30	Ig 様	サイトメガロウイルス pp65(活性化阻止)
		NKp44	Ig 様	インフルエンザウイルスヘマグルチニン
		NKp46	Ig 様	インフルエンザウイルスヘマグルチニン
阻止レセプター	CD94／NKG2A		レクチン	HLA-E
	KIR3DL		Ig 様	HLA-A, B
	KIR2DL		Ig 様	HLA-C

KIR：killer immunoglobulin-like receptor, NCR：natural cytotoxicity receptor.

NKT 細胞は，IFN-γ，IL-4 の産生能を持つが，ウイルス感染における役割は不明である．

3　自然免疫によるサイトカイン応答

多くの体細胞は刺激に応じてインターフェロン(interferon, IFN)-α,β を産生する能力を持っている．これらの I 型 IFN は主に二つの活性を介してウイルス複製を阻害する．一番目は，(2′–5′)オリゴアデニル酸合成酵素を誘導して RNase を活性化しウイルス RNA を切断することである．二番目は，PKR(protein kinase, dsRNA-dependent)を活性化して翻訳開始因子 eIF-2a をリン酸化し蛋白質合成を阻害することである．IFN は感染初期の重要な防御機構であるので，ウイルスはこれを回避する種々の機能を持つ．たとえば，ワクチニアウイルスは IFN-α/β および IFN-γ のレセプター様の分子を産生し IFN を中和する．また, Epstain-Barr virus(EBV)の EBER-1(RNA)は PKR に結合してそれを不活化することが知られている．

マクロファージや樹状細胞は，刺激に応じて炎症に関連するサイトカイン TNF-α，IL-1，IL-6，および，IL-8，MIP-1α，-1β，RANTES，MCP-1 などのケモカイン，NO などを産生する．これらは，血管の透過性を増大させ，免疫担当細胞の走化性を亢進し感染局所へ集結させる効果を持つ．これは，免疫応答の効率に大きく貢献している．しかし一方で，これらの炎症反応が強すぎれば組織破壊を促進する可能性がある．

このほか，IL-12，IFN-γ は T 細胞応答の誘導に，IL-10，TGF-β1，プロスタグランジン E_2 などは免疫制御に関与する．

NK 細胞は感染初期の主な IFN-γ 産生細胞である．NK 細胞からの IFN-γ 産生には，マクロファージや樹状細胞から産生される IL-12，IL-18，IL-1 などのサイトカインによる刺激が必要である．マクロファージや樹状細胞は IFN-γ によりますます活性化される．IFN-γ は，IFN-α,β と同様抗ウイルス効果を持つほか，IL-12 産生促進，MHC クラス I, II の発現増加などの効果を通して T 細胞への抗原提示に有利な環境を作るのに役立つ．

4　抗原提示

自然免疫の重要な働きの一つに，T 細胞への抗原提示がある．食作用を有するマクロファージや樹状細胞は，MHC クラス I だけでなく MHC クラス II も発現しており，異物や死細胞を取り込むと食胞内で分解し抗原の断片を MHC クラス I，II 分子とともに細胞表面に提示する抗原提示細胞(antigen presenting cell, APC)としての機能を持つ．T 細胞はこの形状の抗原を T 細胞レセプターで認識する．しかし，T 細胞を十分に活性化させるためには，加えて CD80，CD86 などの副刺激分子(costimulatory molecule)が必要であり，また T 細胞性免疫応答を促進するためには

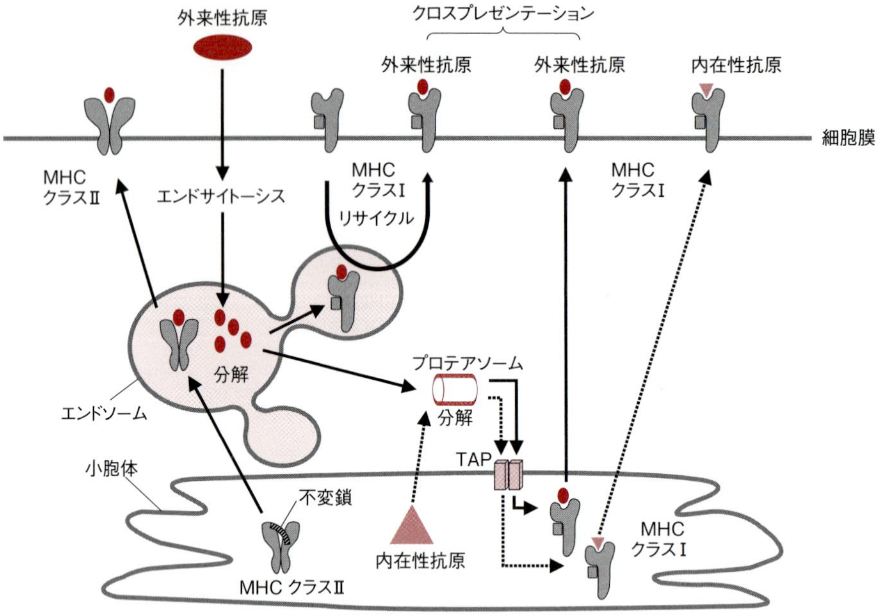

図 12-2　抗原提示細胞における内在性抗原と外来性抗原の抗原提示経路
内在性抗原はプロテアソームで分解され小胞体内で MHC クラスIに結合する．外来性抗原はエンドソーム内に取り込まれ分解され，不変鎖の除かれた MHC クラスII分子に結合する．外来性抗原の一部は MHC クラスIIだけでなく MHC クラスIにも提示される(クロスプレゼンテーション)．

IL-12 産生が必要である．自然免疫細胞の中でも樹状細胞は IL-12 産生能や副刺激分子の発現が高く T 細胞を活性化する能力に優れていることから，とくに professional APC と呼ばれている．

感染細胞内部で産生されるウイルス抗原(**内在性抗原**)の一部はユビキチン化された後，細胞内のプロテアソームで分解され輸送蛋白質 TAP (transporters associated with antigen processing)によって小胞体に運ばれ，ここで 8～11 個のアミノ酸からなるペプチド断片となって MHC クラス I に結合し細胞表面に表出される(**図 12-2**)．一方，APC が食作用により外からエンドソームに取り込んだ抗原(**外来性抗原**)はリソソーム内で分解され 9～20 個のアミノ酸からなるペプチド断片となって主に MHC クラスII分子に結合し，細胞表面に表出される．しかし，外来抗原の一部は MHC クラスIIだけでなく MHC クラス I にも表出される(cross presentation)．これには二つの経路があると考えられている．一つは，取り込まれた抗原がエンドソーム内のプロテアーゼで分解され，細胞膜とエンドソーム間でリサイクルしている MHC クラス I 分子に提示される経路，もう一つはエンドソームから細胞質に漏出した蛋白質がプロテアソームで分解され内在性蛋白質と同様に MHC クラス I 分子に提示される経路である．樹状細胞では，クロスプレゼンテーションの能力が他の APC より優れ，TLR3，9 の刺激でさらに増強される．

B　獲得免疫による防御機構

獲得免疫は，ウイルスの侵入後に成立するウイルス特異的な応答であり，多様な抗原レセプターを持つリンパ球が担い手である．リンパ球のうち B 細胞の抗原レセプターは免疫グロブリン(immunoglobulin，Ig)であり，T 細胞の抗原レセプターは T 細胞レセプター(T cell receptor，TCR)である．これらのレセプターの多様性はリンパ球の分化過程で起こる Ig あるいは TCR 遺伝子の

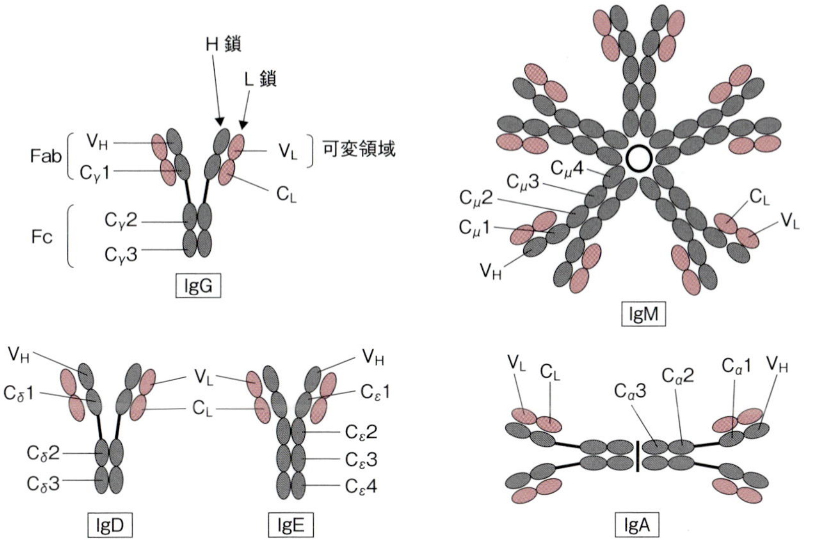

図 12-3　免疫グロブリンの各クラスの構造

再構成(gene rearrangement)によって生じ，$10^{15\sim16}$ 種類の抗原に対応できるBあるいはT細胞が存在する．しかし，病原体の侵入を受ける以前はこれらの細胞は活性化されていない無垢な状態(naive)である．ウイルス感染局所の組織からウイルス抗原を取り込んだ樹状細胞が所属リンパ節へ移動しT細胞と接触すると，抗原特異的なヘルパーT細胞が活性化増殖し種々のサイトカインを産生する．これらのサイトカインにより抗原特異的B細胞は分化し特異抗体を産生するようになり，抗原特異的細胞傷害性T細胞は増殖して感染細胞を認識するとこれを傷害する．

1 抗　体

1．抗体応答

免疫グロブリン(Ig)分子は，H鎖(heavy chain)とL鎖(light chain)から構成される(**図 12-3**)．L鎖には κ 鎖と λ 鎖の2種類がある．H鎖とL鎖はそれぞれ遺伝子再構成により多様性を持ち，両者が組み合わさることでさらに多様性が増す．それぞれの鎖のV領域には相補性決定領域(complementarity-determinant region，CDR)と呼ばれる超可変領域が3箇所ずつあり抗原結合部位の形成に関与している．蛋白質分解酵素パパインでIgを処理すると，細胞外側の可変部(Fab)と細胞膜側の部分は定常部(Fc)とに切断される．H鎖の定常部をコードする遺伝子領域には μ，δ，γ，ε，α の5種類があり，どれを使うかによりIgM，IgD，IgG，IgE，IgAのクラスが異なる．IgGにはさらにIgG1～4のサブクラスが，IgAにはIgA1，IgA2のサブクラスが存在する．成熟B細胞の発現するB細胞レセプターはIgMとIgDである．

抗原がB細胞膜上のB細胞レセプター(膜結合型Ig)の可変部に結合するとB細胞レセプターが架橋され細胞内に活性化シグナルが伝わる．このB細胞がさらに増殖し形質細胞に分化するためにはヘルパーT細胞の助けが必要である．とくに，T細胞が産生するIL-4，IL-5，IL-6，IL-10，IL-13などのTh2型のサイトカインと，活性化されたT細胞上のCD154(CD40リガンド)分子やICOSリガンドがそれぞれB細胞上のCD40やICOS分子に結合することが重要である．

形質細胞は大量に産生したIgを抗体として細胞外に分泌する．感染早期に産生される抗体はIgMであるが，その後IgGが主体となる．これは，DNAレベルの組換えによりIgのH鎖定常領域遺伝子の選択が変わったためで，この現象をクラススイッチと呼ぶ．この現象にも，Th2型のサイトカインが必要である．

リポ多糖類などの一部の抗原に対してはヘルパーT細胞非依存的に抗体産生が起こる．これは，これらの抗原がB細胞上のTLRと結合することにより直接シグナルを入れることが一因と考えられている．

粘膜で分泌される抗体は主にIgAである．腸管の代表的なリンパ組織であるパイエル板に存在するM細胞によって取り込まれた抗原は，さらに樹状細胞に提示され，T, B細胞を活性化する．B細胞はクラススイッチによりIgA型となり，所属リンパ節を経て循環した後，粘膜固有層にホーミングし，最終分化してIgAが産生される．IgAは上皮細胞が産生する分泌成分(secretory component，SC)と結合し，上皮細胞を通って粘膜面に分泌される．母乳中に含まれる抗体もIgAである．

IgMは五量体を，IgAは二量体を形成するものが多いのに対し，IgGは単量体である．母体の血中から胎盤を通過して胎児へ移行する抗体は主にIgGである．これは移行抗体と呼ばれ，新生児の感染防御に貢献するが生後約半年で消失する．

2．抗体の抗ウイルス効果

ウイルス特異抗体は，ウイルス粒子およびウイルス抗原を表面に発現した感染細胞に結合する．このうち，**中和抗体**は，ウイルスが細胞に結合・侵入する際に必須の部位に結合してウイルスの感染性を失わせる．中和抗体は生体内でのウイルス伝播の効率を下げ，とくに再感染の際の生体防御に貢献する．ただし，中和エピトープ以外の部位を認識する抗体の中には感染効率を増加させるものもあり注意を要する．

抗体の結合したウイルス粒子や感染細胞は食細胞に取り込まれやすくなる(オプソニン効果)．これは，食細胞の持つFcレセプターや補体レセプターが，感染細胞上の抗体や補体を認識することによって起こり，結果として抗原提示を促進する．補体は，細胞上の抗体に結合し活性化すると炎症誘発因子としても働く．補体には膜傷害活性があり細菌に対しては殺菌効果を持つが，哺乳類の細胞は細胞膜上に補体の制御因子を持つため容易には壊されない．NK細胞はFcレセプターを持つため，試験管内で特異抗体の付着した細胞を認識し傷害することができる．これはADCC(antibody-dependent cellular cytotoxicity)と呼ばれる現象で，生体内でも感染細胞の排除に一役かっている考えられている．

補体結合反応を誘導するのは主にIgG3, IgG1，IgMであり，ADCCを誘導するのは主にIgG1，IgG3である．

2　T細胞

1．T細胞の抗原認識

T細胞の抗原認識はT細胞レセプター(TCR)によって行われる．TCRはα鎖とβ鎖のヘテロ二量体あるいはγ鎖とδ鎖のヘテロ二量体からなり，CD3分子と複合体を形成し細胞表面に発現する(**図12-4**)．末梢血中のT細胞の大多数はαβ型のTCRを持つ．一方，γδ型のTCRを持つT細胞は腸管や肺に存在する．TCRもIgと同様，遺伝子再構成により多様性を獲得し，超可変領域CDRを3箇所持つ．このうちCDR3は

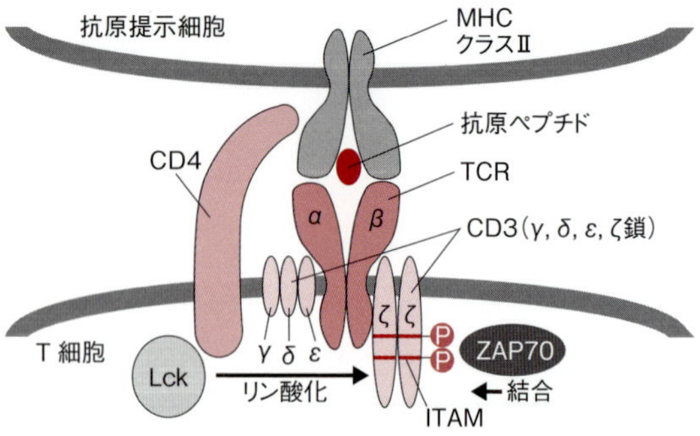

図12-4　T細胞認識

T細胞レセプター はCD3分子と複合体を形成し，MHCに提示された抗原を認識する．CD4分子はMHCクラスIIに親和性を持つ．チロシンキナーゼLckによりCD3分子内のITAMがリン酸化されるとZAP70が会合し，さらに下流へシグナルが伝達される．

V-D-J 連結領域に相当し，とくに多様性が高い．TCR は抗原提示細胞（APC）上の MHC クラス I または MHC クラス II 分子とこれに結合した抗原ペプチドとの複合体を認識する．抗原ペプチドとは，抗原蛋白質が APC 内で処理されてできたペプチド断片である（前述）．TCR で認識されるペプチド部位を T 細胞エピトープと呼ぶ．T 細胞エピトープは MHC ごとに異なり，それぞれの MHC 分子に提示されるアミノ酸配列モチーフには特徴がある．たとえば，HLA-A2 に提示される 9 アミノ酸からなるエピトープは 2 番目がロイシンあるいはメチオニン，9 番目がバリンあるいはロイシンであることが多い．

T 細胞上の CD4 分子は APC 上の MHC クラス II 分子と，CD8 分子は MHC クラス I 分子と親和性を持つため，CD4 陽性細胞は MHC クラス II に提示された抗原を，CD8 陽性細胞は MHC クラス I に提示された抗原を認識する．ヘルパー T 細胞の多くは CD4 陽性，細胞傷害性 T 細胞の多くは CD8 陽性である．

TCR が抗原を認識すると CD4，CD8 分子に会合していたチロシンキナーゼ Lck により CD3 分子の細胞内ドメインにある ITAM（immunoreceptor tyrosine-based activating motif）がリン酸化される．ここに別のチロシンキナーゼ ZAP70 が会合し，さらに下流へシグナルが伝達され，最終的には IL-2 のような増殖に必要な遺伝子の転写が起こる．この際，T 細胞が十分に活性化され増殖するためには，TCR からの刺激だけではなく CD28 や ICOS などの副刺激分子からのシグナルも入ることが必要である（**表 12-2**）．

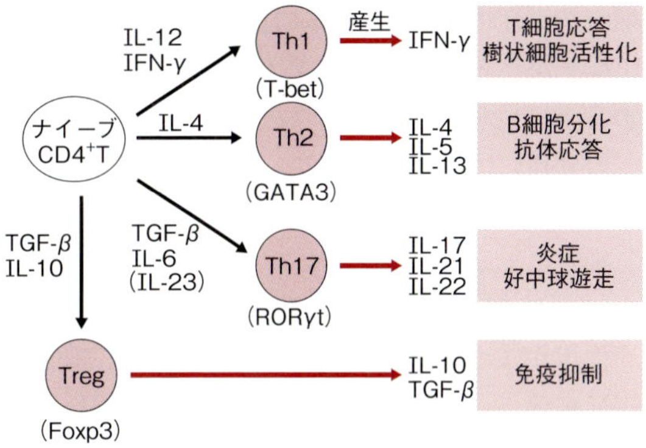

図 12-5　ヘルパー T 細胞と制御性 T 細胞の分化
ナイーブ CD4 陽性 T 細胞からヘルパー T 細胞（Th1，Th2，Th17）ならびに制御性 T 細胞（Treg）の分化にかかわるサイトカイン環境と，これらの細胞が産生するサイトカインと機能．カッコ内はそれぞれのサブセットが特徴的に発現する転写因子を示す．

2. T 細胞の種類

a. ヘルパー T 細胞

ヘルパー T（Th）細胞の大部分は CD4 陽性である．Th 細胞は活性化すると種々のサイトカインを分泌する．Th 細胞には IL-2，IFN-γ を産生する **Th1** 細胞と，IL-4，IL-5，IL-6，IL-10，IL-13 などを産生する **Th2** 細胞がある．これに加え，IL-17，IL-21，IL-22 を産生する **Th17** と呼ばれる細胞集団がある（**図 12-5**）．Th1 サイトカインは細胞傷害性 T 細胞（CTL，Tc），マクロファージ，樹状細胞，NK 細胞などを活性化することにより，細胞性免疫を促進する．Th2 サイトカインは B 細胞の増殖分化，抗体の産生，クラススイッチに必要である．Th17 サイトカインは炎症性サイトカインの産生，好中球の遊走などを促進し，炎症反応の形成に関与している．未感作 T

表 12-2　T 細胞の副刺激レセプター分子（CD28 ファミリー）

副刺激分子	発現	機能	リガンド分子（B7 ファミリー）
CD28	ナイーブ T 細胞	T 細胞活性化，増殖	B7-1（CD80），B7-2（CD86）
CTLA-4	活性化 T 細胞	免疫抑制	B7-1（CD80），B7-2（CD86）
ICOS	活性化 T 細胞	T 細胞刺激，Th2 型サイトカイン産生	B7h（B7RP-1，B7-H2）
PD-1	活性化 T，B 細胞	免疫抑制	PD-L1（B7-H1），PD-L2（B7-DC）
BTLA	活性化 T，B 細胞	抑制シグナル	B7-H4

CTLA-4: cytotoxic T lymphocyte-associated molecule 4，ICOS：inducible costimulator，PD-1：programmed death-1，BTLA：B and T lymphocyte attenuator.

細胞が活性化されTh細胞に分化する際，IL-12，IFN-γが存在するとTh1に分化し，IL-4が存在するとTh2に分化する．マウスではTh17細胞への分化にはIL-6，TGF-β，IL-23が関与する．

ウイルスのような細胞内に寄生する病原体にはT細胞による防御が有効なので，抗ウイルスワクチンにはTh1型の反応を惹起するIL-12産生誘導作用が求められる．IL-12は単独でもT細胞のIFN-γ産生を誘導できるが，ほかにIL-18，IL-23，IL-27もIFN-γの産生を誘導する．Th1への分化環境ではTh2分化は抑制され，Th2への分化環境ではTh1分化は抑制される．したがって，Th1/Th2バランスは宿主の免疫応答の質を決める重要な要素である．

b. 細胞傷害性T細胞

細胞傷害性T細胞(CTL)の大部分はCD8陽性である．CTLの前駆細胞はAPC表面のMHCクラスⅠ分子に提示された抗原ペプチドを認識して活性化されCTLに分化する．CTLの活性化には自身のCD28からの補助シグナルは必須ではないが，効率良く増殖するためにはIL-2が必要である．APCに取り込まれた外来性抗原が，クロスプレゼンテーションによりMHCクラスⅡだけでなくMHCクラスⅠにも提示されると，CD4陽性Th細胞とCD8陽性CTLがそれぞれを認識して活性化し，CTLは近接するヘルパーT細胞の産生するIL-2の恩恵を受け効率よく増殖することができる．

成熟したウイルス抗原特異的CTLは，ウイルス感染細胞表面のMHCクラスⅠに表出された標的抗原ペプチドを認識するとCa^{2+}依存性に顆粒を放出する．顆粒の中にはパーフォリンとグランザイムが貯蔵され，細胞外に放出されるとパーフォリンは重合して標的細胞の細胞膜に小孔を開ける．グランザイムはセリンプロテアーゼ活性によりカスパーゼカスケードを活性化しアポトーシスを誘導する．細胞傷害効率は，LFA-1，CD2，VLA-4などの接着因子を介したCTLと標的細胞との接着によって強化される．

CTLの細胞傷害活性はパーフォリンおよびグランザイムによるものが主体であるが，このほかにFasリガンドやTRAIL(TNF-related apoptosis inducing ligand)による傷害機序がある．これらのTNFファミリー分子は，それぞれのレセプターであるFas，TRAILRを持つ標的細胞に結合しアポトーシスを誘導する．この機能はパーフォリンやグランザイムの顆粒を持たないCD4陽性CTLにも存在する．

c. 制御性T細胞

生体は感染とは無関係にT細胞増殖の抑制機能を持つ少数の$CD25^{+}$ $CD4^{+}$ T細胞を持っている．これらの細胞は制御性T細胞(regulatory T cell，Treg)と呼ばれ，胸腺で高親和性の自己抗原を認識することによって分化し自己反応細胞の抑制を行っていると理解されている．Tregは細胞表面にCTLA-4(cytotoxic T lymphocyte-associated molecule 4)，GITR(glucocorticoid-induced TNF-receptor)を，核内に転写因子Foxp3を発現しており，IL-10，TGF-βを産生する．Foxp3はTregの分化決定因子である．末梢で未感作T細胞が刺激された結果，一過性にFoxp3を発現して誘導されるTreg(inducible Treg)もあり，胸腺で分化するnatural Tregとは区別して考えられている．これらとは別に，炎症性腸炎を抑制するIL-10産生性の制御性T細胞(Tr1)が以前から知られていた．また，経口摂取した抗原への免疫寛容にはTGF-βを産生する制御性T細胞(Tr3)が関与する．TregとTr1，Tr3とは一部重複する細胞群であると思われるがいまだ整理されていない．

d. γδ T細胞

末梢血中のT細胞のほとんどを占めるαβ T細胞以外にγδ型TCRを持つT細胞が存在する．γδ T細胞は末梢血中には少なく，主に腸管や肺に存在する．γδ T細胞のTCRは多様性に乏しいが，血中と腸管のγδ T細胞はそれぞれ異なるδ鎖を持つ別々のサブセットである．腸管上皮細胞間T細胞(intraepithelial lymphocyte，IEL)の多くはγδ T細胞であり，腸管上皮がストレスに応じて発現するMHCクラスⅠ様分子MICA, MICBや，結核菌の非ペプチド抗原を認識する．$\gamma\delta$ T細胞にはIFN-γ，ケモカイン，IL-10産生などの報告があり，腸管上皮の修復や免疫寛容，感染防御への関与が示唆されている．

3　免疫記憶(終生免疫)

ウイルス感染により活性化されたウイルス特異的リンパ球の一部はメモリー細胞(memory cell)として体内に長くとどまり，同じウイルスの再感染に対してより早く，より強い免疫応答を起こすことができる．

ナイーブB細胞は，抗原刺激とヘルパーT細胞の刺激により活性化しIgMを分泌する．この一次免疫応答の段階の抗体はまだ抗原への親和性は低い．この後，活性化したB細胞は，胚中心(germinal center)でIgの定常領域遺伝子のクラススイッチを起こし，さらにIgの*V*領域遺伝子に体細胞突然変異を起こしながら増殖する．この結果，親和性の高いIgを持つB細胞クローンがメモリーB細胞として脾臓や骨髄で維持され，再抗原刺激に応じ，一次免疫応答より速やかに二次免疫応答を起こす．

T細胞応答においても感染後約1週間で特異的なT細胞が増殖した後，抗原の低下に応じてT細胞数は減少し一部はメモリーT細胞として維持される．メモリー$CD8^+$CTLはさらにセントラルメモリーT細胞(T_{CM})とエフェクターメモリーT細胞(T_{EM})に分類される(**表12-3**)．セントラルメモリーT細胞は脾臓，リンパ節に局在し，再刺激後速やかに増殖するが細胞傷害活性を持たない．エフェクターメモリーT細胞は末梢血および組織に存在しパーフォリン，グランザイムを発現する．セントラルメモリーT細胞はナイーブT細胞と同様CCR7陽性で，CD62L(Lセレクチン)を高発現する．CCR7は，リンパ節中に発現するケモカインCCL21のレセプターでありリンパ節へのホーミングレセプターと考えられている．エフェクターメモリーT細胞はCCR7陰性，CD62L発現は低く，刺激に応じて最終段階であるエフェクターT細胞に分化する．エフェクターT細胞のうちIL-7レセプターαを高発現するものがメモリーT細胞として維持される．メモリー$CD8^+$CTLは体内でゆっくりと細胞分裂し，その維持には抗原刺激は必ずしも必要ないがIL-15，IL-7の存在が重要である．また，4-1BB(CD137)からの刺激がCD8陽性CTLの効率良い活性化とメモリーCTLの維持に貢献している．

表12-3　$CD8^+$メモリーT細胞サブセットの形質

形質	naive T	T_{CM}	T_{EM}	T_E
CD45RA	+	−	−	+
CD45RO	−	+	+	−
CCR7	+	+	−	−
CD62L	+	+	−	−
CD27	+	+	−	−
CD28	+	+	−	−
perforin	−	−	+	++
granzyme B	−	−	+	++
細胞傷害性	−	−	+	++
IFN-γ	−	±	+	++

naive T：未感作(ナイーブ)T細胞，T_{CM}：central memory T cell，T_{EM}：effector memory T cell，T_E：effector T cell

4　ウイルス持続感染

ウイルスの急性感染では，獲得免疫の出現とともに感染細胞が排除されはじめ，やがてウイルス産生がなくなり，獲得免疫は記憶細胞として維持される．しかし，ウイルスの中には免疫応答から回避する戦略を持ち持続感染するものも多い．また，持続感染状態になった場合の宿主免疫応答も急性感染のそれとは異なってくる．

1．ウイルスによる宿主防御機構からの回避

ウイルスが宿主の獲得免疫から逃れるメカニズムとして，エピトープ部位の変異(escape mutant)やMHCクラスⅠの発現抑制，MHCクラスⅠへの抗原提示の阻害などがあげられる．

エピトープ部位の変異を起こすウイルスの代表例がヒト免疫不全ウイルス(HIV)である．HIVは複製速度が速く感染個体内で多数の亜種(quasispecies)を生じる．宿主の獲得免疫が成立するとHIV特異的T細胞や中和抗体によりウイルス複

製は抑えられる．しかし，quasispeciesの中にこれらのT細胞および抗体が認識するメジャーエピトープ部位の変異したものが生じてくる．エピトープ部位がウイルスの複製に重要な部位であれば変異株の複製効率は低下する．しかし，HIVのような変異頻度の高いウイルスでは，これを補うような変異が他の部位にも起こり，エピトープ部位に変異がありかつウイルス複製効率の良い株が新たにescape mutantとして増殖してくる．

ウイルス抗原がCD8陽性CTLに認識されるためには，いったん抗原がAPCに取り込まれて処理されMHCクラスIに提示される必要があるので，この抗原提示過程の阻害はウイルスにとって有力な抵抗戦略となる．サイトメガロウイルス(CMV)の蛋白質US2，US11はHLA-A, Bが小胞体から細胞表面に輸送されるのを抑制するが，HLA-C, Eは抑制しない．HIVの蛋白質NefもHLA-A, B発現を抑制するがHLA-C，Eは抑制しない．NK細胞の抑制性レセプターはMHCクラスIを認識するため，HLA-C，Eの発現はNK活性の抑制を維持する戦略と考えられる．

単純ヘルペスウイルスの産生する蛋白質ICP47は，TAP分子と結合してウイルスペプチドの輸送を阻害することによりMHCクラスI分子への提示を妨げる．

EBVの蛋白質EBNA1は感染細胞に必ず発現されるが，その分子内にグリシン-アラニンリピートを持つためプロテアソームでの分解に抵抗性でありMHCクラスIに提示されずCTLの認識を免れる．CTLに認識される他のEBV抗原は，生体内では抑制された状態で持続感染する．

このほか，CMVのUL18はMHCクラスIと相同性が高く，感染細胞に発現することによりNK細胞の傷害性に抵抗性を与える．

2．慢性ウイルス感染症における宿主免疫応答

ウイルス複製の持続している慢性感染症では，抗原刺激とT細胞の活性化が継続的に起こっている．繰り返し抗原刺激を受け活性化されたT細胞はFas/FasLの発現増加によりアポトーシスを起こしやすい(activation induced cell death, AICD)．慢性感染症においては，CD4陽性T細胞のIL-2産生能も低下している．また，いったん活性化されたT細胞にはCTLA-4やPD-1分子などの抑制シグナルを伝えるレセプターが発現する．これらは，傷害活性を持った危険な細胞を増えたままにしておかないために，CTLの増殖や活性を阻害するフィードバック機構と考えられる．しかし，ウイルス慢性感染では，慢性的な抗原刺激によりT細胞上に誘導されたCTLA-4やPD-1分子を介して抑制シグナルが入り，CTL活性が低下することによりウイルス排除の効率が低下し，ウイルスの持続感染を助長する．HIV感染のような慢性活動性ウイルス感染ではHIV特異的CTLのCTLA-4発現やPD-1発現が増加しており，CTL機能不全の一因となっている．

3．垂直感染の免疫応答

新生児は母体からの移行抗体を持ち，また母乳中にも抗体が含まれるので，生後，移行抗体が消失する時期までは，母親に感染既往のあるウイルスの感染に対してはある程度抵抗性を持つ．

妊娠初期に母体が風疹ウイルスに初感染した場合には児に難聴，白内障，心奇形などが起こることがある．これは，初感染では母体に獲得免疫が成立していないため，風疹ウイルスがいったん母体内で増殖し児に経胎盤感染が起こるためである．妊娠中にCMVに初感染した場合も類似の現象が起こる可能性がある．しかし，母体が既感染の場合は免疫記憶によりウイルス増殖がコントロールされるので，このような危険は少ない．

B型肝炎ウイルス(HBV)キャリアの母親から垂直感染によって感染した児では，感染時には免疫系が未熟であるため年長になるまでHBV特異的T細胞応答が起こらないことがある．その結果，ウイルス産生は持続するが，HBVは細胞毒性が少ないため肝傷害は起こらず，これらの個体は無症候のHBVキャリアとなる．その後，自然にT細胞応答が起こるとその時点で肝炎を発症する．

ヒトTリンパ球向性ウイルスI型(HTLV-I)も母親から児へ垂直感染するが，この感染経路の大

部分は母乳を介した経口感染である．HTLV-I の経口感染では T 細胞応答が起こりにくいことが動物実験で示されている．

5 ウイルスに対する免疫応答に起因する病態

1．組織破壊，炎症

ウイルス感染症におけるウイルスの病原性は，ウイルスの細胞内増殖によって生じる細胞の破壊や機能的障害によるものばかりではなく，ウイルス粒子あるいは感染細胞に対する宿主の免疫応答が関与している場合も少なくない．HBV 感染では，ウイルスそのものの病原性は低いが，HBV 特異的 CTL 応答が成立すると CTL により HBV 感染肝細胞が傷害され B 型肝炎を発症する．しかし，感染肝細胞が傷害されなければウイルス産生は減少しない．つまり，HBV 特異的 CTL は，ウイルスの制御と組織傷害の両方の担い手である．

また，感染症の重症化には，自然免疫によって起こる炎症反応も大きな役割を果たしている．たとえば，ハンタウイルス感染後の腎障害の重症度への，TNF-α の高産生に関与するヒト遺伝子型の関連が報告されている．種々の細菌，ウイルス感染に続発する重篤な病態である SIRS（systemic inflammatory response syndrome）や急性呼吸窮迫症候群（ARDS, acute respiratory distress syndrome）では，炎症性サイトカイン産生の異常亢進が関与する．

2．自己免疫疾患の誘発

ウイルス感染を契機として自己免疫疾患を発症することがある．この現象を説明する機序については諸説ある．その一つは，ウイルス抗原と自己抗原の類似性（molecular mimicry）により，本来ウイルス特異的であるリンパ球が自己抗原を認識して交差反応するというものである．また，死滅した感染細胞を貪食した抗原提示細胞の活性化により，ウイルス特異的 T 細胞とともに自己抗原特異的 T 細胞が活性化する可能性がある．TCR と MHC 分子を直接架橋するスーパー抗原の性質を持ったウイルス抗原であれば，T 細胞の抗原特異性とは無関係に活性化が起こる可能性もある．その他，抗原提示細胞やリンパ球の非特異的な活性化による自己反応性 T，B 細胞の抑制の解除，B 細胞上の TLR をウイルス抗原が刺激することによる自己反応性 B 細胞の活性化などが考えられる．現在のところ，特定のウイルスとヒトの自己免疫疾患の因果関係が確定したものはない．

第13章 ウイルス感染とインターフェロン

A インターフェロン(IFN)発見の歴史と分子同定

1957年，A. Isaccs と J. Lindenmann は英国でインフルエンザウイルスの感染を抑制する因子を機能的に同定し**インターフェロン**(interferon, IFN)と名付けた．すなわち，彼らは発育鶏卵の漿尿膜の切片(上皮細胞)を試験管に入れ，加熱処理(56℃，60分)した不活化ウイルスを入れて培養すると培養上清がウイルス増殖を抑える性質を獲得することを見出した．当時ウイルス感染に付随して他のウイルスの増殖を阻害する現象が知られており，**ウイルス干渉**と呼ばれていた．インターフェロンという命名はこの干渉物質を想定したものである．彼らはウイルスを当時最新の超遠心機によって精製して使い．漿尿膜がウイルス刺激によってウイルス干渉物質を培養上清に放出したと考えた．事実，この培養上清を新しい漿尿膜にかけてもウイルス感染は強く阻害された．彼らはその後，細胞を用いた *in vitro* のアッセイ系を確立し，IFN の存在を機能的に証明したといえる．同時期の1954年，小島と長野はワクチニアウイルスを使って干渉物質の活性を見出していた．彼らの系はウサギの背中を刈って碁盤の目のように区切り，そこに不活化ウイルスや上清を注入し，さらにウイルスを皮内注射して1週間後にウイルスの発痘を観察するという *in vivo* の実験系であった．国際発表でこの干渉物質が IFN に比定されるのは1958年のことである．小島・長野の実験結果もこの年までに組織切片の遠心上清に UV 耐性のウイルス抑制因子が含まれることを示唆した．この上清は感染力を欠くにもかかわらずウイルスと同時投与すると感染を抑制することを証明した．また，ザイッセル(Seitz)濾過器(ワクチニアウイルスは通過しないが蛋白質分子は通過する)を通過するが，透析膜(蛋白質分子は通過しない)は通過しないことを報告した．この結果は Isaccs と Lindenmann の IFN の記載と一致するものである．

IFN の cDNA クローニングは長田(重一)と Weissman によって1980年に達成された．この分子は現在 IFN-α の一つと比定されている．同時期に谷口(維紹)は IFN-β の cDNA クローニングに成功し，Nature 誌に報告した．IFN-α/β は**Ⅰ型 IFN** と呼ばれ，日本の分子生物学者と企業研究者の貢献が大きい領域である．それから四半世紀にわたり，IFN のクローニングから発現系と製剤化が進み，IFN の歴史はその後の生物製剤の開発・製品化の基礎を作った．一方，IFN の転写・発現は **interferon regulatory factor (IRF)** ファミリーの研究を通して明らかにされてきた．さらにウイルス感染から IFN 産生に至る細胞応答の解明は21世紀に入って **Toll-like レセプター(TLR)** のウイルス成分認識機構とシグナル系の研究が進んだこと，この TLR 経路と IRF/IFN の活性化経路が結びついたことに端を発する．本項ではこの研究経過を尊重してウイルスによる IFN 誘導を分子論的に解説する．また，IFN-γ は後年細胞間のメディエーターとして機能同定され，**Ⅱ型 IFN** と呼ばれるが，Ⅰ型 IFN とは構造も機能も異なり，主に免疫細胞間のメディエーターとして働くので，本解説では大略を別項目とする．

B インターフェロン(IFN)-α/β

1 Ⅰ型IFNの種類と転写誘導

ヒトIFN-α，IFN-βの構造遺伝子は第9染色体(9p21)にクラスターを作る．マウスの相同部位は第14染色体にある．IFN-α/βにはイントロンが存在しない．ヒトIFN-βの遺伝子は一つだがIFN-αは14個以上ある．この他に免疫担当細胞を活性化するIFN-γ，IFN-αと相同性の高いIFN-μ，IFN-κ，IFN-τ，IFN-λ(IL-28/29)などがある．これらはⅠ型IFNと異なる機能を発揮するが，IFN-γ以外は本稿では省略する．

IFN-βプロモーターには四つのpositive regulatory domains(PRDs)があり，3種の転写因子がここに結合してプロモーターを活性化する(**図13-1**)．interferon regulatory factor(IRF)ファミリーのうちIRF-3とIRF-7は主にPRDⅠ/PRDⅢ(IFN-stimulated response element，ISRE)に結合する．NF-κBはPRDⅡに付き，c-Jun/activated transcription factor-2(ATF-2)はヘテロ二量体を形成してPRDⅣ(c-AMP-responsive element，CRE)に付く．すべての転写因子はリン酸化を受けて核移行するか転写活性を増強する．これらの転写因子はしばしば協調的に働いてIFN-β遺伝子の転写に必要なenhanceosomeを形成する．IFN-αの個々のプロモーターは独立に活性化を受けるがすべてのプロモーターがIRF-3，IRF-5，IRF-7の結合部位を持つ．しかし，IFN-βのプロモーターと異なり，NF-κB，c-Jun/ATF-2の結合部位は持たない．IFN-βとヒトIFN-α1(マウスではIFN-α4)のプロモーターは類似しており，IRF-3が誘導因子として機能しうる．他のIFN-α遺伝子はIRF-3/7かSTAT1/2/IRF-9が誘導因子となる．IRF-7はIFN-βによって誘導される転写因子，STAT1/2はIRF-9と複合体を形成してIFN-αのプロモーターを活性化する転写因子である．このことはIFN-βと一部のIFN-αがIFN誘導の最初の引き金になることを示唆する．

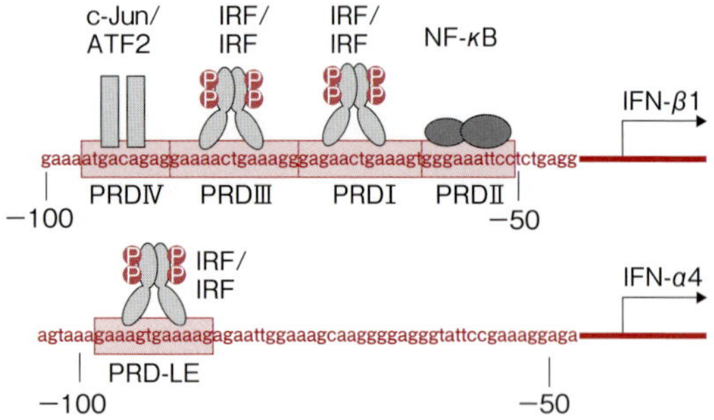

図13-1　Ⅰ型IFNの転写調節

IFN-βのプロモーターは，positive regulatory domain(PRD)Ⅰ，Ⅱ，Ⅲ，Ⅳを含む．それぞれに優位に結合する転写因子を図示した．IRF-3/7はリン酸化後二量体形成してCBP/p300などとenhanceosomeを形成し，PRDⅠ/PRDⅢに結合してIFN-β遺伝子の転写を促進する．NF-κBはPRDⅡ，c-Jun/ATF-2はPRDⅣに働く．IFN-αのプロモーターはPRD-like element(PRD-LE)を持ち，マウスのIFN-α4はIRF-3/7によって誘導される．

2 Ⅰ型IFNの転写因子

3種の転写因子を略述する．まず，IRFファミリーは9種類(IRF-1〜9)のメンバーが知られており，このうちIRF-3, 5, 7, 9がIFN-α/β誘導に強く関与する．IRFファミリーのうちIRF-1, 7, 8, 9はIFN誘導性(IFN-inducible)遺伝子である．IRF-1，IRF-2は同一のDNA配列を認識するとされ，IRF-1はIFN-β誘導の転写活性化因子として，IRF-2は転写抑制因子として拮抗的にIFN-β発現を調節していることが示された．現在，IRF-1/2の生理機能はIFN-βの発現調節よりはiNOSの誘導や，がん抑制遺伝子として細胞周期やアポトーシスの制御に働いているとされる．

IRF-3は多くの細胞で恒常的に産生される．そして未刺激時，この因子は不活性型として細胞に存在する．ウイルス感染などの刺激がリン酸化と二量体化を促進し，CREB結合蛋白質(CBP)とp300の複合体形成を誘導する．最終的にこの複合体は核に移行する．二つのキナーゼ，IKKεとTBK1がIRF-3の活性化に関与する(**図13-2**)．

IRF-7は通常多くの細胞で低レベルしか発現していない．IFN-α/βによって高発現状態が誘導される．このことはIFN-α/βの正のフィードバック

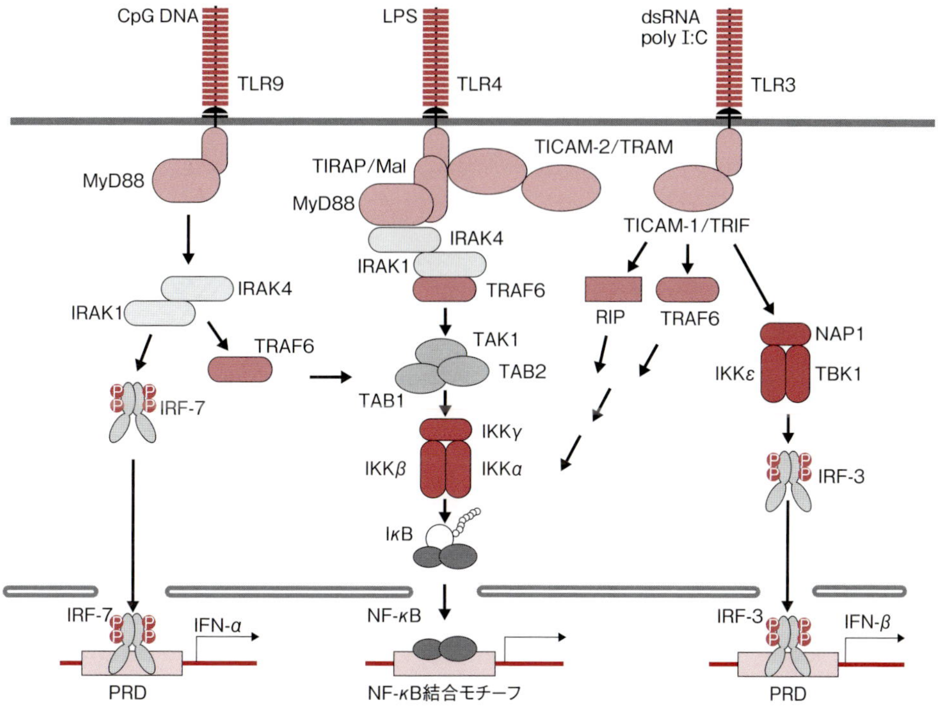

図 13-2　TLR による IFN-α/β 誘導経路

概略の経路を TLR3, TLR4, TLR9 について示す. TLR3 は dsRNA/poly I:C 認識後 TRIF アダプターを集合し, TRIF は NAP1 と結合する. NAP1 は IKKε/TBK1 とキナーゼ複合体を作っており, 二つのキナーゼは IRF-3 をリン酸化する. TBK1 が恒常的に発現して初期感染に対応し, IKKε は誘導性に発現して後期感染に対応するといわれる. TLR4 は TRAM/TRIF 複合体をアダプターとし, 同様の経路で IRF-3 を活性化する. TLR4 は MyD88 アダプターも集合するが, TLR4 下流の MyD88 は IFN 系を活性化しない. 一方, TLR7/TLR9 は MyD88 が IRAK などキナーゼを介して直接 IRF-7 を活性化する. TLR7/9 はヒトでは pDC にしか分布しないのでこの経路が pDC 特有の IFN-α 大量誘導を司る. 図には NF-κB の活性化経路も記載したが MyD88 依存性, TRIF 依存性の経路が関与する.

ループ形成に重要な意義を持つ. IRF-7 も IRF-3 と同様に IKKε と TBK1 によって活性化される (**図 13-3**). IRF-7 はホモ二量体か IRF-3 とのヘテロ二量体を形成する. どちらも転写活性を持つ. IRF-5 は最近 IFN-α/β の活性化に関与する分子として性質決定された. 血液細胞などに低レベル恒常的に発現しており, ウイルス感染や IFN-α/β 投与によって発現増強がみられる. IRF-3/7 と同様, IRF-5 もリン酸化を受けて活性化され, 核移行する. ある種のウイルス感染はこの IRF-5 応答を促進する. IRF-5 は単独か IRF-3 と一緒で IFN-α 群のいくつかを転写誘導する. 中でも IFN-α8 はもっとも優位に発現する. しかし, IRF-5 は IRF-7 と結合して IFN-α/β の発現誘導を抑えるという報告もある. IRF-9 は STAT1/2 と三量体の複合体(ISGF3)を形成し, IFN-α/β の増幅ループに必須の機能を発揮する(**図 13-3**). これらの IRF ファミリーは C 末によく保存された IRF association domain(IAD)を持つ. この IAD 部分が蛋白質同士の会合(IRF 同士, または STAT との会合)に関与する. IRF-4 は IRF-5 の抑制因子という報告がある. IRF-6, IRF-8 の機能は現時点で不明である.

このほか IFN-α/β の転写因子として NF-κB, AP-1 が機能しうる(**図 13-1**). **NF-κB** は抑制因子の IκB とヘテロ二量体を作って細胞質内に存在する. ウイルス感染などの刺激で IKK 複合体は, リン酸化とそれに続く IκB の分解を受けて

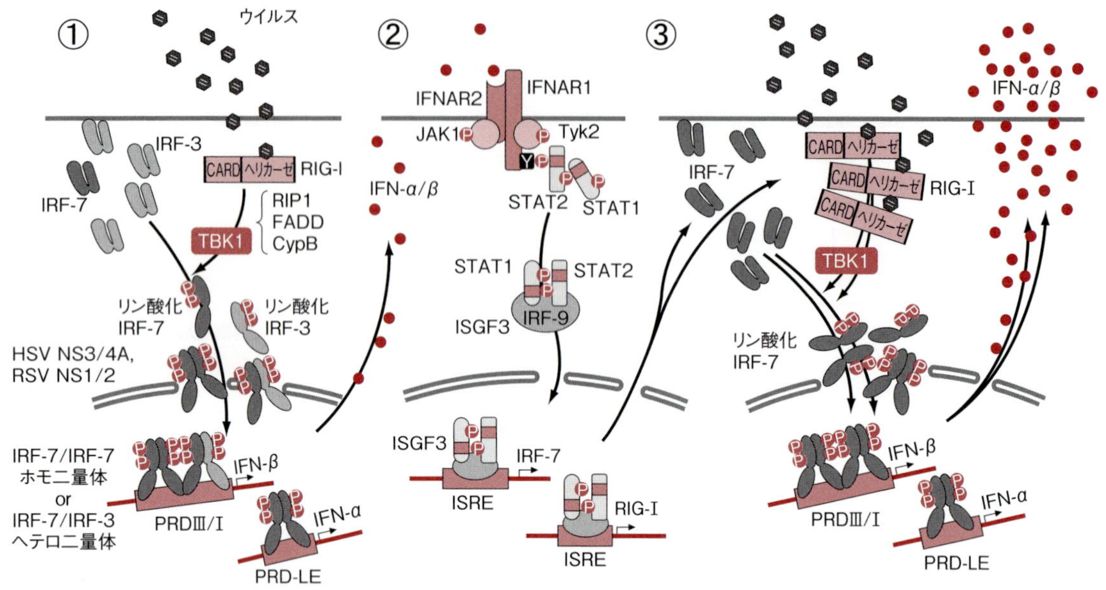

図13-3　ウイルス感染細胞内におけるIFN誘導経路の詳細

①一般にRNAウイルスはdsRNAを感染細胞内で産生する．これを最初に検知するのはRIG-IまたはMDA5である．これらはアダプター分子MAVSを介してkinase TBK1を活性化する．TBK1はIRF-3/7をリン酸化してホモ/ヘテロ二量体を形成させ，IFN誘導に至る．
②IFNの初期誘導は微量のIFNレベルにとどまる．このIFN-α/βはIFNARの刺激因子として働き，IFNの増幅誘導経路を起動する．この経路にはJAK/STAT系が関与する．また，STAT1/STAT2/IRF-9は複合体を形成しISGF3と呼ばれる．ISGF3はIFN-inducible遺伝子が共通に持つISREプロモーター部位に結合して転写発現を誘導する．
③IFN誘導系に関与するIFN-inducible遺伝子としてTLR3，RIG-I，MDA5，IRF-7，IRF-9，IKKεが知られている．とりわけIRF-7は強力なIFN-α/β inducerとしてIFN-α/βを誘導する．また，RIG-I，MDA5は細胞内dsRNAを検知してIFN誘導経路をさらに増幅する．
（Honda K et al. : Int Immunol, **17**, 1367, 2005）

NF-κBが活性型として遊離する．NF-κBは核移行してκB部位を含むプロモーター配列に結合する．IKK複合体を活性化するシグナル伝達経路は複数あり，NF-κB活性化キナーゼ，MAPK1，IRAK，TNFRAF，TGF-β AK1，PKRなどが知られている．最近，TLR，RIG-I/MDA5もNF-κB活性化キナーゼを活性化する要因であることが証明された．

AP-1（activated protein-1）はIFN-α/β誘導性の転写因子の中で唯一非刺激細胞でもDNAに結合しうる因子である．AP-1はc-Jun/ATF-2のヘテロ二量体である．AP-1の転写活性はMAPKp38（ATF-2活性化）とJNK（c-Jun活性化）に依存し，リン酸化によって失活する．p38はこれ以外にmRNA安定化などの転写後遺伝子制御にも参与することが知られている．ATF-2は恒常的に発現するが，c-Junは誘導性であり，主な誘導因子はc-Jun/ATF-2そのものである．したがって正のフィードバックループで制御される．

これらのIFN-α/β誘導性転写因子はウイルス感染細胞で強く活性化される．また，パターン認識レセプターからシグナルを経て活性化される．微生物のパターン分子の中にはウイルス成分のようにIFN-α/βを強く誘導するものがあり，これらは上記いずれかの経路を活性化する．ただし，ウイルスの自己防御戦略として，これらのIFN誘導系を抑制する分子を産生してIFN応答を阻害する例も，後述するように多数知られている．

3 I 型 IFN の構造

ヒト IFN-β の前駆体は 187 個のアミノ酸からなり，アミノ酸 23 個のシグナルペプチドを持つ分泌型の蛋白質である．分子量は約 2 万で糖鎖修飾を受ける．ヒト IFN-α は 189 個のアミノ酸の前駆体，166 個の分泌蛋白質である．糖鎖修飾を受けない．IFN-β の糖鎖修飾を受けない組換え型 IFN が作製されているが，機能・生物活性は天然型と相違が見出されていない．IFN-α と -β は約 40％の相同性を持つ．IFN-α/β の物理化学的性質は加熱(56℃，30 分)，酸処理(pH 2)に安定である．

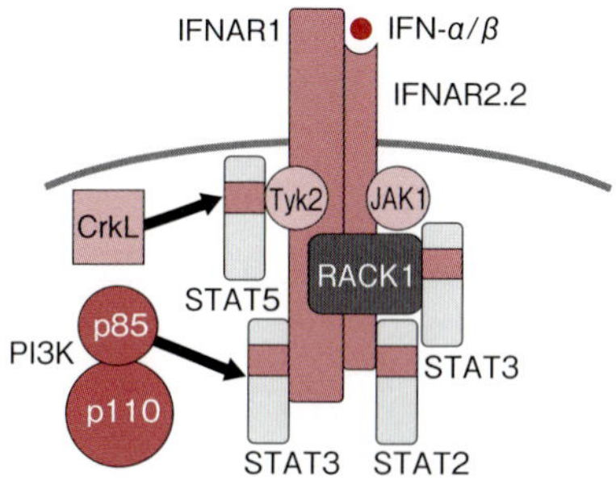

図 13-4 IFNAR の構造

IFN-α/β は共通のレセプターに結合する．このレセプターは IFNAR1 と IFNAR2.2 の 2 成分からなる．シグナルは JAK/STAT 系に伝わる．IFNAR に会合する因子は Tyk2，JAK1，STAT1，STAT2 が知られている．IFN2.2 には RACK1 が付き，これに JAK1/STAT1 が結合するという報告もある．IFN のリガンド刺激で IFNAR1 がリン酸化されると STAT3 も会合し，PI3K の p85 サブユニットも STAT3 を介して結合する．また，Tyk2 には STAT5 が結合する．

4 I 型 IFN の機能

I 型 IFN はレセプターを介して多様な生物活性を担当細胞に誘導する．また，多くの免疫応答に関与し，NK 細胞を活性化する．I 型 IFN のレセプターは IFNAR1 と IFNAR2.2 からなるヘテロ二量体である(**図 13-4**)．IFNAR2.2 には RACK1 をアダプターとして STAT1，STAT2，JAK1 が結合しており，IFNAR1 には Tyk2 が会合している．IFN-α/β は IFNAR1 のリン酸化を誘導し，このとき STAT3，PI3K(p85 サブユニット)をリクルートする．Tyk2 には STAT5 が結合するので，複数の STAT 群が IFN シグナルに関与する．ISGF3 はリン酸化された STAT1/STAT2 と IRF-9 が三量体を形成したもので ISRE を介して IFN 転写を強く促進する．多くの IFN-inducible 遺伝子もこのとき誘導される．

担当細胞の IFN 応答として **(2′-5′)オリゴ A 合成酵素(2-5AS)** 系と **RNase L** の活性化がある．

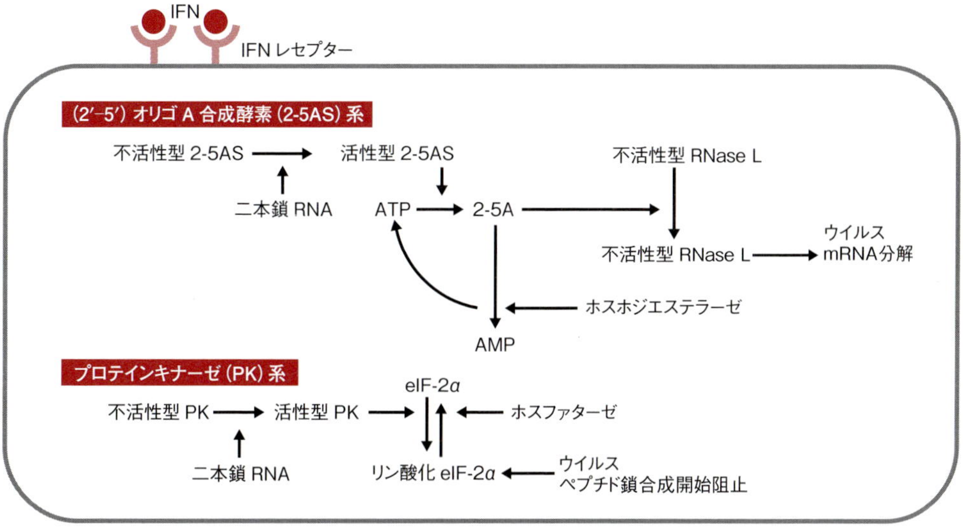

図 13-5 IFN による抗ウイルス活性の発現機序

現在想定されている IFN の高ウイルス活性の分子機構をまとめた．

これによりウイルスのmRNAは分解される（**図13-5**）．また，プロテインキナーゼを介してeIF-2をリン酸化し，ウイルスのmRNAの転写を阻害する．これらIFNによるウイルスの転写・翻訳レベルの阻害機構はウイルス感染時によくみられる．IFNはIFNARを介してIFN-inducible遺伝子を誘導し，種々の抗ウイルス応答を惹起すると推定されている．これらの中にも**MxA**など機能が判明したものと不明のものがある．最近，p53がIFN-α/βの下流で発現誘導されることが判明し，IFN系とp53の修復・抗アポトーシス系ががんやウイルス感染時に連携することが判明した．

免疫応答への関与は抗原提示の促進，NK細胞活性化などがある．IFN-γの項で解説する．

5　ウイルス感染によるI型IFN分泌の機序

ウイルスにはウイルス特有の成分があり，これらは宿主のパターン認識レセプターによって認識されて生体防御応答を誘起する．これらの応答は総括的に自然免疫に含まれる．自然免疫の生体防御応答の一つとしてIFN産生がある．すなわちパターン認識レセプターにはIFNを誘導するものがある．現在同定されているIFN誘導性のレセプターとして，細胞質外にToll-likeレセプター（TLR），細胞質内に**CARD-ヘリカーゼ型レセプター**と**PKR**がある．これ以外にDNAを認識する細胞質内レセプターが存在するとの報告がある．これらのレセプターがIFNを誘導する経路は分子レベルで解明されつつある（**図13-2, 3**）．ウイルス成分である蛋白質と核酸がパターン認識レセプターのリガンドになる．poly I:Cはウイルス特有の核酸二本鎖（ds）RNAを模して使われる．以下に代表的なリガンドのIFN誘導機構を解説する．

1．細胞質外レセプターのリガンド認識

TLR4はウイルス蛋白質を認識してIFNを誘導する（**表13-1**）．一方，ウイルス核酸を認識するTLRとしてTLR3，TLR7，TLR8，TLR9が知られている．TLR3はdsRNAとpoly I:Cを認識する．TLR7, 8はある種のssRNAとキノリン誘導体を認識する．TLR9は非メチル化CpG DNAを認識する．これらはウイルスリガンドとそれらの関連因子と想定され，原則的にヒトとマウスで共通のリガンド認識と細胞応答を誘起する．ヒトTLR3，TLR8は**ミエロイド系樹状細胞**（mDC）のエンドソームに発現し，TLR7，TLR9は**形質細胞系樹状細胞**（pDC）のエンドソームに発現する（**表13-2**）．ヒトTLR3は上皮細胞で細胞表面に発現する．TLR8以外はすべてIFN誘導に関与する．マウスTLR3，TLR9はヒトと異なる分布を示す．TLRは細胞外leucine-rich repeat（LRR）ドメインでリガンドを認識し，細胞内Toll-IL-1 homology region（TIR）ドメインでアダプター分子（MyD88，TRIF/TICAM-1）と結合する．TLRは下記の細胞質内レセプターと異なり

表13-1　ヒトTLRのまとめ

huTLR	アミノ酸	分子サイズ	モノクローナル抗体	アダプター	リガンド	シグナル経路	染色体位置
TLR1	786	85 kDa	TLR1.136	M-1/M-2	triacyl BLP	M-type	4p14
TLR2	784	82 kDa	TLR2.45	M-1/M-2	PGN,BLP	M-type	4q32
TLR3	904	110 kDa	TLR3.7	T-1 (M-1)	dsRNA	T/M-type	4q35
TLR4	839	95 kDa	HTA125	M-1/M-2 T-1/T-2	LPS,Taxol RSV-F	M/T-type	9q32
TLR5	858	95 kDa	–	M-1	flagellin	M-type	1q41
TLR6	796	89 kDa	TLR6.127	M-1/M-2	diacyl BLP	M-type	4p14
TLR7	1049	118 kDa	TLR7.99	M-1	ssRNA	M/T-type	Xp22
TLR8	1059	112 kDa	TLR8.360	M-1?	ssRNA	M/T-type	Xp22
TLR9	1032	120 kDa	–	M-1	CpG DNA	M/T-type	3p21

M-1：MyD88，M-2：Mal/TIRAP，T-1：TICAM-1，T-2：TICAM-2，M-type：MyD88依存性NF-κB活性化経路，T-type：TICAM依存性I型IFN誘導経路．

表 13-2 ヒト特異的 TLR の抗体による樹状細胞 TLR 分布の検討

樹状細胞	モノクローナル抗体：TLR1	TLR2	TLR4	TLR5	TLR6	TLR3	TLR7	TLR8	TLR9
ミエロイド系(mDC)	+	++	+	+	+	(++)	−	(++)	−
形質細胞系(pDC)	−	−	−	−	−	−	(++)	−	(++)

(+)TLR3, 7, 8, 9 は細胞表面になくエンドソーム内に局在（( )で示した），核酸成分を認識する．
+ TLR1, 2, 4, 5, 6 は細胞表面に発現する．
TLR8, 10 はマウスにない．

細胞特異性の強い分布を示す．mDC は poly I:C を認識して IFN-β を誘導し，IFNAR によって STAT1/2 依存性の増幅ループを稼働して大量の IFN-α/β を産生する(**図 13-4**)．pDC は poly I:C を認識して大量の IFN-α を誘導し，かつて IFN-producing cell(IPC)と呼ばれた．これら樹状細胞の局所的な IFN の大量誘導は抗ウイルスの免疫応答の起動に重要といわれる．上皮系の TLR3 応答はウイルスの局所感染の場のセンサーとして重要な意義があるらしい．

2．細胞質内レセプターのリガンド認識

CARD-ヘリカーゼ型レセプターには **RIG-I, MDA5** がある(**図 13-6**)．RIG-I は多くのウイルスの産物である 5′-triphosphate-RNA や stem-loop 型 RNA，dsRNA を認識する．MDA5 は poly I:C とポリオウイルスなどの dsRNA を認識する．多くの RNA ウイルスは感染細胞に dsRNA かその誘導体を蓄積する．これらの細胞質内レセプターは各組織に遍く低発現していると推定され，ウイルス感染細胞で高発現が誘導される．感染で血液中に分泌される IFN の 80％は RIG-I/MDA5 が感染細胞内で認識する細胞質 dsRNA に起因して誘導される．したがって，ウイルスの局所感染が IFN-α/β を誘導する機構は RIG-I/MDA5 によって代表される．RIG-I で dsRNA の認識部分はヘリカーゼドメインと同定された．一方，IFN 誘導性のアダプター分子(MAVS/IPS-1)と結合

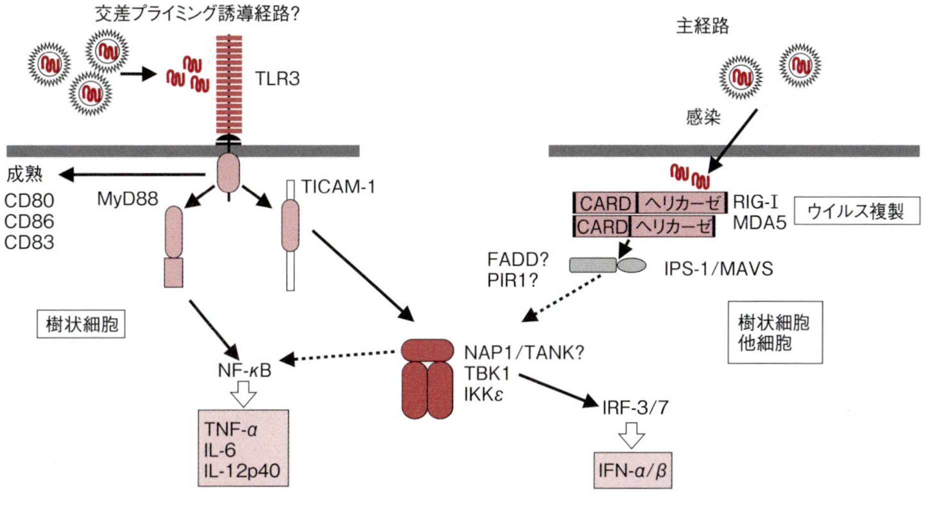

図 13-6 RNA ウイルスが活性化しうる二つの IFN 誘導経路

TLR3 は細胞表面(fibroblasts)か細胞内エンドソーム(ミエロイド系樹状細胞)に発現し，ウイルス産物として RNA(dsRNA)を認識する．IFN-α/β は IL-12p40 とともに TICAM-1(TRIF)アダプターを介して誘導される．一方，細胞質内に dsRNA を認識するレセプターとして RIG-I/MDA5 が藤田らによって同定された．これらの分子は CARD/ヘリカーゼファミリーに属しヘリカーゼドメインで RNA を認識し，CARD ドメインでアダプターに連結する．アダプターとして MAVS が同定されている．RIG-I，MDA5 は異なったウイルス種の dsRNA を識別するといわれる．これらは IL-12p40 をほとんど誘導せず IFN-α/β を強く誘起する．TLR3, RIG-I, MDA5 は IFN-inducible である．RIG-I，MDA5 は TLR3 と異なり普遍的に発現する．TLR3-TICAM-1 経路は樹状細胞に交差プライミングを誘起し，クラス I 提示を促進することが知られている．その結果 $CD8^{+}$T 細胞（CTL）を誘導する．

するのはCARDドメインである(**図13-6**). RIG-IファミリーにはこのほかにLGP2がある. LGP2はCARDドメインを欠き, そのヘリカーゼドメインでRIG-Iの活性化を調節するらしい.

PKRはpoly I:Cを認識するがどのようなウイルス核酸成分を認識しうるか不明である. 多くのRNAウイルス感染でPKRの関与はみられない. DNAウイルス認識にかかわる細胞内レセプター分子としてDAIが報告された. それ以外にもDNA認識分子は複数存在するようだが, それらの機能は未同定である.

3. IFN発現誘導の分子機構

IFN発現誘導のシグナル伝達経路は最初にTLR3で解明された(**図13-2**). TLR3はTICAM-1/TRIFを介してNAP1をリクルートし, ウイルス活性化キナーゼ(VAK)の複合体(IKKε, TBK1)を活性化する(**図13-2, 3**). VAKは転写因子のIRF-3を活性化([958]Serのリン酸化)し, CBP300とともにIFN-βプロモーターに働いてIFN-βを誘導する. TLR4はアダプターが二つ介在しTICAM-2/TICAM-1を介してNAP1に連なる. RIG-I/MDA5はMAVS/IPS-1を介してNAP1をリクルートし, TLR3経路に融合する. すなわちNAP1以下はTLR3経路とシグナル分子を共有する.

4. ウイルス因子によるIFN誘導阻害

IFN産生誘導機構の概略が明らかになるとともにウイルスによる巧みなIFN系の阻害機構も判明してきた. IRF-3の活性化を阻害するウイルス因子を**表13-3**, JAK/STAT系の阻害因子を**表13-4**に示す. パラミクソウイルスに属するウイルスは類似した遺伝子構成を持つが*P*遺伝子のフレーム枠をずらして読んだ産物が転写後修飾で産生されると, V蛋白質, C蛋白質と呼ばれる. 一般にV, CはIFN産生経路を抑制する機能を持つ. VのC末領域はプロリン, システインが多く蛋白質会合に関与すると予測される. 結果としてC, V蛋白質はIRF-3の活性化を抑制し, STATを抑えてIFNARの増幅ループを抑える.

表13-3 ウイルス感染によるIRF-3活性化抑制

ウイルス	担当分子	機能
DNAウイルス		
HHV-8	vIRF1	IRF-3とCBPの会合抑制
	ORF45	IRF-7のリン酸化抑制
vaccinia virus	E3L	IRF-3核内移行の阻害
papilloma virus 16	E6	IRF-3とE6の結合によるリン酸化抑制
RNAウイルス		
influenza virus A	NS1	IRF-3の活性化/リン酸化抑制
Sendai virus	V	IRF-3の活性化/リン酸化抑制
SV5	V	IRF-3の活性化/リン酸化抑制
parainfluenza virus 2	V	IRF-3の活性化/リン酸化抑制
Ebola virus	V	IRF-3の活性化/リン酸化抑制
rotavirus	NSP1	IRF-3とNSPの会合
HCV	NS3/4A	MAVS/TICAM-1限定分解
RSV	NS1/NS2	IRF-3の活性化抑制

表13-4 ウイルスによるIFN応答, シグナル系の阻害

ウイルス	担当分子	機能
DNAウイルス		
HSV-1	IE遺伝子産物	JAK1, JAK2のリン酸化抑制
HSV-2	?	STAT1, JAK2の減少
CMV	IE遺伝子産物	JAK1, IRF-9の減少
EBV	EBNA2	IFN応答の抑制
	BZLF1	IFNGR1 mRNAの減少
HHV-8	vIRF1, K9	IFN応答の抑制
adenovirus	E1A	STAT1, IRF-9の減少
papillomavirus 16	E7	IRF-9の結合抑制
papillomavirus 18	E6	Tyk2と結合, 活性化抑制
HBV	polymerase	IFN応答の抑制, MxAの誘導抑制
vaccinia virus	VH1	STAT1の脱リン酸化
RNAウイルス		
measles virus	V	JAKのリン酸化抑制
mumpus virus	V	STAT1, STAT3の分解
parainfluenza virus 2	V	STAT2の分解
parainfluenza virus 3	?	STAT1のリン酸化抑制
Ebola virus	VP35	IFN応答の抑制
HCV	Core protein	IFN応答の抑制, SOCS3の誘導
RSV	G	TICAM-1の抑制
SV5	V	STAT1の分解促進
SV41	V	STAT1の分解促進
Sendai virus	C	STAT1のリン酸化抑制
Nipah virus	V	STAT1, 2の活性化阻害, 核移行阻害
Hendra virus	V	STAT1, 2の活性化阻害, 核移行阻害

BOX 5

ウイルス感染とIFN誘導

ウイルス感染などでどの細胞種がもっとも大量のIFN-α/βを産生するかはまだ決定されていない．ウイルス種や刺激の種類で異なることも想定される．ヒト形質細胞系樹状細胞(pDC)(かつてIPCと呼ばれた細胞)は種々のウイルス刺激で*in vitro*で大量のIFN-αを惹起することがわかっていた．マウスでもpDCが同定され，種々のマウス感染性のウイルスでIFN-αを大量誘導することが最近示された．この細胞種を抗体で排除すると*in vivo*でウイルスのIFN誘導は著明に損なわれると報告された．しかし，ウイルス種によってIFN誘導不全の程度は異なった．たとえばLCMV感染ではpDCが主なIFN産生細胞ではなかった．ウイルスによっては抗原提示樹状細胞(mDC)が主要なIFN誘導細胞であったり，上皮系細胞が血中IFNの主な担い手であったりした．ウイルスをUVで不活化すると状況が変わってIFNが誘導されにくいことも示された．TLRの分布はmDCとpDCでは著しく異なる(**表13-2**)ので両者の微生物パターン認識の役割分担も推定された．さらにRIG-I/MDA5，PKRなど細胞質内の核酸認識のパターン認識分子は細胞種にかかわらず遍く発現することから，細胞質内でウイルスが増えた場合はTLR以外のパターン認識分子がIFN-α/β誘導の主役になることも推定された．これらの基礎データは今後のウイルスIFN-α/β誘導の各論的解析に資するであろう．

また，ウイルスのRNA合成能を抑制する．アポトーシスの抑制にも関与するとの報告もある．

他にワクチニアウイルスE3L，インフルエンザウイルスNS1，RSVのNS1/NS2，エボラウイルスp35，HCV NS3/4A，などにIRF-3の抑制活性があると報告されている．DNAウイルスではHHV8にvIRF-1/2/3があり，IRF-3の阻害に働くという．ヒトパピローマウイルスE6蛋白質はTyk2のリン酸化を阻害するほか，IRF-3に結合してその転写活性を阻止する．E7はIRF-9に結合してIFNARのシグナルを阻止する．なお，E6/E7はそれぞれp53，Rb蛋白質と結合してがん抑制機能を抑えて細胞をがん化に導く．HSV-1感染時のIFN抑制はSOCS3の誘導によるらしい．このほかPKRやeIF-2などもウイルス分子の標的になる．

5. IFN-α/β産生と免疫担当細胞

刺激に応じてほぼすべてのヒト細胞がIFN-α/βを産生する．代表的なIFN産生細胞は2種の樹状細胞(mDC，pDC)と上皮細胞，線維芽細胞である(**表13-5，Box 5**)．

線維芽細胞と上皮細胞，mDCはIFN-βを，白血球はIFN-αを優位に発現することが古くから知られていた．白血球のIFN-α優位発現はおそらくpDCの性質を反映する．IFN-βはIKKε/TBK1がIRF-3/7を活性化して転写因子として働いたときに強く誘導される(**図13-2**)．一方，IFN-α

表13-5 ヒトミエロイド系樹状細胞(mDC)と形質細胞系樹状細胞(pDC)の比較

	mDC	pDC
表面マーカー	CD11c CD11b CD13 CD45RO CD33	CD11c CD123 CD62L CD45RA CD36
TLR	1 2 3 4 5 6 8	7 9
CCR	CCR2 CCR3 CCR5lo CXCR3lo CXCR4 CCR7	CCR2 CCR3lo CCR5hi CXCR3hi CXCR4 CCR7
CLR	DC-SIGN DC-LAMP Mannose R DEC-205	BDCA2 Dcctin-1

BOX 6

IFNの併用療法

PEG(ポリエチレングリコール)IFNとリバビリンの併用療法がC型ウィルス肝炎の標準療法として採用され，高い効果をあげている．他のIFNの併用効果の例としてIFN-αにIL-2，GM-CSFなどのサイトカインを同時投与すると抗体治療の効果が上がることが動物実験で示された．IFN-αの役割はNK細胞などのエフェクター細胞の数を増やし，NK活性を上げてADCC活性を強めることといわれる．最近の第2相試験ではIFN-αが抗CD20モノクローナル抗体医療品であるリツキシマブの有効期間を伸ばすことが示唆された．前臨床の結果だが，非メチル化CpG DNAがモノクローナル抗体の治療効果を高めるという．CpGモチーフはDNAウイルスや細菌ゲノムに非メチル化型としてランダムにみられる．この非メチル化CpGは樹状細胞，NK細胞などに発現するTLR9に結合してIFN-α/βを含む自然免疫を活性化するとされる．CpG DNAとリツキシマブのIFNとの併用療法の臨床治験が開始されている．

はMyD88依存性にIRF-7が直接活性化したときに強く誘導される(**図13-3**)．さらにIFNARを含む増幅ループがフィードバックでIFN-αを優位に発現させる．線維芽細胞と上皮細胞，mDCでも感染初期はIFN-β優位でも後期にはIFN-α優位になりうる．IFN-αと-βの産生は細胞種，ウイルス種，どのIFN誘導経路が主役か，などの複雑な要因で規定されていくと考えられる．

6 IFNの臨床

1．がんとI型IFN

IFN投与が有効とされるがんには肝炎後肝がん，膠芽腫，骨髄性白血病悪性黒色腫，悪性リンパ腫，腎臓がん，若年性喉頭乳頭腫などがある．多くのサイトカインの中でIFNはがんの治療因子としてもっともよく研究されてきた．IFNは細胞増殖を阻害し，遺伝子発現を促進し，CTL，NK細胞の増殖と細胞傷害活性を亢進させる．IFN-αの投与はヘアリー細胞白血病(hairy cell leukemia)患者の90%以上に有効である(ただし患者はほとんど2年以内に再発する)．IFN-αはまたCML患者の化学療法で得られた寛解を延長させる．骨髄腫，低分化性ホジキンリンパ腫，転移性腎臓がん(RCC)，AIDSの副次腫瘍としてのカポジ肉腫には多少の抗腫瘍活性を発揮する．IFN-αは高リスクのstage II，stage IIIメラノーマ患者に反復性の退縮効果を持つことを予想させる結果が最近示された(**Box 6**)．

2．ウイルス感染とIFN-α/β

IFN-α/βはB型，C型の慢性肝炎患者に用いられており，その治療効果は高い．とくにC型肝炎は日本国内に200万人の感染者がいるとされ，ウイルス駆除が緊急の課題になっている．1989年に初めてHCVの遺伝子断片がクローニングされてから約20年が経過し，抗体，ウイルス同定の手技などが進み，輸血後肝炎の原因対策は整った．しかし，現存患者の治療についてはIFN単独療法で30%程度である．PEG IFNとリバビリンの併用を1年間行えば60%以上の患者からウイルス駆除が行えるという．IFNとリバビリンを併用したHCVの遺伝子型別の統計ではI型が40～50%，II型が80%以上の駆除率という．IFNには肝硬変における線維化を抑える機能も報告されており，肝がん発生も抑えるといわれる．

他にIFN療法の対象ウイルス疾患としては，亜急性硬化性全脳炎(SSPE)などがある．

3．その他の疾患とIFN

その他I型IFN投与が有効な疾患として，多発性硬化症，特発性血小板減少性紫斑病(ITP)，真性赤血球増多症などがある．

C IFN-γ

1 Ⅱ型IFNの特徴と転写誘導

IFN-γの構造遺伝子は，ヒト第12染色体(12q24.1)，マウス第10染色体にある．IFN-γ遺伝子は四つのエクソンと三つのイントロンからなる．IFN-γは転写調節と転写後調節で制御される．正と負の調節部位はIFN-γ遺伝子の5′領域と第一イントロンにあり，多数の転写因子(NF-κB，NFAT，STAT，T-bet，AP-1，CREB-ATF，GATA-3，yin-yang-1など)が結合する．これらの因子は協調的に機能してIFN-γを発現誘導する．重要な転写因子を以下に解説する．

2 IFN-γの転写因子

NF-κBの結合領域はプロモーター領域と第一イントロンにある．NF-κBは多様な活性化を受ける．IL-12，IL-18は強いNF-κB活性化を誘導してIFN-γ誘導の中心となる．Th1細胞がIL-18依存性にIFN-γを発現するのにNF-κBは必須である．NF-κBのIFN-γ誘導効果は間接的に発揮され，IL-12などを介するものと理解されている．

NFATはCa^{2+}依存性の転写因子でTCRによるIFN-γのT細胞応答をNF-κBとともに増幅する．

STATは7種類あり，どれも**JAK**を活性化する．STAT結合部位はIFN-γプロモーターにあり，STAT4とSTAT1が結合する．STAT4はIL-12またはIFN-α/βを介して活性化する．一方，STAT4非依存性のIFN-γプロモーターにおいてはSTAT4の直接結合はないらしい．STAT4はNK細胞のウイルス依存性のIFN-γ誘導に関与する．STAT4がIFN-γ誘導を先導する．**T-bet**と**GATA-3**はTh0をTh1，Th2細胞に分化する転写因子である．T-betはIFN-γを，GATA-3はIL-4を発現誘導する．これらはIFN-γのプロモーターも制御する．T-betはNK細胞とTh1細胞で転写活性を発揮する．T-bet responsive elementがIFN-γプロモーターにある．T-betノックアウトマウスの解析からT-betはNK細胞と$CD4^+$T細胞においてIFN-γ誘導に関与することが判明した．$CD8^+$T細胞のIFN-γ誘導には関与しない．T-betはIL-12レセプター依存性のIFN-γ発現も増強する．T-betはIFN-γのプロモーターを直接活性化するのか，間接的に(たとえばクロマチン構造を弛めてプロモーターへ接近可能にするなど)活性化を助長するのか，いまだ結論は出ていない．

転写後のIFN-γの発現調節も*in vivo*で大切だが機構的にわかっていない．ヒトIFN-γのmRNAは翻訳のレベルを制御する．翻訳遮断因子のPKRがIFN-γ mRNAの三次元構造を認識し活性化するからである．

3 Ⅱ型IFNの構造

ヒトIFN-γの前駆体は166個のアミノ酸からなり，シグナルペプチド(20アミノ酸)を持つ分泌型(146個のアミノ酸)の蛋白質である．IFN-β同様糖鎖修飾を受けて分子量は約2万である．IFN-γはIFN-α/βと一次構造上の相同性がない．IFN-γの物理化学的性質は加熱(56℃，30分)，酸処理(pH 2)で失活する．

4 IFN-γ産生の免疫担当細胞

IFN-γは自然–獲得免疫の細胞間応答に関与するサイトカインである．主な産生細胞は活性化T細胞とNK/NKT細胞である(**図13-7**)．特定の状況で樹状細胞(マウス)，マクロファージ，γδ T細胞がIFN-γを誘起するという．MCMVやインフルエンザウイルス感染でマウスのNK細胞はIFN-γを誘導する．$CD8^+$T細胞も感染時IFN-γを発現する場合がある．poly I:C投与でマウスのメモリーT細胞がIFN-γを誘発したとの報告もある．抗原認識が要るかどうかは報告がくい違い未定であるが，自然免疫のIFN-γ誘導性サイトカインはIL-18とIFN-α/βといえる．

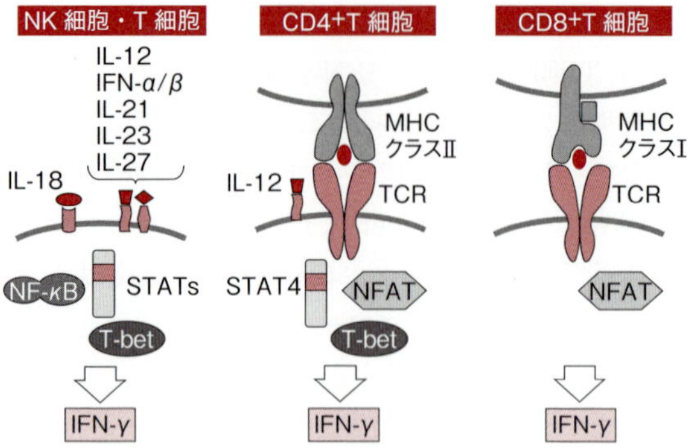

図 13-7　IFN-γ の誘導機構

複数のサイトカイン（本文参照）が IFN-γ の誘導に関与する．NK，NKT，T 細胞が主な IFN-γ inducer である．

(a) IL-18 は NF-κB を活性化する．一方，他のサイトカインは種々の STAT 分子を活性化する．STAT1 は T-bet 転写因子を発現誘導する．

(b) $CD4^+$T 細胞では TCR が樹状細胞の抗原/MHC クラス II 複合体を認識して IFN-γ を誘導する．この応答で TCR は NFAT を活性化するが，IFN-γ 誘導には T-bet と STAT4 がさらに必要である．

(c) $CD8^+$T 細胞では TCR が樹状細胞の抗原/MHC クラス I 複合体を認識して NFAT を活性化し，IFN-γ を誘導する．T-bet はこの細胞系では必要ない．

5　IFN-γ 産生誘導機構

1．IFN-γ 誘導性のサイトカイン

IFN-γ は微生物の侵入で直接誘導されるサイトカインではない（**図 13-7**）．その誘導は抗原提示樹状細胞（APC）または初期誘導のサイトカインによって二次的に来る．したがって IFN-γ の誘導経路は本質的に IFN-α/β の誘導経路と異なる．構造情報に加えてこれらの機能情報は IFN-γ が微生物応答より細胞間メディエーターであることを強く示唆する．IFN-γ を誘導するサイトカインと細胞についてメカニズムを含めて概説する．

IFN-γ を産生誘導せしめるサイトカインとして IL-1, 2, 12, 15, 18, 21, 23, 27, IFN-α/β，TNF-α が報告されている．これらの多くがマクロファージや樹状細胞（抗原提示細胞）で産生されることは IFN-γ が自然免疫から獲得免疫のクロストークの主役であることを示唆する．この中で IL-12 は教導性サイトカインと呼ばれ，細胞内微生物の感染時に Th1 シフトへ導く主要な因子である．IL-12 は単独でも NK 細胞，T 細胞に IFN-γ を発現誘導する．さらに IL-12 は IL-2，TNF-α，IL-18 と共同で大量の IFN-γ を誘導する．T 細胞において IL-12 は IL-18 とともに抗原刺激なしでも IFN-γ を誘導する．IL-12 と IL-18 の協調効果は IL-12 が STAT4 を活性化し，IL-18 が NF-κB と AP-1 を活性化することによる．これら二つは T 細胞でお互いのレセプターの発現レベルを上げて，応答の感受性を高めることも知られている．ただし，NK 細胞ではこの反応は起きない．IL-18 は NK 細胞と T 細胞において IFN-α/β と協調的に IFN-γ の発現誘導を強める．

IL-21 と IL-15 も IFN-γ 誘導能を持つ．これらは他のサイトカインと共同で NK 細胞と T 細胞の増殖を引き起こす．IL-15 ノックアウトマウスは IFN-γ 誘導能も低下するが NK 細胞を完全に欠損する．IL-21 は IFN-γ を誘導するが Th2 分化を促進し，NK 細胞誘導には正・負の制御を状況に応じて行う．IL-15，IL-21 自身のウイルス感染応答への重要性はまだ不明である．

IL-23 と IL-27 は IL-12 ファミリーのメンバーでヘテロ二量体のサブユニット分子からなる．IL-12 と IL-23 は p40 サブユニットを共有する．IL-23，IL-27 は IL-12 と同様 IFN-γ を誘導する．IL-23 はメモリー T, Th17 を誘導するという報告がある．IFN-γ がこの応答に関与しうる．IL-27 は IL-12 と協調的にナイーブ $CD4^+$T 細胞に働いて IFN-γ を強く誘導する．このため Th1 シフトに重要な働きをする．IL-23，IL-27 はウイルス感染時に Th1 誘導を引き起こす要因となるが，感染抑制の重要性は不明である．

in vivo のウイルス感染で IL-12 の初期発現は NK 細胞依存性の IFN-γ 誘導と相関する．ウイルス感染の初期時に NK 細胞が産生する IFN-γ は IL-12 にかなり依存する．T 細胞の IFN-γ 誘導も IL-12 依存性であるが，感染後期に起こりウイルスの排除に必要とされる．IL-12 と IL-18，IFN-α/β の IFN-γ 誘導はウイルス感染の鎮静に重要である．IL-18 の IFN-γ 誘導効果はある種のウイルス感染で実際に起動するが，IFN-α/β の IFN-γ 誘導効果は今後 IFN-α/β 誘導機構が判明したの

で見直されるであろう．

2．TCR 依存性の IFN-γ 誘導

T 細胞上ではサイトカインレセプターのほかに TCR も IFN-γ の発現誘導に関与する．TCR は T 細胞上で樹状細胞の MHC に提示された抗原ペプチドを認識する．これは活性化刺激となり，IFN-γ 誘導に連なる．IFN-γ 誘導に際して TCR とサイトカインレセプターがとる経路は異なるとされる．さらに TCR の IFN-γ 経路は $CD4^+$ と $CD8^+$T 細胞で副刺激分子も転写因子も異なる．NK 細胞は表面の接着分子にリガンドが結合して IFN-γ が誘導される．接着分子には Ig レセプター，NK1.1 など NK レセプター，DL4 など Ig 様レセプターがある．NK 細胞には他にもサイトカインによって誘導される IFN-γ 発現に関与する分子群がある．

3．感染と IFN：今後の展望

ウイルス感染とサイトカインの関係はネットワークとして捉える必要があり，そのためにはネットワークの理解がきわめて重要である．IFN-α/β の誘導機序はパターン認識分子の解明を通してようやく全貌がみえ始めた．パターン認識分子は複数あり，IFN-α/β 誘導に至るシグナル経路も異なる．各ウイルスごとにこれらのパターン認識分子が各論的に働くのか，全体を通して機能するレセプターが存在するのか，今後の検討が待たれる．

最近，IFN-γ の主要な誘導因子 IL-12 と IL-18 の発現が感染のパターン認識によって起動することが判明した．IL-12 は TLR3/4 のアダプター TICAM-1（TRIF）依存性に発現する．一方，IL-18 は NOD-like receptor（NLR）ファミリーにより，caspase I が活性化され．caspase I が proIL-18 を IL-18 分泌型に変えて細胞質内から分泌させる．NLR はアスベスト，アルミニウムや尿酸結晶などの鉱物や細菌のペプチドグリカン成分などに応答する．ウイルス以外で IFN-γ が誘導されるのはこのためである．IFN-γ も広義の炎症に起因する因子であることが判明しつつある．

NK レセプター群も多くが同定され，それらのリガンドも明らかにされてきた．樹状細胞の TLR が，CTL，NK だけでなく，Treg（制御性 T 細胞）の誘導制御にも関与すること，アポトーシス（apoptosis），オートファジー（autophagy，自食作用）を誘起することもわかってきた．

これらを踏まえると，IFN-α/β，IFN-γ の誘導は微生物の種ごとに討議される主題となりつつある．

BOX 7

自然免疫の最近の進展

自然免疫は自己細胞に備わらない成分（パターン分子）を認識する非自己識別系とされてきた．これは自然免疫が本質的に微生物のセンサー・排除機構として働くことを説明しやすい．しかし，最近 TLR が自己細胞の傷害・炎症誘起時に自己細胞成分にも応答して炎症の拡大やサイトカイン・ケモカインの誘導，細胞性免疫の起動などにかかわっていることが示唆された．TLR を活性化する微生物のパターン分子（pathogen-associated molecular pattern, PAMP）に対して，自己由来の分子を damage-associated molecular pattern（DAMP）という．DAMP はがんの浸潤やアレルギーなどのとき増悪因子として働く．しかし宿主免疫の正当な起動にも重要な因子であり，どのように PAMP，DAMP を調節して生体に有利な免疫応答を導くか，が免疫療法の効果をあげる鍵となる．DAMP として HMGB-1（high mobility group box 1 protein），尿酸，熱ショック蛋白質，変性核酸などが見出されたが，未同定の多数の細胞成分があると推定されている．今後，自己細胞由来の炎症誘起物質とそのレセプターの同定は免疫領域の重要な主題となる．

第14章 ウイルス病の予防

抗生物質による治療が可能な細菌感染症に対し，ウイルス感染症には治療薬がなく，予防が対策のすべてであったが，近年，一部のヘルペスウイルスやヒト免疫不全ウイルス，インフルエンザウイルス，B型ならびにC型肝炎ウイルス感染症に対して有効な薬剤が開発され，大きな治療効果をあげている(第15章参照)．しかし，いまだほとんどのウイルス感染症に有効な治療法はなく，伝染と発症の予防がもっとも重要な対策であることに変わりはない．

A ウイルスの伝染予防

代表的なウイルス性疾患である“かぜ”やインフルエンザに対し「うがいや手洗いで予防する」のは誰もが行う日常の予防策である．一方，病院には多くの感染症患者や種々の疾患によって抵抗力が低下した**易感染者**(compromised host)が集まることから，病院内で起こる感染症(**院内感染** nosocomial infection)にはより厳密な感染予防対策が要求される．

理論的には，感染症を外来の微生物によって起こる外因感染と，正常細菌叢や体内にすでに存在している微生物によって起こる内因感染に大別できる．外因感染の成立には感染源，感染経路，感受性者の三者が必要で，そのいずれかを取り除くことができれば感染症の伝染は防止できる(**図14-1**)．本章では，滅菌や消毒，バイオセーフティーを含めた感染経路の遮断法，感染源対策としての隔離，そして感受性者対策としてのワクチンとγグロブリンについて概説する．

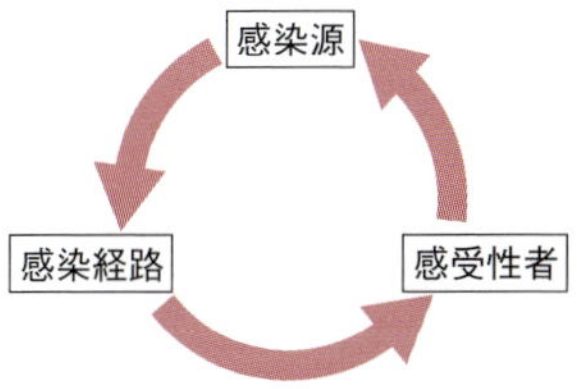

図14-1　感染症発生の三要因

1 感染経路の遮断

1．標準予防策 standard precaution

1980年代，米国ではエイズの流行が拡大し，患者からの感染を恐れた医療機関の診察拒否が続発した．この事態を契機に，院内感染予防を目的に作成されたのが標準予防策である．その基本は，感染症と診断された患者にだけ対策を取るのではなく，「すべての患者には感染症がある」と仮定して，患者の血液，体液，汗以外の分泌物，排泄物，粘膜あるいは傷のある皮膚の素手での接触はラテックスの手袋で防ぐこと．また，必要に応じてマスクやゴーグル，ビニールのエプロンを着用し，飛散した血液や分泌物が気道粘膜や結膜，衣服に付着するのを遮断しようというもので，現在世界で広く受け入れられている院内感染対策の基本である．

2．感染経路別対策

上記の標準予防策に加え，感染経路別に必要に応じた対策を追加する．ウイルスの感染経路の詳細は第11章に任せるが，ここではとくに**空気感染**（airborne transmission）と**飛沫感染**（droplet transmission）について説明する．

気道感染症では唾液や喀痰，鼻汁に存在する病原微生物はくしゃみや咳によって飛沫となって排泄され，次の宿主に伝染する．近年，この感染を飛沫感染（狭義）と空気感染に区分する考え方が感染予防対策の違いから主流となってきた．患者が排泄する飛沫は通常5 μm以上の直径がある粒子で，重力によって1.5 m以内に落下するため，近距離で飛沫を浴びない限り，直接次の宿主に感染することはない（**図14-2**）．

主たる感染の経路は，感受性者が飛沫や患者の手指を介して汚染された環境表面に触れ，その手で自身の粘膜に微生物を自己接種することである．したがって，予防の第一は汚染された環境の清掃や手指の洗浄，消毒である．飛沫感染の場合，マスクは感染源である患者が着用し，飛沫を環境にまき散らさないようにすることがより有効である．

多くの気道感染症を引き起こす微生物はこの経路で感染するが，細菌感染症である結核とウイルス感染症である麻疹，水痘の3疾患はこれとは異なる感染経路でも感染する．この3種の微生物は飛沫の水分が蒸発し，飛沫核と呼ばれる小さな粒子になっても感染性を維持する．飛沫核は気流によって舞い上がり，大気中を漂う．これを吸い込んで感染するのが空気感染あるいは飛沫核感染で，予防には吸気中の微生物を除去するマスクの着用が重要である．

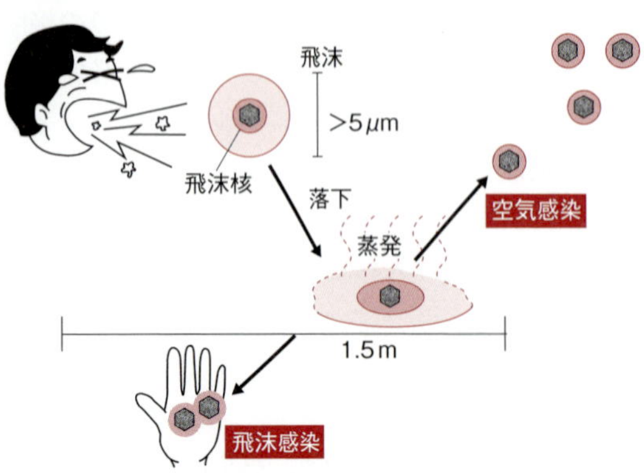

図14-2　飛沫感染と空気感染

一般に用いられているマスクはサージカルマスクと呼ばれ，感染者が飛沫をまき散らすのを予防する目的には大きな力を発揮する．一方，空気感染の予防を目的とする場合はもっと目の細かいマスクが必要で，**N95マスク**が広く用いられている．N95規格とは米国の労働安全衛生研究所が策定したマスクの基準の一つで，Nは耐油性がないマスク（not resistant to oil）を示し，95は0.3 μmの微粒子を95％以上捕捉できることを示す基準である．しかし，ウイルスの粒子径は0.3 μmより小さく，このマスクでも完全に除去することは困難である．したがって，最良の麻疹，水痘の感染予防策はワクチン接種による免疫の獲得である．

2　隔　離

昔から感染症を持つ患者を隔離して伝染を防ぐ方法はとられてきたが，「感染症を隔離」するために「患者を隔離」する必要はないというケースも知られてきた．たとえば飛沫感染では，飛沫によって汚染されるのは患者の周辺と患者が触れる場所だけであることから，環境の消毒や周囲のヒトが手洗いを十分に行えば個室隔離をしなくとも伝染は防げるはずである．一方，空気感染では，広い範囲にわたって微生物が空気中を漂う．この「疾患の隔離」には厳重な「患者の隔離」が必要で，空気の流れを廊下から病室，病室から病院外へと制御できる個室に隔離する．患者の人権を損なうことがないよう，感染経路をよく理解し，適切な隔離を行わなければならない．

3　バイオセーフティー

自然に流行している感染症ではなく，人為的な研究や検査に際して微生物に感染することを**バイオハザード**（**生物災害**；biological hazard，biohazard）という．微生物を含んでいる可能性のある検体や微生物を取り扱う検査や研究では，バイ

表 14-1　代表的な病原性ウイルスのバイオセーフティーレベル

レベル	基準	ウイルス
BSL1	ヒトあるいは動物に疾病を起こす見込みのないもの	
BSL2	ヒトあるいは動物に感染すると疾病を起こしうるが，重大な健康被害を起こす見込みのないもの．また，実験室内の暴露が重篤な感染を時に起こすこともあるが，有効な治療法，予防法があり，関連者への伝播のリスクが低いもの．	ヒトに疾患を起こすほとんどのウイルス インフルエンザウイルス，麻疹ウイルス，風疹ウイルス，すべての肝炎ウイルス，水痘-帯状疱疹ウイルスなど
BSL3	ヒトあるいは動物に感染すると重篤な疾病を起こすが，通常，感染者から関連者への伝播の可能性が低いもの．有効な治療法，予防法があるもの．	高病原性トリインフルエンザウイルス，ヒト免疫不全ウイルス，狂犬病ウイルス，ハンタウイルス，黄熱ウイルス，ダニ媒介性脳炎ウイルス群，プリオンなど
BSL4	ヒトあるいは動物に感染すると重篤な疾病を起こし，感染者から関連者への伝播が直接または間接に起こりうるもの．通常，有効な治療法，予防法がないもの．	出血熱を起こすウイルス(ラッサウイルス，マールブルグウイルス，エボラウイルス，クリミア・コンゴ出血熱ウイルスなど)，ヘルペスBウイルスなど

表 14-2　実験室の安全設備基準

レベル	用　途	設　備	装　置・機　器
P1	教育，研究	特になし	
P2	一般臨床検査，研究	P2 レベルの実験を行っていることの表示	原則として安全キャビネット，同一の建物内に高圧蒸気滅菌器
P3	特殊臨床検査，研究	実験室は陰圧室で薫蒸できる密閉された部屋，手で蛇口を触らなくても操作できる手洗い，排水中の微生物を不活化できる下水施設，同時に扉を開閉できない前室，関係者以外の入室制限など	安全キャビネット，実験室に高圧蒸気滅菌器を設置
P4	高危険度病原体の取り扱い	P3 に加え，特別服の着用，エアーロックの出入口でのシャワー設備，排気の濾過システムなど	排気が室内に再循環しない安全キャビネット，壁埋込み式で室内と外部に扉がある高圧蒸気滅菌器など

オハザードの予防はもちろん，病原微生物を環境中に漏出させないための適切な生物災害安全対策(バイオセーフティー)が要求される．そのために，微生物はそれぞれの種の感染力，病原性，予防法・治療法の有無などを考慮してバイオセーフティーレベル(biosafety level, BSL)1～4 に分類されている(**表 14-1**)．そして微生物を取り扱う実験室や検査室には，扱う微生物の危険度 1～4 に応じた物理学的な封じ込めの設備や機器が必要で，P1～4 の基準が定められている(**表 14-2**)．原則として，ヒトや動物に疾患を起こすウイルスは実験台の上ではなく，安全キャビネットの中で取り扱うべきである(**図 14-3**)．安全キャビネットとは，実験を行う空間を陰圧にすることによって，空気の流れを制御する箱形の実験台である．空気は実験者の側から箱の中に流れ込む．実験を行う空間は無菌操作を行えるよう，0.3 μm の粒子を 99.99％捕捉できる HEPA フィルターを通った無菌の空気が流れる．また，キャビネットから外に排出する空気も HEPA フィルターを通し，微生物を除去してからキャビネットの外に排気する．実験後は実験台の部分に紫外線を照射して滅菌する(次項参照)．

同じような形状をした箱形の実験台にクリーンベンチと呼ばれるものもあるが，クリーンベンチは無菌操作を行うことを目的にしただけの装置で，HEPA フィルターを通って無菌となった空気を実験する空間に吹き込み，その一部は実験者の方に流れ出す構造になっている．したがって手元で扱っている微生物が実験者に向かって流れ出る危険性があり，病原微生物の研究に使ってはならない．

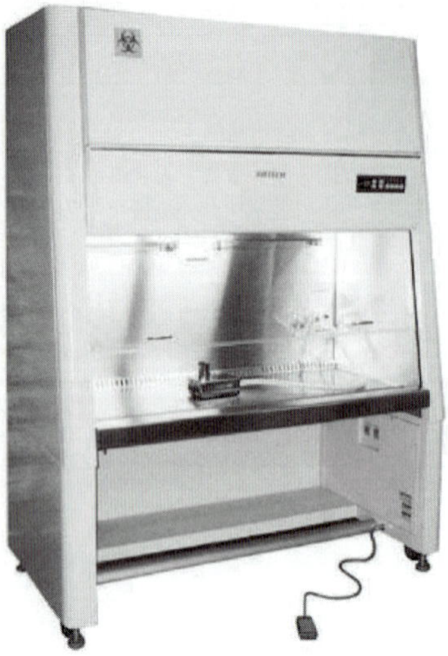

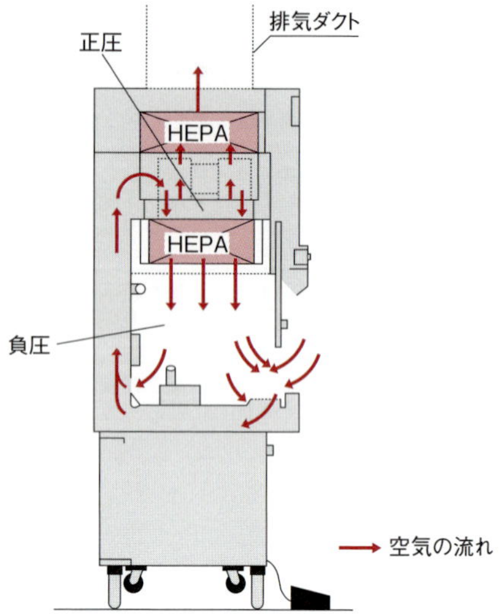

図14-3　安全キャビネットの構造

4 滅菌と消毒

滅菌(sterilization)とは対象物に存在する微生物をすべて殺滅あるいは除去することである．これに対し，病原微生物を死滅させ，感染性を消滅させるのが消毒(disinfectant)で，非病原性微生物の残存は問題としない．滅菌や消毒には熱や放射線，紫外線の照射といった物理的方法，化学物質を使う方法，液体や気体に対しては濾過法があり，対象物や微生物の種類によって使い分けが必要である．ここでは，ウイルスに絞って滅菌・消毒のポイントを説明する．

1．熱

ウイルスは一般に低温では安定で，高温には弱い．ほとんどのウイルスは，水中では60～70℃，数分間の加熱によって容易に死滅する．ただし，B型肝炎ウイルスは熱に対する抵抗力が強く，60℃では10時間加熱しても失活せず，数分間の煮沸が必要である．プリオンは感染性を持つ蛋白質で，その感染性は一般に使われている高圧蒸気滅菌法の条件121℃，15分では不活化できない．132℃，1時間の高圧蒸気滅菌が有効である．しかし，一般の病院では通常この条件の滅菌を行っておらず，脳外科手術に用いた器具を介してのプリオン病の伝染が危惧されている．

2．紫外線・放射線照射

紫外線や放射線は核酸に障害を与え，生物を死滅させる．DNAウイルス，RNAウイルスにかかわらず，ウイルスにも有効である．しかし，核酸がないプリオンには当然効果がない．

3．化学的方法

効果の異なる種々の消毒薬が用いられている(**表14-3**)．最近，多くの病院では，診察中に頻繁に手洗いをすることが困難であること，過度の手洗いは肌荒れを起こし，かえって医療従事者の手指の衛生度を下げることから，手に擦り込みながら乾燥させるだけの速乾性アルコール製剤(ウェルパス®など)によって手指消毒が行われている．脂質二重層からなる膜・エンベロープを持つウイルスに対してアルコールの消毒効果は高いのでこれでよいが，胃酸や胆汁に触れても失活せずに感染部位である腸管に到達する胃腸炎の原因ウイルスはエンベロープを持たず，アルコールの消毒効果は不十分である．今後，流水で洗い流す“手洗い”を再評価する必要があるかもしれない．B

表 14-3　主な消毒薬と使用法

消毒薬				対象微生物							消毒対象物					
区分	一般名	商品名	使用濃度（%）	細菌			真菌	ウイルス			環境	器具		手指・皮膚	粘膜	排泄物
				一般細菌	結核菌	芽胞		エンベロープ（+）	エンベロープ（−）	HBV・HCV		金属	非金属			
高度	グルタルアルデヒド	ステリハイド，サイデックス	2	○	○	○	○	○	○	○	×	○	○	×	×	○
中等度	ホルマリン		5～10	○	○	△	○	○	○	○	×	△	△	×	×	△
	次亜塩素酸ナトリウム	ミルトン，ハイター	0.01～1	○	△	△	△	○	○	○	○	×	○	×	×	△
	エタノール		70～80	○	○	×	○	○	△	△*	○	○	○	○	×	×
	ウェルパス	ウェルパス	原液	○	○	×	○	○	△	△*	×	×	×	○	×	×
	イソプロパノール		50～70	○	○	×	○	○	×	×	○	○	○	○	×	×
	ポビドンヨード	イソジン	7.5～10	○	○	△	○	○	○	×	×	×	×	○	○	×
	フェノール類			○	○	×	△	△	×	×	△	○	○	△	×	○
低度	塩化ベンザルコニウム	オスバン	0.1～1	○	×	×	△	△	×	×	○	○	○	○	○	×
	クロルヘキシジン	ヒビテン	0.01～0.05	○	×	×	×	△	×	×	○	○	○	○	×	×
	両面界面活性剤	テゴー		○	△	×	△	△	×	×	○	○	○	○	○	×

対象微生物欄の○は有効，△は条件によっては有効，×は無効を示す．
消毒対象物欄の○は使用可，△は使用に際しては注意が必要，×は使用不可を示す．
＊ HBV に対してアルコールが無効とする報告がある．
（滅菌・消毒マニュアル編集委員会編：滅菌・消毒マニュアル，1991，医歯薬出版）

型肝炎ウイルスにアルコールは有効とされているが，血液中のウイルスは消毒されにくく，数分の処理が必要との報告がある．脱脂綿に浸ませたアルコールで拭く程度の処理では死滅しない可能性があることを念頭に置くべきである．

4．濾過法

ウイルスは細菌濾過器を通過する濾過性病原体として発見されたことからもわかるように，非常に小さな生物である．種々のメンブランフィルターが開発され，かなり小さな粒子でも濾過できるようになってきたが，それでも孔径は 0.22 ないしは 0.45 μm であり，ウイルスのほとんどは除去できない．ウイルスの除去には限外濾過膜を使う限外濾過法などが有効である．

B　ワクチンによる予防

感染症の中には一度罹患すると二度と罹患しないものがあることは紀元前から知られていた．これは最初の感染で成立した免疫が二度目の感染あるいは発症を予防するからである．免疫を利用した感染症予防法として，①人為的に抗原を接種して，個体に能動的な免疫反応を誘導する予防接種（人工能動免疫）と，②抗体投与によって，ほかの動物あるいは個体が持つ免疫を受動的に付与する γ グロブリン療法（人工受動免疫）がある．

1　予防接種の歴史と効果

今からおよそ 200 年前，まだウイルスのことも免疫のことも人類が知らなかった時代に，イギリスの医師**ジェンナー**は牛痘の膿によって**天然痘**を予防する種痘を考案した（1796 年）．当時のヨーロッパでは天然痘が蔓延し，死亡率が 20～30％にも達するこの疾患で毎年 20～60 万人もの人が命を落としていた．ジェンナーは，都会では天然痘が治っても発疹の跡が残り“あばた面”のヒトが多かったが，牧畜に携わっているヒトにあばた面が少ないこと，牛痘に罹患したウシに接触し，感染した牧童は天然痘にかからないことを観察した．そこで牛痘の膿を少年に注射し，その約 2 カ月後，天然痘患者の膿を接種しても天然痘を発症しないことを人体実験で証明し，はじめて予防接種に成功した．**ワクチン**（vaccine）とは，予防接種に用いる微生物または微生物由来の抗原の総称である．およそ 100 年の時を経て，天然痘の予防接種に用いた病原体（vaccinia）の名から，ジェンナーの偉業をたたえパスツールが作った言葉である．

天然痘に対する予防接種“種痘”はその後世界に普及し，患者数を激減させた．1967 年，世界保健機構（WHO）は天然痘の根絶計画を作成し，全世界での徹底した予防接種と患者の隔離を行った．その結果，1977 年にアフリカのソマリアで発生した自然感染による患者を最後に，地球上から天然痘という疾患の根絶に成功し，予防接種の効果を如実に示す例となった．

天然痘を根絶できた要因は，①天然痘がヒトの疾患で，ウイルスを保有する生物はヒト以外にはいないこと，②臨床的な診断が容易で，しかも患者がウイルスを排泄する期間が短いため比較的容易に患者の隔離が行えたこと，③ウイルスの抗原変異が少なく，ワクチンの効果が安定していたこと，④ 1 度のワクチン接種によって生涯にわたる強い免疫が確立できたこと，などがあげられる．天然痘に続く根絶可能な感染症としてポリオと麻疹が候補にあげられ，WHO では 2000 年までにポリオを根絶する計画を立てた．しかし実現には至っていない．

2　ワクチンの種類と特徴

1．弱毒生ワクチン attenuated live vaccine

突然変異によって弱毒化した生きたウイルス株を接種する．このような突然変異は偶然起こるものであるうえ，適当な動物実験系がないウイルスでは弱毒化したことを人体実験で確かめるしか方法がない．そのため，ワクチン株の開発にはかなりの制約がある．ワクチンとして接種されたウイルスは体内で増殖し，非常に強い免疫反応を引き起こす．ウイルス増殖に伴って細胞内で産生されるウイルス蛋白質の一部は MHC クラス I 分子により，ウイルス感染によって融解した細胞から放出されるウイルス抗原は抗原提示細胞に貪食され MHC クラス II 分子により提示され，細胞性免疫，液性免疫両方を誘導する（詳しくは第 12 章，**図 12-2** を参照）．また，経口投与するポリオワクチンではワクチン株が自然のルートで感染するため，腸管での感染を阻止する IgA を誘導する．このような長所を有する反面，実際にウイルスが増殖するため，まれに疾患を起こす危険が伴うこと，免疫能が低いヒトへの投与は注意を要すること，弱毒化を起こした突然変異の部位に元の強毒株に戻るような復帰変異が起こりうること，体内でのウイルス増殖に個人差があり，十分な免疫反応を起こさない例が存在することなどが欠点とし

表 14-4　弱毒生ワクチンと不活化ワクチンの比較

	弱毒生ワクチン	不活化ワクチン
体内での増殖	する	しない
投与する抗原量	少ない	多い
アジュバント	不要	必要
効果の持続	長い	短い
誘導する免疫反応	液性免疫と細胞性免疫	液性免疫のみ
ワクチン株	弱毒化は突然変異による偶然の産物で，容易には得られない	株の選択は容易である
安全性	発症する危険性がある 変異によって強毒株に戻る危険性がある	安全性は高い

てあげられる. また, 何らかのウイルス感染を受けて間もない個体では, ウイルス干渉現象(virus interference)によってワクチン株が十分増殖せず, 免疫を誘導しないことがある(第13章参照). とくにポリオワクチンではその可能性が指摘されている. 先行するワクチン接種が干渉現象を起こす可能性や副反応が出現するまでの期間を考慮し, 弱毒生ワクチンでは接種後4週間, 不活化ワクチンでは1週間, 次のワクチン接種まで期間を空けることになっている.

2. 不活化ワクチン inactivated vaccine

ホルマリンやβ-プロピオラクトンなどの化学薬品を用いた方法, 紫外線や加熱など物理的な方法によって不活化したウイルスを接種するワクチンで, 体内で増殖しない. そのため, 大量のウイルス(抗原)とともに免疫反応を増強するアジュバントを加え, 接種を繰り返してboosterをかける必要があるなどの欠点がある. しかし, 安全性は高く, 特殊なワクチン株を作成する必要はない. MHCクラスI分子による抗原提示の経路には乗らないため, ウイルス感染に重要な細胞性免疫は誘導しない. しかし, 予防接種の対象となっているウイルス性疾患は, インフルエンザを除き, 感染の進行過程においてウイルス血症を起こす全身性の疾患で, 抗体がこの過程を抑制することによって十分な発症予防の効果が得られている. 現在, 不活化ワクチンはすべて皮下接種されており, 経口のポリオ生ワクチンのように感染部位である粘膜の免疫は誘導しない. ワクチン投与によって疾患の発症や重症化を防ぐIgGは血中に産生されるものの, 感染そのものを防ぐ粘膜のIgAは誘導されないのである. これがインフルエンザワクチンの欠点として指摘されている. 不活化ワクチンでも鼻粘膜に噴霧することによってIgAを誘導できることが明らかとなっており, 投与法やアジュバントの研究が進められている.

3. 成分ワクチン subunit vaccine

不活化ワクチンの副反応を少なくするため, 有効な免疫を誘導する成分のみを精製して作ったものである. **コンポーネントワクチン**(component vaccine)ともいう. 細菌感染症である百日咳では, 1974年に不活化ワクチン接種後, ショックと脳症による2名の死亡事故があったことから, 成分ワクチンの開発が進められ, 1981年より使用されている. 同じ成分ワクチンでもB型肝炎ワクチンが開発された背景は百日咳とはまったく異なる理由による. B型肝炎ウイルスはヒトのみを自然宿主とするウイルスで, いまだ培養細胞を用いた培養系はない. そのため, 当初, ワクチンはB型肝炎キャリアの血液からウイルスの主要な抗原であるHBsを精製して作製していた. しかし, 献血するボランティアに依存するこの方法では生産量に限界があるため, 1988年以降は酵母やCHO細胞(チャイニーズハムスターの卵巣由来細胞株)にHBs遺伝子を導入して生産する遺伝子組換え(リコンビナント, recombinant)成分ワクチンに切り替えられた. 遺伝子組換えワクチンとして実用化されている唯一のワクチンである. 成分ワクチンの主な特徴は不活化ワクチンと同様である.

4. 現在研究中のワクチン

遺伝子組換えワクチンとして研究されているものに**DNAワクチン**と遺伝子組換え弱毒生ワクチンがある.

DNAワクチンは, 細菌で容易に, 大量に複製できるDNAであるプラスミド(plasmid)に遺伝子組換え技術を用いて適当なプロモーターと抗原となる蛋白質をコードする遺伝子を組込んだものである. このプラスミドを筋肉注射すると, 頻度は低いながらも細胞に取り込まれ, プラスミドから抗原蛋白質が発現される. 細胞内で抗原が産生されることから弱毒生ワクチンと同じ機序でMHCクラスIとクラスII分子上に抗原は提示され, 細胞性免疫と液性免疫の両方が誘導される.

遺伝子組換え弱毒生ワクチンとして二つの試みがなされている. 一つは, これまで偶然の突然変異に期待していた弱毒化のステップを, ウイルスの病原性を担う遺伝子を同定し, 遺伝子組換え技術によって操作を加えて理論的に弱毒化しようという試みである．突然変異の多くは1塩基が変化するpoint mutationであり，この部分が元に戻る変異が起こると強毒株に復帰する．これが現在使われている弱毒生ワクチンの欠点の一つであるが，遺伝子組換え技術によって簡単には復帰変異が起こらないワクチン株の開発が期待できる．もう一つの試みは，すでに存在する弱毒生ワクチン株のゲノムに別の微生物の抗原遺伝子を組込み，ワクチン株を遺伝子の運び屋(ベクター vector)として利用しようというものである．1株のウイルスで複数の微生物に対する免疫を誘導しうる．たとえば，水痘–帯状疱疹ウイルスのワクチン株にB型肝炎ウイルスのHBs遺伝子を組込むことによって，水痘とB型肝炎両方に対する免疫を誘導できる生ワクチンを作ろうという試みである．この場合，水痘のワクチン株はHBs遺伝子を細胞に運ぶベクターであるともいえる．このように，ウイルスは効率よく遺伝子を細胞に運ぶ道具として使うことができる．ヒトの遺伝子を組込んだウイルスによる遺伝子治療は同じ発想から発展した技術である．多くの遺伝子組換え生ワクチンについての研究が報告されているが，現時点で実用化されているのは獣医学領域のもののみである．

3 多価ワクチンと混合ワクチン

ウイルスの中には，1種のウイルス種に複数の血清型が存在するものがあり，一つの血清型に対する免疫だけでは別の血清型による発症は防げない．そこで，複数の血清型のウイルスを混合して接種する多価ワクチンが使われる．ポリオやインフルエンザのワクチンがこの例である．

同じウイルス種の複数株を混合した多価ワクチンに対し，異なる種のウイルスを混合したワクチンを混合ワクチンと呼ぶ．混合ワクチンは1度の手間で多くのワクチンをまとめて接種でき，経済的である．しかし，一つのウイルスが他のウイルスの増殖を阻害する干渉現象が起こると十分な免疫を誘導しない．また，単独投与での安全性が確認されているワクチンでも，他のワクチンとの混合投与によって副反応を惹起する危険性がある．したがって，混合するワクチンの組み合わせは十分に検討する必要がある．**MMRワクチン**は麻疹ウイルス(measles virus)，流行性耳下腺炎ウイルス(mumps virus)，風疹ウイルス(rubella virus)の3種を混合したワクチンで，欧米では広く用いられている．日本でも1989年に導入したが，流行性耳下腺炎ワクチンによる髄膜炎が予想をはるかに超えて発生し，1993年に中止された．2006年4月からは麻疹と風疹の2種を混合したMRワクチンの接種が開始された．

4 ワクチンの効果不全 vaccine failure

ワクチン接種が有効な免疫を誘導せず，疾患の予防ができない場合を一次ワクチン不全(primary vaccine failure)という．ワクチン株が接種を受けた個体内で十分増殖しない場合や，ワクチンの保存が悪く，感染性を有するウイルス数が確保されていない場合など種々の原因が関与する．

ワクチン接種によって獲得した免疫が一生持続するのが理想的であるが，実際には時間とともに減弱し，ついには発症予防効果がなくなる場合がある．このようなケースを二次ワクチン不全(secondary vaccine failure)と呼ぶ．一度罹患すれば生涯にわたって二度と罹患することがないとこれまで考えられてきた疾患でも，二次ワクチン不全がしばしば起こることが観察されている．その代表的な疾患は麻疹である．ワクチンの普及によって麻疹ウイルスに自然感染する機会が減少し，ワクチンで獲得した免疫が増強されないためとする考えがある．このようなワクチンについては，接種回数を増やし，boosterをかけなくてはならない．

5 ワクチンの接種時期

ワクチン接種の時期を決定するうえで考慮しなくてはならない点がいくつかある．まず，対象とする疾患の好発年齢で，それより前に接種しなければ意味がないことは当然である．しかし，あまり早期に接種すると，母親からの移行抗体が存在し，免疫反応を誘導しない．そこで多くの疾患は移行抗体がなくなる1歳以降に接種することになっている．たとえば麻疹の例では，1歳以降より感染例が発生し，しかも幼少であるほど重症化するため，1歳以降なるべく早くに接種するのが望ましい(12〜18カ月)．ポリオや細菌感染症のワクチンである3種混合ワクチン(破傷風，百日咳，ジフテリア)を生後3カ月から始めるのは，これらの疾患に対する移行抗体がほとんど存在せず，出生直後から発症しうること，また幼少な乳児ほど重症化するからである．輸血やγグロブリン製剤による治療を受けたヒトでは，3カ月以上経って抗体が消失してからでないとワクチンの効果は得られない．

6　定期接種と任意接種

ワクチン接種によって疾患を予防することは個人にとって有益であるばかりではなく，社会全体での流行を防ぐためにも重要であり，95%以上のヒトが予防接種を受けることが必要であるといわれている．そのため，集団予防に主眼をおくワクチン接種については，予防接種法で定期接種として国民に接種努力義務が課せられている．定期接種は市町村長など自治体の長によって実施され，多くの自治体では公費でワクチンの接種を行っている．2001(平成13)年度の予防接種法改正で，定期接種はさらに集団予防に主眼をおいた一類疾患と個人予防に主眼をおいた二類疾患に類型化され，高齢者を対象としたインフルエンザが二類疾患として追加された．二類疾患には予防接種を受ける努力義務は課せられておらず，個人の判断で接種を受けるものである．

一方，定期接種に指定されていない予防接種は，任意接種として個人の判断，費用負担によって接種される．この中には諸外国では集団予防のために接種されているものもある(流行性耳下腺炎，水痘ほか)．将来，日本においても定期接種に移行することが望ましい(**図14-4**)．

予防接種法では，予防接種によって健康被害が出た場合の救済措置についても定めており，認定を受けた場合は国から医療費や障害年金，死亡一時金などが支給される．

7　院内感染対策

医療に従事する者は院内で病原微生物に暴露される機会が多く，その予防対策は重要な課題である．ワクチンによって予防が可能な疾患については，ワクチン接種によって免疫を獲得するべきである．とくに成人で重症化しやすい麻疹，水痘，流行性耳下腺炎，奇形児の原因となる風疹，消毒が困難で，血液中にウイルスを大量に持つキャリアが人口中に多数存在するB型肝炎，冬季に大流行するインフルエンザに対する免疫の獲得は必須である．ただし，多くのワクチンは小児に接種することを目的に開発されているため，成人に対する適切な接種量が検討されていないこと，副反応に対しての公的な救済措置の対象にはなっていないこと，被接種者の中には妊娠している者も混在し，安全性が確立していないことなど多くの問題点がある．今後，情報を蓄積し，安全性と有効性を保障していく必要があろう．

8　主なウイルスワクチン

1．ポリオワクチン

ポリオワクチンには経口弱毒生ポリオワクチン(oral attenuated polio vaccine，OPV)と不活化ポリオワクチン(inactivated polio vaccine，IPV)があり，ともに3種の血清型(1〜3型)を混ぜた多価ワクチンである．日本では1960年に北海道，1961年に九州を中心としたポリオの大流行があり，1961年に経口弱毒生ワクチンを緊急輸入して投与を開始し，現在に至っている．野生型のポリオウイルスは経口感染し，咽頭や腸管の粘膜，次いで所属リンパ組織で増殖した後，ウイルス血症を起こす．感染者の98%以上は不顕性感染であるが，0.1〜2%の例では血中に入ったウイルスが脊髄前角細胞に感染し，四肢麻痺を引き起こす．一方，弱毒生ワクチン株はウイルス血症まで

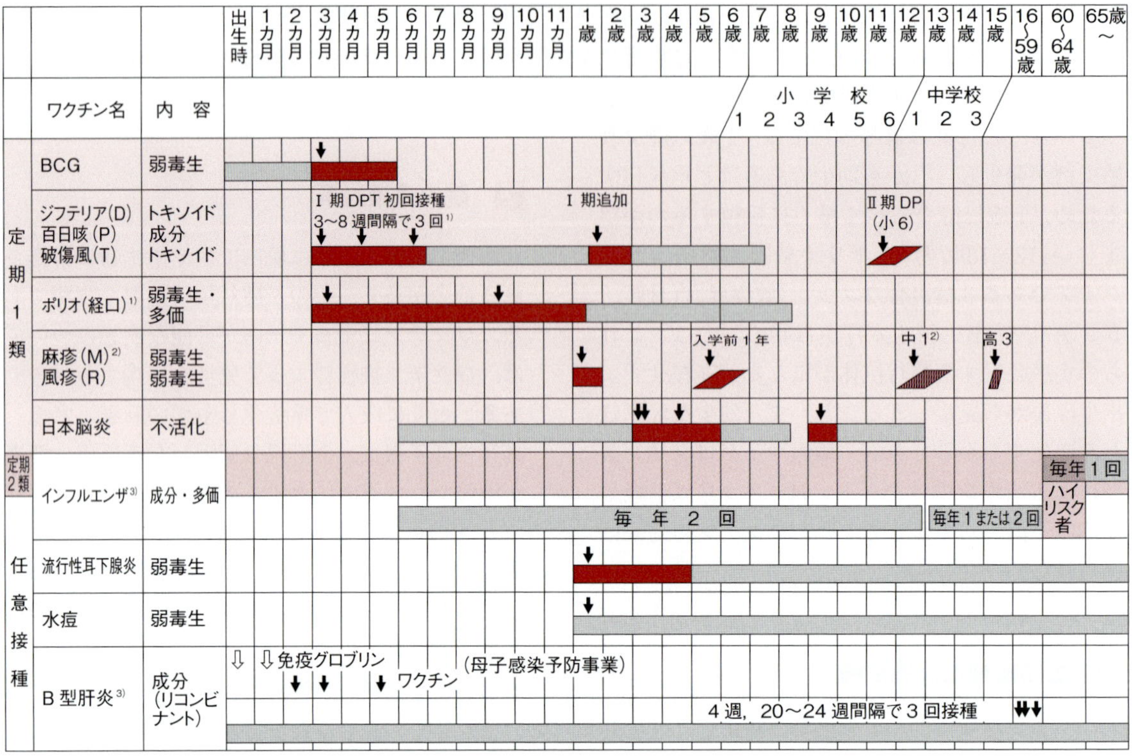

出生時
1カ月
2カ月
3カ月
4カ月
5カ月
6カ月
7カ月
8カ月
9カ月
10カ月
11カ月
1歳
2歳
3歳
4歳
5歳
6歳
7歳
8歳
9歳
10歳
11歳
12歳
13歳
14歳
15歳
16～59歳
60～64歳
65歳～
小学校
1 2 3 4 5 6
中学校
1 2 3
ワクチン名
内容
定期1類
BCG
弱毒生
ジフテリア(D)
百日咳(P)
破傷風(T)
トキソイド
成分
トキソイド
I 期DPT初回接種
3～8週間隔で3回1)
I 期追加
II期DP
(小6)
ポリオ(経口)1)
弱毒生・多価
麻疹(M)2)
風疹(R)
弱毒生
弱毒生
入学前1年
中1 2)
高3
日本脳炎
不活化
定期2類
インフルエンザ3)
成分・多価
毎年1回
ハイリスク者
毎年2回
毎年1または2回
任意接種
流行性耳下腺炎
弱毒生
水痘
弱毒生
B型肝炎3)
成分
(リコンビナント)
免疫グロブリン
ワクチン
(母子感染予防事業)
4週，20～24週間隔で3回接種

図14-4　わが国で接種されている代表的なワクチンとその接種スケジュール

1) ポリオワクチンは通常春と秋に接種しているため，生後3カ月以降の最初の春または秋が推奨される時期となる．

2) 2006年4月より麻疹と風疹は2種混合ワクチンとして接種されている．2回目のMRワクチンは小学校入学前の1年間．ただし，麻疹と風疹を別々に接種していた旧制度での未接種者は従来の方法で麻疹，風疹を単味で接種されることになっている．2007年の春に高校や大学で麻疹が大流行し，休校に追い込まれたことを受け，2008年度から5年間，麻疹ワクチンを1回しか接種していない旧制度での被接種者は，中学1年と高校3年にMRワクチンを接種することになっている．

3) インフルエンザワクチンとB型肝炎ワクチンは接種対象者に年齢制限がない．インフルエンザワクチンは小学生までは1～4週の間隔で2回，中学生以上では毎年ワクチンを受けている者では1回でも良いとされている．B型肝炎ワクチンは4週間隔で2回接種後，20～24週後に3回目を接種する．

は同様の過程で進行するが，神経細胞に感染しないため麻痺は起こさない．このワクチンは“飲むワクチン”で経費がかからず，野生型と同じルートで感染するため局所の免疫も誘導し，感染そのものを予防できる．したがって社会全体から感染者をなくし，ウイルスそのものを駆逐できるなどの利点がある．しかし，ウイルスの復帰変異による麻痺が200～300万人に1人起こり，復帰変異株が地域で流行した例も知られている．したがって，社会からウイルスが消失した後は，経費はかさむが不活化ワクチンに切り替えるのが望ましい．なお，夏期には種々の腸管ウイルス感染症が流行し，生ワクチンの効果を干渉する可能性が高いため，日本では春と秋に期間を決めて投与されている．

2. 麻疹ワクチン

空気感染による強い伝染力と高い発症率を持つ疾患で，1000～2000例に1例脳炎を合併するなど，小児に流行する疾患中ではもっとも重症化しやすい疾患である．ワクチンの効果は高く，ワクチンによって根絶可能な疾患とも考えられてい

BOX 8

大学生の麻疹流行

2007年春，関東を中心に麻疹が流行し，高校生や大学生にも多数の患者が発生した．この流行の原因として
①麻疹ワクチンの接種率の低さと，
②1度のワクチン接種では不十分である点
を考えなくてはならない．

麻疹の流行を完全に抑制するためには人口全体の90%以上にワクチンが接種されていなくてはならない．しかし，日本ではワクチンの接種率が低く，最近ようやく80%に到達したというレベルである．大学生の世代の接種率はもっと低いうえ，自然感染する機会が減り，感染せずに大人になった人が多数存在するものと考えられる．

WHOでは，かねてから麻疹の弱毒生ワクチンを2度接種することを推奨していたが，日本では1度しか接種していなかったため一次，二次ワクチン不全による感受性者が存在する．そのため，ワクチン接種者にも麻疹が発症している．

大学生での麻疹の流行は，中途半端なワクチン接種では疾患の流行を抑えられないことを示す教訓である．2006年4月から，麻疹ワクチンは風疹ワクチンと混合ワクチンとして接種することとなった．この際，一期，二期として二度接種するよう改訂されている．さらに，2008年4月からは5年間にわたって中学1年と高校3年に第3期としてMRワクチンの接種が勧奨され，ワクチンを1度しか受けていない，免疫が不十分な世代を救済することになった．

る．日本では年によっては20万人以上の患者が発生し，欧米諸国から“麻疹輸出国”という有り難くないレッテルを貼られている．麻疹が日本で多い理由として，①ワクチン摂取率が80%台にとどまっている，②ワクチン接種の時期が遅く，1歳代で免疫を持っていない小児が多い，③WHOでは2回接種を推奨しているが，日本では1回しか接種していなかったという点があげられる．自然界のウイルスでboosterがかかる頻度の低くなった現在，ワクチン接種歴を持つ成人での二次ワクチン不全による発症も多い．2006年4月からは，風疹ワクチンとの2種混合ワクチンとして2度接種するよう変更された．

3．風疹ワクチン

俗に“三日ばしか”という名で呼ばれるように，麻疹と似た皮疹が出る疾患であるが，疾患そのものは軽く，合併症も頻度が低い．しかし妊娠初期に感染すると胎児が感染し，妊娠1カ月では60%，2カ月では30%程度という高い率で奇形を呈する．わが国では，奇形児を予防する目的で1977年から女子中学生を対象にワクチン接種が開始された．ワクチン株が風疹を発症しない弱毒株であることは人体実験で明らかにされているが，奇形の原因になるか否かを人体実験することは倫理的に不可能で，明らかにされていなかった．そこで，ワクチンを受ける本人も，ワクチンを受けた子供から排泄されるワクチン株に感染する母親も，ともに妊娠している可能性が低い中学生女子(14歳を標準年齢とする)を対象としたのである．1989年に**MMRワクチン**(麻疹，流行性耳下腺炎，風疹)を開始するにあたって，対象は12カ月から90カ月の男女に変更され，奇形児のみではなく，風疹そのものの予防を目指したワクチンに変更された．1993年MMRワクチン中止以降は風疹ワクチン単味で男女の小児に接種されてきたが，2006年4月からは麻疹ワクチンとの混合ワクチン(MRワクチン)で，2度接種するよう法律が改正されている．

4．日本脳炎ワクチン

カ→ブタ→カ→ヒトのサイクルでカによって媒介される疾患で，発症者は感染者300～1000人に1人と不顕性感染の多い疾患である．ただし，発

症すると1/4の患者は死亡し，また半数は重篤な神経系の後遺症を残す．東アジアから南アジアにかけて年間5万人程度の患者が発生しているが，ここ10年の日本での発生数は1桁に抑えられている．しかし，日本でもワクチン導入以前は数千例の患者数であったこと，ブタの抗体価の調査では，今でも日本国内にこのウイルスは浸淫していることから，ワクチンによって発生数が抑えられているものと考えられる．ワクチンはウイルスを接種したマウスの脳から回収，精製し，不活化したウイルスで，2期に分け，計4回の接種を行う．このワクチンの副反応として注意すべき点は，培養に使ったマウスの脳成分の混入による中枢神経系の副作用である．2005年，厚生労働省は70〜200万回の接種に1回発生する**急性散発性脳脊髄炎**を危惧し，培養細胞を使った新しいワクチンの導入まで，本人や保護者が希望する場合を除いて集団での予防接種の勧奨を差し控える措置を執ったが，新しいワクチンの実用化のめどは立っていない．

5．インフルエンザワクチン

毎年WHOより発表される流行予測株をもとに，A型2種，B型1種のヘマグルチニンを混合して作製する多価の成分ワクチンである．1976年の予防接種法改正で，3歳以上の保育園児，幼稚園児，小・中学生全員を対象に，臨時接種として毎年接種されていた．しかし，その予防効果に疑問が投げかけられ，1994年の法改正で定期接種から除外された．その後，ワクチンの再評価がなされ，たとえ感染や発症は防げなくとも，重症化を予防する効果はあり，とくに高齢者では死亡に至るような重症例は減少させ得ることから，2001年の法改正で二類勧奨ワクチンに指定された．65歳以上の人全員と，60〜64歳で心臓，腎臓，呼吸器に障害を持つ人，ヒト免疫不全ウイルスに感染し，免疫能に障害を持つ人に接種が勧められ，接種費用の一部が公費で認められることとなった．その他の人には希望者が自費で接種を受ける任意接種である．このウイルスは孵化鶏卵で培養が行われ，ワクチンに微量ながら卵の成分が混入するため，卵アレルギーがある人には禁忌である．

表14-5　流行性耳下腺炎の自然感染合併症とワクチン副反応の頻度の比較

	自然感染	ワクチン接種
無菌性髄膜炎	10〜15%	0.01%
脳炎	1/5,000〜6,000	1/950,000
難聴	1/15,000	1/475,000
精巣炎	20〜25%	0.001%
膵炎	6%	-

6．流行性耳下腺炎ワクチン

日本では任意接種であるが，世界の多くの国々では公費を使って接種されている．MMRワクチンとして接種している国が多く，日本でも1989年からMMRとして接種を受ける場合は定期接種に準じた扱いとして公費で接種を行っていた．しかし，本ワクチン株による髄膜炎発症例が予想以上に多かったことから，1993年MMRワクチンは中止され，それ以前同様，単味の弱毒生ワクチンとして接種されている．**表14-5**は自然感染例と，1994〜2000年にかけて95万人に接種されたワクチン(星野株)副反応を比較した数字である．髄膜炎をはじめ，難聴や精巣炎などの合併症発生率はすべてワクチンで圧倒的に低く，安全性は確保されている．本疾患による合併症の高さを考えると，ワクチンを接種する意義は十分に高く，1日も早く定期接種に移行すべきである．

7．水痘ワクチン

大阪大学・高橋理明博士によって開発され，世界で広く認可されている弱毒生ワクチンである．水痘は白血病などの易感染者ではしばしば致死的になるため，その予防を目的に開発されたワクチンで，免疫能が低い患者に接種しても問題ない．ワクチンを受けても水痘に罹患する一次ワクチン不全は約1/4にのぼるが，その自然感染はワクチンによる免疫によって軽症化される．水痘の潜伏期間は平均2週間，ワクチン接種による免疫反応はおよそ1週後から認められることから，感受性者が水痘患者に接触して数日以内であれば，ワクチンで発症を予防できる．家族内の感染や院内感染の予防に有効な方法である．

米国では小児全員に水痘ワクチンを接種しているが，さらに最近，高齢者に接種すると帯状疱疹の発症抑制にも効果があることが示された．帯状疱疹は，水痘罹患者に生涯にわたって潜伏感染する水痘–帯状疱疹ウイルスが再活性化して起こる内因感染で，この場合，ワクチンは免疫増強を期待して接種するものである．増強された免疫の持続期間など，まだ課題は多く残されている．しかし，**帯状疱疹**という疾患が7〜10人に1人発症する頻度の高い疾患であること，帯状疱疹治癒後，年余にわたる神経痛を患う患者がいることを考えると新たなワクチンのターゲットとして注目される．

8. B型肝炎ワクチン

遺伝子組換え成分ワクチンで，医療従事者など感染リスクの高い人に任意接種されている．そのほか，**B型肝炎母子感染防止事業**として，キャリアから生まれた新生児にはγグロブリンを接種してウイルスの感染を予防した後，生後2，3，5カ月の3回にわたってワクチンを接種して免疫を付与している．この予防事業によって，日本人の1〜2%いたキャリアを0.037%に激減させることに成功した．今後のB型肝炎の主たる感染経路は性行為感染になると考えられる．本ウイルス感染の完全な制圧を目指し，小児全員にこのワクチンを接種している国もある．

C γグロブリンによる予防

抗体が発症や重症化を予防できる疾患では，抗体価の高いヒト血清から精製した**γグロブリン**分画が投与されている．動物由来の抗体を血清療法として使う場合はアレルギーを起こす危険性があるが，ヒトの抗体ではその危険性はない．最近，遺伝子工学の技術を用いてヒト型モノクローナル抗体が作製できるようになり，新たな創薬の分野として期待されている．抗体療法によって得られる免疫は一過性ではあるが，投与後すぐに効果を発揮することから，ワクチンによる免疫反応を待つ時間的余裕がない場合に使われる．

B型肝炎ではキャリア(HBe抗原陽性)から生まれた新生児や医療現場での針さし事故に対し，24時間以内に**抗HBsヒト免疫グロブリン**(HBIG)を接種し，感染が成立するのを予防する．この予防によって，B型肝炎のキャリアを激減させるのに成功したことはワクチンの項で述べたとおりである．

臓器移植後の免疫不全状態では，移植片またはレシピエントに潜伏感染していたサイトメガロウイルスによる日和見感染症が発生する．抗サイトメガロウイルス薬・ガンシクロビルによって治療可能であるが，この薬剤の副作用で骨髄抑制を来すため，とくに骨髄移植ではγグロブリンによる予防が行われている．

感染症治療のためのヒト型モノクローナル抗体としては抗RSウイルス抗体・**パリビズマブ**(シナジス®)が認可されており，重症化の予防に使われている．

第15章 ウイルス病の治療

1928年，A. Flemmingにより抗生物質としてのペニシリンが発見されて以来，細菌感染症に対する化学療法はすばらしい進歩をとげた．一方，ウイルス感染症に対して効果ある化学療法薬の開発は遅々としてはかどらなかったのであるが，その理由はウイルスの細胞内での増殖が細胞の代謝系と密接に関係しており，薬剤の攻撃すべきターゲット(標的)が定められていなかったためである．しかし，1950年にD. Hamreらが，ワクチニアウイルスのマウスおよび発育鶏卵での感染系でチオセミカルバゾン誘導体が治療効果を示すことを認めて以来，抗ウイルス薬開発への道が開けやがて臨床的な応用が可能になった．1962年にH. E. KaufmanがW. H. Prusoffの合成した5-ヨードデオキシウリジン(IDU)を用いて単純ヘルペスウイルスの角膜炎を治療したこと，1963年にD. J. Bauerらが*N*-メチルイサチンβ-チオセミカルバゾン(マルボラン)を用いて痘瘡患者から感受性のある健康者への感染を防いだこと，同年にG. G. Jacksonが1-アダマンタナミン塩酸塩(塩酸アマンタジン)を用いてA型インフルエンザの感染を予防治療したことなど，ウイルス病の化学療法に関する知見が次々と発表された．

一方，インターフェロン(IFN)は，A. Issacsが1957年に，わが国では長野泰一が1954年に発見して以来その臨床応用が進められていたが，ヒトの治療にはヒト由来のIFNでないと効果が薄いという動物種特異性が臨床応用に際しての障害となっていた．近年，ヒト由来細胞の大量培養とヒト型IFNの大量産生が可能になり，また遺伝子の組換え技術によるリコンビナント(組換え型)IFNの量産ができるようになり，実際にHCV治療薬として応用されている．

A ウイルス増殖過程におけるターゲットと抗ウイルス薬

前述のごとく，ウイルスは宿主細胞の中で増殖するので，ウイルスの増殖のみを抑えて細胞の代謝を抑制しないいわゆる**選択毒性**の高い抗ウイルス薬を発見することは比較的困難であった．しかし，おのおののウイルスの細胞内での増殖過程が詳細に解明され，とくにウイルスの核酸の合成や特異蛋白質のプロセシングに必要な酵素が発見されて以来，その酵素活性を特異的に阻害する物質を中心として抗ウイルス薬の開発が進められている．以下，ウイルスの増殖過程を追って，増殖阻害のターゲットと阻害の機構について概説する．

1 ウイルスの吸着・侵入をターゲットとする薬剤

一般に陰性に荷電した多糖体(たとえばデキストラン硫酸塩)はウイルスの細胞膜への吸着を阻害する．硫酸化多糖体はヒト免疫不全ウイルス(human immunodeficiency virus，HIV)のgp120に結合して細胞への感染を阻止するのでHIV感染の治療に有効であろうと思われたが，生体内で切断小分子化されて効力を失うので臨床的には用いられない．無機の陰性荷電物質であるポリオキソメタレート(polyoxometalate，POM)はHIV，ミクソウイルス，ヘルペスウイルスなどのエンベロープに結合して感染阻止効果を示す．生体内でも活性が落ちないので今後の臨床応用が期待される．ウイルスが細胞膜上のレセプターに吸着することを防ぐために，ウイルスのレセプターに特異的に結合する物質あるいはモノクロナール抗体を用いる場合もある．HIVのコレセプターであるCXCR4に特異的に結合するADM-3100，重症急性呼吸器症候群（severe acute respiratory syndrome，SARS）ウイルスのレセプターといわれるangiotensin converting enzyme 2を可溶化した物質などがそれぞれのウイルスの吸着を阻害し，臨床応用が期待されている．オルトミクソウイルス（インフルエンザウイルスなど）やパラミクソウイルス（麻疹ウイルスなど）が細胞に吸着し細胞内に侵入するときにはビリオンの表面にある糖蛋白質であるHAやFが細胞の蛋白質分解酵素であるプロテアーゼやトリプシンによって分解・開裂される．開裂によってできたHA1やF2のN末端のアミノ酸配列は疎水性であり，この部分が細胞膜との融合を引き起こす．この融合ポリペプチドと同じアミノ酸配列を持つペプチドを人工的に合成して加えるとウイルスエンベロープと細胞膜との融合を阻害する．細胞膜融合を阻止する人工ポリペプチドとして，HIVに対するT-20，RSウイルスに対するT-118などがあり，HIVのそれは臨床的に用いられている．

2　ウイルスの侵入・脱殻をターゲットとする薬剤

プレコナリルはピコルナウイルスのカプシドにあるVP1蛋白質のポケットに侵入して結合するように分子設計されており，ライノウイルスやコクサッキーウイルスが細胞に取り込まれても脱殻を起こしにくくなって抗ウイルス作用を示す．細胞のリソソーム内に取り込まれたオルトミクソウイルスはリソソーム内の低いpHの中でエンベロープが細胞膜と融合して侵入・脱殻を起こすが，**アマンタジン**や**リマンタジン**（**図15-1**）はA型インフルエンザウイルスのマトリックス（M2）蛋白質によるイオンチャネル活動をブロックして，プロトンがウイルス粒子内に流入し，脱殻を起こさせることを阻害する．

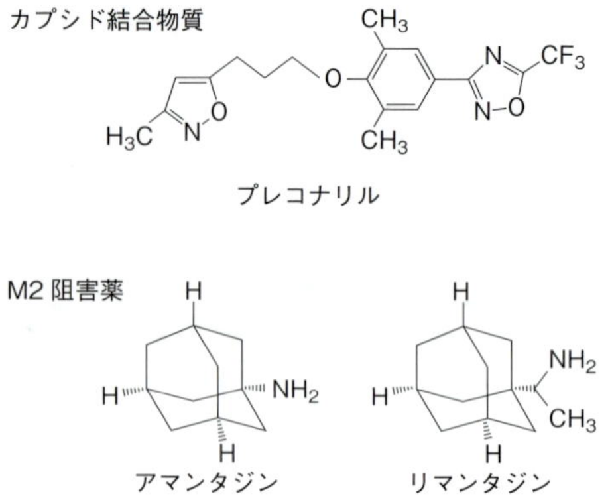

図15-1　ウイルスの脱殻・侵入を阻害する薬

3　ウイルス核酸の逆転写・複製をターゲットとする薬剤

ウイルスが細胞内に侵入し脱殻するとDNAまたはRNAのウイルス核酸が遊離して複製を始める．ウイルス核酸の複製時に作用するDNAポリメラーゼ，RNAポリメラーゼ，逆転写酵素（reverse transcriptase，RT）などの活性を阻害する物質として各種のヌクレオシドアナログ，ピロリン酸アナログがある．前者はアデノシン，グアノシン，シチジン，チミジン，またはウリジンの誘導体で，細胞質内で三リン酸化された後にDNAポリメラーゼ，RNAポリメラーゼおよびRT活性を抑える．抗ヘルペス薬としてすでに臨床的にも使用されている**Ara-A**（**ビダラビン**）はアデノシンの，アシクロビルはグアノシンの誘導体である（**図15-2**）．アシクロビルの一リン酸化はヘルペスウイルスの**チミジンキナーゼ**（**TK**）によって行われ，細胞のTKではリン酸化されない．アシクロビルは三リン酸化されるとヘルペスウイルス（単純ヘルペスウイルス1，2型，水痘帯状疱疹ウイルス）のDNAポリメラーゼ活性を選択的に阻害する．アシクロビルによる選択的な抗ヘルペスウイルス作用の機序については後述する（**図15-3**）．**アジドチミジン**（**ジドブジン**）はHIV-1，2型のRT活性を抑えてウイルスRNAがDNAに逆転写されることを阻害する．アジドチミジン自身のリン酸化の過程はすべて細胞の酵素によって行われ，この点ではアシクロビルのようなウイルス

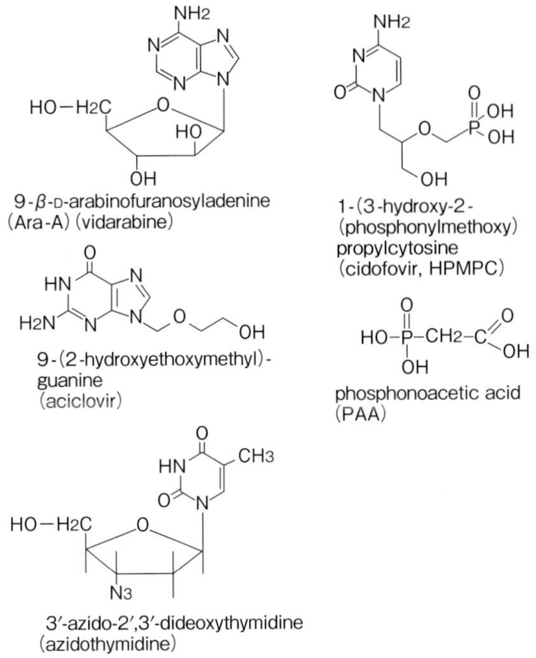

図 15-2　抗ウイルス作用を示すヌクレオシドおよびピロリン酸の類似体

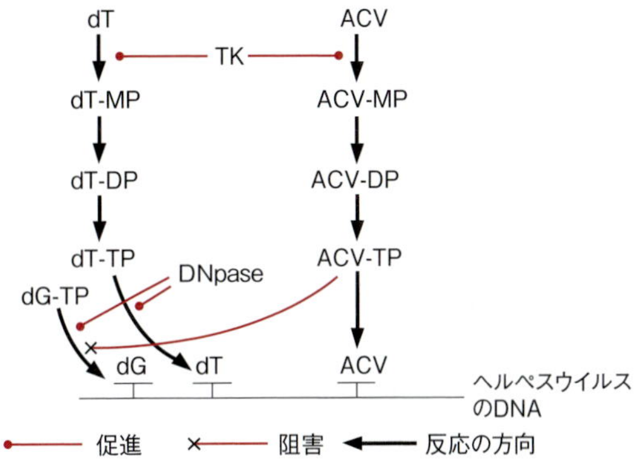

図 15-3　アシクロビル(ACV)の選択毒性の機構(単純ヘルペスウイルス，水痘-帯状疱疹ウイルス)

DNpase：DNA ポリメラーゼ，TK：チミジンキナーゼ，dT：デオキシチミジン，dG：デオキシグアノシン

特異性は低い．アジドチミジンと同様な HIV の逆転写酵素(RT)阻害物質として**ザリシタビン**(ddC)，**ジダノシン**(ddI)，**スタブジン**(d4T)，**ラミブジン**(3TC)などのヌクレオシドアナログが臨床的にエイズの治療に用いられている．ピロリン酸アナログはヌクレオシド三リン酸とは別の位置でウイルスの DNA ポリメラーゼに結合して DNA の複製を阻害する．ホスホノ酢酸(PAA)，ホスホノギ酸(PFA)などに抗ヘルペス作用があるが，後者は臨床的に使用されている．

リバビリンはインフルエンザウイルス，RS ウイルスなどの RNA ウイルスの増殖を阻害するグアノシン類似のヌクレオシドアナログである．一リン酸化された後に細胞のイノシン一リン酸脱水素酵素活性を阻害して，細胞内でのキサントシン一リン酸やグアノシン一リン酸のプールを少なくする．その結果グアノシン三リン酸のプールも減少させ，RNA の合成が阻害される．抗ウイルス作用を示す代表的なヌクレオシドアナログを**図 15-2** に示す．

4　ウイルス核酸の転写をターゲットとする薬剤

ウイルス核酸が複製される前後に一定の遺伝子部分のみが選択されて転写され，mRNA としてペプチドへの翻訳に用いられる．転写の過程で核酸が一時期一本鎖の状態になるが，もしおのおののウイルスゲノムのヌクレオチド配列がわかっている場合には，この配列に相補的なオリゴヌクレオチドを人工的に合成して加えれば，ウイルスゲノムや mRNA に特異的に結合して転写を阻止することができる．実際に特異的に結合するオリゴ DNA や **siRNA**(short interfering RNA)などの各種人工核酸が合成されている．**インターフェロン**処理を行った細胞中には二本鎖 RNA の存在下で ATP から**(2′-5′)オリゴアデニル酸(2-5A)**を合成する 2-5A 合成酵素が産生される．その結果，合成された 2-5A はリボヌクレアーゼ L(RNase L)を活性化して一本鎖の RNA(RNA ウイルスのゲノム RNA や mRNA)を切断する．インターフェロンの抗ウイルス効果については後述する．

ウイルスおよび細胞のゲノムから転写された mRNA は核から細胞質へ輸送され，リボソームに結合するときにその 5′ 末端のグアニル酸がグアニン-7-メチル転移酵素によってメチル化される必要がある．このメチル基は *S*-アデノシルメチオニンが *S*-アデノシルホモシステイン(SAH)

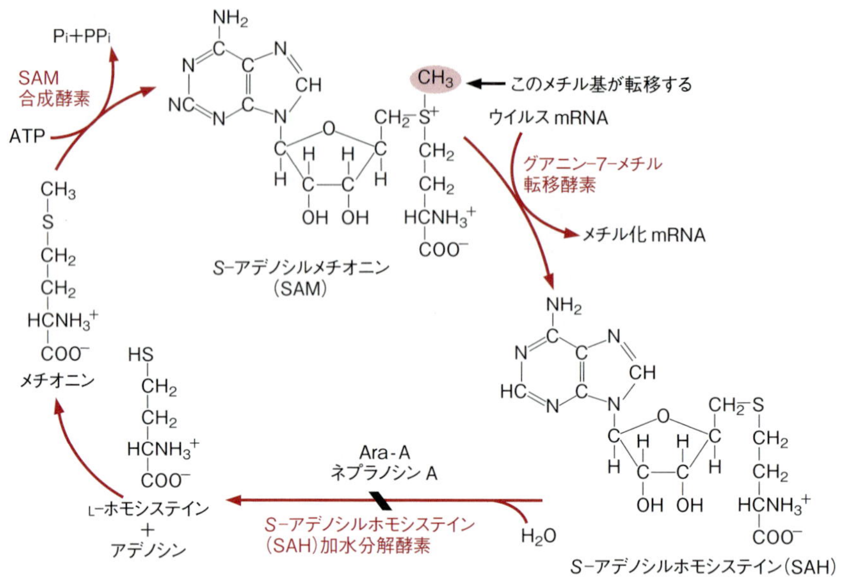

図 15-4　Ara-A やネプラノシン A による *S*-アデノシルホモシステイン加水分解酵素の阻害
P_i：一リン酸基，PP_i：二リン酸基．

に変わることによって供給されるが，蓄積した SAH は SAH 加水分解酵素によって L-ホモシステインとアデノシンに分解される．この SAH 加水分解酵素の作用を阻害する物質，アデノシンアラビノシド(Ara-A)やネプラノシン A 誘導体は，SAH を蓄積させるので *S*-アデノシルメチオニンの脱メチル化にフィードバックがかかって，mRNA のメチル化が阻害される(**図 15-4**)．Ara-A は単純ヘルペスウイルスの，ネプラノシン A は RS ウイルス以外のパラミクソウイルスの増殖を阻害する．インフルエンザウイルスやブニヤウイルスには独自のエンドヌクレアーゼがあり，mRNA のキャップを宿主の mRNA から切り取ってきて用いている．インフルエンザウイルスのエンドヌクレアーゼ(PB2)の特異的阻害物質としてジオクソブタン酸がある．ウイルスの mRNA の転写は細胞内のいろいろな因子によって調節されているが，HIV では ***tat*** 遺伝子の産物が HIV の LTR(long terminal repeat)上の TAR-RNA 構造に結合することで，細胞内の DNA に組込まれた HIV 遺伝子からの mRNA の転写伸長が促進されることがわかっている．HIV-1 の Tat 阻害物質として Ro-24-7429 がある．前述のアジドチミジンや ddC は RNA より DNA を逆転写する RT 活性を阻害するが，Tat 阻害物質はむしろ核酸複製の阻害に近いと考えられる．

5　蛋白質の合成またはプロセシングをターゲットとする薬剤

インターフェロン(IFN)は細胞内のプロテインキナーゼ活性を高めて蛋白質合成開始因子(elF2)をリン酸化して，ウイルス蛋白質への翻訳の開始を阻害する．レトロウイルス，ピコルナウイルス，トガウイルスなどの RNA ウイルスでは，一度作られた高分子の蛋白質をプロテアーゼで分解してカプシド蛋白質や RNA 複製に必要な酵素が作られる．**HIV プロテアーゼ**活性を阻害するさまざまな物質が合成され RT 阻害薬と併用して臨床的に使用されている．

6　糖蛋白質合成やウイルスの細胞外への遊出を阻害する薬剤

エンベロープを持つウイルスの表面には 10～15 種類の糖蛋白質が作られる．エンベロープ蛋

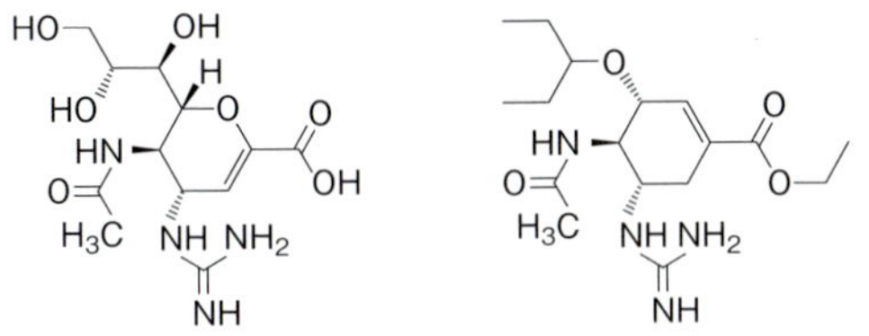

ザナミビル(リレンザ®)　　オセルタミビル(タミフル®)

図 15-5　ノイラミニダーゼ阻害薬

白質に糖鎖が結合する点をターゲットとして阻害作用を示す物質には，2-デオキシ-D-グルコース，ツニカマイシンなどがありミクソウイルス，ヘルペスウイルスなどの成熟を阻害するが，ウイルス特異性が乏しく細胞毒性もある．ノイラミン酸誘導体である**オセルタミビル**(タミフル®)，**ザナミビル**(リレンザ®)(**図 15-5**)はインフルエンザウイルスの持つノイラミニダーゼ活性を特異的に阻害し，新生ウイルス粒子が細胞表面のシアル酸を含むレセプターから遊離することを阻害する．

B　抗ウイルス化学療法薬とその臨床的な効果

以上，A 項目ではウイルスの増殖の経過を追って，抗ウイルス薬のターゲットとなりうるポイントをピックアップし，そのターゲットに対して阻害作用を示す物質を列記したが，これらの物質のすべてが臨床的に使用できるとは限らない．それは，これらの物質の抗ウイルス活性が *in vitro*(試験管内での酵素阻害作用や組織培養レベルでのウイルス増殖阻害作用)と *in vivo*(動物実験および臨床的な治療効果)で必ずしも相関関係を示さないこと，すべての抗ウイルス物質が必ずしも抗ウイルス作用のみが強く細胞毒性が低い，いわゆる選択毒性の高い物質であるとは限らないからである．

以下に述べる抗ウイルス薬は，いずれも *in vivo* での有効性および安全性試験で良い結果を示しすでに臨床的に用いられているもの，または用いられる可能性が高いものである．

1　DNA ウイルスに対する抗ウイルス薬

1．抗ヘルペスウイルス薬

今までに臨床的にヘルペスウイルス感染症の治療に用いられて効果があったとされている薬は，**ヨードデオキシウリジン**(IDU)，アデニンアラビノシド(ビダラビン，Ara-A)，アシクロビル(ゾビラックス®，ACV)，**バラシクロビル**(バルトレックス®，アシクロビルのバリンエステル)，ペンシクロビル，ファンシクロビル(ペンシクロビルのジアセチルエステル)，ブロモビニルデオキシウリジン(BVDU)，ソリブジン(BVaraU)などである．いずれも単純ヘルペス，水痘，帯状疱疹の治療に用いて有効であった．しかし，同じヘルペスウイルスであっても，サイトメガロウイルス，EB ウイルス，HHV-6 などへの抑制効果は認められていない．

まず IDU であるが，これはデオキシチミジンに拮抗してヘルペスウイルスの DNA に取り込まれ，ウイルス DNA の複製を阻害する．通常 0.1% 水溶液または 1% 軟膏を点眼剤として用い単純ヘルペス性の角結膜炎の治療に用いられている．Ara-A は 1976 年に R. J. Whitley らが 75 症例の単純ヘルペス性脳炎，次いで免疫抑制状態の患者に発生した 47 例の帯状疱疹患者に 15 mg/kg/日を点滴静注して治療効果を証明した．

アシクロビルは 1977 年 G. Elion により単純ヘルペスウイルスに対して選択毒性の高い薬剤として報告された．15 mg/kg/日の静注，または 200 mg 錠剤×5/日の内服で単純ヘルペス 1 型による脳炎，単純ヘルペス 2 型による性器ヘルペス，免疫抑制者の全身ヘルペスなどに治療効果がある．ヘルペス性角膜炎に点眼軟膏(3%)，局所ヘルペスに塗布剤(5%)として用いても良い．*in vitro* では水痘帯状疱疹ウイルス(varicella-zoster virus)に対しての **ID_{50} 値**(最小 50% 有効濃度，後述)はさほど小さくはないが，臨床的には帯状疱疹，成人水痘などに 4 g/日を内服投与すると治療効果がある．アシクロビルをバリンエステル化したバラシクロビルは内服するとアシクロビルよりも腸管からの吸収効率が高い(バラシクロビル

45%，アシクロビル 15%）．バラシクロビルは腸管から吸収されて血中に移行するとバリンが遊離し，アシクロビルとなり抗ウイルス効果を発揮する．内服剤として 500 mg 錠 × 2/日で，とくに免疫抑制状態の患者（エイズ，がんなど）に発生する再帰性の性器ヘルペスや全身性のヘルペスに対して治療効果を発揮する．

ペンシクロビルはアシクロビルよりも細胞内での持続性が長いとされ，そのエステル化剤であるファンシクロビルは内服により治療効果を発揮する．性器ヘルペスの治療に用いられる．

BVDU は 1980 年，E. De Clercq により，**ソリブジン**は 1982 年，町田らによって報告された．両者ともに *in vitro* では水痘帯状疱疹ウイルスと単純ヘルペスウイルス 1 型に対して優れた増殖抑制効果を示すが，単純ヘルペスウイルス 2 型に対する阻止効果は劣る．すなわちアシクロビルに比べるとウイルス特異性が強い薬剤である．10 mg/kg/日の点滴静注，100〜250 mg 錠/日の内服で全身性の帯状疱疹，単純ヘルペスおよびこれらのウイルスによる実質性角膜炎などに治療効果がある．しかしフルオロウラシル（5-FU）を服用しているがん患者にこれらを併用投与すると（がん患者には帯状疱疹の併発が多い），5-FU の分解を阻害してその血中濃度を高め，造血組織障害を起こす．1994 年 5-FU 服用者にソリブジンを重投与して，5-FU の薬害による死亡者が出てソリブジンの使用は中止された．

ホスホノギ酸（PFA，ホスカルネット）は単純ヘルペスウイルスや水痘帯状疱疹ウイルスの DNA ポリメラーゼ活性を阻害する．3%クリームを塗布剤として口唇ヘルペスの治療に用いる．

2. サイトメガロウイルスに有効な薬剤

以上の抗ヘルペス薬のうちホスカルネットを除くすべてはいずれもヌクレオシドアナログであり，単純ヘルペスウイルスと水痘帯状疱疹ウイルスのチミジンキナーゼ（TK）によって特異的に一リン酸化される（細胞由来の TK ではリン酸化されない）．ゆえにウイルス固有の TK を持たないサイトメガロウイルスに対しては抗ウイルス効果を示さない．アシクロビルと同じグアノシン誘導体である**ガンシクロビル**はサイトメガロウイルス感染細胞の中で三リン酸化され（一リン酸化は TK ではないサイトメガロウイルスの UL97 蛋白質によって行われる）ウイルス DNA の合成を阻害する．免疫不全者に起こるサイトメガロウイルスの肺炎，網膜炎，大腸炎に対して 15 mg/kg/日を点滴静注すると治療効果がある．**シドホビル**はシチジン誘導体で合成時にすでに一リン酸化されており，この形で細胞膜を通過することができる．その後感染細胞内で三リン酸化されてウイルス DNA 合成を阻害する．ガンシクロビル耐性のサイトメガロウイルスに対してシドホビル，ホスカルネットはともに有効である．

3. 抗ヘルペス薬の選択毒性の機構

前述したようにヌクレオシドアナログである抗ヘルペス薬は，三リン酸化された後にヘルペスウイルスの DNA ポリメラーゼに対して（正常のヌクレオシドと拮抗的に）阻害作用を発揮する．これらのヌクレオシドアナログは通常リン酸化されると細胞膜を通過できないので，細胞内に入ってから TK によって一リン酸化される必要がある．アシクロビルをはじめとするヌクレオシド型の抗ヘルペス薬はヘルペスウイルス感染細胞内でヘルペスウイルス由来の TK によって特異的にリン酸化され，細胞由来の TK ではリン酸化されない．ゆえに非感染細胞の中では絶対にリン酸化されない．感染細胞の中で一リン酸化された抗ヘルペスヌクレオシドアナログは，やがて細胞内のリン酸化酵素により二リン酸，三リン酸化されて正常のヌクレオシド三リン酸と拮抗してウイルス DNA ポリメラーゼ活性を選択的に抑えるが，細胞内の DNA ポリメラーゼ α，β，γ に対しては阻害作用を示さない（**図 15-3**）．すなわちこれらの抗ヘルペス薬はヘルペスウイルスの DNA 複製に対して二つのポイントで選択的に阻害作用を示す．第一はウイルス由来の TK によってのみリン酸化されること，第二はその三リン酸化化合物がウイルス由来の DNA ポリメラーゼ活性のみを選択的に阻害することである．

シドホビルなどのようにリン酸基が一つ付いているにもかかわらず細胞膜を通過するヌクレオシド(ヌクレオチド)化合物も抗ヘルペス薬として用いられているが，ヘルペスウイルスTKにより一リン酸化される抗ヘルペス薬に比べてウイルス特異性は低い．

2 RNAウイルスに対する抗ウイルス薬

1．抗ピコルナウイルス薬

ピコルナウイルスの中で，とくにライノウイルスに対して増殖阻害を示すものに，WIN化合物がある．WIN化合物はライノウイルスを含むピコルナウイルスの脱殻を阻害するが，その一つであるプレコナリル(pleconaril)は内服によりライノウイルスおよびコクサッキーウイルスA21の感染を防ぐことが証明され，実用化が進められている(**図15-1**)．ライノウイルスには100以上の血清型がありワクチンによる感染防御が困難なので，すべてのライノウイルス(および他のピコルナウイルス)に広範囲に効く薬剤の出現が待たれている．

2．ミクソウイルスに有効な薬剤

アマンタジンはインフルエンザA型ウイルスの感染に対して予防効果が認められるが，発症後は早期に投与しないと治療効果がない．毎日200 mgを内服するとよい．インフルエンザA型であれば，すべての抗原型(H1N1，H2N2，H3N2)に予防・治療効果を示すがインフルエンザB型，C型には有効でない．アマンタジンには不眠，神経過敏などの副作用があること，耐性ウイルスが出現しやすいことなどの欠点があるので，構造，作用機序が同じで副作用の少ないリマンタジンが今後有望である(**図15-1**)．

リバビリンはRSウイルス感染症の患者にエアゾール(微小水滴粒子)として吸入させると感染の諸症状を軽減させる．C. Hallらは成人および小児のボランティアにRSウイルスの実験感染を行いリバビリンのエアゾール噴霧療法を行った．その結果，治療開始3日後にとくに小児では咳やラ音が著しく減少し症状の改善がみられ，また対照群に比べて鼻汁中のRSウイルスが早く消失したという．しかし，リバビリンには副作用として赤血球溶血作用があるので，米国小児科学会では小児のRSウイルス感染症に対するリバビリンのエアゾール療法に関して厳しい制限を設けている．RSウイルスに対する新しい治療薬として，エンベロープ上のG蛋白質に対するモノクロナール抗体(パリミズナブ)とウイルスRNAの反復配列に相補するsmall interfering RNA(siRNA)に2-5Aを結合させてRNA切断の特異性を高めたRNA interference(RNAi)療法がある．前者は週1回の筋注により，RNAウイルスの感染予防効果があり，後者(RBI-034という製品がある)は鼻腔内点鼻により治療効果を示す．

インフルエンザウイルスに対する**ノイラミニダーゼ阻害薬**の臨床的効果は著しい．オセルタミビル(タミフル®)は75 mg錠剤×2/日を内服する．ザナミビル(リレンザ®)は腸管からの吸収が悪いので10 mg(粉末)×2/日を付属の機器を用いて吸入するがA，B両型のインフルエンザに対して治療効果がある．新型抗原ウイルスとして近年パンデミックが予想されているH5N1型に対しても治療効果が期待されている．**表15-1**に臨床的に用いられている抗ウイルス薬の投与方法，対象ウイルスを一覧する．

3．エイズの化学療法

抗HIV化学療法薬は大きく3種類に分けられる．**ヌクレオシド型RT阻害薬**(nucleoside type reverse transcriptase inhibitor，NRTI)，**非ヌクレオシド型RT阻害薬** non nucleoside type reverse transcriptase inhibitor，NNRTI)および**プロテアーゼ阻害薬**(protease inhibitor，PI)である．1987年アジドチミジン(AZT，ジドブジン)が最初にNRTIとして臨床的に用いられ治療効果を示した．続いて同じくNRTIのddC(ザリシタビン)，ddI(ジダノシン)が加わり，現在はこれらに加えてD4T(スタブジン)，3TC(ラミブジン)，ABV(アバカビル)などのNRTIが日本で承認されている．NNRTIとしては日本では**ネビラ**

表 15-1　代表的な抗ウイルス化学療法薬，対象疾患と使用法

一般名（商品名，略語）	種類	対象ウイルスと疾患	投与法・投与量（日）
acyclovir（ゾビラックス）		HSV，角膜炎，脳炎 性器ヘルペス VZV，全身性水痘， 帯状疱疹	内服：200 mg×5 静注：5 mg/kg×3 内服：800 mg×5 軟膏，クリームともに 5%
valacyclovir-HCl（バルトレックス）		同上	内服：500 mg×2 内服：1000 mg×3
famciclovir		同上	内服：250 mg×2
ganciclovir（デノシン）		CMV， エイズでの網膜炎 臓器移植後の肺炎，網膜炎	内服：1000 mg×3 プロドラ・グ・バリキサは 900 mg×2 点滴静注：5 mg/kg×2
amantadine-HCl（シンメトレル）		A 型インフルエンザ	内服：100 mg×1〜2
palivizumab（シナジス）		RSV，新生児，早産児の 重症な肺炎	筋注：15 mg/kg/月
oseltamivir phosphate（タミフル）		A〜B 型インフルエンザ	内服：75 mg×2
zanamivir（リレンザ）		同上	吸入：10 mg×2
zidovudine（アジドチミジン，AZT）	NRTI	HIV，エイズ	内服：100 mg×5〜6
zalcitabine（ddC）	NRTI	HIV，エイズ	内服：0.75 mg×3
lamivudine（3TC）	NRTI	HIV，エイズ	内服：150 mg×2
combivir（AZT＋3TC）	2NRTI の混合	HIV，エイズ	内服（AZT 300 mg ＋ 3TC 150 mg）× 2
nevirapine（NVP）	NNRTI	HIV，エイズ	内服：200 mg×1
efavirenz（EFV）	NNRTI	HIV，エイズ	内服：200 mg×3
indinavir sulfate（IDV）	PI	HIV，エイズ	内服：800 mg×3
saquinavir（SQV）	PI	HIV，エイズ	内服：400 mg×3
ritonavir（RTV）	PI	HIV，エイズ	内服：300〜600 mg×2
lopinavir/ritonavir（カレトラ）	2 種の PI の混合	HIV，エイズ	内服：3 錠× 2 1 錠中 LPV 133 mg ＋ RTV 33 mg
nelfinavir mesilate（NFV）	PI	HIV，エイズ	内服：750 mg×3
abacavir sulfate（ABC）	NRTI	HIV，エイズ	内服：300 mg×2
IFN α (2b)/ribavirin （ペグイントロン・レベトール）		慢性 C 型肝炎	IFN 筋注 1.5 μg/kg/週 RIB 内服 400 mg×2
lamivudine ＋ adefovir pivoxil （3TC・ヘプセラ）		B 型肝炎	3TC 内服 100 mg × 1 ヘプセラ内服 10 mg × 1

表 15-2　抗 HIV 薬の併用療法（推奨される初回療法）

併用	推奨度	NNRTI または PI	NRTI	
NNRTI ＋NRTI	第一選択	EFV	3TC または FTC のうち一つ(A)	AZT または TDF のうち一つ
	代替え選択	EFVまたは NVP	(A)	AZT，ABC，d4T，ddI，TDF のうち一つ(Y)
PI ＋NRTI	第一選択	LPV/RTV	(A)	AZT
	代替え選択	ATV	(A)	(Y)
	代替え選択	SQV ＋ RTV	(A)	(Y)
NRTI のみ	代替え選択	ABC	3TC	AZT

ATV：アタナザビル，FTC：エムトリシタビン，TDF：テノホビルジソプロキシル．

ピン，**デラビルジン**，エファビレンツの 3 種類が使用されている．NNRTI は高い抗 HIV 活性を示すが，単独で用いると急速に耐性株が出現する．PI としては**サンキナビル**(SQV)，インジナビル(IDV)，**リトナビル**(RTV)，ネルフィナビル(NFV)，アンプレナビル(AMP)などが臨床に供されている．いずれの薬剤も内服剤である．NRTI，NNRTI，PI のいずれも単独で使用すると耐性ウイルスができやすいので NRTI 2 剤に NNRTI または PI を 1 剤加えるという**多剤併用**

療法が勧められている(**表 15-2**).多剤併用をさらに進めて各薬剤間の相乗的治療効果を期待し,また臨床的に薬剤耐性ウイルスの出現を阻止しようとする治療法が行われているが,これを highly active antiretroviral therapy(**HAART**)と称している.HARRT の開始時期,継続期間などいろいろな議論があるが,1 日の服薬量,服薬回数が異なる数種類の薬剤を正確に服用し続けることには困難が伴い,患者の正確な服薬の実施(コンプライアンス)が重要である.

4. 肝炎ウイルスに対する化学療法

B 型肝炎ウイルスは逆転写酵素(プレゲノム RNA から DNA を複製する)を持っているので HIV に対する RT 阻害薬が有効である.中でもラミブジン(3TC)に治療効果があるとされているが,耐性ウイルスの出現も確認されている.**アデホビルピボキシル**(bis-POM-PMEA)は DNA の延長とプライミングを阻害するものとして,ラミブジン耐性の B 型肝炎ウイルスに有効である.

C 型肝炎ウイルス(HCV)は肝炎が慢性化すると肝硬変から肝がんへと移行する確率が高く,なるべく感染初期のうちに治療をする必要がある.ヒト型インターフェロン(IFN)α および β が有効であるとして臨床的に用いられてきたが,ウイルスの亜型のうちⅠ型に対しては治療効果が低い.IFNα(2b)にリバビリンを併用すると相乗的に治療効果が増すとされている.近年,IFN の生体内での安定性を高めるためにポリエチレングリコールを結合させた**ペグ(PEG)IFN** が作られ,PEG-IFNα(2b)とリバビリンを併用することによりC 型肝炎のⅡ,Ⅲ,Ⅳ型はもとよりⅠ型に対する治療効果をも高めたと報告されている.米国では慢性の C 型肝炎患者で,それ以前に IFN 単独治療か IFN+リバビリンの併用治療に失敗した 321 人に PEG-IFNα(2b)(1.5 μg/kg/週,皮下注)とリバビリン(800 mg/日,内服)による併用治療をほどこしたところ,Ⅰ型で 14%,その他の型で 33%に完全治癒が認められたという.ドイツでの治験でも 122 人の HIV,HCV 重複感染者に対して,Ⅰ型で 18%,その他の型で 44%に HCV の完全治癒が認められたという.これまで治癒率の悪かったⅠ型亜型の感染患者にも,わずかながらの朗報が得られている.

3 薬剤耐性ウイルスと臨床的な問題点

臨床的に出現する単純ヘルペスウイルスのアシクロビル(またはバラシクロビル)耐性株の大半は **TK 欠損株**でアシクロビルをリン酸化できない.まれに TK のアミノ酸配列の変異によってアシクロビルのみをリン酸化できない TK 変異株がある.水痘帯状疱疹ウイルスのアシクロビル(バラシクロビル)耐性株についても同様である.TK 欠損株はアシクロビルのみならずヘルペスウイルス TK によって一リン酸化される IDU,BVDU,ペンクシロビルなどに対しても交差耐性を示す.**TK 変異株**はそれぞれリン酸化ができないヌクレオシドアナログが特定されており交差耐性は少ない.ヌクレオシドアナログでも Ara-A のように細胞の TK で一リン酸化されるもの,ホスカルネットのようなピロリン酸アナログに対する耐性株は,ウイルスの DNA ポリメラーゼに変異がある.サイトメガロウイルスのガンシクロビル耐性ウイルスは遺伝子の *UL97* に変異がある.UL97 は蛋白質リン酸化酵素であるがガンシクロビルをもリン酸化する.しかし耐性株の UL97 はガンシクロビルリン酸化活性を持たない.ガンシクロビル耐性サイトメガロウイルスに対してはシドホバー,ホスカルネットが有効である.サイトメガロウイルスの DNA ポリメラーゼに変異があって,三リン酸化されたガンシクロビルで活性の阻害を受けない耐性変異株も発見されている.

HIV の NRTI,NNRTI 耐性株は RT のアミノ酸配列にポイント変異がある.PI 耐性株はプロテアーゼに変異がある.臨床的には両耐性株とも高頻度に出現する.耐性 HIV 株のアミノ酸変異点については HIV の項を参照されたい.

インフルエンザウイルスのアマンタジン(リマンタジン)耐性株はマトリックス(M2)に変異がある.ゆえにアマンタジンが結合できず**プロトンポンプ**の働きを阻害できない.出現頻度は比較的高

いが耐性株による広範囲な感染の流行は起きていない．オセルタミビルやザナミビルに対する耐性株は実験室内では選択可能であるが臨床的には出現したという報告はきわめて少ない．

HIV 耐性株の出現を抑えるために数種類の抗 HIV 薬を併用する HAART の治療効果は高いと評価されているが，HAART 終了後急激に患者の免疫力が回復し，特定の病原体に対する免疫反応が過剰になり，そのことが原因で特定の感染症（カリニ肺炎，非定型抗酸菌感染症，サイトメガロウイルス感染症など）が悪化することがある．これを HAART 実施後の免疫再構築症候群（immune-reconstructive syndrome, IRS）というが，IRS の発生を防ぐためには，HAART 実施前にできるだけ重複している感染を徹底的に治療し，原因病原体の抗原量を少なくしておくことが肝要である．

薬剤耐性ウイルスが出現したときの臨床的な問題点としては，ウイルスが患者個人内で感染を広げている場合と，個人を超えて他者へ感染を広げている場合とがある．感染が個人内にとどまっている場合には，作用機序の異なる薬剤に切り替えるか併用するかの対策を取るべきである．ヘルペス性疾患，インフルエンザ，HIV 感染症のいずれに対しても，近年は作用機序の異なる第二の薬剤が開発されてきている．耐性ウイルスが個人を超えて感染を広げて行く場合には，変異株（耐性株）が野生株（感受性株）よりも感染伝播力が強いという条件がある．しかし，現在までのところヘルペスウイルスの TK 欠損株，インフルエンザウイルスのアマンタジン耐性株，HIV の RTI または PI 耐性株についてそのような傾向はみられない．またウイルスの耐性化に伴って病原性が増すという傾向もみられていない．

C　ヒトインターフェロンと免疫製剤

ヒトのインターフェロン（IFN）は α，β，γ のすべてについて大量生産が可能になり，抗ウイルス薬として臨床的に使用されている．IFN の利点は DNA，RNA ウイルスを問わず広範囲に効果

BOX 9

新規抗ウイルス薬の開発

臨床的な抗ウイルス療法で困難な問題が生じるのは，主として亜急性あるいは慢性のウイルス感染症に対してである．抗ウイルス薬の使用期間が長引けば副作用も大きく，耐性ウイルスの出現頻度も高まるからである．

今，新規抗ウイルス薬の開発が強く望まれているのは，サイトメガロウイルス（CMV）感染症と C 型肝炎に対してであろう．CMV 感染症にはガンシクロビルとシドホビルが，C 型肝炎に対しては PEG-IFN とリバビリンの併用が用いられているが，いずれも長期間使用すると副作用があり，また前二者では耐性 CMV の出現が，PEG-IFN とリバビリンの併用では I 型 HCV に対する効果が低いという問題がある．

このような弱点をカバーするために，CMV に対しては benzimidazole にリボースが付いた maribavir という物質が開発された．maribavir はガンシクロビルやシドホビルとは異なる作用機序で CMV の DNA 合成を阻害し，前二者とは交差耐性も起こらないという．またシドホビルの持つ腎毒性を軽減するために，シドホビルを oxoalkyl 基でエステル化した CMX001 という物質が開発され，経口投与による吸収効果もよいという．

HCV の遺伝子構造が明らかになり，コードされ産生される諸酵素群が特定されるに従って，プロテアーゼ（NS3/4）や RNA 依存 RNA ポリメラーゼに対する阻害物質が発見された．とくに HCV プロテアーゼの特異的な阻害物質として開発された telaprevir は PEG-IFN ＋リバビリンと併用すると相乗的な効果を示すことが報告されて，臨床治験の結果が期待されている．

を示すこと，いろいろな化学療法薬に対して耐性を示すウイルスに対しても効果を示すということであろう．広範囲のウイルスに対して効果があるという利点は“ウイルス性疾患の疑い”の診断でも使用可能ということで，とくに急性ウイルス感染症の治療に際しては病原ウイルスが確定されてから薬剤を選択する化学療法薬に比べて有利である．しかし，IFNの欠点はウイルス感染前に細胞がIFNで処理されていないと効力が落ちる点であり，この性質のために急性感染症の治療よりは予防に，または亜急性および慢性感染症の治療に用いることが適当であると考えられる．

1 ヒト由来のインターフェロン

ヒト由良のIFNにはα，β，γがあり，前二者はヒト白血病細胞や線維芽細胞大量培養で量産できる．また，おのおののIFNの遺伝子を大腸菌にクローン遺伝子として挿入した，いわゆる“遺伝子組換え型”IFNがα，β，γのすべてで作られている．ヒト細胞で作られる“天然型”IFNと“遺伝子組換え型”IFNの間には臨床的に用いた場合の治療効果の違いはみられないといわれている．

2 インターフェロン治療の臨床的効果

世界初のウイルス感染に対するIFN治療の人体実験はワクチニアウイルスについて行われた．1962年にScientific Committee of Interferonが，いまだ種痘を受けていない人の皮膚にヒトIFNを注射してその上に痘苗を植えても善感しない，すなわちワクチニアウイルスの感染を抑えることを報告した．次いでアデノウイルス8型による流行性角結膜炎やライノウイルスによる普通感冒の予防にIFN-αが有効であるという報告があった．またヒトパピローマウイルスによる尖圭コンジローマや尋常性疣贅の局所にIFNを注射すると治療効果が認められる．ヘルペス性疾患（角膜炎や性器ヘルペス）に対するIFN療法は，はアシクロビルやガンシクロビルなどの化学療法薬が用いられるようになってからはほとんど顧みられなくなった．B，C型肝炎に対してはIFNが用いられている．とくにC型肝炎に対するPEG-IFNとリバビリンの併用療法の治療効果は顕著で，その詳細については前述した．

3 免疫製剤

ウイルス病の治療に用いられる免疫製剤としては，(1)回復期患者血清より得たγグロブリン，(2)ヒト型モノクロナール抗体，(3)インターロイキンなどの生物学的免疫調節物質（biological response modifier, BRM）などがあるが，ウイルス病に対して臨床的に使用されているのは(1)と(2)である．

(1) γグロブリン製剤

回復期患者血清より得たγグロブリンが各種のウイルス性感染症の治療に用いられ，とくに麻疹，水痘，ムンプスなどの感染初期にウイルス血症（viremia）のある感染症には有効である．しかし，実際問題として抗体価の高いヒトγグロブリンを大量に集めて製品化することは困難なので，すべてのウイルス性疾患に対して高単位の（抗体を持つ）γグロブリン製剤を使用することは不可能である．ゆえに多種類のウイルスに対して抗体を持っているであろう健康成人のプール血漿から得たγグロブリンを精製した“ヒト免疫グロブリン”注射剤が使用され，麻疹，水痘，川崎病などのごく初期に用いると効果がある．ヒト免疫グロブリンは血漿中での半減期が短いので頻回に注射する必要がある．あるウイルスに対してとくに抗体価が高い免疫グロブリンを選んで，VIG（vaccinia immunoglobulin，種痘後の副反応の防止に使用），ZIG（zoster immunoglobulin，免疫抑制者の全身性水痘の治療に使用），抗HBVグロブリン（医療関係者のB型肝炎感染の防止に使用），RSV-IGIV（心肺機能に異常のある乳児などのRSウイルス感染の予防に使用）などがある．ヒト免疫グロブリンの使用による副作用は少ないが，まれにIgA欠損症のヒトへの頻回な注射で抗IgA抗体との反応が起こることがある．

(2) モノクロナール抗体

ヒト型のサイトメガロウイルスまたはRSウイルスに対するモノクロナール抗体がそれぞれの感染症に対して使用されてきた．前者は骨髄移植患者からのCMV感染症の再発防止に，後者は製品化され(パリビズマブ，シナジス®)，RSウイルス患者の院内感染の予防，治療に用いられ成功している．

4 その他

B，C型ウイルス性肝炎やエイズの患者はIFNの産生量が低く，このような患者に対してIFNそのものの投与はもちろん必要と思われるが，間接的には種々のIFNインデューサーまたはインターロイキン2などを投与してIFNの産生を高め，ウイルス感染の予防・治療に応用することができる．インターロイキン2は単にT細胞からのIFN産生を高めるのみならず，キラーT細胞やNK細胞の活性を高めるもので，総合的に生体の抗ウイルス状態を活性化するものである．IFN処理の結果，細胞内で産生される2-5AはRNase Lの活性を高めてウイルスRNAを切断する．この2-5AにRSウイルスのRNAに対するsiRNAを結合させて切断部位の特異性を高めたもの(RBI034，前述)はリバビリンと併用することでさらにRSウイルスに対する抗ウイルス活性を増強させることができたという報告もある．

D 抗ウイルス活性とウイルスの薬剤感受性

1 抗ウイルス活性の *in vitro* での測定法

抗ウイルス薬の *in vitro* での活性を測定するためにはID_{50}(50%抑制濃度，inhibitory dose 50)を求めることがもっとも正確で，これには**プラーク減少法**，CPE(cytopathic effect，細胞変性効果)抑制法と**MTT法**などがある．

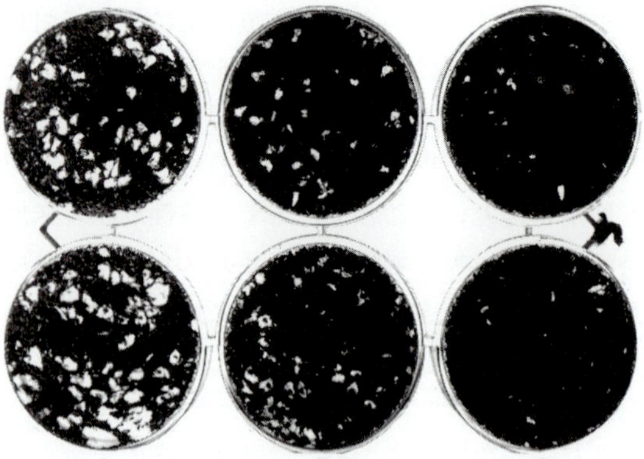

図15-6　アシクロビルによる単純ヘルペスウイルス1型のプラーク抑制
A：対照(薬剤添加せず)．
B：アシクロビル0.08 μg/mL添加．
C：アシクロビル0.4 μg/mL添加．

1．プラーク減少法

組織培養細胞の単層培養に一定量のウイルス(30～50プラーク形成単位，PFU)を感染させ，5倍段階希釈をした各濃度の抗ウイルス薬を添加したときの，ウイルスによるプラークの出現を，抗ウイルス薬を加えない対照のプラーク数の50%に抑える薬剤の最小濃度をID_{50}とする．**図15-6**はヒト胎児線維芽細胞に感染した単純ヘルペスウイルス1型のプラークであるが，対照に比べてアシクロビルを添加したプレート中のプラークの数が減少している．いま添加した薬剤濃度を横軸に(対数で)，プラーク数を縦軸に(対照のプラーク数を100%とする)にしてグラフを描き，その曲線が50%を通るときの薬剤濃度をID_{50}値とする．ID_{50}値の薬剤濃度はμg/mLまたはモル濃度で表示する(**図15-7**)．

2．CPE抑制法またはMTT法

プラーク形成が困難なウイルスに対してはマイクロトレイの穴(well)の中に細胞を培養し，すべての穴に30 $TCID_{50}$(median tissue culture infectious dose)のウイルスを接種し，段階希釈をした薬剤を1列ずつの穴に加える．一つの希釈薬剤を8～10個の穴に加えて4～5日培養後にCPEの生じた穴の数を%で表して**図15-7**と同様にグラフ

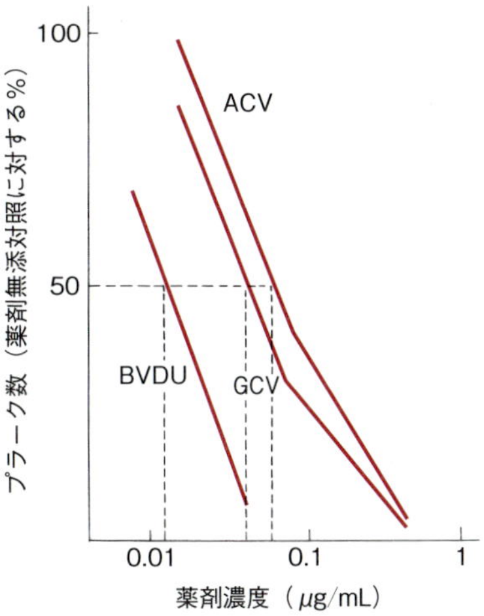

図 15-7　抗ウイルス薬によるプラーク減少曲線
単純ヘルペスウイルス 1 型 Kos 株に対するプラークの減少曲線を示した．BVDU：ブロモビニルデオキシウリジン，GCV：ガンシクロビル，ACV：アシクロビル．

で ID_{50} を求める．CPE の程度を CPE 陽性の穴の数で表すのではなく，1 列の穴の中の生き残った細胞数を生細胞による MTT の還元能でみる方法を MTT 法という．MTT が還元されて生じた**ホルマザン**の青色の吸光度を測定し，対照に比べて 50%の細胞死が起こる(50%の細胞が生き残る)時の薬剤濃度を自動判定する(**図 15-8，9**)．

3．ID_{50} の精度と感度

各種ウイルスに対する ID_{50} 値は，実験に用いる細胞の種類，接種ウイルス量，ウイルス接種後薬剤添加までの時間などにより影響を受ける．測定法としては一般的にはプラーク減少法のほうが CPE 抑制法よりも感度がよく，MTT 法は比色による OD 値を自動的に計測しコンピューターで ID_{50} 値に換算するので再現性および精度がよい．

4．ウイルス株の薬剤感受性

一種類のウイルス株で各種の抗ウイルス薬の ID_{50} を計ると各薬剤の抗ウイルス活性を比較することができる．また一つの薬剤に対してさまざまなウイルス株の ID_{50} を測定するとウイルスの**薬剤感受性**を知ることができる．標準的な感受性株に比べて 10～1,000 倍もの ID_{50} 値を示す薬剤耐性株が出現することもある．各薬剤に対する耐性の機序については前述した．

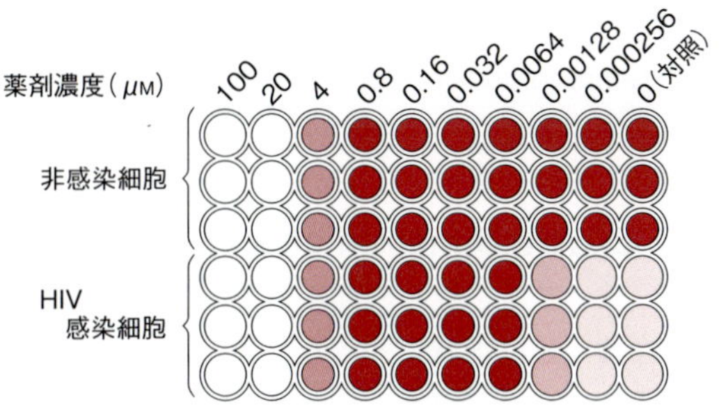

図 15-8　マイクロプレートを用いた MTT 法による AZT の抗 HIV-1 作用の測定例

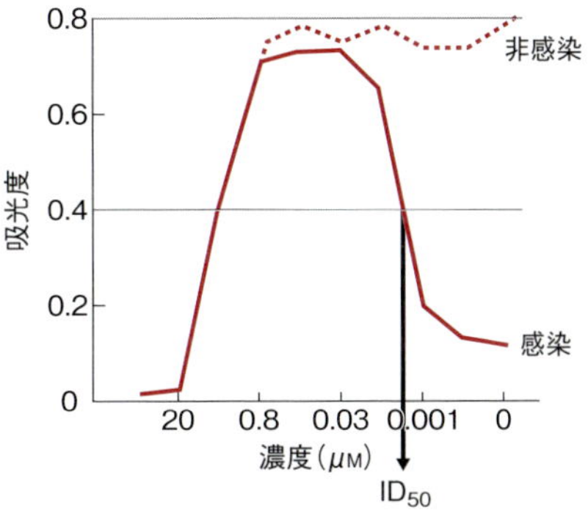

図 15-9　還元発色したホルマザンの吸光度測定による AZT の抗 HIV 活性の測定

2　抗ウイルス薬の併用効果の判定

前述のごとく，ウイルスの化学療法には宿主に対する副作用(毒性)と耐性ウイルスの出現という二つの問題点がある．この問題を解決するために化学療法薬同士あるいは化学療法薬と IFN またはγグロブリン製剤のいずれかによる併用療法が試みられている．

二つの薬剤を併用したときに，おのおのの薬剤がウイルス増殖に対して相加的，相乗的な抑制効果を示すかあるいは拮抗的に作用するかということは，併用する薬剤の選択のうえで重要である．

in vitro での実験ではその判定方法として FIC (fractional inhibitory concentration) 法と一段増殖曲線法がある.

1. FIC 法および median effect 法

FIC 法はまず2種類の薬剤の段階希釈を行い, チェッカーボード状に並べたプレートにさまざまな組み合わせの混合液を作っておく. 一方ではボックス状に並べたプレート中で培養した組織培養細胞に一定量のウイルスを接種しておく. 次に各組み合わせの薬剤をプレートに添加して各プレートでのウイルス増殖の有無を判定する. 通常はプラーク法で予想されるプラーク数を1/2に抑制する濃度を ID_{50} の指標とするが, マルチウェルプレートを用いて1希釈(または混合液)について数穴の細胞を用いれば MTT 法で ID_{50} を求めることもできる. ID_{50} を示す薬剤の濃度を薬剤単独の場合と併用の場合と出算出し, 次の式に基づいて FIC 値を計算する.

$$FIC_a = \frac{\text{薬剤 a, b 併用時の薬剤 a の } ID_{50}}{\text{薬剤 a を単独で用いたときの } ID_{50}}$$

$$FIC_b = \frac{\text{上式で用いた薬剤 b の } ID_{50}}{\text{薬剤 b を単独で用いたときの } ID_{50}}$$

この式で二つの FIC 値が得られるが, もし $FIC_a + FIC_b$ が1より小ならば2薬剤は相乗的に, 1ならば相加的に, 1より大ならば拮抗的な作用すると判定する. FIC の判定をよりわかりやすくするために, おのおのの薬剤単独の ID_{50} 値を FIC 1.0 として縦横軸にプロットしたグラフ(isobologram)を描き, 縦横の FIC の和が 1.0 となるような線を結ぶ(**図 15-10**). 2薬剤の FIC の和が

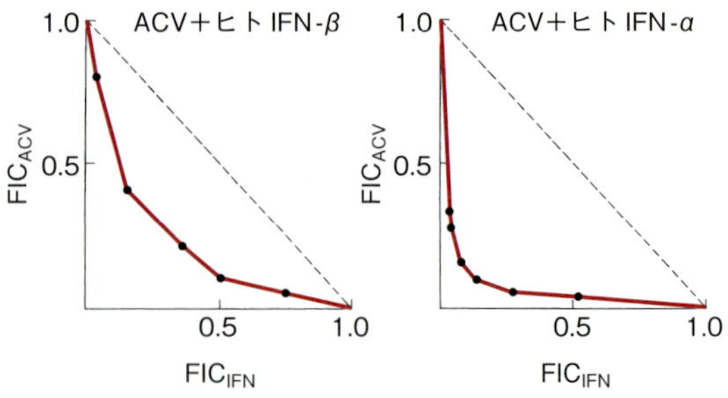

図 15-10　抗ウイルス薬の併用効果を示す isobolgram
水痘ウイルス CaQu 株に対するアシクロビルとインターフェロンとの相乗効果を示す.

図 15-10 の斜線より下方(原点側)にくると(＜1)相乗的, 線上にあると(1)相加的, 線より上方にあると(＞1)拮抗的と判定する. 近年 T-C. Chou らが二つの薬剤の併用効果を combination index と表現しコンピューターを用いて解析する方法(**median effect 法**)が考案された. 計算原理は FIC 法とほぼ同じであるが作用機序が同じ薬剤(mutually exclusive)と異なる薬剤(mutually non-exclusive)の場合でやや計算式が異なる.

2. 一段増殖曲線法

この方法は, 組織培養細胞に MOI(multiplicity of infection, 細胞1個あたりの接種ウイルス量) 1.0 以上でウイルスを接種し, ウイルス吸着後に薬剤無添加群, 単独添加群, 併用群に分けてウイルスの一段増殖曲線を描く. 併用群の曲線が2薬剤を単独に加えた群のいずれよりも低いとき, 併用効果があったとする. しかし, この方法では併用効果が相加的であったか相乗的であったかの判定は困難である.

第16章

ウイルス病の臨床検査と診断

A 診断法の概観

一般に，感染症の診断は，①患者の臨床症状に基づく臨床診断，②疾患の流行状況に基づく疫学診断，③病原体の確定に基づく実験室診断より成り立っている（**表 16-1**）.

ウイルス感染症の実験室診断は，1）病原ウイルスの同定（ウイルス学的診断）と，2）その病原ウイルスに対する**抗体応答**の確認（血清学的診断）からなり，基本的には細菌感染症などの場合と異なるところはない．しかしながら，ウイルス感染症の場合は，細菌感染症の場合と異なり，病原ウイルスの分離培養と同定には生きた宿主細胞が必須であるので，設備，技術，経費，労力，時間を要し，日常的に実施しうるとは限らず，また培養不可能なウイルスもあるので，従来，抗体を調べる方法がより日常的に行われる傾向があった.

その血清学的診断の場合も，不顕性感染が高頻度にみられるので，単に抗体が陽性であるだけでは当面の病原ウイルスを特定できない場合が普通である．そこで，急性期と回復期の血清を対（**ペア血清** paired sera）にして調べ，抗体価を比較するわけであるが，仮に有意の上昇がみられたとしても，**後向き**（retrospective）**の診断**であって，急性期の患者の診断に役に立たないという限界がある．したがって，急性期の血清を対象に，その中に IgM 抗体を検出することによって，早期に血清学的に感染ウイルスを推定する術式が用いられる.

もちろん，ウイルス感染症の診断に病原ウイルスの決定は不可欠であり，ウイルスの分離培養がその本筋であるが，ウイルス分離に先行しうる，あるいはそれを代替しうる迅速診断法として，ウイルス粒子，ウイルス抗原あるいはウイルス核酸を検体中に直接検出する方法が用いられる.

近年，ウイルス感染症への化学療法が日常的に行われるようになり，ウイルス検査の重要性が飛躍的に増大した．抗ウイルス薬のスペクトルは狭いので，病原ウイルスの同定が不可欠である.

ウイルス疾患の臨床検査と診断に際してもっとも重要なことは，ベッドサイド（臨床医）と検査室の間の緊密な連携であり，それなくしては効果的な検査は期待できない．検査と診断の成否は，ひとえに検体の質にかかっているといってよい．通常は，専門の業者に委託するか，あるいは特定の研究室へ依頼することが多いが，臨床医は検査方法に関して十分な知識を持ち，患者に関する必要な情報を添えて，検体を提出すべきである.

表 16-1　ウイルス感染症の診断

- A. 臨床診断
- B. 疫学診断
- C. 実験室診断
  - 1）ウイルス学的診断
    - a）ウイルスの直接検出
      - ウイルス粒子
      - ウイルス抗原
      - ウイルス核酸
    - b）ウイルスの分離培養と同定
  - 2）血清学的診断
    - c）ウイルスに対する抗体応答の証明
      - ペア血清：抗体価上昇
      - 単一血清：IgM 抗体の検出

B ベッドサイド(臨床医)と検査室の間で重要な事項

1 ウイルス感染を疑う臨床的根拠

感染症らしい患者が示す症状や所見のうち，全身性ウイルス感染症を疑う臨床的根拠として従来あげられてきたものは，次のようなものである．

①発熱をはじめ，症状が二峰性に経過することが多い．

②発疹を伴う場合が少なくない．

③化膿性の病変がみられない．

④血液像は，白血球の増多がなく，むしろ白血球の減少がみられることが多く，リンパ球が増加傾向を示す．その他，単球増加(EBウイルスやサイトメガロウイルス感染)，**異型リンパ球**(EBウイルス感染)，分葉核を持つ**異常リンパ球**(成人T細胞白血病)，CD4陽性リンパ球の減少(AIDS)などの特異な所見がみられることがある．

⑤抗生物質療法が無効である．

もちろん，ウイルスによって感染する標的器官がそれぞれ異なるので，各ウイルスに固有の症状がみられるわけであるが，上記の一般的な特徴はウイルス病の臨床診断に際して，まず考慮されるべきである．

また，二峰性の臨床経過は，ウイルス病の発症機序(局所感染，ウイルス血症，全身感染)を反映しており，検査材料(検体)の選択に際しても重要な事項である．

2 実験室診断の目的および必要性

ウイルス感染症の中には，臨床症状のみで容易に診断しうるものもある．流行性耳下腺炎，麻疹，水痘などの典型的な症例がその例である．しかし，かぜ症候群のように，きわめて多種類のウイルスが同一症状を呈したり，逆に，エンテロウイルス感染症のように，同一ウイルスが下痢，無菌性髄膜炎，発疹，かぜ症状など多彩な症状を示す場合が少なくない．このような場合には，病原ウイルスの分離と同定を待ってはじめて診断が確定する．

実験室診断は上記のような原因ウイルスの決定という一般的な目的のほかに，以下の場合に不可欠である．

(1)正確な診断が，患者の予後を推定し，処置を決定するうえで必要な場合：たとえば，妊娠初期の風疹および妊娠末期の性器ヘルペスの実験室診断は，それぞれ胎児および新生児の予後を推定するうえで重要であり，その結果に基づいて，妊婦の処置，すなわち妊娠を中絶するかあるいは帝王切開を行うか，が決定される．

(2)患者を早期に発見し，速やかに防疫上の措置をとる必要がある場合：急性灰白髄炎，インフルエンザ，腎症候性出血熱などである．

(3)特定のウイルスに対する感受性の有無を予知する必要がある場合：妊娠可能な女性の風疹ウイルス，単純ヘルペスウイルス，水痘-帯状疱疹ウイルス，サイトメガロウイルスなどに対する感染歴(抗体)の有無，臓器移植のドナーとレシピエントにおけるサイトメガロウイルス抗体の有無などがその例であり，とくに風疹ワクチンの接種対象の選別，あるいは水痘の院内感染に対する水痘ワクチンの緊急接種などの際に必要である．

(4)疫学的な監視や追跡調査が必要な場合：腎症候性出血熱をはじめ特定のウイルス病の分布と頻度，B型およびC型肝炎ウイルス，ヒトTリンパ球向性ウイルスI(HTLV-I)，ヒト免疫不全ウイルス(HIV)のキャリアの検索，単純ヘルペスウイルスなどの感染源の追跡，ワクチン接種の効果判定などがある．

(5)原因不明の疾患の病原体の検索の場合：かつての非A非B型肝炎，突発性発疹などの病原研究にその好例をみることができる．

3 検査方針の検討

実験室診断の必要性が認められた場合，まず以下の点を検討し(臨床医と検査担当者の打合せが望ましい)，検査方針を決定する．

①どのようなウイルスの感染が予想されるのか．

②当面の疾患がウイルス学的あるいは血清学的検査によって診断しうるものか.

③どのような検査法を選択し，どのような検体を，いつどのように採取し，どのようにして検査室へ運搬するか.

検査対象のウイルスを特定するかしないかで，検査室の対応は大きく異なる．また，ウイルスによって検査の難易度が異なる．対象によって，感染したウイルスの分離に重点をおくか，ウイルス感染に伴って産生された血清中の抗体の測定に重点をおくか，またはウイルス(粒子，抗原，核酸)の直接検出を試みるかを検討する(**表 16-1**)．理想的には三つの方法の併用が望ましいが，実際には不可能な場合が多く，またすべてが必須とは限らないので，ウイルスによってもっとも効果的な検査法を選択することになる．たとえば，エンテロウイルスの感染が予想される場合には，抗原的に多数の型が存在するので抗体の測定は困難であり，まずウイルスの分離を選ぶ．また，風疹が疑われる場合は，ウイルス分離は容易ではなく，しかし抗原的には単一であるので，抗体(とくにIgM 抗体)の検出を試みる．ロタウイルスやA 型肝炎ウイルスの場合は，糞便中に多量のウイルスが排出されているので，ウイルス粒子や抗原を，あるいはウイルス固有の核酸(ロタウイルスの場合)を，直接検出する．培養不可能なB 型肝炎ウイルスなどの場合は，もっぱらウイルス抗原の検出に主眼をおく.

臨床症状に基づき病原ウイルスの候補が想定され，検査方法(**表 16-1**)が決定すれば，病日(**図 16-1**)を考慮して，もっとも適切な検体(**表 16-2**)を採取して，検査を進めることになる.

4　検体(検査材料)

1．検体の選択

一般的には，ウイルス分離用の検体は病巣およびその関連部位から採取する(**表 16-2**)．しかし，実際には，患者の基礎疾患や，対象のウイルスの感染病理を考慮に入れて選択する必要がある．通常のヒトの呼吸器感染症の場合には喀痰や咽頭ぬぐい液で十分であるが，免疫不全患者の肺炎に際しては，経気管支的に採取された検体などに加えて，尿をはじめ種々の遠隔部位からの検体が必要になる．無菌性髄膜炎の場合には，脳脊髄液のほかに，糞便や咽頭ぬぐい液が重要な検体となる.

このように，疑わしいウイルスの感染像(とくに増殖部位と排出部位)を十分に理解して，病期，病像に応じた適切な検体を採取する必要がある.

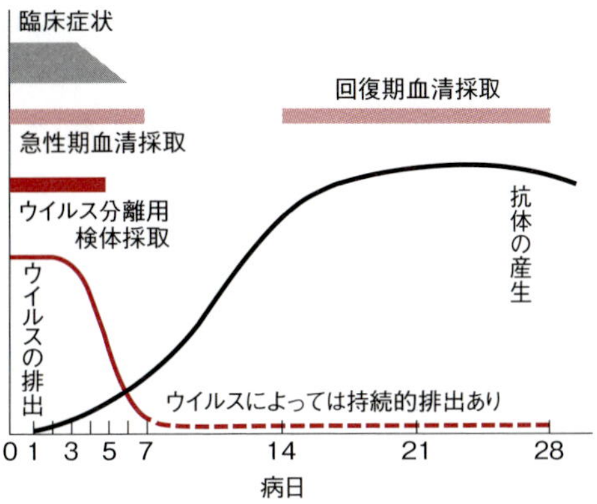

図 16-1　臨床的経過と検体採取時期の関係(模式図)

2．検体の採取時期

疾病の経過と検体の適切な採取時期の関係を**図 16-1** に示す.

ウイルス分離用の検体は，感染の急性期のしかも初期に採取されねばならない．検体中の感染性ウイルスの量は，一般に，病日とともに急速に減少するからである．たとえば，回帰性ヘルペスの水疱からの単純ヘルペスウイルスの分離可能な時期は水疱形成後 2 日以内であり，髄液からのエンテロウイルスの分離も中枢神経症状の出現後 2〜3 日以内でのみ可能である．ただし，先天性巨細胞封入体病(サイトメガロウイルス)や先天性風疹症候群(風疹ウイルス)の場合は，生後長期間，尿中にウイルスが持続的に排出される．また，抗ウイルス化学療法が可能なウイルス感染症の場合は，投薬前にウイルス検査用の検体を採取しなければならない.

抗体測定用の血清は，急性期(発病 1 週以内)と回復期(3〜4 週)に採取して，対(ペア)血清とす

表 16-2　ウイルス学的検査に必要な検体

部位(疾患)および主な原因ウイルス	ウイルス分離(抗原・核酸検出)用検体							抗体測定用血清	備考
	咽頭ぬぐい液	糞便	尿	髄液	水疱内容物	角結膜擦過物	その他		
呼吸器									
ライノウイルス	○						鼻汁		
パラインフルエンザウイルス	○							○	
RS ウイルス	○						鼻咽頭分泌液	○	
インフルエンザウイルス	○						うがい液	○	
アデノウイルス	○							○	
エンテロウイルス	○	○							
サイトメガロウイルス	○		○				白血球，生検・剖検材料，気管支肺胞洗浄液，血漿(血清)	○	移植患者などの易感染性宿主の肺炎の場合，気管支肺胞洗浄液中のウイルス・核酸・抗原の証明に加えて，抗原陽性多形核白血球の検出，血漿中の DNA の検出により，迅速診断を行う.
皮膚粘膜(水疱)									
単純ヘルペスウイルス					○			○	
水痘-帯状疱疹ウイルス					○			○	
エンテロウイルス	○	○			○				{コクサッキー A 群 エンテロウイルス 71}(手足口病)
皮膚粘膜(発疹)									
麻疹ウイルス	○							○	} 主として血清学的診断を行う
風疹ウイルス	○		○					○	
アデノウイルス	○	○						○	
エンテロウイルス	○	○							
ヒトヘルペスウイルス 6，7							リンパ球	○	突発性発疹
ヒトパルボウイルス B19								○	伝染性紅斑
中枢神経(脳炎，麻痺，無菌性髄膜炎)									
トガウイルス							血液，脳組織	○	日本脳炎，ウエストナイル脳炎など
単純ヘルペスウイルス				○	○		脳組織	○	
エンテロウイルス	○	○		○					{コクサッキー，エコー，ポリオウイルス エンテロウイルス 71
ムンプスウイルス	○		○	○				○	
狂犬病ウイルス							唾液，脳組織	○	
中枢神経(遅発性ウイルス感染症)									
麻疹ウイルス							脳組織	○	{亜急性硬化性全脳炎， 脳細胞を感受性細胞と共生培養， 髄液の抗体価が高い
JC ウイルス				○			脳組織		進行性多巣性白質脳症
プリオン							脳組織		クロイツフェルト・ヤコブ病など
眼									
アデノウイルス	○					○		○	
単純ヘルペスウイルス						○		○	
水痘-帯状疱疹ウイルス						○		○	
エンテロウイルス	○					○			エンテロウイルス 70(急性出血性結膜炎)
サイトメガロウイルス(網膜炎)							血液(血漿・白血球)前房水，硝子体液		
先天異常									
風疹ウイルス	○		○	○			リンパ節，脾その他	○	先天性風疹症候群
サイトメガロウイルス	○		○				腎，肺その他	○	先天性巨細胞封入体病

表 16-2　続き

部位(疾患)および主な原因ウイルス	ウイルス分離(抗原・核酸検出)用検体							抗体測定用血清	備考
	咽頭ぬぐい液	糞便	尿	髄液	水疱内容物	角結膜擦過物	その他		
消化器(下痢)									
ロタウイルス		○						○	主として電顕的にウイルス粒子を検出する．ロタウイルス，アデノウイルス，ノロウイルスの場合は抗原を迅速診断しうる
アデノウイルス		○							
ノロウイルス		○					嘔吐物		
アストロウイルス		○							
肝炎									
A 型肝炎ウイルス		○					肝組織	○	糞便中にウイルス粒子が検出される
B 型　〃							(血清，肝組織)	○	主として，血清学的に診断する
C 型　〃							(　〃　)	○	
D 型　〃							(　〃　)	○	
E 型　〃		○						○	
泌尿生殖器									
単純ヘルペスウイルス					○		子宮頸管ぬぐい液	○	
サイトメガロウイルス			○				子宮頸管ぬぐい液，精液	○	
アデノウイルス			○					○	
血液(単核症)									
EB ウイルス							白血球	○	通常，血清学的診断を行う
サイトメガロウイルス	○		○				白血球	○	
血液(リンパ球の異常)									
ヒトTリンパ球向性ウイルスⅠ							リンパ球	○	白血病細胞
ヒト免疫不全ウイルス							リンパ球・血漿	○	Tリンパ球減少

るのが原則であるが，ウイルスによっては急性期の血清のみを対象に抗体の分析(とくに IgM 抗体の検出)を行う．

3．検体の採取方法

まず，適当な容器に，患者名，病名，検体の種類，採取日(病日)を明記したラベルを貼る．

血清，髄液，便，尿，剖検材料(各種臓器)，生検材料(各種組織)などは，検体そのものを，ただちに，あるいは冷蔵・冷凍保存の後，検査に供する．血清は少量ずつ数本のバイアルに分注しておく．

咽頭，直腸，病巣のぬぐい液(綿棒を用いて採取する)や分泌液・滲出液などは，後述する保存・輸送用培地の中に採取する(綿棒は 1～2 mL の培地を入れたバイアルの中へ綿先を折り込んで密栓する)．

ウイルスによっては，分画した白血球(サイトメガロウイルス)やリンパ球(EB ウイルス，レトロウイルス，HHV-6)，脳細胞(麻疹ウイルス)，神経節細胞(単純ヘルペスウイルス)を，他の感受性細胞と混合したり，あるいは単独で，培養する必要がある．

4．検体の保存と輸送

ウイルス分離用の検体の保存・輸送用培地としては，一般に，等張な塩類溶液(Hanks' BSS：balanced salt solution など)に蛋白性の安定剤(0.5％ウシ血清アルブミンや 0.5％ゼラチンなど)と抗生物質(ペニシリン 500 単位/mL，ストレプトマイシンまたはカナマイシン 200～500 μg/mL)を加えたものが用いられる．通常，細胞培養用培地(Eagle's MEM：minimum essential medium など)に 2～10％仔ウシ血清を加えたもので代用しうる．

ウイルス分離用の検体は，ただちに検査室へ持ち込まれるのが望ましいが，短期間(1～2 日)の輸送や保存が必要な場合は氷冷するか4℃で冷蔵する．さらに長期間の保存を要する場合は－70℃に凍結保存する．しかし，凍結・解凍によって，とくにエンベロープを持つウイルスの感染性は低下する．ヘルペスウイルスなどは，凍結・解凍にきわめて弱い．単純ヘルペスウイルスを例にとれば，－20℃における凍結とその後の1回の解凍によって，感染性のあるウイルスは1%以下に減少してしまうことが知られている．また，サイトメガロウイルスを凍結保存後に分離する必要がある場合には，尿などの検体に保護剤として等量の70%(w/v)のソルビトール(sorbitol＝グルシトール)溶液を添加し，－70℃に凍結保存するとよい．これに対して，エンベロープを持たないアデノウイルスやエンテロウイルスなどは－20℃でも保存可能であり，数回の凍結・解凍に耐える．

一般的には，なるべく凍結を避けて，氷冷して輸送する方が望ましい．また，髄液，水疱内容液，角膜擦過物などの検体の場合は，逆に，培養細胞(培養用試験管の管壁に増殖させたもの)をベッドサイドへ持ち込み，その培養液中へ，直接検体を接種する方法がすすめられる．

C 実験室における検査と診断

1 検査と診断の進め方

実験室では，患者の症状，検体の種類，採取時期，予想されるウイルスの種類などに応じて，もっとも適切な検査方法を最低一つ，通常はいくつかを組み合わせて選択し，その結果に基づいて診断を下すことになる．その検査方法は，前述(**表16-1**)のように，①培養を行うことなく，検体中にウイルス粒子やウイルス特異物質(抗原，核酸)を直接検出する方法，②培養を行って検体からウイルスを分離して同定する方法，③患者血清中に，特定のウイルスに対する抗体を検出し，測定する方法，の三つに大別される．

2 ウイルス(粒子・抗原・核酸)の直接検出法

病原ウイルスの直接証明法(**表16-3**)は，迅速診断法として用いうるものであり，以下のような利点を有する．

①培養に先行して行いうるので，結果が迅速にベッドサイドに届き，治療法の選択に寄与しうる．また，経費が安い．

②培養困難なウイルス(肝炎ウイルス，下痢症ウイルスなど)にも応用可能である．

③検体中のウイルスが感染性を失った(もはや生きていない)場合にも用いうる．

他方，以下のような制約もある．

①検体を採取しうる病変部位が限られており，しかもウイルスの排出期間が発病初期に限られ，短い．

②検体中のウイルス量は一般に少量であり，ウイルス粒子は小さく，しかも患者由来の物質の中に混在しているので，直接観察が容易ではない．

③直接血清学的な同定を行いうるのは，適当な同定用抗血清が入手可能なウイルスの場合に限られ，共通抗原を持たず，多数の抗原型が存在するウイルスの場合は応用できない．

④症状・疾患と無関係に検出されることがあり，ウイルスによっては慎重な解釈を要する．

1．ウイルス粒子の検出―電子顕微鏡的検査

検体中にウイルスが多量に含まれ，それが宿主の組織や細胞成分と遊離して存在する場合は，**陰性染色法**により，電子顕微鏡下に，形態，大きさ，構造を観察しうる．

通常，300～400メッシュの銅製のグリッドの上面をホルムバー膜で覆い，それにカーボンを蒸着したあと親水性化したものを支持膜として，その上にウイルスを含む検体を1滴のせ，さらに2%リンタングステン酸あるいは3%酢酸ウラン(核燃料物質としての管理下で使用)を同時に滴下して混和するか，または順次加えて陰性染色し，余分の反応液を濾紙片で吸い取り，乾燥させたも

表 16-3 病原ウイルスの検出および同定の方法

検出対象	検体	検査方法	同定方法	例
ウイルス核酸	組織切片, 便，尿	核酸ハイブリッド形成法 オートラジオグラフィー ペルオキシダーゼ法 ゲル電気泳動法	露光-銀粒子 染色-着色 ウイルス核酸の分節の数と分子量(位置)	EB ウイルス B 型肝炎ウイルス サイトメガロウイルス ロタウイルス
	血漿・髄液 など各種	ポリメラーゼ連鎖反応(PCR)	ゲル内電気泳動法 核酸ハイブリッド形成法 塩基配列の解析	単純ヘルペスウイルス ヒト免疫不全ウイルス など多くのウイルスで多用
ウイルス抗原	塗抹標本, スタンプ標本, 組織切片	免疫蛍光法 免疫ペルオキシダーゼ法	特異的蛍光 特異的着色	単純ヘルペスウイルス 水痘-帯状疱疹ウイルス パピローマウイルス
ウイルス感染細胞	同上	組織学的染色法	特徴的な細胞病変	サイトメガロウイルス
ウイルス粒子 および ウイルス抗原	体液，便	逆受身赤血球凝集反応 ラジオイムノアッセイ ELISA イムノクロマト法	赤血球凝集 放射能(カウント) 酵素活性(発色) 特異バンドの出現	ロタウイルス B 型肝炎ウイルス ロタウイルス インフルエンザウイルス A 型，B 型など
ウイルス粒子	水疱内容, 便，尿, 組織乳剤	電子顕微鏡的観察 (陰性染色法)	①ウイルスの形態 ②抗体によるウイルス粒子の凝集	ロタウイルス A 型肝炎ウイルス
感染性ウイルス	各種	分離培養 (動物・発育鶏卵，培養細胞へ接種)	①生物学的・血清学的性状(表現型) ②核酸の性状(遺伝子型)	コクサッキーウイルス インフルエンザウイルス 単純ヘルペスウイルス

のを電子顕微鏡用試料とする．ウイルス粒子は上記の電子密度の高い金属を背景として容易に検出される．

この方法によれば，検体中にウイルスが存在することを比較的容易に直接確認できるうえに，そのウイルス粒子の形態に基づいて分類上の科を識別し推定することができる．また，抗血清によるウイルス粒子の凝集反応を電子顕微鏡的に観察する方法(免疫電子顕微鏡法)を併せて行うことによって，さらに詳しい同定も可能である．

糞便(ロタウイルス，A 型肝炎ウイルスなど)，水疱内容液(単純ヘルペスウイルス，水痘-帯状疱疹ウイルス)，脳組織(PML：progressive multifocal leukoencephalopathyのJCウイルス)，いぼ組織(伝染性軟属腫ウイルス，パピローマウイルス)などが主な対象である．培養がいまだに成功していないウイルスの場合は，重要なウイルス検出法である(ヒトに下痢を起こすカリシウイルスなど)．

しかしながら，電子顕微鏡とその操作を要すること，検出感度が低く 1 mL 中にウイルス粒子数が 10^7 以上必要であるなどの制約がある．種々の方法でウイルス粒子を濃縮して，感度を高めることができる．

組織の場合は，固定・包埋し，**超薄切片法**により観察する場合もある．

2. ウイルス抗原の検出

蛍光色素，放射性同位元素，酵素，金コロイド，着色ラテックスなどで標識した抗体を用い，抗原抗体反応の特異性に基づいて，ウイルス抗原を検出し同定する．

a. 免疫蛍光法 immunofluorescence (IF) staining および免疫ペルオキシダーゼ法 immunoperoxidase (IP) staining

標識として，前者は fluorescein isothiocyanate (FITC)を主として用い，後者は horseradish peroxidase あるいは alkaline phosphatase を用いるが，ともに抗原の検出および抗体の測定(後述)の両目的に用いられる．

免疫蛍光法（蛍光抗体法ともいう）は，病巣の塗抹標本，組織のスタンプ標本や凍結切片，体液の沈渣などに応用され，インフルエンザウイルス，RS ウイルス，ムンプスウイルス，麻疹ウイルス，アデノウイルス，単純ヘルペスウイルス，水痘-帯状疱疹ウイルス，サイトメガロウイルスなど多数のウイルス抗原の検出が可能であり，迅速診断法としての価値が高い．

また，通常のホルマリン固定後のパラフィン包埋切片も 0.25％トリプシンで 37℃，30 分処理，あるいは 0.01 M クエン酸バッファー（pH 6.0）中で 121℃，5〜15 分処理することによってウイルス抗原の検出が可能であり，したがって，過去にさかのぼってウイルス感染の抗原診断ができる．

直接法，間接法，抗補体法（原理は免疫ペルオキシダーゼ法と共通であり，**表 16-4** を参照のこと）があるが，モノクローナル抗体を標識して用いる直接法が理想的であり，単純ヘルペスウイルス，水痘-帯状疱疹ウイルス，サイトメガロウイルスなどを対象に，細胞診（後述）と平行して実施される．検査に際しては，正常血清，異種ウイルスに対する抗血清，正常組織抗原など適切な対照を必ず用意する．そして，それぞれのウイルスに固有の判定基準を適用する．すなわち，核と細胞質（ヘルペスウイルス，インフルエンザウイルスなど），細胞質（RS ウイルス，ムンプスウイルス），多核巨細胞（麻疹ウイルス）など“光り方”を重要視する．なお，サイトメガロウイルスなどは，細胞質内に **Fc レセプター**を産生し，IgG を非特異的に結合するので注意が必要である（抗補体法では核のみが染色される）．

免疫ペルオキシダーゼ法は，抗原の存在部位に特異的に捕捉されたペルオキシダーゼ（PO）を組織化学的に可視化する方法であ．すなわち，H_2O_2（基質）とジアミノベンチジン（DAB）を加えると，ペルオキシダーゼと H_2O_2 によってジアミノベンチジンの酸化，重合が起こりポリマーが生ずる．このポリマーは，不溶性で拡散せず，したがって抗原存在部位に局在し，褐色に発色するので，光学顕微鏡下に観察することができる．免疫蛍光法と比較すると，酵素反応を行うだけ操作は煩雑ではあるが，蛍光顕微鏡を必要とせず，永久標本が得られ，背景や抗原保有細胞の構造が観察できるなどの利点がある．ただし，組織切片などを用いる場合は，まず 2％ H_2O_2 を含む純メタノールで 30 分間処理して，内在性のペルオキシダーゼを不活性化した後，染色操作を行う必要がある．なお，免疫ペルオキシダーゼ法の種類を**表 16-4**，原理を**図 16-2** に示す．

表 16-4　免疫ペルオキシダーゼ法の種類

1. 酵素標識抗体法（酵素を化学的に結合させた抗体を用いる方法）
• 直接免疫ペルオキシダーゼ法 （抗原＋ペルオキシダーゼ標識抗体） • 間接免疫ペルオキシダーゼ法 （抗原＋抗体＋抗グロブリン・ペルオキシダーゼ標識抗体） • 抗補体免疫ペルオキシダーゼ法 （抗原＋抗体＋補体＋抗補体・ペルオキシダーゼ標識抗体）
2. 無標識抗体法（酵素で標識されていない抗体を抗原に結合させたあと，その抗体に酵素を抗原抗体反応あるいは化学反応を介して結合させる方法）
• ペルオキシダーゼ・抗ペルオキシダーゼ抗体（PAP）法 （抗原＋抗体＋抗グロブリン＋抗ペルオキシダーゼ抗体＋ペルオキシダーゼ） • プロテイン A 法[1)] （抗原＋抗体＋ペルオキシダーゼ標識プロテイン A） • ビオチン・アビジン法[2)] （抗原＋ビオチン化抗体＋ペルオキシダーゼ標識アビジン） （抗原＋ IgG 抗体＋ビオチン化抗 IgG 抗体＋アビジン＋ビオチン化ペルオキシダーゼ）

アンダーラインは最終的に反応させる試薬を表している．抗ペルオキシダーゼ抗体＋ペルオキシダーゼの場合には，あらかじめこの二つを反応させたものを，アビジン＋ビオチン化ペルオキシダーゼの場合も，あらかじめこの二つを反応させたものを最終試薬としている．

1) ブドウ球菌が産生するプロテイン A（分子量 42,000）が IgG の Fc と結合する性質を利用する．

2) ビタミンの一種である低分子のビオチンは，卵白由来の塩基性蛋白質であるアビジン（分子量 68,000）と，抗原と抗体の結合力をはるかにしのぐ，強い親和性で結合する．この性質を利用して，一方にビオチンを他方にアビジンを結合させておき，両者を反応させて複合体を作らせる．

b. ELISA および RIA

抗原あるいは抗体を抗原抗体反応を介して**固相**に吸着させることによって検出し測定する固相免疫測定法には，酵素（ペルオキシダーゼ，アルカリホスファターゼ，β-ガラクトシダーゼなど）を標識として用いる **ELISA**（酵素免疫吸着法 en-

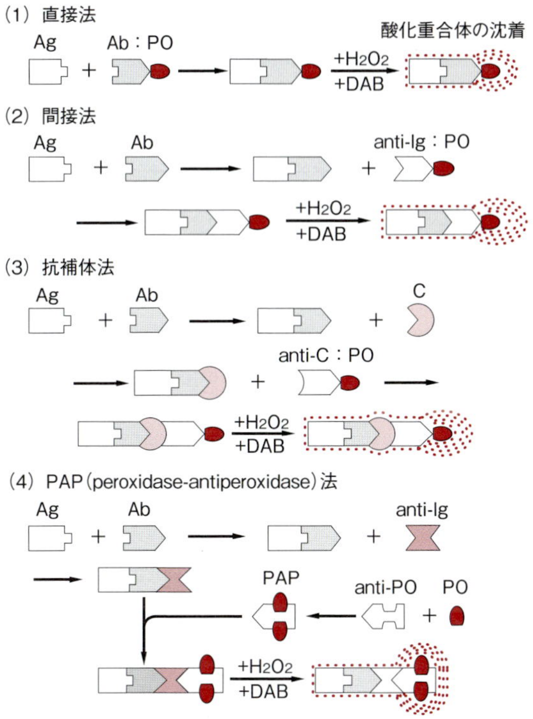

図 16-2 免疫ペルオキシダーゼ法の原理
Ag：抗原，Ab：抗体，PO：ペルオキシダーゼ，DAB：ジアミノベンチジン，anti-Ig：抗免疫グロブリン，C：補体．

zyme-linked immunosorbent assay）と放射性同位元素を標識として用いる RIA（radioimmunoassay）がある．両者はほぼ同程度の感度であるが，標識に半減期がなく安定であり，放射性物質による危険や環境汚染がなく，特殊な設備や技術者を要しないなどの利点がある ELISA が好んで用いられている（第 9 章**図 9-8** 参照）．

抗原の検出法には，競合法（未知検体と既知の標識抗原を混合して固相の抗体への吸着を競合させる方法），二重抗体サンドイッチ法，および二重抗体サンドイッチ・抗グロブリン抗体法の三つの方法があるが，通常 2 種類のサンドイッチ法（**図 16-3**）が用いられる．とくに，血清中の B 型肝炎ウイルス（HBs 抗原，HBe 抗原）や糞便中のロタウイルスの検出に利用される．

最近，インフルエンザ患者の鼻腔，咽頭ぬぐい液を検体として，その中の A 型インフルエンザウイルスのヌクレオプロテイン（NP）を可溶化し

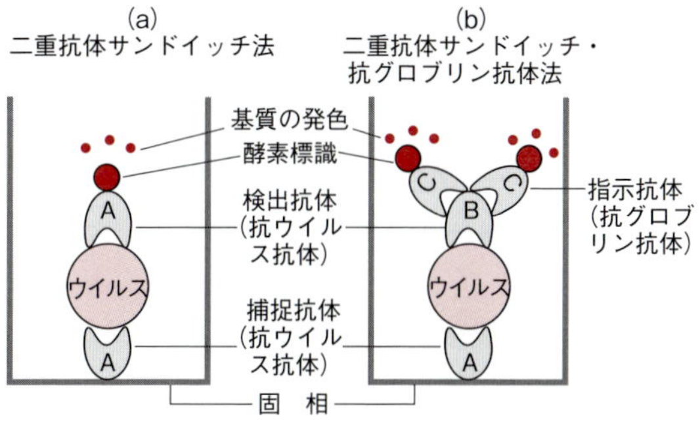

図 16-3 ELISA・サンドイッチ法によるウイルスの検出
A, B, C は抗体の動物種を表す．

てナイロン膜に固相化し，アルカリホスファターゼで標識した抗 NP モノクローナル抗体を結合させ，基質を加えて発色させる，A 型インフルエンザの迅速診断法が実用化された．

c. イムノクロマト法 immunochromatography

金コロイド，着色ラテックスなどで標識したウイルス特異抗体とウイルス抗原が結合した抗原抗体複合体が試験紙上を移動する途中に，移動方向と直角にあらかじめ抗原特異的抗体を線状に固定した部分を作製しておき，抗体に集中的に抗原抗体複合体を捕捉させ，現れる色つきのバンドの有無によって 10〜15 分間で迅速診断を行うイムノクロマト法（**図 16-4**）が開発された．A 型インフルエンザ，B 型インフルエンザ，RS ウイルス，ロタウイルス，ノロウイルス，アデノウイルスなどの検査法として実用化されている．

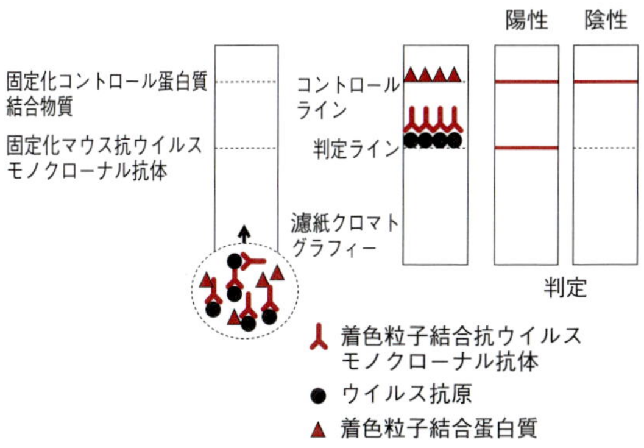

図 16-4 イムノクロマト法の原理と判定

3. ウイルス核酸の検出

a. ウイルス核酸の核酸ハイブリッド形成法による検出

塩基配列の**相同性**(homology)に基づくDNA-DNA, DNA-RNA, RNA-RNAのハイブリッド(雑種)形成によりウイルス核酸を検出する．検体中のウイルス核酸をニトロセルロース膜など(現在は各種の膜が市販されている)に固定, あるいは, 組織切片ではそのまま固定する．DNA検出の場合は熱変性あるいはアルカリ変性で一本鎖とし, RNA検出の場合はDNAを消化して, 標識したウイルスプローブを反応させてハイブリッドを形成させ, 結合したプローブの標識を指標にしてウイルス核酸を検出する(**図16-5**)．従来はクローン化したウイルスDNAを放射性同位元素(^{32}Pなど)やビオチンで標識したプローブを用い, それぞれオートラジオグラフィーやビオチン・アビジン法を応用した染色法で判定していたが, 現在では相補的な合成オリゴヌクレオチドを酵素で標識し, 化学発光や発色で判定することが多い．

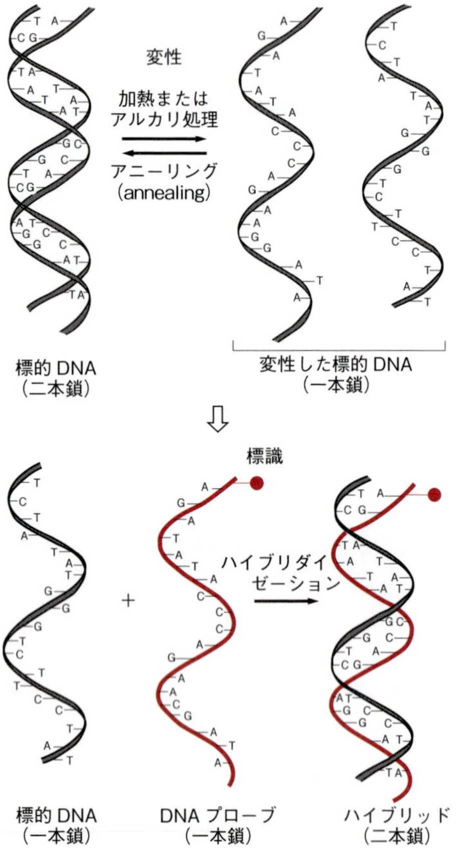

図16-5　核酸ハイブリッド形成(ハイブリダイゼーション)法の原理

変性した標的DNAは, 溶液中(liquid hybridization)や, ニトロセルロース膜などに固定後(blot hybridization), あるいは, 組織感染細胞内(*in situ* hybridization)で, DNAプローブとハイブリッドを形成させる．

アガロース電気泳動で核酸を分離し, ニトロセルロース膜などに移し(blotting), 固定し, 膜上でハイブリダイゼーションを行うブロット・ハイブリダイゼーションがよく行われる．DNAを固定して標識したDNAプローブと反応させることをSouthern blot hybridization, RNAを膜に固定して行うことをnorthern blot hybridizationと呼んでいる．さらに, 組織切片上でハイブリダイゼーションを行うことを*in situ* hybridization(ISH)と呼んでいる．

b. シグナル増幅法

とくにRNAの場合, 分岐DNAプローブ(branched DNA probe)を用いて検出・測定する方法もある．すなわち, 検出するRNAに相補的な2種類のDNAプローブ(捕捉用および延長用)を調整し, まず捕捉用DNAプローブと相補的に結合するDNAをプレート表面に結合させ, 捕捉用プローブ, RNA, 延長用DNAプローブを反応させ, 固相化する．その後延長用DNAプローブと相補的に結合する多数の枝分かれした分岐DNAプローブを結合させ, それに標識DNAプローブを結合させ, 基質を加えて発光させ, それを測定してウイルスRNAを検出する方法である．血中のC型肝炎ウイルスやヒト免疫不全ウイルスのRNAの測定に用いられる．

c. ウイルスゲノムの電気泳動法による検出

ロタウイルスの核酸は二本鎖のRNAで, 11個の分節からなり, それらのRNA分節は電気泳動を行うと特有の泳動パターン(electropherotype)を示すので容易に識別できる．すなわち, 糞便(約0.25 gでよい)をsodium dodecyl sulfateで処理し

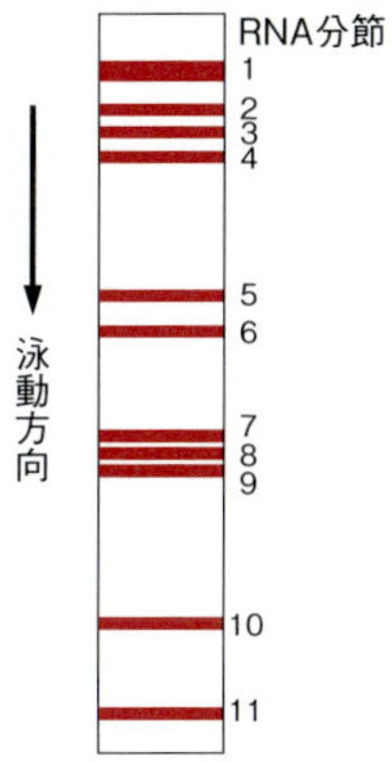

図 16-6　ヒトロタウイルス RNA 分節の電気泳動パターン(PAGE)の模式図

た後，フェノールとクロロホルムを加えてウイルス RNA を抽出し，低速遠心した上清を 5%ポリアクリルアミドのゲル内で電気泳動(PAGE)を行い，銀染色によって 11 個の RNA 分節(褐色のバンド)を確認する(**図 16-6**)．検出感度は電子顕微鏡検査，ELISA に匹敵する．

d. ポリメラーゼ連鎖反応(PCR)によるウイルス核酸の増幅・検出

DNA の特定の領域(塩基配列)を増幅して検出する方法である(第 9 章**図 9-11** 参照)．まず，標的の二本鎖 DNA を加熱して一本鎖とし，特定の塩基配列部の一端に相補的な短い一本鎖の DNA(オリゴヌクレオチド)を結合(アニーリング)させて部分的な二本鎖を作る(この短い DNA はプライマーと呼ばれる)．これに 4 種のヌクレオチドを加えて，DNA ポリメラーゼを働かせると DNA 合成が起こる．この際，互いに離れて向き合う二つのプライマーを用いると，その間の部分の DNA 量は 2 倍となる．以上のサイクルを n 回反復すると，二つのプライマーの内側の部分の DNA の量は 2^n 倍となり，外側の部分の DNA の量は単に n 倍となる．そして，耐熱性の DNA ポリメラーゼ(温泉に生息する細菌 *Thermus aquatus* より精製された *Taq* DNA ポリメラーゼなどで 94℃でも不活性されにくい)を用いることによって，熱変性，プライマーのアニーリング，相補鎖の合成のサイクルを連続的，自動的に行いうるようになった．なお，RNA ウイルスの場合は，逆転写酵素(RT)によって RNA を cDNA とし，DNA ポリメラーゼによって PCR を行い(これを RT-PCR という)，RNA を増幅検出する．この RT-PCR で C 型肝炎ウイルスやヒト免疫不全ウイルスの血中 RNA 量の測定が行われている．

また，PCR を行ったあと，最初のプライマー結合部位の内側の塩基配列に相補的な別のプライマーを加えて，再度 PCR を行う方法(二重 PCR)は nested PCR と呼ばれ，感度と特異性が増大する利点がある．さらに，リアルタイム PCR(real time PCR)で検体中のウイルスゲノム数の定量が可能である．

PCR は，①微量の検体で，感度良く，迅速・簡便にウイルス核酸を増幅検出することができる；②培養ができないウイルスを検出することができる；③感染後，抗体陽転までの期間をウィンドウ期(window period)と呼び抗体検査のみでは感染をチェックできないが，抗体陽転以前の感染早期の診断が可能であり，感染性ウィンドウ期を完全になくすことはできないものの短縮できる；④羊水を検体として胎児の母子感染の出生前診断が可能である；⑤薬剤耐性ウイルスなど変異遺伝子の検出が可能である；などの長所がある．

一方，①塩基配列がすでにわかっているウイルスしか検出できない；②検体への DNA の汚染による偽陽性反応が起こりやすい；③ヘパリンなどの抗凝固剤を加えた血液や尿などの試料では，これらの抗凝固剤に阻害作用があり偽陰性反応を起こしうる；④潜伏感染中のウイルスなど，病像と関係ないウイルスを検出することがある；などの短所がある．

一般に，PCR によるウイルス核酸検出の診断的意義はウイルスにより大きく異なる．対象とするウイルスの感染様式を把握したうえで，検体を選択し，採取することが必要であり，結果を慎重に解釈する．とくに持続感染あるいは潜伏感染する常在的なウイルスの場合は，単に PCR 陽性という結果は感染歴を示すにすぎない(後述の IgG

BOX 10

PCRによるウイルス病の迅速診断

サイトメガロウイルス(HCMV)は，移植患者やエイズ患者などの易感染性宿主に重篤な日和見感染症を引き起こす．従来の診断は，ウイルス分離とペア血清を用いた血清診断で行われてきた．ウイルス分離には最低1週間から場合によっては1カ月の長期間を要し，血清診断では後追い診断となるなど，臨床現場のニーズに合った診断は不可能であった．しかし，特効薬のガンシクロビル(GCV)投与が始まると，病態の現状を忠実に反映し治療に直結する迅速診断が求められるようになり，PCRの導入により臨床現場のニーズに合致する診断が可能となった．さらに，通常は検体よりDNAを抽出してPCRを行うが，より迅速に行うため，検体を5分間ボイルしてそのままPCRを行う簡便法も用いられるようになった．現在では，real time PCRを導入し，定量的な迅速診断も可能となっている．

抗体陽性という検査結果と同列である)．血漿や髄液など特定の検体を対象にPCRを行い，結果を総合的に判定する必要がある．

4．ウイルス感染細胞(抗原陽性細胞)の検出

単純ヘルペス，水痘，帯状疱疹などの水疱性疾患の場合，病巣部の塗抹標本を作り，素早く乾燥して純メタノールで固定した後ギムザ染色を行って，円形に腫大し，均質な細胞内容を示す風船細胞や多核巨細胞を鏡検する．この検査を**ツァンク(Tzanck)テスト**と呼び，患者に苦痛を与えず，手技が簡単であり，外来で実施しうる迅速診断法として貴重である．同時に，上記の塗抹標本の一部をアセトンで固定し，前述のモノクローナル抗体を用いる免疫蛍光法を併せて行うことによって病原ウイルスを決定しうる．

なお，伝染性軟属腫の場合も，塗抹標本を作り，好酸性の細胞質内**封入体**(molluscum body)を検出することができる．

また，サイトメガロウイルス感染症の場合は，尿沈渣や組織切片中に，ふくろうの目(owl's eye)と表現される核内封入体を持つ巨細胞が認められる．

さらに，モノクローナル抗体を用いる免疫染色によって検出される末梢血中のサイトメガロウイルスpp65抗原陽性の多形核白血球(**図16-7**)の出現は，サイトメガロウイルス抗原血症(antigenemia)と呼ばれ，エイズ患者や移植患者におけるサイトメガロウイルス感染症の早期迅速診断，発症予知，化学療法の指標として有用である．

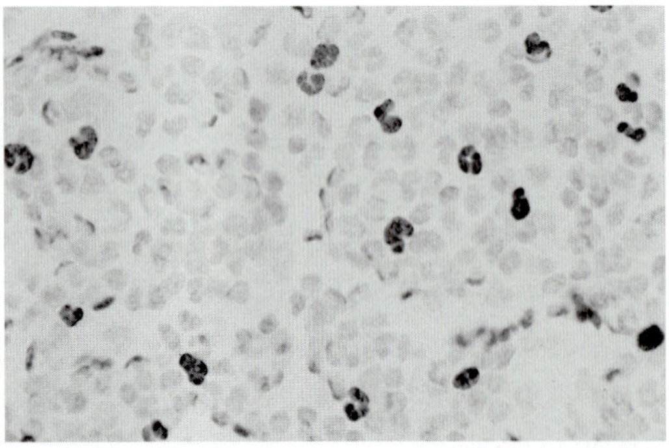

図16-7　サイトメガロウイルスpp65抗原陽性の多形核白血球

ペルオキシダーゼで標識したサイトメガロウイルスのpp65抗原に対するヒトモノクローナル抗体(HRP-C7)を用いて，直接免疫ペルオキシダーゼ染色により検出されたAIDS患者末梢血中のpp65抗原陽性多形核白血球(サイトメガロウイルス抗原血症)．

3　ウイルスの分離と同定

病原ウイルスの分離は，ウイルス感染の実験室診断の本筋であり，検体中のウイルスが少量の場合でも，検出に用いられた宿主細胞内でウイルスが増殖することによって増幅されるので，ウイルスの直接検出法(前項)より感度が高い．しかし，①検出対象は感染性の(生きた)ウイルスに限られる；②いまだに培養不能なウイルスがある；③ウ

表 16-5 ウイルス分離のための代表的な宿主細胞とそのウイルス感受性

細胞		感受性を示す主なウイルス
初代培養または二倍体細胞	ヒト胎児腎(HEK)	ポリオウイルス, コクサッキーウイルス(A-7, -9, -16, B-1～6), エコーウイルス, 麻疹ウイルス, ムンプスウイルス, アデノウイルス, 単純ヘルペスウイルス, エンテロウイルス
	サル腎(MK)	ポリオウイルス, コクサッキーウイルス(A-7, -9, -16, B-1～6), エコーウイルス, パラインフルエンザウイルス, ムンプスウイルス
	ヒト胎児肺(HEL)	ライノウイルス, ポリオウイルス, コクサッキーウイルス(A-7, -9, -16), エコーウイルス, パラミクソウイルス(RS), 単純ヘルペスウイルス, 水痘-帯状疱疹ウイルス, サイトメガロウイルス
株化細胞	サル腎(Vero)	パラインフルエンザウイルス, 単純ヘルペスウイルス
	ヒト子宮がん(HeLa)	ポリオウイルス, コクサッキーウイルス(A-7, -9, -16, B-1～6), RS ウイルス, アデノウイルス, エンテロウイルス

このほか, ウイルスによっては特定の細胞を用いて分離を行う. たとえば, ヒト免疫不全ウイルスには CD4 陽性のヒトTリンパ球, インフルエンザウイルスにはイヌ腎細胞(MDCK), 日本脳炎ウイルスにはヒトスジシマカ由来の細胞(16/36), ロタウイルスにはサル腎細胞(MA104), アデノウイルス 40 型, 41 型には Graham293 細胞を用いる.

イルスの分離には, 対象であるウイルスが増殖しうる生きた宿主細胞が不可欠である；④多くのウイルスは細胞培養を用いて分離できるが, ウイルスによっては動物や発育鶏卵が必要である；などの制約がある.

1. 細胞培養によるウイルス分離

細胞培養は, ヒトや動物の種々の組織を細切し, トリプシンやコラゲナーゼなどで細胞を遊離させて, 無機塩類, アミノ酸, ビタミン類, 抗生物質, 血清からなる培養液を用いて培養することによって得られる. 培養細胞はガラス製またはプラスチック製の容器の内面に付着して増殖し, 単層を形成する. ウイルス分離には, 通常, 24 穴のマイクロプレートに培養した細胞を用いる. 生体から直接培養したものを**初代培養**(primary culture)と呼び, それを植え継ぐ(subculture)ことによって得られる染色体が二倍体(diploid)で増殖が有限である細胞を二倍体細胞株(diploid cell strain)と呼ぶ. これに対して, 染色体が異数性(heteroploid)で無限の増殖能を示す細胞を株化細胞(established cell line)と呼び, 細胞株の変異によって得られるが, 主として腫瘍組織の培養によって得られる.

ウイルス分離に適する細胞は, 対象とするウイルスによって異なる. 少なくとも, ヒトおよびサル由来の初代培養あるいは二倍体細胞のうちの1種類と株化細胞の1種を組み合わせて, 検体を接種することが多い. 主要な細胞のウイルス感受性(**表 16-5**)を参考に, 各ウイルスに最適な宿主細胞を選択する必要がある.

検体を接種した細胞は, 経日的にウイルス増殖に伴う細胞の変化を, 倒立顕微鏡(光を上部から照射して培養器中の細胞をそのまま観察するための顕微鏡)で観察する. 単純ヘルペスウイルスは 1～3 日の培養で分離陽性成績が得られるが, パラミクソウイルスやサイトメガロウイルスは増殖が遅く, 2～4 週間の培養を要することがある. ウイルス分離陽性の判定は, **細胞変性効果**(cytopathic effect, **CPE**)の出現に基づく. CPE の様相はウイルス個々に特徴的であるので, CPE を観察すれば分離されたウイルスを推測できる場合が多い(単純ヘルペスウイルス 1 型および 2 型の Vero 細胞における CPE を**図 16-8** に示す).

インフルエンザウイルス, パラインフルエンザウイルス, ムンプスウイルスははっきりとした CPE を示さないが, 感染細胞表面に赤血球凝集素(糖蛋白質)が産生されるので, 動物血球を加えると**血球吸着**(hemadsorption)が起こることによって判定することが多い(第 9 章 C 項参照).

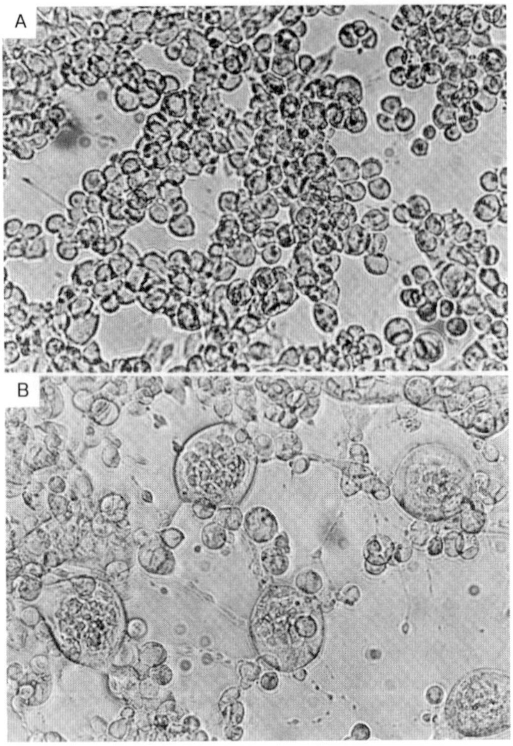

図16-8　Vero細胞における単純ヘルペスウイルスのCPE
A：1型(細胞の円形化と密集)．B：2型(細胞の円形化と融合)．

2．発育鶏卵によるウイルス分離

ウイルス分離の目的には，①漿尿膜上に接種して，ウイルスの増殖に基づくポック(pock)の形成をみる(痘瘡ウイルス，単純ヘルペスウイルス)，②尿膜腔(インフルエンザウイルス)，③羊膜腔(インフルエンザウイルス，ムンプスウイルス)へ接種して，赤血球凝集素の産生を調べる，などの方法が用いられてきたが，現在は流行当初のインフルエンザウイルスの分離を除いて，ほとんど用いられない．

3．動物への接種

細胞培養法が一般的に用いられる今日でも，コクサッキーA群ウイルス，日本脳炎ウイルスの分離には，乳飲みマウス(生後24時間以内)が多用され，その脳内(0.02 mL)，腹腔内(0.1 mL)，皮下(0.1 mL)に検体を接種し，母親マウスに返して飼育する．接種マウスの症状(哺乳力低下，立毛，興奮，麻痺など)および剖検時の病理学的，ウイルス学的検査成績に基づいて判定する．

4．分離ウイルスの同定

分離されたウイルスは，以下の項目を適宜組み合わせて検討し，まずウイルスを推定する．

①CPEの所見
②宿主域(CPEを示す細胞の種類)
③封入体形成の有無と特徴(核内か細胞質内かあるいは両方か)
④赤血球凝集反応の有無と特徴(赤血球の種類と条件)
⑤ヨードデオキシウリジン(IUdR)による増殖阻害の有無(ウイルス核酸がDNAかRNAか)
⑥エーテル処理による感染性低下の有無(エンベロープの有無)
⑦ウイルス粒子の形態(電子顕微鏡像)

次に，抗血清を用い，種々の血清反応(免疫蛍光法，免疫ペルオキシダーゼ法，中和反応，赤血球凝集抑制反応など)により，抗原的に同定する(表現型による同定)．

なお，最近，ウイルスのゲノム(核酸)の差異に基づいて，各ウイルス株の異同を識別し同定することが可能になった(遺伝子型による同定)．①制限酵素切断片多型(restriction fragment length polymorphism, RFLP)解析法，すなわちウイルスDNAの塩基配列の差異を，特定の制限エンドヌクレアーゼ処理によって生ずるDNA断片の電気泳動パターンの差異として認識する方法(単純ヘルペスウイルス，サイトメガロウイルス，アデノウイルスなどに用いられる)(**図16-9**)，②オリゴヌクレオチド指紋法(oligonucleotide fingerprint)(第9章**図9-13**参照)，すなわちウイルスRNAのリボヌクレアーゼT1による断片を二次元電気泳動像により分析する方法(インフルエンザウイルス，ポリオウイルス)，③ゲノム電気泳動法(electropherotyping)，すなわちRNA分節の数と分子量の比較(ロタウイルス)などがその例である．これらの方法により，感染像の解析や感染源

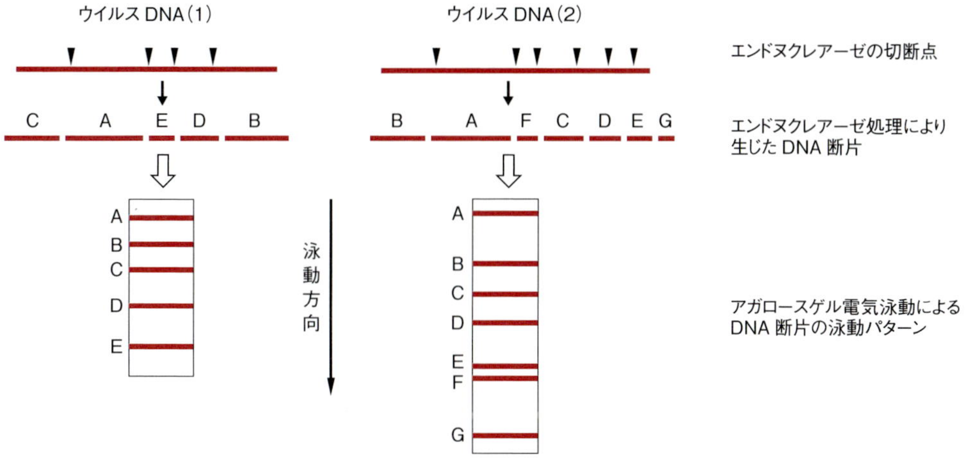

図 16-9 ウイルス DNA のエンドヌクレアーゼ断片の電気泳動像(DNA fingerprint)に基づく 2 種の DNA ウイルスの識別(模式図)

の特定・追跡が可能である．このようなアプローチを**分子疫学**(molecular epidemiology)と呼ぶ．

なお，変異ウイルスも，PCR と一本鎖 DNA の高次構造の多形性を検出する single strand conformation polymorphism(SSCP)解析法を組み合わせることによって，短時間で検出可能である．すなわち，変異を含む約 350 bp 以下を PCR で増幅し，一本鎖にしてゲル内電気泳動を行うと，同じ長さの DNA 断片でも塩基配列の違いによって高次構造の変化が生じ移動度が異なるので，1 塩基の変化(置換，欠損，付加)をも検出できる．この方法は，とくに薬剤耐性ウイルスの迅速な同定方法として期待される．

4 抗体の検出と測定

ウイルス感染症の実験室診断に際しては，感染したウイルス自体を検出し同定するウイルス診断とともに，患者の免疫応答(抗体産生)から感染したウイルスを推定する血清診断が行われる．前項で述べたウイルスの直接証明や分離培養が日常的に行われない場合はもっぱら血清診断で代用されるのが常である．しかし，ウイルス診断が，いわば，犯人逮捕(病原ウイルスの分離・同定)や犯人の遺留品の捜索・収集(抗原・核酸の検出)であるのに対して，血清診断は犯人が残した足跡(抗体)から犯人(病原ウイルス)を推定する方法である．そして測定された抗体価は絶対値ではなくあくまで相対値であるから，他と比較する場合は同一条件下で測定された場合にのみ意味がある．また，その血清学的検査結果も，化学的検査の場合の数値と異なり，抗体価には正常値や異常値がない．なお，検査方法によって，感度，特異性はもとより，検出しうる抗体の種類が異なることも注意すべきである．

1．血清学的検査の方針

通常，ウイルス感染症の血清診断に際しては，発病後早期(少なくとも 1 週以内)に急性期血清を採取し，それから 2〜3 週後に回復期血清を採取する(両者を合わせてペア血清と呼ぶ)．ペア血清の特定のウイルスに対する抗体価を同時に測定し，急性期には陰性であったが回復期には陽性となり(抗体陽転)，あるいは両者の間で抗体価の 4 倍以上の上昇があれば有意とみなし，そのウイルスに感染したと判定するのが原則である．

一方，ウイルス抗体は IgG，IgA，IgM の各免疫グロブリンからなる．このうち，IgM 抗体は非持続性の感染においては感染後短期間のみ一過性に出現するので，ペアでない急性期の 1 本の血清でもその中に IgM 抗体を検出すれば，当面のウイルス感染をしかも早期に診断しうる．とく

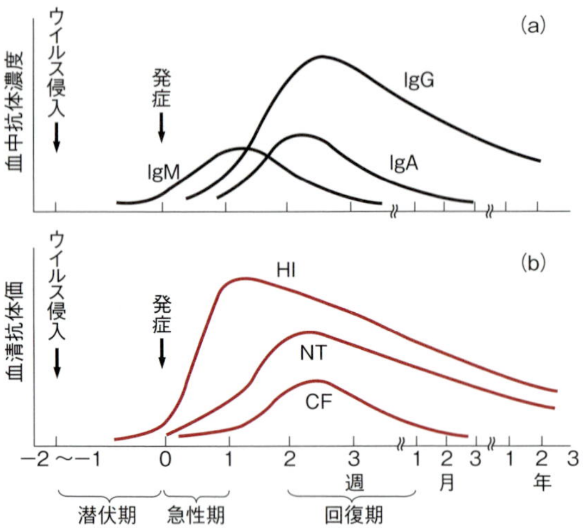

図16-10　ウイルス感染後の抗体応答の模式図
HI：赤血球凝集阻止反応，NF：中和反応，CF：補体結合反応．

に，新生児のウイルス感染の場合には，IgM抗体は胎盤を通過しないので，臍帯血清中に特定のウイルスに対するIgM抗体を検出すれば，それは児自身が産生したものであるので，そのウイルスの子宮内感染と診断することができる．

他方，IgG抗体は遅れて血中に出現するが長期間持続的に存在する（**図16-10a**）．したがって，血清中にIgG抗体のみが検出される場合は過去に感染があったことを意味しており，血清疫学やワクチン接種の対象や効果判定など免疫状態の検査の目的に適する．

このように，抗体の検出と測定結果を真に意味あるものにするには，まず，当面の感染症の特徴を認識し，抗体応答の動態（**図16-10b**）を理解したうえで，もっとも適切な時期に採血することが望ましい．さらに，各測定方法（後述）の特性を理解したうえで，抗体の測定方法を組み合わせたり，免疫グロブリンクラス別測定を行えば，感染時期の推定も可能である．

なお，感染初期のIgG抗体は抗原結合力（avidity）が低い．そこで，抗体が抗原に結合した後，尿素処理を行い，非処理抗体の抗体価と比較して，抗体の結合力の強弱に基づき，感染時期を推定することができる．

2．抗体測定法の種類と測定対象

抗体を測定する方法は，血清を階段的に希釈して陽性反応の終末点（血清の最高希釈倍数またはその逆数）を求める方法と，血清の単一希釈について抗体活性の強さを測定する（その数値に陽性限界をおく）方法に大別される．また，抗体価を血清全体について測定する方法と，抗体価を特定の免疫グロブリン（とくにIgM）について測定する方法があり，上記の二つの方法と組み合わされて用いられる．

a．血清を階段希釈して測定する方法

(1) 補体結合反応 complement fixation（CF）

血清，ウイルス抗原，補体を混合して4℃で一夜反応させた後，感作赤血球を加える．血清中に抗体が存在すれば補体が消費されるので，溶血は起こらない．IgGおよびIgM抗体が検出される．感度が低いので，CF抗体は感染後抗体の濃度が高い時期にのみ一過性に検出される（持続性感染の場合は除く）．ウイルスの対象は広い．しかし，CF抗体で感染の有無のスクリーニングを行ってはならない．

(2) 赤血球凝集阻止（抑制）反応 hemagglutination inhibition（HI）

血清に一定量のウイルス抗原（赤血球凝集素）を加えて反応させた後，赤血球を加える．抗体があれば赤血球は凝集しない．IgM，IgA，IgGすべてが抗体活性を持つ．検出感度が高いので，HI抗体は感染後早期に陽性になり長期間検出される．赤血球凝集能を持つウイルスが対象となる（**図16-11**）．

(3) 受身赤血球凝集反応 passive hemagglutination（PHA）

血清とウイルス抗原で覆った赤血球を混合する．抗体が存在すれば，抗体を介して赤血球が凝集する．IgM抗体がIgG抗体より活性が高い．HBs抗体やサイトメガロウイルス抗体などの測定に用いられる．

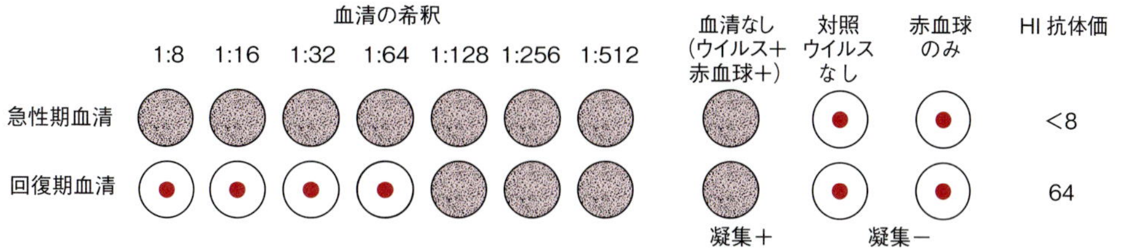

図 16-11 赤血球凝集阻止反応（HI）による HI 抗体の測定（模式図）

(4) 免疫粘着赤血球凝集反応 immune adherence hemagglutination（IAHA）

血清，ウイルス粒子，補体をまず 37℃で反応させる．抗体が存在すれば補体の活性化が起こり C3 より C3b が作られ，C3b がウイルス粒子表面の抗体分子に結合する．このあと C3b レセプターを有する赤血球を加えると，C3b で覆われたウイルス粒子を介して赤血球は凝集する．感染後期の抗原親和性の強い IgG 抗体が検出される．赤血球凝集能を持たないウイルス（A 型肝炎ウイルス，ロタウイルスなど）にも応用できる．

(5) 中和反応 neutralization

血清と一定量の感染性ウイルスを混合して反応させたあと，宿主細胞へ接種する．抗体が存在すれば，ウイルス感染価が低下するので CPE が出現せず，あるいはプラーク数が減少する．中和抗体は，IgG，IgM，IgA からなり，長期間検出される．各種ウイルスを対象に，検出感度は高い．

(6) 免疫蛍光法（IF）および免疫ペルオキシダーゼ法（IP）

スライドグラス上の固定した感染細胞を抗原として，間接法（IgG，IgM の分別測定可能）（**図 16-12A，B**）あるいは抗補体法（感度が高く，Fc レセプターによる非特異染色がない）（**図 16-12C**）により測定される．EB ウイルスの各種抗体やサイトメガロウイルス抗体などが対象となる．

b. 血清を単一希釈で測定する方法

(1) ELISA および RIA

いずれも，固体の表面に吸着させたウイルス抗原を用い，間接法により測定する．固相に捕捉さ

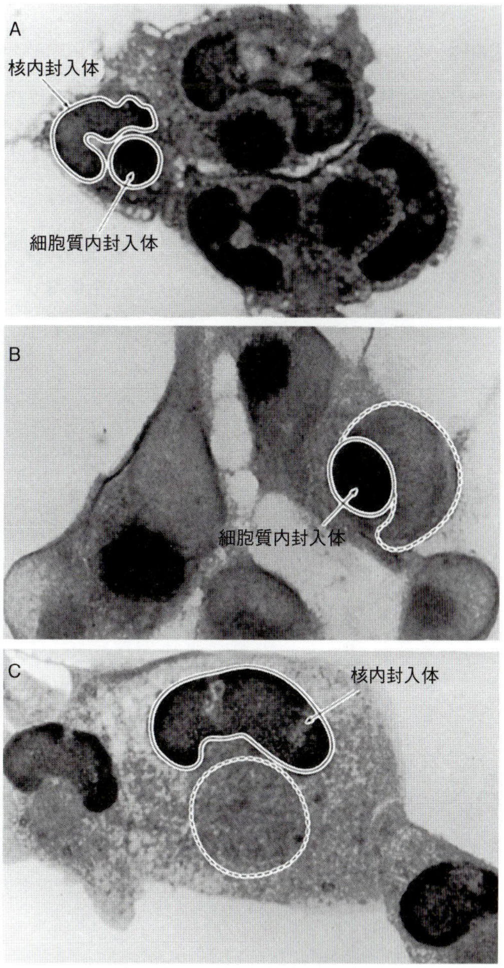

図 16-12 免疫ペルオキシダーゼ法による抗体検出

抗原：ヒトサイトメガロウイルスを感染させたヒト胎児肺細胞

A．間接法（抗 IgG 標識抗体）による陽性血清（1：40）の染色所見；核内封入体と細胞質内封入体の両方が染まっている．

B．間接法（抗 IgG 標識抗体）による陰性血清（1：40）の染色所見；細胞質内封入体（Fc レセプターを含む）が非特異的に染まっている．

C．抗補体法（抗 C3 標識抗体）による陽性血清（1：40）の染色所見；核内封入体のみが特異的に染まっている．

れた標識の量（酵素活性あるいは放射能）は存在した抗体の量に比例する．また，血清を階段希釈して終末点法による抗体測定も可能である．感度は高く，IgM，IgG の分別測定も可能であるが，頻回の洗浄操作に耐える結合力が強い抗体のみが検出される．ELISA 間接法による抗体測定の原理は第 9 章**図 9-8** を参照のこと．

(2) 一元放射溶血反応 single radial hemolysis (**SRH**) (**ゲル内溶血反応** hemolysis-in-gel)

原理的には一元免疫拡散法と受身溶血反応の組み合わせであり，ウイルス抗原を吸着した赤血球を含む寒天平板の穴の中に非動化した血清を入れて抗体を拡散させると抗原と抗体の反応帯ができる．補体を添加すると，この反応帯では溶血が起こり，その直径は存在する抗体の量に比例する．手技は簡単で，感度は高く，風疹ウイルス抗体などに利用されている．

(3) 一元放射補体結合反応 single radial complement fixation (**SRCF**)

原理的には，一元放射免疫拡散法と補体結合反応の組み合わせであり，感作ヒツジ赤血球とウイルス抗原を含む寒天平板に，上記の SRH と同様に抗体を拡散させて，抗原と抗体の反応帯を作らせる．さらに補体を加えて 4℃ に一夜置いたあと 37℃ におくと，反応帯では抗原と結合した IgG 抗体が補体を選択的に結合し，円状に溶血を阻止され，その周囲では補体が溶血系に利用されて溶血する．この不溶血円の直径は存在した抗体量に比例する．インフルエンザウイルス，RS ウイルスなどの抗体に利用されている．

c. IgM 抗体測定法

IgM 抗体は初感染の早期に一過性に産生され，また胎盤を通過しないので，その検出の診断的価値は高い．

IgM 抗体を測定するには，**抗 IgM 標識抗体**を用いる方法（IF，IP，ELISA，RIA），**固相 IgM 抗体-IgM 捕捉法**（**ELISA**），をはじめ，ショ糖密度勾配遠心法やゲル濾過法（IgM の分画），菌体（ブドウ球菌，レンサ球菌）処理法（IgG, IgA の除去），抗 IgG 抗体処理法（IgG の除去），2-メルカプトエタノール処理法（IgM の除去）などの前処理を行ったあと抗体測定を行う方法がある．風疹ウイルス，サイトメガロウイルス，EB ウイルス，A 型肝炎ウイルスなどの抗体測定に用いられている．

D 検査成績の評価

ウイルスが検出されたり，抗体が陽性である場合，ただちにそのウイルスによる感染症であると判定してはならない．検査結果は，臨床症状，疫学的情報，常在ウイルスを背景に，ウイルスが分離された部位の解剖学的特徴や検出された抗体の特性を考慮に入れて，総合的に評価すべきである．

原則として，髄液，血液，水疱内容液，体内組織からのウイルス分離成績は，ウイルスの種類によらず診断上きわめて有意義であると判定する．ただし，免疫不全患者では通常複数の微生物感染がみられるので，肺組織からサイトメガロウイルスが分離された場合など，細菌，真菌（*Pneumocystis carinii*）などの病原的意義を検討して判定する．

角膜炎，結膜炎からのアデノウイルス，単純ヘルペスウイルス，エンテロウイルス 70 はそれぞれ原因ウイルスと判定する．

上気道からのインフルエンザウイルス，パラインフルエンザウイルス，ムンプスウイルス，RS ウイルスなども有意義である．

口腔，咽頭，腟からの単純ヘルペスウイルス，サイトメガロウイルス，咽頭，糞便からのアデノウイルス，糞便からのエンテロウイルス，尿からのサイトメガロウイルスなどは，無症状でも検出されることがまれではないので，それだけでは診断的意義に乏しい．しかし，生後 1 カ月以内の新生児の場合はいかなる部位からであろうと単純ヘルペスウイルスが分離されれば診断的価値は高い．サイトメガロウイルスは，出生直後から尿中に排泄されている場合は**先天感染**と診断することができ，また生後1カ月後より排泄される場合には分娩時以後の感染によると判定できるが，それ以外では判定が困難である．アデノウイルスは有熱のかぜ症候群の患児の咽頭と糞便の両者から同時に分離されれば，その症状との関係が深い．エンテロウイルスは，患者の咽頭からの分離の方が糞便からの分離より，一般に診断的価値がある（ウイルス排出期間が短いからである）．

一般に，ウイルス分離（検出）成績と抗体測定結果を照合して実験室診断を下す．PCRによる核酸検出の意義は，ウイルスの種類と感染様式および検体によって異なる．抗体陽性の意義も，対象ウイルスとその抗体の種類によって異なる．持続感染を起こさないウイルスの場合は，ウイルス陽性でCF抗体やIgM抗体が陽性であれば，最近の初感染を示唆し，HI抗体，中和抗体，IgG抗体のみが陽性である場合は過去の感染を示す．ウイルスが分離できない場合も，同一条件下で測定されたペア血清で抗体価の4倍以上の上昇がみられたり，単独血清でもIgM抗体が検出されれば，診断的価値がある．しかし，持続感染を起こすウイルスの場合には，CF抗体やIgM抗体が，初感染時に限定されず，長時間検出されたり，潜伏感染の再活性化などの際に陽性になることがある．

第17章 遺伝子工学・細胞工学・遺伝子治療

A 遺伝子工学

遺伝子工学的手法，とくに遺伝子発現実験においては主にSV40などのDNAウイルスのゲノムの部分，とくにそのプロモーター，スプライシング，ポリA配列などが多く使われている．その大きな理由は，動物細胞における遺伝子工学の発祥が1970年代にSV40とアデノウイルスというDNAウイルスの研究から始まったからである．ウイルスベクターについては次項で解説する．

1 目的遺伝子発現：プロモーターとポリA付加配列

目的遺伝子のcDNAを準備したとしてそのコードする蛋白質を動物細胞で発現させるためには，まず第一にそのcDNAを市販の発現プラスミドに組込む必要がある．その前に動物細胞での発現プラスミドの構造を理解することは重要であるので説明する．発現プラスミドには**プロモーター**，cDNAクローン部位，**ポリA付加配列**があり，これを全体として発現単位(expression unit)という．この発現単位全体を制限酵素で切り出して，各種の発現ベクター(ウイルスベクターなど)に組込むことができる．遺伝子発現に通常用いられるプロモーター配列，ポリA付加配列は上述の歴史的理由からウイルス由来であることが多く，その由来となるウイルスの性質を知ることは重要である．プラスミドにはこれ以外に大腸菌内での選択的増殖を維持するための薬剤耐性遺伝子(通常はアンピシリン耐性遺伝子，*Ap*)と自己複製のための複製開始点(*ori*)を持つ．

発現プラスミドで一般的に使われる「プロモーター」という言葉は，正確にいうとエンハンサー，狭義のプロモーター，スプライシングの三部分からなる約1～2キロベース(kb)の配列であるが，CMVプロモーター，EF1αプロモーターのように，すべて本来のウイルスゲノムで構成されている場合もあれば，CAGプロモーター，SRαプロモーターのように各部分が別のウイルスや動物ゲノム由来の場合もある．しかし，各種の動物細胞で目的遺伝子を発現させる場合に，これら4種のプロモーターはあまり種特異性や組織特異性がなく常に非常に強力な発現活性を示すために頻用されている．その中でもCMVプロモーターとCAGプロモーターは，他の二つのプロモーターより約10倍強力であるので発現プロモーターとしてよく使われている．またSV40ウイルスの初期プロモーター(SVEプロモーター)やラウス白血病ウイルスプロモーター(RSVプロモーター)は歴史的によく使われたためよくみかけるが，その発現効率はCMVプロモーターの約二桁下，EF1αプロモーターの約一桁下である．

きわめて強力な上記4種のプロモーターを用いて遺伝子を発現させる場合，細胞の核内DNA上では一般のmRNA発現時と同様の以下のことが起こっている(**図17-1**)．狭義のプロモーターにある**TATA box**(TATAAAあるいはこれに類似した配列)から約30塩基下流から転写(mRNA合成)が開始され，mRNAの5′末端のキャップ(cap)が作られ，そこから核内でRNAポリメラーゼⅡによりmRNAが伸長してmRNA前駆体を作っ

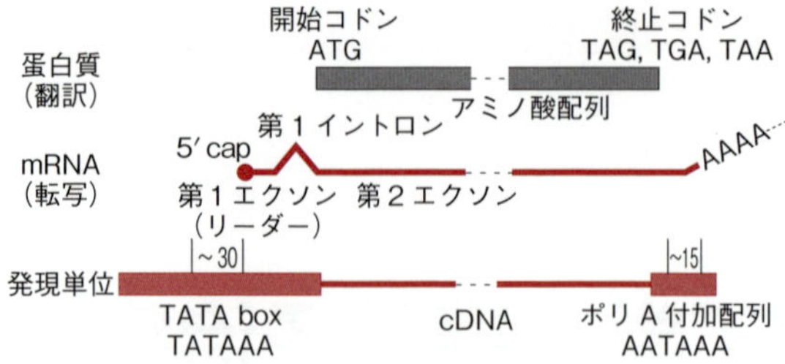

図 17-1　発現単位の構造

てゆく．この核内 mRNA はプロモーターの残りの配列，目的遺伝子の cDNA，ポリ A 付加配列を通過して伸長する．次にポリ A 付加配列の中にある AATAAA 配列がポリ A 付加酵素により認識され，この配列から約 10～20 塩基下流で切断されると同時に，約 70～150 塩基の A 塩基（ポリ A）が付加される．さらに次のステップで**スプライシング**が起こる．すなわち 5′ cap から数十塩基の転写の後にスプライシングのドナー部位があり，ここまでが第一エクソン（蛋白質をコードしないのでリーダー，leader とも呼ばれる），ここからが第一イントロンとなり，cDNA 組込み部位の直前の第二エクソンの 5′ 端の前のスプライシングのアクセプター部位まで続く．第二エクソンは cDNA とポリ A 付加配列を含む長い配列で，cDNA 配列の中にはゲノム DNA と違いスプライシング配列を持たないため，通常の遺伝子発現実験ではスプライシングはプロモーター内で起こる．このスプライシングが起こった直後に mRNA は細胞質に送られ，リボソームが cap に結合して下流に移動し（**5′ 非翻訳領域**），原則として最初の開始コドン（AUG）から翻訳（蛋白質合成）を開始する．**エンハンサー**は狭義のプロモーターの転写活性を増強させるものであり，多くは狭義のプロモーターの上流に位置するが，第一イントロンの中にも存在する場合もある．ポリ A 付加配列は AATAAA を含む通常 100～200 塩基の断片である．したがって発現単位の構造は DNA 配列で見てゆくと，エンハンサー，狭義のプロモーター（TATA box 含む），cap site から第一エクソン（leader），スプライシングドナー部位，第一イントロン（第二エンハンサーを含むこともある），スプライシングアクセプター部位と第二エクソンの開始，cDNA 上の開始コドン（ATG）から目的蛋白質コード領域を経て終始コドン，**3′ 非翻訳領域**，ポリ A 付加配列（AATAAA）となっていることが多い．

2　代表的なプロモーターの由来と性質

1．CMV プロモーター

サイトメガロウイルスが感染後すぐに発現する immediate early 第一遺伝子（*IE1*）が強力なエンハンサー活性を持っており，強力な発現プロモーターとして利用できることが 1985 年に発表されて以来，多くの発現実験でもっとも汎用されている．本来のプロモーター全長は約 1.5 kb（121 塩基のリーダー配列と約 792 塩基のイントロンを含む）であるが，イントロンの長さを短くしたプロモーターも使われている．ポリ A 配列は通常 SV40 ウイルスの初期遺伝子が用いられることが多い．

2．CAG プロモーター

1981 年に日本で開発された，CMV プロモーターに劣らず強力なプロモーターである．CMV プロモーターと同じエンハンサー配列を持ち，プロモーターとスプライシングの大部分はトリの β アクチンプロモーターである．アクチンはすべての組織細胞で発現しているので，広い発現域が見込める．ポリ A 配列はウサギの β グロビン由来である．ヘモグロビン遺伝子の mRNA は，赤芽球の細胞核が吸収され網状赤血球となってもまだ安定にグロビン蛋白質を作り続け，赤血球となるまで働くという驚異的な安定性を持つが，その安定性の理由はそのポリ A 付加配列の 3′ 非翻訳領域から AATAAA に至るまでが担っていると考えられており，その結果この CAG プロモーター＋グロビンポリ A の組み合わせは非常に多量の蛋白質を産生すると考えられている．このプロモーターを持つ発現プラスミドが pCAGGS である．

3. EF1αプロモーター

日本で開発され1980年に発表された．発現量はCMVプロモーター，CAGプロモーターより約一桁劣るが強力なプロモーターである．このプロモーターはウイルス由来ではなく，ヒトの蛋白質合成におけるポリペプチド伸長因子のプロモーターであり，すべての組織細胞において発現するため，このプロモーターの発現域はきわめて広い．ポリA配列はSV40の初期遺伝子由来である．

4. SRαプロモーター

日本で開発され1979年に発表された．狭義のプロモーター部位はもっとも一般的に使われているSV40初期遺伝子のプロモーターそのものであるが，この5′非翻訳配列にSV40後期遺伝子に由来する短いスプライシング・ドナー配列とアクセプター配列，併せて約150塩基を結合したスプライシング配列（岡山とBergが報告）を持つ．さらにその下流にヒトT細胞白血病ウイルスI型（HTLV-I）の5′LTRに由来する約250塩基の配列が挿入され，そしてcDNA挿入部位となる．このHTLV-I由来の配列は，転写効率の増強作用はなく，発現するmRNAの蛋白質合成効率を一桁以上上昇させていると考えられている．このようにSRαプロモーターはベースはSV40の狭義の初期プロモーターでありながら，翻訳効率を上昇させるという特徴があり，発現量のきわめて高いプロモーターの一つとして有名である．ポリA配列はSV40後期遺伝子領域のものが使われている．SV40のポリA配列は初期遺伝子と後期遺伝子で同じ部位の反対鎖が使われているので検出のときに注意が必要である．

5. その他のプロモーター

このほか遺伝子工学の黎明期に開発されたSV40初期遺伝子プロモーター（**SV40プロモーター**），ラウス肉腫ウイルスLTRプロモーター（**RSVプロモーター**）などのウイルス由来のプロモーターは，そのプロモーター活性が強力である必要がない場合に現在もよく使われている．また非ウイルス性のプロモーターとしては，EF1αプロモーターのように組織特異性を持たず多くの組織で発現する遺伝子（house-keeping gene）のプロモーターと，特定の組織で特異的に発現するプロモーター，あるいはがん細胞で特異的に発現するプロモーター（多くは胎児期にだけ発現するプロモーター）が，それぞれの目的に応じて用いられている．

3 ウイルスを利用した培養細胞株

1. トランスフェクションの効率がきわめて高い293細胞・293T細胞

293細胞はアデノウイルス5型の*E1*（*E1A*と*E1B*）領域が染色体に組込まれ，その結果トランスフォームしているヒト胎児腎細胞由来の細胞株である．非増殖型アデノウイルスベクターを増殖させるために用いられるだけでなく，この細胞株はトランスフェクションの効率がもっとも高い細胞としても知られている．したがって，動物細胞で，もっとも手軽に一時的発現により蛋白質を発現させたいというときに，第一選択で使われるのがこの細胞であり，トランスフェクションの効率は至適条件下では30～70％にも及ぶ．この293細胞に次に述べるSV40T抗原発現ユニットを組込んだ細胞株が293T細胞であり，293細胞よりもさらにトランスフェクション効率が高い．

2. SV40ウイルスの複製起点配列とCOS細胞

一時的発現で目的蛋白質を大量に発現させる方法として，SV40ウイルスの複製起点配列を持った環状プラスミドを，SV40初期遺伝子産物である**T抗原**（SV40-T）を持続的に発現している細胞株（その代表が**COS細胞**）にトランスフェクションすると，その環状プラスミドは動物細胞内で数百～数千コピーに複製し，発現ユニットから目的蛋白質を一時的に多量に発現させることができる．SV40ゲノムの複製起点配列はわずか約0.2 kbと短く，また広義のSV40初期プロモーターやSRαプロモーターはそれ自体この配列を含んでいる．COS細胞株はこの複製起点が欠失したSV40初期遺伝子発現ユニットでトランスホームしたサル腎細胞由来の細胞株で，T抗原蛋白質を持続的に発現している．したがって多くの場合このCOS細胞にSV40の複製起点配列と発現ユニットを持った環状プラスミドを持ったプラスミドをトランスフェクションすると高い発現レベルを得ることができる．そして，SV40T抗原を発現している細胞株ならCOS細胞以外でも同様の増幅効果は得られる．CAGプロモーターを含むpCAGGSプラスミドはSV40複製起点も持っているため，この方法で一時的にきわめて高い発現を得るのに適している．この方法は時にRNAウイルスの全長を持つプラスミドから大腸菌内で働くRNAポリメラーゼを用いてRNAウイルスを回収する場合に使われる．

4 ウイルスベクター

ウイルスベクターは，はじめはウイルス研究者が自分の研究のために用いるものが多かったが，2000年代になって次々にキット化され，ウイルス学以外の分野でもごく普通に使われるようになった．そのため，本来のウイルスの性質を意識せず基本的な注意を払うことがおろそかなままに利用され，ウイルス学の基本的な注意をすれば当然と思われるトラブルに陥ってうまく使いこなせないケースが多々見受けられる．またあらゆる学部において学生や研究者は，遺伝子組換え生物の取り扱いおよび基本的な微生物の取り扱いの基礎を，最初にウイルスベクターのキットで学ぶことになる場合が実際上多い．このような時代においても，ウイルスはキット化されても生き物であり，その正しく安全な取り扱いはウイルス学の基礎に基づいていなければならず，正しい実験結果を得るために不可欠である．

1．レトロウイルスベクター

現在主に使われているレトロウイルスベクターは複製不能型ベクターであり，二つのLTRに挟まれた外来配列とパッケージング必須領域を持つだけで，ウイルス蛋白質の*gag*，*pol*，*env*領域が外来配列と置き換えられており，これらの蛋白質を発現する**パッケージング細胞**でのみ粒子形成を行い(レトロウイルスは細胞を死滅させず染色体に組込まれるので，このウイルスベクターを産生し続ける細胞を**プロデューサー細胞**という)，その結果このベクターは二次感染を起こさない．しかし歴史的には，本来のレトロウイルスの構造を保持し*env*領域に続いて外来遺伝子cDNAを持つ複製可能型ベクターが特に発生学の領域で用いられてきた．

レトロウイルスベクターはマウスの白血病ウイルス由来のものが通常であり，エコトロピックウイルスベクターとアンフォトロピックウイルスベクターの2種類がある．通常のレトロウイルスベクターはマウスが宿主であるので，**エコトロピック**(自己指向性)ウイルスとは同じ種であるマウスの細胞にのみ感染できるベクター(マウス細胞表面にあるウイルスレセプター分子を介して感染)であり，マウス細胞に感染する力価の高いベクターが調製できる．一方，**アンフォトロピック**(両性指向性)ウイルスとは力価は低いがヒト細胞などマウス以外の細胞にも感染できる．またさらに感染域を広げるためにパッケージング細胞の*env*遺伝子を手足口病ウイルス(VSV)のG蛋白質遺伝子と置き換えた，**VSV-Gシュードタイプ**ウイルスベクターも使われる．

レトロウイルスベクターは発現単位そのものが細胞染色体に組込まれるため，その娘細胞も遺伝子を発現する．したがって*neo*遺伝子などの選択薬剤耐性遺伝子と目的発現遺伝子を持つプラスミドを細胞に導入し薬剤選択を行うことによって，目的遺伝子を発現し続ける細胞株のクローンを樹立する実験を行う場合，トランスフェクション法よりもはるかに高い効率で細胞株を得ることができる．またとくに力価の高いエコトロピックベクターを用いることにより，単一遺伝子ではなくcDNAの特定集団を発現させるベクターのプールを細胞に感染させ，目的に合う機能を持ったベクターを細胞株として選択することにより，目的に合う機能を発現するcDNAをクローン化することもできる．

レトロウイルスベクターはレトロウイルスの性

質をそのまま保持している．すなわち，染色体に組込まれるという他のベクターにはない特徴があるが，ウイルス力価はアデノウイルスベクターと比較して高くはない．またマウスレトロウイルスベクターは分裂期の細胞にのみ感染でき，静止期の細胞にはまったく組込みを起こさない．この点は，このベクターを用いるときに注意を要する．しかし後述のレンチウイルスベクターはこれと異なり，静止期の細胞にも組込まれる．レトロウイルベクターあるいはレンチウイルベクターと，後述のアデノウイルスベクターは，どのような標的に対してどのような目的で行うかでどのベクターが適しているかは自動的に決まってくると思われるほど，それぞれのベクターの性質は異なっており特徴がはっきりしている．

2. レンチウイルスベクター

レンチウイルスとはレトロウイルスに類似のウイルスであり，ベクターとして用いられるのはエイズの病原体であるヒト免疫不全ウイルス(HIV)およびネコ免疫不全ウイルス(FIV)である．レトロウイルスと同様に細胞染色体に組込まれるベクターであるが，レトロウイルスと異なり，静止期の細胞にも組込まれる．またパッケージング細胞ではHIV *env* 遺伝子ではなく水泡性口内炎ウイルス(VSV)のG蛋白質遺伝子である**VSV-Gシュードタイプ**ベクターが一般的であり，レトロウイルスベクターでは感染効率が低かった血球系のヒト細胞でも高い効率で感染し組込まれる．遺伝子組換え生物実験の法律では自ら改変したHIV遺伝子をベースとしたベクターは大臣確認が必要とされているが，市販のHIVベクターは危険性・安全性が十分検討されており，ネコ免疫不全病ウイルス(FIV)ベクターと同じく機関承認P2で実験してよい．

3. アデノウイルスベクター

市販されているアデノウイルスベクターはヒトアデノウイルス5型の *E1* 領域(***E1A*** 遺伝子と ***E1B*** 遺伝子がある)を欠失し，その代わりに外来プロモーターを含む発現ユニットを組込む．*E1A* 遺伝子はウイルス増殖に必須であるため，このベクターはいわゆる非増殖型となり，細胞に感染しても293細胞以外では増殖できず，二次感染増殖は起こらない．293細胞はヒト胎児腎由来の細胞株であるが，この細胞株には *E1* 領域が染色体に組込まれており，*E1A* 遺伝子と *E1B* 遺伝子をベクターが必要とするレベルまで持続的に発現している．**非増殖型アデノウイルスベクター**は293細胞でのみ，野生株ウイルスと同等にウイルスゲノムを細胞あたり数万コピーまで複製し，細胞あたり数千のウイルス粒子を放出する．この高い複製能力によりきわめて高いウイルス力価が得られる．このウイルス粒子はレトロウイルスベクターに比較して取り扱い上非常に安定である．

アデノウイルスベクターの作製法(*E1* 領域を外来発現ユニットと置き換えたウイルスを293細胞を用いて作製する方法)は，レトロウイルスベクター作製法に約10年遅れて1990年近くになって初めて一般化した．1990年代半ば以後は，アデノウイルスゲノム(直線状二本鎖DNA，野生株では約36 kb)を切断しない制限酵素部位を両端に付加した形でプラスミドあるいはコスミドにクローン化し，ここに発現ユニットを挿入した後，その制限酵素で切断してベクターウイルスゲノムを直線状二本鎖DNAとして293細胞へトランスフェクションすることにより組換えウイルスを得る方法が主に用いられている．この方法によりアデノウイルスベクター作製法はさらに一般化した．(ラムダファージの両端部を *cos* 部位といい，この配列を持ったプラスミドをコスミドと呼ぶが，コスミドは38～52 kbの大きなプラスミドを市販のパッケージング系を用いることによりきわめて高い効率でクローン化できるため，アデノウイルスベクターゲノムを安定に維持するためにコスミドがしばしば使われる．)

アデノウイルスベクターはレトロウイルスベクターのように染色体に組込まれる機構を持たない．したがって，高力価のウイルス液を用いて細胞あたりたとえば平均30コピーを細胞核内へ導入することは容易ではあるが，細胞が分裂期であれば5回の分裂で細胞あたり1コピー以下になってしまう．しかし，細胞が静止期でもアデノウイルスベクターは分裂期と同様に高い導入発現効率を示すため，一時的発現ではあるが培養細胞ではその発現は持続する．すなわちアデノウイルスベクターの発現は，トランスフェクションの効率を100％にしたものと考えるとわかりやすい．動物個体へ静脈注入あるいは組織へ注射した場合は，たとえばヌードマウスなどの免疫抑制状態にある動物では発現は持続し数カ月に及ぶ．しかし通常の免疫能を持つ動物個体の場合は炎症反応が起き発現した細胞が排除される結果，発現は約 2〜3 週間で止まってしまう．この原因はアデノウイルスベクターで残っている *E1A*，*E1B* 以外の遺伝子（これらは *E1A* 遺伝子発現がない状態では教科書的には発現しないとされる）がリーク発現して免疫原性となるためと考えられていたが，2007 年にその原因は挿入発現ユニットに近接したウイルス遺伝子 *pIX*（ピー・ナイン）の発現によること，EF1*α* プロモーターはその *pIX* 遺伝子発現の誘導を起こさないため炎症を惹起しないとの報告がなされた．詳しくは **BOX11**（310 頁）を参照されたい．

動物細胞で，ある遺伝子を発現させその機能を調べるには，まず第一選択としては DNA トランスフェクションがもっとも簡便であり，次にウイルスベクターを考えるが，アデノウイルスベクター，エコトロピック・レトロウイルスベクター，レンチウイルスベクターのどれをまず選ぶかはその目的により選択することになる．

4. バキュロウイルスベクター

バキュロウイルスは昆虫（夜盗蛾・ヨトウガ，一部にはカイコも使われる）細胞を宿主とし感染増殖するウイルスで，感染昆虫細胞で増殖し細胞核内に多核体と呼ばれる封入体を全細胞蛋白質の 50％近くにも達するほど大量に作る．昆虫の病原ウイルスであって，ヒトや哺乳類などにはまったく病気を起こさないと考えられているが，大腸菌や酵母よりも高等な生物で大量に目的蛋白質を産生させるためによく使われるベクターであり，キットも市販されている．ウイルスゲノムは二本鎖環状で約 130 kbp である．このウイルスの核多角体（**ポリヘドリン**）蛋白質はウイルス粒子を包み込むように存在し，きわめて大量に産生されるにもかかわらず，ウイルスの複製増殖の過程には不必要な蛋白質であり，この遺伝子を欠失させてもウイルス増殖のライフサイクルは正常に行われる．この性質を利用し，ポリヘドリン遺伝子のプロモーターの下流に目的遺伝子 cDNA を配置した組換えウイルスを宿主昆虫細胞株（Sf9 または Sf21 など）を用いて作製し，ウイルスをこれらの細胞株で増殖させることを繰り返してスケールアップを行い，目的蛋白質を精製・産生させる利用法が一般的である．この場合，組換えウイルスは Sf9 または Sf21 細胞で増殖し細胞は死滅するという増殖型ウイルスベクターとして利用されている．（アデノウイルスベクターを 293 細胞で感染増殖させる場合に相当する．）このベクターは昆虫細胞で増殖させるため，その培養温度は 37℃ではなく昆虫細胞培養の至適温度 26.5℃である．

バキュロウイルスベクターで本来糖鎖が付加される蛋白質を産生させた場合は，大腸菌あるいは酵母で目的蛋白質を産生させた場合と異なり，一般に糖鎖が付加されているため動物細胞での発現蛋白質に近いといえる．しかしその糖鎖は昆虫細胞での糖鎖付加反応であるため，動物細胞で発現したときの糖鎖構造とは異なっていることはときに注意を要する．

バキュロウイルスベクターは昆虫細胞で増殖し，宿主の昆虫細胞は死滅する．しかし 1995 年に，このベクターに CAG プロモーターなどの動物細胞で強力に働くプロモーターを用いた発現ユニットを組込み，動物細胞（とくにヒト肝がん由来細胞など）へ「感染」させると，目的遺伝子はかなり発現することが報告された．この場合はウイルスの増殖は起きず細胞も死滅しないので，非増殖型ベクターとして利用できることになる（ポリヘドリンプロモーターは動物細胞ではまったく機能しない．）動物細胞への感染ではほとんどの場合，*E1* 欠失型アデノウイルスベクターの方がバキュロウイルスベクターよりも発現が高いため，このようなバキュロウイルスベクターの利用は必ずしも一般的ではないが，標的細胞によっては比較検討する価値があろう．

5. ワクチニアウイルスベクター

ワクチニアウイルス(種痘ウイルス)は直線状二本鎖 DNA(約 190 kbp)のゲノムを持ち，バキュロウイルスベクターと同様に自己の複製に不要な領域を持つため，発現ユニットを組込んだベクターを増殖型で作製することができる．感染細胞はウイルス増殖に伴い死滅するので，発現は一時的であるがきわめて高い発現を得ることができる．ワクチニアウイルスベクターの大きな特徴は，その増殖サイクルがすべて細胞質内で完結し，他の DNA ウイルスベクターやレトロウイルスベクターと異なり，細胞核内でのウイルスの複製過程はない．したがってその発現には一般の動物細胞のプロモーター，スプライシング，ポリ A 配列は用いず，すべてワクチニアウイルス自身のプロモーター(p7.5 プロモーター，ATI 複合プロモーターなど)の転写機能を用いる．また多くの哺乳動物に感染させることができ，動物に接種した場合発現は接種部位に限られるが，各種の免疫反応(液性および細胞性)を誘導することができる．

ワクチニアウイルスベクターが優れていることとして特筆すべき点は，培養細胞を用いた実験では，大腸菌の T7 ファージ由来の T7 ポリメラーゼを発現するワクチニアウイルスベクターと，T7 プロモーターを発現するワクチニアウイルスを細胞に同時感染することにより，目的蛋白質を細胞全蛋白質の約 10%にも相当するきわめて高いレベルに発現誘導させることが可能である点である．またこの方法はウイルスゲノム RNA を T7 ポリメラーゼにより細胞質で産生させ，必要なウイルス蛋白質はトランスフェクションで発現させることで，RNA ウイルスの cDNA から生きたウイルスを作出するリバースジェネティックス法に利用されている．この方法により，多くの RNA ウイルスで人為的改変ウイルスを作出することができるようになり，その研究が進められるようになった．

5 ウイルスを用いない動物細胞への遺伝子導入法

1. トランスフェクション法

ウイルスベクターを用いず培養細胞へ遺伝子を導入する方法としては，リポフェクションが各種市販キットを利用でき，もっとも簡便であるため広く行われている．カチオニック(陽イオン化)・リポソームと DNA を混合し，キットのプロトコールに従って細胞へ振りかける．リポソームというと DNA がリポソームに包み込まれている印象を受けるが，実際は陽イオンに帯電したリポソーム分子に，陰イオンに帯電した DNA 分子が会合しているだけで，必ずしも包みこまれているわけではない．

このほかに，昔から使われているリン酸カルシウム法，DEAE-デキストラン法などがある．Chen-Okayama のリン酸カルシウム法は，至適条件が狭くあまり普及していないが，細胞株を作製するには非常に高効率な方法である．

2. エレクトロポレーション法

トランスフェクション法が細胞の広い意味での食作用によって DNA を取り込む方法であるのに対し，エレクトロポレーション法は機械的な遺伝子導入法であり，細胞に高電圧をかけると一時的に細胞膜に穴(ポア)があき，溶液中の DNA が入ることによる．この方法はトランスフェクション法が使えない限られた細胞(ES 細胞など)に対して使われるが，その細胞にでも導入効率はそれほど高くない．またこの方法には専用の機器を必要とする．

3. マイクロインジェクション法

細胞へ細い先端の中空ガラス針を差し込んで DNA 溶液を導入するもので，専用の機器が必要である．主にトランスジェニックマウス(TG マウス)を作製するときに，マウス受精卵に DNA 溶液を注入する場合に使われる．1 個 1 個の細胞へ手作業で注入するため，機器が改良されたとはいえ扱える細胞数は少ない．

6 発現制御法

遺伝子の発現を制御する方法は，遺伝子の機能を研究するうえできわめて重要である．新たに導入した改変遺伝子を制御する方法は 1995 年くらいまでに部位組換え酵素 Cre(あるいは FLP)またはテトラサイクリンなどの薬剤を用いる方法が開発された．部位特異的組換え酵素を用いる制御法は，厳密ではあるが 1 回限りの ON または OFF であり，テトラサイクリンを用いた制御は ON と OFF を任意に繰り返すことが可能だが，厳密性の点では原理的にも部位特異的組換え酵素を用いる方法が優れており，実際にもより多く使われている．それ以前にはデキサメタゾンなどのホルモン誘導型プロモーター，あるいはカドミウムイオンで誘導されるメタロチオネインプロモーターなどが使われていたが，これらは誘導に用いるホルモンやイオンが細胞に与える影響が無視できないため最近ではほとんど使われていない．2000 年代半ばから使われるようになった，RNA 干渉を利用した制御法はキット化されたこともあり急速に普及している．

これらの発現制御法は，遺伝子導入法と組み合わせて使われる．具体的には DNA トランスフェクション法，レトロ・レンチウイルスベクター，そしてアデノウイルスベクターである．

1．部位特異的組換え酵素(Cre/*loxP* 系，FLP/*frt* 系)

大腸菌を宿主とする P1 ファージは，部位特異的組換え酵素 *Cre* 遺伝子をコードしており，Cre 酵素は 34 塩基の特異的標的配列 *loxP*(locus of recombination of P1 phage，x はその文字の形から組換えの意味)を認識し，DNA の同一方向に二つの *loxP* 配列があるときに，その挟まれた DNA 配列を環状に切り出して結合し，残った DNA 末端も正確に結合する．Cre 酵素のこの反応は，二つの *loxP* を含む基質 DNA だけがあれば進行し，他の蛋白質やイオンなどを要求しないため，応用範囲が非常に広い．単に試験管内で反応を誘導させることもできるし，動物細胞内で組換え反応を起こさせることも可能な理由はここにある．(ラムダファージのインテグラーゼにおける *int-att* 部位での組換え反応は大腸菌由来の蛋白質を要求するので大腸菌内でしか使えない．)

発現ユニットの ON 制御は，プロモーターの下流，5′ 非コード領域に *loxP* を組込み(*loxP* の向きにより，目的遺伝子の発現を低下させる不要な ATG を組込まないよう注意する)，その下流にスタッファー配列(しばしば *neo* 遺伝子＋SV40 ポリ A 配列が好んで使われる．この形だと *neo* 遺伝子は発現 ON となっている)，さらに第二の順方向 *loxP*，目的遺伝子 cDNA，発現ユニットのポリ A 配列，という構造で行われる(**図 17-2**)．この構造では Cre を供給する前に作られる mRNA は**スタッファー**の中の SV40 ポリ A 配列までで止まっているため，目的遺伝子の発現は OFF であるが，Cre が働くと *loxP* 間が環状に切り出されてプロモーターと目的遺伝子 cDNA が直結する結果，目的遺伝子の発現が ON となる．この制御は非常に厳密であるがテトラサイクリン制御系と異なり，一度 ON にした発現を改めて OFF にすることはできない．発現ユニットの発現を OFF にする方法はもっと単純で，発現ユニットの cDNA の前後を挟むように順方向に二つの *loxP* を配置すれば，Cre の供給により発現ユニットから目的 cDNA が環状に切り出されて除去され，発現は OFF となる．

このような Cre による発現 ON または OFF の制御は，培養細胞系のみならず，とくにトランス

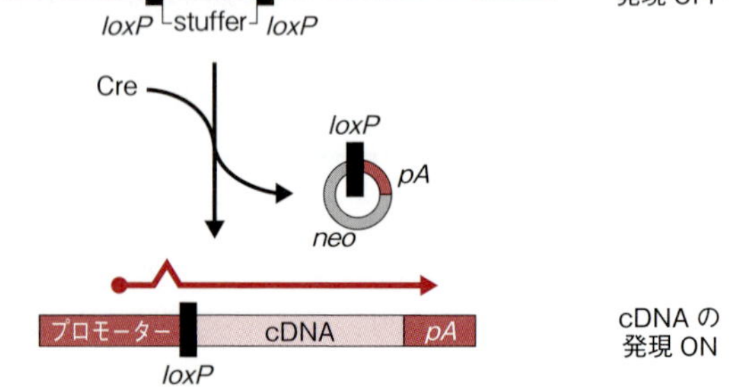

図 17-2　Cre による発現制御

ジェニックマウス(TGマウス)あるいはノックアウトマウス(KOマウス)において，よく利用されている(次項Bを参照)．また，Creを高度に発現するアデノウイルスベクターを動物組織に感染させ,その目的組織でのみ発現をOFFにする,「**条件付きKOマウス**」の開発により，目的遺伝子の発現が胎生期で必須であるためKOマウスの作製を試みると，マウスが胎生致死となり，成体における遺伝子機能解析が不可能であった遺伝子の機能が解析できるようになった．また一方，Cre/*loxP*系は，これまで作製が難しかった大型DNAゲノムを持つウイルス(ヘルペスウイルスなど)の研究，ヘルペスウイルスベクターなどの作製法にも利用されている．

出芽酵母のプラスミドである2ミクロンDNAは，部位特異的組換え酵素*FLP*遺伝子をコードしており，Creの標的配列*loxP*と同じ塩基長の34塩基*frt*を認識して，やはり同様の組換え反応を起こす．(FLPの名前はflip-flopに由来し，frtはFLP-recognition targetの意味である．2ミクロンDNAプラスミドの中では二つの*frt*は逆方向に存在し，まさにflip-flopを行って2種類の形のプラスミドがほぼ同数存在する．) FLPはその組換え活性がCreよりもかなり低く，また酵母が宿主であるため，その反応至適温度は30℃であり37℃では活性はかなり低い．そこで動物細胞での利用効率を上げるために，1998年に37℃でも組換え活性を維持する**FLPe**が開発された．だがFLPeでもまだCreほどの高い組換え活性は得られないので，一般的な組換え酵素を用いた発現制御にはCre/*loxP*系がよく用いられている．しかし,組換え酵素持続発現細胞株の作製や,すでに*loxP*を用いてしまっている場合(連続発現制御)にはFLPが有用である．

2. テトラサイクリン系制御法(Tet-OFF系, Tet-ON系)

抗生物質テトラサイクリン(Tet)の類似体ドキシサイクリン(Dox)を細胞培養液あるいはTGマウス，KOマウスの飲み水に入れて投与することで発現をOFFあるいはONに可逆的に制御できることがそれぞれ1992年,1995年に発表された．

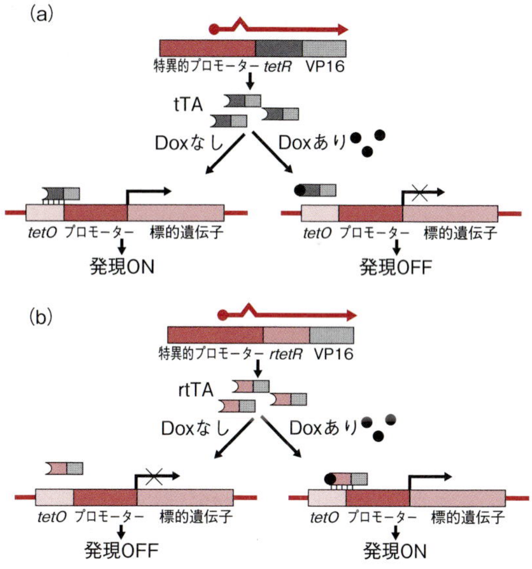

図17-3 Tetによる発現制御

Tet-OFFの系(**図17-3a**)とは，まず，単純ヘルペスウイルス**VP16**蛋白質の転写活性化(A)ドメイン(DNAに結合すればエンハンサーとして機能する)のN末側に大腸菌トランスポゾン10由来のTet耐性オペロン(Doxと結合することで後述の*TetO*配列に結合できなくなる)を融合させた蛋白質(Tet耐性オペロン融合アクチベーター，tTA)を特異的プロモーターなどで発現させる．一方で，ヒトサイトメガロウイルスIEプロモーター(CMVプロモーター)の狭義のプロモーター部分(P_{CMV}，ここにはエンハンサー部分がないのでこれだけでは転写活性がない)の，上流にTetオペレーター配列(*TetO*：tTA蛋白質がTet耐性オペロン部で結合したときにだけ，転写活性をP_{CMV}に与える)，下流に目的cDNAをつなぐ．Tet-OFF状態，すなわちDoxが培養液や飲み水などで常に供給されている状態では，産生されているTet耐性オペロン融合アクチベーター蛋白質(tTA)がすべてDoxで飽和しているため，狭義のCMVプロモーター(P_{CMV})はアクチベーターが得られないためまったく働かず，発現は起こらない．一方，Doxがない状態では，Tet耐性オペロン融合アクチベーター蛋白質(tTA)が狭義

CMVプロモーター上流のTetオペレーター配列(*TetO*)に結合しアクチベーターが蛋白結合を介してプロモーターを活性化する結果，目的遺伝子の発現が起こる．

Tet-ONの系(**図17-3b**)は，Dox投与で目的遺伝子の発現が起こる点で，Tet-OFFの系とは正反対であるが，使っているシステムは両者ほとんど同じである．その違いは，Tet-OFF系ではTet耐性オペロンがDoxと結合することで*TetO*配列に結合できなくなる性質を利用したtTAを産生させているの対し，Tet-ON系では変異型Tetリプレッサーが使われており，これがDoxと結合することで「*TetO*配列に結合できるようになる」性質を利用したリバースtTA(rtTA)を産生させている．したがって，Doxがない状態ではリバースtTAはプロモーターをほとんど活性化しないが，Doxがある状態ではリバースtTAがプロモーター上流の*TetO*に結合し，目的遺伝子の発現はONとなる．このようにTet-OFFとTet-ONの両方の系があるが，Tet-OFFはDoxを持続的に加え続けなければならないもののOFFは厳密であるとされており，Tet-ONの方がDoxで発現をスイッチ・オンにできる点で使い勝手はよいものの厳密さではTet-OFFの系には及ばないとされている．これはTet-ONにおけるリバースtTAが，Doxなしの状態でもわずかにP_{CMV}プロモーターのリーク発現を誘導しているためであると考えられる．

テトラサイクリン系による遺伝子発現制御法は動物培養細胞でもTGマウスでも可能である．組織特異的プロモーターでtTAまたはリバースtTAを発現させるTet-OFF系またはTet-ON系を組込んだTGマウスにおいて，目的遺伝子の発現をDoxでOFFにしたりONにしたりすることにより，目的遺伝子の機能研究に使われる．

3．RNA干渉

RNA干渉(RNA interference，RNAi)という現象が発見されたのは1998年，線虫においてであったが，2001年には哺乳動物細胞でもみられる現象であることが判明してから，遺伝子発現を一時的に**ノックダウン**する方法として，キットも市販され簡便であるため汎用されることとなった．最大の特徴は，他の発現制御法(部位特異的組換え酵素，あるいはテトラサイクリン系)は人為的に改変した標的上にある遺伝子の発現を制御するだけであるのに対し，RNA干渉によるノックダウンは染色体上にある任意の遺伝子の発現を低下させ，その影響を調べることができるという点で画期的である．ゲノム研究の進展によりヒトやマウスなどの全塩基配列はすでに決定されており，そのmRNA配列も推測できるので，発現をノックダウンさせたい遺伝子のmRNAの短いcDNA(通常20～30塩基)配列を化学合成した**siRNA**(small interfering RNA)を細胞に導入するか，あるいはRNAポリメラーゼⅢのRNA発現プロモーターから細胞内で発現させ短い二本鎖を作らせると，これが細胞内で認識され選択的に壊されるというものである．最近は**shRNA**(short-hairpin RNA)という構造が，より効率的にノックダウンが行えるということで好んで使われている．

B　細胞工学

1　トランスジェニック(TG)マウス

遺伝子の機能を調べる方法として，トランスジェニック(TG)マウスおよびノックアウト(KO)マウスを作出することが一般的に行われている．一方で，遺伝子機能を解析する方法としては，アデノ・レトロウイルスベクターによる方法やsiRNAを用いた遺伝子発現のノックダウンがよく行われるが，これらの方法の長所・短所をよく知ることが大切である．

TGマウスはマウスの受精卵にマイクロインジェクション法，あるいはES細胞(後述)により機能を調べたい発現ユニット(しばしば前節で述べたTet系などの誘導型のプロモーターが使われる)を注入することで，目的ユニットDNAが染色体上に組込まれ，発現しているマウスを選択する方法である．その選択は多数のマウスのDNA

を直接調べる方法が行われていたが，ES 細胞が使われるようになり，このステップは細胞株の選択に簡略化された．

ES(embryonic stem)**細胞**は，奇形種に近い性質を持った細胞株であり，この細胞株に目的発現ユニットとともに選択薬剤遺伝子として *neo* 遺伝子発現ユニットを連結した DNA 断片を遺伝子導入する．選択には細胞株レベルで，*neo* 薬剤耐性の ES 細胞株の中から目的遺伝子が発現したものを用いる．この場合，*neo* 薬剤耐性発現に用いたプロモーターが目的遺伝子発現に影響を与えるのを避けるため，最近では前節で述べた Cre/*loxP* 系を用いて，選択後にこの *neo* 発現ユニットを除去してから仮親マウスに移植することも多い．

ウイルス学において，有名な TG マウスの一つとしてはポリオウイルスレセプターを発現するマウスがあげられる．ポリオウイルスの野生株はヒトに感染し，脳脊髄炎，前角神経麻痺を起こす．感染域がヒトだけであるため，動物モデルでの病原性(神経麻痺)の定量系が存在しなかった．作製されたマウスはポリオウイルスに感染し大腿の神経麻痺を起こす結果，ウイルス病原性の動物定量モデルとして WHO で採用された．日本のウイルス学の中でも重要な快挙である．このように，各種ウイルスレセプター遺伝子は次々とクローン化され，現在のウイルス学の進展に大きな貢献を果たした．

2 ノックアウト(KO)マウス

相同組換えは，大腸菌などでは非常に高い効率で起こるが，動物細胞においても低頻度ながら起こることが明らかになったのは比較的新しいことである．しかし，その発見は ES 細胞の実用化と相まって，ただちに KO マウスの作製へと結びついた．ES 細胞上の染色体 DNA の一部とプラスミド DNA の一部を入れ換えるということが可能となったからである．

動物細胞上の染色体 DNA 配列と人工プラスミド上の DNA 配列との相同組換えの頻度は，最善の条件下でも千分の一程度である．したがって必ず選択マーカーが必要となる．もっとも多く行われている方法は，ノックアウトすべき細胞遺伝子の中の一つのエクソンを除去する方法で，ES 細胞染色体上の配列が上流イントロン配列，除去すべきエクソン，下流イントロン配列である場合に，プラスミド上の配列が上流イントロン配列，選択発現ユニット，下流イントロン配列と並ぶようにプラスミドを構築する．ここで，*neo* 発現細胞株を選択すると上流・下流のイントロン配列で相同組換えが起こった細胞が優位に選択できることになる．エクソンが一つ欠失した遺伝子は完全にその機能を失う．したがって，多くの KO マウスの細胞は *neo* 遺伝子発現ユニットを全身に持っていることになるが，近年，このネオ発現ユニットのプロモーターが周辺の遺伝子発現に影響を与える可能性が指摘されたために，ES 細胞段階で，この *neo* 発現ユニットを Cre/*loxP* 系で除去(1 分子の *loxP* 配列は残る)してからマウスを作製することが行われている．したがって，現在の KO マウスはネオ残存マウスと *loxP* 残存マウスの二種類がある．

マウスは二倍体であるから，もしノックアウトした遺伝子がマウスの発生に必須の遺伝子であるならば，一方の染色体で遺伝子が欠損したヘテロ欠損となっても，もう一方の染色体からこの遺伝子の発現は起こる(したがって，多くの場合その機能は観察できない)が，染色体で欠損したホモ欠損の場合はマウスの発生は途中で停止してしまい，そこまでの機能は観察できるものの，それ以降の機能は観察できない．この問題点を克服するのが，コンディショナル・ノックアウト(**条件付き KO**)法である．これには，動物個体で発現を ON から OFF にできる，前節で述べた発現制御法を用いる．これには現在 2 種類あり，全身的な発現の ON には，Tet-ON の系，局所的な ON には Cre 発現アデノウイルスを感染させ発現を ON にする方法が行われている．

C 遺伝子治療

1 概 説

遺伝子治療は1990年にがんおよび遺伝病の患者に対して行われて以来，最初の5年間は楽観論が主であった．その一つの理由は，がんの遺伝子免疫治療によりマウスにがんを移植した実験では見事にがんが消滅したからである．しかし実際のがん患者に**がんの免疫治療**を行うと，効果はほとんどなく，期待を裏切る結果に終わり，"A human is not simply a big mouse"という言葉が生まれた．だががんの免疫療法の研究は，がんの遺伝子治療の中で依然として重要性を失っていない．それは現在のがんの遺伝子治療法の多くが患者の生活の質の改善(**QOL**，quality of life)を目指すものであるのに対し，がんの免疫療法は成功すればがんを消滅させ治癒に導く可能性があるからである．2000年半ばまでに実際に患者に使われた遺伝子治療で使われたベクターは，約半数弱がレトロウイルスベクター，約25％がDNA注射法，約15％強がアデノウイルスベクター，残りの数％がアデノアソシエートベクター(AAV)あるいは，ワクチニアウイルスベクターなどである．とくにアデノウイルスベクターはがんの遺伝子治療に多く使われており，今後も増加する傾向にある．

2003年，アデノウイルスベクターを用いたオルチニントランスカルバミラーゼ欠損症への遺伝子治療実験で1名の死亡例が起こった．そこでこのベクターを用いた遺伝子治療は世界的に一時中断したが，ウイルス投与量や精製度の検討が行われた結果，約2年後には再開された．また2000年にはコモンガンマ鎖欠損による重症複合免疫不全症の小児に対して行われたレトロウイルスベクターを用いた遺伝子治療が成功し，患者はTB両免疫細胞を得て遺伝子治療は治療法として確立したかに見えた．しかし3年後，その一部の患者が白血病を発症し，レトロウイルスベクター，レンチウイルスベクターによって染色体へ遺伝子を組込む遺伝子治療は，これ以後(少なくともこの原稿の2008年時点では)世界的に完全に停止している．AAVベクターによるパーキンソン病の遺伝子治療については一定の効果がみられていたが，2008年に3例の脳梗塞・脳出血が報告された．しかしウイルスベクターによる副作用かどうかは2008年現在検討中である．

このようにこれまでの遺伝子治療の問題点は，最初は既存のウイルスベクターに治療用遺伝子を組込むだけで行えると思われていたものが，実際に患者に投与してみるとベクターの能力不足で効果がみられなかったことであった．そこで治療効果を求めて過剰な投与量を用いたり，あるいはベクターを改良して組込み効率を上げた結果，予期せぬしかし本質的な副作用に遭遇している段階である．このように遺伝子治療はまだ治療法としては完成してはいない段階にある．その理由の一つにはがんの遺伝子治療法の開発において，これを治療薬と考えたとき薬としてその効果などを証明する必要があるが，それには他の治療法がまったくない進行度4のがんに，しかも単剤で(併用ではない)効果があることを示す必要があったことである．筆者が考えるに，遺伝子治療法はこのような単剤で明確な治療効果がみられるような夢の薬ではないにもかかわらず，初期の期待が大きかったためにこのような難しい期待が要求された観がある．むしろ，遺伝子治療はあらゆる遺伝子産物を治療として使用できる可能性を持っており，また既知のどのような治療法ともその作用が異なるために既知の治療法との併用で効果を発揮する治療法であると思われる．その意味では，最近**トランスレーショナル・リサーチ**(基礎研究の成果を臨床へ応用する研究)として，ようやく日本でも遺伝子治療と他の治療法(化学療法や放射線療法)を併用した臨床研究が行われるようになり，その成果が検討できるようになった．一方で遺伝子治療法の研究は依然として現在の医学では直すことのできない病気の克服というチャレンジであり，その進歩は今まで治療をあきらめていた医師と患者に新しい世界を開くものである．

2 アデノウイルスベクターによる遺伝子治療

1．自殺遺伝子療法

がんに対する遺伝子治療法として，現在もっとも有望とされているのが，ヒト単純ヘルペス1型(HSV)がコードする**チミジンキナーゼ**(TK)遺伝子を発現するアデノウイルスベクターとガンシクロビルという薬剤を用いる遺伝子治療法であり，gene-directed enzyme prodrug therapy(**GD-EPT**)，別名「自殺遺伝子療法」と呼ばれる方法である．がんに対する遺伝子治療法では，正常細胞を殺すことなくがん細胞だけを確実に死滅させるような特異性を，高い効果と安全性を確保しながら発揮させることはきわめて重要である．**ガンシクロビル**はDNA合成の基質であるデオキシチミジンのアナログ(類似体)であるが，ジデオキシチミジンなどと同様に，もし細胞がこれを基質として取り込むと，DNA鎖の伸長が止まってしまうためDNA合成阻害剤として働く．そしてHSVのチミジンキナーゼは，ガンシクロビルを基質として利用できるため，その細胞が増殖期であれば上記の機構により細胞を死に至らしめるが，一方動物細胞のチミジンキナーゼはガンシクロビルを基質として利用することができないので，さらにその細胞が静止期にあるならば，ガンシクロビルは細胞を殺さない．そして，その形が三次元的に判明しているがん組織に限ってアデノウイルスベクターによりHSVチミジンキナーゼが投与される，あるいは，仮に全身的投与であってもがん特異的プロモーターにより特異的に発現される場合には，がん組織だけを殺滅することができる．すなわち，この方法によるがんの治療では正常細胞を殺さない手立てとして，①正常細胞は静止期にあるが，がん細胞の多くは増殖期にあり細胞死に至る．②HSVチミジンキナーゼは動物細胞にはないので，細胞死を起こすのはアデノウイルスベクターが導入された細胞に限られる．③可視的にみえるがん組織のみ，あるいはがん特異的プロモーターによりがん特異性を付与する，という三重の安全性の確保がなされている．ガンシクロビルの濃度を加減し，最大の治療効果と最小の副作用を与える量を求めるのは当然のことである．この方法はがん細胞が自ら死んでいる，つまり，アデノウイルスベクターで発現させている遺伝子が直接にがん細胞を殺滅するのではないため，自殺遺伝子療法と呼ばれていると思われる．

自殺遺伝子療法には**バイスタンダー効果**という現象があることがわかっている．バイスタンダー(そばに立つ人)効果とは，がん細胞の組織の一部を自殺遺伝子療法で殺滅した場合に，その近傍の細胞も殺滅される(その細胞にはアデノウイルスベクターは導入されていない)という現象である．これは，HSVのチミジンキナーゼとガンシクロビルによる代謝で生じた活性化毒性薬剤が，細胞内を透過できる物質であるため近傍の細胞へ移行して起こる．このバイスタンダー効果は細胞特異性が強く細胞株や組織によって強いものもあればまったく起きない細胞もあり，実際のがん治療においても，予後を左右する要因の一つと考えられる．

2．p53などのがん抑制遺伝子療法

p53などのがん抑制遺伝子をアデノウイルスベクターで発現させがんを治療しようという方法は，自殺遺伝子療法と並んで末期がんに対して数多く臨床研究が実施された．当初は作用機序から考えてp53陰性のがんにのみ効果があるのではと考えられていたが，実際にはp53陰性のがんでも陽性のがんでも有意差は認められず，またその効果は部分的なものにとどまった．さらに2003年，中国でp53を発現するアデノウイルスベクターが「今又生」という名前で臨床市販された．2008年現在，ウイルスベクターが「試薬」として臨床市販されている国は中国にとどまっている．

3．腫瘍増殖型ウイルスベクター

がん細胞を死滅させる方法として，ウイルスそのものががん細胞で特異的に増殖し，その結果としてがん細胞を死滅させるという戦略がある．この場合，がん細胞の中で増殖したウイルスは，隣のがん細胞へ感染して増殖し，次々に感染を繰り

BOX 11

アデノウイルスベクターの遺伝病への応用の可能性

アデノウイルスベクターは動物個体では免疫を惹起し炎症を引き起こす結果，発現細胞が免疫的に除去されてしまい，その発現は2週間程度で終わってしまうので遺伝病の遺伝子治療には不向きとされてきた．現在(2008年)でも世界的にはそのように考えられているが，2007年に至り，その免疫原性の原因は発現単位に組込んだCMVやCAGプロモーターからのエンハンサー効果でウイルスがコードする*pIX*(ピー・ナイン)遺伝子の発現によるものであり，EF1αプロモーターはそのpIX蛋白質の発現を誘導しないためこれを用いればマウスでの発現が6カ月以上持続するという報告がなされた．この報告が世界的に再現された場合には，アデノウイルスベクターを用いて半年あるいは1年以上の発現が期待できる可能性があり，遺伝病についてもこのベクターが利用できることになるかもしれないと考えられる．

返す結果，理想的にはがん組織のすべての集団を死滅させることが期待される．この戦略では，このウイルスは正常細胞には感染しても増殖することなく細胞機能に影響を与えないことが要求される．

最初に用いられたベクターは，アデノウイルスの*E1B* 55 kDa蛋白質のフレームシフト型変異体で**オニックス・ウイルス**(Onyx-1520)と呼ばれる．このウイルスはがん患者の第一/二相試験で有望と思われたが，プラセボを用いた大規模な第三相試験では十分な有意差は得られなかったと報告された．しかし，特定のがんに対する効果などはまだ検討が続いている．一方，研究段階では*E1A*遺伝子のプロモーターをがん細胞特異的プロモーターに差し換えたアデノウイルスが作製されているが，第二相以降で十分検討されたものは少ない．ヘルペスウイルスベクターでも，もともと自然のストックに存在し感染増殖型ベクターの性質を持ったもの，あるいは人工的に改変を加えて作製されたものが第二・三相へと進んでいる．これらの評価は今後を待つことになる．

一般に感染増殖型ベクターは，その理論から非常に効果が高いと考えられがちであるが，実際にはどの細胞もウイルス感染に対しては抵抗する能力があるため，がん組織の中でそれほど効率よく死滅させるわけではない．そこで実際の実験結果を正確に検討する必要がある．

3 レトロウイルスベクター・レンチウイルスベクターによる遺伝子治療

1990年に行われた最初の遺伝子治療は，がんと遺伝病に対してであったがいずれもレトロウイルスベクターを使ったものであった．このレトロウイルスベクターを用いて各種遺伝病について行われた研究は，治療不可能と思われていた病気に期待を与えるものであったが，2000年までの研究は十分な成果を上げることができなかった．これは主としてベクターの能力が十分ではなかったためと考えられた．2000年に至り，重症免疫不全症の小児10例に対し行われたレトロウイルスベクターによる遺伝子治療は，10例全員について，免疫不全症状態を改善し画期的な成果となったが，2003年その10例のうち3例に白血病が発症し，レトロウイルスベクターによる遺伝子治療は中止された．この白血病発病の原因は，ランダムに染色体に挿入されたレトロウイルスベクターのゲノムが3例ともたまたまがん遺伝子TILの近傍に入り，本来は活性化していない遺伝子を活性化したためと判明した．この本質的な問題が解決されていないため，レトロウイルスベクターによる遺伝子治療は2003年以降(2008年現在)も中止されている．

レトロウイルスベクターと同様に，ゲノムが染色体に組込まれるタイプの**レンチウイルスベクター**は血球系細胞系への遺伝子治療が期待されていたが，レトロウイルスベクターと同様の理由で遺伝子治療実施は中止されている．しかし，レンチウイルスベクターの方ががん遺伝子の活性化が少ない，あるいはそのようなベクターの開発も試みられており検討が進められている．

4 アデノ随伴ウイルス(AAV)ベクターによる遺伝子治療

アデノ随伴ウイルス(AAV)ベクターは歴史的にはアデノウイルスの粒子精製中に偶然見つかったウイルスである．小型の一本鎖 DNA のゲノム(約 4 kb)を持つウイルスであり，ヒトへの病原性はない．このウイルスがベクターとして注目されたのは，アデノウイルスベクターと比較して血球系への導入効率が良いこと，炎症を惹起しにくいことによる．欠点としては，大量調製が難しいこと，ゲノムサイズが小さいため組込める遺伝子の大きさに制限があることである．

AAV は血球系への導入効率の高さを利用して血友病 B などの遺伝子治療が試行的に行われ，ある程度の結果が得られたが，十分とは言い難い．2000 年代となり，重症のパーキンソン病の遺伝子治療に国内外でも用いられ一定の症状の改善がみられたという報告がある．しかし，2007 年に治療に付随して脳梗塞が起こり，米国での治療は 2007 年末現在中止されている．AAV による遺伝子治療はその長所を生かして今後進められると考えられるが，大量調製が難しいこと，その副作用についての問題点の検討など，このベクターによる遺伝子治療はまだ始まったばかりである．AAV がこれまでの全遺伝子治療における割合は，まだ 5%以下にすぎない．

5 DNA 注射法

患者の体内へ精製 DNA を直接注入する DNA 注射法は，ウイルスベクターではないが全遺伝子治療の約 25%を占めるので，ここに簡単に記す．

この方法は強力なプロモーターから治療用遺伝子を発現するユニットを組込んだプラスミド DNA を注射によって患者に投与するのであるが，最大の問題は発現効率が悪く非常に大量の精製 DNA(一回の投与に通常約数十ミリグラム)を必要とすることである．しかし方法としては簡単であり投与法が注射であることから，皮膚の血管病に対して頻回に投与することができる利点がある．実際の治療は下肢の静脈血管病について行われており，ウイルスベクターを用いる遺伝子治療と比べると国の審査が簡単で，精製もしやすいことが理由となっている．

6 遺伝子治療はどの分野から実用化されるのか

治療である以上，効果と安全性が確保されなければならない．この観点から，現在の遺伝子治療で約 7 割を占めるがんの治療については，末期がんについてのみ実施されていることもあり明らかな危険性を示した報告はない．しかし，効果の点では部分的な症状の改善を示す症例報告は多いものの，第一選択にはまだ時間が必要と思われる．したがって，がんの遺伝子治療は国民の期待は大きいものの，今後さらなる技術開発および他の化学・放射線療法などとの併用法の開発が必要である．

現在もっとも実用化に近いと思われる遺伝子治療は，アデノウイルスベクターによる血管内科領域あるいは心臓外科領域の血管が対象として考えられている．たとえば血管が枯渇した領域に血管を増殖させる遺伝子を一時的に発現させることで，周囲の血管の増殖を促す方法である．この方法は別の面からみれば再生医療ともいえる．実際，増殖因子遺伝子を用いる一時的な遺伝子治療はすべて**再生医療**とも考えられるし，再生医療のかなりの部分は一時的遺伝子治療を行う余地があるとも考えられる．心筋へのアデノウイルスベクターによる遺伝子導入では，動いている心臓に，開胸せず皮膚の上から長い注射針を用いてベクターを投与することも検討されている．

第18章 個々のウイルスの基礎と臨床

A ポックスウイルス科
Poxviridae

ポックスウイルスといえば以前は必ず**痘瘡(天然痘)**とJennerによる種痘の話が想起されていた．しかしWHOを中心とする天然痘撲滅運動が成功して以来，注目を浴びることが少なくなってきたが，最近再び種痘ウイルスに，遺伝子操作により他のウイルス遺伝子を組込ませ予防接種に用いる試みがなされてから再び注目を引くことが多くなった．

1 ポックスウイルスの性状と分類

ポックスウイルス科の宿主としては脊椎動物(*Chordopoxvirinae*；脊椎動物のポックスウイルス)と昆虫(*Entomopoxvirinae*；昆虫のポックスウイルス)とがある(**表18A-1**)．前述の痘瘡ウイルス，種痘に用いるワクチニアウイルスは*Orthopoxvirus*亜群に属している．

ポックスウイルスはゲノムとして85～240×10^6 Daの二本鎖DNA 1分子を持っている．*Chordopoxvirinae*のGC(グアニン，シトシン)含量は35～40%，*Entomopoxvirinae*のGC含量は26%である．ウイルス構成蛋白質は30種以上からなり，数種の酵素(DNA-dependent transcriptase, thymidine kinaseなど)をコードしている．またワクチニアウイルスを例にとると，約4%の脂質を含んでいる．炭水化物は3%程度である．

表18A-1　ポックスウイルスと宿主

科・属	ウイルス名(例)	宿主(例)
Chordopoxvirinae(脊椎動物ポックスウイルス)		
Orthopoxvirus	痘瘡ウイルス	ヒト
Parapoxvirus	オルフウイルス	ヒツジ，ウシ，ヒト
Avipoxvirus	ニワトリ痘ウイルス	ニワトリ
Capripoxvirus	ヒツジ痘ウイルス	ヒツジ，ヤギ
Leporipoxvirus	ウサギ粘膜腫ウイルス	ウサギ
Suipoxvirus	ブタ痘ウイルス	ブタ
Entomopoxvirinae(昆虫ポックスウイルス)		

ウイルスの形態は大きな(300～450×170×260 nm)煉瓦状ないしは卵型である．外面は脂質を含むエンベロープ(envelope)で覆われている．その感染性はエーテルに耐性なもの(たとえば*Orthopoxvirus*)もある．内部にはDNAを含むコア(core)と1ないし2個の側体(lateral body)がある(**図18A-1**)．

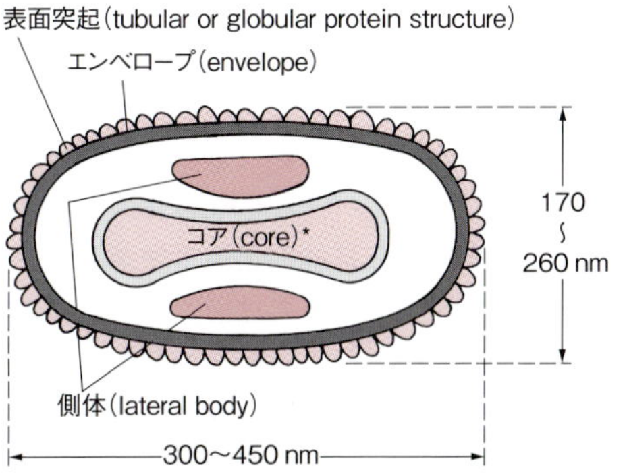

*コア：DNA(二本鎖DNA, 85～240×10^6 Da)を含む

図18A-1　ポックスウイルスの構造

ウイルスの増殖は宿主細胞の細胞質内で行われる点が他のDNA型ウイルスと異なり特徴的である．細胞質内には**B型封入体**(ウイルス粒子の集まり)とウイルス複製の後期に**A型封入体**が一部のポックウイルスにみられる．成熟したウイルス粒子は細胞の破壊(burst)によって細胞表面より放出される．遺伝的組換え(recombination)は一つの属(genus)の中で起こる．ウイルス粒子とは別に赤血球凝集素が *Orthopoxvirus* では作られる．ウイルスの伝播は経気道感染や接触によることが多く，節足動物による**機械的伝播**(mechanical transmission)も起こりやすい．

2 痘瘡ウイルス variola virus

痘瘡はその歴史は古く古代エジプトのファラオ，ラムセス5世(紀元前1160年没)のミイラも痘瘡のあとを残している．痘瘡は膿疱を伴う激しい病状を示し高い死亡率を持つ流行のために，他の感染症より詳細な記録が残されている．今世紀に入って比較的軽症の天然痘がみられ，これを小痘瘡(variola minor)またはアラストリム(alastrim)と呼び，重症型の大痘瘡(variola major)とは疫学的に異なるものである．また痘瘡はワクチン接種による予防が最初に行われた疾患で，18世紀には痘瘡ウイルスの接種(variolation)が行われていたが，1796年のJennerによる牛痘の接種以来，これがもっぱら行われることとなった．この種痘により根絶された痘瘡は，かつてその常在地(endemic area)であったインドでは1950年に157,322例報告され，そのうち41,092名の死者を出している．

痘瘡ウイルスは上気道より侵入し，潜伏期間中(約12日)に局所リンパ節で増殖し一次ウイルス血症を起こす．さらに網内組織で増殖し第二次ウイルス血症を起こし全身の皮膚，粘膜に至り発疹ができる．この発疸直後に患者の体温は下降し状態は良くなる．それとともに血中に中和抗体がみられるようになる．ウイルスはこのときまで上皮細胞内で増殖し，皮膚の剥離標本をみると多数の特有の封入体である**グアルニエリ(Guarnieri)小体**が認められ，電顕によるウイルス粒子の証明とともに痘瘡の診断に役立っていた．発疹部位の化膿(膿疱期)とともに再び体温は上昇し，10日目になり体温は下降を始め痂皮形成が始まる．この前に膿疱の中央はくぼみ痘臍を形成する．もっとも重症な場合には，患者は発病第1週以内に死亡している．これは出血型で第2〜3病日には皮膚，結膜，口腔，鼻，膣，腸管などからの出血(purpura variolosa)を示す．

1977年以来根絶されたこの疾患は臨床的には発疹によって容易に診断されていた．しかし発疹出現前での臨床診断は困難である．臨床的に痘瘡が疑われると一般に実験室診断が行われる前に予防措置が講ぜられるのが普通であった．診断がつきにくいのは発疹が典型的でない場合で，急性の劇症例となる出血型の場合と以前に種痘を受けていたために散在する発疹を示す場合である．後者の場合は水痘と区別する必要性があった．

実験室診断法としては病原診断と血清診断に分かれる．病原診断としてはウイルス粒子の電顕による証明，グアルニエリ小体の証明，発育鶏卵の漿尿膜への接種によるウイルスの分離などの方法があるが，病巣にウイルス関連抗原を証明する(蛍光抗体法による)方法も用いられる．血清診断としては急性期と回復期の血清を調べ，この間に抗体の有意上昇があるか否かを中和試験，補体結合試験で調べる．

疫学(epidemiology)の面からみると，すでに痘瘡が地球上より根絶した現在あまり語ることはなく，今後痘瘡に関してどのような問題が起こりうるかを述べるにとどめる．現在痘瘡ウイルスを保存している施設は米国の**Centers for Disease Control and Prevention(CDC)**と旧ソ連の**Research Institute for Viral Preparations**のみとされている．いずれもWHO協力センターでありWHOによって定期的に監察を受けている．そこで今後流行が起こるとすれば両センターよりのウイルスの流出ということになる．その他にはサル痘(monkeypox)など野生動物のウイルスがヒトに感染する場合を注意せねばならない．

予防としては痘瘡の根絶に絶大な力を発揮した

種痘の使用がある．現在は強制種痘は行われなくなっているが，研究室で *Orthopoxvirus*（とくに痘瘡ウイルス，ワクチニアウイルス）を扱う人，痘瘡ワクチンの製造にあたる人はワクチン接種（種痘）をする方が良い．生物兵器として痘瘡ウイルスを用いる可能性を考えて，兵役につく前とついてからも定期的に予防接種を行っている国もある．

痘瘡の治療法としては**対症療法**しかなく，感染の恐れがあるときは **VIG**（vaccinia immune globulin）の接種が良いといわれている．

治療薬の開発も進行しつつあるが，既存のものとしてはサイトメガロウイルス網膜炎の治療に用いられるアシクロビル（aciclovir）が有効とされる．

3　牛痘ウイルス cowpox virus

牛痘が医学的に注目を引くようになったのは Jenner がこれを痘瘡の予防に利用しようとしたときからであるが，それまでもウシより乳しぼり人に偶発的に感染していたことは間違いない．牛痘は *Orthopoxvirus* に属する牛痘ウイルスにより起こるものであるが，ヒトでは重症になることはない．

4　ワクチニアウイルス vaccinia virus

従来種痘に用いられてきたウイルスであるがその由来は不明である．また臨床症状としては予防接種部位に発痘するのみである場合が大部分であるが，免疫能の低下した易感染性宿主（compromised host）では以下のようないろいろな合併症を起こす．

(1) 種痘後脳炎

種痘後脳炎（post-vaccinal encephalitis）はまれなものであるがその死亡率は 10％に及ぶ．また治癒しても後遺症を残すことが多い．最初の予防接種が年長児になってから行われた場合に多いようであるが，同時に VIG（vaccinia immune globulin）を投与すると起こり難い．

(2) 進行性種痘疹

進行性種痘疹（progressive vaccinia）は非常にまれなものである．種痘部位が治癒せずに壊死状となり次々と皮膚，内臓に発疹が広がっていくものである．免疫不全状態のヒトに起こる．

(3) 種痘性湿疹

種痘性湿疹（eczema vaccinatum, Kaposi's varicelliform eruption）は種痘部位より，湿疹部位や皮膚の熱傷部位へと広がっていくものである．たいていは種痘を受けた人の発痘部位より湿疹のある小児へと感染していくものである．これと見分けのつかないような症状は湿疹患者に単純ヘルペスウイルスが感染したときにも起こる．もし治療をしなければ種痘性湿疹の死亡率は 30～40％であるが VIG を用いれば数％となる．

5　サル痘ウイルス monkeypox virus

痘瘡根絶に近づきつつあった頃，アフリカでサル痘ウイルスによる感染症が発見された．臨床症例は痘瘡によく似ているが，家族内発生もなく単発で終わることが多く死亡率は 16％である．このウイルスのヒトへの感染経路，さらにはサルへの感染経路は不明である．おそらくサルが自然宿主なのであろうがヒトへの感染はまれのようであり，またヒトの間で流行するようなこともないようである．

6　伝染性軟属腫（いぼ）ウイルス

伝染性軟属腫（molluscum contagiosum）とは皮膚に無痛の白色の疣贅を作る疾患で，みずいぼ，軟疣とも呼ばれ，ウイルス感染により起こる．感染を受けた上皮細胞には典型的な封入体をみることができる．皮膚から皮膚へと感染し，ヒトを唯一の宿主とするウイルスである．このウイルスの実験室内培養は成功していないが，その抗原性は痘瘡ウイルス，ワクチニアウイルスとは異なる．このウイルスに対する血中抗体は出現しても診断に用いられないくらい低値である．

B ヘルペスウイルス科
Herpesviridae

ヘルペスウイルス科に属するウイルスは直径 120〜200 nm で DNA コアを持ち，162 個のカプソメアよりなる正 20 面体のカプシドがエンベロープに包み込まれた形をとり，さらにカプシドとエンベロープの間にテグメント(tegument)と呼ばれる蛋白質が挟み込まれている．ヘルペスウイルス科のウイルスの地球上での歴史は古く，広く動物界に分布している．ヒトの疾病の原因となるヘルペスウイルスには単純ヘルペスウイルス(HSV)1 型(**図 18B-1**)および 2 型，サイトメガロウイルス，水痘-帯状疱疹ウイルス，EB ウイルス，ヒトヘルペスウイルス 6, 7, 8 型の八つのメンバーからなっている．電子顕微鏡によりこれらのウイルス粒子をお互いに区別することはできない．しかし生物学的性状，免疫学的性状，塩基組成などで容易に区別することができる．

もう少し詳しくヘルペスウイルス科に共通の性状を列記してみる．

①核酸：二本鎖線状 DNA で GC 含量は 32〜75 % で 80〜150 × 10^6 Da である．

②蛋白質：20 種以上のウイルス構成蛋白質があり，それらは分子量が 12,000〜220,000 である．

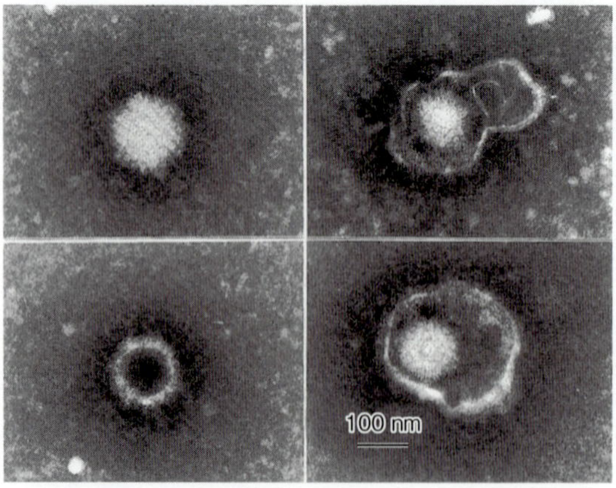

図 18B-1　単純ヘルペスウイルスの電顕像
右側の写真はエンベロープをかぶっているもの．左下はコアを持たないもの．

③脂質：エンベロープ中に存在する．

④炭水化物：エンベロープ中の蛋白質と共有結合している(糖蛋白質)．

⑤分子量：粒子としての分子量は 10^9 以上である．CsCl での浮上密度は 1.20〜1.29 g/cm^3 である．

⑥形態：正 20 面体のカプシドがエンベロープに包み込まれた形．

⑦抗原性：ウイルス中和抗体はウイルス表面の糖蛋白質と結合する．Fc レセプターもウイルス表面のエンベロープに存在する．

⑧細胞融合能：ウイルス粒子を細胞に加えるとみられる fusion from without はまれに特殊な条件下で起こる．

⑨ウイルス複製：ウイルスのエンベロープが宿主の細胞膜にあるレセプターと結合し，いわゆる吸着(adsorption)が起こる．次にエンベロープが細胞膜と融合し，カプシドを細胞質内に遊離させる．次いで DNA が核内に移動する．mRNA 合成は核内で起こり α, β, γ の 3 群に大別されるペプチドが順次合成される．β の合成には α の合成が先立つが β 産生は α の合成を抑制する．β と γ にも同様な関係が成立し，いわゆる cascade fashion に制御されている．DNA の複製は β 群蛋白質合成の中間で起こり，その合成場所は核内である．合成された DNA は巻き付いたような格好でヌクレオカプシドを作る．このカプシドの外をエンベロープが包んだ形になって初めて感染性を持つようになる．エンベロープは核膜の内層でかぶり，ウイルスは核膜の内層と外層の間および小胞体(endoplasmic reticulum)の腔内に蓄積され，小胞体を通過して細胞表面より外部へ放出される．

⑩宿主域：それぞれのウイルスはそれぞれの宿主域を持つ．しかし実験室内(実験動物や培養細胞)ではその幅はウイルスにより大きく異なる．ある種のウイルスは自然宿主，実験動物に腫瘍を作らせることが知られている．

⑪ウイルスの伝播：ウイルスの伝播は粘膜面の接種によることが多いが，経胎盤感染や輸血による感染などもありうる．

⑫潜伏感染：ウイルスは一度体内に入ると潜伏感染をし，宿主の生理的状況に応じて**回帰発症**(recurrent infection)を起こす．

ヘルペスウイルス科に属するウイルスの命名については従来使用されている herpes simplex virus(単純ヘルペスウイルス)，varicella-zoster virus(水痘–帯状疱疹ウイルス)のように病名を用いるものや，発見者の名前より EB(Epstein-Barr) virus(EB ウイルス)と呼ぶ場合，さらには病理像よりとった cytomegalovirus(サイトメガロウイルス)などが通称として通っているわけであるが，**ICTV**(the International Committee for the Taxonomy of Viruses)が提唱しているものに次のような呼名がある．

Human herpesvirus 1(herpes simplex virus type1)
Human herpesvirus 2(herpes simplex virus type2)
Human herpesvirus 3(varicella-zoster virus)
Human herpesvirus 4(Epstein-Barr virus)
Human herpesvirus 5(cytomegalovirus)
Human herpesvirus 6
Human herpesvirus 7
Human herpesvirus 8

またヘルペスウイルス科は生物学的性状に従って三つの亜科に分けられる．すなわち，アルファヘルペスウイルス亜科(*Alphaherpesvirinae*)，ベータヘルペスウイルス亜科(*Betaherpesvirinae*)，ガンマヘルペスウイルス亜科(*Gammaherpesvirinae*)である．

アルファヘルペスウイルス亜科に属するヒトのウイルスとしては human herpesvirus 1，2 および 3 がある．この特徴としては，①宿主域が *in vivo*，*in vitro* ともに大きく変化すること．②増殖サイクルが短い．③細胞培養で CPE の進行，広がりが早いこと．④しばしば神経節に潜在感染することなどである．

ベータヘルペスウイルス亜科に属するヒトのウイルスとしては human herpesvirus 5，6，7 がある．その特徴は，①宿主域が特定の動物種ないしは属に限定され線維芽細胞でよく増えること．②増殖サイクルが比較的長い．③細胞病変は徐々に広がりウイルス感染を受けた細胞は巨大化(cytomegalia)する．また封入体は核内，細胞質内の両方に存在する．carrier culture ができやすい．④潜在感染は唾液腺，リンパ網内系細胞，腎などで成立するなどである．

ガンマヘルペスウイルス亜科に属するヒトのウイルスとしては human herpesvirus 4 および 8 がある．その特徴は，①宿主域が限定されていることと，*in vitro* ではリンパ芽球様細胞内で増殖することであるが，B 細胞か T 細胞かのいずれかに限定される(たとえば human herpesvirus 4 では B 細胞)，②増殖サイクルの長短はウイルスにより異なる，③細胞病変も一定しない，④潜在感染はしばしばリンパ様組織に認められる，などである．

以上ヘルペスウイルス科の命名と分類について簡単に述べたが，以後混乱を避けるために従来より用いられている通称をもって記述していく．

1　単純ヘルペスウイルス herpes simplex virus(HSV)

単純ヘルペスウイルスの感染像は多彩であり，小児科領域では**アフタ性口内炎**，単純疱疹があり，また垂直感染も問題になっている．眼科領域ではヘルペス性角膜炎(角膜ヘルペス)，**虹彩毛様体炎**，**全ブドウ膜炎**などがある．産婦人科領域では性器ヘルペスが，皮膚科領域においては口唇ヘルペス(herpes labialis，fever blister)を代表として顔面，性器のヘルペス，**ヘルペス性瘭疽**などがある．また脳脊髄膜炎を起こすこともある．単純ヘルペスウイルスには二つの血清型があるが，それぞれ身体各部からの分離頻度に特徴がある．口内炎，脳炎などは圧倒的に 1 型が多く，下半身の感染では 2 型が多い．新生児の感染は母親の産道における感染が多く，2 型が認められるのが普通である．感染より発症までの様子は初感染か否かで大きく異なる．初感染の場合は一般に症状が重い．これに反し潜伏感染していたウイルスが再び活性化されて発症する**回帰発症**(recurrent infection)の場合は軽症に終わることが多い．

1．ウイルスの性状

a．ゲノム

単純ヘルペスウイルスのDNAは二本鎖線状で95〜100 × 10^6 Daである．一つのDNA分子はL，Sの2成分が共有結合で結びついた構造で，L，Sの互いの向きにより四つの異性体(isomer)ができる．これらの異性体が同モル数産生されることになる．DNAの長さの82%がLに，18%がSに属している．L成分はユニークな(反復せず1コピーしかない)部分 U_L を挟んで両端がabとその逆転した繰り返しb′a′とに挟まれ，S成分はユニークな部分 U_S がacとその逆転した繰り返しc′a′に挟まれている(**図18B–2**)．

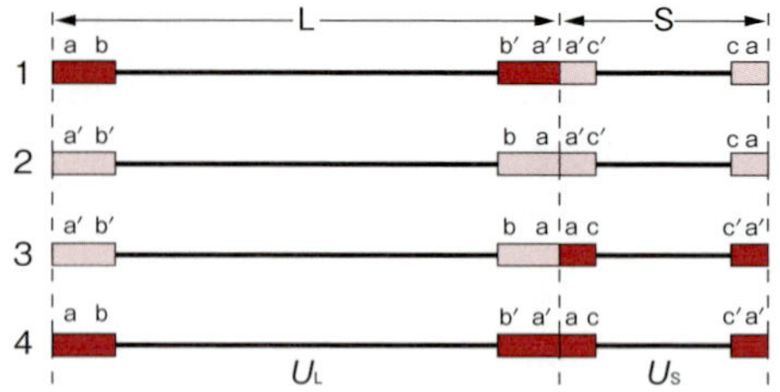

図18B–2　単純ヘルペスウイルスのゲノム
単純ヘルペスウイルスは四つの異性体を持ち，それぞれ同モル数からなっている．1分子はL成分とS成分からなり，それぞれユニークな部分(U_L と U_S)の両端に逆転した繰り返しがある．

b．1型，2型の区別の方法

生物学的性状で1型，2型を区別する試みは数多くなされたが，結局信頼できるものはそう多くなく，**表18B–1**に示した項目ぐらいが用いられるマーカーであろう．もちろん抗体によるウイルスの中和の型特異性の区別は型特異抗原に対する抗体(モノクローナル抗体)を用いると簡単に行えるし，また1，2型ヘルペスウイルスそれぞれのチミジンキナーゼの酵素活性も抗体によって特異的に区別することができる．単純ヘルペスウイルス1型と2型のDNAの間には約50%の相同性があるため，その抗原性も型特異的(type specific)なものと型共通(type common)のものとがある．

現在単純ヘルペスウイルスにはgB，gC，gD，gEという四つの糖蛋白質が抗原性を担うものとして知られている(今後，新しい糖蛋白質が見つかればgF，gG……と名付けることになる)．gAはgBの修飾されたものとされている．gBは感染性(細胞への侵入)と細胞融合にとって必要である．gCの機能は不明であるが，これを欠く突然変異株も存在する．gDについてはよくわかっていないが，gEはIgGのFc部分と結合する．これらの糖蛋白質に対する型特異的抗体を作製するためには1型ウイルスで免疫した血清を2型で吸収して(この逆もできる)みるか，モノクローナル抗体を用いるとよい．型別法としてはウイルスDNAを**制限酵素**(restriction endonuclease)で切断しこの断片を電気泳動で分別し，その切断パターン(restriction pattern)がよく用いられる．

表18B–1　単純ヘルペスウイルス1，2型を区別するマーカー

マーカー	1型	2型
感染細胞内微小線維状構造	なし	あり
チミジンキナーゼの40℃耐性	大	小
ヨードデオキシウリジン(IDU)に対する抵抗性	小	大

2．単純ヘルペスウイルス感染症

a．臨床所見

単純ヘルペスウイルス感染症は皮膚，粘膜に病変を起こし，体の内部の臓器が侵されることはまれであるが，中枢神経組織などに侵入した際には，脳炎を発症し，きわめて重症である．上述のごとく1型と2型では主として発症する部位が異なる傾向にある．しかし，たとえば性器ヘルペスは2型によるものが圧倒的に多いが1型によるものもないわけではない．2型による性器ヘルペスは1型によるものよりも回帰発症する傾向が強い．単純ヘルペスウイルス感染症の重症度を決めるものは初感染か回帰発症かによる．一般に初感染は不顕性感染となることが多いが，発症したときは重症度の高いことが多い．回帰発症は一般に軽症に終わる．初感染のときは無症状で，回帰発症のときに症状を呈することはまれでない．単純ヘルペスウイルス感染症が重症になる場合は，

①新生児，②小児のうちで栄養状態の悪いもの，麻疹・水痘などに罹患しているもの，免疫不全のあるもの，③副腎皮質ホルモンを使用している者，④妊婦などである．

b. 診 断

化学療法薬の出現に伴い単純ヘルペスウイルス感染症の**迅速病原診断**が必要な時代となってきた．臨床像，経過は非常に変化に富んでおり，臨床症状を呈さない(subclinical)ものから死に至るものまである．血清学的な方法では，現在の感染症がこのウイルスによるものか，または過去に感染し潜伏感染しているためのものかを区別することは困難である．そこで病原ウイルスの分離，同定ないしはウイルスを抗原として検出することが必要となってくる．水疱内容液，皮膚，粘膜の剥離標本，病変部位の組織について蛍光抗体法，ラジオイムノアッセイ，酵素抗体法で抗原の存在を証明することがウイルスの分離，同定とともに平行して行われる．

c. 予 防

ウイルス感染症の予防の決め手はワクチンの使用であることは一般に認められている．単純ヘルペスウイルスについてもワクチンの開発が試みられているが，現在のところ実験段階にすぎない．考えられるワクチンとしては生ワクチン，不活化ワクチン，サブユニットワクチンが考えられ，また血中抗体の存在がウイルスの持続感染を抑え，また初感染の症状を抑えることなどの報告はされている．

d. 治 療

治療方法としては，ウイルスの増殖を特異的に阻害するものとしてヌクレオシド類似化合物(IDU，Ara-A，アシクロビルなど)があり，非特異的にウイルス増殖を抑えるものとしてはインターフェロンおよびインターフェロンインデューサーがある．この中で古典的によく用いられているIDU，Ara-Aは，1型ウイルスは感受性が強く，IDUの点眼は角膜ヘルペスにはよく用いられる．2型は感受性が低い．アシクロビルはウイルスがコードしているチミジンキナーゼによりリン酸化され，その三リン酸化物はウイルスのコードしているDNAポリメラーゼを強く抑えることにより抗ウイルス活性を発揮するものである．したがってウイルス感染細胞内で細胞に影響を与えることなくウイルスの複製を抑えるという非常に優れた薬剤である．

2 水痘-帯状疱疹ウイルス varicella-zoster virus

水痘-帯状疱疹ウイルスは二つの異なる臨床像を呈する疾患すなわち水痘(varicella，chicken pox)と帯状疱疹(herpes zoster，shingles)の原因ウイルスである．この二つの疾患の水疱内容液より分離されるウイルスは免疫学的，生物学的にお互いに区別できない．帯状疱疹の患者より採取した水疱内容液を18人の子供に注射した実験では，4人の子供が水痘となり4人は注射局所に水疱を生じた．したがって両疾患は同じウイルスが原因であるとされ，水痘-帯状疱疹ウイルスと呼ばれている．

大多数のヒトは小児時代に水痘に罹患する．不顕性感染は非常に少ない．いったん体内に入ったウイルスは生体内に潜在感染し，回帰発症して帯状疱疹となる場合もあるし，一生回帰発症することなく知覚神経節内に潜伏感染を続けることもある．実際に帯状疱疹に罹患する人口は少ない(もちろん100%の成人が水痘-帯状疱疹ウイルスを持っていることから，患者の絶対数は少なくない)．この潜伏感染の機構は不明である．また，このウイルスは実験室内で増殖させることはできても大量の遊離ウイルスを集めることは困難である．

1. 水痘-帯状疱疹ウイルスのゲノム

水痘-帯状疱疹ウイルスDNAは浮上密度が1,705 g/cm^3である．臨床材料より分離された種々のウイルス株の制限酵素による切断パターンはきわめてよく似ている．DNAは二つの部分が共有結合で結びつけられている形をとり，それぞれがユニークな塩基配列 U_L と U_S を持つ．U_S の向きにより二つの異性体が存在する．

2．水痘–帯状疱疹ウイルス感染症

a．臨床所見

水痘は古くより知られていたが痘瘡と区別がされていない時代もあった．予後の良い病気とされているが，免疫抑制薬や抗がん薬を用いている場合にはしばしば死に至る場合がある．帯状疱疹は古代より体表に帯状に発疹が出てくる患者として知られている．1892年まではこの二つの疾患が関連していることは知られなかった．

水痘の潜伏期間は平均約2週間であり，家族内発生が多い．経気道感染により伝播する．家族内に帯状疱疹患者が発生しそれに続いて水痘患者をみることもある．水痘患者の発生は毎年9～10月に底となりそれ以外は通年発生をみる．

正常人における合併症としては細菌感染症，水痘後血小板減少性紫斑病，脳炎，脊髄炎，関節炎などがみられ，まれにライ(Reye)症候群(脳症の一つ)も認められる．水痘罹患成人の16%に胸部X線像に変化を認めるといわれ，水痘後肺炎の存在を裏付けている．加齢とともに死亡率は上昇する．

帯状疱疹の発症は局所の疼痛より始まり，知覚神経の走行に沿って発疹(水疱)が発生するが，疼痛のみで終わる場合もある．この場合でも血中抗体価の上昇をみるのでウイルスの再活性化のあったことがわかる．帯状疱疹患者の10～20%に全身の発疹発生をみる．発疹発生部位では強い炎症反応があり，神経節から皮膚に出血壊死の起こる原因となる．したがって合併症として四肢，顔面，膀胱の知覚麻痺や髄膜炎，脳炎をみることになる．また年長者では神経痛が何カ月にもわたって起こることがある．

b．診　断

水痘，帯状疱疹の診断は皮膚面における特徴的な発疹によって行われる．水痘の発疹はその大きさ形が異なり“dew drop on a rose petal”と形容される．発疹は次々と群をなして発生するため，それぞれ斑丘疹，水疱，膿疹，痂皮形成など異なるステージのものが発生する．帯状疱疹は普通一側性に起こる．

典型的な症例では実験室診断は不要である．ただ他の疾患と区別せねばならない場合としては，免疫不全，皮膚に基礎疾患のある場合に単純ヘルペスウイルスが類似の症状を起こすことである．実験室病原診断としては，ウイルス分離，**向流免疫電気泳動法**や蛍光抗体法によるウイルス抗原の証明などがある．血清学的診断としては，血中抗体価の4倍以上の上昇やIgM抗体の存在で判断する．

血中に水痘–帯状疱疹ウイルスに対する抗体が存在していても帯状疱疹は発症するが，血中抗体価の測定は中和法，補体結合試験，免疫粘着血球凝集反応(immune adherence hemagglutination, IAHA)，膜抗原に対する蛍光抗体法(fluorescent antibody to membrane antigen, FAMA)などがある．したがって細胞性免疫の存在の有無をみることが必要となってくる．このために*in vitro*ではウイルス抗原による被験者リンパ球の幼若化をみることがあり，*in vivo*ではウイルス関連抗原により皮内反応を用いる方法がある．

c．予防と治療

水痘の予防は前に述べたごとく水痘罹患が致命的な事例を考えて行わねばならない．高橋によって開発された水痘生ワクチンの接種が最良である．その目的としてはステロイド療法，抗がん薬療法を受けている患者への接種，さらにはこれらの小児と接触する医療従事者で水痘未罹患の者などが対象となろう．また成人女子で妊娠中に水痘罹患の危険を避けるために事前に予防接種を受けることを考えるべきであろう．また，高齢者の帯状疱疹予防にもワクチン接種が奨められる．

治療としては帯状疱疹患者の回復期血清(水痘–帯状疱疹ウイルスに対する高力価の抗体を含む)より作製した**免疫グロブリン製剤**(zoster immune globulin, ZIG)の投与が考えられる．しかし血中抗体を持っていても帯状疱疹に罹患することや，母よりの移行抗体を持つ乳児でも水痘に罹患することを考えると，ZIGがどの程度有効か不明である．またウイルス感染を疑われた場合，ただちに生ワクチンを投与すると感染防御を成立させることができる．化学療法薬としてアシクロビルの点滴が用いられる．

3 EB(エプスタイン・バー)ウイルス

Epstein-Barr virus

1964年Epsteinが**バーキットリンパ腫**(Burkitt lymphoma)の生検材料より発見したのがEBウイルスの歴史の始まりである．しかし，バーキットリンパ腫の存在するアフリカに限らず地球上のどこの住民もEBウイルスに罹患していることなどから，このウイルスがどのような疾患の病因か注目されることになった．現在では**伝染性単核症**(infectious mononucleosis)，**バーキットリンパ腫**，**上咽頭がん**(nasopharyngeal carcinoma)の原因であることが判明した．伝染性単核症は最近わが国でも多くみられるようになったが西欧諸国に多く，上咽頭がんは東南アジア，中国南部，台湾などに，またバーキットリンパ腫は赤道地帯に地理的に限局している．しかもこれらの疾患は好発年齢が異なる点などその理由について今後の解明が待たれる点が少なくない．これらの地理的特性は，この2種の悪性腫瘍には複数の因子が原因として関与しており，その一つがEBウイルスであることを示している．いずれにせよEBウイルスはヒトの社会の中で世界中に広く浸淫しているものである．

1．EBウイルスのゲノム

EBウイルスは大量に集めることが難しい．B95-8細胞株(伝染性単核症患者由来のウイルスをマーモセットのリンパ球に感染させて樹立した細胞株)由来のEBウイルスDNAは105×10^6 Daで浮上密度は1,718 g/m^{3}でGC含量は58%である．DNA分子の両端は0.3×10^6 Daの**direct repeat**があり，さらに**ユニークな塩基配列**U_S，U_Lの中間に2×10^6 Daの**tandem direct repeat**(I_R)の配列がある．

2．EBウイルス感染症

a．臨床所見

EBウイルス感染は大部分不顕性感染で終わる．伝染性単核症は経済的に恵まれた富裕な社会で発生し，その年齢的なピークは思春期である．しかし症例そのものは幼児から老人に至るまで認められるものである．幼児期の感染は不顕性に終わるのが通例である．しかし大学生になると不顕性感染率は30〜50%となる．いったん感染が成立するとウイルスはリンパ網内系に持続性感染をし，ときどき咽頭よりウイルスの放出が行われるようである．衛生状態が良くなりまた核家族化すると初感染年齢が高くなり伝染性単核症となる．

伝染性単核症の症状は軽症より重症まで幅が広く発熱，咽頭炎(sore throat)，全身のリンパ節腫脹，肝・脾の腫大をきたす．リンパ球増多が起こり**異型リンパ球**(atypical lymphocyte)が増える．これはBリンパ球がEBウイルスの感染を受けた状態になったのに対して，Tリンパ球が免疫応答として幼若化しているものである．またこのときIgM抗体が出現し，この中に**異好抗体**(heterophile antibody)と呼ばれ，ヒツジ赤血球を凝集させる抗体が出現する．これはEBウイルス感染細胞に出現する抗原がヒツジ赤血球と共通抗原性を持つためである．1〜4週で完全に回復する良性の疾患である．

合併症は中枢神経系のものとして髄膜脳炎，**ギランバレー症候群**，**ベル麻痺**，**横断性脊髄炎**，小脳性失調症がある．その他，**間質性肺炎**，心嚢炎，心筋炎，血小板減少症，腎不全などがある．

細胞性免疫，体液性免疫のいずれもがこの疾患の臨床経過と治癒を支配している．初感染後B細胞に潜在しているEBウイルスは，免疫力の低下とともに再び活動をすることがある．しかし他のヘルペスウイルス科のウイルスと異なり易感染性宿主(compromised host)にとって危険性は少ない．

ウイルス保有者(carrier)の中にまれに起こる疾患としてバーキットリンパ腫と上咽頭がんがある．いずれも悪性腫瘍であり，伝染性単核症と異なり決まった形のEBウイルスに対する抗体レスポンスはない．これらの腫瘍細胞はEBウイルス特異的核内抗原(EB virus-associated nuclear antigen, EBNA)を持ち，また細胞にはEBウイルスDNAが証明される．いずれの腫瘍も一つの細胞よりスタートした**モノクローナルな腫瘍**である．バーキットリンパ腫細胞は第8および第14染色体の長腕の相互転座が認められる．健常人でEBウイルス保有者の末梢血よりBリンパ球をTリンパ球より単離して培養すると，バーキットリンパ腫由来の悪性腫瘍細胞と類似の性質の転換細胞を得ることができる．しかしこの場合は**ポリクローナル**であり核型も正常である．自然発生腫瘍と異なる点である．

EBウイルス感染症としては，その他に血球貪食症候群，慢性活動性EBウイルス感染症，NKリンパ腫，膿胸関連リンパ腫などがあり，近年注目されているものの一つにエイズ流行に関連して日和見腫瘍の原因としても知られている．

b. 診　断

ウイルスによって誘導される抗原に対する抗体を調べることによってEBウイルス感染症は診断される．ただしバーキットリンパ腫，上部咽頭がんでは生検材料中のEBウイルスDNA，EBNAの存在を証明する方がよい．

蛍光抗体法，RIA，ELISA，IAHAを用いて以下に示すようなEBウイルス特異抗原に対する抗体を調べる．

(1) ウイルスカプシド抗原 viral capsid antigen (VCA)

ウイルスのヌクレオカプシトの持つ抗原でこれに対する抗体の存在は過去におけるEBウイルスの感染を示す．蛍光抗体法で検出する．

(2) 初期抗原 early antigens (EA)

ラジ(Raji)細胞(EBウイルスを産生しない)にEBウイルスを感染させるとこの抗原が24〜48時間後に出てくる．伝染性単核症，上咽頭がん，バーキットリンパ腫患者の血清はこれと反応する抗体を持つが，単に遠い過去にEBウイルスに感染した者の血清はこの抗原と反応しない．ウイルスDNAの合成をAra-Cなどで止めてもこの抗原は出現する．

(3) Epstein-Barr virus-associated nuclear antigen (EBNA)

EBウイルスを産生していなくても，産生している細胞の抽出液と同様に補体結合反応(CF)またはanti-complement immunofluorescence (ACIF)法で見つかる抗原がEBウイルスゲノムを有するリンパ球の核に出現してくる．この抗原に対する抗体はT細胞の機能不全や伝染性単核症の急性期の血清を除いて抗VCA抗体陽性血清中に存在する．

(4) Epstein-Barr virus-determined cell membrane antigen (MA)

バーキットリンパ腫の生検細胞または生検由来細胞には患者の末梢血細胞には認められない抗原が細胞膜に証明される(蛍光抗体法)．または患者末梢血を培養するとこの抗原が出現してくる．VCAに対する抗体を持つ血清はMAに対する抗体を持つ．伝染性単核症の急性期にもこの抗体は出現する．MAには初期MAと後期MAがあり，前者はLMP(latent integral membrane proteins)と呼ばれ，後者はEBウイルスの糖蛋白質遺伝子により指令されるもので，EBウイルス粒子エンベロープおよびEBウイルス産生感染細胞表面に認められる．LMPはウイルス感染B細胞が細胞死(アポトーシス)から逃れる状態を維持する作用を有する．

伝染性単核症の診断には，急性期血清中にVCAに対して高いIgM抗体価をIgG抗体と同時に示すことが決め手となる．異好抗体の証明はポール・バンネル(Paul-Bunnell)テストとして知られている．

c. 予防と治療

バーキットリンパ腫や上咽頭がんの原因であるEBウイルスに対するワクチンの製造が予防手段として考えられる．このモデルとしてニワトリの

T細胞リンパ腫である**マレック病**(Marek's disease)がワクチン(シチメンチョウマレック病由来ウイルス)によって防ぎうる事実がある．また**サブユニットワクチン**，ことにMAポリペプチドを用いる試みもなされている．伝染性単核症や上記の2種の悪性腫瘍に対する特異的な治療法はない．

4 サイトメガロウイルス cytomegalovirus

サイトメガロウイルスは，胎児奇形の原因として風疹ウイルスとともに注目されているウイルスである．さらに，臓器移植，輸血後などにも臨床症状を呈し，性交によって感染することなどがわかってきた．また産道においてまたは母乳を介して母児感染することも注目されるところである．サイトメガロウイルスは他のヘルペス科ウイルスと異なり，ゲノムの遺伝子構造が複雑であり宿主特異性が強く，単純ヘルペスウイルスに比して増殖が非常に遅い．

1．サイトメガロウイルスのゲノム

二本鎖DNAを持ち2.4×10^6 bpの長さを持つ．ゲノムの11％は2回の繰り返しがある．長短二つのユニークな配列とその両端にそれぞれ異なる繰り返し配列がある．単純ヘルペスウイルスと同じく四つの異性体が等モルずつ存在している．単純ヘルペスウイルスの場合と異なり，サイトメガロウイルスを細胞に感染させると細胞DNA，RNA，蛋白質合成は抑えられることなくかえって亢進する．おそらく初期蛋白質の中にその働きをするものがあるのだろう．

2．サイトメガロウイルス感染症

a．臨床所見

ウイルス感染は子宮内，産道，水平感染と種々の伝播様式をとる．子宮内感染を受けた児は無症状にみえるが後に聴力障害を起こすことがある(約17％)．抗体陽性(持続性感染を受けている)の母より産まれた児はかなりの率で先天的に感染を受ける．この事実は重要で，最初の感染が**母児感染**を防ぐのではなく母児感染を導くのなら，血中抗体の存在は無意味となり，ワクチンについては十分な考慮を払わねばならぬことになる．産道感染は3.5〜20％の児に起こり，後にこれらの児はウイルス尿症を示すことになる．このような児は生後数カ月で発熱性疾患にかかることがあり間質性肺炎になることもある．また肝・脾の腫大をみることもある．とくに未熟児の場合は重症になることがある．また，母乳を介しての母より児への感染も産道感染と同じぐらいの率で起こる．

水平感染時に起こるサイトメガロウイルス単核症(cytomegaloviral mononucleosis)は伝染性単核症と異なり，頸部リンパ節の腫脹や咽頭炎を伴うことなく発熱，全身倦怠をきたす．肝も障害を受ける．ウイルスは多形核白血球，顆粒球，単核球から分離できる．この疾患は初感染時に起こるとされているが，必ずしもそうでない場合も報告されている．幼児期を過ぎての初感染は大部分不顕性感染である．**医原性感染**(iatrogenic infection)としては，輸血による感染が注目される．ことに抗体陰性の子供への輸血によるサイトメガロウイルス感染は重症化することがある．臓器移植による発熱，関節痛，筋肉痛，白血球減少，肝機能障害，間質性肺炎は移植後1〜4カ月で起こる．**骨髄移植**時のサイトメガロウイルスの合併症として注目されるのは間質性肺炎である．

サイトメガロウイルス感染症は臓器移植後に起こる問題の中でもっとも多いものの一つである．臓器提供者がサイトメガロウイルス抗体が陽性の場合で，レシピエントに感染歴がない場合は，移植後の発症に配慮し，提供者に抗原血症(antigenemia)を証明した場合にはガンシクロビルの予防的投与を考えねばならない．

b．診 断

サイトメガロウイルス感染症の大きな特徴は咽頭，泌尿生殖器よりウイルスが長期にわたって排出されることである．周産期以前に感染を受けた子供ではウイルスは何年も排出されるし，サイトメガロウイルス単核症に罹患した成人では何カ月も尿中にウイルスが認められる．不顕性感染でも

同じことである．輸血，免疫抑制薬の使用，臓器移植に伴って血中抗体の上昇がみられるのは普通のことである．したがって，ヒト線維芽細胞を用いて尿，唾液，精液，腟・子宮頸管分泌物など体液よりウイルスを分離する．その他に血液，臓器よりの分離も行われる．分離されたウイルスはウイルスの感染性を特異抗体で中和することにより同定するか，または感染細胞を蛍光抗体法で染色し特異抗原を見つける．感染初期に核内に出現する抗原は anti-complement immunofluorescence (ACIF) で判定する．

血清学的診断法としては感度は悪いが補体結合試験による抗体測定がよく用いられる．また中和試験で抗体を測定することは時間が長くかかることもあってあまり用いられない．蛍光抗体法による抗体の証明がよく用いられている．

c．予防と治療

予防としては現在まだ試験期間中であるが生ワクチンが第一に考えられる．一般に他のヘルペス科ウイルスと同じく，*in vitro* で細胞を腫瘍化する性質をサイトメガロウイルスは持っているなどの点より生ワクチンには反対する向きもある．不活化ワクチンまたはサブユニットワクチンも考えられている．免疫グロブリンによる**受身免疫**も新生児の輸血のような場合には有効という報告がある．予防のもう一つの重要な点は輸血をする場合，供血者は抗体陰性者を選ぶことで（臓器の提供者も同じ）ある．また白血球を除外した血液の輸血も感染を少なくするといわれている．

化学療法薬は一時的にウイルスを抑えるが持続性感染を絶つことは難しい．今までにガンシクロビルその他が用いられている．インターフェロンは一時的に治療効果を発揮するがむしろ予防的に腎移植時などに用いて効果があるという．

5　ヒトヘルペスウイルス6型 human herpesvirus 6 (HHV-6)

ヒトヘルペスウイルス6型は1986年にエイズ (AIDS) 患者の末梢血より見つけられたものである．その標的細胞は $CD4^+$ リンパ球である．

1．ヒトヘルペスウイルス6型感染症

HHV-6は一般に乳児期に感染し，発症した場合は突発性発疹 (exanthem subitum) となる．その感染は突発性発疹の疫学的特徴より母子感染が疑われているがその経路の詳細は不明である．発疹を伴わない発熱者にもPCR（ポリメラーゼ連鎖反応）法によりウイルス感染を証明することができる．一般にヘルペスウイルス科に属するウイルスは生体内に持続性感染をするが，HHV-6の場合，回帰発症した場合の病型は不明である．免疫抑制薬を用いている患者からのHHV-6の分離は成功している．

2．突発性発疹の実験室診断

患児の血液より単核細胞を分離し，臍帯血由来の単核細胞と混合培養することによりウイルスを分離できる．またDNA診断法（ドットハイブリダイゼーション，PCR法）によってもウイルスの存在を証明できる．HHV-6に対する抗体上昇によって血清診断を行う．

6　ヒトヘルペスウイルス7型 (HHV-7)

かつてHHV-6とされていた中に，$CD4^+$ リンパ球を活性化したときのみに増殖するウイルスがあり，それがHHV-7であることがわかった．すなわち，HHV-7はHHV-6と異なりTリンパ球を活性化した状態で潜伏感染から増殖を開始する．

HHV-7はHHV-6と同様に突発性発疹の原因ウイルスとして知られる．したがって，この疾患は，臨床的には2度罹患するようにみえる．その判断には中和抗体を用いる方法やPCRを用いるDNA診断が使用される．

7　ヒトヘルペスウイルス8型 (HHV-8)

HHV-8はカポジ肉腫 (Kaposi's sarcoma) に随伴するウイルスとして注目を集めている．エイズの流行とともに注目を集めているカポジ肉腫は，血管内皮細胞の悪性腫瘍であり，この組織中には，HHV-8が検出される．

C アデノウイルス科
Adenoviridae

1 歴史的背景と分類

アデノウイルス(adenovirus)は1953年，Roweらにより小児の扁桃とアデノイド組織から分離され，その後，新兵訓練所で集団発生した**急性呼吸器疾患**(acute respiratory disease，ARD)の原因ウイルスであることが知られヒトへの病原性が明らかとなった．アデノウイルスは多くの哺乳動物と鳥類から分離され，哺乳類アデノウイルス(mastadenovirus)とトリアデノウイルス(aviadenovirus)の2属からなる．ヒトアデノウイルスには中和抗体によって区別される少なくとも51の**血清型**が存在し，ハムスターにおける腫瘍形成能，赤血球凝集能，GC含量などによってA〜Fの六つの亜型(群)に分けられている．アデノウイルスは扁桃や腸管のリンパ組織に**潜伏感染**するが，一部の血清型は上下気道炎，角結膜炎，胃腸炎など急性感染症の原因となる．中でも咽頭結膜熱，アデノウイルス肺炎，流行性角結膜炎，アデノウイルス性胃腸炎が臨床的に重要である．ヒトアデノウイルス2型や5型は培養細胞で大量に増殖するためウイルスベクターとして広く研究室で使用されている．アデノウイルスは臨床ウイルス学のみならず，遺伝子の複製や転写，細胞がん化，遺伝子治療，分子疫学など分子生物学のさまざまな分野で貢献したきわめて重要なウイルスである．

2 ウイルス粒子とウイルスゲノムの構造

アデノウイルスは直径70〜90 nmの正20面体の(icosahedral)ウイルスで，カプシド(capsid)を構成する252個のカプソメア(capsomer)は240個のヘキソン(hexon)と12個のペントン(penton)からなる．ペントンはペントン基粒(penton base)と9〜30 nm長のファイバー(fiber)より構成され，全体として正20面体から12本のファイバーが突き出た特徴的な形態を示す．ウイルス粒子表面には群特異抗原β(ペントン基粒)，型特異抗原ε(ヘキソン)，型特異抗原γ(ファイバー)が存在する．内部のコアは34,000〜35,000塩基対の線状二本鎖DNAのウイルスゲノムとコア蛋白質からなり，DNAの5′末端に55 kDaの末端蛋白質(E2B蛋白質)が共有結合している．ヒトアデノウイルスのプロトタイプである2型は全長35,937塩基対で両末端に103塩基対の繰り返し配列がある．アデノウイルスはエンベロープを持たないためエーテルやクロロホルムに抵抗性で，酸や蛋白質分解酵素にも比較的安定である．

ウイルスゲノムは四つの初期領域と一つの後期転写領域が両方のDNA鎖上に存在し，右方向転写鎖に*E1A*，*E1B*，主要後期遺伝子群と*E3*が，左方向転写鎖に*E4*と*E2*の各コード領域がある(**図18C-1**)．ウイルスゲノムより約40種のウイルス蛋白質が合成されるが，そのうちポリペプチドⅡ〜Ⅹを含む少なくとも13種がウイルス粒子を構成する．ウイルス粒子のカプシドはヘキソン(Ⅱ)，ペントン(Ⅲ)，ファイバー(Ⅳ)，カプシド随伴蛋白質(Ⅲa, Ⅵ, Ⅷ, Ⅸ)より，コアはクロマチン蛋白質(Ⅶ)とコア蛋白質(Ⅴ, Ⅹ)より構成される．

3 アデノウイルスの増殖

アデノウイルスの感染は許容細胞表面のレセプターにファイバーノブが結合して成立する．B群以外のアデノウイルスは免疫グロブリンスーパーファミリーに属する**CAR**(coxsackie-adenovirus receptor)蛋白質をレセプターとするが，インテグリン(integrin)分子が効率よい取り込みに必要とされる．ウイルス粒子はクラスリンコート小胞(clathrin-coated vesicle)よりエンドソームに取り込まれ，ヘキソンを介して微小管に結合して核へ輸送される．核内でまずウイルスゲノム左端の初期遺伝子***E1A***が発現し，E1A蛋白質の転写誘導活性により他の初期遺伝子が発現する．初期遺伝子は，ウイルスDNAの複製に必要なDNAポリ

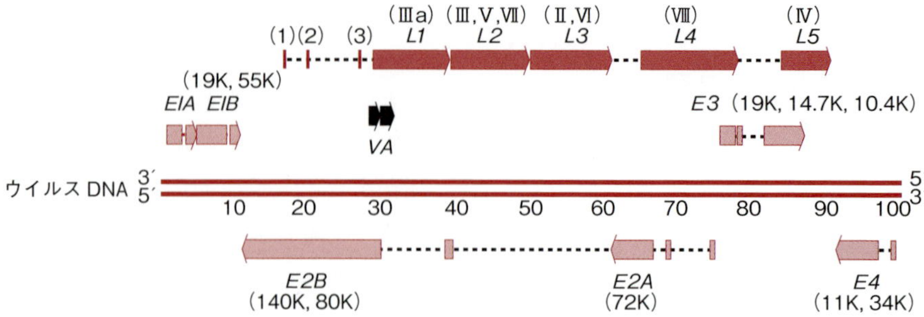

図 18C-1　アデノウイルス2型の転写地図
□は初期遺伝子，■は後期遺伝子の転写領域を現している．

メラーゼ(E2B 140K) や DNA 結合蛋白質(E2A 72K)を合成し，ウイルス DNA 複製に最適な S 期を誘導し(E1A の機能による)，感染細胞の**アポトーシス**を抑制し(E1B 19K，E1B 55K，E4 orf6 などによる)，さらに宿主の感染防御機構を抑制する(E1A，VA RNA，E3 19K による)．

ヒトアデノウイルスは HeLa や KB などのヒト細胞株でよく増殖し，感染の 5～8 時間後よりウイルス DNA の複製が始まる．E2B 80K の末端蛋白質前駆体が DNA 複製のプライマーとなり，ウイルスの DNA ポリメラーゼ(E2B 140K)と細胞の転写因子 NFⅠ，NFⅢにより複製が始まる．DNA 伸長反応には，E2B 140K に加えて，一本鎖 DNA 結合蛋白質(E2A 72K)と細胞転写因子 NFⅡが働く．ウイルス DNA の複製開始後，細胞の転写因子が後期遺伝子プロモーター領域に結合し後期遺伝子の発現が始まる．アデノウイルスの後期遺伝子は共通の**転写開始点**(3 箇所のリーダー配列)から転写されるが，5 箇所のポリ A シグナルと複数のスプライス部位により *L1*～*L5* 遺伝子から後期蛋白質群が合成される(**図 18C-1**)．*L1* からカプシド随伴蛋白質Ⅲa，*L2* からペントン(Ⅲ)とコア蛋白質ⅤとⅦ，*L3* からヘキソン(Ⅱ)とカプシド随伴蛋白質Ⅵ，*L4* からカプシド随伴蛋白質Ⅷ，*L5* からファイバー(Ⅳ)が合成される．ポリペプチドⅡ，Ⅲ，Ⅳがそれぞれ重合してヘキソン，ペントン基粒，ファイバーとなり，核内でカプシド蛋白質が集合してウイルスカプシドが形成される．ウイルス DNA の 5′ 末端付近にあるパッケージング配列とカプシドの相互作用によって，ウイルス DNA がカプシド内に内包され，核内で成熟ウイルスが形成される．

4　アデノウイルスの疫学と病原性

アデノウイルスは世界中の人々に広く浸淫しており，1，2，3，5，6 型のうちいくつかの血清型は 5 歳までに**不顕性感染**を起こし**中和抗体**を誘導する．C 群アデノウイルス 1，2，5 型は咽頭扁桃や腸管のリンパ節に潜伏感染し，しばしば無症候性感染者の糞便から分離される．B 群アデノウイルス 11，34，35 型は腎に潜伏感染する．アデノウイルス感染に対する防御機構の主体は液性免疫であるが，細胞性免疫もウイルス排除に重要で，AIDS 患者や免疫抑制患者ではアデノウイルスによる重症の肺炎や肝炎，難治性の下痢症が報告されている．

アデノウイルスには病原性の明らかでない血清型が多いが，約 1/3 の血清型は呼吸器疾患，角膜炎や結膜炎，胃腸炎などの原因となる．アデノウイルス感染症は**プール熱**と呼ばれる咽頭結膜熱を除き，季節的偏りが少なく年間を通じて分離される．感染経路は飛沫感染，接触感染，糞口感染によるが，結膜炎の一部はプールの水を介して直接感染する．潜伏期間は気道感染で 5～7 日間，流行性角結膜炎で平均 9 日間である．コットンラットにおけるアデノウイルス 5 型肺炎モデルでは，初期遺伝子産物(E3 19K，E3 19.7K，E1B 55K)

が病原性に関与することが報告されている．

5 アデノウイルス感染症の臨床病型

(1) 咽頭結膜熱 pharyngoconjunctival fever (PCF)

夏期にみられる発熱と結膜炎を伴う小児の咽頭炎で，3型と4型によることが多い．突然の発熱，頭痛，全身倦怠感で発症し，咽頭痛，眼症状，頸部リンパ節腫脹，下痢などを伴う．発熱は39〜40℃の高熱となり3〜5日間持続するが予後は良好である．眼症状は片眼から始まり対側に進展する．咽頭炎は咽頭リンパ濾胞の発赤と腫脹が高度な滲出性扁桃炎を呈する．結膜炎を伴わない病型を急性熱性咽頭炎(acute febrile pharyngitis)と呼んでいる．

(2) 気管支炎と肺炎

アデノウイルスは呼吸器感染症の原因の5〜10%を占め，毎年一定数のアデノウイルス感染例が発生している．米国では新兵訓練所の新兵にみられる急性呼吸器疾患(ARD)の原因ウイルスとして知られる．分離ウイルスは3，4，7，21型が多い．1995年以降，国内でアデノウイルス7型による乳幼児の重症肺炎がみられるようになった．わが国では長期間乳幼児の抗体陽性率が低かったための**再興感染症**と考えられている．アデノウイルス7型肺炎の発症年齢は生後1カ月〜12歳(平均年齢2歳)で，肝機能障害や脳炎を伴うため死亡率も高い．

(3) 流行性角結膜炎 epidemic keratoconjunctivitis (EKC)

代表的なウイルス性角結膜炎でアデノウイルス8型によるものが多いが，19型や37型によるものもある．小児から老人まで幅広く罹患し，伝染性が強く手指のほか，目薬やタオルなどによる接触感染により伝播する．急性の濾胞性結膜炎で発症し，眼瞼結膜の浮腫や耳前リンパ節の腫脹が認められ，点状の表層角膜炎を生ずる．

(4) アデノウイルス性胃腸炎

アデノウイルス40型と41型による発熱，嘔吐，下痢を主症状とするウイルス性胃腸炎で，3歳以下の乳幼児に好発する．小児のウイルス性胃腸炎の原因として**ロタウイルス**や**ノロウイルス**についで多く，日本の小児のウイルス性胃腸炎の9〜14%を占める．集団発生はまれで多くは散発例である．ロタウイルスによる下痢症が冬期に集中するのに対して，アデノウイルス性胃腸炎は年間を通じて発症する．アデノウイルス40型と41型は難増殖性アデノノウイルスと呼ばれ，293細胞やA549細胞を用いて分離される．

(5) その他

アデノウイルス1, 2, 3, 4, 5, 6型は非特異的な上気道炎の原因となる．その他，**急性濾胞性結膜炎**(3型と4型が多い)，小児の**腸重積症**(1, 2, 5, 6型)，**急性出血性膀胱炎**(11型，21型)などが知られている．

6 検査所見，診断および治療

病原ウイルスの診断はウイルスの分離，ウイルス抗原の直接検出，PCRによるDNA診断が確定的であるが，ペア血清が得られれば血清診断も診断的価値がある．ウイルス分離は咽頭，鼻腔，結膜のぬぐい液や糞便をHeLaや293細胞に接種して行う．特異的な**細胞変性効果**(cytopathic effect：CPE)がみられれば，血清反応やウイルスDNAの解析により型診断を行う．血清診断のうち**補体結合試験**は群特異的で，**中和試験**と**赤血球凝集抑制試験**は型特異的である．ある程度血清型が予測される場合は感度の高い中和試験と赤血球凝集抑制試験がよい．最近，ウイルス抗原を感度よく直接検出できるイムノクロマトグラフィー法が臨床の場で使用されるようになった．アデノウイルスに特異的な治療薬はないため，アデノウイルス性肺炎では，高力価のγグロブリンの投与や一部ではステロイド薬の全身投与が行われる．

D ポリオーマウイルス科 *Polyomaviridae* パピローマウイルス科 *Papillomaviridae*

1 分類と病原性

かつては，パポーバウイルス科 *Papovaviridae*（papillomavirus，polyomavirus，vaculoating agent（SV40）の頭2文字より命名された）の，ポリオーマウイルス属とパピローマウイルス属とされていたが，現在では，ポリオーマウイルス科とパピローマウイルス科に独立して分類されている．いずれもエンベロープのない正20面体の小型DNAウイルスであるが，両ウイルス間でゲノムサイズや遺伝子構造が異なる．ポリオーマウイルス科のうち，サルのSV40とマウスのポリオーマウイルスはDNA腫瘍ウイルスのプロトタイプとして細胞がん化活性を持つ初期遺伝子の機能が詳細に研究されている．ヒトポリオーマウイルスには**BK virus（BKV）**と**JC virus（JCV）**の2種がある．いずれも急性疾患の原因とはならないが免疫不全状態で再活性化し，それぞれ**出血性膀胱炎**と**進行性多巣性白質脳症**（progressive multifocal leucoencephalopathy，PML）の原因となる．パピローマウイルス科は宿主特異性が高く，限られた宿主の表皮組織でのみ増殖し，皮膚や粘膜に疣贅状病変を形成する．粘膜に感染する**ヒトパピローマウイルス**（human papillomavirus，**HPV**）は性感染症としての側面があり，一部のHPVは生殖器がんの発がん因子として重要である．

2 ポリオーマウイルス科

1．ウイルスの構造と増殖

ポリオーマウイルス粒子は直径約45 nmで，72個のカプソメアが正20面体カプシドを構成する．ウイルスゲノムは4,700～5,300塩基対の環状二本鎖DNAで，複製開始点と転写調節領域の両側に初期遺伝子と後期遺伝子がコードされている．初期蛋白質の大型T抗原はウイルス遺伝子の発現の調節とウイルスDNAの複製に働き，後期蛋白質はウイルス粒子を構成するカプソメアとなる．SV40は細胞のMHCクラスI分子に，マウスポリオーマウイルスは細胞膜糖蛋白質に結合した後，エンドソームに取り込まれて核へ輸送される．核内で脱殻してウイルスゲノムが露出し初期蛋白質の大型T抗原と小型t抗原が発現する．

SV40とポリオーマウイルスの大型T抗原は複製開始点への結合活性とDNAヘリカーゼ活性を持ち，ウイルスDNAの複製に働く．大型T抗原は細胞のがん抑制遺伝子産物**RB**と結合して転写因子**E2F**を活性化し，ウイルス増殖に適したS期の細胞遺伝子の発現を誘導する．ウイルスDNAの複製は，大型T抗原がウイルスDNAの複製開始点に結合して一本鎖領域が形成され，DNA結合蛋白質，PCNA，DNAポリメラーゼδが集合して両方向に向かってDNA合成が始まる．ウイルスDNA合成開始後，大型T抗原の結合部位が変わり，ウイルス遺伝子の転写は初期遺伝子から後期遺伝子へ転換する．後期蛋白質VP1，VP2，VP3は細胞質で合成された後，核内へ移行してウイルス粒子を形成する．VP1はカプソメアとなり，VP2とVP3はウイルスDNAの組込みに関与する．

2．病原性ヒトポリオーマウイルス：BKVとJCV

BKVは腎移植患者の尿より，JCVはホジキン病を基礎疾患とする進行性多巣性白質脳症患者の脳より1971年に分離され，患者のイニシャルより命名された．BKVとJCVは約40 nmの正20面体のウイルス粒子で，5,100塩基対の二本鎖DNAのウイルスゲノムを有する．両ウイルスのゲノムDNA間に75％以上の相同性があり構造はきわめて似ている．ゲノム構造はSV40と基本的に同じで，初期領域より大型T抗原と小型t抗原が，後期領域よりVP1，VP2，VP3が合成される．BKVはヒト腎細胞でよく増殖し，JCVは脳のグリオーマ細胞や星状細胞のほか，Bリンパ球や骨髄幹細胞でも増殖する．

BKV および JCV は無症候性にヒト集団に広く潜伏感染しており，成人の 70〜80％に中和抗体あるいは赤血球凝集抑制(HI)抗体が検出される．両ウイルスとも 5〜7 歳までに特異抗体が陽性となることから，家族内の飛沫感染により伝播し腎臓やリンパ球に潜伏感染すると考えられている．悪性腫瘍，抗がん薬や免疫抑制薬投与による免疫抑制状態下で再活性化し，BK ウイルスは出血性の尿道炎や膀胱炎を，JC ウイルスは進行性多巣性白質脳症(PML)を起こす．PML は細胞性免疫低下に伴い JC ウイルスが脳白質の希突起膠細胞(oligodendrocyte)で増殖し，脳実質に脱髄巣を形成するまれな疾患である．最近では，PML 患者の約 80％が AIDS 患者で占められている．

多くの成人が BKV と JCV に対する抗体を有するため，血清反応による診断的価値は限られている．BK ウイルスの検出は尿を検体とした PCR か尿中上皮細胞におけるウイルス抗原の検出による．PML のウイルス学的診断は髄液中の JCV DNA の PCR による検出が感度(＞ 90％)と特異度(＞ 95％)ともに優れている．最近では AIDS に対する **HAART**(highly active antiretroviral therapy)により PML は必ずしも進行性ではなくなった．BKV，JCV ともに新生ハムスターに種々の腫瘍を形成するが，ヒト腫瘍との関係については証明されていない．

3　パピローマウイルス科

1．ウイルスの構造と増殖

ヒトパピローマウイルス(human papillomavirus，HPV)は直径 52〜55 nm のエンベロープのない正 20 面体のウイルスで，カプシドは 72 個のカプソメアで構成される．ウイルスゲノムは約 8,000 塩基対の環状二本鎖 DNA で，すべてのウイルス蛋白質が一方の DNA 鎖にのみコードされている．ウイルスゲノムは転写調節領域(long control region，**LCR**)，7〜8 蛋白質をコードする初期領域，二つの後期蛋白質をコードする後期領域の三つの領域からなる．

HPV はヒトの皮膚や粘膜の角化細胞に感染し疣贅状病変を形成する．ウイルスが増殖する培養系が存在しないため，ウイルスの同定はウイルス DNA の検出と塩基配列の解析によって行われる．HPV は古くから人類とともに存在してきたウイルスで，これまで 150 以上のゲノム型が同定されている．ウイルスの多様性にもかかわらずウイルスゲノムは安定で同一ゲノム型間の変異はきわめて少ない．30 型以上の HPV は気道や生殖器粘膜から，20 型以上がまれな遺伝性皮膚疾患である**疣贅状表皮発育異常症**(epidermodysplasia verruciformis：EV)の皮膚病変から，10 型以上が皮膚の疣贅から検出される．

HPV は皮膚の小外傷や，あるいは子宮頸部の移行部のように分裂の盛んな表皮に感染する．ウイルスレセプターは **$\alpha6\beta4$ インテグリン**で，表皮基底細胞に感染した HPV は角化細胞の分化に伴って初期遺伝子の発現，後期遺伝子の発現，カプシド蛋白質の合成，ウイルス粒子の形成が起こり，角層とともに剥離脱落して新たな感染源となる．HPV 感染細胞は表皮顆粒層の核周囲に空包を持つ細胞(**koilocyte**)として観察される．HPV が増殖性病変を生ずる原因は，感染表皮細胞で発現する初期遺伝子 *E6* と *E7* による．E6，E7 はそれぞれがん抑制遺伝子産物 p53，RB の機能を阻害し，S 期の細胞遺伝子の発現を誘導しアポトーシスを抑制する．

2．臨床病型と診断

粘膜の HPV 感染病変は性行為によって伝播することが多いため性感染症の一つに数えられている．また，皮膚の疣贅は HPV による良性腫瘍で悪性化しないが，粘膜の HPV 感染は子宮頸がんや陰茎がんの原因となる．

(1) 皮膚の疣贅 wart

皮膚の疣贅は形状と部位によって**尋常性疣贅**(HPV2 型，4 型)，**扁平疣贅**(HPV3 型，10 型)，**ミルメシア**(足底の蟻塚様の疣贅，HPV1 型)と呼ばれる．各疣贅は，表皮角化細胞のモノクローナルな増殖により形成されるが，悪性化することはない．

(2) **疣贅状表皮発育異常症** epidermodysplasia verruciformis(EV症)**の皮膚病変**

疣贅状表皮発育異常症はまれな表皮の遺伝性疾患で全身に疣贅状の皮膚病変が発生する．**紫外線**が発がんの共同因子となるため，皮膚がんは露光部に多く発生する．EV症の皮膚がんからは主に5型と8型が検出される．

(3) **尖圭コンジローマ** condyloma acuminatum

肛門，亀頭，陰唇部の疣贅で60％以上がHPV6型，30％以上が11型による．悪性化はまれである．最近，Toll-like receptor 7を活性化するイミキモド含有クリームが治療に用いられ著効することが知られるようになった．

(4) **子宮頸がん，陰茎がん**

高リスク型と呼ばれる**粘膜型HPV**(16型，18型，31型，33型，35型，39型，45型，52型，58型，59型，67型，68型，70型)が高率に検出される．子宮頸がんの90％以上に高リスク粘膜型のHPVが検出され50％以上はHPV16である．HPV感染のある**子宮頸部病変**は軽度異形成上皮，中等度異形成上皮，高度異形成上皮を経て上皮内がん，子宮頸がんまで連続性に進行する例が多いが，数年〜20年の潜伏期の後に感染病変の一部(米国では感染病変の0.15％)が子宮頸がんに至ると推測されている．陰茎がんにおいても16型，18型，31型，33型が検出される．

(5) **その他**

HPV6型と11型は小児の喉頭乳頭腫の原因となり，とくに外陰部に尖圭コンジローマを持つ母親から生まれた児に多い．外陰がんや肛門がん，舌がんも粘膜高リスク型HPV感染が発がんに関与する．皮膚角化細胞の表皮内がんであるボーエン病(とくに爪甲下のボーエン病)よりHPV16型が検出される．

3．ウイルス学的診断

通常，HPV感染による皮膚や粘膜の疣贅状病変は，特有の角質肥厚を伴う乳頭状の外観から臨床診断される．病理組織学的には，角層と表皮の乳頭状肥厚と表皮顆粒細胞の空胞化，粗大なケラトヒアリン顆粒，核内および細胞質封入体が特徴である．HPVの検出には多数のHPV型を一度に増幅する**コンセンサスPCR**がもっとも優れている．HPVの検出と型別診断の臨床的意義は悪性化のリスクを知る点にある．基本的に表皮内のみで増殖するウイルスであるため，血清抗体価の診断的価値は低い．

E　パルボウイルス科
Parvoviridae

パルボウイルスはその名前がラテン語で「小さい」を意味する“parvus”に由来しているように，自然界に存在するウイルスの中でももっとも単純で小さい部類に入る．1960年代より発見され，現在まで50種類以上が同定されている．パルボウイルスは動物間における宿主特異性が高い．たとえば，**ヒトパルボウイルスB19**(以下B19と略する)はヒトと類人猿以外には感染せず，他の動物のパルボウイルスは一般にヒトには感染しない．

1　パルボウイルスの性状

パルボウイルス科(*Parvoviridae*)は大きくパルボウイルス亜科(*Parvovirinae*)とデンソウイルス亜科(*Densovirinae*)の二つの亜科に分かれる．前者はさらにパルボウイルス属(*Parvovirus*)，エリスロウイルス属(*Erythrovirus*)，ディペンドウイルス属(*Dependovirus*)，アムドウイルス属(*Amdovirus*)，ボカウイルス属(*Bocavirus*)の五つの属に分かれる．ヒトに感染するパルボウイルスとしては，B19がエリスロウイルス属に，ヒトアデノ随伴ウイルスがディペンドウイルス属に，ヒトボカウイルスがボカウイルス属に分類される．

パルボウイルスは約5,000塩基の一本鎖DNAウイルスである．エンベロープを持たず，直径約20(18〜26) nmの正20面体構造である．種類によりプラス鎖またはマイナス鎖のいずれかのDNAゲノムが含まれる．例として，B19のウイルス粒子には5,596塩基のプラス鎖DNAが含まれる．ゲノムの片端あるいは両端にITR(inverted terminal repeats)と呼ばれる回文的な塩基配列を持ち，T型あるいはY型の構造をとる．ゲノムの左半分に調節蛋白質を，右半分に構造蛋白質をコードする領域があるものが大半である．

2 パルボウイルスによるヒトの疾患

1．ヒトパルボウイルスB19

1975年，英国でのB型肝炎ウイルスのスクリーニング検査中に向流免疫電気泳動法にて一つのサンプル(番号：panel Bの19 specimen)より予期しないバンドが得られた．この抗原は電子顕微鏡にてパルボウイルスに類似していることが確認された．以後，1981年に鎌状赤血球患者の**無形成発作**(aplastic crisis)との関係が報告されたのち，1983年に**伝染性紅斑**との関係が明らかになった．当初，SPLV(serum parvovirus-like virus)と呼ばれていたが，1986年頃より発見されたサンプル番号からB19と表記されるようになった．

伝染性紅斑は一般に「りんご病」と呼ばれる両頬のびまん性紅斑が特徴である．また，四肢の紅斑が融合した後，網状あるいはレース状の発疹となるのも特徴の一つである．日本では伝染性紅斑は5年周期の全国的流行がみられる．B19は骨髄中の赤血球前駆細胞(BFU-E，CFU-E)から赤芽球までのCD36陽性細胞を宿主とする．血液型の一つであるP抗原をレセプターとすることが判明しており，P抗原を持たない人種はB19に感染しないことが知られている．B19は伝染性紅斑以外に，先天性溶血性貧血患者の無形成発作，妊婦への感染による胎児水腫，免疫低下患者における慢性骨髄不全の原因となることが知られている．通常，感染は空気を介する経路によるが，輸血を介する感染がとくに悪性腫瘍患者において問題になる．

2．ヒトアデノ随伴ウイルス

アデノ随伴ウイルス(*Adeno-associated virus*, AAV)はその名前のとおり，ウイルス複製時にアデノウイルスやヘルペスウイルスのヘルパーウイルスの助けを必要とする．宿主細胞への紫外線処理などによりヘルパーウイルスが共存しなくても感染できる報告がなされており，ヘルパーウイルスの意義は特別なウイルス蛋白質の補充のためではなく，宿主細胞内環境の修飾のためであると考えられる．2007年時点でAAV1～13型まで報告されているが，さらに多くの型が見出される可能性がある．これらの中ではAAV2がもっともよく研究されてきた．

AAVはヒトへの病原性が知られておらず，遺伝子治療のベクターとして注目されてきた．型により組織親和性が違うため，種類により異なる標的組織の遺伝子治療に応用する研究報告がなされている．

3．ヒトボカウイルス

未知のウイルスを探索することを目的として，鼻咽腔吸引液からの抽出DNAよりランダムプライマーを用いたPCR法にて見出され，2005年に報告されたのがボカウイルス(*Bocavirus*)である．ゲノム塩基配列は解析されているが，2007年時点でウイルス自体は分離されていない．下気道感染症小児の約1～5%に検出されるとされるが，ボカウイルス自身が実際に下気道組織に病原性を持っているかどうかはっきりしていない．

F カリシウイルス科
Caliciviridae

カリシウイルス科のウイルスは現在四つの属に分類されており，さまざまな種の動物に感染するウイルスが含まれるが，ヒトに胃腸炎を引き起こすウイルスには**ノロウイルス**(*Norovirus*)と**サポウイルス**(*Sapovirus*)がある．これまでその形態をもとに小型球形ウイルス(small round structured virus）と呼ばれていたウイルスのほとんどが現在では，ノロウイルスと考えられている．“カリシ”はラテン語の *calix*（杯）に由来し，電子顕微鏡でウイルス粒子の表面にくぼみが観察されることによる．

1 ウイルスの性状

ウイルス粒子の直径は約 30 nm と小型で，エンベロープを持たず，正 20 面体対称性を有する．ウイルスゲノムは線状一本鎖 RNA で極性はプラス鎖である．三つの ORF（蛋白質コード領域）を持ち，全長は約 5〜8 kb である．試験管内の培養系が確立しておらず，詳細は不明であるが，ウイルス複製時にはゲノム RNA が mRNA として機能すると考えられている．酸性ならびに塩基性環境下でも安定であり，低濃度の塩素では不活化されないが，熱には比較的弱く，85℃，1 分以上の加熱により不活化される．

非常に多様性に富み，現在までにノロウイルスには少なくとも二つの genogroup，31 種の genotype，サポウイルスには五つの genogroup の存在が確認されている．

2 カリシウイルスによるヒトの疾患

1．ノロウイルスによる胃腸炎

近年の分子生物学の発達により，ヒトの胃腸炎の原因としてもっとも重要なウイルスであることが明らかにされた．開発国，発展途上国を問わず世界中から検出され，成人の非細菌性胃腸炎のほとんど（90％以上）に関与しており，小児でもその頻度として，乳幼児に胃腸炎を起こす代表的なウイルスであるレオウイルス科のロタウイルスに次いで多く検出される（20〜45％）．サポウイルスの検出頻度は数％である．乳幼児から成人に至るあらゆる年齢に感染する．

感染経路としては飲食物（生かきが多いとされてきたが，それ以外からの検出も多い）を介した経口感染（食中毒）と患者の糞便や嘔吐物を介したヒトからヒトへの感染がある．病院や施設内での大規模な集団発生を引き起こすことがあり，近年社会問題となっている．

年中ウイルス感染者はみられるが，毎年冬期に流行する．潜伏期間は 1〜2 日で，症状の持続期間は数時間〜数日である．臨床症状は他の胃腸炎ウイルスと同様に嘔気，嘔吐，下痢が主で，腹痛，発熱を認める場合もあるが，一般に軽症で予後は良好である．

ボランティア感染実験では初回発症しなかったヒトは次回も発症せず，初回発症したヒトには数カ月間の短期免疫は成立するが長期免疫は得られないことが示唆されていた．これにはヒトのウイルス対する感受性の存在が考えられていたが，2003 年，遺伝により規定される血液型（ABO 式，あるいはルイス（Lewis）式も）によって，感染しやすいヒトとそうでないヒトがいることが明らかとなり，注目されている．

診断には電子顕微鏡，ELISA（enzyme-linked immunosorbent assay）が主に用いられてきたが，最近は高感度の RT-PCR（reverse transcription polymerase chain reaction）が主流である．

治療は等張電解質溶液の経口補液によるが，重症例では点滴や入院を必要とする．

予防は食中毒対策としては食材の加熱と衛生的な管理（手洗い，うがい，調理器具の消毒）が基本となる．施設内での集団発生に対する対策としては，施設ごとに状況が異なるので，それぞれの施設に応じた対応マニュアルを作成しておく必要がある．ポイントは患者の隔離と糞便，嘔吐物の処理を徹底することである．

組換えバキュロウイルスを使用したサブユニットワクチンの開発も行われているが，さまざまな問題があり，実用化には時間を要すると考えられている．

G オルトミクソウイルス科
Orthomyxoviridae

1 歴史

紀元前412年のヒポクラテスの書物に，「ある日突然多数の住民が熱を出し，震え咳がひどくなった．この病はたちまち村中に広まったが，しばらくすると去っていった」という記載が残っている．これはインフルエンザと推定される急性上部気道炎である．周期的に発生するこの病を，星や寒気の影響(influence)であると恐れたのが，インフルエンザ(influenza)の語源とされる．またそれは，今日に至るまで人類に影響を与え続けている病気である．

1933年に，英国のSmith，Andrews，Laidlawは，患者のうがい液をフェレットの鼻腔に接種するとインフルエンザ様症状を起こすこと，他のフェレットやヒトに伝播することを発見した．これが，ヒトから最初に分離された**A型(type)インフルエンザウイルス**である．さかのぼること1902年にはニワトリから，1930年にはブタから，A型インフルエンザウイルスがすでに分離されている．1940年にFrancisらにより**B型インフルエンザウイルス**が，1947年にTaylorらにより**C型インフルエンザウイルス**が，呼吸器疾患患者から初めて分離された．

1941年にHirstは，インフルエンザウイルスがニワトリ赤血球を凝集することを見つけた．ウイルスが，赤血球表面のムコ蛋白質(mucus)と結合する現象である．オルトミクソ(orthomyxo)という語は，ギリシャ語のorthos(基準，正しい)とmyxa(mucusの意)に由来する．元来，赤血球凝集性を示すウイルス群であるミクソウイルスから，オルトミクソウイルスとパラミクソウイルスが，1970年初めにそれぞれ独立した．

2 分類

オルトミクソウイルス科(*Orthomyxoviridae* family)は，マイナス一本鎖の分節状RNAゲノムを持つウイルスにより構成され，インフルエンザウイルスA属(*Influenzavirus* A)，インフルエンザウイルスB属(*Influenzavirus B*)，インフルエンザウイルスC属(*Influenzavirus C*)，トゴトウイルス属(*Thogotovirus*)，アイサウイルス属(*Isavirus*)の合計5属(genera)に分類される．このうち医学上重要なのは，インフルエンザ3属である．トゴトウイルス属にはトゴトウイルスやドーリウイルス(Dhori virus)が含まれ，主に中央アフリカから南ヨーロッパの家畜に寄生するダニから分離される．ヒトへの感染例も報告されるが，自然宿主，病原性などの詳細は不明である．アイサウイルス属にはサケ貧血ウイルス(infectious salmon anemia virus)が含まれ，大西洋沿岸のサケ(Atlantic salmon)に感染被害を及ぼす．

インフルエンザウイルスの3属に含まれるのが，それぞれA型，B型，C型インフルエンザウイルスである(**表18G-1**)．これらはウイルス内部の核蛋白質(nucleoprotein，NP)とマトリックス1蛋白質(matrix protein 1，M1)の抗原性の違いで分類される．A型ウイルスは，表面糖蛋白質である**赤血球凝集素**(hemagglutinin，**HA**)と

表18G-1 インフルエンザウイルス型別

型	A	B	C
亜型	HA(H1～H16) NA(N1～N9)	なし	なし
宿主	ヒト 哺乳類 (ブタ，ウマ等) 鳥類	ヒト まれにアザラシ	ヒト まれにブタ
RNA分節数	8	8	7
ウイルス蛋白質	PB2 PB1，PB1-F2 PA HA NP NA M1，M2 NS1, NEP/NS2	PB2 PB1 PA HA NP NA，NB M1，BM2 NS1, NEP/NS2	PB2 PB1 P3 HEF NP M1，CM2 NS1, NEP/NS2

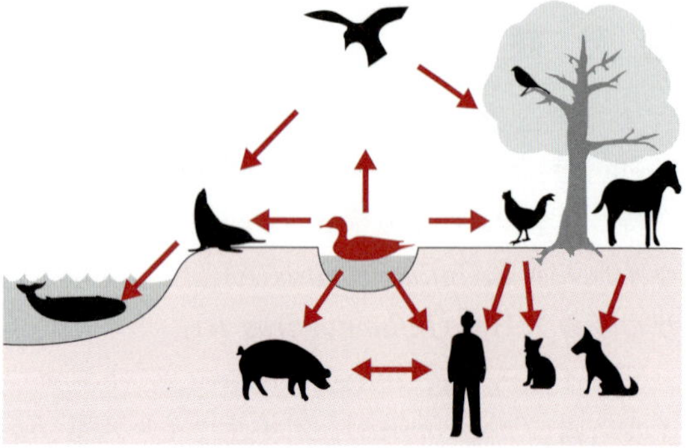

図 18G-1　A型インフルエンザウイルスの宿主動物

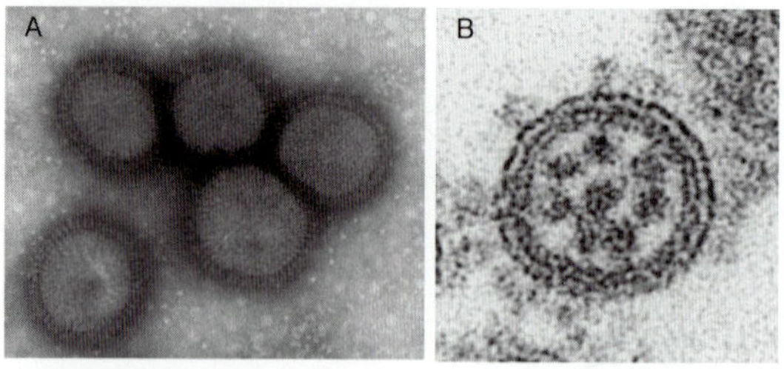

図 18G-2　A型インフルエンザウイルスの電子顕微鏡写真
A 陰性染色像．**B** 粒子内部を捉えた切片像．
（野田岳志博士提供）

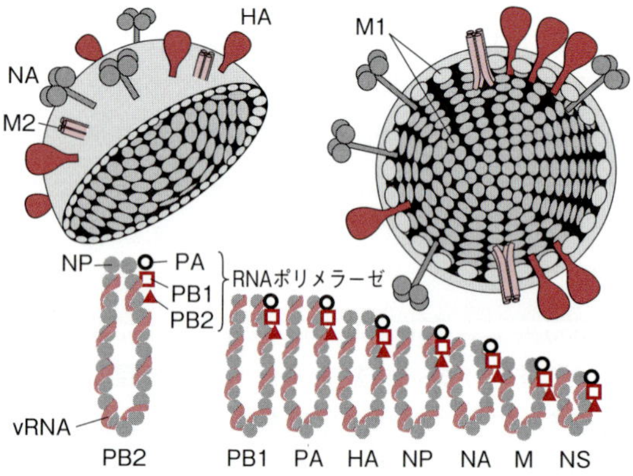

図 18G-3　A型インフルエンザウイルスの構造

ノイラミニダーゼ(neuraminidase, NA)の抗原性により，さらに亜型(subtype)に分類され，HAには16種(H1～H16)，NAには9種(N1～N9)の抗原亜型がある．それぞれの亜型間にはアミノ酸配列に30％以上の違いがある．したがって，A型ウイルスの抗原性はHAとNAの抗原性の組み合わせで決まり，たとえばH3N2ウイルスなどと呼称する．A型ウイルスはさまざまな動物種に感染し，病気を起こす．自然宿主は水禽である(**図 18G-1**)．B型ウイルスは，1980年代以降，二つの遺伝学的集団(Victoria系統とYamagata系統)に分かれる．それらの間にはHA抗原性の違いが認められるが，別の亜型は存在しない．C型ウイルスにも株間に抗原性の相違はあるものの，亜型には分類されない．インフルエンザウイルスの分離株は，型，動物種(ヒトの場合は省略)，分離場所，分離番号，分離年，(A型ウイルスの場合はHAとNA亜型)で表記する[A/Puerto Rico/8/34(H1N1)，A/chicken/Yamaguchi/8/2004(H5N1)，B/Victoria/2/87など]．

3　ウイルスの性状

1．構成蛋白質と粒子形状

インフルエンザウイルスの粒子は，一般に直径80～120 nmの球状である(**図 18G-2**)が，培養条件，ウイルス株の違いにより紐状の形態をとる．とくに，新鮮分離株では紐状の粒子(長さ300 nm以上)が認められる．C型ウイルスではこの傾向が強く，また感染細胞上にはきわめて長い(～500 μm)紐状構造体が観察される．細胞膜由来の脂質二重層からなるエンベロープには，A型ウイルスの場合，HAとNAの2種類の糖蛋白質がスパイク状に突出(10～14 nm)する(**図 18G-2, 3**)．HAはⅠ型膜糖蛋白質の三量体で棍棒状，NAはⅡ型膜糖蛋白質の四量体でマッシュルーム状の形状を示す．マトリックス2蛋白質(matrix protein 2, M2)は四量体の管孔構造体をとり，エンベロープを貫通する形で少量含まれる．エンベロープはM1蛋白質によって裏打ちされ，ウイルス粒子の殻を形成する．粒子内部には，ウイルスRNAとNP蛋白質およびRNAポリメラーゼが結合したリボ核蛋白質(ribonucleoprotein, RNP)複合体が，それぞれ独立した形で8分節含まれる．RNAポリメラーゼは3種類のサブユニット[PB1(polymerase basic protein 1)，PB2(polymerase basic protein 2), PA(polymerase acid protein)] で構成される. NEP/NS2(nuclear export protein/nonstructural protein 2)蛋白質もウイルス粒子中に含まれるが, その局在は不明である. その他, 感染細胞中にはNS1(nonstructural protein 1)とPB1-F2蛋白質が発現する.

電子顕微鏡観察では, B型ウイルスとA型ウイルスの形態的な違いは認められない. しかし, B型のエンベロープにはHA, NA, NB, BM2の4種類の蛋白質がある. A型ウイルスと同様に, M1蛋白質により裏打ちされた粒子内部には, 8分節のRNP複合体が含まれる. C型ウイルスのエンベロープにはHEF(hemagglutinin-esterase-fusion)糖蛋白質とCM2蛋白質が存在し, 粒子内部には7分節のRNP複合体が含まれる.

インフルエンザウイルスは熱(56℃, 30分), 酸(pH 3以下), 有機溶媒, 界面活性剤, ホルマリンにより容易に不活化される.

2. ゲノム構造

オルトミクソウイルス科のウイルスは, **マイナス一本鎖の分節状RNAゲノム**を持つ. A型とB型インフルエンザウイルスおよびアイサウイルスは8分節, C型インフルエンザウイルスとドーリウイルスは7分節, トゴトウイルスは6分節である. インフルエンザウイルスの各RNA(vRNA)は, 両末端にある非翻訳領域とそれらに挟まれた翻訳領域とで構成される. vRNA両末端にある10数塩基の配列は, A型, B型, C型ウイルスの間では異なるが, 同じ型の中ではすべての分節でよく保存されており, さらにいずれもそれぞれの分節の両末端には相補的配列が存在する. したがって, vRNAは両末端が二重鎖様構造を持つループ状となる(パンハンドル構造). vRNAは会合したNP蛋白質の周りを巻くように存在し, RNAポリメラーゼ複合体はRNA末端領域に結合した形でRNP複合体を形成する.

A型ウイルスのRNA分節は, 合計11種類の蛋白質をコードする(**図18G-4**). 長いほうの三つの分節はRNAポリメラーゼのサブユニット, PB2, PB1, およびPA蛋白質をコードする.

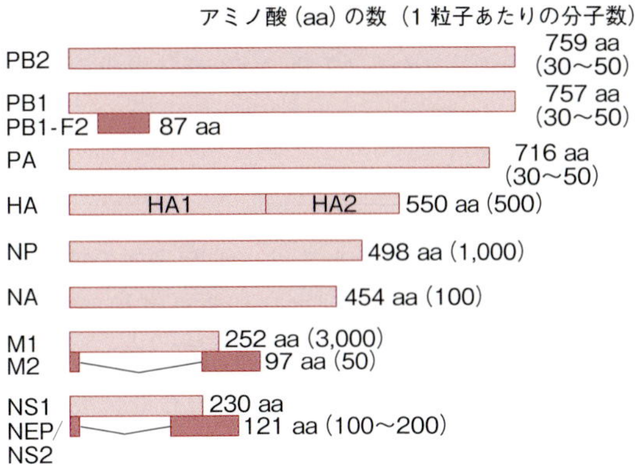

図18G-4 A型インフルエンザウイルスの蛋白質
A/Puerto Rico/8/34(H1N1)

PB1 RNA分節からは, 別の読み枠上のPB1-F2蛋白質も翻訳される. 長いほうから4, 5, 6番目の分節は, それぞれHA, NP, NA蛋白質をコードしている. 7番目の分節からはM1とM2が, 8番目の分節からはNS1とNEP/NS2が翻訳される. M2 mRNAとNS2 mRNAは, ともにスプライシングされたmRNAである.

B型ウイルスも8分節のRNAゲノムを持ち, 11種類の蛋白質をコードする(**表18G-1**). 長いほうから五つの分節は, それぞれPB2, PB1, PA, HA, NP蛋白質をコードしている. 6番目の分節は, 最初の開始コドンからNB蛋白質が, 読み枠の異なる次の開始コドンからNA蛋白質が翻訳される. 7番目の分節は, M1とBM2蛋白質をコードする. BM2の開始コドンはM1の終止コドンと重複して存在する(UAAUG). 8番目の分節からは, NS1とスプライシングされたmRNAからNEP/NS2蛋白質が翻訳される.

C型ウイルスのゲノムは7分節で構成され9種類の蛋白質が同定されている(**表18G-1**). 第3分節からはRNAポリメラーゼのP3サブユニット蛋白質が発現する. A型やB型ウイルスのPAと異なり酸性性状ではないためP3と呼ばれる. 第4分節はI型糖蛋白質であるHEF(hemagglutinin-esterase-fusion)をコードする. 第6分節には, CM1とCM2蛋白質がコードされる. CM2の終止コドンはmRNAのスプライシングにより出現する．第7分節からは，NS1とスプライシングされたmRNAからNEP/NS2が発現する．

4 増殖機構

インフルエンザウイルスは，細胞表面の糖蛋白質や糖脂質に含まれるシアリルオリゴ糖(レセプター)へ結合し，増殖を開始する(**図 18G-5**)．ヒト由来のA型ウイルスやB型ウイルス表面のHAはガラクトースに*α*2,6結合するシアル酸(SA*α*2,6Gal)に，トリ由来のA型ウイルスのHAはガラクトースに*α*2,3結合するシアル酸(SA*α*2,3Gal)に，それぞれ効率よく結合する．C型ウイルスは，A型ウイルスやB型ウイルスと異なるアセチル化シアル酸(9-*O*-acetyl-*N*-acetylneuraminic acid)を持つオリゴ糖を主要な細胞レセプターとする．細胞レセプター特異性は，ウイルスの感染宿主域を決定する重要な因子である．

レセプターに吸着したA型ウイルスは，主にクラスリン関連エンドサイトーシスにより細胞内に侵入する．HA1とHA2に開裂しているHAは，エンドソームの酸性環境によりその立体構造が変化し，HA2のアミノ末端にある疎水性の膜融合ドメインを介してウイルスエンベロープと細胞エンドソーム膜が融合する．一方，エンドソームのウイルス内部には，M2イオンチャネルを通ってプロトンが流入し，M1とRNPとの解離を誘導する．その結果ウイルスのRNPは細胞質に放出される(脱殻，uncoating)．その後RNPはゲノムの転写・複製の場である細胞核内に輸送される．RNPを構成する蛋白質，とくにNP蛋白質の核移行シグナルが，karyopherin *α*/*β* (importin *α*/*β*)を介したRNPの核内への移行を担う．

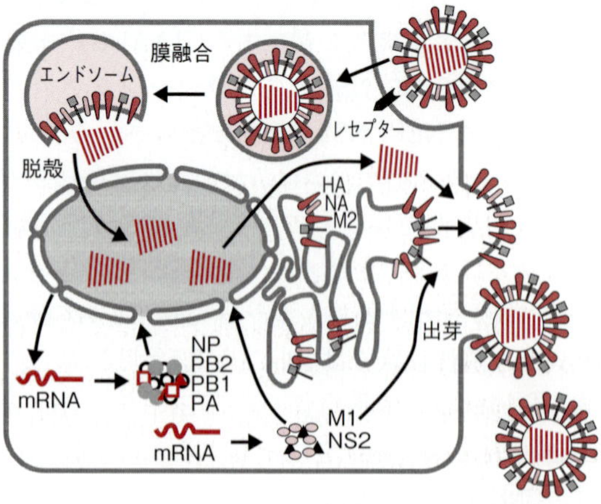

図 18G-5　A型インフルエンザウイルスの増殖環

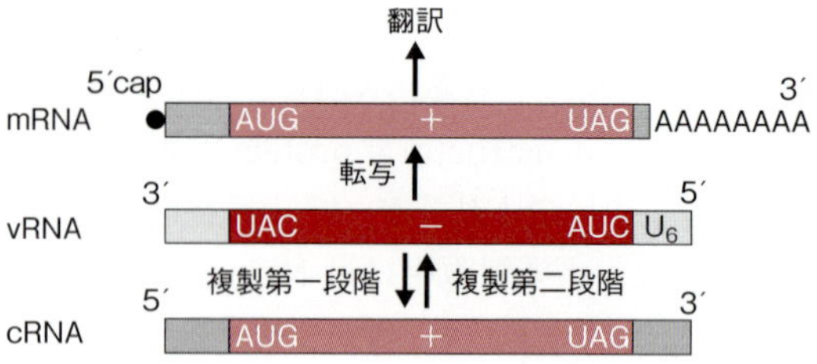

図 18G-6　ゲノムRNAの転写と複製

RNPが核内に移行すると，RNAポリメラーゼによりウイルスゲノムの転写・複製が開始する．非翻訳領域両末端に形成される二重鎖様構造が，転写・複製のプロモーターである．遺伝子の転写には，宿主由来mRNAのキャップ構造を持つオリゴRNAがプライマーとして利用される(**図 18G-6**)．A型ウイルスの場合，PB2サブユニットがキャップ構造の認識を，PB1サブユニットがオリゴRNAの切り出し(エンドヌクレアーゼ活性)とmRNAの伸長(ポリメラーゼ活性)を担う．vRNAの5′末端の内側にはウラシルが連続する配列があり(**図 18G-6**，U_6)，mRNAの伸長はここでポリAが付加され，停止する．一方，vRNAの複製は，まず相補RNA(cRNA)鎖が合成され，次にそれを鋳型にvRNAが増幅される．いずれの合成反応もプライマー非依存性である．PA蛋白質は，vRNAの複製過程に必要であるが，その機能は不明である．各遺伝子の発現は，それぞれの蛋白質機能に応じて時系列的制御されている．たとえば，ゲノムの転写・複製に必要なNP蛋白質や宿主の初期免疫応答の制御などに必要なNS1蛋白質は，感染初期から産生されるが，HA，NAなどの膜蛋白質やウイルスゲノムの転写を阻害するM1蛋白質は，感染後期に産生される．新しく作られたvRNAは核内でRNP構造を形成し，核外に輸送される．このとき，RNPに

M1 が，M1 に NEP/NS2 が結合し，NEP/NS2 の核外移行シグナルを介して Crm1 依存的に RNP が細胞質に輸送されると考えられる．

細胞質に移行した RNP は細胞膜下に運ばれ，HA や NA 膜糖蛋白質はゴルジ体から形質膜のリピッドラフトに選択輸送される．M2 蛋白質も形質膜に輸送されるがラフトには局在しない．新しいウイルス粒子は，ラフトで効率的に組み立てられる．その結果，M2 蛋白質の粒子中への取り込みは制限される．RNP の粒子への取り込み機構の詳細は不明であるが，効率の良い粒子形成には 8 種類の RNA 分節が必要であること，各分節のパッケージングシグナルは翻訳領域にも含まれること，電子顕微鏡により粒子内部には 8 本の RNP が観察されることより，8 分節が選択的に粒子中にパッケージングされると考えられる．

子孫ウイルスは，NA 蛋白質のシアリダーゼ活性により細胞表面のシアル酸が除かれ，宿主細胞から放出される（出芽，budding）．同時に，NA はウイルス表面糖蛋白質のシアル酸を除去し，粒子同士の凝集を防ぐ．したがって，HA のシアリルオリゴ糖レセプターへの結合活性と，NA のシアリダーゼ活性によるレセプター破壊活性という相反的機能のバランスは，ウイルスの増殖性に影響する．C 型ウイルスの HEF 蛋白質は，この相反的機能を一つの分子でまかなう．

NS1 蛋白質は，感染に伴い誘導される宿主の I 型インターフェロン（IFN，interferon）の産生を抑制する働き（IFN antagonism）や，宿主細胞の mRNA の機能的プロセシングを阻害する働きにより，ウイルスの増殖を制御する．ミトコンドリアに局在する PB1-F2 蛋白質は，アポトーシスを介して宿主の免疫応答を抑制するアクセサリー蛋白質である．

5 インフルエンザの世界的大流行

ヒトがそれまでに，あるいは数十年以上の間感染していない抗原亜型の A 型ウイルス，つまり新しい HA 分節を獲得した**抗原不連続変異**（antigenic shift）を伴ったウイルスが出現すると，そのウイルスに対する免疫を持たない人が多く感染するため，世界的な大流行（**パンデミック**）に発展する（**図 18G-7**）．人類は前世紀に，三度のパンデミックを経験した．1918 年のスペイン風邪（H1N1 ウイルス），1957 年のアジア風邪（H2N2 ウイルス），1968 年の香港風邪（H3N2 ウイルス）である．スペイン風邪では世界で 2 千万人以上が犠牲となり，その原因ウイルスは米国軍隊がスペインに持ち込んだとされる．その他のパンデミックでも 100 万人以上が犠牲となり，いずれの原因ウイルスも中国南部で出現したとされる．1977 年のソ連風邪（H1N1）は，H1N1 亜型に対する抗体をもたない若年層での中規模な流行を起こした．そのゲノム塩基配列は，50 年以上前の H1N1 ウイルスと酷似しており，人為的なウイルスの漏洩が疑われる．一方，毎年みられるインフルエンザの流行は，同じ HA 抗原亜型内での**抗原連続変異**（antigenic drift）を伴ったウイルスによるが，過去の感染歴やワクチン接種で獲得された交

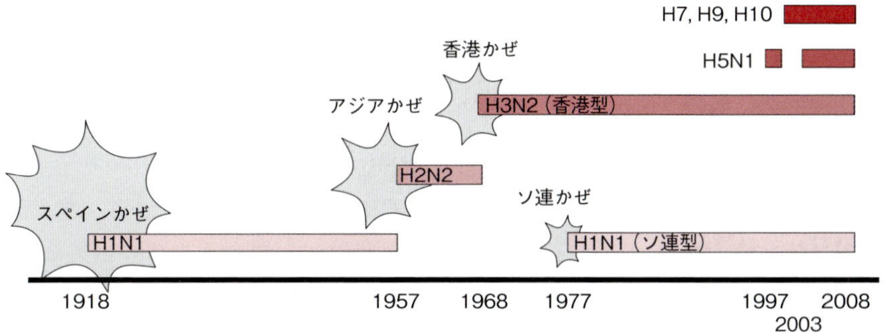

図 18G-7 A 型インフルエンザウイルスのヒトにおける流行

差防御効果により，小規模な流行(**エピデミック**)にとどまる．しかし，エピデミックによる1958年以降の死亡者数は，前世紀のパンデミックによる死亡者数に匹敵する．現在は，A香港型(H3N2ウイルス)とAソ連型(H1N1ウイルス)およびB型の3種類のウイルスが，ヒトで流行を繰り返している．また，香港型とソ連型のハイブリッドウイルス(H1N2)も，分離されている．

アジア風邪と香港風邪ウイルスは，遺伝子解析によりヒトとトリのハイブリッドウイルスであることがわかった．アジア風邪ウイルスは，ヒトのH1N1ウイルスとトリのH2N2ウイルスが遺伝子交雑したもの(*HA*，*NA*，*PB1*遺伝子がトリウイルス由来)，香港型ウイルスは，アジア型ウイルスとH3トリウイルスが遺伝子交雑(**図18G-8**)したもの(*HA*，*PB1*遺伝子がトリウイルス由来)である．ブタの上部気道細胞には，ヒトとトリの両方のウイルスに対するレセプターがあり，両方のウイルスが一つの細胞に同時に感染すると，遺伝子交雑をしたハイブリッドウイルスが作り出される．産生されたハイブリッドウイルスの中で，トリウイルス由来のHAを持つものが，ブタで増殖するうちにヒトのレセプターを認識するようになり，ヒトで効率よく伝播する性質を獲得し，パンデミックを引き起こしたという説がある．一方，スペイン風邪ウイルスは現存しないが，アラスカの永久凍土中に埋蔵された犠牲者やホルマリン固定組織から，その全遺伝子配列が明らかにされた．それによるとトリのウイルスが，遺伝子交雑を起こすことなく自身の変異により，パンデミックを引き起こすように変化したと推測されるが，詳細は不明である．

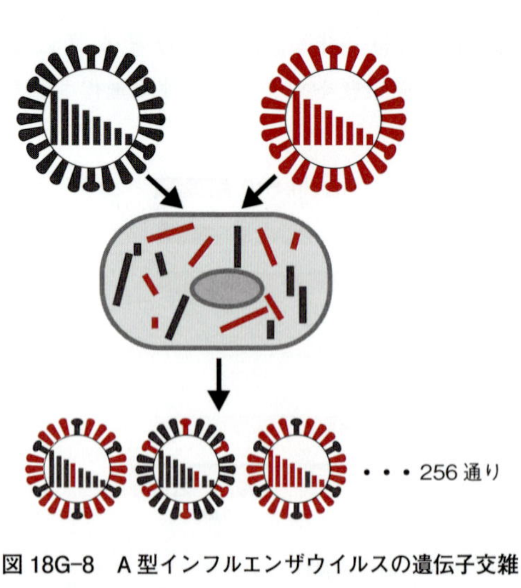

図18G-8 A型インフルエンザウイルスの遺伝子交雑

1997年，香港においてH5N1亜型のトリウイルスが18名のヒトに直接感染し6名の死亡者が出た．その後H7ウイルス(H7N2，H7N3，H7N7)やH9N2ウイルスなどが，ヒトに直接感染した事例も報告された．そして，2003年以降，H5N1ウイルスが，わが国を含めアジアからヨーロッパ，アフリカに蔓延し，15カ国以上でヒトへの感染例と240名を越す死亡者が確認された．このH5N1ウイルスがヒトの間で効率よく伝播するようになると，新たなパンデミックになる．

6 トリインフルエンザウイルスのヒトへの感染

トリインフルエンザウイルスは，ニワトリなど家禽に対する病原性により，低病原性と高病原性に分類される．ほとんどは，軽い呼吸器症状や下痢を伴う局所感染や不顕性感染で終わる低病原性である．しかし，H5あるいはH7亜型に属する一部のウイルスは，脳を含む全身の臓器で増殖し，全身性の出血性変化，臓器不全，神経症状を引き起こす致死的な高病原性である．この病原性の違いは，HA蛋白質の宿主プロテアーゼに対する感受性により決まる．高病原性ウイルスのHA開裂部位には，塩基性のアミノ酸が連続する配列(たとえばRRRKKR)が存在し，多くの臓器に普遍的に存在するプロテアーゼ(フリンやPC6)によって開裂されるため，ウイルスは全身で増殖する．一方，弱毒株のHAはそのような配列を持たないため，呼吸器，腸管に局在するプロテアーゼによってのみ開裂され，ウイルスはこれらの臓器での局所感染にとどまる．高病原性インフルエンザは，A型ウイルスの自然宿主である水禽類と共存していた低病原性ウイルスが家禽類に伝播し，増殖を繰り返すうちに，HA開裂部位に塩基性アミノ酸が挿入されることにより発生する．一方，これまでに流行したヒトのH1，H2，H3ウイルスには，スペイン風邪ウイルスを含め，HA開裂部位に塩基性アミノ酸が連続する配列モチーフは存在しない．

1997年以降，高病原性H5N1ウイルスが，その病原性を保持したままヒトに感染し，高い致死率を示している．しかし，本ウイルスでパンデミックが起きたときの健康被害の規模は予測できない．今後，ウイルスが変異し，ヒトのレセプターに対する強い親和性を獲得し，ヒトの上部気道細胞での効率よく増殖するようになるとパンデミックが発生する可能性が高い．HAレセプター結合部位における変異(N182K，Q192Rなど)やPB2のE627K変異(ヒト上部気道細胞での増殖性を高める)などの蓄積が，パンデミックウイルスの出現につながる．H5N1ウイルスに限らず，ヒトが免疫学的にナイーブなHAを持つすべてのウイルスに，新たなパンデミックを引き起こす可能性が存在する．

H5N1ウイルスは，ヒトの呼吸器下部(細気管支，肺胞Ⅱ型細胞など)にあるトリ型レセプターを介してヒトに感染し，増殖することにより，肺炎や高サイトカイン血症を惹起し，その結果，血球貪食症候群により腎臓，肝臓，心臓などが致命的な機能障害をきたし，多臓器不全となり，高率に犠牲者を出すものと考えられる．この通常のインフルエンザとは異なる病態は，スペイン風邪に類似しており，いずれもサイトカインの発現異常が病態に関与していると推測される．

7 インフルエンザの臨床

1．臨床所見

一般に，A型に比べてB型インフルエンザは軽症であるといわれるが，症状からは鑑別できない．潜伏期間は1〜4日であるが，感染したウイルス量と宿主の免疫状態に左右される．通常は気管・気管支炎にとどまるが，感染が下部気道に及んだ場合には重篤化し，ウイルス性肺炎(primary viral pneumonia)により死亡する例もある．一般には，頭痛，悪寒，乾性発咳などの症状が急に始まり，その後高熱(38〜40℃)を発する．鼻汁やくしゃみ，咽頭炎などの上気道症状，結膜炎に加え，倦怠感，筋肉痛，関節痛といった全身症状を伴う場合が多い．これら全身症状は，感染に伴い過剰産生される炎症性サイトカインによる反応である．合併症がなければ第6病日までに解熱し回復に向かうが，咳や脱力感が2週間近く続く場合もある．小児では，時に熱性痙攣も現れ，中耳炎，クループ，筋肉痛，腹痛，嘔吐などもみられる．

一方，細菌(主に，肺炎レンサ球菌，黄色ブドウ球菌，インフルエンザ菌)との混合感染により複合型肺炎(combined viral-bacterial pneumonia)，二次感染により続発性細菌性肺炎(secondary bacterial pneumonia)になると死亡率は増加する．とくに，高齢者，乳幼児，妊婦や，慢性呼吸器疾患，心疾患，糖尿病などの基礎疾患を持つハイリスク群の患者では，これら呼吸器合併症による死亡率が増加する．小児ではまれに急性脳症がみられるが，その発生にはサイトカインの関与が疑われている．

ほとんどのヒトは，乳幼児期にC型インフルエンザウイルスに初感染する．感染した乳幼児は，2〜3日続く発熱(38〜40℃)と，2週間以上の鼻汁過多がみられる．成人では全身症状を伴う軽い粘液性鼻汁がみられるが，臨床経過は短い．患者は1年中確認される．

H5N1ウイルスがヒトに感染すると，急な発熱，咽頭痛，鼻汁など一般のインフルエンザと同様な上気道症状がみられる場合もあるが，すぐさま激しい咳嗽やそれに伴う呼吸困難などの下気道症状が現れる．また，嘔吐，下痢，腹痛などの消化器症状も多くみられる．鼻や歯肉からの粘膜出血や結膜炎も報告されている．肺炎は急激に進行・悪化し重症肺炎となり，多臓器不全も認められる．ほとんどの患者は入院後48時間以内に人工呼吸器管理と集中治療が必要となる．

2．免疫応答

インフルエンザウイルスは，主に咳やくしゃみによるエアロゾルにより飛沫感染する．ウイルスはまず上気道の粘膜上皮細胞を主要な標的とするが，樹状細胞やマクロファージにも感染する．感染後最初に働くのが自然免疫(innate immunity)を含む非特異的な免疫機構である．感染細胞内ではTLR7(Toll-like receptor 7)やTLR8が侵入したウイルスの一本鎖RNAを，TLR3およびRIG-I(retinoic acid-inducible protein I)が複製過程の二本鎖RNAを認識し，シグナル伝達を介してI型IFNやIL-6などのサイトカインの発現が誘導される．分泌されたIFNは細胞表面レセプターに結合し，JAK-STAT経路を介しMx蛋白質などを発現させ，細胞を抗ウイルス状態にする．

ボランティアによる感染実験では，ウイルスの増殖は感染2日後をピークに約1週間で排除される．上気道にはIFNが感染翌日から3日後をピークに1週間ほど分泌される．一方，分泌型IgAや血中IgG特異抗体は，ウイルスが排除されはじめる頃から検出される．したがって，ウイルスの排除には，自然免疫が重要な役割を占めている．しかし，獲得されたHAやNAに対する特異抗体は，その後の感染の防御と症状の軽減に重要な働きをする．とくに，HAに対する分泌型IgA抗体は上気道における感染防御に働き，また血中IgG抗体も気道表面に漏出することにより，下気道や肺でのウイルスの広がりを抑制する．獲得された細胞性免疫は，再感染の防御には寄与しないが，感染からの回復を早めるのに有効であるとされている．

3．実験室診断

a．ウイルス分離

一昔前までは，インフルエンザウイルスの分離には発育鶏卵が用いられていたが，抗原性，感染性が変化することから，今日では，培養細胞を用いることが多い．ただし，ワクチンとして供するためには，発育鶏卵で分離する必要がある．

ウイルス分離のための臨床検体は，発症後早期(4日以内まで)の咽頭ぬぐい液(スワブ)が一般的であるが，鼻腔洗浄液，鼻咽頭分泌液，うがい液も使われる．分離率が高いことから，主にMDCK細胞が用いられ，細胞変性効果(CPE)を指標にウイルス分離が行われる．このとき，HAを開裂させウイルス増殖を促すために，トリプシンを培地中に添加する必要がある．一方，発育鶏卵でヒトのウイルスを分離する場合は，羊膜腔内接種法を用いる．H5N1ウイルスなどのトリウイルスの分離には，尿膜腔内接種法を用いる．

細胞培養上清，鶏卵羊水中などのウイルスの確認は，モルモット赤血球やニワトリ赤血球を用いたHA試験を用いる．最近の分離株はニワトリ赤血球を凝集しないものがあるので注意が必要である．ウイルスの同定と(亜)型別は，特異抗体を用いたHI試験やNI(neuraminidase inhibition)試験による．あるいは，亜型特異的なプライマーを用いたRT-PCR法を用いる．

b．ウイルス抗原の検出

さまざまな迅速診断キットが市販されている．主に，ウイルスのNP抗原を酵素抗体法で検出するもので，A型とB型が鑑別できる．いずれも30分以内に判定ができ，臨床の現場では有用であるが，検出感度に限界がある．

c．血清診断

急性期と回復期(2〜4週間後)のペア血清を用いて，HI試験や中和試験により抗体価の上昇を指標に診断する．一般に，4倍以上の抗体価の上昇が認められれば陽性と判断する．血清診断は，感染診断以外にも，ワクチンの評価や疫学的，免疫学的な研究に重要である．

d．遺伝子診断

RT-PCR法やLAMP法により，直接ウイルス遺伝子を検出する．RSウイルスなど他の呼吸器感染症を同時に検出できるmultiplex PCR法なども開発されている．検出感度は高いが，感染診断に用いる場合は，検体の相互混入に注意する必要がある．むしろ，分離したウイルスの同定と(亜)型別に有用である．

4．治　療

わが国では，3種類の**抗インフルエンザ治療薬**—アマンタジンと2種類のノイラミニダーゼ阻害

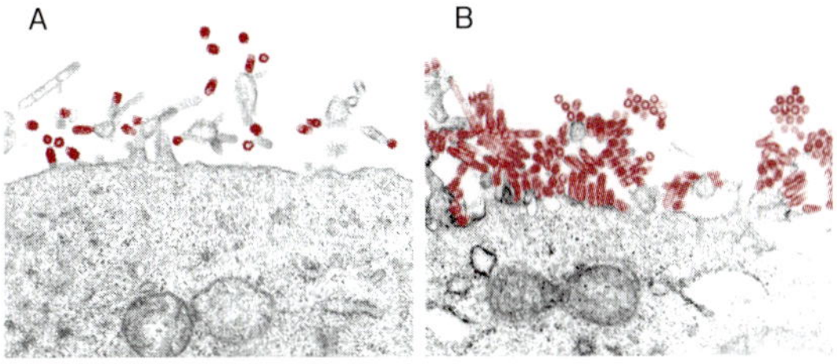

図 18G-9 感染細胞における NA 阻害薬の効果
A 阻害薬なし．B 阻害薬あり．

薬—が臨床現場で使われる．治療でもっとも重要な点はその投与時期であり，ウイルス量がピークに達する 2 病日以内の投与が必要である．すでに全身性の症状を呈している患者には効果が低い．

アマンタジン（シンメトレル®）は，ウイルスの RNP 複合体が細胞質内に放出される脱殻過程で働く M2 蛋白質のイオンチャネル機能を特異的に阻害する．M2 のない B 型ウイルスには無効である．耐性ウイルスの出現頻度は高く，インフルエンザが原因で入院した小児患者において，全体の 80％で耐性ウイルスが出現した．実際に，最近の H3N2 分離株のほとんどはアマンタジン耐性ウイルスであり，本剤の臨床現場での有用性は低い．耐性の変異は，M2 の膜貫通領域の 27，30，31，34 位のアミノ酸に集中する．これらの一つが別のアミノ酸に変化するだけで耐性を獲得する．

ノイラミニダーゼ阻害薬は NA 蛋白質の三次元構造に基づいて設計された．NA に結合し，その機能を阻害すると，ウイルスは細胞から遊離できない（**図 18G-9**）．A 型と B 型両ウイルスに有効である．吸入タイプのザナミビル（リレンザ®）と，経口プロドラッグタイプのオセルタミビル（タミフル®）の 2 種類がある．耐性ウイルスの出現はアマンタジンほどではないが，それでも治療を受けた患者の 30％が耐性ウイルスを排出したという報告がある．耐性株には，NA の 119，152，274，292 位のアミノ酸に変異がみられ，いずれも薬剤との親和性を減少させる．一方，HA にも細胞レセプターとの結合性を減少させる変異が認められることがある．この場合，ウイルスは，HA の変異により NA への依存性を弱めることで，薬剤耐性を獲得する．

5. 予 防

インフルエンザの予防には**ワクチン**が用いられる．わが国では，1962 年以降，社会におけるインフルエンザ増幅の主体となる学童にワクチンが集団接種され，他の年齢層への流行拡散を防ぐことを目的とした施策がとられていた．その後，その有効性が疑問視され，1994 年の予防接種法改正時に，義務から任意接種に変更された．しかし，1997 年，高齢者のインフルエンザ感染に起因する死亡者の増加，香港での H5N1 ウイルス出現事件を契機に，ワクチンの重要性が再認識され，2000 年 10 月以降は，65 歳以上の高齢者を対象に定期接種されている．

不活化ワクチンは，発育鶏卵でワクチン製造株を増殖させた後，回収した漿尿液中のウイルスを濃縮精製し，界面活性剤やエーテル処理で膜脂質成分を取り除き，ホルマリンにより不活化処理をした“HA ワクチン”である．A 型（H1N1，H3N2）および B 型ウイルスの 3 種類のワクチン製造株が，流行予測を基に毎年選定され，三価ワクチンとして皮下接種（米国などでは筋肉内接種）される．血中に中和抗体を誘導し，体内でのウイルスの広がりを防ぐことで発病を抑え，症状を軽減させる．健康成人では，ワクチン株と流行株の抗原性が一致した場合の発病防止効果は 70％以上である．しかし，免疫の持続は短く，また抗原変異（antigenic drift）に対応して，頻繁にワクチン株を更新する必要がある．

弱毒生ワクチンは，自然感染を模倣する免疫応答を誘導するので効果が高い．鼻腔内接種により粘膜および細胞性免疫も誘導される．現在，鼻腔内噴霧型の三価の弱毒生ワクチン FluMist®が 2 歳から 49 歳以下を対象に米国で用いられている．このワクチンは内部蛋白質に複数の変異を持つ低温馴化ウイルスを基にしている．抗原性を規定する HA と NA 遺伝子を，流行ウイルス由来の HA，NA 遺伝子と入れ換えた遺伝子交雑ウイルスを A 型（H1N1，H3N2）および B 型ウイルスそれぞれで作製し，混合して用いる．

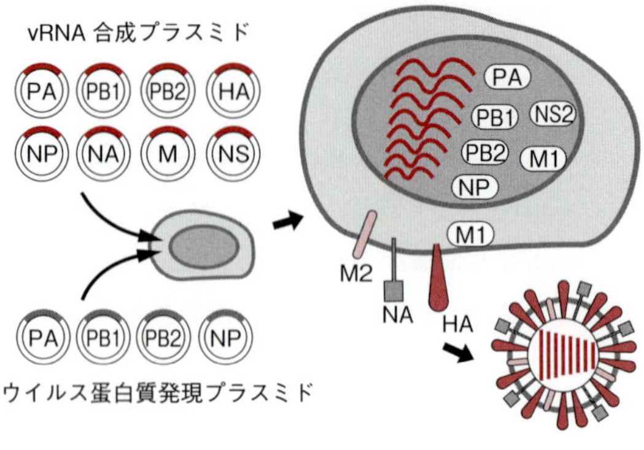

図 18G-10　A 型インフルエンザウイルスのリバースジェネティクス
各 vRNA 合成プラスミドと蛋白質発現プラスミドを同時に細胞に導入するとウイルスが合成される．

2007 年に，ヒト用の H5N1 プレパンデミックワクチンが承認された．エーテル処理をしない全粒子タイプで，低い免疫原性を補うアルムアジュバントが加えられている．製造用ウイルスは，WHO の推奨する組換えウイルスを人工的(リバースジェネティクス法)に作製したものである(**図 18G-10**)．HA と NA 分節は，H5N1 ウイルス由来で，HA の開裂部位は低病原性型に改変させており，その他の分節は発育鶏卵高増殖性株に由来する．その有効性は未知であり，H5N1 ウイルスの抗原性の相違に左右されると考えられる．

H　パラミクソウイルス科 *Paramyxoviridae*

非分節の一本鎖のマイナス鎖 RNA をゲノムに持つウイルスは，**モノネガウイルス目**(*Mononegavirales*)に分類され，遺伝子の並び方，遺伝子の発現や複製のしくみに共通性がある．**パラミクソウイルス科**(*Paramyxoviridae*)のウイルスは，ラブドウイルス科，フィロウイルス科，ボルナウイルス科のウイルスとともに，同目に属している．パラミクソウイルス科には，医学および獣医学上重要なウイルスが，たくさん含まれている(**表 18H-1**)．パラミクソウイルス科のウイルスは，さらに二つの亜科(パラミクソウイルス亜科とニューモウイルス亜科)に分類されている．

1　ウイルス粒子の構造

脂質二重層(エンベロープ)で囲まれた直径 150～250 nm の球状粒子で，エンベロープにはウイルスの表面蛋白質がスパイク状に突き出ている(**図 18H-1a, b**)．このウイルス糖蛋白質は，パラミクソウイルス亜科では，HN(赤血球凝集素-ノ

表 18H-1　パラミクソウイルス科の分類

亜科名	属名	代表的なウイルス種
パラミクソウイルス *Paramyxovirinae*	レスピロウイルス *Respirovirus*	ヒトパラインフルエンザウイルス 1 型 *Human parainfluenza virus 1* ヒトパラインフルエンザウイルス 3 型 *Human parainfluenza virus 3* センダイウイルス *Sendai virus*
	モルビリウイルス *Morbillivirus*	麻疹ウイルス *Measles virus* イヌジステンパーウイルス *Canine distemper virus* 牛疫ウイルス *Rinderpest virus*
	ルブラウイルス *Rubulavirus*	ムンプスウイルス *Mumps virus* ヒトパラインフルエンザウイルス 2 型 *Human parainfluenza virus 2* ヒトパラインフルエンザウイルス 4 型 *Human parainfluenza virus 4* パラインフルエンザウイルス 5 型 *Parainfluenza virus 5*
	アブラウイルス *Avulavirus*	ニューカッスル病ウイルス *Newcastle disease virus*
	ヘニパウイルス *Henipavirus*	ヘンドラウイルス *Hendra virus* ニパウイルス *Nipah virus*
ニューモウイルス *Pneumovirinae*	ニューモウイルス *Pneumovirus*	RS ウイルス *Human respiratory syncytial virus*
	メタニューモウイルス *Metapneumovirus*	ヒトメタニューモウイルス *Human metapneumovirus*

イラミニダーゼ hemagglutinin-neuraminidase）とF（融合 fusion）蛋白質である（モルビリウイルス属の HN に対応する糖蛋白質は，ノイラミニダーゼ活性を欠くため H と呼ばれるが，多くのモルビリウイルスでは，赤血球凝集能も欠くので厳密には H という呼び方も，適切ではない）．HN（H）蛋白質は宿主細胞上のレセプターへの結合能を担う．F 蛋白質は，エンベロープと細胞膜との融合を担う．HN（H）蛋白質のレセプターへの結合が，F 蛋白質による膜融合の引き金となる．ニューモウイルス亜科の表面膜蛋白質は，赤血球凝集能とノイラミニダーゼ活性の両方を欠く G 蛋白質と，膜融合を担う F 蛋白質である．G 蛋白質の機能については，まだはっきりとわかっていない．粒子中に，らせん対称構造のヌクレオカプシドを内包している（**図 18H-1a, c**）．ヌクレオカプシドの幅はパラミクソウイルス亜科のウイルスで約 18 nm，ニューモウイルス亜科のウイルスで約 14 nm で，長さは約 1 μm である．ヌクレオカプシドは，RNA ゲノムと，それに整然と並んで結合した N 蛋白質（核蛋白質 nucleoprotein）によって構成されており，らせん対称構造をしている．ヌクレオカプシドには，L（large）蛋白質と P（phosphoprotein）蛋白質からなる **RNA 依存性 RNA ポリメラーゼ**（以下 RNA ポリメラーゼ）が結合し，**リボ核蛋白質複合体**（ribonucleoprotein complex，**RNP**）を形成している．パラミクソウイルスのマイナス鎖 RNA ゲノムは，リボ核蛋白質複合体を形成してはじめて，転写や複製の鋳型として働くことができる．M（マトリックス matrix）蛋白質は，エンベロープを裏打ちし，さらに HN（H）蛋白質や F 蛋白質の粒子内部分や RNP とも結合している．

2　ウイルスゲノムの構造と遺伝子発現

ゲノムは，非分節のマイナス鎖 RNA からなる．長さは 15〜19 kb である．3′ 末端には，約 50 塩基からなる**リーダー配列**があり，RNA ポリメラーゼのプロモーターとして働く．このリーダー配列がゲノム上の唯一のプロモーターであり，RNA ポリメラーゼは，この配列に結合することによって転写やゲノム複製を開始する．それに続いて 6〜10 個の遺伝子が順番に並んで配置されている（マイナス鎖 RNA ウイルスのゲノムは，mRNA としての配列が 5′ →3′ となるように 3′ → 5′ の方向に書かれる）（**図 18H-2**）．5′ 末端の**トレーラー配列**は，ウイルスゲノムが，相補構造のア

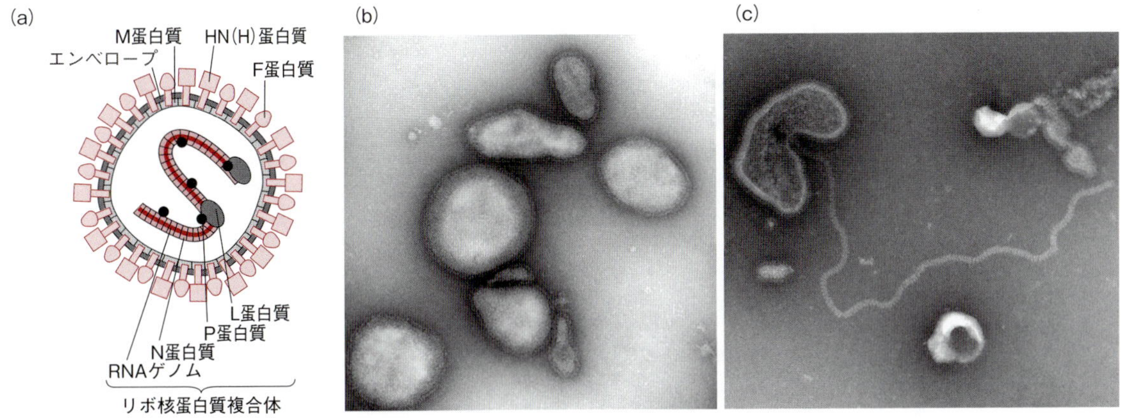

図 18H-1　パラミクソウイルスの粒子構造

(a) 模式図.
(b) パラインフルエンザウイルス 5 型のウイルス粒子の電子顕微鏡像．ネガティブ染色．
(c) パラインフルエンザウイルス 5 型のリボ核蛋白質複合体の電子顕微鏡像．ネガティブ染色．破砕されたウイルス粒子とともに粒子外へ出たリボ核蛋白質複合体が捉えられている．
（(b)(c) ノースウェスタン大学 George P. Leser 博士提供）

ンチゲノムへと複製されたときのプロモーターである(すなわちアンチゲノム上ではリーダー配列と同様に 3′ 末端に位置している). 各遺伝子の両末端には, **転写開始配列**, **転写終結配列**がある. おのおのの遺伝子は**介在配列**で連結されている. RNA ポリメラーゼはこれら転写開始, 終結配列を 3′ 末端の上流から 5′ 末端方向へと順番に認識していくことによって各遺伝子の転写を行っていく. 各遺伝子間における転写の再開始は, 効率よく行われるが, 完全ではないため, 下流の遺伝子ほど転写量が少なくなる特徴を持っている.

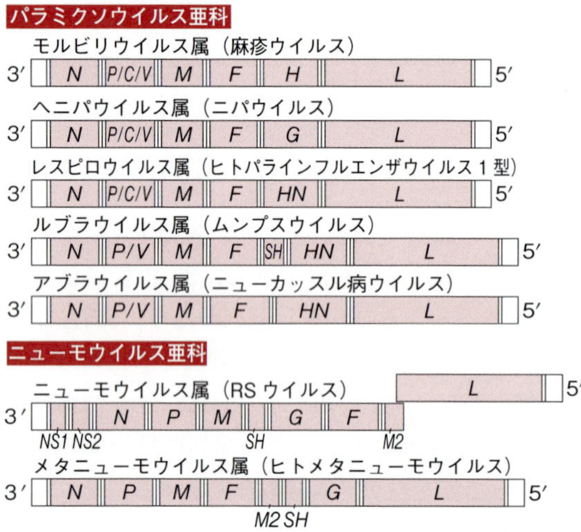

図 18H-2　パラミクソウイルスの遺伝子構造
6 から 10 の遺伝子(転写ユニット)で構成されている. RS ウイルスの *M2* 遺伝子と *L* 遺伝子はゲノム上に一部オーバラップしてコードされている.

3　ウイルスの複製サイクル

HN(または H)蛋白質で細胞表面のレセプターに吸着することが, 感染の最初のステップである(ニューモウイルス亜科については, 吸着の過程が, まだ, 十分には解明されていない)(**図 18H-3**①). HN(または H)蛋白質のレセプターへの結合が, F 蛋白質の構造変化を促し, F 蛋白質の働きによって細胞膜とウイルスエンベロープとが融合する(**図 18H-4**). ウイルスのエンベロープと細胞膜との融合によってヌクレオカプシドが細胞質内に放出される(**図 18H-3**②). ヌクレオカプシドとともにウイルス粒子内に内包されていた RNA ポリメラーゼの活性により, 各遺伝子が転写され(③), ウイルス蛋白質が合成される(④).

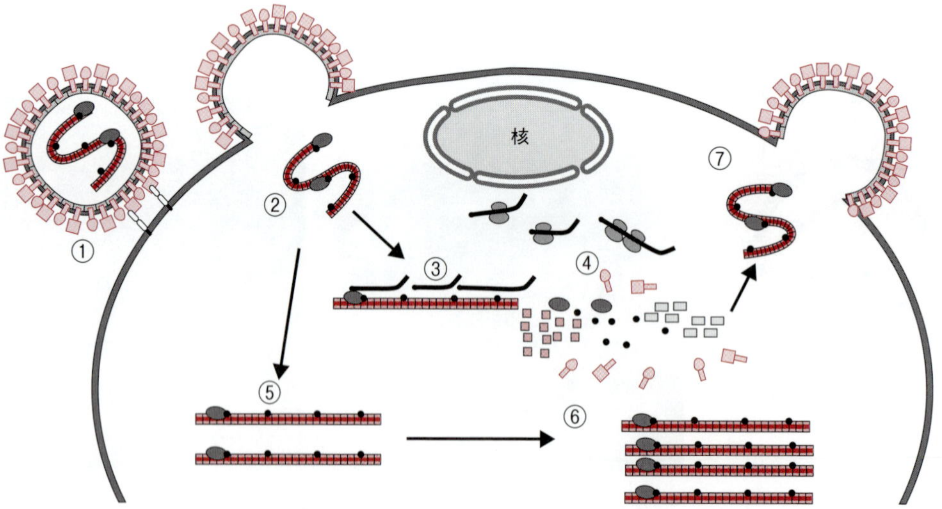

図 18H-3　パラミクソウイルスの増殖過程
①レセプターへの吸着, ②リボ核蛋白質複合体の細胞質内への放出, ③ウイルスゲノムの転写, ④ウイルス蛋白質の翻訳, ⑤ウイルスゲノムの複製(アンチゲノムの合成)(複製と同時にリボ核蛋白質複合体を形成する), ⑥ウイルスゲノムの複製(複製と同時にリボ核蛋白質複合体を形成する), ⑦ウイルスゲノムとウイルス粒子構成蛋白質の集合, およびウイルス粒子の出芽.

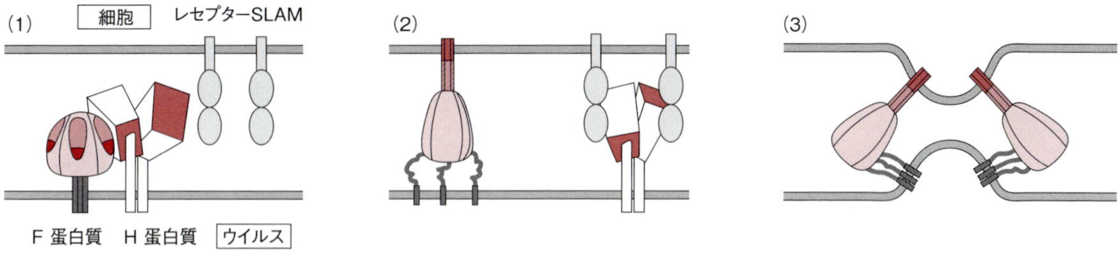

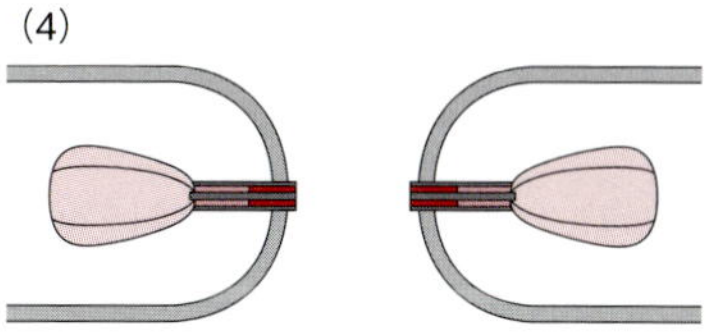

図 18H-4 パラミクソウイルス(麻疹ウイルス)の膜融合
(1)細胞融合のためには，H 蛋白質とF蛋白質が共同して働くことが必要である．(2)H蛋白質のレセプター(SLAM)への結合が，F蛋白質の構造変化の引き金となる．(3)融合する相手の細胞膜に突き刺さったF蛋白質が，さらなる構造変化を起こすことにより，H，F蛋白質を発現しているウイルスエンベロープ，あるいは感染細胞の膜と，レセプターSLAMを発現している相手の細胞の膜とが引き寄せられる．この過程では，複数個のF蛋白質が共同して働くと考えられている．(4)F蛋白質の構造変化か完了するとともに膜融合が起こる．

転写に続いて，ウイルスゲノムの完全な転写産物(ウイルスアンチゲノム)が合成され(⑤)，これを鋳型にしてウイルスゲノムが複製される(⑥)．合成されるゲノムやアンチゲノムは，ただちにN，L，P蛋白質と結合して，RNP構造をとる．HN(H，G)蛋白質とF蛋白質は，粗面小胞体で合成され，ゴルジ体を経由して細胞膜上に輸送される．一方，M蛋白質は，遊離型ポリソーム上で合成された後，HN(H，G)蛋白質やF蛋白質の細胞質内領域と結合する．M蛋白質は，RNPにも結合することによって，ウイルス構造蛋白質の細胞膜直下での集合(assembly)を促進する働きをしている．ウイルス構造蛋白質の集合とともにウイルス粒子の出芽(budding)が起こり，再び細胞外へと放出される(⑦)．

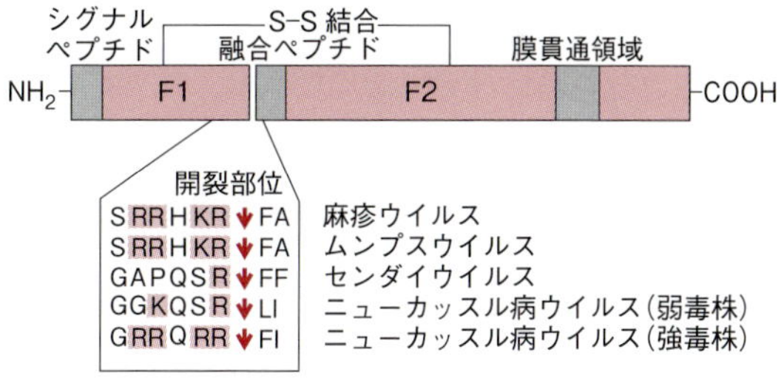

図 18H-5 パラミクソウイルスのF蛋白質の構造
F蛋白質が膜融合を起こすためには，前駆体F0として合成されたF蛋白質が，蛋白質分解酵素によってF1とF2の二つのサブユニットに開裂する必要がある．開裂部位に塩基性アミノ酸(リジンKとアルギニンR)が連続して並んでいる麻疹ウイルス，ムンプスウイルス，ニューカッスル病ウイルス(強毒株)などのF蛋白質の場合は，すべての細胞が恒常的に発現しているフリンで開裂する．一方，塩基性アミノ酸が一つ，あるいは不連続にしか存在していないセンダイウイルスやニューカッスル病ウイルス(弱毒株)などのF蛋白質の場合は，呼吸器や腸管などの特定の細胞だけが発現しているトリプシン様蛋白質分解酵素でしか開裂しない．

4 F蛋白質の開裂性とウイルスの病原性

F蛋白質が構造変化を起こして膜融合活性を発揮するためには，蛋白質分解酵素の作用によって，前駆体のF0蛋白質が，F1とF2と呼ばれる二つのサブユニットに開裂している必要がある(**図 18H-5**)．開裂部周辺のアミノ酸配列の違いによって，必要な蛋白質分解酵素が異なってくる．麻疹ウイルスやムンプスウイルスのF蛋白質のようにF2サブユニットのカルボキシル末端に連続した塩基性アミノ酸モチーフを持ったF蛋白質は，ゴルジ体に普遍的に存在する蛋白質分解酵素(フリン furin)で開裂するため，どんな細胞でも膜融合活性を持つようになる(実際に膜融合活性を発揮するためには，HNやH蛋白質に対するレセプターが必要である)．それに対して，センダイウイルスのF蛋白質のように，単一もしくは不連続の塩基性アミノ酸モチーフしか持たないＦ蛋白質では，開裂にトリプシン様の特定のプロテアーゼが必要である．そのため，そのようなプロテアーゼを持った気道などの局所でしか増殖することができない．センダイウイルスは，マウスに重篤な肺炎を起こすウイルスであるが，このＦ蛋白質の性質が，センダイウイルスが全身では増殖せず，マウスの肺で増殖する臓器特異性（**トロピズム**）にかかわっている．ニューカッスル病ウイルスは，トリに感染する代表的なパラミクソウイルスであり，家禽に重大な被害をもたらす．トリインフルエンザウイルスと同様に強毒株と弱毒株が存在するが，この病原性の違いは主にＦ蛋白質の開裂性の違いで決まっている（トリインフルエンザウイルスの場合は，HA蛋白質の開裂性の違いが重要である）．強毒株のＦ蛋白質は，フリンで開裂する連続した塩基性アミノ酸モチーフを持つために全身の臓器で増殖し，致死的な感染を引き起こす．一方，弱毒株のＦ蛋白質は，連続した塩基性アミノ酸モチーフを持たないために，気道や腸管などの局所感染に終わる．

5　ウイルスの生物学的特性とウイルスレセプター

レスピロウイルス属やルブラウイルス属のウイルスのレセプターは，インフルエンザウイルスと同様に，糖鎖末端にシアル酸を持つ糖蛋白質や糖脂質である．そのため十分量の濃度のウイルス液を赤血球と混ぜ合わせ4℃に置いておくと，赤血球膜上のシアル酸にウイルス粒子が結合し（HN蛋白質のレセプター結合能による）赤血球同士を架橋することによって，赤血球の凝集が起こる（**赤血球凝集反応** hemagglutinin）．凝集した赤血球を37℃におくと，凝集が解除されることがあるが，これは，HN蛋白質のノイラミニダーゼ活性によって，シアル酸が分解されるためである．また，条件が整えば溶血（hemolysis）が起こるが，これは，ウイルスエンベロープ上のＦ蛋白質の働きにより，ウイルスエンベロープと赤血球膜との融合が起こったためである．モルビリウイルス属やヘニパウイルス属のウイルスは，シアル酸ではなく特定の細胞だけが持つ膜蛋白質をレセプターとして用いるため，赤血球とは結合しない．そのため赤血球凝集を観察することはできない．モルビリウイルス属の麻疹ウイルスは，本来signaling lymphocyte activation molecule（SLAMまたはCD150）をレセプターとして用いているが，ワクチン株は，それに加えてCD46分子をレセプターとして用いることができる．サルの赤血球膜上にはCD46が発現しているため，麻疹ウイルスのワクチン株をサルの赤血球と混合すると赤血球凝集を観察することができる．そのためにモルビリウイルスのレセプター結合蛋白質はＨ蛋白質と呼ばれている．ニューモウイルス亜科のウイルスのＧ蛋白質は，赤血球凝集活性もノイラミニダーゼ活性も持たない．

6　アクセサリー蛋白質と抗インターフェロン作用

パラミクソウイルス科のウイルスの各遺伝子は，通常，一つのウイルス蛋白質をコードしている．例外的に，パラミクソウイルス亜科のウイルスの*P*遺伝子からは，ポリメラーゼのサブユニットであるＰ蛋白質に加えて，アクセサリー蛋白質と呼ばれる1〜数種類の蛋白質が作られる．麻疹ウイルスやセンダイウイルスでは，Ｐ蛋白質は，*P*遺伝子の塩基配列を忠実に転写した*P* mRNAから翻訳される（**図18H–6**）．一部の転写産物は，*V* mRNAと呼ばれ，転写の過程で鋳型にはない塩基（グアニン）が特定の塩基配列部分に挿入されている（**RNA編集** RNA editting）．挿入された塩基により，それ以降の読み枠（reading frame）がずれ，アミノ末端側はＰ蛋白質と共通であるが，挿入箇所以降に特有のアミノ酸配列を持つ蛋白質が翻訳される（**図18H–6**）．この蛋白質をＶ蛋白質と呼ぶ．インターフェロンによるシグナル伝達を抑制する機能があることがわかっている．加えて*P* mRNAや*V* mRNAは，Ｐ蛋白質やＶ蛋白質と重複した異なる読み枠上に，Ｃ蛋白質と呼ばれるもう一つのアクセサリー蛋白質をコードしている（**図18H–6**）．Ｃ蛋白質もＶ蛋白質と同様に，宿主のインターフェロン機能に対抗するための蛋白質である．

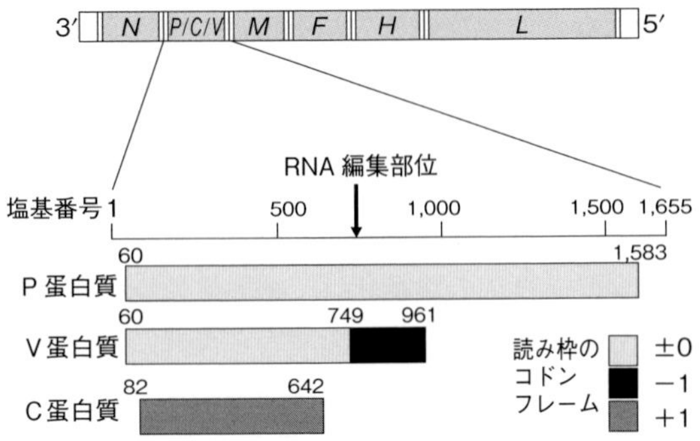

図 18H-6 パラミクソウイルス(麻疹ウイルス)*P* 遺伝子とコードされている蛋白質
P 遺伝子のほぼ全域を使ってＰ蛋白質をコードしている．一部の転写産物は，転写の過程で鋳型にはないグアニン残基を一つ RNA 編集部位と呼ばれる特定の塩基配列部位に挿入することによって(それ以降の読み枠がずれる)Ｖ蛋白質をコードしている．さらに，Ｐ蛋白質やＶ蛋白質とは読み枠が異なる開始コドンを用いて，Ｐ蛋白質やＶ蛋白質と重複した領域にＣ蛋白質をコードしている．

7 遺伝子操作手法(リバースジェネティクス法)

1994 年にモノネガウイルス目ラブドウイルス科の狂犬病ウイルスを用いて，クローン化したウイルスゲノムの相補鎖 DNA から，感染性を持ったウイルスを得る手法が発表された．DNA は分子生物学的に簡単に改変することができるため，DNA からウイルスを得る手法を用いることによって，ウイルスそのものを操作することができるようになった．狂犬病ウイルスを用いて開発されたこの技術は，後にパラミクソウイルス科の重要なほとんどすべてのウイルス種に応用され，現在では，人工的に改変したさまざまなパラミクソウイルスを用いてウイルス研究のみならず，ウイルスを用いた遺伝子治療やがん治療への応用が進んでいる．

8 パラミクソウイルス亜科

1．麻疹ウイルス *Measles virus*

麻疹は，かつて「命定め」と形容されたほど，症状の重い急性ウイルス性感染症である．伝染力がきわめて強い．血清学的には単一のウイルスで，一度罹患すると，終生免疫ができ，二度と罹患することはない．生ワクチンの導入により大幅に患者数が減少したが，発展途上国を中心に今でも毎年数千万人の罹患者と数十万人の死亡者がある．麻疹に罹患すると一過性の免疫抑制が起こる．そのため細菌による二次感染が麻疹による死亡の主要な原因になっている．わが国でも，年間数千〜一万人の麻疹患者と数十人の死亡例が報告されている．また，麻疹ウイルスは，まれに致死的な中枢神経系の持続感染を起こす．わが国では最近，中学，高校，そして大学での流行が問題になった．これは，ワクチン接種率が十分でないことと，自然感染の場合とは異なりワクチンによる免疫が終生は続かず，月日とともに減衰することが原因であると考えられている．

a．ウイルスの性質

パラミクソウイルス亜科モルビリウイルス属(*Morbillivirus*)に分類される．他の多くのパラミクソウイルス亜科のウイルスと異なり赤血球凝集活性やノイラミニダーゼ活性を持たない．しかし，サルの赤血球を用いるとワクチン株は，赤血球凝集を起こす．これは，ワクチン株のウイルスが，麻疹ウイルスの本来のレセプターである SLAM に加えて，補体の制御因子 CD46 をレセプターとして用いるように変化しているからである(サルの赤血球には CD46 が発現しているため，ワクチン株のウイルス粒子はサルの赤血球を凝集する性質を持つ)．麻疹ウイルスの研究は長い間，ワクチン株を用いて行われてきたため，この赤血球凝集活性は，麻疹ウイルスが本来備えている性質だと考えられてきた．そのために，モルビリウイルス属のウイルスのレセプター結合蛋白質は一般的に赤血球凝集能の有無にかかわらずＨ蛋白質と呼ばれる．

b．抗原性

ウイルス表面糖蛋白質のＨ蛋白質とＦ蛋白質の両者に対する抗体は中和抗体である．いずれにも感染防御効果がある．塩基配列の違いから 10 数種類の遺伝子型に分類されているが，表面ウイルス蛋白質の抗原性に大きな違いはない．そのため，麻疹ウイルスは，血清学的に単一である．ワクチン株は，半世紀前に分離された株をもとに作製されており，最近の分離株との間に多少の抗原性のずれが見出されているが，今のところ，ワクチン株による予防効果に影響はない．

c. 臨　床

経気道的に感染する．伝染力は非常に強い．不顕性感染はみられず，免疫がないヒトが罹患すると例外なく発症する．潜伏期は，10日から14日で，鼻炎，結膜炎，上気道炎などのカタル症状と高熱で発症する．この時期の分泌液中にはすでに，大量のウイルスが排出されおり，次の感染源となる．カタル期には頬粘膜に**コプリック斑**(Koplik spot)と呼ばれる特徴的な発疹が出現し，診断上非常に有効である．熱は一過性に下降傾向を示すが，再び上昇し，特徴的な発赤疹が顔面や頸部の皮膚に出現する．発疹は，頸部から下降性に全身へと広がるのが特徴である．麻疹に罹患すると一過性の強い免疫抑制が起こるために，中耳炎，肺炎，喉頭炎などの細菌による二次感染が，高頻度に合併する．細菌性肺炎の合併が麻疹による小児死亡の最大の原因である．栄養状態の悪い患児ではとくに重篤化する傾向にある．発展途上国では麻疹が小児死亡の大きな原因の一つになっている．

麻疹の罹患後，7年から10年ほどの経てから数万人に1人の頻度で，**亜急性硬化性全脳炎**(subacute sclerosing panencephalitis, **SSPE**)が発症する．治療法はなく，数年以内には大脳機能が侵され死亡する．麻疹ウイルスの中枢神経系での持続感染が原因であると考えられている．SSPE患者の脳から分離される麻疹ウイルスは，粒子形成能に欠陥が生じていることが知られている．

d. 感染病理

経気道的に侵入し，気道周囲のリンパ組織で増殖したウイルスは，感染したリンパ球によって全身に運ばれ，リンパ節，脾臓，虫垂，胸腺，パイエル板などの全身のリンパ系組織で増殖を開始する．病理学的には，これらリンパ系臓器に多数の**多核巨細胞**(Warthin-Finkeldey型巨細胞)の形成が観察できる．感染の最盛期には血中リンパ球の減少と一過性の免疫抑制が起こる．麻疹によるツベルクリン反応の陰転化は，細胞性免疫の低下によるものである．感染の極期から後期には，さまざまな臓器の上皮組織にも感染像がみられる．発疹は皮膚の感染細胞に対するT細胞の反応によるものである．麻疹ウイルスの排除には，液性免疫よりも細胞性免疫がより重要な役割を持つ．

e. 検査法

流行の様子と特徴的な臨床所見から，診断は容易である．しかし，ワクチンの接種歴がある者が，抗体価の低下などのために罹患した場合には，典型的な症状を呈さないことがあるため注意が必要である．抗体価の測定には，酵素抗体法や中和法が用いられる．カタル期の間はウイルス分離は比較的容易である．発疹出現後は，分離率が大幅に低下する．咽頭ぬぐい液や末梢白血球を麻疹ウイルスのレセプターSLAMを発現している細胞に接種する．通常，2，3日前後で巨細胞の形成を確認することができる(**図18H-7**)．麻疹ウイルスによる巨細胞であるかどうかは，間接蛍光抗体法などで確認する必要がある．

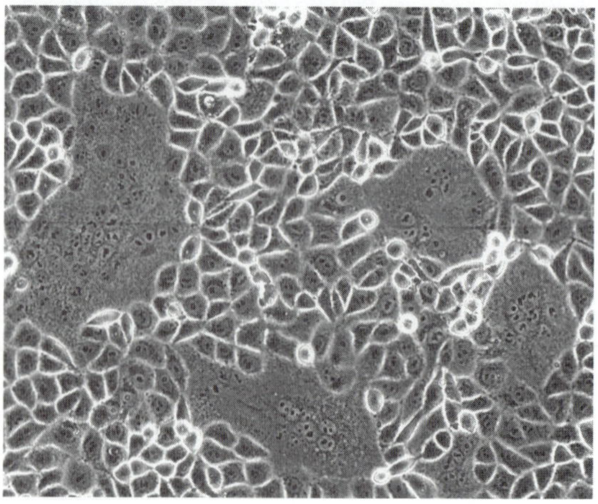

図18H-7　麻疹ウイルス感染細胞にみられる多核巨細胞
Vero/hSLAM細胞に麻疹ウイルス野生株が感染している．

f. 予防法

麻疹ウイルスに対する特異的な治療法はないので，ワクチンによって予防することが重要である．効果，安全性ともに非常に優れた弱毒生ワクチンが開発されている．移行抗体が消失する生後12カ月以降に接種するが，最近は，麻疹ウイルスに対する十分な免疫を持たない母親が多くなり，新生児の麻疹が問題になることがある．最近までわが国では，生後12カ月から90カ月の小児に麻疹ワクチン単独の1回定期接種が実施されていたが，2006年4月から予防接種法の改正により風疹との2種混合ワクチン（MRワクチン）の2回定期接種が実施されるようになった．2回接種になったのは，ワクチンによる免疫が次第に減衰し，1回の接種のみでは ***secondary vaccine failure*** による成人麻疹の発生を防げないことが明らかになったからである．接種時期は第1期が1歳児で，第2期が小学校入学前1年間の小児である．ワクチン接種が徹底されているアメリカでは，自国内での麻疹患者の発生は途絶えており，ワクチン接種の有効性は明らかである．

2. ムンプスウイルス *Mumps virus*

a. ウイルスの性質

パラミクソウイルス亜科ルブラウイルス属（*Rubulavirus*）に分類される．ルブラウイルス属のウイルスゲノムは，モルビリウイルス属やレスピロウイルス属のウイルスにはみられないSH蛋白質という特徴的な膜蛋白質をコードしている（**図18H–2**）．アポトーシスを抑制する機能を持つことが示唆されている．

b. 臨　床

ウイルスを含んだ唾液に直接接触すること，あるいは飛沫感染により経気道的に感染する．典型的には，2週間から3週間ほどの潜伏期の後，発熱を伴う両側性もしくは片側性の唾液腺（主には耳下腺）の腫脹や圧痛で発症する．約30%の症例では，はっきりとした症状がみられず不顕性感染に終わる．思春期以降の男子の20〜30%に精巣（睾丸）炎が合併する．不妊に至る例はまれである．半分以上の症例で，髄液中の細胞増多が観察されるが，頭痛や吐き気などの症状を伴い，臨床的に**無菌性髄膜炎**と診断されるのは全症例の約10%である．無菌性髄膜炎だけで発症する症例も少なくない．予後は良好である．まれに急性に発症する片側性の難聴を発症することがあり，後遺症が残ることがある．

c. 感染病理

レセプターはすべての細胞に広く発現しているシアル酸である．侵入局所の気道粘膜で増殖した後，所属リンパ節に感染する．その後，ウイルス血症を起こし，全身の臓器に感染が広がる．全身のさまざまな臓器に感染し，とくに唾液腺，精巣（睾丸），膵臓などの腺組織と内耳，髄膜などで増殖する．唾液へのウイルスの排出は，発症の数日前から始まり，また，発症後もしばらく続く．尿中にもウイルスが排出される．感染源になるのは，唾液から排出されるウイルスであると考えられる．

d. 検査法

典型的な症状を示す場合には，臨床症状だけで診断は容易である．ウイルス分離を行う場合には，急性期に採取した唾液，髄液，尿などを培養細胞に接種する．血液からの分離は困難である．アフリカミドリザルの腎臓由来Vero細胞がもっとも一般的に用いられる．**細胞変性効果（CPE）**（細胞の円形化や巨細胞形成など）を指標にウイルスの増殖を判定することができる．不明瞭な場合には，赤血球吸着試験を行う．感染細胞上に発現したHN蛋白質によって赤血球の細胞への吸着を観察することができる．CPEがムンプスウイルスによるものであることを確定するためには免疫染色法などで確認する必要がある．臨床検体を用いて，ムンプスウイルスに特異的な遺伝子断片をRT-PCR法にて検出することもできる．唾液や咽頭ぬぐい液などを用いるとよい．髄膜炎症例の場合には，髄液を用いることもできる．感度，特異性ともに優れている．血清学的診断を行う場合には，急性期と回復期の血清（ペア血清）を用いて，抗体価の上昇を確かめる必要がある．急性期の血清のみでも IgM 抗体が IgG 抗体に比して高い価を示す場合には，有力な診断根拠になる．

e. 予防法

冬から初春にかけての発生が多いが，一年中患者はみられる．3～4 年程度の間隔で比較的大きな流行がみられている．不顕性感染者が多いことや，ウイルスの排出が発症の数日前，そして症状軽快後も続くことから，患者を隔離することによる流行の阻止は困難である．流行の阻止には弱毒生ワクチンが有効である．10 数種類のワクチン株が世界中で用いられている．わが国でも 1988 年に MMR ワクチン（麻疹，ムンプス，風疹の 3 種混合生ワクチン）が導入された．しかしながら，その中に含まれているムンプスワクチンが原因であると考えられる無菌性髄膜炎が 1,000 から 2,000 人に 1 人の頻度で発生したため，MMR ワクチンの接種は見合わせることになった．現在，1 歳以上の未罹患者に単独ワクチンの任意接種が行われている．

3. ヒトパラインフルエンザウイルス *Human parainfluenza virus*

a. ウイルスの性質

1960 年頃，呼吸器感染症を起こすウイルスのうち，赤血球凝集活性やノイラミニダーゼ活性を持つなど性質の似通ったウイルスのいくつかが，まとめてヒトパラインフルエンザウイルスと名付けられた．現在，抗原性の違いによってヒトパラインフルエンザウイルスは，四つの型に分類されている（4 型はさらに二つの亜型 4A と 4B に分けられる）．その後の解析から，2 型と 4 型は，ムンプスウイルスと同じルブラウイルス属のウイルスで，一方，1 型と 3 型はマウスに肺炎を引き起こすセンダイウイルスと同じレスピロウイルス属のウイルスであることがわかっている．

b. 臨　床

主に上気道炎の原因となるウイルスであるが，小児に重症の**クループ症候群**や肺炎を引き起こすことがある．小児の呼吸器感染症の原因ウイルスとして RS ウイルスやヒトメタニューモウイルスに次いで重要である．飛沫感染で広がり潜伏期は 2～6 日である．とくに乳児期のパラインフルエンザウイルスの感染によって得られる免疫は弱い．また，中和抗体による感染阻止効果も完全ではなく，再感染の原因となる．

c. 検査法

ウイルス分離は，急性期に採取した咽頭ぬぐい液を培養細胞に接種し，低濃度のトリプシンを加えて培養することによって行う．CPE や，細胞への赤血球吸着反応によってウイルスの増殖を判定する．抗血清を用いた**赤血球吸着阻止テスト**（hemadsorption inhibition test）で，パラインフルエンザウイルスによる CPE であることを判定する．鼻咽頭からの吸引物を用いてウイルス抗原を免疫蛍光染色や酵素抗体法で検出する方法もある．抗体価の測定には，補体結合反応や中和活性試験（HN および F 蛋白質に対する抗体が，中和活性を持つ）を行うことができるが，四つの型間に交差反応が認められるため，血清学的検査法で型の判定を行うことは容易ではない．RT-PCR 法を用いた臨床検体からのウイルス RNA の検出は，より高感度であり，また，型の判定にも有用である．

4. ヘンドラウイルス *Hendra virus* とニパウイルス *Nipah virus*

近年，**新興感染症**の原因ウイルスとして，新しいパラミクソウイルスが 2 種類分離されている．1994 年，オーストラリア，ブリスベン郊外のヘンドラの競走馬厩舎で，21 頭のウマが出血性肺炎を発症し，14 頭が死亡した．病気のウマの世話をした 2 人が発病し，そのうち 1 名が急性呼吸器症状で死亡した．死亡したウマ，そしてヒトの検体からウイルスが分離され，解析の結果パラミクソウイルス科に属する新しいウイルスであることが明らかになった．後に，ヘンドラウイルスと名付けられた．翌年，ウマの剖検に携わったヒトが脳炎を発症し，血清学的解析や髄液からのウイルス遺伝子の解析からヘンドラウイルスの感染が原因であると診断された．その後の，疫学的解析やウイルス学的解析から，ヘンドラウイルスの自然宿主は，オオコウモリであると考えられている．

1998年，マレーシアの養豚場のブタの間で肺炎が流行した．同時に，養豚場の従業員の多くの人が脳炎を発症し，100名以上の人が死亡した．ヒトおよびブタの検体からウイルスが分離され，解析の結果，ヘンドラウイルスと似た遺伝子構造を持つ新たなパラミクソウイルスであることが明らかになった．ニパウイルスと名付けられたこのウイルスによる流行は，ブタを大量に殺処分することにより，制圧された．ヒトでは，ブタの場合とは異なり脳炎が主な病態であった．ニパウイルスもまた，オオコウモリを自然宿主にしていると考えられている．

ヘンドラウイルスとニパウイルスは，お互いに類似したゲノム構造を持っているが，他のパラミクソウイルス亜科のウイルスとは異なる特徴を持つことが示されている．そのためにパラミクソウイルス亜科の中に新しくヘニパウイルス属が設けられ，二つのウイルスは，そこに分類されている（**表18H-1**）．

9 ニューモウイルス亜科

ヒトに病気を起こすニューモウイルス亜科のウイルスは，RSウイルスとヒトメタニューモウイルスの二つである．ともに乳幼児の気管支炎や肺炎の原因ウイルスとして重要である．ウイルス学的にパラミクソウイルス亜科のウイルスとは異なるいくつかの性質を有している．

①パラミクソウイルス亜科のウイルスにはみられない，いくつかの特徴的な蛋白質（NS1, NS2, M2-1, M2-2）をコードしている．一方，パラミクソウイルス亜科に特徴的なRNA編集による蛋白質発現がない．

②パラミクソウイルス亜科のウイルスのゲノムは，効率的な転写・複製のためには，塩基数が6の倍数でなくてはならない．ニューモウイルス亜科のウイルスゲノムは，その制限はない．

③ウイルス表面膜蛋白質（G蛋白質）は，パラミクソウイルス亜科のウイルス表面膜蛋白質（HNやH蛋白質）とは異なり，赤血球凝集素活性やノイラミニダーゼ活性を持たない．

1．ヒトRSウイルス *Human respiratory syncytial virus*

a．抗原性

ウイルス表面膜蛋白質であるG蛋白質，F蛋白質に対する抗体が中和活性を持つ．G蛋白質の抗原性の違いから二つのサブグループ（A，B）に分類されている．

b．臨 床

成人では，重篤な呼吸器症状を呈することは少ないが，乳幼児，とくには生後6カ月未満の乳児が罹患すると，呼吸困難を伴う重篤な**細気管支炎**や肺炎を発症することが多い．心臓などに基礎疾患のある小児ではとくに注意が必要である．小児期の呼吸器感染症ウイルスとしてもっとも重要である．晩秋から早春にかけて流行することが多い．感染によって賦与される免疫は不完全で，一度罹患しても再感染する．感染を繰り返すうちに抗体価が上昇し，症状は軽くなると考えられる．

c．検査法

臨床所見だけでRSウイルス感染を確実に診断することは難しい．確定診断のためには，実験室検査が必要である．免疫学的手法を用いて鼻腔吸引液や鼻腔ぬぐい液からウイルス抗原を検出する迅速診断キットが開発されており，臨床の場での診断の補助に非常に有効である．ウイルス分離を行う場合には，鼻洗浄液や咽頭ぬぐい液を培養細胞に接種する．検体を培養細胞に接種するまでの間，適切な保存液中に氷冷して保存しておくことが重要である．ウイルスが増殖すると，多核巨細胞を伴うCPEが出現する．RSウイルスのウイルス膜蛋白質は，赤血球凝集活性を持たないため感染細胞の赤血球吸着試験は陰性である．中和試験，補体結合反応，酵素抗体法などで血清抗体価を測定することができるが，ペア血清での抗体価の上昇がはっきりしないこともあり，臨床上必ずしも有効ではない．

d. 予防法

今のところワクチンはない．抗RSウイルスヒト化モノクローナル抗体製剤(パリビズマブ palivizumab)が認可されている．筋注で使用する．低出生児，心肺に基礎疾患を持つ乳幼児に対する受動免疫療法として使用されている．

2. ヒトメタニューモウイルス *Human metapneumovirus*

最近(2001年)発見された新しいウイルスである．RSウイルスと類似した臨床症状を起こし，小児の肺炎や気管支炎の原因ウイルスとしてRSウイルスに次いで重要である．ウイルスや疾患自体は，古くからあったと考えられる．5歳までにはほとんどの小児が感染すると考えられている．

a. 抗原性

RSウイルスと同様にG蛋白質の抗原性の違いから二つのサブグループ(AとB)に分類されている．

b. 検査法

確定診断のためには，RSウイルスの場合と同様に，実験室検査が必要である．まだ，臨床の場で利用できる迅速診断キットは開発されていない．ウイルスの分離は，適当な細胞と培養液を用いた場合でも3〜4週かかることが多い．CPEをもとにしたウイルスの同定は難しい．鼻咽頭ぬぐい液などからRT-PCR法を用いてウイルス核酸を検出する方法が，有効であると考えられる．RT-PCR法を用いる場合もウイルスの量や株の違いによって偽陰性になることがあるので注意が必要である．

I ラブドウイルス科 *Rhabdoviridae*

ラブドウイルスという名称は，砲弾型(rhabdos：棒状の意)をしているビリオンの形態に由来する．ラブドウイルスは多種類の動物や植物に広く存在しているが，中でも，本科に分類される狂犬病ウイルスは，人獣共通感染症の中でもっとも重要なものの一つである．近年，世界的には狂犬病ウイルスと近縁のリッサウイルスも狂犬病と臨床的に区別できない重篤な疾患を引き起こすことが明らかとなり，感染症法において狂犬病とリッサウイルス感染症はいずれも**四類感染症**に分類されている．

1 分　類

ラブドウイルス科には，哺乳類，鳥類，昆虫および植物を自然宿主とする100以上のウイルス種があり，それらは六つの属に分類されている．その中で，狂犬病ウイルスを代表とするリッサウイルス属，ウシ水疱性口内炎ウイルスを代表とし家畜への病原性があるベジクロウイルス属および同じく家畜に病原性を有するエフェメロウイルス属が動物に感染する(**表18 I-1**)．リッサウイルス属のウイルスは遺伝子型によって7型に分けられ

表18 I-1　動物に感染性を示すラブドウイルスの分類

属名	ウイルス種名
リッサウイルス属 *Lyssavirus*	*Rabies virus* *Duvenhage virus* *European bat virus 1* *European bat virus 2* *Lagos bat virus* *Makola virus*
ベジクロウイルス属 *Vesiculovirus*	*Vesicular stomatitis Alagoas virus* *Vesicular stomatitis Indiana virus* *Vesicular stomatitis New Jersey virus* *Chandipura virus* *Cocal virus* *Piry virus*
エフェメロウイルス属 *Ephemerovirus*	*Bovine ephemeral fever virus* *Adelaide River virus* *Berrimah virus*

表 18 I-2　リッサウイルス属の分類

病　名	血清型	遺伝子型	ウイルス	感染源	分布
狂犬病	1	1	狂犬病ウイルス	イヌ，キツネ，アライグマ，コウモリなど	一部の地域を除く世界各地
リッサウイルス感染症	2	2	ラゴスコウモリウイルス	コウモリ，ネコ（ヒトからは未検出）	アフリカ
	3	3	モコラウイルス	トガリネズミ，ネコ	アフリカ
	4	4	デュバンハーゲウイルス	食虫コウモリ	アフリカ
	5	5	ヨーロッパコウモリリッサウイルス 1	食虫コウモリ	欧州
		6	ヨーロッパコウモリリッサウイルス 2	食虫コウモリ	欧州
		7	オーストラリアコウモリリッサウイルス	食虫コウモリ 食果コウモリ	オーストラリア，フィリピン

ている．そのうち，遺伝子型 1 のウイルスが狂犬病ウイルスである．遺伝子型 2〜7 はネコ，げっ歯類，コウモリや患者から分離され，これまで，例数は少ないものの，狂犬病と同様の臨床症状を示し多くの場合死亡する重篤な疾患の原因となる．すなわち，遺伝子型 3 モコラウイルスで 1 死亡例，遺伝子型 4 デュバンハーゲウイルスで 1 死亡例，遺伝子型 5 ヨーロッパコウモリリッサウイルス 1 で 2 死亡例，遺伝子型 6 ヨーロッパコウモリリッサウイルス 2 で 2 死亡例，遺伝子型 7 オーストラリアコウモリリッサウイルス 1 で 2 感染例が報告されている．（**表 18 I-2**）．そこで，感染症法では，遺伝子型 1 の狂犬病ウイルスによる疾患を「狂犬病」とし，その他のリッサウイルス属のウイルスによる疾患を「リッサウイルス感染症」と称し，それぞれを，**動物由来感染症**として四類感染症に分類した．いずれの疾患も診断した医師には即日に保健所に届け出る義務がある．また，「狂犬病」については，狂犬病予防法に基づき感染動物の即日届出が獣医師に義務づけられている．

2 ラブドウイルス科の性質と複製

ラブドウイルスは直径 75〜80 nm，長さ約 180 nm の砲弾型の特異な形態をしているエンベロープウイルスである（**図 18 I-1**）．表面は長さ 5〜10 nm のスパイクで覆われている．ビリオン内部にはマイナス一本鎖の RNA ゲノム（約 12,000 塩基）を有するヌクレオカプシドがらせん対称に規則正しくコイル状に折りたたまれ，電子顕微鏡写真では縞模様として観察される．

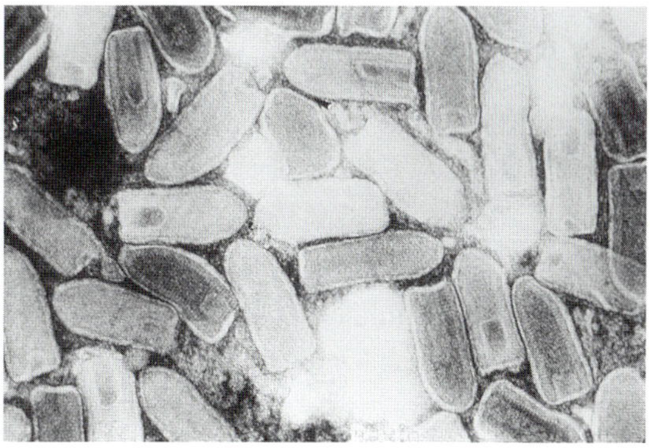

図 18 I-1　ラブドウイルスの電子顕微鏡像

ラブドウイルスゲノムは，3′ 末端より，N（nucleoprotein の略），P（phosphoprotein の略），M（matrix protein の略），G（glycoprotein の略），L（large protein の略）蛋白質をコードしている．ラブドウイルスは G 蛋白質スパイクの働きで細胞表面上のレセプターと結合する．狂犬病ウイルスではアセチルコリンレセプターと結合する．結合したウイルスはエンドサイトーシスによって細胞内に取り込まれ，エンドソーム内の酸性条件下で G 蛋白質の構造が変化し，膜融合が誘導されてヌクレオカプシドが細胞質内に放出される．ラブド

表18 I-3　ラブドウイルス(VSV)の構成蛋白質

蛋白質名	分子量	ウイルス粒子あたりの数	機能
L	240,000	50	転写酵素 mRNAの両末端の修飾(キャップ付加，ポリA付加)
G	63,500	1,200	吸着と侵入
N	47,500	1,200	ヌクレオカプシドの主要構成成分
P	30,000	450	転写酵素の構成成分
M	26,000	1,800	エンベロープの補強，転写制御

ウイルスのゲノムはマイナス鎖であるため，まず，ヌクレオカプシドに存在するRNAポリメラーゼ酵素(LとP蛋白質)によって，ウイルスRNAを鋳型としてmRNAが5種類それぞれの蛋白質に転写され(**単シストロン性**の転写)，そして各蛋白質が合成される．子孫RNAの複製は，親ウイルスのRNAの全領域がプラス鎖に転写され，続いて全領域がマイナス鎖に転写されることにより行われる．mRNA合成の場合はそれぞれの蛋白質コード領域ごとに単シストロン性に行われるが，子孫RNAの複製のためには，全長のプラスRNAが合成されなければならない．この切り替えの機序は不明だが，N蛋白質の合成と量が関係していると考えられている．ゲノムの複製と構成蛋白質の合成は細胞質内で行われ，細胞質膜でウイルス粒子が形成されて出芽機構によって細胞より放出される(**表18 I-3**)．

3　ラブドウイルスによる主な疾患

1．狂犬病

ラブドウイルスによるもっとも重要な感染症は狂犬病である．また，リッサウイルス感染症の伝播経路や症状も狂犬病と一致する．

a．生態・疫学

狂犬病ウイルスはすべての温血動物に感染し，ヒトと同様に致死的な脳炎を発病する．中でも，イヌ，キツネ，オオカミなどの食肉目やコウモリは長期間ウイルスを保持できるため本来の宿主として重要である．ヒトへの感染は感染動物の咬傷によるものがほとんどだが，コウモリによる吸血，コウモリの尿中に排泄されたウイルスによる呼吸器感染，また，まれではあるが，臓器移植(角膜，肺，腎臓，肝臓)による例もあり，原因不明脳炎患者由来臓器の移植は行うべきではない．現在，狂犬病の発生がない国は，日本，イギリス，オーストラリア，ニュージーランド，台湾，ハワイや太平洋の島々，およびスウェーデンのみである(リッサウイルス感染症はオーストラリアで報告されている)．ヨーロッパや北米では野生動物であるキツネ，オオカミ，スカンク，アライグマ，コウモリが宿主となる．一方，アジア，アフリカ，中南米諸国ではイヌからの感染例がほとんどである．年間死亡者数は3万から5万人と推定されているが実際に死亡例は数倍に達すると考えられている．死亡例のほとんどがインドやバングラデシュなどのアジアに集中している．わが国ではイヌに対するワクチン接種の徹底によって1957年以降，発生はない．しかし，1970年ネパールでイヌに咬まれた旅行者が帰国後発症死亡した例や，2006年フィリピン滞在中に狂犬病の飼い犬に咬まれた邦人が帰国後，発症死亡する例が2例相次いで報告され，流行国では感染動物と接触しないよう注意を払い，また必要に応じてワクチン接種を受けておく必要がある．

b．発症病理と症状

ウイルスは咬傷部から侵入し，感染局所の筋肉や結合組織中で増殖したあと，末梢神経から上行性に脊髄，脳に到達する．潜伏期間は，1から3カ月であるが，咬傷部位の頭部への近さ，傷の重症度，感染ウイルス量によって異なり，短いもので1週間，長いものでは1年間以上の症例も報告されている．

発熱，頭痛，全身倦怠感，筋肉痛，疲労感，食欲不振，悪心，嘔吐，咽頭痛，空咳などの感冒様症状を前駆症状(2から10日間)とする．その後，咬傷部位の疼痛，知覚過敏，筋の攣縮を伴う急性神経症状期(2から7日間)となる．とくに，この際，患者の半数には激しい痛みを伴う咽喉頭筋の痙攣発作がみられ，呼吸困難，嚥下困難を示す．患者は発作の原因となる飲水や風などの刺激を避ける．それらの症状から，古くから「**恐水症**」や「**恐風症**」とも呼ばれてきた．その後，昏睡状態となり，いったん発症すると100％死亡する．これに対し，約20％の症例では激しい神経症状を示さずに，ギランバレー症候群に近似した麻痺症状を呈する．このため，動物による咬傷の事実が不明な場合，臨床症状からの診断が困難である．この麻痺型の場合も最終的には100％死亡する．

イヌやネコにおいても発症後に興奮期があり，攻撃性が増す．この際，唾液中にウイルスを排泄しているので感染源としてきわめて危険である．

c. 診 断

狂犬病流行国においては，典型的な症状を示す場合は，動物による咬症の既往歴から臨床診断は可能である．しかし，長い間狂犬病の発生がないわが国では，狂犬病の臨床経験がないために，狂犬病と診断することはきわめて困難である．

生前実験室診断は，皮膚の生検標本，角膜擦過標本を用いて蛍光抗体法によるウイルス抗原検出により行う．唾液，髄液を哺乳マウス脳内や組織培養細胞に接種してウイルス分離も可能である．しかし，いずれの場合も，狂犬病ウイルスが脳内に達して増殖し，各臓器に感染が拡大した後にならないと検出できない．このため，生前診断できても，有効な治療法がないために患者の死亡は避けられない．死亡直前まで抗体産生がみられず，抗体検査も早期診断には役立たない．死亡後の確定診断として，脳組織の病理組織学的検討によって細胞質内封入体（**ネグリ小体**）の確認，脳乳剤からのウイルス分離，RT-PCR法によるN蛋白質領域のゲノム検出が行われる．

狂犬病が疑われる動物が捕獲されている場合には，安楽死後，脳組織を採取し，蛍光抗体法によってウイルス抗原の有無を検査する．

d. 治療・対策

狂犬病では発症後にはどのような治療を施しても死亡を避けることはできない．しかし，感染成立後にただちにワクチン接種を行えば発症を阻止できる唯一の感染症である．このため，狂犬病流行国の多くでは，咬傷を受けた後，**暴露後ワクチン**として投与される場合が多い．米国で約30万人，アジアでは約90万人，ヨーロッパでは約5万人，アフリカでは約40万人が1年間（1998年）に暴露後ワクチンの接種を受けている．ワクチンは哺乳マウス脳内や組織培養細胞に感染させて調整したウイルス抗原を用いる不活化ワクチンが用いられている．組織培養細胞由来ワクチンは副作用が低く使用が推奨される．WHOが推奨する暴露後の処置と免疫の手順は以下のようである．咬傷を徹底的に消毒したあと，高力価の中和抗体を含む免疫グロブリン製剤を投与する．同時に，受傷後，0, 3, 7, 14, 30, 90日にワクチンを接種する．

流行地への訪問を予定しているもの，動物検疫関係者また，狂犬病ウイルスを扱う研究者はあらかじめ暴露前ワクチン接種を受けることが望ましい．日本では，組織培養ワクチンを1カ月間隔で2回接種し，6カ月後に3回目を注射して基礎免疫完了としている．

狂犬病は，わが国など一部の国を除きほぼ世界中で流行している．また，いったん発症した場合，100％死に至る悲惨な疾病である．このことをよく認識し，流行国では，イヌや野生動物などにむやみに触れないなどの注意が必要である．また，外国から感染動物が輸入されることを防止するため，輸入に際しては，すべての哺乳動物を対象に，狂犬病に感染していない旨の輸出国政府が発行した証明書が必要である．

2. 水疱性口内炎

水疱性口内炎は，ウシやウマが感染しヒトにも感染する人獣共通感染症である．発熱，悪寒，筋肉痛を主徴としてインフルエンザ様症状を呈する．一般に7〜10日間で回復する．約4分の1の症例で動物にみられるような水疱が口唇や舌にみられる．ヒトでの流行は報告されていないが，畜産関係者や獣医師の間には感染はしばしば起こっているものと考えられている．

J フィロウイルス科
Filoviridae

1 分類

フィロウイルス科のウイルスはマイナス一本鎖のRNAウイルスで，ウイルス粒子は糸状の細長い形態を示し(**フィラメント状**)，その形態的特徴からフィロウイルスと命名されている(**図18J-1**)．フィロウイルス科のウイルスは，マールブルグ病の原因であるマールブルグウイルス属とエボラ出血熱の原因であるエボラウイルス属とに分類される．エボラウイルス属はさらにザイールエボラウイルス，スーダンエボラウイルス，コートジボアールエボラウイルスおよびレストンエボラウイルスという4種(species)に分類される．いずれも自然流行はアフリカに限られているが，輸入感染症としてわが国は注意を払うべき感染症である．感染症法ではもっとも厳格な法的対応をとる一類感染症に分類されている．

2 フィロウイルス科の性質と複製

フィロウイルス粒子は，直径80 nm，長さ700～1,000 nmの糸状の細長い形態を示す．長いものは14,000 nmに及ぶ．ウイルス感染細胞の細胞膜(脂質二重膜)を被膜とするエンベロープウイルスで，粒子表面には長さ10 nmのスパイクが10 nm間隔で規則正しく並んでいる．粒子内には**らせん対称型**のヌクレオカプシドがある．

15～20℃では感染性は保たれるが，60℃，30分間の加熱，pH 5やpH 8での処理，脂質溶解剤，フェノール，ホルマリン，β-プロピオラクトンに感受性である．

ウイルスゲノムは一本鎖のRNAで約19,000塩基対からなる．末端に**相補性配列**があり，環状構造を持つことが推察されている．極性はマイナスである．ゲノムRNAにキャップ構造やポリAの付加は観察されない．遺伝子構造の類似性から，パラミクソウイルス，ラブドウイルスとともにモノネガウイルス目(order *Mononegavirale*)を構成する．粒子全長のヌクレオカプシドの一部分にウイルスRNAが存在していると考えられているが，ヌクレオカプシドの構造の詳細は不明である．

ウイルス遺伝子は，順に7種類の蛋白質(NP，VP35，VP40，GP，VP30，VP24，L)をコードする(**表18J-1**)．各遺伝子の境界には5個のヌクレオチドからなる高度に保存された配列(3′-UAAUU-5′)があり，転写シグナルとして機能する．NPはヌクレオカプシドの主要な構成蛋白質である．GPは三分子が集合してスパイクを形成する．GPは糖含量がきわめて高く，GPの分子量の約半分を占める．また，N結合型糖鎖とO結合型糖鎖の双方を保有することが特徴である．GPが結合する細胞側のレセプターとして，マー

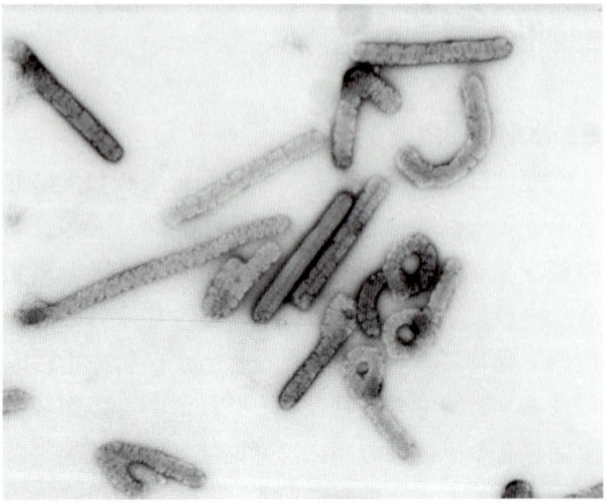

図18J-1 マールブルグウイルスの電子顕微鏡像

表18J-1 フィロウイルスの構成蛋白質

蛋白質名	分子サイズ(kDa)	機能
NP	77.9～83.3	ヌクレオカプシドを構成
VP35	31.0	転写酵素構成蛋白質
VP40	31.7～35.8	裏打ち蛋白質(M蛋白質)
GP	74.5～74.8	スパイク蛋白質(三量体)
VP30	29.7～31.5	ヌクレオカプシドを構成
VP24	28.3～28.8	裏打ち蛋白質(M蛋白質)
L	267.2	転写・複製酵素

ルブルグウイルスではアシアロ糖蛋白質レセプターが，エボラウイルスではインテグリン $\beta1$ が同定されている．また，フィロウイルス共通レセプターとして葉酸レセプター α が同定されているが，ウイルスの感染スペクトラムとは必ずしも一致しない場合があり，他にも感染に関与する細胞因子の存在が示唆されている．VP35 は，パラミクソウイルス科やラブドウイルス科の P 蛋白質に相当する．また，I 型 IFN のアンタゴニストとしての機能も有する．VP40 はエンベロープの裏打ち蛋白質として，パラミクソウイルス科やラブドウイルス科の M 蛋白質に対応する．VP30 は NP と結合してヌクレオカプシドを構成し，複製や転写には必須の蛋白質であるが機能は不明である．VP24 は実験感染（モルモット）の成績から病原性への関与が示されている．L 蛋白質は，ポリメラーゼ蛋白質である．増殖の全過程は細胞質内で行われ，ヌクレオカプシドが蓄積した封入体を作る．ウイルス粒子の形成は細胞膜からの出芽による．

3　マールブルグ病とエボラ出血熱の流行

マールブルグウイルスとエボラウイルスはいずれもヒトに重篤な出血熱様症状を呈することが多く，死亡率も高い．これまでに報告されているそれぞれのウイルスによる流行を**表 18J-2** にまとめた．

マールブルグ病は 1967 年旧西ドイツのマールブルグ市，フランクフルト市，および旧ユーゴスラビアのベオグラードでポリオワクチン製造のためウガンダからアフリカミドリザルを輸入し，その腎臓などの臓器に接触もしくは培養に携わった人々の間で発生した．一次感染者 25 名に激しい

表 18J-2　エボラ出血熱，マールブルグ病の流行

国　名	年	ウイルス	患者数（致死率）
ドイツ，ユーゴスラビア	1967	MBG	32（23%）
ジンバブエ	1975	MBG	3（33%）
スーダン	1976	EBO-S	284（53%）
ザイール	1976	EBO-Z	318（88%）
ザイール	1977	EBO-Z	1（100%）
スーダン	1979	EBO-S	34（65%）
ケニア	1980	MBG	2（50%）
ケニア	1987	MBG	1（100%）
アメリカ合衆国	1989	EBO-R	4（0%）
アメリカ合衆国	1990	EBO-R	4（0%）
イタリア	1992	EBO-R	0（0%）
コートジボアール	1994	EBO-IC	1（0%）
リベリア	1995	EBO-IC	1（0%）
ザイール	1995	EBO-Z	315（81%）
ガボン	1994	EBO-Z	44（63%）
ガボン	1996	EBO-Z	37（57%）
ガボン	1996	EBO-Z	60（75%）
南アフリカ	1996	EBO-Z	2（50%）
アメリカ合衆国	1996	EBO-R	0（0%）
コンゴ民主共和国（旧ザイール）	1998～2000	MBG	154（83%）
ウガンダ	2000～2001	EBO-S	425（53%）
ガボン	2001～2002	EBO-Z	65（82%）
コンゴ民主共和国	2001～2002	EBO-Z	59（75%）
コンゴ民主共和国	2002～2003	EBO-Z	143（89%）
コンゴ民主共和国	2003	EBO-Z	35（83%）
スーダン	2004	EBO-S	17（41%）
アンゴラ	2004～2005	MBG	313（89%）

注：EBO-Z，-S，-IC，-R は，それぞれエボラウイルスのザイール，スーダン，コートジボアール，レストン種を，MBG は，マールブルグウイルスを示す．

出血熱が発生し，7名が死亡した．二次感染者6名が発生したが，死亡例はなかった．その後，ジンバブエ(旅行者)とケニアで散発的な流行が報告されたのみであった．しかし，1998年コンゴ民主共和国で，また，2004年からはアンゴラで大規模なマールブルグ病が発生した．

エボラ出血熱はほぼ同時期にスーダンとコンゴで初めて発生が報告された．院内感染による大流行と高い死亡率によって国際社会からも注目された．その後も流行が継続している．エボラの命名は，1977年コンゴでの流行発生地，ヤンブクの近くを流れる川の名前による．1996年の南アフリカでの発生は，ガボンで治療にあたった医師が南アフリカ・ヨハネスバーグに帰国後発症したもので，これまで，自然流行が発生した国や地域は，サハラ砂漠以南の西，中央，東アフリカ諸国の森林地帯に限局している．

また，1989年，フィリピンから輸入されたカニクイザルが，バージニア州レストンの検疫所で死亡した．死亡したサルからエボラウイルスが分離された．アフリカ由来ウイルスとは遺伝子，抗原性が異なり，レストンウイルスとして分類されている．この流行時，飼育担当者4人に抗体の陽転が認められたがいずれも不顕性感染であり，アフリカ由来エボラウイルスに比べヒトへの病原性は弱毒であると考えられる．

a. 感染経路と自然宿主

患者血液や体液との接触によって伝播する．空気感染は起こらないが，血液やその飛沫を浴びる，死者の清拭などのいわゆる濃厚接触によって伝播する．また，流行国の病院での大規模な院内感染と高い死亡率は，注射器の使い回しなどが原因と考えられる．

自然宿主は不明．死亡チンパンジーからの感染例(コートジボアール)からもわかるようにサルはヒトと同じ**終末宿主**と考えられる．多種類の動物や昆虫を対象に疫学的調査が行われた結果，コンゴで捕獲されたコウモリに抗体陽性例やPCR陽性例が発見され自然宿主としての可能性が示されている．

b. 臨床像と病理像

マールブルグ病とエボラ出血熱はいずれも重篤な出血熱を起こし臨床，病理像は類似している．3〜10日(マールブルグ病)，2〜21日(エボラ出血熱)の潜伏期の後，突然の発熱と頭痛(100%)，全身倦怠，筋肉痛，咽頭痛．その後，汎血管内凝固症候群(DIC)，下痢，肝障害，膵炎，腎障害など多臓器不全を起こす．血液，臓器中に多量のウイルスを含む．精液中にもウイルスが感染後長く排泄される．肝実質に巣状壊死がみられる．病変部の肝細胞には，フィロウイルスのウイルス抗原が集積した好酸性の細胞質内封入体が検出される．マールブルグ病での死亡率は80〜90%，エボラ出血熱ではザイールエボラウイルスでは約80%，スーダンエボラウイルスではやや病原性が低く，約50%である．レストンエボラウイルスはサルには致死的であるが，飼育担当者はいずれも不顕性であったことから，ヒトには病原性を示さないと考えられている．また，レストンエボラウイルスは，マールブルグウイルスや他のエボラウイルスの感染ルートとは異なり，他のケージのサルや飼育担当者に空気感染したと考えられている．ヒトに病原性を示さなかったことは幸運である．

c. 診　断

ELISAや蛍光抗体法によって，抗体検出を行う．その場合，急性期と回復期の血清(ペア血清)でのIgG抗体価の上昇や急性期血清ではIgM抗体の検出を元に診断する．国立感染症研究所では組換え抗原を用いた安全な抗体測定法を開発しそれにより測定可能である．また，ウイルス分離やゲノム検出が患者血液や臨床材料から可能である．アフリカへの渡航歴や職歴などが問診上，重要である．

d. 治療および対策

輸液，ショックへの対応，安静など対症療法のみ．患者の血液，体液中には大量のウイルスが含まれており，患者家族や医療従事者への二次感染防止に配慮する．濃厚接触を避けるためベッド間に衝立をおく，マスク，ガウン，グローブ，ゴーグルを用いて接触，濃厚飛沫感染を防ぐ．本症は一類感染症として，診断した医師による保健所への届出が義務となっている．フィロウイルスはわが国では，**高度安全実験施設（BSL4 施設）**でのみ取り扱いが認められているが，現在稼働中のBSL4 施設はわが国にはなく，ウイルス分離検査を自国で行うことができないなど大きな問題となっている．類似疾患が認められた場合，保健所もしくは国立感染症研究所に連絡し，迅速な対応のための情報提供を心がけることが大切である．

K アレナウイルス科
Arenaviridae

アレナウイルスという名称は，ビリオンの中に細胞のリボソームが取り込まれ，電子顕微鏡でそれが砂粒（arena ＝砂）のようにみえることに由来する．最初に発見されたアレナウイルスは，リンパ球性脈絡髄膜炎ウイルスで（lymphocytic choriomeningitis virus，LCM virus），ヒトに無菌性髄膜炎を起こす．LCM ウイルスはマウスを自然宿主とするが，ウイルス学，免疫学の基礎研究に用いられ，MHC クラスⅠ分子の機能解明など細胞性免疫のメカニズム解析に大きく貢献した．その他のアレナウイルスもげっ歯類を**自然宿主**とするが，ウイルス種ごとに異なる種類のげっ歯類を自然宿主とする点が特徴である．アフリカや南北アメリカで重篤な出血熱を引き起こす．

1 分 類

アレナウイルス科はアレナウイルス属のみからなり，その中に 22 のウイルス種がある．それらは，蛍光抗体法や CF 法で検出される共通抗原を持つが，血清学的，ウイルス遺伝子の分子系統学的解析で，旧世界アレナウイルスと新世界アレナウイルスに分けられる．旧世界アレナウイルスは，アフリカ大陸に生息するげっ歯類を自然宿主とし，リンパ球性脈絡髄膜炎ウイルス，ラッサウイルスがある．新世界アレナウイルスは南北アメリカ大陸に生息するげっ歯類を自然宿主とし，フニンウイルス，マチュポウイルス，グアナリトウイルス，サビアウイルス，ホワイトウォーターアロヨウイルスなどがある．ヒトの疾患の原因となるアレナウイルス科のウイルスを**表 18K-1** にまとめた．

2 アレナウイルス科の性質と複製

アレナウイルスは直径 50〜300 nm（平均 110〜130 nm）の球形・多形性ウイルスで，脂質膜のエンベロープで包まれている．表面には長さ 8〜10 nm のスパイクがある．ビリオン内部には長さが 1,000〜1,300 nm と 450〜640 nm のらせん対象ヌクレオカプシドがあり，両端で結合して環状構

表 18K-1 ヒトに病気を起こすアレナウイルス科のウイルス

	ウイルス	自然宿主	分布	疾患	
旧世界アレナウイルス	リンパ球性脈絡髄膜炎（LCM）ウイルス	*Mus domesticus*, *Mus musculus*	アメリカ大陸 ユーラシア大陸	無菌性髄膜炎，発熱性疾患，先天性 LCM ウイルス感染症	
	ラッサウイルス	*Mastomys natalensis*	西アフリカ	ラッサ熱	
新世界アレナウイルス	フニンウイルス	*Calomys musculinus*	アルゼンチン	アルゼンチン出血熱	南米出血熱
	マチュポウイルス	*Calomys callosus*	ボリビア	ボリビア出血熱	
	グアナリトウイルス	*Sigmodon alstoni*, *Zygodontomys brevicauda*	ベネズエラ	ベネズエラ出血熱	
	サビアウイルス	不明	ブラジル	ブラジル出血熱	
	ホワイトウオーターアロヨウイルス	*Neotoma albigula* *Neotoma micropus*	ニューメキシコ カルフォルニア	未定	

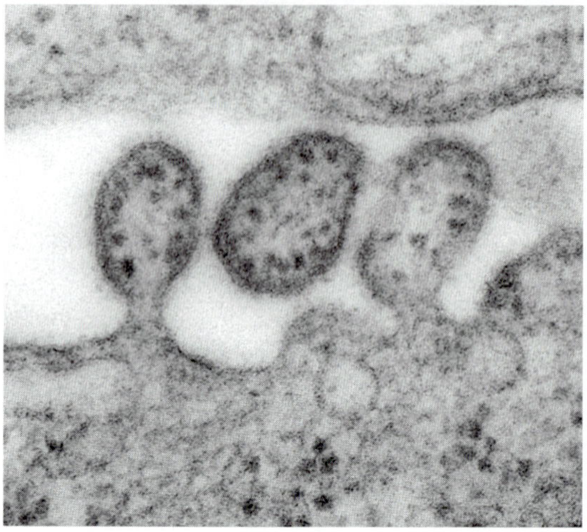

図 18K-1　アレナウイルスの電子顕微鏡像

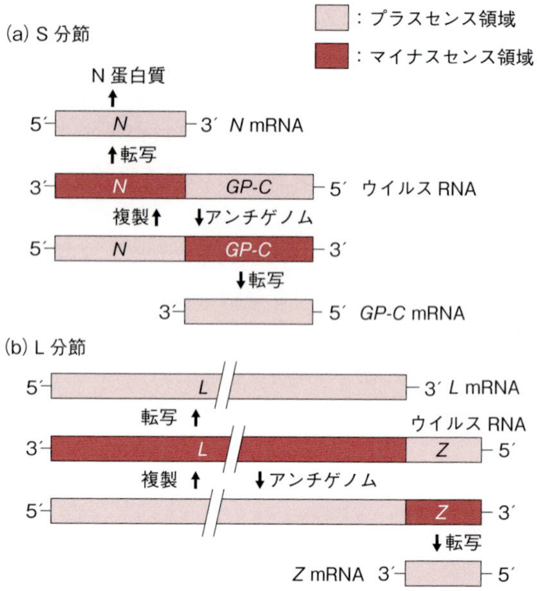

図 18K-2　アレナウイルスのゲノム構造と転写・複製機構

造をとっている．宿主細胞由来のリボソームも粒子内に認められるが，感染性には関与しないと考えられている(**図 18K-1**).

56℃の加熱，pH 5.5 以下および pH 8.5 以上の処理，有機溶媒や紫外線や γ 線照射で不活化される．−70℃以下では安定.

アレナウイルスウイルスは 2 分節(L 分節，S 分節)の一本鎖の RNA ゲノムを有する．L 分節は約 7,400 塩基，S 分節は約 3,400 塩基からなる．3′ 末端の 19〜30 塩基は S，M 分節では本科の他のウイルス種間でもほぼ同じ配列である．また，3′ 末端の配列は 5′ 末端のそれとほぼ相補的であり，これにより S と L 分節は環状構造をとる.

アレナウイルス粒子は 4 種類の構成蛋白質(GP-1，GP-2，N，Z)により構成される．GP-1 (44 kDa)とGP-2(34〜44 kDa)はGP-C(75〜76 kDa)が開裂してできる．両者は非共有結合をして四量体を作ってスパイクを形成する．GP-1 はスパイクの先端側に位置し感染細胞上のレセプターと結合する．また，GP-2 はウイルスが細胞に侵入する際，pH 4.5〜5.5 の酸性条件下で膜融合に関与する．N は 63〜72 kDa でゲノム RNA と結合して複合体(ribonucleoprotein complex)を形成する．また，Z は亜鉛結合蛋白質(10〜14 kDa)として少量が N と結合している．L(RNA dependent RNA polymerase 25 kDa)，poly U ポリメラーゼ，poly A ポリメラーゼが非構造蛋白質である.

L 分節と S 分節はそれぞれ一本鎖の RNA であり，L 分節は *L* と *Z* をコードし，S 分節は *N* と *GP-C* をコードする．しかし，*L* と *N* はそれぞれの分節 RNA 上でマイナスセンスの配列としてコードされており，*Z* と *GP-C* はプラスセンスの配列としてコードされている．すなわち，それぞれの分節で一方側はマイナスセンスで他方側がプラスセンスになる**両意性(アンビセンス)**である点が特徴である．転写と複製の概略を**図 18K-2** に示す．ウイルスゲノム上にマイナスセンスとしてコードされている *N* や *L* は直接転写されて mRNA となるが，*GP-C* や *Z* はウイルスゲノムがいったんアンチゲノムセンスに複製されたものを鋳型として mRNA が合成される．ウイルスの増殖は細胞質内で行われ，粒子形成は細胞膜からの出芽による.

3 アレナウイルスによる主な疾患

アレナウイルスはウイルス種毎に特定の種類のげっ歯類を自然宿主としている．それらはいずれも不顕性に持続感染し，慢性のウイルス血症と尿，唾液中へのウイルスの排泄を終生起こす．これらの飛沫の呼吸器感染や皮膚の擦過傷からの侵入によってヒトに感染する．感染動物から仔には，経卵巣性，経子宮性，母乳，唾液，尿などによるさまざまな経路で分娩前後に垂直感染が高頻度に起こり，自然界でのウイルスの存続に大きな役割を果たしている．一方，急性期患者の血液，体液中にもウイルスは存在し，それら濃厚接触や注射器の使い回しなどによっても感染が伝播する．

アレナウイルスによる主なヒトの疾患について以下に述べる．

1．リンパ球性脈絡髄膜炎 lymphocytic choriomeningitis（LCM）

LCM ウイルスはヨーロッパと南北アメリカを中心に世界中でハツカネズミ（マウス，*Mus musculus*）に感染しており，わが国でも陽性例が捕獲されている．ヒトの LCM ウイルス感染は一般に不顕性であるが，場合によって，発熱，頭痛，筋肉痛，倦怠感などのいわゆるインフルエンザ様症候を示すことがある．頻度は低いものの，**無菌性髄膜炎**の原因となる．まれには重症の脳脊髄炎を発症することもある．LCM ウイルスは実験用マウス，ラット，ハムスター，モルモットに不顕性に感染し，実験関係者に症状を示す顕性感染を起こすことがあるため，実験の遂行の障害になる．また，ペットとしてのハムスターに由来する LCM ウイルスのヒトへの流行が発生したこともある．

2．ラッサ熱

ラッサ熱は多乳房ネズミ（*Mastomys natalensis*）を自然宿主としてナイジェリア，リベリア，シエラレオネ，セネガル，ギニアなどの西アフリカにのみ分布する．雨期に比べ乾期に流行することが多く，これらの地域では，年間 10 万～30 万人が感染し，年間死亡数は 5,000 人程度と考えられている．血清学的調査では抗体保有者が多数認められ，不顕性や軽症例が多数あるものと考えられている．平均すると感染者の約 10～25％が発症しそれらの致命率は 5～15％である．空気感染は起こらないが血液や体液などの直接接触で感染する．院内感染では注射器の使い回しによっても感染が伝播する．院内感染の場合の死亡率は高く，30～50％にのぼる．自然感染ではヒトからヒトへの伝播はまれと考えられている．感染症法では届出が必要な一類感染症に分類されている．わが国でも 1987 年にシエラレオネからの帰国者が発症した例があり，輸入感染症として注意を払う必要がある．

5～21 日間の潜伏期のあと発熱，頭痛，倦怠感が徐々に始まり，強い咽頭痛，背痛，胸痛，関節痛，嘔吐，蛋白質尿などがみられる．重症例では結膜炎，肺炎，心臓炎，肝炎，脳症，出血症状を示す．難聴を示す例もある．妊娠後期 3 カ月に死亡率が高く，胎児は例外なく死亡する．治療は対症療法による．アレナウイルス感染症の中では唯一，リバビリンが有効．

3．南米出血熱

アルゼンチン出血熱，ボリビア出血熱，ベネズエラ出血熱，ブラジル出血熱は，四つの異なったアレナウイルス種を原因として異なった国々で発生が報告されている．しかし，いずれも類似した生態と症状を示すため，合わせて南米出血熱ともいわれる．すなわち，それぞれのウイルス種ごとに異なった種類のげっ歯類が自然宿主となる．感染げっ歯類は不顕性に持続感染して尿中に大量のウイルスを終生排泄し，感染源となる．ヒトはそれらの飛沫などとの接触によって感染する．また，症状も類似しており，5～21 日間の潜伏期のあと，発熱，筋肉痛，倦怠感が出現する．続いて，背部痛，眩暈が認められる．発症 4 日前後で皮膚，消化器，性器からの出血が現れる．中枢神経障害が認められる場合もある．死亡率は 15～30％.

4. ホワイトウォーターアロヨウイルスによる出血熱

米国ニューメキシコ州とカリフォルニア州で発生した *Neotoma albigula* を自然宿主とするアレナウイルスによる出血熱．これまでに3例の死亡が報告されている．呼吸窮迫症状と肝不全を呈する．

4 診断・予防・治療

患者の血液，咽頭ぬぐい液や尿から哺乳マウス脳内接種法や培養細胞(Vero細胞)を用いてウイルス分離が可能である．しかし，ラッサウイルスや南米出血熱ウイルスはレベル4の病原体として，BSL4施設でのみ取り扱いが許されている．しかし，わが国には現在稼働中のBSL4施設がないため，ウイルス分離を行うことはできず，抗原捕捉ELISA法やRT-PCR法でのウイルス抗原やゲノムの検出を行う．また，IgM-ELISAやIgG-ELISAによって血中抗体を検出することもできる．皮膚組織の生検が可能であればホルマリンなどで組織を固定し，ウイルスを不活化したあと，免疫組織学的検査によってウイルス抗原の検出が可能である．

住居近辺のネズミの駆除や食物の保管を厳重にしてネズミの家内への侵入を防ぐことや感染げっ歯類の生息地域への侵入を控えることが予防のための一方法ではあるが，流行地域では現実的ではない．ワクチンの開発が望まれているが，現在，アルゼンチン出血熱に対する生ワクチンが開発され，有効性が確認されている．ラッサ熱ではリバビリンが有効である．

治療法は輸血，輸液，電解質補正などの対症療法による．血液，体液，分泌液の直接接触による感染伝播の可能性があるため，院内感染の防止のために，ガウン，マスク，グローブなどの装着が医療従事者には求められる．

L トガウイルス科
Togaviridae

トガウイルス科(family *Togaviridae*)はアルファウイルス属(genus *Alphavirus*)とルビウイルス属(genus *Rubivirus*)の2属からなる．アルファウイルス属に属する37種類のウイルスのうち，22種はヒトの疾患との関連が知られている．日本には哺乳類，鳥類，昆虫類などに幅広い宿主域を持つが，ヒトに対して病原性を示さないサギヤマウイルスやゲタウイルスが存在する．アルファウイルスは節足動物(主にカ)で媒介される．かつて，節足動物の媒介によって脊椎動物間に伝播されるウイルスを**節足動物媒介性ウイルス**(arthropod-borne virus，短縮して**アルボウイルス** arbovirus)と命名し，A群とB群に分類していたが，大部分のアルボウイルスはA群がアルファウイルス属へ，B群がフラビウイルス科のフラビウイルス属へ，一部のアルボウイルスはブニヤウイルス科，レオウイルス科へ振り分けられた．alpha(α)はA群に由来する．ルビウイルスに属するウイルスは風疹ウイルスのみであり，節足動物非媒介性でヒト以外に自然宿主を持たない．

1 概　要

1. ウイルスの一般性状

一本鎖のプラス鎖線状RNAを含む正20面体対称ヌクレオカプシドがコアとなる．それを脂質二重層と2種類の糖蛋白質(E1とE2蛋白質)のヘテロ二量体が形成する突起(スパイク)からなるエンベロープが包んだ球形(アルファウイルス)あるいは多形性(ルビウイルス)ウイルスである．togaはラテン語でcloak(外套)を意味し，エンベロープを指す．ウイルスの直径は60〜70 nmである．E1蛋白質は赤血球凝集能を有し，ニワトリ，ガチョウ，ヒトO型赤血球を凝集する．赤血球凝集抑制(hemagglutination inhibition，HI)抗体が結合する．ウイルスゲノムは大きさが11

〜12 kb(アルファウイルス)，10 kb(ルビウイルス)であり，感染性核酸である．5′ 末端にキャップ(7-メチルグアノシン)，3′ 末端にポリ A を有し，**非構造蛋白質**(non-structural protein，NS 蛋白質)をコードする遺伝子が 5′ 末端側に，**構造蛋白質**をコードする遺伝子が 3′ 末端側に存在する．細胞質内で増殖し，細胞膜から出芽する．

2．生　態

アルファウイルスは鳥類，または，げっ歯類と特定のカの間で自然の感染サイクルを維持しているが，時にウマなどの大きな哺乳類まで感染が広がり，ヒトへの感染に波及する(**図 18L-1**)．ヒトは多くの場合，**終末宿主**であり，伝播サイクルには関与しない．従来，地域的なウマの脳炎の発生，死亡がヒトへの流行に先行していたが，近年ではウマへのワクチン接種が普及したため，必ずしもこのような流行の形式をとるとは限らない．カに媒介されるため，発症が固有の地域，一定の季節に限局することが多い．

一方，ルビウイルスの自然宿主はヒトのみで，飛沫感染によりヒトからヒトへ**水平感染**する．また，**経胎盤感染**により**垂直感染**することも大きな特徴である．

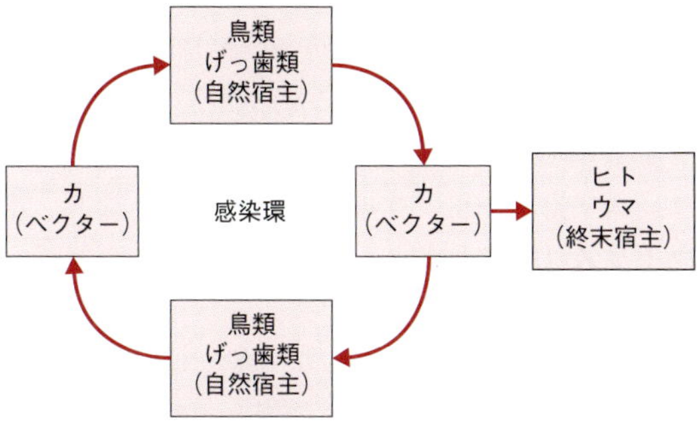

図 18L-1　アルファウイルスの感染環

2　アルファウイルス

1．病原性

アルファウイルスは，ヒトやウマなどに脳炎，関節炎などを引き起こす．カの吸血により，ウイルスはカの唾液腺から直接皮膚を通してヒトに媒介される．ウイルスは，皮膚の毛細血管周囲に注入され，皮膚のランゲルハンス細胞，筋細胞，所属リンパ節で増殖して一次ウイルス血症をきたす．その後，ウイルスは肝臓，脾臓，血管内皮などでさらに増幅され(二次ウイルス血症)，脈絡叢または毛細血管を通じて脳内に侵入し，脳炎をきたすものと考えられている．関節炎の発症機序は明らかにされていないが，ウイルスによる関節滑膜細胞の直接的な破壊，あるいは免疫反応が関与していると考えられる．**不顕性感染**が多い．

2．アルファウイルスによる脳炎

代表的なウイルスは東部ウマ脳炎ウイルス(Eastern equine encephalitis virus, EEE virus)，西部ウマ脳炎ウイルス(Western EE virus，WEE virus)，ベネズエラウマ脳炎ウイルス(Venezuelan EE virus，VEE virus)である(**表 18L-1**)．EEE virus と WEE virus では，トリ-カ-トリの感染環を形成している．VEE virus はカ-げっ歯類-カの感染環を作っているが，流行型では感染ウマは**増幅動物**(amplifier)になりカ-ウマ-カの感染環を形成するようになる．EEE virus，WEE virus 感染

表 18L-1　脳炎を主症状とするアルファウイルス

ウイルス	分布	ベクター	ヒトへのベクター	増幅動物	潜伏期	発症時期	予後(致死率)
東部ウマ脳炎ウイルス	北米東部〜中米・南米	*Culiseta melanura*	*Aedes sollicitans* など	鳥類	5〜15 日	早春〜秋	30%
西部ウマ脳炎ウイルス	カナダ南部，北米西部・中部〜中米・南米	*Culex tarsalis*	*Culex tarsalis*	鳥類	5〜10 日	6〜9 月	3%
ベネズエラウマ脳炎ウイルス	南米北部・中米〜北米南部	*Culex melamoconion*	*Aedes taeniorhynchus* など	げっ歯類ウマなど	1〜6 日	5〜12 月	1%以下

ウマは終末宿主で感染源にならない.

a. 東部ウマ脳炎

EEE virus感染による. 本ウイルスは1933年にニュージャージーとバージニアの罹患ウマ脳から, さらに1938年には流行時に死亡したヒト脳から分離された. 1959年, 米国ニュージャージー州で患者数32人の大流行があったが, 近年では散発的な発症をみるのみである. ウイルスは北米東部(メキシコ湾岸, 大西洋岸, 5大湖周辺)から南米にかけて広く分布している. 媒介カはハボシカ(*Culiseta melanura*)で, 鳥類との間で生態系を形成しているが, 感染がヤブカ(*Aedes sollicitans*)など他種のカにまで広がると, ウマやヒトなどにも拡散して脳炎を引き起こす.

ヒトでは早春から秋までの季節的発症を示す. 潜伏期間は5〜15日で, 感染者の多くが脳炎を発症する. 発熱, 頭痛, 悪心, 嘔吐, 意識障害, 痙攣, 片麻痺などをきたして突然発症する. 死亡率は50〜75%に及び, とくに高齢者と小児に死亡率が高かったが, 近年の死亡率は30%程度となっている. なお生存した場合でも, 多くの症例で精神神経障害や運動障害などの重篤な後遺症を残す.

b. 西部ウマ脳炎

WEE virus感染による. 本ウイルスは1930年にカリフォルニアの罹患ウマ脳から, さらに1938年にはヒト脳から分離された. 1941年, 北米西部諸州からカナダにかけての大流行では, 約3,000人の罹患者が認められた. その後では, 1952年のカリフォルニア(375例), 1975年のミネソタとダコタ(300例)で流行がみられたが, 近年では1987年のコロラド(30例)を除き, 散発的発症をみるのみである. ウイルスはカナダ南部から北米の西部・中部, 南米にかけて広く分布している. 通常はイエカ(*Culex tarsalis*)により媒介され, 鳥類との間で生態系を形成しているが, 感染がウマやヒトなどにも拡散すると脳炎を引き起こす.

ヒトでは6〜9月をピークに季節的発症を示す. 潜伏期間は5〜10日である. 小児や高齢者で発症のリスクが高い. 臨床症状は東部ウマ脳炎と比較すると軽度である. 死亡率は5〜15%程度で, とくに乳幼児では60%にも達するとされていたが, 近年の死亡率は3%程度となっている. 乳幼児では痙攣, 痙性麻痺, 精神運動遅滞など, 重篤な後遺症をきたしうる.

c. ベネズエラウマ脳炎

VEE virus感染による. 本ウイルスは1938年にベネズエラの罹患ウマ脳から分離され, 1952年に南米においてヒトでの流行が確認された. 1969〜1971年にも大流行があり, グアテマラからメキシコを経て1971年, テキサスに到達した. ヒトでの感染は他のウマ脳炎ウイルスに比べて軽症であり, メキシコでは17,000人, テキサスでは, 88人の罹患者が出たが死亡例はみられていない. なお近年では, 1995年, ベネズエラとコロンビアにおいて, 罹患者75,000人以上の大流行がみられ, 20人以上が死亡している. ウイルスは南米北部から中米, 北米南部に分布している. 通常はイエカ(*Culex melanoconion*)により媒介され, げっ歯類との間で生態系を形成しているが, 時にヤブカ(*Aedes taeniorhynchus*)など他種のカを介して, ウマ, ウシ, ヤギ, ラバ, ロバからヒトなどにも感染が広がる. 他のウマ脳炎と異なり, ウマ自身が重要な増幅動物となる. なお, 本ウイルスは生物兵器として研究されていた経緯を持つ.

潜伏期間は1〜6日であり, 多くは軽症〜中等症の全身性熱性疾患として経過し, 神経症状は呈さない. 流行時に, 小児感染者の4%, 成人感染者の0.4%で脳炎を発症する. 感染者の死亡率は1%以下であり, 後遺症を残すこともまれである. ただし, 脳炎を起こした場合には, 成人の致死率は10%, 小児の致死率は35%に達する.

d. 診断, 治療, 予防

上記ウマ脳炎の血清学的診断にはいずれも血液または髄液でのウイルス特異的なIgM抗体の検出が有用である. 多くの場合, 発症し来院する時期にはウイルス血症の時期を過ぎているので，血液または髄液からのウイルス検出は困難である．特異的な治療法はなく，対症的に解熱薬，鎮痛薬，抗痙攣薬などが使用される．予防がもっとも重要であり，媒介カの駆除に加え，流行地における戸外でのズボンや長袖シャツの着用，露出部位への昆虫忌避薬の塗布などが推奨されている．ウマ用ワクチンはあるが，ヒトに対して実用化されているワクチンはない．ヒトからヒトへの感染はないので，入院患者の厳格な隔離は不要である．

3．アルファウイルスによる関節炎

チクングニヤウイルス，シンドビスウイルス，ロスリバーウイルス，マヤロウイルスなどが知られている（**表 18L-2**）．チクングニヤウイルスはイエカ（*Culex* 属），ネッタイシマカ（*Aedes aegypti*）およびヒトスジシマカ（*Aedes albopictus*）が媒介し，アフリカおよび東南アジア，南アジアに分布する．発熱，関節痛，筋肉痛，頭痛，悪寒，嘔吐，発疹などで発症する．2005 年夏以降，南西インド洋の島々（フランス領レユニオン，マダガスカル，セーシェル，モーリシャスなど）でチクングニヤの大流行が報告されている．

表 18L-2　関節炎を主症状とするアルファウイルス

ウイルス	分布	ヒトでの症状
チクングニヤウイルス	アフリカ，インド，東南アジア，フィリピン諸島	発熱，発疹，筋肉痛，関節痛/関節炎，慢性関節痛，出血傾向，感覚異常
シンドビスウイルス	ヨーロッパ，アフリカ，オーストラリア，アジア，フィリピン	発熱，発疹，関節痛/関節炎，感覚異常
ロスリバーウイルス	オーストラリア，ニューギニア，フィジー，ソロモン諸島，アメリカ領サモア，南大平洋諸島	発熱，発疹，多発性関節炎，慢性関節痛，感覚異常，糸球体腎炎
マヤロウイルス	南米（トリニダード，スリナム，ブラジル，コロンビア，ボリビア）	発熱，発疹，筋肉痛，関節痛/関節炎，慢性関節痛，出血傾向

3　ルビウイルス

ルビウイルス属は，節足動物非媒介性でヒト以外に自然宿主を持たない風疹ウイルス 1 種のみで構成される．ルビ（rubi）は reddish（赤みを帯びた）を意味し，風疹の赤い発疹に由来する．

1．ウイルスの性状

直径 60〜70 nm のプラスセンス一本鎖 RNA ウイルスで，エンベロープを有する．血清学的には亜型のない単一のウイルスである．遺伝子は長さ 9,672 塩基あり，5′ 末端にキャップを，3′ 末端にポリ A（平均 53 塩基）を持つ．open reading frame（ORF）は 2 個あり，5′ 末端非翻訳領域 40 塩基，非構造蛋白質の ORF 6,348 塩基，介在非翻訳領域 123 塩基，構造蛋白質の ORF 3,189 塩基，3′ 末端非翻訳領域 62 塩基の順に構成されている（**図 18L-2**）．ゲノム全体の GC 含量が RNA ウイルス最多の 69％である．風疹の症状，脳炎，先天性障害，関節炎など病態に直接関与する遺伝子や変異は知られていない．

非構造蛋白質遺伝子上には，アルファウイルス遺伝子上のモチーフとの類似性から，メチルトランスフェラーゼ，プロテアーゼ，ヘリカーゼ，レプリカーゼのモチーフがある．

構造蛋白質遺伝子は，3 種の構造蛋白質 C（カプシド蛋白質），E2，E1（エンベロープ糖蛋白質）を翻訳する遺伝子がこの順序で並んでいる．E1

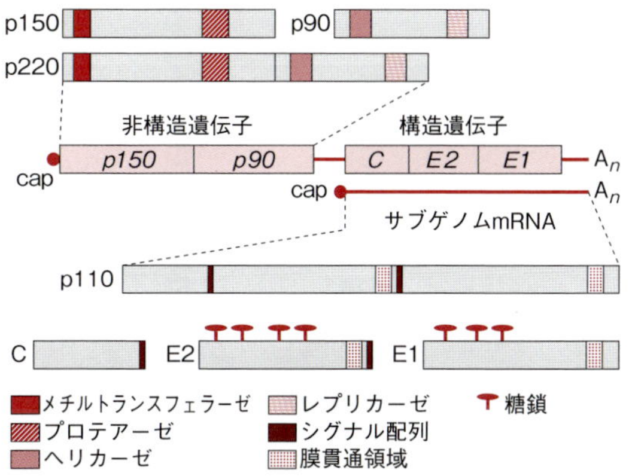

図 18L-2　風疹ウイルスの遺伝子構造

とE2がウイルス粒子の表面でヘテロ二量体としてスパイクを形成している．E1蛋白質は赤血球凝集活性を持ち，HI抗体が結合する部位である．E1とE2はウイルス中和に関与していると考えられている．また，T細胞と反応するエピトープは，E1，E2だけでなくCにも存在する．*E1*遺伝子を基に遺伝子型ⅠとⅡに分かれる．

2. ウイルスの複製（図18L-3）

感染後，細胞質内へ遊離されたウイルスゲノムがそのままmRNAとして働き，非構造蛋白質ポリペプチドp220に翻訳される．このポリペプチドがウイルス自身のプロテアーゼによりp150とp90とに切断される（**図18L-2**）．一方，ゲノム全長にわたる相補的なマイナス鎖RNAが合成され，このマイナス鎖RNAを鋳型として全長にわたるゲノムRNAと，構造蛋白質をコードするサブゲノムmRNAの2種類のRNAが合成される．p150とp90はマイナス鎖RNAの合成と，それを鋳型にしたプラス鎖RNAのゲノムとサブゲノムmRNAの合成に関与していると考えられている．サブゲノムmRNAは，構造蛋白質のmRNAとして働き，p110のポリペプチドに翻訳される（**図18L-2**）．p110は宿主細胞のシグナラーゼの働きでC，E1，E2の構造蛋白質に切断される．サブゲノムmRNAも5′末端にメチル化されたキャップを，3′末端にはポリA配列を持つ．E1，E2の膜透過のためのシグナル配列は先行する蛋白質の終末（C末端）に存在する（E2ではCのC末端，E1ではE2のC末端）．E1とE2はゴルジ体で糖鎖が付加され（E1には3個，E2には4個），細胞膜へ移動する（**図18L-2**）．カプシド蛋白質は内側に全長ゲノムRNAを包み込み，正20面体のヌクレオカプシドを形成しE1，E2を包む膜と集合して，ウイルス粒子を形成し，出芽により細胞外に放出される．

3. 疫　学

風疹（rubella）は麻疹に類似した発疹，症状を示すが一般的に軽症のことが多く，2〜3日で回復することから三日はしか（three-day measles）とも呼ばれる．欧米ではドイツ人医師により麻疹と区別して記載されたことからGerman measlesとも称される．風疹は五類感染症定点把握疾患に定められている．

幼児，学童に多く，時に成人も罹患する．最近では，1976年，1982年，1987年，1992年と4〜5年ごとの大流行を起こしていた（罹患率20万人

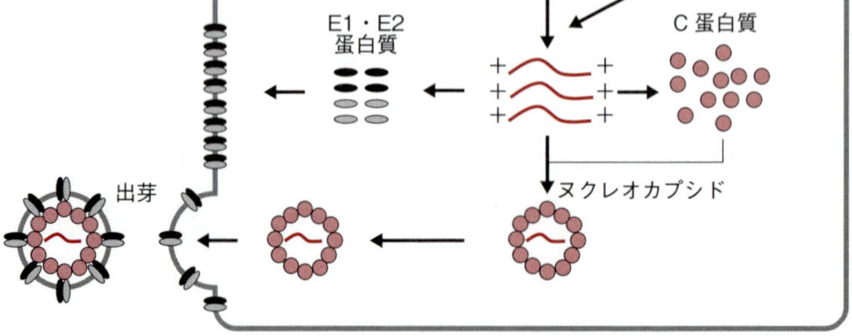

図18L-3　風疹ウイルスの複製

以上）が，1994 年以降は低値で推移しており，1999 年以降はさらに発生数は少なくなり，流行の規模も縮小しつつある．しかし，最近，地域的な小流行の報告があり，散発的な発生が認められる．2003〜2004 年にも流行があり，2004 年に**先天性風疹症候群**（congenital rubella syndrome，CRS）の増加が報告されている．春から初夏にかけて流行することが多いが冬にも少なからず発生があり，近年流行状況も不規則化している．1963〜1964 年に欧米で風疹の大流行があり，1964〜1965 年に本土復帰前の沖縄で米国の軍事施設を経由したと推定される風疹が大流行し，その後 408 名の CRS の患児が生まれた．本土にも流行年には 100 例以上の患児が出生した．

4. 病　態

①経気道的に飛沫感染し，感染力は麻疹，水痘よりも弱い．②ウイルスが上気道粘膜の上皮に侵入増殖したのち，所属リンパ節での増殖を経て，ウイルス血症を起こし，全身に散布され，さらに皮膚・呼吸器を含む諸臓器で二次的な増殖が起こり発症する．③発疹は，皮膚におけるウイルス抗原・抗体複合体によると推定されている．

5. 臨床症状（図 18L-4）

潜伏期は 14〜21 日，平均 16〜18 日である．風疹の三主症状は発熱，発疹，リンパ節腫脹である．風疹患者の約半数にみられる発熱は軽度で発疹出現 1〜2 日前からみられ，2〜3 日で解熱するが，通常は発疹出現時に気付くことが多い．成人では発熱も上昇傾向が強い．発疹は顔面から出はじめ，耳後，頸部，体幹，四肢の順に出現し，24 時間以内に全身に広がる．発疹は淡紅色の斑状丘疹で麻疹より小さく，均一性，孤立性で融合傾向が少ない．痒みはあるが，通常 3〜4 日後，落屑や色素沈着を認めず出現部位順に消退する．まれに発疹が強度の場合，これらを伴うこともある．不顕性例も 25〜50％ある．散発例では発疹だけで診断することは困難で，成人では発疹の程度も強い．リンパ節腫脹は発疹出現数日前より認められ，3〜6 週で消失する．後頭下部，頸部，耳介後部に多いが，全身のリンパ節腫脹もきたしうる．そのほか頭痛，悪寒，食欲不振，脱力感，結膜充血，関節痛などが前駆症状あるいは随伴症状としてみられるが，これらは成人で高率である．ウイルス排泄期間は発疹出現の前後約 1 週間とされているが，解熱すると排泄されるウイルス量は激減し，急速に感染力は消失する．

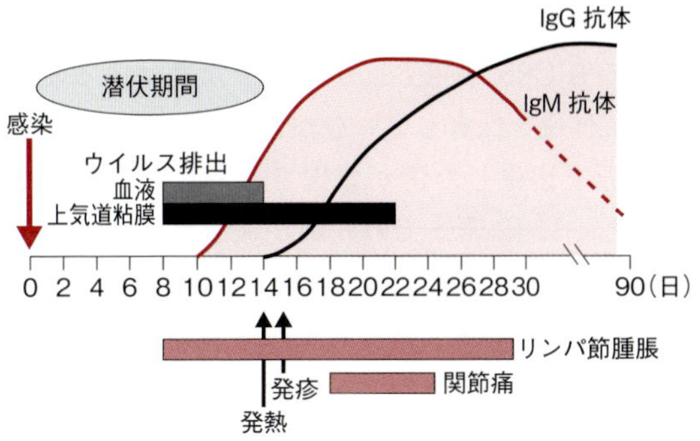

図 18L-4　風疹ウイルスの感染経路模式図

a. 合併症

①**脳　炎**：風疹患者4,000〜6,000人に一人の割合で発症する．意識障害，痙攣などの症状であるが，麻疹脳炎よりは軽症である．通常発疹出現 2〜4 日後に発症するが，時に発疹と同時にあるいは 1 週間後に起こる．予後は比較的良好であるが死亡例も報告されている．

②**血小板減少性紫斑病**：風疹患者 3,000〜5,000 人に一人の割合で発症する．発疹出現後 4 日前後が多い．成人より小児，男児より女児のほうが罹患しやすい．通常自然治癒するが，回復までの期間は数日から数カ月と幅広い．

③**関節炎**：小児では少なく成人では女性に多く，5〜30％に出現するがほとんどが一過性である．

④**溶血性貧血**：きわめてまれである．

b. 先天性風疹症候群（CRS）

風疹の流行年と CRS の発生の多い年度は完全に一致し，かつては流行年に一致して，風疹感染を危惧した人工流産も多くみられた．成人でも

15%程度不顕性感染があるので，母親が無症状であってもCRSは発生しうる．まれではあるが，低い抗体価を保有していながら，再感染によってCRS児を出生した例が報告されている．妊娠前半，とくに12週までの妊婦が風疹に罹患するとウイルス血症を起こし，胎児にも経胎盤感染し高率に障害を及ぼす．多くは死産・流産をきたす．胎児の免疫力の未熟性から慢性持続感染を起こし，生後数カ月(数年)感染は持続する．この慢性持続感染が細胞増殖を抑制し奇形をもたらしたり，新生児期の一過性症状(低出生体重，肝脾腫など)を起こす．**TORCH**(トーチ)**症候群**[TORCHは*Toxoplasma gondii*トキソプラズマ(または*Treponema pallidum*梅毒)，other agents(水痘，コクサッキー)，rubella virus風疹ウイルス，cytomegalovirusサイトメガロウイルス，herpes simplex virus単純ヘルペスウイルスの頭文字である] の一つである．白内障，網膜症などの眼症状，両側性感音性難聴，動脈管開存・心室中隔欠損・肺動脈狭窄などの先天性心疾患が三主徴であるが，その他，小頭症，小眼球などが認められる．

先天異常以外に新生児期に一過性に出現する症状としては，低出生体重，血小板減少性紫斑病，肝脾腫，肝炎，溶血性貧血，骨病変，大泉門膨隆，間質性肺炎，髄膜脳炎などがあげられ，1歳までの死亡率は高い．また，幼児期以後に発症するものとしては，進行性風疹全脳炎，糖尿病(欧米：10〜25%，日本：まれ)などがある．

器官形成期との関連から，奇形発生率は妊娠初期の感染で高く，妊娠最初の4週，8週，12週，16週でそれぞれ50%以上，35%，18%，8%であり，妊娠20週までリスクがある．妊娠8週以内に感染したものは白内障，心疾患または難聴重複障害が多いが，妊娠12週〜20週に感染したものは難聴のみの単独障害が多い．

CRS児は生後6〜12カ月は咽頭や尿中にウイルスを排出するので分離が可能であり診断的に有用である一方，感染源ともなるので隔離が必要である．

6. 診　断

a. 風　疹

一般的には流行状況と臨床症状(特有の発疹，リンパ節腫脹，発熱)で診断する．検査所見はウイルス感染症の一般的特徴としての白血球数減少，相対的リンパ球数増加が認められ，異型リンパ球や血小板減少がみられる．他の発疹性疾患との鑑別が必要であれば血清診断を行う．HI法，中和法，補体結合法(complement fixation test，CF)，酵素結合免疫法(enzyme-linked immunosorbent assay，ELISA)などの方法がある．HI法の場合，急性期(発疹出現後2〜3日以内)および回復期(その1〜2週後)のペア血清のHI試験による抗体価の測定を行い，HI抗体価の陽転(急性期8倍未満が回復期8倍以上)または有意上昇(回復期に急性期と比べ4倍以上の抗体価上昇)により診断する．ELISAではIgG，IgM抗体測定ができ，急性期で特異的IgM抗体が検出されれば，単一血清での診断も可能である．IgG抗体はHI抗体価とほぼ相関する．CF法は感度が低く，感染後比較的早期に陰性化するので，抗体保有の有無をみるための検査としては不向きである．したがって，疑いのある発疹症の診断には，ペア血清ではHI法，単一血清ではELISA法IgMが使用される．ウイルス分離は通常行われないが，発疹前後1週間の咽頭ぬぐい液，血液，便，尿から分離できる．ハムスター腎細胞(BHK-21)，ウサギ腎細胞(RK13)などを用い**細胞変性効果**の発現で判定する(直接法)．しかし風疹ウイルスは細胞変性効果がきわめて弱いため，アフリカミドリザル腎細胞(Vero)に試料を接種し，エコーウイルス11型，コクサッキーウイルスA9型の干渉で判定する間接法もある．咽頭粘膜細胞での蛍光抗体法による抗原検出も行われる．最近は風疹ウイルス遺伝子のreverse transcriptase(RT)-PCR法による検出が勧められる．その検出には*E1*部位プライマーが使われている．

b. 先天性風疹症候群(CRS)

妊娠中の風疹患者との接触，風疹様発疹症の罹患，先天性奇形などの永久的障害，新生児期の一過性症状から，臨床的に診断する．新生児期，乳児期の数カ月間の咽頭ぬぐい液，尿，血液からの風疹ウイルスの分離，臍帯血や患児血からの風疹特異IgM抗体陽性，または風疹HI抗体価が母親由来の抗体価より高い値での存続(CRSのHI抗体価は月1/2の率で低下しない)のいずれかが証明されれば，診断は確定する．IgM抗体は胎盤通過をしないので，もし存在すればそれは胎児が感染の結果，産生したものであり，発症の有無にかかわらず胎内感染の証拠となる．風疹ウイルスの検出は，ウイルス分離よりもRT-PCRによるウイルス遺伝子の検出が感度も良く，また，時間的にもはるかに短期間でできる．CRS患児からは出生後6カ月くらいまでは，高頻度にウイルス遺伝子が検出できる．検出率の高い検体として順に，白内障手術により摘出された水晶体，脳脊髄液，咽頭拭い液，末梢血，尿などがあげられる．また，胎児の感染は胎盤絨毛，臍帯血や羊水などの胎児由来組織中の風疹ウイルス遺伝子の検出で診断できる．母親が発症しても，胎児まで感染が及ぶのは，約1/3であり，またその感染胎児の約1/3がCRSとなる．CRSは，五類の全数届出疾患に定められており，医師は診断から7日以内に保健所に届け出る必要がある．届け出の基準を**表18L-3**に示す．

表18L-3 報告のための基準

診断した医師の判断により，症状や所見から当該疾患が疑われ，かつ以下の1)と2)の基準を両方とも満たすもの
1)臨床症状による基準 「Aから2項目以上」または「Aから一つと，Bから二つ以上」もしくは「Aの(2)または(3)と，B(1)」 A. (1)先天性白内障，または緑内障 (2)先天性心疾患(動脈管開存，肺動脈狭窄，心室中隔欠損，心房中隔欠損など) (3)感音性難聴 B. (1)網膜症 (2)骨端発育障害(X線診断によるもの) (3)低出生児体重 (4)血小板減少性紫斑病(新生児期のもの) (5)肝脾腫
2)病原体診断等による基準 以下のいずれかの一つを満たし，出生後の風疹感染を除外できるもの 1. 風疹ウイルスの分離陽性，またはウイルス遺伝子の検出 例：RT-PCR法など 2. 血清中に風疹特異的IgM抗体の存在 3. 血清中の風疹HI価が移行抗体の推移から予想される値を高く越えて持続 (出生児の風疹HI価が，月あたり1/2の低下率で低下していない)

7. 治療と予防

特異的な治療法はなく，発熱に対して必要であればアセトアミノフェンなどの解熱薬を投与する．関節炎にはアスピリンが有効である．血小板減少性紫斑病は，重症のときは副腎皮質ステロイドまたはγグロブリンの投与を行う．

風疹およびCRSは予防接種により予防可能であり，制圧には予防接種率の向上が不可欠である．1977年以降，女子中学生を対象に定期接種が行われてきたが，CRSは制圧されず，1989年に麻疹・ムンプス・風疹混合生ワクチンの導入による幼児の予防接種が開始された(接種後の無菌性髄膜炎発生のため1993年中止)．1994年の予防接種法改正後，1995年以降，男女小児(生後12～90カ月)を対象に風疹ワクチンを単独で用いて定期接種が実施され，女子中学生の接種は経過措置として男女中学生に2003年まで実施された．しかし，法改正後の経過措置の中学生の低接種率は風疹感受性女性集団を残した．このため，2006年4月からは麻疹と風疹の混合ワクチン(MRワクチン)が導入され，対象年齢も生後12～24カ月および5～7歳の2回接種となった．なお，妊婦へのワクチン接種は禁忌である．成人女性は妊娠前に抗体価の有無を検査し，陰性ならワクチンを受ける．あらかじめ約1カ月間避妊した後，接種する．ワクチン接種後は最低2カ月避妊する．しかし，たとえワクチン接種後妊娠が判明したとしても，障害児の出生は1例もないので，妊娠を中断する理由にはならない．風疹は学校保健法では第二種感染症に分類されているので，発疹が消失するまで登校停止の処置をとる．

M フラビウイルス科
Flaviviridae

黄熱ウイルスを代表とし，黄疸の色に由来する flavi（ラテン語で黄色の意）が科名となった．フラビウイルス属（genus *Flavivirus*），ペスチウイルス属（genus *Pestivirus*），C 型肝炎ウイルスが属するヘパシウイルス属（genus *Hepacivirus*）の 3 属からなる．フラビウイルス属の多くは**節足動物媒介性ウイルス**であり，34 のウイルス種はカを，17 のウイルス種はダニを媒介動物とする．73 種のウイルスのうち，40 種はヒトの病因ウイルスである．発疹を伴う熱性疾患から，時に生命を脅かす出血熱，肝炎，脳炎などの重篤な疾患までさまざまな疾患を起こす．また，ペスチウイルスはウシ下痢症ウイルスをはじめとする家畜のウイルスであり，ヒトに病気を起こさない．C 型肝炎ウイルスについては肝炎ウイルスの項で詳述する（**図 18M-1**）．

1 フラビウイルスの生態

自然界において主に吸血性の節足動物（カあるいはダニ）と脊椎動物（哺乳類，鳥類）の間に感染環を形成している（**図 18M-2**）．ウイルスは脊椎動物と節足動物の両者で増殖し，脊椎動物の血中のウイルスと節足動物の唾液中のウイルスが感染源となる．しかし，節足動物では病原性を示さない．脊椎動物では**不顕性感染**が多く，発症しない場合もある．日本脳炎ウイルス，セントルイス脳炎ウイルス，マレー渓谷脳炎ウイルスはヒトにおけるウイルス血症のレベルが非常に低く持続も短時間であるため，患者血清からのウイルス分離は困難である．一方，デングウイルスや黄熱ウイルスのようにカ-ヒト-カの感染環で維持されるウイルスはウイルス血症のレベルが高く患者血清からのウイルス分離も 100％に近い．したがって通常，ヒトは終末宿主であり感染源となることはないが，例外的にデングウイルスや黄熱ウイルスではヒトが自然宿主であり感染源となる．ウイルス保有動物からヒトへ，またヒトからヒトへは直接伝播しない．

属	種	ベクター	症状	分布
フラビウイルス（*Flavivirus*）	日本脳炎ウイルス（Japanese encephalitis virus）	カ（コガタアカイエカ）	脳炎	東アジア，東南アジア，南アジア
	ウエストナイルウイルス（West Nile virus）	カ（アカイエカ，ネッタイイエカ，他）	発熱 脳炎	アフリカ，ヨーロッパ，中東，中央アジア，西アジア，米国
	セントルイス脳炎ウイルス（St. Louis encephalitis virus）	カ（イエカ）	脳炎	米国，カリブ海
	マレー渓谷脳炎ウイルス（Murray Valley encephalitis virus）	カ（イエカ）	脳炎	オーストラリア，ニューギニア
	黄熱ウイルス（Yellow fever virus）	カ（ネッタイシマカ，ヤブカ）	出血熱 肝炎	アフリカ，南米
	デングウイルス（Dengue virus）	カ（ネッタイシマカ，ヒトスジシマカ）	出血熱	アジア，オセアニア，オーストラリア，アフリカ，中南米
ペスチウイルス（*Pestivirus*）	ウシ下痢症ウイルスなど（ヒトへの感染はない）	なし		
ヘパシウイルス（*Hepacivirus*）	C 型肝炎ウイルス（Hepatitis C virus）	なし	肝炎	

図 18M-1　フラビウイルス科の分類

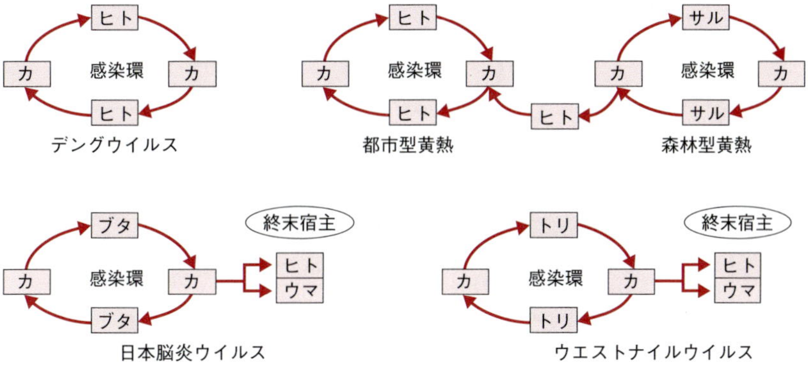

図 18M-2　フラビウイルスの感染環

2　フラビウイルスの性状

1．形態と遺伝子構造

ヌクレオカプシドは直径 30 nm でエンベロープに包まれているが，エンベロープの表面には糖蛋白質(E 蛋白質)と膜蛋白質(M 蛋白質)が存在する．E 蛋白質は中和抗体，HI 抗体が認識する蛋白質であり防御免疫誘導の主体となる．フラビウイルス属の中でも，とくに日本脳炎ウイルス，ウエストナイルウイルス，セントルイス脳炎ウイルス，マレー渓谷脳炎ウイルスは E 蛋白質のアミノ酸の相同性が非常に高く，これらは日本脳炎血清型群と呼ばれる．すなわち，これらのウイルス間では感染によって誘導される抗体の交差性が高い．形態は直径 40〜60 nm の球形で，エンベロープを有する RNA ウイルスでは最小である．ヌクレオカプシドの対称性は正 20 面体と想定されている．

ウイルスゲノムは約 11 kb の一本鎖プラス鎖線状の感染性 RNA である(**図 18M-3**)．5′ 末端には約 100 塩基からなる非翻訳領域があり，3′ 末端には 400〜700 塩基からなる非翻訳領域がある．5′ 末端にキャップ構造を持ち，3′ 末端はポリアデニル化されていない．*C*，*PrM*，*E* の 3 種類の**構造蛋白質**をコードする遺伝子が 5′ 末端側にあり，*NS1*，*NS2A*, *NS2B*，*NS3*，*NS4A*，*NS4B*，*NS5* の 7 種類の**非構造蛋白質**をコードする遺伝子が 3′ 末端側にある．C 蛋白質はカプシド蛋白質としてコアを構成している．NS3 蛋白質はプロテアーゼおよびヘリカーゼ活性があり，NS5 蛋白質は RNA 依存性 RNA ポリメラーゼ活性を持つ．NS1 蛋白質は防御免疫を誘導する．ウイルス RNA はそれ自身 mRNA として機能し，そのまま翻訳されてポリプロテインが合成され，翻訳後に NS3 プロテアーゼや宿主細胞のシグナラーゼなどに切断され，上記の構造蛋白質および非構造蛋白質ができる．PrM 蛋白質はウイルスの成熟過程で切断されて M 蛋白質となる．

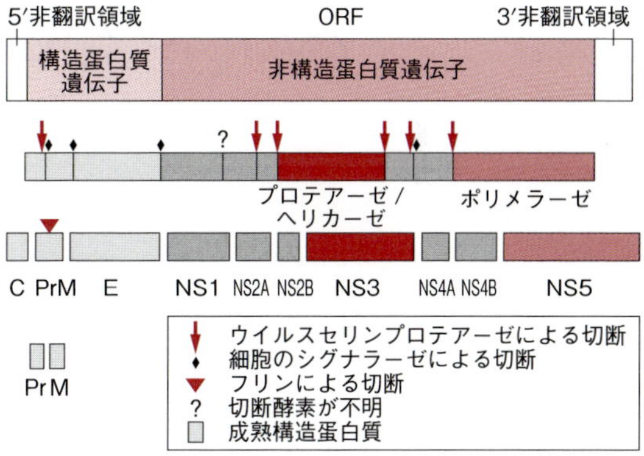

防御免疫	C	PrM	E	NS1	NS2A	NS2B	NS3	NS4A	NS4B	NS5
抗体		+	+++	++						
T 細胞	+	+	+	+			+++		+	+

図 18M-3　フラビウイルスの遺伝子構造と蛋白質ならびに免疫反応の主要標的の局在

2．ウイルスの複製(図 18M-4)

E 蛋白質が細胞表面にあるレセプターに結合

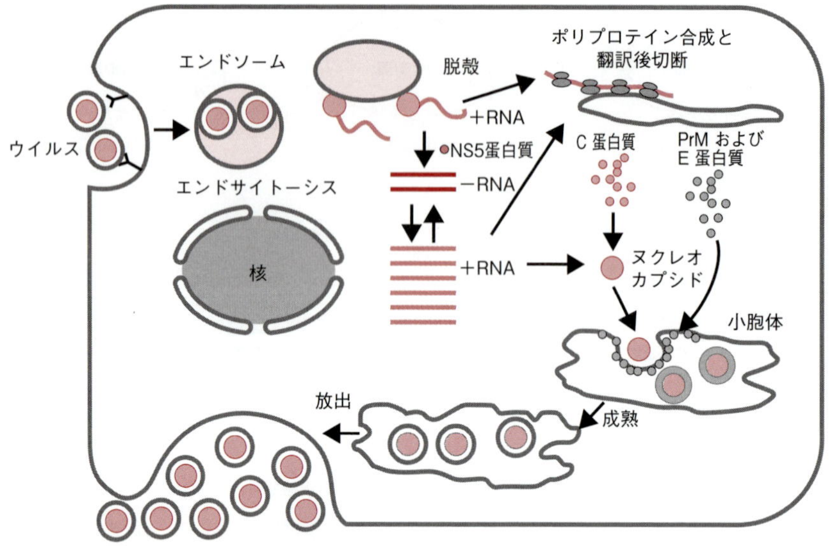

図 18M-4　フラビウイルスの増殖

し，ウイルスはエンドサイトーシスにより取り込まれる．リソソームとの融合により pH が低下すると，エンドソーム膜とウイルスのエンベロープが融合してヌクレオカプシドが細胞質中に入り，さらにゲノムが細胞質中に放出される．ウイルス RNA はそのまま mRNA として働き，翻訳されてポリプロテインが合成され，それが**翻訳後切断**(posttranslational cleavage)によって構造蛋白質と非構造蛋白質が生じる．ウイルス遺伝子は，まず，①感染直後に合成されるウイルス蛋白質 NS5 が，RNA 依存性 RNA ポリメラーゼとして作用して相補的なマイナス鎖 RNA が合成される．次にこれを鋳型としてプラス鎖 RNA が，感染細胞の核膜周辺の膜分画に局在する複製複合体の中で合成される．複製されたプラス鎖 RNA は mRNA として機能し，続いてウイルス蛋白質が合成される．その後，プラス鎖 RNA が多量に合成されゲノム RNA として C 蛋白質とヌクレオカプシドを形成し，小胞体の膜上でエンベロープを獲得しながら小胞体内へ出芽し蓄積する．この小胞体中のウイルスは表面に E 蛋白質と PrM 蛋白質を持ち，その後切断されて M 蛋白質となり成熟する．小胞体が細胞膜に移動すると感染性ウイルスが細胞外に放出されるが，その際のウイルスは E 蛋白質と M 蛋白質をエンベロープ表面に持つ．

3　フラビウイルス感染症

1．日本脳炎

a．疫　学

疾患の存在，ウイルスの分離・同定，媒介カの決定，ワクチン開発は日本人研究者によってなされた．日本などの温帯では水田を幼虫の生育場所とするコガタアカイエカ(*Culex tritaeniorhynchus*)によって媒介される．ウシ，水牛，シカ，ウマ，めん羊，ヤギ，ブタ，イノシシに伝播され，ヒトも感染する人獣共通感染症で法定家畜伝染病に指定されている(**図 18M-2**)．熱帯ではその他数種類のカが媒介することが知られている．トリも自然宿主である．ウマ，ヒトは感受性が高いがそれでも発病率は 0.3％といわれている．発病したウマやヒトは感染源にならない**終末宿主**である．一方，ブタはウイルス血症を起こし，ウイルスが増殖しやすく，とくにコガタアカイエカに好まれる．また，肥育期間が短いために毎年感受性のある個体が多数供給される．このため，ブタは日本脳炎ウイルスの効率的な**増幅動物**(amplifier)で他の動物への感染源となる．臨床症状を示すことはないが，妊娠ブタが感染すると，死産流産などの異常産が起こる．また，種オスブタでは造精機能障害が起こることもある．

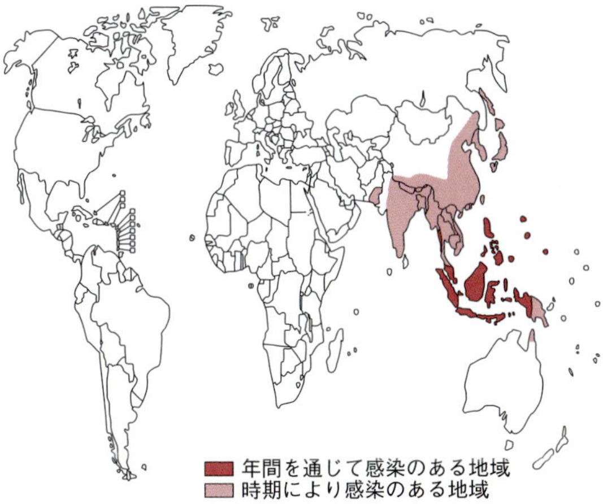

図 18M-5　日本脳炎の感染地域

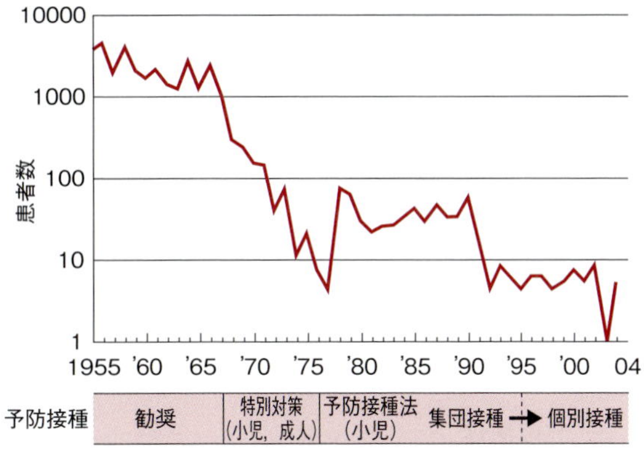

図 18M-6　日本脳炎患者数の年次推移

日本脳炎は主にアジアの農村地域でみられ，東アジア，東南アジア，南アジアに至るほとんどの国において患者発生が知られている(**図 18M-5**)．全世界では毎年約 50,000 人の患者と 10,000 人以上の死者が発生している．ただし，アジアでは急性脳炎のサーベイランスは不十分である国が多く，さらにその病原体診断が可能な地域は限られており，正確な状況は不明である．雨期-水田耕作-媒介カの発生とのつながりや蛋白質源としてのブタの飼育が伝統的に盛んであることがアジアモンスーン地帯において日本脳炎が流行する好条件となっている．また，今まで日本脳炎の報告がなかったパプアニューギニアやオーストラリアで，1995 年から 1998 年にかけて，発症が報告され，世界的視野に立てば，日本脳炎は患者発生数を増やし，感染域を拡大しているといえる．

日本脳炎は，わが国においては 1946 年から報告患者が集計され，1950 年には 5,196 人もの患者が報告されている．1960 年代前半まで年間 2,000～4,000 人の報告数があったが，1967～1976 年に特別対策として小児のみならず高齢者を含む成人に積極的にワクチン接種が行われた結果，患者は急速に減少し，1980 年代の年間患者数はおおむね 20～40人，1992 年以降は年間 10 人未満の報告となっている(**図 18M-6**)．日本脳炎は四類感染症全数報告疾患である．1982 年から 2003 年までの結果を集計すると，日本脳炎患者報告数は九州地方がもっとも多く，次いで近畿地方，関東地方からも患者が報告されている．1982～1990 年は，小児と高齢者の 2 群で患者発生がみられるのに対して，1991～2003 年の報告では，高齢者群でのみ発生が確認されている．低流行になった理由として，①ワクチンの普及，②水田稲作面積の減少，稲作方法の変化，住宅地開発・市街化の進行によるコガタアカイエカの減少，③養豚の大規模化・衛生環境の改善と住宅地からの隔離によるヒトへのカの刺咬機会の減少，などが考えられる．隣国の韓国も日本脳炎ワクチン接種の導入とともに，患者発生はきわめて少なくなっている．

日本脳炎ウイルスは，*E* 遺伝子配列からⅠ～Ⅴ型の五つの遺伝子型に分類されるが，血清型としては一つの血清型に含まれる．日本脳炎ウイルスは東南アジアから世界各地に広がったと考えられており，インド地域にはⅢ型，オーストラリアおよびニュージーランド地域にはⅠ型とⅡ型が，日本，韓国および中国地域にはⅠ型とⅢ型が確認されている．日本では，最近Ⅰ型の遺伝子型を有するウイルスが優位となっており，遺伝子性状の変化が考えられている．

国内において患者数は減少したが，ウイルスの感染を受けて抗体を獲得しているブタは北海道を除く地域で確認されている．とくに西日本以南ではブタの感染状況は調査対象の 80～90％に達している地域が多い．また，ヒトの間で日本脳炎として発病はしていないものの，ウイルス感染を受けている不顕性感染者のあることが報告されている．わが国でも日本脳炎ウイルスに感染するリスクは現在も存在する．

わが国では，コガタアカイエカの活動時期である7～10月の発症が多い．熱帯では雨季にみられる．島国の日本で日本脳炎ウイルスがどのようにして越冬するのか明らかではない．

b. 発症病理

日本脳炎ウイルスに感染したブタ血液を吸った成熟期のメスカの体内(中腸)でウイルスが増殖し，唾液腺に蓄積される．カの刺咬によりヒトの皮膚から侵入したウイルスは，いったん上皮組織または局所リンパ節で増殖した後に，一次ウイルス血症を起こす．さらに体内を循環するウイルスは全身のリンパ組織などの親和性細胞に感染して増殖し，二次ウイルス血症を引き起こし，血液脳関門を通過して神経細胞や関連の細胞に感染する．ウイルスが中枢神経に達するためにはウイルス血症が十分に持続されることと血液脳関門の突破が必要条件である．病理学的に病変の主座は視床，黒質で，血管周囲細胞浸潤，限局性組織壊死巣がみられる．病原性は，主にウイルスの*E*遺伝子により規定されるが，非翻訳領域や非構造蛋白質遺伝子の関与も考えられている．

c. 臨床症状

日本脳炎の潜伏期間は6～16日間とされる．定型的な病型は髄膜脳炎型であるが，脊髄炎症状が顕著な脊髄炎型の症例もある．数日間の高熱(39～40℃)，頭痛，悪心，嘔吐，めまいなどで発病し，小児では腹痛，下痢を伴うことも多い．これらに引き続き急激に，髄膜刺激症状(項部硬直，ケルニッヒ徴候)，さらに意識障害や神経系障害を示唆する症状，すなわち錐体外路症状(固縮，振戦，不随意運動)，脳病巣症状(痙攣，麻痺)などが現れる．感覚障害はまれであり，麻痺は上肢で起こることが多い．球麻痺症状も報告されている．痙攣は小児では多いが，成人ではまれである．

顕性感染率は100～1,000人に1人程度であるが，発病した場合，致死率は高く(20～40%)，幼少児や老人では死亡の危険は大きい．**精神神経学的後遺症**は生存者の30～50%に残り，小児ではとくに重度の障害を残すことが多い．パーキンソン病様症状や痙攣，麻痺，精神発達遅滞，精神障害などである．

検査所見では，末梢血白血球(好中球)の軽度の上昇がみられる．髄液は一般的な**無菌性髄膜炎**の所見(圧上昇，リンパ球増多，蛋白質増加，糖は正常)を示すが，病初期に好中球の増加，糖の増加を伴うことがある．CTまたはMRI検査では，両側性の脳幹，海馬，視床，大脳基底核，白質病変がみられる．

d. 診　断

日本脳炎が疑われた場合は，血清の抗体価を調べる．HI試験，CF試験，ELISA法，中和試験などがある．HI，CF抗体で確定診断する場合，単一血清ではそれぞれ1：640，1：32以上の抗体価であることが必要である．急性期(第7病日以内)と回復期(第14病日以降)のペア血清で抗体価が4倍以上上昇していれば，感染はほぼ確実となる．海外渡航歴がなく，IgM捕捉ELISAで特異的IgM抗体が陽性であれば，ほぼ確実といえる．HI試験はCF試験よりも感度は高いが，海外で感染した可能性のある場合には，その地域で流行している他のフラビウイルス，たとえばデングウイルスやウエストナイルウイルスと交差反応があるので注意が必要である．交差反応が低く特異性の高い方法として中和試験があるが，検査に日数を要する．なお，わが国の急性脳炎で日本脳炎ウイルスに対するIgG抗体が陽性であるがIgM抗体が陰性である症例は，北海道に存在するフラビウイルスであるダニ媒介性のロシア春夏脳炎ウイルス(Russian spring-summer encephalitis virus)感染を疑う必要がある．

剖検あるいは鼻腔からの脳底穿刺により脳材料が得られた場合は，ウイルス分離，蛍光抗体法によるウイルス抗原の検出，あるいはRT-PCR法によるウイルスRNAの検出により，確実な診断となる．ウイルス分離は乳飲みマウスの脳内接種，ヒトスジシマカ培養細胞(C6/36)への接種により行う．血液からのウイルスの検出は非常に難しい．

e. 治療と予防

特異的な治療法はなく，解熱薬，気道確保，栄養の維持，抗痙攣薬，二次感染の予防などの対症療法が主体である．

日本脳炎は予防がもっとも大切な疾患である．予防の中心はカへの対策と予防接種である．わが国では1954年から中山-予研株を用いた日本脳炎ウイルス不活化ワクチンが実用化されている．当初，マウス脳内接種によって増殖させた日本脳炎ウイルスを精製後ホルマリンなどで不活化し，これをワクチンとして使用していた．しかし，ウイルス精製後も微量に含まれるマウス脳由来成分によると思われるアレルギー性脳脊髄炎のリスクが報告され，さらに高度に精製する技術が1965年から導入され，現在では副反応の低い日本脳炎不活化ワクチンが用いられている．また，1989年からは，中和抗体価の上昇が優れている北京株に変更された．1994年の予防接種法改正以降は定期接種として小児に接種が勧奨され，2005年7月の改正までの接種スケジュールは以下のとおりであった．生後6～90カ月までに第Ⅰ期接種として2回の接種を約1カ月間隔で実施し(標準的には3～4歳の間)，その約1年後にⅠ期追加接種を1回(標準的には4～5歳の間)行い，次いで9～13歳未満までの間に第Ⅱ期接種を1回(標準的には9～10歳の間)，さらに第Ⅲ期接種を14歳以上16歳未満の者に1回の5回接種を実施することになっていた．しかし，2005年，日本脳炎ワクチンを受けた小児が急性散在性脳脊髄炎を発症し，予防接種との因果関係を否定することができないとして，厚生労働省は日本脳炎の定期接種の勧奨を一時的に中止した．現在，従来のマウス脳で培養精製するワクチンよりも，よりリスクが低いと期待される組織培養ワクチンが開発されており，期待される．なお，ブタの異常産予防にも生ワクチンと不活化ワクチンが使われている．

2. ウエストナイル熱・ウエストナイル脳炎 West Nile fever・West Nile encephalitis

a. 疫　学

ウエストナイルウイルスは1937年にウガンダのウエストナイルで発熱した女性から分離された．トリとカの間で感染環が維持され，主にカを介してヒトに感染し，発熱や脳炎を引き起こす(**図18M–2**)．侵淫地域は従来アフリカ，ヨーロッパ，中東，中央アジア，西アジアであり，西半球には侵入していなかったが，1999年夏ニューヨークで初めて流行した．この北米の流行では従来の流行より，感染トリの発病や死亡率，ウマとヒトにおける流行，重篤な脳炎患者の発生が顕著である．その流行は次第に南部，西部へと広がり，2003年にはワシントン，オレゴン，アラスカ，ハワイの4州を除く米国各州に広がった．さらに米国のみならずカナダ，メキシコなど中米，カリブ海諸国に侵入し，2007年になっても感染終息の気配はなく，米国では3,630名の患者と124名の死亡例が確認されている．米国に出現した原因は不明だが，①ウエストナイルウイルスに感染したヒトにより持ち込まれた，②国際線のニューヨーク便機内に入り込んだカから感染が広がった，③感染した渡り鳥やペットとして輸入されたトリにより持ち込まれた，④感染したウマが輸入された，などと推測されている．また，北米での流行地域の拡大には渡り鳥の存在や感染カの移動，成熟カの越冬や経卵性伝播の関与が示唆されている．なお，ニューヨークに侵入したウエストナイルウイルスは1998年に分離されたイスラエルの株にきわめて近いことが判明している．日本では2002年，新たに全数把握対象の四類感染症に指定され，2005年10月，カリフォルニアから帰国した男性がウエストナイルウイルスに感染していたことが確認された．なお，ウエストナイルウイルスのサブタイプであるクンジンウイルスはオーストラリアに分布しており，時にヒトで脳炎を起こす．また，ウマでは致死的な脳炎を起こす．

b. 感染経過

媒介カは，主にイエカ属(*Culex*)だが，ヤブカ属(*Aedes*)などにも媒介能力があり，媒介能力のあるカの種類は，日本脳炎ウイルスに比べて多岐にわたる．米国では約40種以上のカからウイルスが分離されている．ウエストナイルウイルスに感染した成熟期のメスカの吸血時に増幅動物であるトリに伝播され，そのトリを吸血したカの中腸で増殖後，唾液腺へ運ばれる．トリは暴露に続いて2～10日間以上ウイルス血症を起こす．本来固有宿主であり，発病することが少なかったトリも米国でのウエストナイルウイルス感染では，多くが死亡している．米国で感染が確認されたトリの種類は300種以上に及ぶ．トリ以外の中間宿主としてコウモリも考えられている．ヒト，ウマは終末宿主であり，ウイルス血症が認められるのは短期間(1～11日間)であり，ウイルス量も低い．したがって，ヒトからヒトへの直接の感染は一般に成立しないが，輸血や血液製剤，臓器移植，母乳によると思われる感染例は報告されている．子宮内での胎児感染も報告されている．温帯地域においては，流行期はカが活動を始める初夏以降である．カは強い吸血嗜好性を示し，トリを好んで吸血する種は哺乳類を好んで吸血しないためトリ→カ→ヒト・ウマの感染は生じにくいが，何らかの要因でトリと哺乳類の両者を好むカが増加した場合に，ヒトやウマの感染の危険性が高まると考えられる．

ウエストナイルウイルスに感染したカに刺されると，ウイルスは局所の皮膚やリンパ節で増殖する．増殖したウイルスは，一次ウイルス血症を呈した後，全身の網内系細胞に感染増殖し，二次ウイルス血症を呈する．その後，ウイルスが血行性に中枢神経系に侵入し感染すると脳炎，髄膜炎を発症する．マウスにおいては血液脳関門を通過して神経症状を引き起こすためにToll-like receptor 3や腫瘍壊死因子のシグナルが必要であるという報告やウイルス防御にケモカインレセプターであるCCR5が重要とする報告がある．またエイズの長期未発症者に存在するCCR5Δ32(*CCR5*遺伝子内の32塩基の欠失変異)がウエストナイルウイルス感染者では逆に重症化を招くとする報告もある．

c．臨床症状

不顕性感染率は80％であるが発症した場合，以下のような病態となる．潜伏期間は3～15日で，日本脳炎と異なり，通常は急激な熱性疾患として発症し，頭痛，背部痛，筋肉痛，食欲不振などが起きるが，1週間以内で回復する．リンパ節腫脹や猩紅熱様発疹(胸部，背部，上肢)がみられることもある．一方，感染者の150人に1人が重篤な脳炎，髄膜炎症状を示す．脳炎は激しい頭痛，高熱，筋力低下，方向感覚の欠如，昏睡，痙攣などの症状を呈する．髄膜炎は高熱，頭痛，項部硬直を症状として有するが，意識障害は軽く，むしろ正常のことが多い．脳炎，髄膜炎は高齢者にみられ，重症患者の死亡率は3～15％である．その他，脊髄前角細胞の破壊によるポリオ様弛緩性麻痺や多発性神経炎様の症状を示すこともある．

検査所見として，中枢神経症状を呈した場合は，髄液検査でリンパ球増多，蛋白質増加を示す．CTまたはMRI検査では，日本脳炎とほぼ同様の所見を認める．

d．診　断

血清や脳脊髄液からのウイルス分離やRT-PCR法によるウイルス遺伝子の検出といった病原体診断と血清学的診断による．ウイルス分離は乳飲みマウス脳内接種法あるいはヒトスジシマカ培養細胞(C6/36)による分離を行う．ウイルス分離や遺伝子検出率は日本脳炎より高い．血清学的検査はIgG-ELISA，IgM捕捉ELISA，中和抗体試験，HI試験，CF試験などがある．ただし，日本脳炎血清型群のウイルスでは抗原性が近似しており，IgG-ELISA, HI試験, CF試験は交差反応を示す．IgM抗体は比較的特異的であるが，日本脳炎ときわめて近い抗原性を示すためIgM捕捉ELISAでも多少の交差反応を示す．したがって，日本脳炎ウイルスに対する抗体価よりも高値であることを確認しなければならない．診断には1週間程度の期間を要するが，中和試験が特異的であり，急性期と回復期(採取には2週間以上の期間を空ける)の中和抗体価を比較し，回復期における抗体価が4倍以上上昇すれば陽性と判断できる．

e. 治療と予防

特異的治療法はない．脳炎を発症した場合は，脳浮腫対策や抗痙攣薬の予防投与を含めた治療など一般的な急性脳炎に対する対症療法を行う．予防法は，流行地域においてはカとの接触を防ぐことである．ヒトに対するワクチンは研究開発段階である．ウマに対する不活化ワクチンは承認され使用されている．鳥類の感染の把握，とくにカラスの死亡はウイルスの侵入や活動状況を知るうえで重要な指標となる．もし日本にウイルスが入り込むと，コガタアカイエカ(*Culex tritaeniorhynchus*)やヒトスジシマカ(*Aedes albopictus*)など生息するカのほとんどが感染を広げる可能性があり，空港に到着した国際線機内のカの検査や，輸入鳥類の監視を強化している．

3. 黄　熱 yellow fever

a. ウイルスとその生態

黄熱ウイルスは最初に発見されたヒト病原性ウイルスであり，また野口英世が黄熱の病原体を明らかにすべく研究中に黄熱に罹患し，ガーナで死亡したことで有名である(1927年)．1648年，メキシコのユカタン半島やキューバなどカリブ海沿岸地方で，皮膚の黄染と黒色の嘔吐を特徴とする発熱疾患が大流行したのが黄熱の最初の記録である．やがて黄熱の流行は新大陸の全域に拡大していった．黄熱の起源は西アフリカとされており，16世紀以降，新大陸での植民地建設のため，西アフリカから多くの黒人奴隷が船に乗って新大陸に運ばれて来たが，この船に便乗していた黄熱ウイルスに感染したカがカリブ海沿岸地方での流行を引き起こしたと考えられている．黄熱の感染経路の解明は人体実験であり，ボランティアの兵士を感染カに吸血させ，発病するか否かを観察するものであった．30％にも及ぶ死の代償として，1900年アメリカ陸軍の黄熱委員会委員長ウォルター・リード Walter Reed は黄熱がカによって媒介され濾過性病原体により起こることを明らかにした．またパナマ運河の建設にフランスが挫折した原因は，黄熱による多くの労働者の死亡であり，アメリカはカの生息地を破壊することで黄熱を一掃し，1914年パナマ運河はついに完成した．

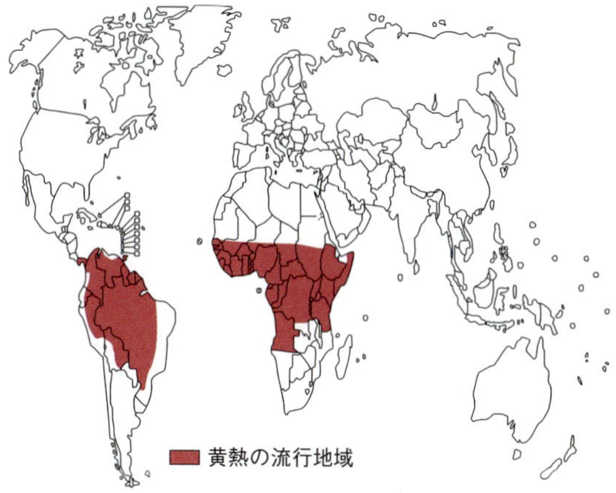

図 18M-7　黄熱の流行地域

黄熱は，現在アフリカ(90%)，南米(10%)に分布する(**図 18M-7**)．アフリカでは北緯15度と南緯15度に挟まれた熱帯地方に浸淫地帯が広がる．南米の熱帯地方では，北はパナマから南緯15度に至るまで広がっており，雨期に発生が多い．とくにアマゾン川流域の熱帯雨林に接した国々で地域流行を起こしている．年間200,000人の患者発生があると推定されている．黄熱ウイルスは，都市部と森林部とで感染形態が異なる(**図 18M-2**)．都市部では黄熱に罹患したヒトから非感染者へと媒介され，感染が拡大する(**都市型サイクル**)．ヒトは終末宿主ではない．都市型の媒介カはネッタイシマカ(*Aedes aegypti*)である．一方，森林部ではサルとネッタイシマカ以外のカの間でウイルスは維持されており，ヒトは森林の中でカに刺されて感染する(**森林型サイクル**)．そして，さらにその感染者が，森林部から都市部に移動し，都市型サイクルの流行が発生する．森林型の媒介カはアフリカではヤブカ属(*Aedes africanus*)，南米ではヘマゴーガス属(*Haemagogus janthynonis*)であり，黄熱ウイルスはこれらのカに経卵的に**垂直伝播**する．森林型がウイルスの保持には重要である．アフリカでは主にアフリカミドリザルが感染するが，不顕性であり，中南米では多種類のサル(リスザル，マーモセット，ホエザル，クモザルなど)が感染し，致死率は高い．

アジアでは，少なくとも都市部ではネッタイシマカが生息するため伝播状況は整っているが，現在まで流行はない．全数把握の四類感染症に分類されている．

b. 臨床症状

カの吸血で侵入したウイルスは局所のリンパ節で増え，ウイルス血症となり，さらに全身臓器で増殖する．潜伏期は 3〜6 日である．発熱前数日から第 3〜5 病日までの患者血液は，カに対し感染力がある．感染カは生涯ウイルスを排出する．症状は突然の発熱，頭痛，背部痛，腰痛，四肢痛，季肋部痛，食欲不振，悪心，嘔吐，倦怠感などで始まる．発症 3〜4 日後に症状が軽快し寛解することもあるが，重症例では，数時間〜2 日後に再燃し，発熱(比較的徐脈)，さらに黄疸，嘔吐を伴う腹痛，出血傾向(皮下出血，歯肉出血，鼻出血，吐血，下血，子宮出血など)，腎不全(乏尿，無尿)を示す．

検査所見では，病初期に白血球(好中球)数が減少する．蛋白尿，肝機能障害，血小板減少，血液凝固異常，腎機能障害を示す．病態の主体は，ウイルスによる肝細胞の直接的な破壊であると考えられている．肝細胞の細胞質中に好酸性のヒアリンの集積(**Councilman 小体**)がみられる．出血傾向の原因は肝細胞の障害による血液凝固因子の合成低下，血小板減少，播種性血管内凝固などの結果と考えられている．致命率は約 20%である．

c. 診　断

確定診断は発病初期の血液からのウイルス分離(乳飲みマウスの脳内接種，C6/36 培養細胞への接種)と抗体測定(HI 試験，中和試験，ELISA 法)による．抗黄熱ウイルス IgM 抗体の検出が特異的である．RT-PCR 法によるウイルス遺伝子の検出も有用である．

d. 治療と予防

治療は対症療法のみである．ショックを念頭に水と電解質の管理に注意する．予防は弱毒生ワクチン(17D 株)が有効であり接種後 10 日目から 10 年間有効である．黄熱汚染地域を訪れる場合，ワクチン接種が義務付けられている．

4. デング熱・デング出血熱 dengue fever・dengue hemorrhagic fever

a. ウイルスとその生態

アジア，太平洋の諸島，オーストラリア北部，アフリカ，中南米の熱帯や亜熱帯地域に広く分布し(**図 18M-8**)，1〜4 型の 4 種類の血清型に分けられる．いずれもデングウイルス抗原群に属する．*E* 遺伝子の解析から，1 型には三つ，2 型には五つ，3 型には四つ，4 型には二つの遺伝子型が存在する．初感染においてはウイルス型特異的中和抗体が出現するので，同じ血清型のウイルスには防御免疫が成立し，終生持続する．したがって二度の発症はない．しかし，型交差性中和抗体は短期間で消失するため，別の血清型のウイルスに暴露された場合は再度ウイルスに感染する(二次感染)．初感染時には比較的軽症の一過性の発熱を主症状とするデング熱(dengue fever)ですむが，二次感染では，出血傾向を伴うデング出血熱(dengue hemorrhagic fever)になりやすい．デング出血熱でショック症状を呈するものはデングショック症候群(dengue shock syndrome)と呼ばれる．二つの型に感染すると誘導される中和抗体は四つの型すべてに交差性であるため，三度目以後の発症はほとんどない．どの血清型のウイルスで

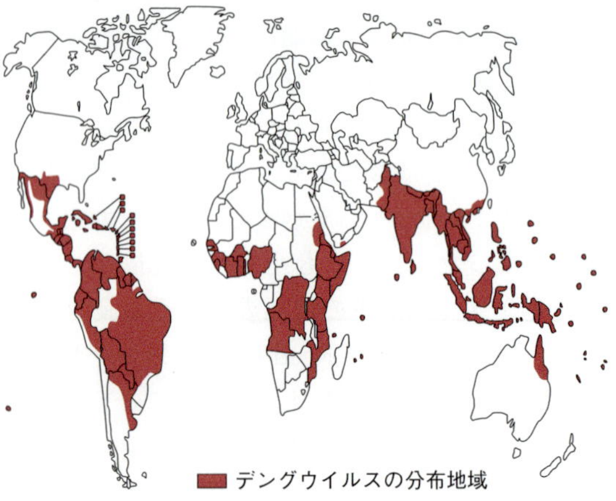

図 18M-8　デングウイルスの分布

あっても発熱を主症状とし，症状から血清型の推測は不可能である．一つの地域において複数の型のデングウイルスが同時期に存在していることが多い．地球温暖化に伴って流行地の拡大と患者数の増加がみられ，新興・再興感染症として問題になっている．年間に約1億人の感染者が発生し，そのうち250,000～500,000人がデング出血熱を発症すると推定されている．わが国ではデング熱は1942～1945年にかけて西日本（長崎，佐世保，広島，呉，神戸，大阪）の諸都市で流行したことが報告されている．ウイルスは東南アジアから軍用船で帰国したデング熱患者によって国内に持ち込まれ，国内に生息するヒトスジシマカ（*Aedes albopictus*）により流行が引き起こされたと考えられている．現在デングウイルスは日本国内には常在していないが，海外渡航者の増加とともに，帰国後発症する例が増加しており**輸入感染症**として重要である．デング熱は全数把握の四類感染症に分類されている．

デングウイルスは主としてネッタイシマカ（*Aedes aegypti*）やヒトスジシマカが媒介する．これらのカは都市部の側溝，古タイヤなどの水たまり，植木鉢の水受け，道路に放置された空き缶などの溜り水に産卵して繁殖する．主に日中活動し，屋内にも頻繁に入ってくる．デングウイルスの維持に経卵伝播の関与も示唆されている．したがって，これらのカの分布とデングウイルス感染症の浸淫地域は一致する．カとヒトの間で感染環を形成し，都市型黄熱とともにヒトが終末宿主ではない（**図18M-2**）．通常ヒトからヒトへの直接感染はない．常在地では森林型黄熱のようなサルとカの感染環があるともいわれている．カの唾液中に存在するウイルスがカの吸血時皮下に接種され，皮膚のランゲルハンス細胞で増殖する．その後，単球・マクロファージ系細胞で増殖し，ウイルス血症（発症直後から第5病日頃まで）となる．デングウイルスは特定の標的器官を持たず肝臓，脾臓など種々の臓器で増殖する．感染カは生涯ウイルスを排出する．

b. 臨床症状

デングウイルスに感染した場合は不顕性感染で経過することが多い．有症例では大多数が発熱を主症状とし，自然に改善するデング熱となる．しかし，そのごく一部が致死性のデング出血熱を発症する．好発年齢はとくにないが，好発地域では小児に多い．

(1) デング熱

3～8日の潜伏期のあと，発熱，頭痛，眼窩後部痛，関節痛，筋肉痛などで発症するが自然経過で回復する．有熱期間は5～7日間続く．食欲不振や腹痛を訴えることもある．ちなみに，dengue は気取り屋を意味する dengue（ポルトガル語）あるいは denguuero（スペイン語）に由来し，激しい関節痛を和らげるために，小股に歩く様子を意地悪く表現した言葉である．発熱後3～4日後より小紅斑が胸部，体幹に出現し，さらに四肢，顔面に広がる．再度発熱がみられ二峰性の熱型を示すこともある．発熱期の最後や解熱後に微小皮下出血が四肢に現れることもある．成人の感染では回復後，倦怠感やうつ状態のみられることもある．死亡率は0.1～1%以下である．検査所見として白血球減少や血小板減少を認める．

(2) デング出血熱

小児に多く，上記の症状に加えて強い出血傾向とショック症状を呈する．デング熱を発症し，それに続いて解熱時に発生する．死亡率は10%以下であるが，適切な治療がなされない場合には40～50%が死亡する．消化管出血や鼻出血などの出血傾向は播種性血管内凝固や血管内皮の傷害，血小板減少などの関与が考えられている．ショックは，血管透過性の亢進による血漿漏出，循環血漿量の低下が本態である．デング出血熱の発症機構に関しては，二次感染における抗体依存性感染増強現象が考えられている．すなわち，初感染時に誘導された中和能を有しない交差性抗体が二次感染時にウイルス粒子に結合する．このウイルス粒子と抗体の結合体はマクロファージなどのFcレセプターを有する細胞に効率よく結合しその後，細胞内に取り込まれ感染が成立する．この抗体依存性の感染様式により感染効率が高められ，さらにウイルスレセプターを持たない細胞にも感染が可能となる．その結果として何らかの血管透過性を亢進させる生理活性物質が増加し全身の血管からの血漿漏出が始まると考えられる．事実，デング出血熱患者においてはデング熱患者に比べ，血中ウイルス量が多いという報告がある．この抗体依存性感染増強現象を支持する事実として，デング出血熱が主として既感染者における二次感染に際してみられることや母体からの移行抗体を持つ1歳未満の患児にみられることがあげられる．しかし，デング出血熱は初感染時にも起こることからデング出血熱を起こす強毒株とデング熱を起こす弱毒株の存在，すなわちウイルスによる毒力の差異も想定されている．一例として従来，デングウイルス2型は存在するもののデング出血熱の発生はみられなかった中南米において，1980年代からデング出血熱の流行がみられるようになった．その原因として東南アジア由来のデングウイルス2型の中南米への侵入が明らかとなっている．また，病態に関与するウイルス遺伝子については*E*，5′非翻訳領域，3′非翻訳領域，*PrM*，*NS1*，*NS2A*，*NS3*，*NS5*などが報告されているが，いまだ明らかになっていない．近年，病態に関与する宿主遺伝子の多型についても解析されている．糖鎖認識部位を持つC型レクチンであるCD209(DC-SIGN)は樹状細胞に強く発現し，T細胞に対する抗原提示において重要な役割を持つと考えられているが，この*CD209*遺伝子のプロモーター領域の多型とデング出血熱との関連が報告されている．

世界保健機関(WHO)は，デング出血熱の臨床的重症度をⅠ～Ⅳ度に分類している(**表18M-1**)．トニケット(Tourniquet)テスト(腕を駆血帯で圧迫することにより，点状出血が増加する現象をみる)は血管壁の脆弱性の指標であり，Ⅲ度とⅣ度をデングショック症候群とする．デング出血熱は，その他に血小板数減少(100,000/mm^{3}以下)，ヘマトクリット値の測定(正常値の20%以上の上昇や補液後の20%以上の低下)，血漿漏出を示す所見(胸水や腹水の貯留，低蛋白質血症)などから判断する．その他，肝腫大や肝機能障害，補体の活性化を認める．

表18M-1　デング出血熱の重症度分類

Ⅰ度：	発熱と非特異的症状，出血傾向としてトニケットテスト陽性*
Ⅱ度：	Ⅰの所見に加えて皮膚やその他の部位の出血所見
Ⅲ度：	循環不全を示唆する諸症状陽性(頻脈，脈拍微弱，低脈圧，低血圧，不穏状態，四肢寒冷)
Ⅳ度：	ショック(血圧，脈の測定不能状態)

*2.5 cm^{2}あたり10以上の溢血点(点状出血)を観察した場合陽性とする．

デング熱，デング出血熱ともに脳炎を発症することがあり，とくに小児で注意が必要である．

c. 診　断

比較的早期の末梢血からRT-PCR法によるウイルスRNAの検出(*E*遺伝子の増幅)と，ヒトスイジシマカ由来C6/36細胞やVero細胞を用いてウイルス分離を行う．デングウイルスは急性期に高いウイルス血症を起こすため，これらは比較的容易である．血清診断はIgM捕捉ELISA法でIgM抗体を検出したり，急性期に比較して回復期のIgG抗体の4倍以上の上昇を認めて診断する．1～4型のウイルスそれぞれに対するプラーク減少法により，中和抗体価を測定すれば，型別診断も可能である．日本脳炎ウイルス，黄熱ウイルスと免疫学的に交差するので，とくにHI試験，IgG-ELISA法の解釈には注意が必要である．

d. 治療と予防

ワクチンは実用化されていない．昆虫忌避薬の使用などでカの刺咬を避ける．伝播を予防する観点から患者がカと接触しないような対策をとる必要がある．治療は対症療法しかない．出血傾向やショックに対する適切な治療が不可欠である．なお，解熱鎮痛薬は，出血傾向の増悪，アシドーシスの助長，**ライ(Reye)症候群**の続発などの危険性があるため，最小限のアセトアミノフェン投与にとどめる．

N コロナウイルス科
Coronaviridae

コロナウイルス科の名称は，ウイルス粒子のエンベロープ表面のスパイクが太陽のコロナ(または王冠)に似た外観を呈することに由来する．本科には，新興感染症として重要な**重症急性呼吸器症候群**(severe acute respiratory syndrome, **SARS**)の病原体であるSARSコロナウイルスや，かぜ症候群の病原体として以前から知られているヒトコロナウイルス，さらには，最近新たに見出された細気管支炎，肺炎の病原体であるヒトコロナウイルスなどが含まれる．

1 分　類

コロナウイルス科にはコロナウイルス属とトロウイルス属の2種類がある．コロナウイルス属は抗原性の違いに基づいて三つのグループに分けられる(**表18N-1**)．グループ1には，ヒトに上気道炎(鼻炎，咽頭炎など)を起こすヒトコロナウイルス229E株や，下気道炎(細気管支炎，肺炎など)をも起こすヒトコロナウイルスNL63株のほか，ブタやイヌ，ネコの消化管，呼吸器に感染するものが含まれる．グループ2には，ヒトに上気道炎を起こすヒトコロナウイルスOC43株や，下気道炎をも起こすヒトコロナウイルスHKU1株，SARSコロナウイルスのほか，マウス，ウシやブタに感染するものが含まれる．グループ3には，ニワトリやシチメンチョウに気管支炎や腸炎を起こすものが含まれる．一方，トロウイルス属の中には，ヒトに感染し，気道や腸管感染症を引き起こすものがあると考えられるが，詳細はまだよくわかっていない．本稿ではコロナウイルス属について述べる．

2 ウイルス粒子とゲノムの構造

1．形　態

コロナウイルスの陰性染色電顕像を**図18N-1**に示す．特徴的なスパイクを持つエンベロープに覆われた直径120～160 nmの球状粒子で，太陽のコロナ(または王冠)に似ている．スパイクは根元が細く，先端が膨らんだ独特の花弁状の形を示す．ヌクレオカプシドはらせん状構造を示す．

表18N-1　コロナウイルス属の分類

抗原性グループ	ウイルス名	自然宿主	疾患
1	ヒトコロナウイルス229E株	ヒト	上気道炎
	ヒトコロナウイルスNL63株	ヒト	細気管支炎，肺炎
	ブタ伝染性胃腸炎ウイルス	ブタ	胃腸炎
	ブタ流行性下痢症ウイルス	ブタ	腸炎
	イヌコロナウイルス	イヌ	腸炎
	ネコ伝染性腹膜炎ウイルス	ネコ	全身性感染症
2	SARSコロナウイルス	(ヒト，ハクビシンなど)	重症肺炎
	ヒトコロナウイルスOC43株	ヒト	上気道炎
	ヒトコロナウイルスHKU1株	ヒト	細気管支炎，肺炎
	マウス肝炎ウイルス	マウス	全身性感染症
	ウシコロナウイルス	ウシ	気管支炎
	ブタ血球凝集性脳炎ウイルス	ブタ	脳炎
3	ニワトリ伝染性気管支炎ウイルス	ニワトリ	気管支炎
	シチメンチョウコロナウイルス		腸炎

カッコ内は，感染は確認されているが，自然宿主ではない．

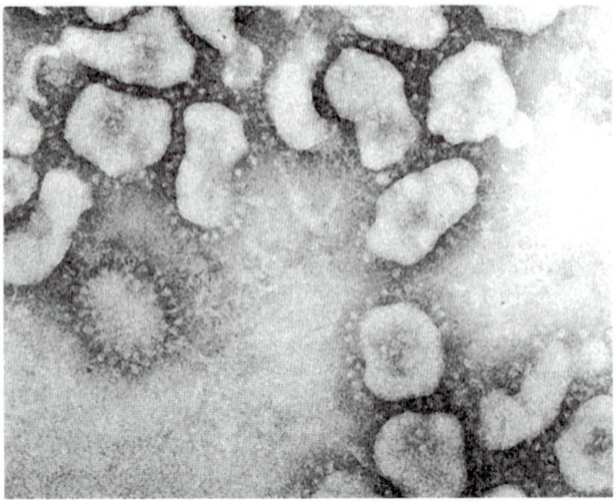

図 18N-1　コロナウイルスの陰性染色電顕像（× 190,000）
（R.W. Compans 博士提供）

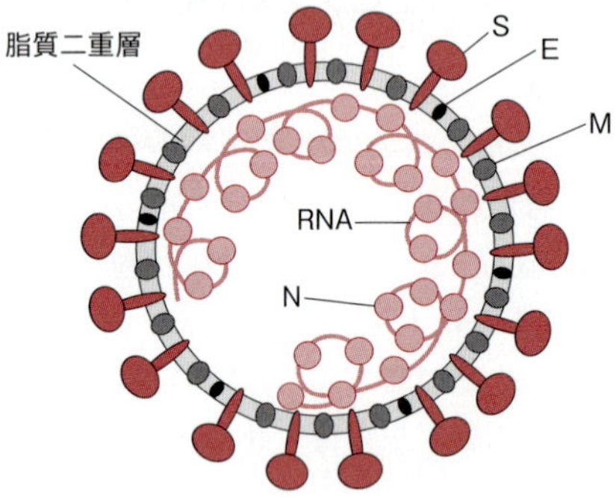

図 18N-2　コロナウイルスの構造

2. 構成蛋白質

コロナウイルスの構成蛋白質の局在を図 18N-2 に示す．エンベロープには S（spike）蛋白質，M（membrane）蛋白質と E（envelope）蛋白質が存在する．S 蛋白質は 180～220 kDa の糖蛋白質で，三量体が 1 本の花弁状のスパイクを形成する．宿主細胞のウイルスレセプターへの吸着能と膜融合能を有している．中和エピトープ，T 細胞エピトープとして，宿主の免疫応答の標的にもなる．M 蛋白質（23～35 kDa），E 蛋白質（9～12 kDa）も糖蛋白質であるが，大部分が脂質二重層内に位置している．両者ともウイルス粒子形成に重要な役割を果たす．

N 蛋白質は 50～60 kDa の RNA 結合性リン酸化蛋白質で，ウイルスゲノム RNA と結合し，ヌクレオカプシドを形成するとともに，RNA の複製，転写，翻訳に関与する．

上記のウイルス蛋白質のほかに，グループ 2 に属するウイルスの中には，HE（hemagglutinin-elastase）蛋白質と呼ばれる 65～70 kDa のエンベロープ糖蛋白質を持つものもある．HE 蛋白質は赤血球凝集活性を示す．

3. ゲノム

コロナウイルスのゲノムはプラス鎖の一本鎖 RNA で，RNA ウイルスのゲノムとしては最大の 27,000～31,000 塩基からなり，それ自体が mRNA として機能するとともに感染性も有している．ゲノム 5′ 末端にはキャップ構造，3′ 末端にはポリ A を持つ．5′ 末端には遺伝子複製と転写を調節するリーダー配列（65～100 塩基）と非翻訳領域（200～400 塩基）があり，その下流に RNA ポリメラーゼ，プロテアーゼなどウイルス増殖に必須の酵素（レプリカーゼ）をコードする非構造蛋白質遺伝子（ORF*1a*, ORF*1b*），さらに，構造蛋白質遺伝子である *S*, *E*, *M*, *N* 遺伝子が存在する．*S* と *E*，および *M* と *N* 遺伝子の間に数種類の機能不明の蛋白質をコードする遺伝子が存在する．図 18N-3 に SARS コロナウイルスのゲノム構造を示す．

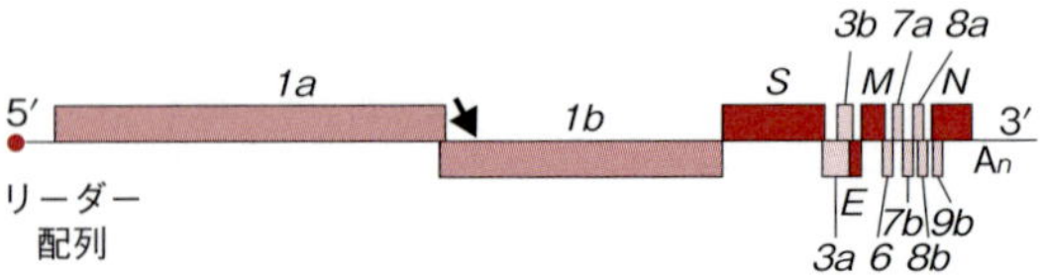

図 18N-3　SARS コロナウイルスのゲノム構造
ORF は 5′ から順に *1a*, *1b*, *S*, *3a*, *3b*, *E*, *M*, *6*, *7a*, *7b*, *8a*, *8b*, *N*, *9b* の 14 種類がある．S，E，M，N はそれぞれ 2，4，5，9a に相当する．
ORF*1a* と *1b* の境界領域は −1 塩基のフレームシフトを起こしやすい特殊な配列で，ORF*1a*/*1b* が連続して翻訳される．

3　増殖機構

1．細胞への吸着と侵入

コロナウイルスはS蛋白質により細胞に吸着する．細胞側のウイルスレセプターとして3種類の蛋白質が同定されている．SARSコロナウイルスはアンギオテンシン変換酵素(angiotensin-converting enzyme, ACE)2を，ヒトコロナウイルス229E株はアミノペプチダーゼNを，マウス肝炎ウイルスはCEACAM1と呼ばれる細胞接着分子を，それぞれウイルスレセプターとして利用する．

ウイルスはS蛋白質によりレセプターに吸着後エンドサイトーシス(endocytosis)によりエンドソームに取り込まれ，S蛋白質の膜融合能によりエンドソーム膜とエンベロープ融合を起こして，ヌクレオカプシドが細胞質内に侵入する．SARSコロナウイルスでは，上記のエンドソーム経由の侵入経路のみならず，細胞膜との融合により直接細胞質に侵入する経路も存在する．このような侵入経路の違いは，限定分解によりS蛋白質の膜融合能を活性化するプロテアーゼの有無により規定されると考えられる．

2．脱殻以降の増殖過程

脱殻したウイルスゲノムRNAはmRNAとして機能し，ORF*1a*とORF*1b*にコードされる2種類の前駆体蛋白質(1aと1ab)が翻訳される．ORF*1a*とORF*1b*の境界領域は，リボソームが−1塩基のフレームシフトを起こしやすい配列で，前駆体蛋白質1abはフレームシフトによる産物である．翻訳された前駆体蛋白質は種々のプロテアーゼによるプロセシングを受け，RNAポリメラーゼをはじめとするウイルスゲノムの複製・転写に必要な多数のレプリカーゼ構成蛋白質が産生される．

一方，ウイルスゲノムに相補的なマイナス鎖RNAを鋳型にして，長さを異にする5～7種類のサブゲノムRNAが転写される．これらのサブゲノムRNAはすべて，5′末端のリーダー配列と3′末端の配列を共有し，5′末端リーダー配列のすぐ下流に，翻訳されるべき遺伝子(*S*遺伝子～*N*遺伝子)が位置するような構造をとる．サブゲノムRNAから構造蛋白質(S, E, M, N蛋白質)が翻訳され，新たに複製されたウイルスゲノムRNAとともに，ウイルス粒子が組み立てられる．他に，数種類のウイルス蛋白質がサブゲノムRNAから翻訳され，ウイルス増殖に関与すると考えられるが，その機能はよくわかっていない．

コロナウイルスの粒子形成は出芽(budding)機構による．小胞体からゴルジ体に至る細胞内小管の内腔に出芽する．出芽・蓄積したウイルス粒子は，エクソサイトーシス(exocytosis，開口分泌)により細胞外に放出される．

4　ヒトに対する病原性と疫学

1．SARSコロナウイルス

SARSコロナウイルスは，咳痰，気道分泌液を介した飛沫感染により呼吸器から感染し，肺炎を起こす．肺以外に，腸管などにも感染が拡大し，水様性下痢がみられることも多い．このような患者の排泄物を介した接触感染も起こりうる．

2～10日の潜伏期の後，38℃以上の発熱と咳(初期には喀痰を伴わない乾性咳嗽が多い)，呼吸困難感を主症状として発症する．インフルエンザの場合と異なって，発症初期には鼻咽頭ぬぐい液などからのウイルス検出率は低い．発症後1週間～10日ほどで肺でのウイルス増殖がピークに達し，ウイルス検出率も増加する．発病後2週目以降に，約80％の症例で回復に向かうが，残りの約20％では病状がさらに悪化し，**呼吸窮迫症候群**(respiratory distress syndrome，RDS)に進行する．胸部X線写真や胸部CT像では，肺の浸潤陰影やすりガラス状陰影がみられる．病理組織学的にびまん性肺胞障害の所見を呈する．

SARSの発症者は成人に多く，重症化するのは高齢者に多い．一方，小児では発症例，重症例いずれも少ない．死亡率は平均10％であるが，高齢者では20％以上に及ぶ．

SARSコロナウイルスの病原性発現機序として，ウイルス増殖に伴う直接的な細胞変性効果

cytopathic effect，CPE）以外に，宿主による炎症性サイトカインの過剰産生（cytokine storm）に基づく過剰炎症反応が考えられる．

SARSは2002年後半に中国広東省で発生し，2003年2月以降，アジア地域を中心に世界中に広まった．8,000人以上の患者が発生し，約800名が死亡したが，同年7月には一応終息した．その後，散発的に少数の患者発生がみられたが，幸い，大流行には至っていない．流行の拡大の背景に院内感染が重要な役割を果たしていると考えられる．一人の患者から多数の患者に感染が広がるスーパー・スプレッダーと呼ばれる症例が報告されているが，その詳細なメカニズムは不明である．

SARSコロナウイルスはハクビシン（ジャコウネコ科ハクビシン属）やタヌキなどの野生動物から分離されており，人獣共通感染症の一つである．SARSコロナウイルスの本来の自然宿主はまだ同定されていないが，そのような野生動物由来の本ウイルスが，たまたまヒトに感染し，ヒトからヒトへと感染が伝播する間にウイルス遺伝子が変異を起こして，ヒトに対して病原性の高いSARSコロナウイルスが出現したのではないかと考えられる．

2. ヒトコロナウイルス（229E株，OC43株など）

通常のヒトコロナウイルス（229E株，OC43株など）はかぜの病原ウイルスとして重要である．2～4日の潜伏期の後，鼻汁過多，鼻閉，くしゃみ，咽頭痛などの上気道炎を呈する．平熱のことが多いが，約20％の症例で37～38℃の発熱をみる．数日で回復するが，獲得免疫は弱く，しばしば再感染が認められる．本ウイルス感染により，気管支喘息や慢性気管支炎の増悪がみられることがある．

ヒトコロナウイルスによるかぜは冬から春にかけて多発する．この時期のかぜ症候群における本ウイルス感染の頻度は約15％といわれるが，時に30％を越える大きな流行がみられる．ヒトコロナウイルス感染は，他のかぜを起こすウイルスと異なって，成人にも多くみられる．糞便中にコロナウイルスが検出されることがあるが，病原的意義は不明である．

3. ヒトコロナウイルス（NL63株，HKU1株など）

最近，細気管支炎や肺炎を起こした小児や成人から，SARSコロナウイルスや通常のヒトコロナウイルスとは異なる新しいヒトコロナウイルス（NL63株，HKU1株）が分離された．これらのウイルスは，SARSコロナウイルスほど強い病原性は示さないが，これまで知られていたヒトコロナウイルス（229E株，OC43株）よりは明らかに病原性が強く，しばしば下気道炎を起こす．患者発生は冬から春にかけて多い．

4. ヒト以外の動物のコロナウイルス

SARSコロナウイルス以外の動物のコロナウイルスは，種特異性が高く，ヒトに感染することは通常ない．

5　実験室診断

1. SARSコロナウイルス

咽頭ぬぐい液から，RT-PCR法やLAMP法を用いて，本ウイルスの遺伝子を検出する．迅速診断として有用であるが，ウイルス遺伝子の変異のため偽陰性になることもあるので注意を要する．VeroE6細胞を用いたウイルス分離も病原診断に有用である．ウイルス分離はバイオセーフティーレベル（BSL）3の実験室以外で行ってはならない．血清中のウイルス特異抗体の検出と抗体価の上昇の確認も診断確定に用いられる．

2. ヒトコロナウイルス

急性期と回復期のペア血清を用いて本ウイルスに対する抗体価の上昇を確認する．ELISA法を用いたウイルス抗原の検出やRT-PCR法を用いたウイルス遺伝子の検出も試みられている．ヒト胎児気管の器官培養によるウイルス分離も可能だが，実用的ではない．ヒトコロナウイルスNL63

株はLLC-MK_2細胞で分離可能と報告されている．

6 治療と予防

SARSコロナウイルス，ヒトコロナウイルスともに，特異的な抗ウイルス薬はない．治療は呼吸困難，発熱，下痢などに対する対症療法と，細菌感染症との鑑別診断や細菌による二次感染の予防を目的とした抗菌化学療法を行う．

SARSコロナウイルスに対するワクチンは開発中であるが，まだ実用化されていない．

SARSの流行拡大を防ぐために，患者を早期に検出し，感染症指定医療機関の陰圧病室あるいは前室のある病室に隔離して，二次感染を防止することが大切である．2003年の流行時には医療従事者の感染(院内感染)が約20％を占めた．病院内での標準的感染予防策(スタンダード・プレコーション)の徹底が院内感染防止の基本である．

O ピコルナウイルス科

Picornaviridae

ピコルナウイルスとは，小さい(pico)，RNAウイルスの意味である．ピコルナウイルス科は，ポリオウイルスをはじめとした重要な病原体を含み，感染により多彩な臨床症状を示す．ピコルナウイルス科は8属からなるが，ヒトを自然宿主とするのは**エンテロウイルス**(*Enterovirus*)，**ヘパトウイルス**(*Hepatovirus*)，**パレコウイルス**(*Parechovirus*)，コブウイルス(*Kobuvirus*)の4属である．ヘパトウイルス属のA型肝炎ウイルスについては，肝炎ウイルスの項でふれる．

1 分　類

エンテロウイルス属の分類はやや複雑である．ポリオウイルスには三つの血清型が存在する．ポリオウイルス以外のエンテロウイルスでは，乳飲みマウスに病原性のあるものはコクサッキーウイ

表18O-1 ピコルナウイルス科の分類

属	種	株(血清型)
エンテロウイルス	ポリオウイルス	ポリオウイルス　1～3
	ヒトエンテロウイルスA	コクサッキーウイルス　A2～A8, A10, A12, A14, A16 エンテロウイルス　71, 76, 89～91
	ヒトエンテロウイルスB	コクサッキーウイルス B1～B6, A9 エコーウイルス　1～7, 9, 11～21, 24～27, 29～33 エンテロウイルス　69, 73～75, 77～88, 93, 97, 98, 100, 101
	ヒトエンテロウイルスC	コクサッキーウイルス　A1, A11, A13, A17, A19～22, A24 エンテロウイルス 95, 96, 99, 102, 104, 105
	ヒトエンテロウイルスD	エンテロウイルス　68, 70, 94
	ヒトライノウイルスA	ライノウイルス　1, 2, 7～13, 15, 16, 18～25, 28～34, 36, 38～41, 43～47 49～51, 53～68, 71, 73～78, 80～82, 85, 88～90, 94～96, 98, 100
	ヒトライノウイルスB	ライノウイルス　3～6, 14, 17, 26, 27, 35, 37, 42, 48, 52, 69, 70, 72, 79, 83, 84, 86, 91～93, 97, 99
パレコウイルス	ヒトパレコウイルス	パレコウイルス　1～3
コブウイルス	アイチウイルス	アイチウイルス
ヘパトウイルス	A型肝炎ウイルス	A型肝炎ウイルス

ヒトに感染するピコルナウイルスのみを示している．

表 18O-2　ピコルナウイルス科の一般的性状

1. 直径約 30 nm の正 20 面体構造をとり，エンベロープを持たない．
2. a. ゲノムは直線状の一本鎖 RNA であり，極性はプラスである．
b. ゲノムは感染性である
c. ゲノムの 5′ 末端には VPg が結合している．
3. 個々のウイルス蛋白質は，一つの大きなポリ蛋白質前駆体から次々と切断されて生じる．
4. エンテロウイルス属とヘパトウイルス属は酸性（pH 3.0）に対して安定であり，ライノウイルスは酸性に対して不安定である．

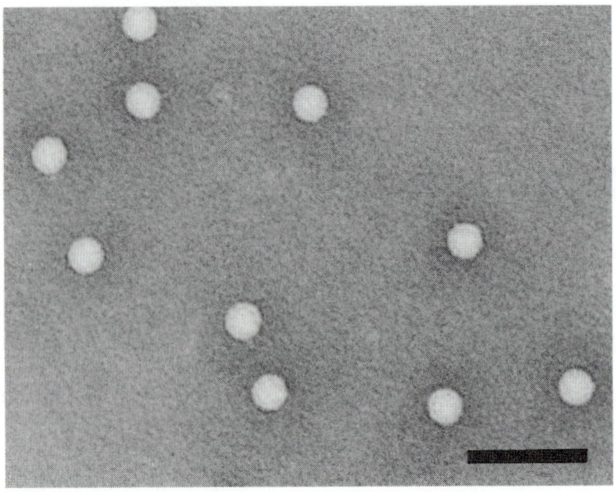

図 18O-1　ポリオウイルスの電子顕微鏡像
スケールは 100 nm を示す．

ルス，乳飲みマウスに病原性のないものはエコーウイルスとして分類されてきたが，その基準はあまり明確でないため，すでに分類されたものはそのまま残し，エンテロウイルス 68 からは，通し番号で命名されるようになった．現在でも発見が続き，エンテロウイルス 105 以上が報告されている．また，いったん分類された後にウイルス性状が明らかになるにつれて，コクサッキーウイルス，エコーウイルス，ライノウイルス間での移動あるいはピコルナからレオウイルス，ヘパトウイルス，パレコウイルスへの再分類が行われた結果，各ウイルスグループの中で血清型番号が欠番になっているものがある．さらに，最近は，塩基配列の類似性から，ライノウイルス属がなくなり，ライノウイルス 1〜100 はエンテロウイルス属に含まれ，エンテロウイルス属は，ヒトエンテロウイルス A〜D，およびヒトライノウイルス A，B から構成される（**表 18O-1**）．これらヒトに感染するピコルナウイルスは，**表 18O-2** に示す一般的性状を持つ．

2　ウイルスの性状

1．形態と粒子構造

ビリオンは直径約 30 nm の正 20 面体であり，エンベロープは持たない．32 個のカプソメアからなり，電顕観察（**図 18O-1**）では表面は平滑で構造は明瞭ではないが，ウイルス結晶の X 線回折により詳細な粒子構造が明らかとなっている．ウイルス粒子は 60 コピーずつの 4 種のカプシド蛋白質 VP1，VP2，VP3 および VP4 から構成されている．VP4 は粒子の内部に埋もれている．VP1 は 5 回対称軸に沿って大きく隆起して突起を作り，正 20 面体の頂点に位置する．この 5 回対称軸近傍には，同心円状にキャニオンと呼ばれるくぼみがあり，細胞レセプターへの結合部位と考えられている．VP2 と VP3 は交互に並んで VP1 を囲み，3 回対称軸に沿って隆起している（**図 18O-2**）．これら VP1〜VP3 の一次構造は互いに大きく異なっているにもかかわらず，基本構造には類似性があり，ともにくさび形のバレル（＝樽）構造（β バレル）をとり，8 本の逆平行 β ストランド（数〜10 個のアミノ酸残基で構成され，のびきったコンホメーションをとる）が並んでいる．このことは，VP1〜VP3 をコードする各遺伝子は進化上一つの共通の遺伝子が重複して生じたことを予想させる．個々の β ストランドは，N 末端側から B, C, D, E, ……と名付けられている（**図 3-10** 30 頁参照）．各 β ストランドはループによって連結しており，ループ B-C，ループ D-E，……を形成する．各蛋白質の N 末端は粒子内部に位置し，C 末端とループ構造部分は粒子表面に存在する．

2．物理化学的性状

ウイルス粒子は 8〜9 × 10^6 Da，沈降定数は約 150S で，塩化セシウム溶液中での浮上密度は 1.30 g/cm^3 である．1PFU は約 200 粒子である．

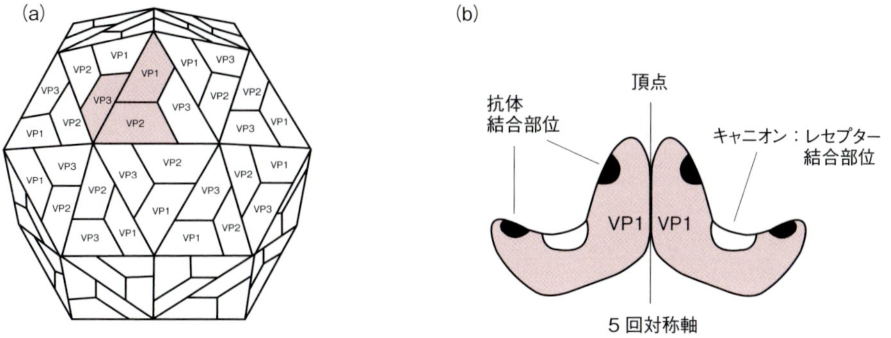

図 18O-2　ポリオウイルス粒子の立体構造(a)と VP1 の構造(b)
(a)正 20 面体をなすピコルナウイルス粒子における構造蛋白質 VP1，VP2，VP3 の所在を示す．VP4 は粒子内部に埋もれている．
(b)5 回対称軸に沿って隆起する VP1 上のレセプター結合部位と抗体結合部位の位置関係を示す．

この低い効率は遺伝的なものではなく，抽出した RNA はほぼ 1：1 で感染性である．エーテル，クロロホルム，非イオン性活性剤に非感受性である．凍結乾燥には弱く，感染価は $1/10^4$ に下がる．感染性は，Mg^{2+} などの二価イオンによって安定化される．糖，脂肪は含まないが，VP4 は N 末端に共有結合した脂肪酸の一種ミリスチン酸を持つ．

3．遺伝子構造

7500～8500 塩基(2.5×10^6 Da)からなるプラス鎖の一本鎖 RNA を有し，それ自身感染性である．5′ 末端には VPg(2.4 kDa)が共有結合しており，RNA 合成の開始にプライマーとして働いている．引き続き，長い非翻訳領域(ポリオウイルスで 740 塩基)，ひと連なりの巨大な**ポリプロテイン前駆体**をコードする ORF，短い非翻訳領域と続き，さまざまな長さのポリ A を 3′ 側末端に持つ(**図 18O-3**)．5′ 側，3′ 側の非翻訳領域は同一属内ではよく保存されている．5′ 側の非翻訳領域は，特異的な二次構造を持ち **IRES (internal ribosome entry site)** と呼ばれており，ウイルス蛋白質の翻訳開始に関与する(**図 18O-4**)．この IRES に宿主細胞中の特異的な蛋白質が結合するが，細胞によりその蛋白質の結合能が異なり，宿主域や**神経毒力**に影響を与えている．たとえば，弱毒ポリオウイルス(セービン 1 型)の 480 番目の塩基を人工的に換えると神経毒力が増大する．一方，3′ 側非翻訳領域は RNA 合成の開始シグナルを有している．ポリオウイルスでは，真核細胞に感染する RNA ウイルスでもっとも早く全塩基配列が明らかにされ，また感染性 cDNA も作製されており，ウイルスゲノムの一次構造を自由に修飾することができる．

4．ウイルス蛋白質の翻訳(図 18O-3)

ポリプロテイン前駆体は，構造蛋白質を含む P1 と非構造蛋白質を含む P2，P3 からなる．ポリプロテイン前駆体は，ウイルス自身のプロテアーゼによりプロセシング(開裂)を受け，個々の蛋白質になる．つまり，ポリプロテイン前駆体が生成されたのち，P1 と P2-P3 の間のチロシン-グリシンの開裂を受け，そして P2-P3 間のグルタミン-グリシンの開裂を受け，P1，P2，P3 となる．その後，P1 は 1A(VP4)，1B(VP2)，1C(VP3)，1D(VP1)の四つのウイルス構造蛋白質となる．P2 は $2A^{pro}$ と 2BC になり，次に 2BC は 2B と 2C になる．同様に，P3 は 3AB と 3CD になったのち，3A，3B，$3C^{pro}$，$3D^{pol}$ に開裂される．こうして，ポリプロテイン前駆体は，最終的に 11 個の蛋白質に開裂する．P1 と P2-P3 の開裂には $2A^{pro}$ が関与し，その他の開裂にはすべて $3C^{pro}$ が働く．2B は宿主域の決定に，2C はヘリカーゼとして RNA 合成に関与する．グアニジン耐性マーカー

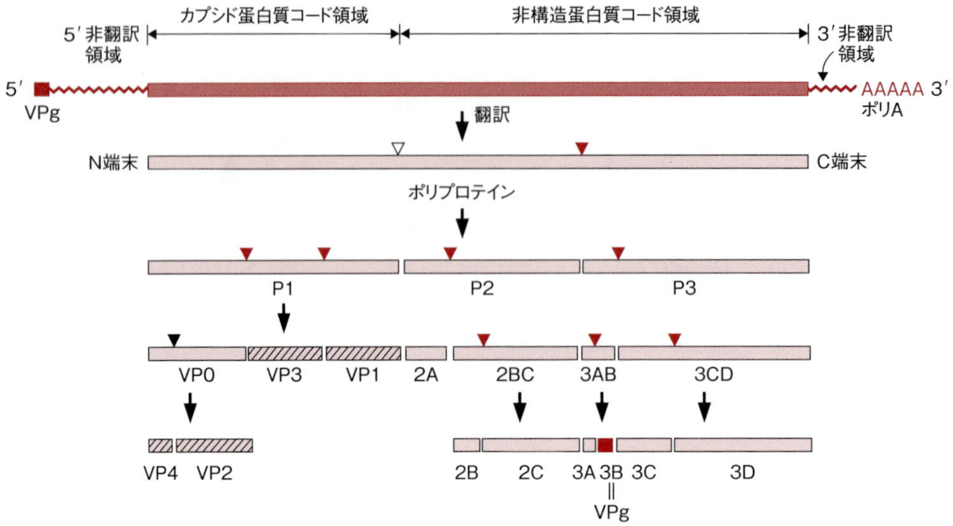

図 18O-3　ピコルナウイルスの遺伝子構造とウイルス蛋白質の翻訳後の開裂過程

ピコルナウイルスのゲノムは，5′側から，VPg，長い 5′側非翻訳領域，1 本の長いポリプロテイン前駆体をコードする領域，短い 3′非翻訳領域そしてポリ A からなっている．まず，ポリプロテイン前駆体に翻訳されたのち，ウイルス自身が持つプロテアーゼの作用で，次から次へと切断されて個々のウイルス蛋白質ができあがる．▽部位は，2A により，▼部位は，3C により切断される．VP0 から VP4＋VP2 の切断▼は，ウイルス粒子が形成されてから起き，そのプロテアーゼの実体は不明である．

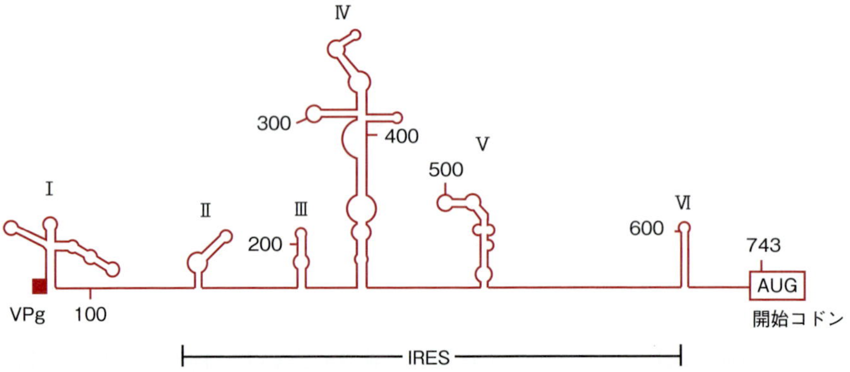

図 18O-4　ピコルナウイルス（ポリオウイルス）の 5′側非翻訳領域にみられる特徴的な二次構造

I，II，III，IV，V，VI はステム・ループ構造を示す．II，IV，V と VI の一部を IRES と呼び，翻訳開始の調節に関与する．

も 2C にある．3B は VPg で，3A は，RNA 合成の場である膜構造への VPg の輸送に関与するらしい．$3D^{pol}$ は RNA 依存 RNA ポリメラーゼである．

5．ウイルスの複製

ピコルナウイルスの増殖はすべて細胞質内で起きる．まず細胞のレセプターに吸着するが，レセプターの性状はすでに明らかにされている．ポリオウイルスのレセプターは **CD155** と呼ばれる 80 kDa の膜糖蛋白質で，**免疫グロブリンスーパーファミリー**に属し，細胞外に三つの免疫グロブリン様ドメインが存在する．ライノウイルス，コクサッキーウイルス A 群のレセプターは，接着

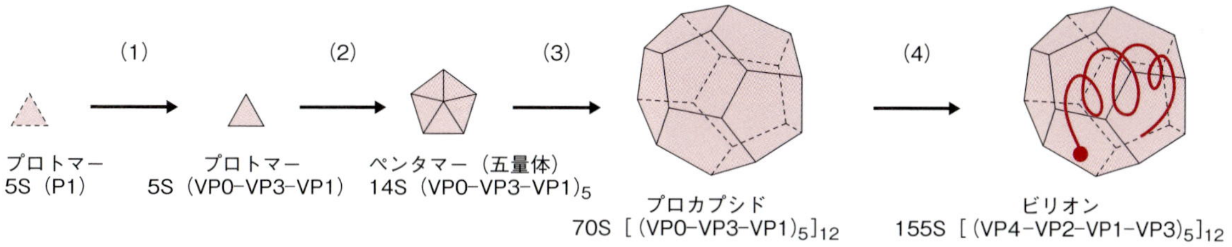

図 18O-5 ピコルナウイルスの粒子形成過程

(1)P1 から VP0, VP3, VP1 への開裂が起き, (2)プロトマーが 5 個集まり, (3)ペンタマー(五量体)が 12 個集まり中空の 70S 粒子を形成し, (4)RNA が粒子内に入り, VP0 が VP4 + VP2 に開裂され, 155S の感染性粒子ビリオンができあがる.

蛋白質 ICAM-1 であり, エコーウイルスのレセプターは, インテグリン VLA-2 である. こうした細胞レセプターに吸着後, 侵入, 脱殻し, ウイルス RNA が細胞質内に放出される. 感染後 30 分で, 核内における細胞性 RNA の合成を阻害する. これには $3C^{pro}$ が転写因子 IID の TATA 結合蛋白質サブユニットを開裂することで, ポリメラーゼ I, II, III の活性を阻害するらしい. 細胞性蛋白質の合成も阻害される. これは $2A^{pro}$ がキャップ結合蛋白質複合体 eIF4F(eukaryotic initiation factor)の成分である eIF4G を分解することにより, 細胞性 mRNA のキャップ依存性翻訳を阻害して行われる. こうして, 本来の宿主細胞の機能を抑え, ウイルス複製に有利な環境を作る. ウイルス RNA の複製は, 細胞内小器官の膜構造に結合した複合体中で起き, 成熟ウイルス粒子の形成は, 細胞質の内膜構造に接した場所で起こる. 封入体は形成されない. 最終的に, 細胞が破壊され, 細胞あたり 25,000〜100,000 個のウイルス粒子が放出される. VP0(VP4+VP2), VP1 および VP3 が 1 分子ずつ共有結合したプロトマーが 5 個集まった構造体(ペンタマー)12 個で 1 粒子を構成する(**図 18O-5**). しかし, RNA がどのようにして凝縮し粒子内にパッケージングされるかの機構はいまだ明らかでない.

3 エンテロウイルス属 *Enterovirus*

エンテロウイルスの名称は, 腸管の意であるギリシャ語 enteron を起源とする. 酸性 pH で安定である. CsCl 中の浮上密度は 1.30〜1.34 g/cm^3 であるが, 約 1%の粒子は, 1.43 g/cm^3 と重い.

1. 抗原性

エンテロウイルス粒子の抗原性には, 感染性粒子としてのビリオンが有する血清型特異的な N(または D)抗原性と, ビリオンを加熱処理(55℃, 30 分)やアルカリ処理で得られる粒子あるいは細胞レセプターに結合後の粒子が有する, 異なる型間の交差反応性を示す H(または C)抗原性がある. N 抗原性から H 抗原性への変換は, 紫外線照射, フェノール処理, 乾燥でも生じ, この変換は不可逆的である. N 抗原から H 抗原への変化に伴い, ウイルス粒子内部の VP4 を失い, 等電点 pI の変化(7.0→4.5), 沈降定数の変化(150S→75S)が起き, VP1 が内部に引っ込むなど粒子のコンホメーションは大きく変化する. H 抗原性を示す粒子を電顕観察すると**図 18O-6** のように内部の RNA が抜けた像がみられる. 粒子から単離した構造蛋白質 VP1〜VP4 に対する抗血清がビリオンと反応したり, 中和活性を示す例は少ない. このように, 抗原性決定部位はウイルス粒子上で形成される構造蛋白質の高次構造としてはじめて出現する場合が多い.

2. 疫 学

潜伏期は約 7〜14 日である. 一般に小児が感受性者である. ウイルスは咽頭と腸管で増殖し, 咽頭には 1〜2 週間, 便には, 長期間(約 1 カ月)ウイルスを排出する. 糞口感染が主な感染様式であ

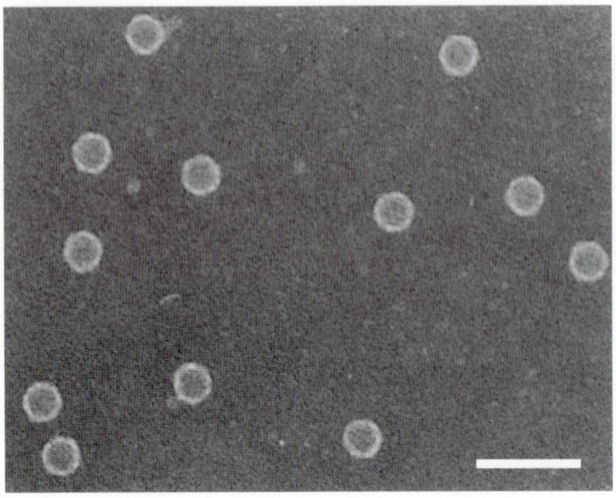

図18O-6　H(C)抗原粒子の電子顕微鏡像
感染性粒子(ビリオン)を熱処理(55℃，30分)して得た．粒子内部のRNAが抜け，VP4がはずれ，抗原性は大きく変わる．スケールは100 nmを示す．

り，便で汚染された手指，器物，食物などを介して伝播する．咳，鼻水による伝播，結膜，咽頭からの伝播もある．また，下水では，100 PFU/Lのエンテロウイルスが含まれているという調査結果もある．海岸に近い海水や汚泥にはエンテロウイルスが確認され，とくにカキなどの貝は濃縮作用があり感染源となりうる．上水，プールの水などは塩素で処理されるが，細菌に効果があってもウイルスには効果が低い．他の感染症と同様，衛生状態の悪い国ほど，その住民のエンテロウイルスに対する抗体陽性率が低年齢で高くなる．一般に不顕性感染が多く，健康な保育園児の便からも50%の高率で何らかのエンテロウイルスが分離できるほどである．温帯では，エンテロウイルスは一般に夏をピークに，春，秋に多く，冬に分離されることは少ない．2種以上のエンテロウイルスが同時に消化管に感染する場合，時にウイルス干渉が生じる．エンテロウイルスに対する免疫は，血清型特異的であるが，長期間持続する．

3. ポリオウイルス *Poliovirus*

ポリオ(**急性灰白髄炎**，poliomyelitis anterior acuta)いわゆる**小児麻痺**(infantile paralysis)を起こすウイルスである．1960年には全国で5,600人以上のポリオ患者が発生し，300人が死亡するという大流行が起きたが，効果的な生ワクチン投与で，1981年以降野生型ウイルスによるポリオ患者の発生はない．こうしてわが国では「忘れられた病気」となりつつあるが，地球レベルでは依然常在国は多く，輸入感染の危険にさらされている．

a. 臨床像と発症病理

ポリオウイルスは種特異的に，組織特異的に感染する．種特異性(ヒトおよびサル)はレセプターが決定因子となるが，組織特異性はレセプターの個体内分布だけでは説明できず，IRESに結合する宿主蛋白質の分布，インターフェロン応答に関与する宿主蛋白質の分布などが組織特異性を決定しているようである．ポリオの病型は，不顕性，不全型，非麻痺型，麻痺型に大別される．感染者の90〜95%は不顕性感染であり，無症状である．不全型は，感染者の5〜10%にみられ，夏かぜ様の発熱，咽頭痛，倦怠感などの軽症で終わる．感染者の1%にみられる非麻痺型は，無菌性髄膜炎を起こすが予後はよい．麻痺型ポリオは感染者の0.1%にしかみられない．

ポリオウイルスは口から侵入し，咽頭部や腸管の粘膜上皮細胞で増殖する．パイエル板や扁桃のリンパ組織で増殖した後，リンパ節に広がり，血液を介して体内に伝播する(**ウイルス血症**)．少数の例において，血中ウイルスは脳関門を通過し，中枢神経系に達し，主として脊髄前角，脳幹，大脳皮質運動野などの運動神経細胞を破壊し，四肢に運動麻痺を生じさせる．神経細胞は再生しないので麻痺が残る．また，ウイルスが延髄の呼吸中枢に達すると呼吸麻痺を起こし死に至る．また，ウイルスが神経筋接合部などの末梢から神経細胞の軸索を逆行性に輸送されて中枢神経に到達する経路も存在することが示されている．

b. 抗原構造

ポリオウイルスには3種の血清型があるが，異なる血清型間でのアミノ酸配列の比較では，VP1のβストランドBとβストランドCを連結するループB-C(アミノ酸No. 95〜104)に変異が多く，この領域は親水性が高いことが判明している．このB-C領域はポリオウイルスの抗原性決定部位として重要であると思われる．三つの主要な抗原性決定部位（1，2，3）が明らかにされている．上述したVP1のループB-Cは抗原性決定部位1に含まれるが，一方，抗原性決定部位2と3は異なる構造蛋白質にまたがる．抗原性決定部位1は連続したアミノ酸配列からなり，抗原性決定部位2と3は不連続なアミノ酸配列（離れた位置に存在するアミノ酸により形成される粒子表面上の三次元構造）からなるといえる．

c. ワクチン

ポリオウイルスワクチンは，流行の阻止に劇的な効果をあげたこと，また，不活化ワクチンと生ワクチンの長所と短所を端的に示すことからよく引き合いに出される．強毒の1，2，3型ポリオウイルスをホルマリン処理で免疫原性を残したまま，感染性をなくした**不活化ワクチン（IPV）**は，ソークにより開発され，スウェーデン，オランダ，アイスランドで使用されてきた．一方，1，2，3型ポリオウイルスをアフリカミドリザルの初代腎臓細胞で継代して得た**弱毒生ワクチン（OPV）**は，セービンにより開発され，腸管免疫を効果的に賦与すること，低価格であること，経口投与ゆえ接種が容易であることなどの理由で，世界的に普及している．免疫は終生有効である．しかし，生ワクチン投与後2カ月ほど便中にウイルスを排出し，その間体内でのウイルス変異により毒力が復帰する場合がある．100万例以上に1例とまれではあるが，**毒力復帰**により，被投与者，家族内接触者に**ワクチン関連ポリオ麻痺**が発生する．このため，米国では，IPVの接種後，OPVを投与するという施策に転じた．わが国でも，IPV接種の方向で準備が進められている．

d. ポリオウイルスの根絶計画

先進諸国では，すでに野生型ウイルスによる小児麻痺の発生はないが，発展途上国では，子供たちはいまだにその脅威にさらされている．世界的には，1型がもっとも広く分布し，次いで3型で，2型の分布はインド大陸などきわめて限られた地域にのみみられる．また大流行は1型においてよくみられ，3型は散発例に多い．1994年において，107,000例のポリオ患者の発生があると算定された．そこで，1980年の天然痘の根絶宣言に続き，ポリオウイルスを地球上から根絶しようとのWHOの計画が進行中である．この達成のために，各国での全国的ワクチン一斉投与と急性弛緩性麻痺（acute flaccid paralysis，AFP）症例のフィールド調査，臨床材料や環境材料から分離されたポリオウイルスのウイルス学的研究によるポリオのサーベイランス調査が行われている．AFP症例については，**ギランバレー症候群**や横断性脊髄炎，坐骨神経麻痺，非ポリオのエンテロウイルス感染による一時的あるいは終生の麻痺との鑑別診断を要する．また，ポリオ症例から分離されたウイルスが，野生株であるかワクチン株由来であるかの鑑別も重要である．こうした努力により，当初の計画より遅れてはいるものの，根絶計画は着実に進行し，2008年現在，インド，パキスタン，アフガニスタン，ナイジェリアのみがポリオ常在国となっている．

4. ポリオウイルス以外のエンテロウイルス

コクサッキーウイルス，エコーウイルスはともに，最初はポリオウイルス研究の副産物として発見された経緯を持つ．コクサッキーウイルスは，1948年にニューヨーク州のCoxsackieという町で，ポリオ疑似患者から初めて分離された．エコーウイルスは無症候のヒトの糞便から細胞培養で分離され，<u>e</u>nteric <u>c</u>ytopathogenic <u>h</u>uman <u>o</u>rphan <u>virus</u>（腸管系細胞病原性孤児ウイルス）にその名が由来する．

a. 臨床症状

不顕性感染が多いものの，臨床症状は多様で，軽微なものからまれに致死的なものまでさまざまである．同じ血清型のウイルスによる感染で異なる症状を呈したり，異なる血清型によるウイルス感染で同一の疾患を起こす．したがって，便，咽頭洗浄液，髄液，脊髄，脳，心臓，血液，結膜，

表180-3　エンテロウイルス属のウイルスによる疾患

症候	起因ウイルス
麻痺	ポリオウイルス 1,2,3 コクサッキーウイルス A7,A9,B2～B5 エコーウイルス 4,6,9,11,30 エンテロウイルス 70，71
髄膜炎	多くのエンテロウイルス
ギランバレー症候群	エコーウイルス 2,6,9,19
呼吸器疾患	コクサッキーウイルス A21,A24,B4,B5 エコーウイルス 4,9,11,20,25 エンテロウイルス 68
ヘルパンギーナ	コクサッキーウイルス A2～A6,A8,A10
手足口病	エンテロウイルス 71 コクサッキーウイルス A4,A5,A9,A10,A16,A24,B2,B5
発疹	コクサッキーウイルス A4,A6,A9,A16,B5 エコーウイルス 2,4,6,9,11,30
心筋炎	コクサッキーウイルス A4,A14,A16,B1～B5 エコーウイルス 9
急性出血性結膜炎	エンテロウイルス 70 コクサッキーウイルス A24
肝炎	コクサッキーウイルス A4,A9,B5
膵炎	コクサッキーウイルス A9,B5
糖尿病	コクサッキーウイルス B4

皮膚や粘膜の病巣などさまざまな臨床材料がウイルス分離の対象となる．以下に上述したポリオウイルスも含め臨床症状と起因ウイルスの関連を示す(**表180-3**)．

①神経疾患：1970年代に出現したエンテロウイルス71は，ポリオ様麻痺を含む中枢神経疾患の原因となり，髄膜炎や脳炎を起こす．エンテロウイルス70もポリオ様麻痺を伴う神経合併症を起こす．エンテロウイルス70は腸管で増殖する証拠はない．まれではあるが，コクサッキーウイルスA7も麻痺を伴う集団発生と関連を有する．しかし，ポリオウイルス以外のエンテロウイルスによるポリオ様麻痺は一過性で，後遺症を残すことなく完治する例が多い．コクサッキーウイルスB2～B5, A7, A9は，中枢神経に病変を起こし脳炎もまれにみられる．また，エコーウイルス(とくに4, 6, 9, 11, 30)も髄膜炎の原因となる．

②**手足口病**：手，足，口の3部位に生ずる潰瘍化する水疱を特徴とする症候群であるが，エンテロウイルス71がその主な病原体である．コクサッキーウイルスA4, A5, A9, A10, A16, A24, B2, B5によることもある．

③**ヘルパンギーナ**：コクサッキーウイルスA2～A6, 8, 10が病原体である．

④呼吸器症状：コクサッキーウイルスA21, A24, B4, B5やエコーウイルス4, 9, 11, 20, 25, 26そしてエンテロウイルス68が，夏季および初秋に，発熱，咽頭炎を伴ういわゆる夏かぜを起こす．

⑤**急性出血性結膜炎**：1969年以来エンテロウイルス70を病原体とする新しい疾患として世界的に流行した．病名のとおり，結膜炎に結膜下出血を伴う．このウイルスは眼分泌物から分離される．伝染性がきわめて高く，潜伏期も24時間と短い．アポロ11号が月着陸に成功した時期に流行したためアポロ病とも呼ばれた．最近の流行は，コクサッキーウイルスA24の変異株による．エンテロウイルス70は，結膜の温度に馴化しており33℃～35℃でよく増える．

⑥心臓疾患：コクサッキーウイルスB群，コクサッキーウイルスA4, A14, A16，エコーウイルス9は，心筋炎，心膜炎を起こす．

⑦**流行性筋痛症**(**ボルンホーム病**)：コクサッキーウイルスB1～B5のいずれかによって夏と初秋に起こるまれな病気である．

⑧糖尿病：コクサッキーウイルスB4が若年性，インスリン依存性糖尿病の死亡例の膵臓から分離され，マウスに接種することで糖尿病を再現している．

⑨膵炎：コクサッキーウイルスB群感染でアミラーゼレベルの上昇がみられ，とくに，新生児感染ではコクサッキーウイルスが膵臓で増殖することが知られている．

⑩胃腸炎：胃腸炎患者の便からさまざまなエンテロウイルスが検出されるが，病因としての重要性は認められていない．

b. 実験室診断

約1/3のエンテロウイルスは赤血球凝集(HA)反応を示す．各種の培養細胞(サル由来のLLC-MK2，Veroやヒト由来のHeLa，Hep-2，WI-38など)でウイルス分離がなされる．また乳飲みマウスによる分離も行われる．あまりに多数の血清型が存在するため，国際的に標準化されたプール血清を使用して中和試験を行い，血清型を同定する方法がとられる．また，エンテロウイルスによく保存された5′末端の非翻訳領域のプライマーを用いたPCR法や，核酸ハイブリダイゼーションなど迅速で高感度な方法も使用されている．

4 ライノウイルス *Rhinovirus*

ライノウイルスの名はrhis，rhinos(ギリシャ語で鼻の意)に由来する．かつてライノウイルス属が存在したが，最近の分類ではエンテロウイルス属に統合された．ライノウイルスは酸に不安定で，pH6以下で不活化が起き，pH3では完全に感染性を失う．しかし，このウイルスが腸管で増殖しないのは，酸による不活化がその理由ではない．志願者感染試験で，小腸に直接接種しても感染は成立しない．一方，熱には比較的安定である．pH5や56℃，30分の処理で，免疫拡散法やCF(補体結合反応)で他のライノウイルスやエンテロウイルスと交差反応を示すようになる．VP1〜VP4のアミノ酸の相同性は14型ライノウイルスと1型ポリオウイルスの間で，39%，49%，41%，58%である．ライノウイルスはヒトが唯一の自然宿主であるが，チンパンジーも発症はしないものの感受性を示す．また，ライノウイルス2型はマウスL細胞に馴化されており，マウスでの感染モデルが成立する．

1. 臨床症状

いわゆる普通感冒(かぜ)の病因ウイルスで，鼻漏，鼻閉，くしゃみ，咽頭炎などの上気道感染を示す．発熱(10〜20%)，頭痛，咳嗽，食欲不振，全身倦怠を伴うこともある．小児の場合は，下気道感染を起こす場合もある．不顕性感染は少なく，感染するとほとんどが発症する．潜伏期は約1〜2日である．急性の呼吸器系疾患の少なくとも1/2から1/3はライノウイルスによるが，症状は軽く一般には数日で治癒するため，その1/4しか病院を受診しないといわれる．

2. 疫 学

感染率は乳幼児，子供に高く(1年に1回以上)，年齢が高くなるにつれて低くなる．初秋と晩春に多く，夏に少ないという季節性がある．伝播様式は，飛沫感染が主であるが，ライノウイルス患者の手から40〜90%の割合でウイルスが分離されることからも明らかなように，鼻分泌物に汚染した食器，ドアのノブなどからの間接接触感染も多い．家庭内の伝播が高く，2歳以下の乳児，就学前および低学年の子供から感染が家庭に持ち込まれ，約50%の二次感染率を示す．複数の血清型が同時に分布し，重感染例もみられる．同一の血清型には再感染に対する免疫が成立するが，他の血清型を防御できない．

3. 診 断

鼻咽喉分泌物や鼻腔ぬぐい液がウイルス分離に適している．ヒト胎児肺由来細胞WI-38，ヒト胎児扁桃細胞MRC-5細胞，HeLa細胞など数種の細胞を同時に使用するのが望ましい．培養温度は，33℃(鼻腔の温度に対応)と低い．増殖効率は悪く，細胞あたり10〜200 PFUのウイルス産生である．非常に増殖しづらいウイルスには，ヒト胎児由来の鼻，気管の器官培養が必要とされる．CF(補体結合反応)，HA，ELISAによるウイルス検出のほか，エンテロウイルスの場合と同様，プール血清による血清型別が行われる．また，よく保存された5′非翻訳領域のプライマーを用いたPCRによる検出，RFLP(制限酵素切断片多型)によるタイピングも可能である．

4. 治療と予防

現在のところ効果的な予防法，治療法はない．分泌抗体が防御に有効であるため，粘膜免疫を賦与する生ワクチンの開発が望まれるが，血清型が多すぎること，培養細胞での増殖が悪く高いウイルス力価が得られないなどの困難がある．抗ウイルス薬としてWIN54954をはじめとする，レセプターとの結合を阻害するいくつかの合成剤，偽レセプターとしての可溶性ICAM-1で試験管内での阻止効果が報告されている．しかしこれらは臨床上での効果が証明されていない．インターフェロンαの投与は予防効果があると報告されているが，治療効果はない．

5 パレコウイルス属 *Parechovirus*

かつて，エコーウイルス22，23と呼ばれていたウイルスが，それぞれ，パレコウイルス1，2に再分類された．パレコウイルス1による感染は若年の子どもに多いが，パレコウイルス1に対する抗体は成人の95%以上にみられる．呼吸器と腸管で増殖し，多くは不顕性感染であるが，胃腸炎，呼吸器症状が一般的である．しかし，心筋炎，脳炎など重症例もみられる．一方，パレコウイルス2の感染はまれである．

6 コブウイルス属 *Kobuvirus*

1989年に発生した愛知県でのカキ関連の胃腸炎集団発生例から，初めて検出された．アイチウイルスがプロトタイプで，胃腸炎の候補ウイルスである．直径30 nmの球形で，ポリオウイルスと異なり粒子表面にコブ様の構造が観察されることから，コブウイルス属と名づけられた．BS-C-1細胞に細胞変性を起こし，よく増殖する．全塩基配列が決定され，8,279塩基である．5′末端に存在するステム-ループ構造のRNA複製における役割などが研究されている．わが国での抗体陽性率では，5歳以下では7%と低いが，成人では76%と高い．今後，その病原性，世界的な分布などの詳細な検討が待たれる．

P ブニヤウイルス科
Bunyaviridae

ブニヤウイルス科は，哺乳動物に感染するウイルスのうち，300種以上のウイルス種が分類される最大の科である．その多くが節足動物をベクターとする**アルボウイルス**であり，種々のベクターと哺乳動物や鳥類の間で多彩な感染環を形成する．人獣共通感染症として重要な多くの疾患の原因ウイルスを含む．

1 分類

ブニヤウイルス科は，オルトブニヤウイルス属(*Orthobunyavirus*)，ハンタウイルス属(*Hantavirus*)，ナイロウイルス属(*Nairovirus*)，フレボウイルス属(*Phlebovirus*)，トスポウイルス属(*Tospovirus*)の五つの属からなる．植物の病害ウイルスであるトスポウイルス以外は，いずれも家畜や野生哺乳動物を自然宿主とし，ヒトの疾病の原因となる人獣共通感染症の原因ウイルスを含んでいる．また，ハンタウイルス属以外は節足動物(カ，ダニ，ハエ)をベクターとしてヒトに感染が伝播するアルボウイルスである．(**表18P-1**)

それぞれの属には，抗原性や遺伝子の相違に基づき区別される多数のウイルス種(virus species)が登録され，ブニヤウイルス科全体では300種以上が登録されている．

2 一般的性状

1．形態と構造

ブニヤウイルスは直径80～120 nmの球形，多形性ウイルスで，脂質膜のエンベロープで包まれている．表面には長さ5～10 nmのスパイクがある．ビリオン内部には直径2.0～2.5 nm，長さ200～3,000 nmのらせん対称のヌクレオカプシドがあり，両端で結合して環状構造をとっている．ウイルスの感染性は，56℃の加熱，アルコール，界

表 18P-1　疾患を引き起こすブニヤウイルス科のウイルス

属	主なウイルス種	疾患	自然宿主	ベクター(伝播ルート)	流行地域
オルトブニヤウイルス	ラクロースウイルス	脳炎	げっ歯類	カ(吸血)	北米
	ブニヤムベラウイルス	熱性疾患	げっ歯類	カ(吸血)	アフリカ，北南米
	アカバネウイルス	ウシ，ヒツジ胎児の奇形	反芻動物	カ(吸血)	東アジア，中近東，アフリカ南米
ハンタウイルス	ハンターンウイルス他３種	腎症候性出血熱(HFRS)	げっ歯類	なし	ユーラシア大陸全域
	シンノンブレウイルス他６種	ハンタウイルス肺症候群(HPS)	げっ歯類	なし	北，南米
ナイロウイルス	クリミア・コンゴ出血熱ウイルス	出血熱	ウシ，草食動物トリ(マダニが寄生)	マダニ(吸血)	アフリカ，中央アジア
フレボウイルス	リフトバレー熱ウイルス	出血熱，脳炎ウシ，ヒツジの流産	家畜，げっ歯類	カ(吸血)	東，南，中央アフリカ
	スナバエ熱ウイルス	熱性疾患	不明	スナバエ(吸血)	地中海地域，中央アジア，インド，中南米
トスポウイルス	トマト黄化萎縮ウイルス	萎縮や壊死ヒトには感染しない	多数の植物，農作物	アザミウマ	全世界

面活性剤やホルマリン処理で不活化される．

ブニヤウイルスのゲノムは3分節(L分節，M分節，S分節)のマイナス鎖，一本鎖のRNAで，それぞれの分節の両端の十数塩基の配列が相補的であるため，ゲノムは結合して環状構造(パンハンドル構造)をとる．この末端の塩基配列は一つのウイルスでは，3分節間で同一であり，また他の属のウイルスとは異なっているため，この末端の塩基配列の相違をもとに属が分類される．

ブニヤウイルス粒子は4種類の構成蛋白質(Gn，Gc，N，L)により構成される．GnとGcはビリオンの外側に突き出すエンベロープ蛋白質(スパイク蛋白質)で，M分節RNAにコードされる蛋白質が翻訳後に切断され，N末端側に形成されるGnと引き続くGcが作られる．ビリオンの構造の模式図を**図 18P-1** に示した．GnとGcはウイルスが感染する際に細胞表面上のレセプターと結合し，侵入する際に重要な働きがある．このため，これらエンベロープ蛋白質に対する抗体には中和活性がある．N(核蛋白質)はS分節RNAにコードされ，RNAと結合してリボヌクレオプロテイン複合体を形成する．L蛋白質はエンドヌクレアーゼ活性とRNAポリメラーゼ活性を持ち，L分節RNAにコードされる．オルトブニヤウイルス属，フレボウイルス属，トスポウイルス属のウイルスは非構造蛋白質(NS)がS分節RNA(NSs)とM分節RNA(NSm)から作られるが，ハンタウイルス属とナイロウイルス属ではNSsとNSmどちらも保有しない．

2．ウイルスの複製

ブニヤウイルス科のウイルスの転写，翻訳と複製はすべて細胞質内で行われる(**図 18P-1**)．ウイルスは宿主細胞表面上のレセプターとエンベロープ蛋白質を介して吸着する．ウイルスは細胞に吸着したあと，エンドソーム中に取り込まれて細胞に侵入する．エンベロープ蛋白質は，取り込まれたエンドソーム中の低pH環境下でその構造を変化させ，ビリオンの膜(エンベロープ)とエンドソーム膜とを融合させる．その結果，ビリオン中のヌクレオカプシドが細胞質中に放出される(脱殻)．

ブニヤウイルスゲノムRNA(vRNA)の極性はマイナスであるため，ウイルス蛋白質合成(翻訳)のためにはvRNAはmRNAに転写されることが必要である．このため，まず，ビリオン中のL蛋白質は，感染細胞由来のキャップ付加mRNAの一部分を切り取ってプライマーとして利用しmRNA合成を行う．LとS分節由来mRNAは細胞質内のフリーリボソームによって翻訳される．

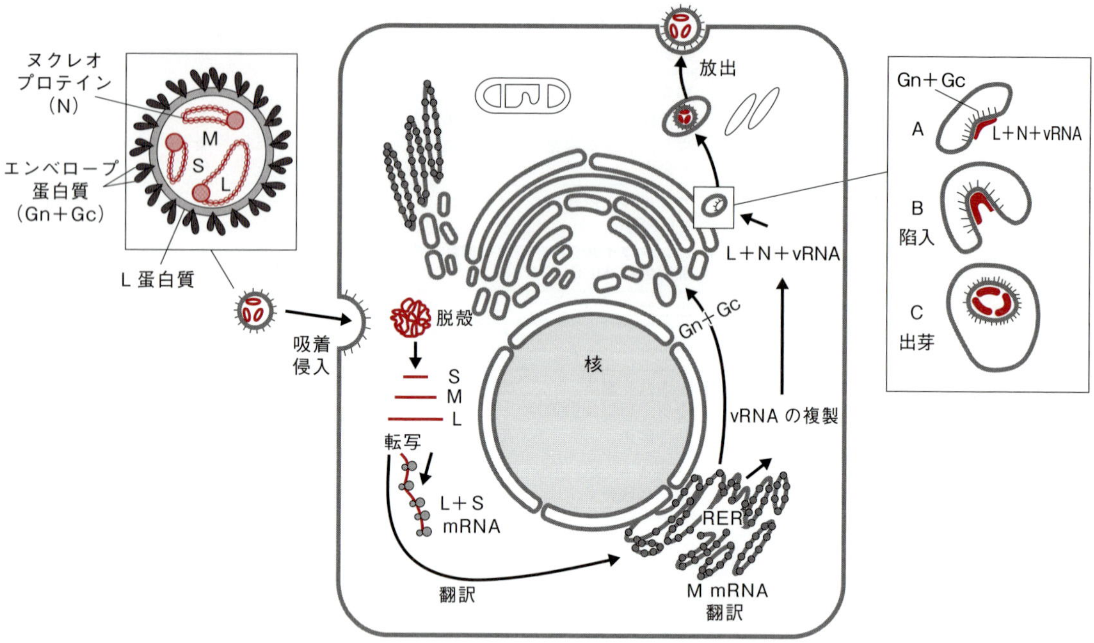

図 18P-1　ブニヤウイルスの複製

(Fields BN, Knipe DM, Howley PM : Fields Virology, 3rd ed., Philadelphia, New York, Lippincott-Reven, 1996, 一部改変)

また，M分節由来mRNAは膜結合型リボソーム(粗面小胞体，RER)において翻訳され，引き続きゴルジ体で糖鎖の付加を受けスパイク蛋白質(GnとGc)として合成される．しかし，NSの転写・翻訳の方法は，ウイルス属によって異なる．オルトブニヤウイルスのNSsとNSmおよびフレボウイルスのNSmのmRNAは，vRNAから転写されるが，フレボウイルスのNSs，トスポウイルスのNSsとNSmはvRNAに相補的なcRNAがいったん合成され，その3′末端から転写されたmRNAによってNSが合成される．すなわち，この場合はvRNAの3′側はマイナス鎖として，5′側はプラス鎖として機能することになる．このような形式をアンビセンスと呼び，ブニヤウイルス科の大きな特徴である．アレナウイルス科でも同様の形式をとる(**図 18P-2**)．vRNAゲノムの複製も細胞質内で行われる．

以上のように，ウイルスゲノムの複製およびNとL蛋白質の合成は細胞質内で行われ，形成されたヌクレオカプシド(N，Lおよび vRNAの複合体)はエンベロープ蛋白質の蓄積しているゴルジ体膜の細胞質側でエンベロープ蛋白質と会合し，その後ゴルジ体内に出芽してビリオンとなり，細胞外に放出される．ゴルジ体内へ出芽して**成熟粒子**が形成されることがブニヤウイルス科のウイルスの特徴である．ブニヤウイルス科のウイルスの各ゲノムの塩基数と蛋白質の大きさを**表**

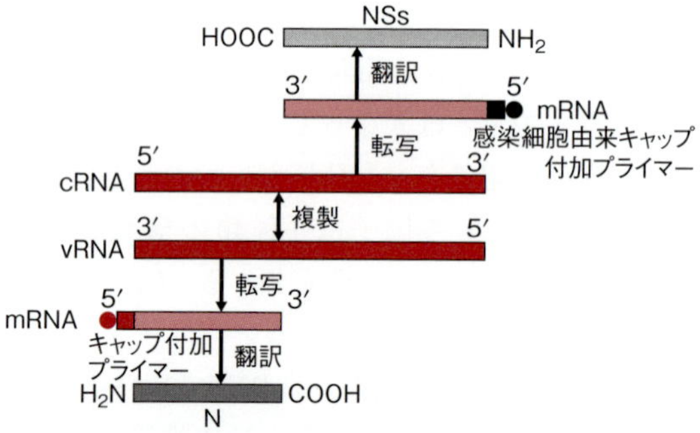

図 18P-2　フレボウイルス属における vRNA S 分節からの mRNA の転写と翻訳

表 18P-2　ブニヤウイルス科のゲノムと蛋白質の比較

遺伝子または蛋白質	オルトブニヤウイルス	ナイロウイルス	フレボウイルス	ハンタウイルス	トスポウイルス
L 分節	6.4～6.7 kb	12 kb	6.4～6.7 kb	6.4～6.7 kb	8.9 kb
L 蛋白質	240～260 kDa	460 kDa	240～260 kDa	240～260 kDa	331 kDa
M 分節	4.5 kb	4.9 kb	3.2～3.9 kb	3.6 kb	4.8～4.9 kb
Gn 蛋白質	108～120 kDa	68～76 kDa	55～70 kDa	68～76 kDa	78 kDa
Gc 蛋白質	29～41 kDa	30～45 kDa	50～60 kDa	52～58 kDa	52～58 kDa
NSm 蛋白質	10～16 kDa	なし	78kDa, 14 kDa	なし	34 kDa
S 分節	0.98 kb	1.8 kb	1.7～1.9 kb	1.8 kb	2.9 kb
N 蛋白質	19～25 kDa	48～54 kDa	24～30 kDa	48～54 kDa	28.8 kDa
NSs 蛋白質	10～13 kDa	なし	29～37 kDa*	なし	52.4 kDa

* アンビセンスにより合成される
(Edward K.：Basic Virology, Wagner Blackwell Science，一部改変)

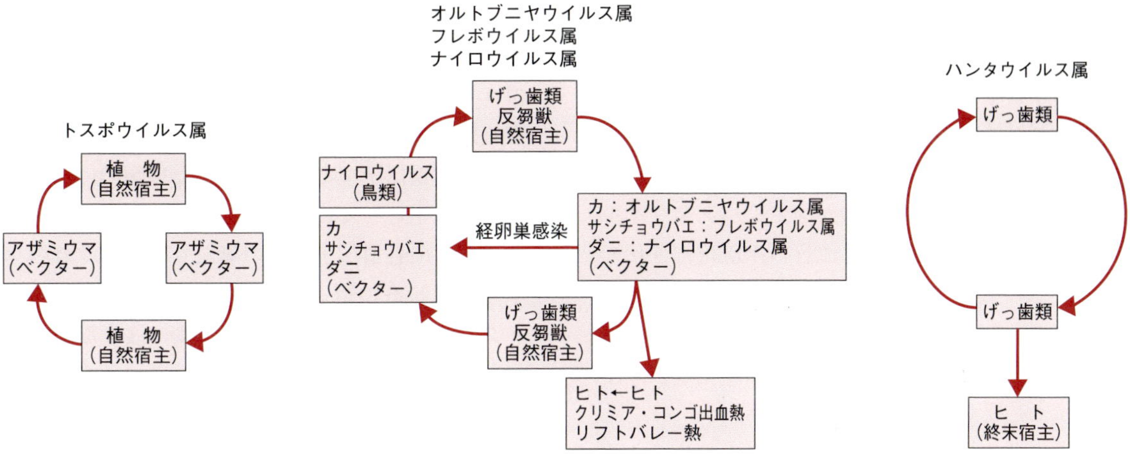

図 18P-3　ブニヤウイルスの感染環

18P-2 にまとめた．

3 生　態

ブニヤウイルス科のウイルスはウイルスの構造，ゲノムの特徴や増殖のメカニズムに共通点が多く，共通の祖先ウイルスから分化してきたことは疑いない．しかし，自然界における感染環には属ごとに大きな特徴がある(**図 18P-3**)．

トスポ，オルトブニヤ，フレボおよびナイロウイルス属のウイルスは，アザミウマ(小型昆虫)，カ，ハエ，ダニなどの節足動物をベクターとしてそれらの吸血によって媒介されるため，トガ，フラビウイルスと同じく**節足動物媒介性ウイルス** arthropod-borne virus(アルボウイルス)に分類される．一方，ハンタウイルス属のウイルスでは昆虫のベクターは必要なく，自然宿主であるげっ歯類の間で糞尿や唾液中に排泄されたウイルスの飛沫によって直接伝播が成立している．また，トスポウイルス属の自然宿主のみが植物であり，その他はげっ歯類や反芻獣などの脊椎動物が自然宿主となっている．オルトブニヤ，フレボおよびナイロウイルス属のウイルスにはベクターであるカやダニの卵巣内で卵に感染し(**経卵巣感染**)，越冬して次世代にウイルスが受け継がれるものがある．このようにウイルス種ごとに固有の自然宿主やベクターとの間に感染サイクルを形成して自然界でウイルスが存続しているのである．

このように巧妙な宿主寄生体関係がどのようにして確立されたかは不明であるが，自然宿主とウイルス間での長い年月の間の選択淘汰の結果と考えられる．すなわち，もしもウイルスが自然宿主動物に疾病を引き起こすと，そのウイルスは自然界で存続することが不可能であろう．そのため，不顕性もしくは軽症に経過し，さらには**持続感染**するように自然宿主とウイルスが共存する組み合わせに選択淘汰されてきた結果と考えられる．このため，逆に，本来の宿主ではないヒトに対しては重篤な症状を示す．

4　主な感染症（表 18P-1）

ブニヤウイルス科のウイルスのうち，トスポウイルス属以外のウイルスには，脳炎や出血熱などの重症の疾患をヒトに引き起こすものが多い．それらのうち，これまでにわが国ではハンタウイルスによる腎症候性出血熱の流行のみが報告されている．その他のウイルスでは，それらの自然宿主やベクターの生息地域がわが国から遠く離れており，わが国での発生はなく，輸入感染症として注意を払う必要がある．とくに，近年，ナイロウイルス属のクリミア・コンゴ出血熱ウイルスによる流行がユーラシア大陸東方に拡大しており，侵入防止に注意が必要である．

1．ハンタウイルス感染症（表 18P-3）

ハンタウイルス属のウイルスは，ヒトに症状の異なる二つの急性疾患を引き起こす．すなわち，腎臓の機能障害を特徴とする**腎症候性出血熱**（hemorrhagic fever with renal syndrome：HFRS）と急性の呼吸障害を特徴とする**ハンタウイルス肺症候群**（hantavirus pulmonary syndrome：HPS）である．これらの疾患を合わせてハンタウイルス感染症と総称する．持続感染しているげっ歯類から排泄される，ウイルスを含む糞尿の飛沫を感染源とし，呼吸器感染する．ヒトからヒトへの感染は通常起こらないと考えられるが，HPS のうち，アンデス型ウイルスではヒトからヒトに空気感染する場合がある．ハンタウイルスはその血清型・遺伝子型ごとに異なった種類のげっ歯類を自然宿主としている．興味あることに，ハンタウイルスの各遺伝子型間の隔たりとそれぞれのウイルスに特有の宿主げっ歯類の遺伝的隔たり（シトクロム *b* 遺伝子による）がほぼ一致することが明らかになった．このため，ハンタウイルスは，長い年月にわたって（おそらくは数千万年）宿主げっ歯類に感染を繰り返しながら，共進化し，現在のような宿主寄生体関係を確立したと考えられて

表 18P-3　腎症候性出血熱とハンタウイルス肺症候群原因ウイルス

ウイルス種（血清型/遺伝子型）	症状（死亡率）	流行地	自然宿主げっ歯類
腎症候性出血熱（HFRS）			
ハンターン型ウイルス	重症型（5～10%）	アジア（中国，数万人/年）	セスジネズミ
ドブラバ型ウイルス	重症型（5～10%）	東欧（数百人/年）	アカネズミ
ソウル型ウイルス	中等度型（1～5%）	中国，韓国（患者数詳細不明）	ドブネズミ
プーマラ型ウイルス	軽症型（0.1～0.3%）	北欧（数百人/年）	ヨーロッパヤチネズミ
ハンタウイルス肺症候群（HPS）			
シンノンブレ型ウイルス	重症型（40%）	北米（1993～2007 年） 500 例以上	シカシロアシマウス
ニューヨーク型ウイルス			シロアシマウス
バヨウ型ウイルス			サワコメネズミ
ブラッククリークキャナル型ウイルス			アラゲコトンネズミ
アンデス型ウイルス	重症型（40%）	パナマ，ブラジル，ボリビア チリ，パラグアイ，ウルグアイ	オナガコメネズミ
ラグナネグナ型ウイルス		南アメリカ全土（1993～2006 年） 1,500 例以上	ヨルマウス

いる．すなわち，ハンタウイルスは自然宿主げっ歯類にまったく不顕性に持続感染を成立させ，そのため，流行地域は自然宿主げっ歯類の生息地域に一致する．

HFRSはわが国では1970～80年代に全国22大学などの動物実験施設のラットを感染源とするソウル型ウイルスによる流行(実験室型)が発生(126例，1例死亡)したが1984年以降発生はない．しかし，日本全国の主要港湾地区で捕獲されたドブネズミや北海道に生息するヤチネズミに感染例が確認され，未診断の症例が存在する可能性がある．中国(年間数万人)，韓国(年間数百人)および極東ロシア(年間数百人)ではハンターン型ウイルスの，北欧から東欧を含む欧州全域(年間数千人)では，プーマラ型とドブラバ型ウイルスによる患者の発生があり，流行国からの輸入症例への対応ならびに感染げっ歯類の侵入防止に留意する必要がある．

HPSは1993年米国南西部諸州で発生が報告されて以来，2007年3月までに465例(163例死亡)が米国で，1993年から2006年まで1,500例以上が南米諸国で発生していると考えられている．いずれも，南北アメリカ大陸にのみ生息するげっ歯類が自然宿主で，ユーラシア大陸に分布するHFRSウイルスとは抗原性，遺伝的にも大きく異なり，シンノンブレ型，ニューヨーク型，バヨウ型，ブラッククリークキャナル型ウイルス(北米)とアンデス型，ラグナネグナ型ウイルス(南米)がある．

HFRSとHPSでは2～3週間の潜伏期を経て発熱，頭痛，筋肉痛などを共通の前駆症状として発症する．インフルエンザ様熱性疾患のみで耐過する例も多いと考えられている．HFRSの臨床診断に有効な所見として，①急激な発熱と3～7日間の高熱に稽留と突然の解熱，②蛋白尿(第6病日頃がピーク)，③白血球減少(第3病日)の後増加(第6病日)，④血清GOT, GPT, LDH, CPK値の上昇，⑤点状出血(上口蓋粘膜，躯幹部)があげられる．HPSでは① 38.3 C以上の発熱，②呼吸障害，③入院後1週間以内の肺内浸出液の貯留，④流行地(北，南米)への渡航歴の有無の確認などが必要であると米国CDCが発表している．HFRSとHPSは感染症法によって，患者や感染動物を診断した場合には保健所への届け出が必要である四類感染症に分類されている．診断は臨床診断によるほか蛍光抗体法による抗体価のペア血清での4倍以上の上昇や急性期血清を用いたPCRによるウイルスゲノム検出による．診断マニュアルが定められ，各地方衛生研究所などに配布されている．治療法は対症療法だけである．HFRSについてはワクチンが韓国や中国で市販されている．

2. クリミア・コンゴ出血熱 Crimean-Congo hemorrhagic fever(CCHF)

ナイロウイルス属のウイルスを原因とする重症の出血熱である．本症の名称は，クリミア地方(1940年代)とコンゴ地方(1956年)で熱性疾患患者から別々に分離されたウイルスが後になって同一のウイルスであることが判明したことに由来する．CCHFウイルスは**マダニ**がベクターで，ウシ，ヤギ，ヒツジや多くの野生動物が自然宿主である．東欧，中央アジア，中近東，中国(新疆ウイグル自治区)，アフリカ全域でヒトや動物にCCHFウイルスの感染が確認されている．CCHFウイルスは自然界においてマダニでの経卵巣感染およびマダニと脊椎動物間での感染サイクル(吸血)によって維持されていると考えられている．また，マダニは渡り鳥に寄生して移動することにより，クリミアとコンゴという遠隔の地で同一ウイルスによる感染が発生したと考えられている．近年の地球温暖化によりマダニの生息域が北上していることからCCHF流行域の拡大が危惧されている．ヒトへの感染経路はマダニによる吸血および感染した家畜や動物の血液や臓器との接触である．また，患者の血液，排泄物などを介して院内感染も報告されている．空気感染は否定されている．

2～9日間の潜伏期の後，発熱，頭痛，筋肉痛などのインフルエンザ様症状とともに，重症化すると皮膚点状出血や諸臓器からの出血が起こり，死亡例では肝，腎不全と消化管からの出血が顕著である．致死率は重症者の15～40%で，感染者の発病率は20%と推定されている．診断は急性期の血液からのウイルス分離，蛍光抗体法や補体結合反応法による抗体検出による．治療は対症療法によるほかリバビリンが有効である．しかし予後は一般に不良である．感染症法では**一類感染症**に分類され，診断した医師は保健所への届け出が必要である．

3．リフトバレー熱 Rift Valley fever（RVF）

フレボウイルス属のウイルスを原因とする熱性疾患．カをベクターとして，ウシ，ヤギ，ヒツジなどの家畜が自然宿主となりヒトへの感染源となる．エジプト，アラビア半島，東，西アフリカで流行が報告されているが，詳細は不明である．過去最大の流行は，1977年から78年にかけてエジプトで起きた大流行で，20万人以上の患者と600人以上の死亡者が報告されている．また1997年にはケニヤとソマリアでも流行が発生し，9万人以上の患者発生と500人以上が死亡した．エジプトの場合はアスワンダムの建設，またケニヤとソマリアの場合は大雨によってカが大発生し，家畜での流行を経てヒトの流行が起きたと考えられている．

ウイルスはカにおいて経卵巣感染して次代に伝播する．家畜での感染では，成獣でも約20%の死亡率といわれているが，妊娠獣では例外なく流産する．これは，畜産として大きな問題であるばかりでなく，汚染した胎盤や胎児，妊娠獣からの血液を介してヒトへの伝播が起こりやすい．このため，獣医師やと畜場作業者に抗体陽性例が多い．ヒトでは短い潜伏期（2〜6日）の後，突然の発熱，頭痛，眼後部痛，羞明，悪寒，筋肉痛が起きる．7日以内に回復する例が多いが，ときに網膜炎，出血熱を発生する．黄疸と広範な出血が認められる例での致死率は5〜10%に達する．

Q レオウイルス科
Reoviridae

レオウイルス（reovirus）の名称は，respiratory enteric orphan virus に由来する．すなわち，呼吸器，腸管から分離されたがヒトに対する病原性は明確でないウイルスとして命名された．病原性はともかく，遺伝子として**二本鎖RNA**を有する初めてのウイルスゆえ注目された．このウイルスは，現在はレオウイルス科のオルトレオウイルス属として分類されている．一方1973年に，長い間病因が不明であった乳幼児嘔吐下痢症の起因ウイルスとして**ロタウイルス**が検出されて以来，レオウイルス科は，重要な病原ウイルスを含むウイルス科としての立場が確立した．レオウイルス科は現在，12属からなるが，ヒトを自然宿主とするウイルスを含むのはオルトレオウイルス属，ロタウイルス属，オルビウイルス属，コルチウイルス属の4属であり，他の8属は植物，昆虫，魚類を自然宿主とするウイルスを含む（**表18Q-1**）．

1 一般的性状（表18Q-2）

1．形 態

ウイルス粒子は直径80〜100 nmの正20面体構造をとり，コア，内殻，外殻の3層で構成される二重殻粒子である．エンベロープは持たない．基本構造は類似しているものの，属間での形態の違いは電顕観察で容易に判別できる．

2．ウイルスゲノム

ウイルスゲノムは分節した**二本鎖RNA**で構成されるのが，レオウイルス科の大きな特徴である．したがって，ポリアクリルアミドゲル電気泳動法（polyacrylamide gel electrophoresis, PAGE）で容易に各ウイルス属に特徴的なRNAパターンを観察することができる（**図18Q-1**）．また，RNAパターンを比較することで，流行ウイルス株の同定，伝播経路の特定などの疫学調査が可能

表 18Q–1　レオウイルス科の分類

属	分節RNA 数	ウイルス名	自然宿主	媒介節足動物	血清型
ロタウイルス *Rotavirus*	11	A群ロタウイルス	ヒト，サル，ウシ，ブタ ウマをはじめとする ほとんどの哺乳動物		G1～G15
		B群ロタウイルス	ヒト，ブタ，ラット		
		C群ロタウイルス	ヒト，ブタ，ウシ		
		D群ロタウイルス	トリ		
		E群ロタウイルス	ブタ		
オルトレオウイルス *Orthoreovirus*	10	ヒトレオウイルス	ヒト		1～3
		トリレオウイルス	トリ		
オルビウイルス *Orbivirus*	10	オルンゴウイルス	ヒト	カ	
		レボンボウイルス	ヒト	カ	
		チャンギノラウイルス	ヒト	サシチョウバエ	
		ケメロボウイルス	ヒト	ダニ	
		ブルータングウイルス	ヒツジ，ヤギ，ブタ	ヌカカ	1～24
		アフリカ馬疫ウイルス	ウマ	ヌカカ	1～9
コルチウイルス *Coltivirus*	12	コロラドダニ熱ウイルス	ヒト	ダニ	2

表 18Q–2　レオウイルスの一般的性状

1. 直径 80～100 nm の正 20 面体をなす，エンベロープをかぶらない粒子で，3 層からなる二重殻構造を持つ．
2. 遺伝子が 10～12 本の分節した二本鎖 RNA からなる．
3. 二本鎖 RNA 依存 RNA ポリメラーゼ，キャップ合成酵素など一連の酵素をウイルス粒子内に持つ．
4. 増殖は，すべて細胞質内で起こる．

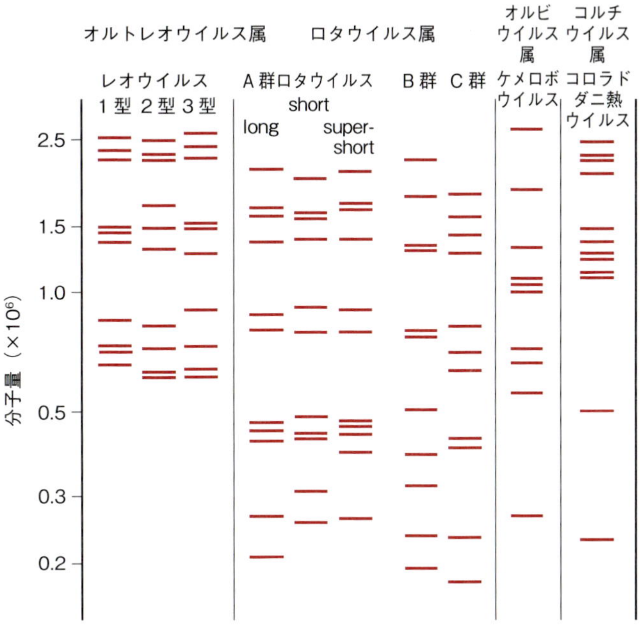

図 18Q–1　レオウイルス科に含まれるウイルスのゲノム(分節二本鎖 RNA)のポリアクリルアミドゲル電気泳動における RNA パターン

である．プラス鎖の 5′ 末端はキャップ構造を持ち，^{m7}GpppG^{m2}p…となっており，マイナス鎖ではリン酸化されている．3′ 末端にはポリ A の付加はない．非コード塩基配列は短いが，5′ および 3′ 末端配列は，各ウイルスで共通しており，レオウイルスで，5′ GGUA…UCAUC3′，ロタウイルスで，5′ GGC(A/U)(A/U)C…(U/G)(G/U)(A/G)CC3′，オルビウイルスで，5′ GUUAAAA…ACACUUAC3′ である．こうした共通の末端配列は，ゲノムとして一本鎖 RNA の分節構造を有するオルトミクソウイルス科，アレナウイルス科，ブニヤウイルス科に属するウイルスにもみられ，転写，複製，分節 RNA のパッケージの際の重要なシグナルになっていると思われる．総塩基数

表 18Q-3　ロタウイルスの遺伝子とコード蛋白質

分節 RNA	塩基数（アミノ酸数）	コード蛋白質	ビリオンにおける分子数	コード蛋白質の構造と機能
1	3,303(1,088)	VP1	＜25	コア蛋白質，RNA 依存 RNA ポリメラーゼ活性
2	2,723(892)	VP2	120	内殻蛋白質，RNA 結合能
3	2,591(835)	VP3	＜25	内殻蛋白質，グアニリルトランスフェラーゼ活性
4	2,359(775)	VP4	120	外層蛋白質，レセプター結合能，二量体，赤血球凝集能，プロテアーゼによる開裂，Pタイプ特異的中和抗原
5	1,564(486)	NSP1	0	非構造蛋白質，RNA 結合能，インターフェロン活性化因子(IRF-3)の阻害
6	1,356(397)	VP6	780	内殻蛋白質，三量体，グループ抗原，サブグループ特異的抗原
7	1,075(310)	NSP3	0	非構造蛋白質，RNA 結合能，細胞骨格と関与
8	1,058(317)	NSP2	0	非構造蛋白質，RNA 複製，パッケージングに関与
9	1,062(326)	VP7	780	外層蛋白質，糖蛋白質，G タイプ特異的中和抗原
10	750(175)	NSP4	0	非構造蛋白質，糖蛋白質，ER トランスメンブラン蛋白質，エンテロトキシン活性
11	664(197)	NSP5	0	非構造蛋白質，リン蛋白質，RNA 結合能，セリンプロテアーゼ活性

は，レオウイルスで 23,549(Dearing 株)，ロタウイルスで 18,522(SA11 株)，**オルビウイルス**で 19,218(**ブルータングウイルス** 10 型)塩基対である．GC 含量は低い(ロタウイルスで 33～42%)．各分節 RNA は，一部の例外を除き単一の蛋白質をコードしている．粒子内に二本鎖 RNA 依存性 RNA ポリメラーゼやキャップ合成関連酵素を有する．各蛋白質の機能と分節 RNA との対応は**表 18Q-3** に示す．

RNA パターンの解析と塩基配列決定により，ゲノムの多様性が明らかとなっている．この多様性は，**点変異の蓄積**，分節 RNA の**再集合**(reassortment)，そして**再編**(rearrangement)による．再集合は，異なる二つの株が同一細胞内に感染した場合の分節 RNA の交換をいい，試験管内では高頻度で起きる．こうしてできた再集合体をリアソータントという．しかし，濃厚な混合感染が起きた場合などを除き，自然界での再集合の頻度は低い．近縁のウイルス間ではより頻度が高いが，異なる属間，ロタウイルスでの異なる群間，オルビウイルスでの異なる血清型群(セログループ)間では再集合は起きない．再集合での各分節の交換は，必ずしもランダムではなく，特定の分節は常に同じ組み合わせをとる場合がある．再編は，比較的長い配列の欠失や部分的な ORF の重複による．各分節 RNA の機能を詳細に明らかにするには，各分節 RNA に人工的に変異を加えて，その変異 RNA を有する感染性ウイルス粒子を得て，その形質を調査するという**リバースジェネティクス**の手法がもっとも有用である．最近，レオウイルス，ロタウイルスにおいて，リバースジェネティクスの系が開発され，今後の進展が期待されている．

3．増殖過程

外殻蛋白質が細胞側のレセプター(**シアル酸**ないし**インテグリン**)に結合し，エンドサイトーシスあるいは直接侵入により細胞質内に入り，脱殻すなわち外殻蛋白質が除去される．その結果，粒子内のトランスクリプターゼが活性化され，二本鎖 RNA のマイナス鎖を鋳型としてプラス鎖の mRNA が合成され，コア内部から粒子外に通ずる孔(チャネル)を通して粒子外に放出される．mRNA はウイルス蛋白質に翻訳されるとともに，新生ウイルス蛋白質の自己集合した内殻粒子内に取り込まれ，粒子の持つレプリカーゼ活性により合成される二本鎖 RNA の鋳型となる．その後，外殻蛋白質が会合し，感染性粒子が完成する．細胞溶解とともに粒子が細胞外に放出される．このように，粒子の形態形成は細胞質のみで行われる．この間，ビメンチンに富む中間径フィラメントなどの細胞骨格が関与するウイルス粒子運搬機序がロタウイルスやオルビウイルス属で示唆されている．また，ロタウイルスでは，内殻粒子が小胞体(endoplasmic reticulum, ER)内に入り，一次的にエンベロープをかぶる過程がある．

2 ロタウイルス属 *Rotavirus*

下痢を起こす病原体はさまざまであるが，ロタウイルスは，かつて小児仮性コレラ，白痢(米とぎ汁様の**白色便**を呈するため)とも呼ばれた**冬季乳幼児嘔吐下痢症**の病因ウイルスである．開発途上国を中心に，年間約 50 万人が死亡している．先進国でも，ロタウイルス下痢症が入院患者に占める割合が約 10%と高く，医療経済上，その予防が強く望まれている．そこで，WHO では，ロタウイルスに対するワクチン開発に対し高い優先度を与えている．ロタウイルスには，血清学的に交差反応を示さず，RNA パターン(いずれも 11 本の分節 RNA を持つ)も異なる A～F 群が存在するが(一部を**図 18Q-1** に示す)，A 群の分布頻度，重症度がもっとも高い．

1．粒子構造

ロタウイルスの名は，車輪の意を持つラテン語 rota に由来し，粒子を電子顕微鏡で観察すると，車輪状の形態が特徴的である(**図 18Q-2a**)．コアは VP1，VP2，VP3 からなり，VP6(三量体)が結合して一重殻粒子を形成し，さらに糖蛋白質 VP7 と VP4 の外殻蛋白質で覆われ二重殻粒子つまり感染性粒子となる．表面上の穴は，粒子内部につながるチャネルを示す．VP7 は平滑な粒子表面を形成し，VP4 は二量体構造をとり，10～12 nm の長さの 60 個のスパイクを構成し細胞レセプターと結合する(**図 18Q-2b**)．また，VP4 がトリプシンの作用で VP8′ と VP5′ に開裂されることで，ウイルスは感染性を獲得する．

2．抗原構造

VP6 は**サブグループ特異性**を有し，サブグループには I と II がある．VP7 と VP4 にはそれぞれ独立した中和抗原があり，それぞれの蛋白質によって規定される**血清型**を **G タイプ**(glycoprotein の G)，**P タイプ**(protease-sensitive の P)という．VP7 の免疫原性がきわめて強く，一般にビリオンの抗原性は G タイプに一致する．15 種以上の G タイプに分類されているが，ヒトでは G1～G4 が主要である(**表 18Q-4**)．P タイプの血清学的分類は技術上困難であるため，塩基配列からの分類(VP4 遺伝子型)も併用されており，27 種以上知られている．世界的に G1-P1A の組み合わせを持つウイルス株の検出頻度がもっとも高

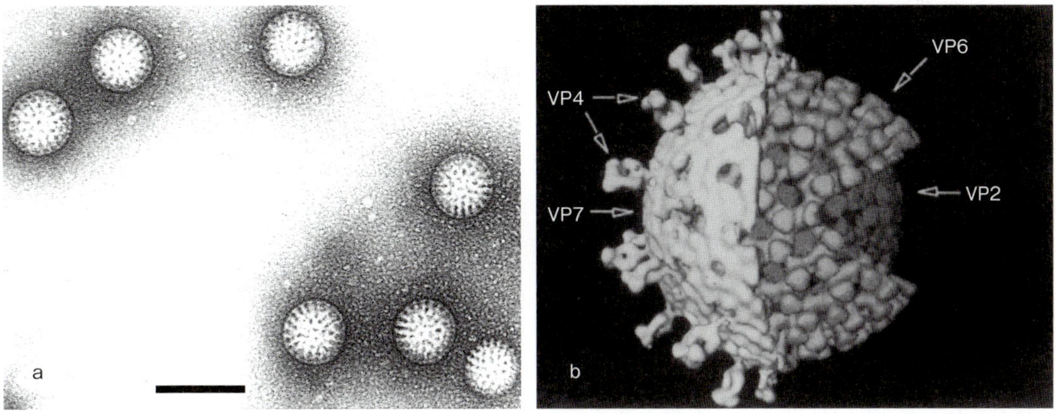

図 18Q-2　ロタウイルスの粒子構造

(a) ロタウイルスの電子顕微鏡像を示す．酢酸ウランでネガティブ染色したもの．右下隅の粒子は外殻蛋白質 VP4 と VP7 がはずれた一重殻粒子で感染性はなく，他の粒子は完全粒子で感染性がある．この染色では，VP4 のスパイクは観察できない．スケールは 100 nm．

(b) クライオ電子顕微鏡法とコンピュータ解析によるロタウイルス粒子のモデルを示す．ロタウイルス粒子は 3 層構造を示し，外層は VP4 の二量体からなる外側の突起と VP7 の平滑な表面で構成される．内層は VP6 で，コアは主に VP2 で構成される(VP1 と VP3 はコア内部に存在する)．

(Shaw, A.L, et al.：Arch.Virol., **12** [Suppl.]：21-27, 1996)

表 18Q-4　ロタウイルスのG血清型，サブグループ，P血清型およびRNAパターン

G血清型	ウイルス株（主な宿主）	サブグループ	P血清型	RNAパターン
G1	Wa，KU（ヒト）	II	P1A	Long
	K8（ヒト）	II	P3A	Long
	M37（ヒト）	II	P2A	Long
G2	DS-1，S2, KUN（ヒト）	I	P1B	Short
	1076（ヒト）	I	P2A	Short
G3	P，YO，MO（ヒト）	II	P1A	Long
	SA11（サル）	I	P5B	Long
	RRV（サル）	I	P5	Long
	K9，CU-1（イヌ），Cat97（ネコ）	I	P5A	Long
	MDR13（ブタ）	I	未決定	Long
	H2（ウマ）	I，II 以外	P4	Long
	McN13（ヒト）	II	P2A	Long
G4	Hochi，VA70（ヒト）	II	P1A	Long
	ST3（ヒト）	II	P2A	Long
	Gottfried（ブタ）	I	P2B	Long
G5	OSU（ブタ）	I	P9	Long
G6	NCDV（ウシ）	I	P6	Long
	UK（ウシ）	I	P7	Long
G7	Ty-1（シチメンチョウ），Ch2（ニワトリ）	I，II 以外	未決定	Long
G8	69M，B37（ヒト）	I	P4	Super-short
G9	WI61，F45（ヒト）	II	P1A	Long
G10	B223，KK3（ウシ）	I	P8	Long
G11	YM（ブタ）	I	P9	Long
G12	L26，L27（ヒト）	I	P1B	Long
G13	L338（ウマ）	I	未決定	Long
G14	FI-23（ウマ）	I	P4	Long
G15	Hg18（ウシ）	I	未決定	Long

い．しかし，インドではG10が，ブラジルではG5が，フィリピンではG12が比較的高頻度で検出されているなど，地域特異的な分布もみられる．VP7の抗原決定基はコンホメーショナル（構造依存的）で，特異性が高いが，VP4はより連続するアミノ酸配列依存的であり交差反応性が高い．

3. 病原性

ロタウイルスは小腸絨毛の先端部約1/3の上皮細胞で増殖する．感染後，絨毛は背が低くなり，幅が広くなって吸収面積が著しく減り，また，微絨毛の配列の乱れや欠落などの組織病変を起こす（**図 18Q-3**）．こうして，生理機能が低下し水の吸収が阻害され下痢を起こす．しかし，小腸上皮細胞は陰窩（クリプト）からの新生と絨毛先端部での脱落により3〜6日で一新されるといわれており，絨毛表面の細胞は再生が活発であり，治療が適切であれば予後はよい．最近，非構造蛋白質**NSP4**の**腸管毒素**（**エンテロトキシン**）としての作用がウイルス蛋白質として初めて報告された．NSP4の作用で，細胞の小胞体内のCa^{2+}イオンが細胞質に放出され，細胞内のCa^{2+}イオン濃度が上昇する結果，腸管腔からのNa^{+}イオンや水の吸収が阻害される．しかし，アデニル酸シクラーゼやグアニル酸シクラーゼは増加せず，細菌毒素とは作用機序が異なる．さらに腸管神経に対する刺激も下痢の誘発にかかわるらしい．このように，複数の機構により胃腸炎が起こる．また，ロタウイルス感染により，粘膜バリアの機能の低下によって高分子に対する透過性が高まり，異常な免疫応答（食物アレルギー）が生じる可能性が指摘されている．

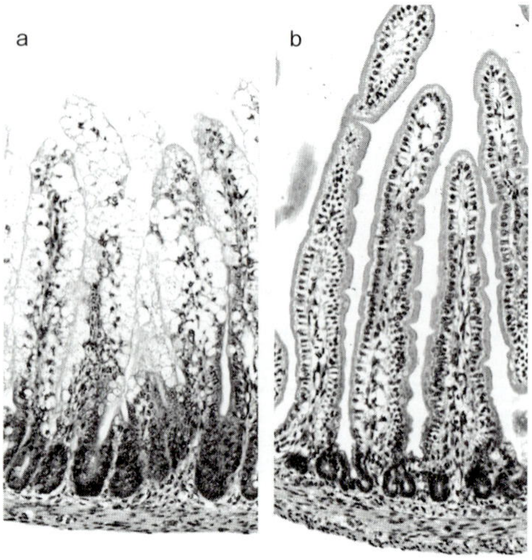

図 18Q-3　ロタウイルス感染による小腸の絨毛上皮細胞の変性像
(a) 乳飲みマウス（生後5日）にサルロタウイルスを経口投与し，感染2日後の小腸絨毛上皮細胞の切片を観察したもの．
(b) 未感染の正常な小腸絨毛上皮細胞の切片を観察したもの．
（元国立感染症研究所　加藤賢三博士提供）

4. 免　疫

腸管粘膜の分泌型IgAと血中IgAが，初感染でのウイルスの排除（したがって病気からの回復）および再感染に対する防御に関与する．したがって，重症複合免疫不全症児，無ガンマグロブリン血症児，HIV 感染児では，慢性の下痢を起こす場合がある．さらに，細胞傷害性 T 細胞（CTL）も感染防御に大きな役割を果たす．最近は，各種ノックアウトマウス（特定の遺伝子が人為的に破壊された突然変異マウス）の使用で，ロタウイルス感染に対する免疫反応が明らかになってきているが，ヒトでの自然感染例にみられる現象とは必ずしも一致しない．免疫のターゲットは，主として外殻蛋白質 VP4 と VP7 であるが，内殻蛋白質 VP6 に対する IgA，CTL も感染防御に関与するらしい．

一般に，ロタウイルスのように局所感染を起こし潜伏期が短い感染症では，感染後の免疫の持続は短く（1 年以内）また不完全（重症度を和らげるのみ）である．したがって，再感染がしばしば起きる．生後 1 カ月までの新生児においては，特定の種類のロタウイルスの感染が無症状で経過する場合がある．これは，母体由来の受動免疫によるのか，ウイルスの感染性に必要な蛋白質分解酵素の産生不足によるのか，あるいはこの種のウイルスの弱毒性によるのか不明である．

ロタウイルス感染症は，局所感染の代表とされてきたが，ロタウイルス感染の胃腸炎発症時に，血液に多量のウイルス内部蛋白質 VP6 が含まれることが明らかとなり，ウイルス血症の可能性が指摘されている．これは，ロタウイルス胃腸炎の発症時に，ときに観察される胃腸炎以外の疾患（髄膜炎，脳炎，肝炎，突然死など）と関連があるかもしれない．

5. 治療と予防

脱水の治療と予防には，ブドウ糖加電解質液の経口補液剤（oral rehydration solution，ORS）が速効性で有用である．重度の脱水には輸液を行う．ウイルス感染による小腸の損傷は症状が現れる以前に起きていると考えられ，抗ウイルス薬の効果はあまり期待できない．

根本的な対策は，やはりワクチンによる予防である．ジェンナーが考案した動物由来ウイルスをワクチンとして用いる方式として，ウシロタウイルス（NCDV や WC3，G6）あるいはサルロタウイルス（RRV，G3）の投与試験が行われたが，抗体誘起能，防御能ともに血清型特異的であったため，ヒトロタウイルス G1，G2，G4 には効果が低かった．そこで，VP7 をコードする遺伝子のみをヒトロタウイルス（G1, G2，G4）のそれで置き換えた RRV 由来の 3 種のリアソータント（再集合ウイルス）と RRV を含めた四価混合ワクチンが開発された．感染自体を防御しえないが重症例の発生を防御する目的では満足な野外接種試験成績を得たため，1998 年に米国食品薬品局（FDA）で認可され，米国で大規模に投与された．しかし，**腸重積**というきわめて重篤な副作用の発生があり，1 年足らずで中止された．最近，弱毒化ヒトロタウイルスや，サルロタウイルス RRV の代わりに，ウシロタウイルス WC3 を用いたリアソータントの**経口生ワクチン**が開発され．世界各国で投与が開始されたが，わが国ではまだ導入されていない．

その他，バキュロウイルスで発現したサブユニットワクチンおよび人工的ウイルス蛋白質粒子，DNA ワクチン，変異 NSP4 などの新世代ワクチンも検討されている．

6. 疫　学

冬季乳幼児嘔吐下痢症とも称されるように，温帯地域では，12 月から 3 月の冬季に集中して発生する．熱帯地域では，1 年中を通して発生がみられるものの，乾期で低温の時期に多い傾向がある．下痢を主症状とし，**水様便**が高頻度でみられる．約 1/3 に白色便がみられる．潜伏期は約 2 日である．下痢は約 6 日持続し，便中に多量のウイルス（1g 中 10^{9}～10^{12} 粒子）を排泄する．生後 6 カ月から 2 年の乳幼児での感染・発症と重症化が多く，5 歳までに 90％以上の幼児が感染し発症する．散発例がほとんどであるが，乳児院やまれに小学校などで集団発生を起こす．感染様式は，下痢便を介した**糞口感染**であるが，空気感染も示唆されている．ロタウイルスは感染力が強く，1～10 PFU という微量のウイルスで感染が起こるため，家族内感染，院内感染が起きやすい．異なる血清型に対してはもとより，同じ血清型でも抗原変異が著しい場合には感染防御は十分でない．また局所感染の特徴として免疫の持続が短いため，症状は軽くなるものの再感染が起きる．本来ウシ，ブタ，ネコなどの動物にのみ検出されていたウイルス株や，動物ロタウイルスとのリアソータント株がヒトから分離されており，ヒト–動物間の異種間感染が起こっていることが推測される．

7. A 群以外のロタウイルス

B 群ロタウイルスは，ヒト，ブタ，ラットで検出されている．1983 年に中国で 3 万人以上（15 歳以上が 85％で，0〜4 歳では 2.8％のみ）の患者が発生するという大規模な集団発生があり，その後も小規模な発生がみられる．抗体調査では，他国でもその分布が示唆されていたが，最近バングラディシュ，インドでも検出されている．C 群ロタウイルスは，ヒト，ブタ，ウシにのみ検出されている．検出頻度は，A 群ロタウイルスの約 1/200 以下である．4 歳以上主に学童と成人に感染し，しばしば集団発生を起こす．E 群はブタで，D，F 群はトリでのみ検出されている．

3　オルトレオウイルス属 *Orthoreovirus*

ゲノムは 10 本の二本鎖 RNA からなる．内殻粒子は，主要蛋白質として $\lambda1$，$\lambda2$ と $\sigma2$，微量蛋白質として $\lambda3$ と $\mu2$ を持つ．粒子の頂点は五量体をなす $\lambda2$ が中空のスパイク構造をとる．完全粒子は，さらに，$\sigma3$，$\mu1C$ と $\sigma1$ の外殻蛋白質を有する．$\sigma1$ が，細胞レセプターとの結合蛋白質，血清型特異的中和抗原である．共通抗原が存在するものの，中和反応と赤血球凝集阻止反応によって三つの血清型に分類される．Lang 株，Jones 株，Dearing 株がそれぞれ 1 型，2 型，3 型のプロトタイプである．

1. 病原性

すでに述べたように，感染してもほとんどは無症状であるか，軽度の発熱，軽度の呼吸器症状や胃腸症状を乳幼児に起こす程度である．先天性肝炎，新生児での胆道閉鎖，脳脊髄炎，角結膜炎などとの関連を示唆する報告もあるが，単なる通りすがりのウイルス（passanger virus）としての意味合いが強く，重篤な病気を起こさないという意味では，依然，本ウイルスは orphan virus の域を出ないといえる．一方，動物レオウイルスでは，肝炎，胆道閉鎖，結膜炎の発症や，中枢神経細胞での増殖がみられる．ヒトレオウイルスのマウス感染実験でも，1 型で水頭症，3 型で運動神経麻痺，発育不良などさまざまな病気を起こし，ウイルス感染の病原性の研究モデルとしての重要性が高い．$\sigma1$ が病原性に関連する．

2. 疫　学

1〜3 型いずれに対しても，1 歳以下で 25％，3 歳までに 75％以上が抗体を保有している．感染者の便，便で汚染された手指，汚水，汚染食品などが感染源となる．散発例がほとんどで，集団発生例はまれである．夏期の下痢症例からのウイルス分離が多いが，明確な季節変動はない．自然界にきわめて広く分布し，ほとんどすべての哺乳動物に感染する．下水や汚水からは容易に検出される．感染ウシの便で汚染されたミルクからのヒトへの感染も推測されているが，動物–ヒト間の感染の詳細は不明である．

4　オルビウイルス属 *Orbivirus*

オルビウイルス粒子の電顕観察では，内部カプシドを構成するドーナツ様の 32 個のカプソメアが特徴的で，オルビウイルスの名は，環あるいは輪を意味するラテン語 orbis に由来する．コアは VP1，VP4 と VP6 からなり，その外側を VP3，VP7 が覆い内殻粒子を構成する．最外層は VP2 と VP5 からなる．これら粒子を構成する各蛋白質をバキュロウイルス発現系で発現することにより，試験管内で人工粒子が作成されており，粒子形成過程の研究が進行している．オルトレオウイルス属やロタウイルス属と異なり，酸に感受性で，pH 3.0 で感染性を失う．ゲノムは，10 本の二本鎖 RNA からなる．外殻蛋白質 VP5 をコードするセグメント 5 が，病原性と関連する．

アフリカ馬疫ウイルスやヒツジ，ブタ，ヤギを宿主とする**ブルータングウイルス**などに分類されている．アフリカ馬疫ウイルスに対する生ワクチンでの実験室内感染例があるが，野生株によるヒトの感染例はない．ヒトにはオルンゴウイルス，レボンボウイルス，チャンギノラウイルス，ケメロボウイルスなどが感染し，熱性疾患を起こすが，いずれも症状は軽い．オルンゴウイルスはカを媒介動物として中央アフリカ諸国，レボンボウイルスはカが媒介し，ナイジェリア，南アフリカ連邦で，ケメロボウイルスは，ダニ媒介性でロシアを中心に，チャンギノラウイルスはパナマでヒトの感染が知られている．節足動物媒介性の感染症に一般にみられるように，地域特異性が高い．赤血球および単球(単核白血球)内に潜み，体液性，細胞性双方の免疫から逃れ，長期間ウイルス血症が持続する．

5 コルチウイルス属 *Coltivirus*

かつてオルビウイルス属に分類されていたコロラドダニ熱ウイルスを代表とし，属名は，Colorado tick fever virus に由来する．3 種の血清型からなるが，コロラドダニ熱ウイルスのみが，ヒトに病原性を有する．ゲノムは，12 本の二本鎖 RNA からなる．オルビウイルス属と同様に，酸に不安定である．

カナダ，北米のロッキー山脈の森林の住民，ハイカー，狩猟者，キャンパー，森林労働者が，4 月から 7 月に感染する．3〜6 日の潜伏期を経て突然，発熱，倦怠，筋痛，羞明，頭痛，悪寒の症状を呈する．先天感染も起きる．ダニによって媒介され，リスやネズミなどの小哺乳動物を自然宿主とする．輸血によるヒトからヒトへの感染が報告されているが，ヒトが感染源とはならないとされる．オルビウイルス同様，赤血球内で増殖するため，免疫を逃れ，長期間(時に 4 カ月)ウイルス血症を持続する．患者の 2/3 に白血球減少症や血小板減少症がみられる．頻度は低いが，髄膜炎，脳炎，出血熱などの重症例，小児の死亡例がみられる．

R レトロウイルス科
Retroviridae

ウイルス粒子内に**逆転写酵素**(reverse transcriptase)を持ち，ウイルス遺伝情報が RNA から DNA へ逆転写する過程を経て伝達される，特徴的なライフサイクルを持つ RNA ウイルスを**レトロウイルス**(retrovirus)と総称する．reverse transcriptase を持つ virus ということから，この retrovirus の名が付けられた．

レトロウイルス科は，オルトレトロウイルス亜科(*Orthoretrovirinae*)とスプーマレトロウイルス亜科(*Spumaretrovirinae*)に分けられている．オルトレトロウイルス亜科は，さらにアルファーレトロウイルス属(*Alpharetorovirus*；ニワトリ白血病ウイルス，ニワトリ肉腫ウイルスなど)，ベータレトロウイルス属(*Betaretorovirus*；マウス乳がんウイルスなど)，ガンマレトロウイルス属(*Gammaretrovirus*；マウス白血病ウイルス，マウス肉腫ウイルスなど)，デルタレトロウイルス属(*Deltaretrovirus*；ウシ白血病ウイルスなど)，イプシロンレトロウイルス属(*Epsilonretorovirus*；Walleye dermal 肉腫ウイルスなど)，レンチウイルス属(*Lentivirus*；ヒト免疫不全ウイルスなど)に分けられる．一方，スプーマレトロウイルス亜科には，スプーマウイルス属(*Spumavirus*；サルフォーミーウイルスなど)が属する．

1 ウイルスの形態と構造

直径約 100 nm の球状ウイルス(**図 18R-1**)で，遺伝物質としての RNA，その周囲に正 20 面体のヌクレオカプシドまたはコア蛋白質，さらにその外側が糖蛋白質と脂質のエンベロープで包まれている．また，ウイルス粒子のコアには逆転写酵素が内蔵されている．

レトロウイルスは，電子顕微鏡でみられる形態から，A，B，C，D 型粒子に分けられる．C 型粒子(C-type particle)は白血病ウイルスや肉腫ウ

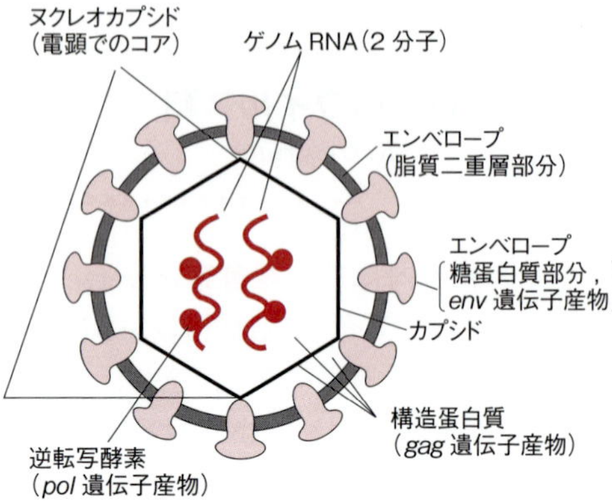

図 18R–1　レトロウイルス粒子の模式図

イルスに，B 型粒子は乳がんウイルスに代表される形態である．

2　ウイルスの遺伝子構造

レトロウイルスのゲノムは，約 7～10 kb の一本鎖 RNA が 2 分子(通常は同じ配列)で構成され，これら二つの RNA 分子は数点でお互いに結合している．ゲノムとしては一本の RNA で十分であり，二本存在する意義は不明である．レトロウイルスの高変異性の原因の一部はこの二分子間の組換えによると考えられる．

ゲノム RNA は，後述するように細胞内で逆転写され，cDNA となり，染色体に組込まれプロウイルスとなる．プロウイルスの遺伝子の構造(**図 18R–2**)は，コア蛋白質をコードする *gag* 遺伝子(通常，遺伝子名は 3 文字をイタリックで表す)，逆転写酵素(RNA 依存 DNA 合成酵素，RNA-dependent DNA polymerase)やインテグラーゼをコードする *pol* 遺伝子(*gag* 遺伝子産物として翻訳された前駆蛋白質が小さな成熟蛋白質に切断されて初めてウイルスは感染性を示すが，その切断に働くプロテアーゼ(*pro*)遺伝子は，ウイルスにより *gag* 遺伝子の 3′ 末端か *pol* 遺伝子の 5′ 末端に，または両遺伝子間に別の遺伝子として存在する)，エンベロープ蛋白質をコードする *env* 遺伝子からなる．両端は，LTR(long terminal repeat)と呼ばれ，U_3-R-U_5(U_3 は RNA 3′ 末端の非翻訳領域 untranslated region，R は repeat 配列，U_5 は RNA 5′ 末端の非翻訳領域という意味)の単位から構成される．ニワトリやマウスのレトロウイルスは，これらの遺伝子産物のみでウイルス複製を行う．ヒト T リンパ球向性ウイルス(human T lymphotropic virus，HTLV)ではこれらに加えて転写調節遺伝子(*tax* と *rex*)，またヒト免疫不全ウイルス(human immunodeficiency virus，HIV)では転写調節遺伝子(*tat* と *rev*)やアクセサリー遺伝子(*vif*，*vpr*，*vpu*，*nef*)を持つ．スプーマウイルスにおいても転写調節遺伝子(*tas*)やアクセサリー遺伝子(*bet*)を持つ．

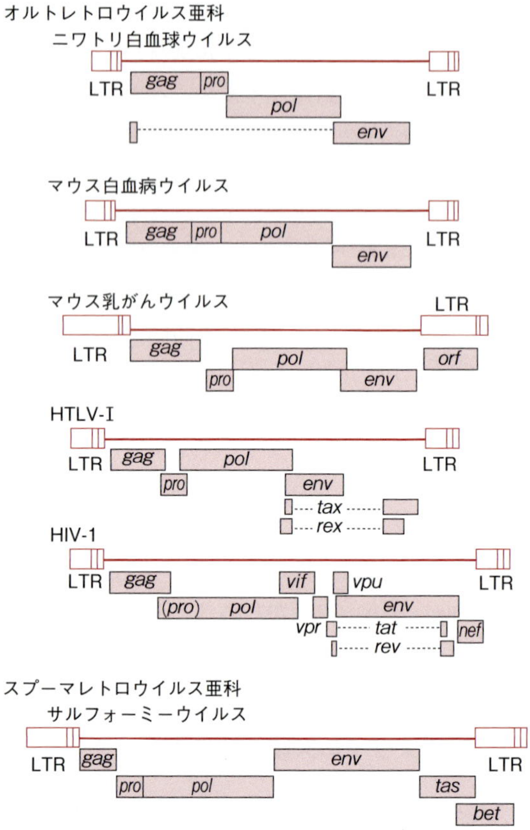

図 18R–2　レトロウイルスのプロウイルス遺伝子構造

3　ウイルスの複製

すべてのレトロウイルス複製サイクルは，ウイルスの吸着からレトロウイルスに特徴的な逆転写

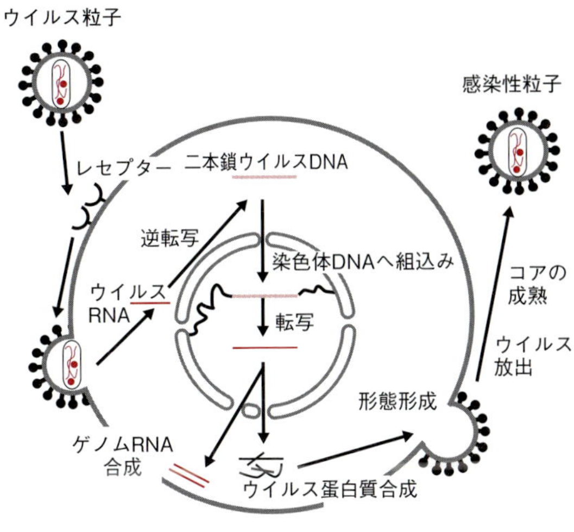

図 18R-3　レトロウイルスの増殖

過程を経て感染性粒子が産生される(**図 18R-3**).

1．吸着・侵入

吸着は，Env 蛋白質(通常，遺伝子産物名は遺伝子の 3 文字の最初を大文字で表す)の粒子表面糖蛋白質(SU；HIV では gp120 に相当；ウイルスの各蛋白質は p，糖蛋白質は gp，その後に分子量を示し，120 は 120 kDa を意味する)と細胞表面のレセプターとの結合に始まる．今までに 6 種類以上のレトロウイルスレセプターが明らかになっている．とくに，HIV のレセプターである **CD4** は免疫グロブリンスーパーファミリーに属する．ヘルパー T 細胞のマーカー分子でもあり，MHC クラスⅡ分子を介する抗原提示の際の重要な機能分子でもある．HIV には，T 細胞株とマクロファージに親和性を示す 2 種類が存在するが，両ウイルスとも CD4 分子を認識する．また，CD4(第一のレセプター)以外にもコレセプター(第二のレセプター)として機能するケモカインレセプターの存在が明らかになり，このコレセプターの違いによりウイルストロピズム(指向性)を説明できるようになった．

侵入は，膜貫通領域を持つもう一つの Env 蛋白質(transmembrane, TM)の働きにより細胞膜との融合が進み，ウイルスコアを細胞内へ押し込む過程であるが，その侵入機序に関する仮説が出された．

図 18R-4 に示すように，HIV では gp160 として合成されたエンベロープ糖蛋白質は細胞性プロテアーゼにより切断され, gp120 と gp41 となる．これらは，それぞれ三量体を形成し，gp120 の 3 分子からなる構造が粒子表面のノブ(knob)構造となり，gp41 も 3 分子が絡まりコイル状の構造をとって膜側に配位している．gp120 と gp41 はお互いに相互作用している．まず，gp120 が CD4 第一レセプターと結合すると gp120 に構造変化が起こり，第二セプターであるケモカインレセプターとの結合が誘導される．この結合が引き金となり gp120 が gp41 から離れる．その結果，gp41 分子が伸び，細胞外の N 末端に位置する融合ドメイン(fusion domain)が細胞の脂質二重層に突き刺さる．gp41 には，fusion domain と膜貫通(transmembrane)領域の間に，α ヘリックス(helix)構造をとる領域が 2 箇所存在する．7 個のアミノ酸残基を単位として回転を繰り返す構造から，heptad repeat と名付けられ, N 末側を HR-1, C 末側を HR-2 と呼ぶ．HR-1 領域は，3 分子が強くコイル状に束状構造(bundle)を形成している．そこに 3 分子の HR-2 領域が取り囲むようにコイル状に相互作用(coiled coil と呼ばれる)し，6 bundle を形成し，ヘアピン(hairpin)構造がとられる．このようにして細胞とウイルス粒子の膜構造がお互いに接近し融合が起こり，その結果形成される**融合孔**(fusion pore)を通して粒子内ヌクレオカプシドが細胞内に移行する(**図 18R-4**).

2．逆転写・組込み

侵入したウイルスの遺伝情報は，逆転写酵素により一本鎖 RNA から二本鎖 DNA へと変換される．ウイルス粒子中 RNA ゲノムの末端は，前述したプロウイルスの LTR と異なり，5′ 末端が R-U_5(転写が R から始まるので U_3 は含まれない；次項 3．参照)，3′ 末端が U_3-R から構成されている．遺伝情報の文頭としてキャップ(m^7Gppp；グアノシン［G］にリン酸とメチル基がついている)が，最末端にはポリ A(poly A：アデニル酸［A］の連続)が遺伝情報の文末として存在する．ウイ

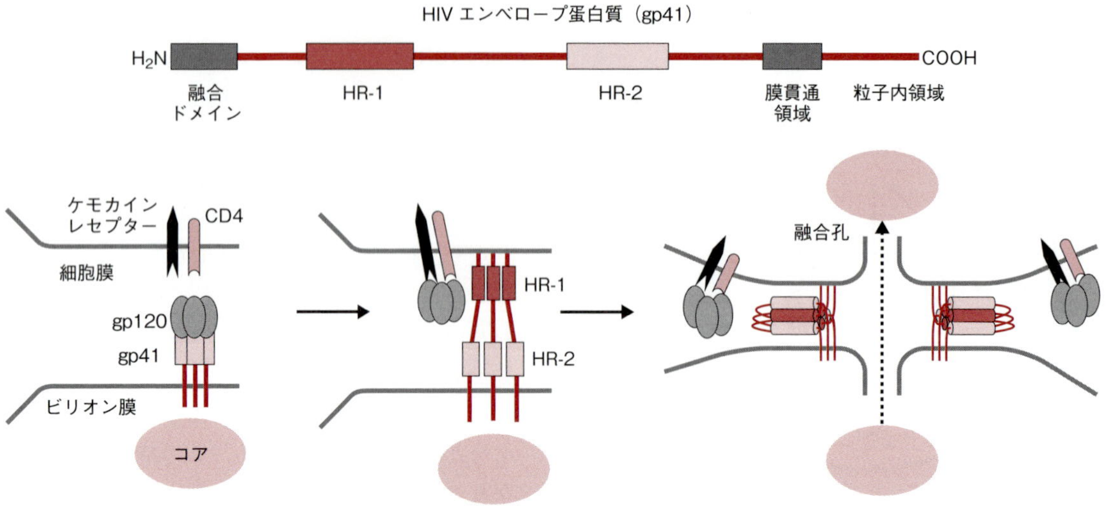

図 18R-4　HIV の融合モデル

図の上段に HIV エンベロープ蛋白質の一つ gp41 の構造を示す．下段は，HIV（下側）が宿主細胞（上側）と膜融合し，HIV 粒子内のゲノムを細胞内に押し込むまでのモデルを示す．下段の左に，HIV が細胞レセプターと結合する過程を，中央に，細胞レセプターと結合した gp120 が粒子表面から離れ，その結果，粒子表面に露出した gp41 が伸長し，細胞膜と N 末端の融合ドメインが結合する過程を，右に，3 分子の gp41 の HR-1 と HR-2 がそれぞれ相互作用し，ヘアピン構造を取り，細胞膜とウイルス膜が接近し，膜融合を引き起こし，その結果としてウイルス粒子内のコア構造が細胞内へ押し出される過程を示す．

ルス粒子に取り込まれた tRNA が，5′ 末端の LTR と *gag* の間に存在するプライマー結合（PB）部位に結合し，マイナス鎖の DNA 合成が始まる（**図 18R-5**）．そして，5′ 末端の R 領域が逆転写された後，3′ 末端の相補 R 領域にジャンプし，3′ から 5′ に向かって逆転写反応が伸展する．このようにして，まず一本鎖のウイルス RNA を鋳型にして相補的な一本鎖の DNA が作られる．レトロウイルスの RNA は，それ自体が mRNA として機能しうるプラス鎖であるから，作られた一本鎖 DNA はマイナス鎖である．さらにマイナス鎖 DNA 合成とともに，ウイルスがコードする RNase H（RNA/DNA hybrid を切断する酵素）により順次元のプラス鎖 RNA は分解され，さらに，ウイルス RNA 上の RNase H により切断されない領域（poly purine tract）の RNA がプライマーとなり U_3 領域の 5′ 末端からマイナス鎖 DNA を鋳型にして相補的なプラス鎖 DNA が作られ，最終的に二本鎖 DNA ができあがる．

したがって逆転写酵素は，RNA 依存性 DNA ポリメラーゼ活性とそれに続く DNA 依存性 DNA ポリメラーゼ活性の両方を有する．逆転写酵素の分子構造は二分子から構成されるヘテロの二量体（heterodimer）構造であり，HIV では，p66 と p51 から構成され，逆転写活性は p66 にあり，その中央に逆転写酵素活性ドメイン，片端に RNase H の活性ドメインが存在する．

逆転写酵素による DNA 合成は，細胞質内で行われると考えられている．そして，それに続くウイルス DNA の核移行には，核移行シグナルを持つ Gag 蛋白質が DNA に結合することにより進むという説もあるが確定していない．その際，細胞分裂時の核膜状態がこの移行に必須と考えられているが，HIV では細胞分裂は必ずしも必要ではない．

宿主細胞の染色体 DNA 内への組込み（integration）には，ウイルス DNA に付随して核へ運ばれてきた Pol 蛋白質より切断されたインテグラーゼにより，LTR を介して細胞 DNA の任意（ランダム，random）の部位に組込まれる．その際，直鎖

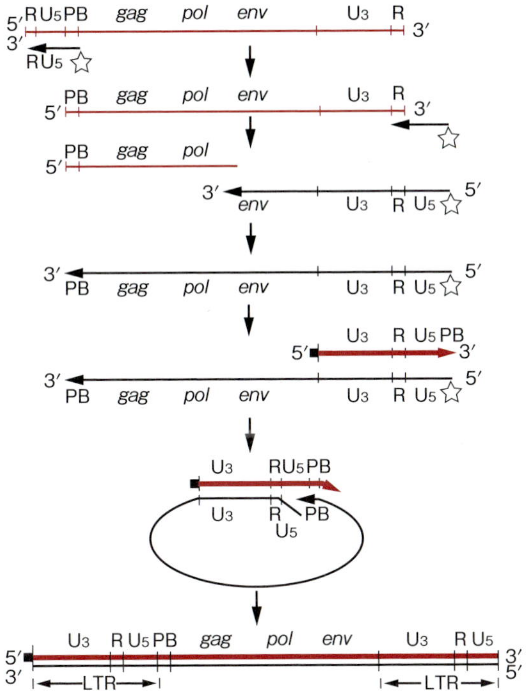

図 18R–5 逆転写酵素によるレトロウイルス DNA の合成
ウイルスのプラス鎖 RNA を細い赤線で，逆転写により合成されたマイナス鎖 DNA を細い黒線で，プラス鎖 DNA を太い赤線で表した. ☆は, プライマー tRNA を示す. ■は, プラス鎖 DNA 合成のプライマーになる poly purine tract 部位を示す.

状の二本鎖 DNA が組込み型であり，しばしば感染細胞内にみられる LTR を 1 ないし 2 個持った環状の二本鎖 DNA は組込みに必要な産物ではなく，核内における DNA ligation 反応の副産物と考えられている. 組込まれたウイルス DNA は**プロウイルス**(provirus)と呼ばれ，きわめて安定であり，この領域のみがはずれたり，また別の領域へ移ったりすることはない.

逆転写酵素はとくにレトロウイルスに特徴的な酵素であり，この過程を阻害する薬剤は宿主細胞代謝に影響を与えないものが多く，実際，いくつかの逆転写酵素阻害薬が抗 HIV 薬として実用化している.

3. 転写・翻訳

次いで，このプロウイルス DNA を鋳型として，細胞 RNA ポリメラーゼ II により R 領域の 5′ 末端を開始点として，プラス鎖 RNA が転写される. この転写レベルは，LTR 内の R 領域の上流に位置する U_3 領域中に存在する転写の促進因子(**プロモーター**, promoter)により制御される. したがって，5′ 末端の LTR の R 領域から 3′ 末端の R 領域までの転写産物の一部がウイルスゲノムになる. 蛋白質合成のための mRNA 合成は，各遺伝子によりスプライシング(splicing)を受けるもの，受けないものに分かれる. そのスプライシング機序もウイルスにより異なる(**図 18R–6**).

HTLV や HIV では，調節遺伝子産物の働きにより，ウイルス転写レベルが調節されている. Tax 蛋白質は，LTR U_3 内の特定領域に間接的に働き，Tat 蛋白質は LTR の R 領域内の特定領域に直接的に働き，転写伸長を亢進する. また，Rex は LTR R の特定領域を認識し，mRNA のスプライシングを，Rev は *env* 遺伝子上の特定領域を認識し，その mRNA の核から細胞質への移行を促進する. 翻訳には細胞側翻訳機構が使われ，それぞれの転写物から各蛋白質が作られる.

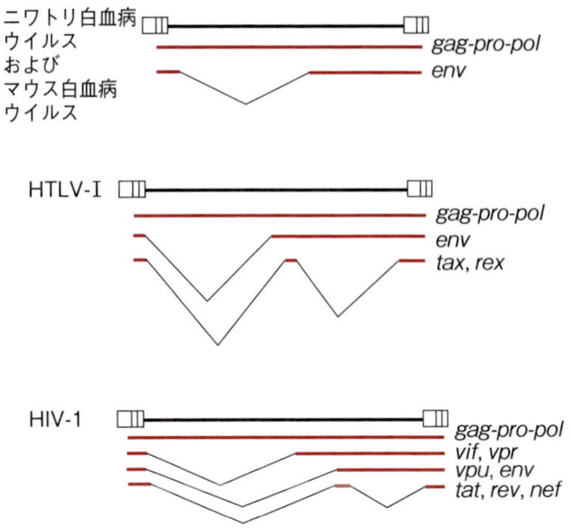

図 18R–6 レトロウイルス転写物のスプライシングパターン

4. 粒子形成・放出

合成された蛋白質は，細胞膜下で形態形成を行う. 翻訳された Env 前駆蛋白質は，糖鎖付加が行われた後，細胞プロテアーゼにより SU と TM

に切断される．TM蛋白質はその膜貫通領域で細胞膜の脂質二重層に組込まれ，TMの細胞外領域にSU蛋白質が結合する．一方，翻訳されたGag前駆蛋白質は細胞膜の内側に規則正しく並ぶ．その際，蛋白質のN末端側に付加される脂肪酸(通常ミリストイル化，ニワトリレトロウイルスはアセチル化)が膜に向かうことからGag蛋白質の方向が一定になる．Gag蛋白質のC末端側領域がゲノムRNAの取り込みに関与する．したがって，Gag蛋白質が規則正しく結合することにより形成されたコア構造の中にはゲノムRNAとPol蛋白質が取り込まれている．

この構造物が，外のEnv蛋白質と脂質二重層をかぶりながら粒子状に押し上げる，いわゆる出芽(budding)により，ウイルス放出が完了する．放出直後の粒子はGag蛋白質が前駆蛋白質の状態であるが，その後ウイルスのプロテアーゼが働き，小さな成熟蛋白質に切られる．このGag蛋白質の切断により，初めて形態学的にも成熟型粒子となり，感染性を有するウイルス粒子となる．このプロテアーゼも二量体化し，活性型となる．

活性ドメインの構造から，HIVではプロテアーゼインヒビターが開発され，血中ウイルス量を低下させる有効な薬剤として実用化されている．

5．細胞変性

レトロウイルスの増殖は，通常，細胞変性を伴わない．細胞はプロウイルスを組込んだまま分裂を続ける．例外はレンチウイルスで，感染したTリンパ球を通常は殺してしまう．とくに，複製以前の段階でアポトーシス(apoptosis, programmed cell deathとも呼ばれる)誘導が認められる場合がある．

4　レトロウイルスによるがん化

発がん性を示すレトロウイルスは，オルトレトロウイルス亜科の，レンチウイルスを除くウイルスであり，主として三つのメカニズムが知られている．第一の機序は，感染によりがん遺伝子を導入できるレトロウイルス(transducing retrovirus)によるものである．ウイルスゲノム中にがん遺伝子を持っているウイルスは，感染後数日で，高率にがんを作る．これらは，培養細胞にもがん化を引き起こせる．しかし，がん遺伝子を持たないレトロウイルスでも，第二の機序で腫瘍を作ることができる．この場合は，宿主細胞のがん遺伝子の近傍に組込まれた場合にのみがん化するので，比較的時間がかかる．また，第三の機序として提唱されているモデルは，がん形成までにそれ以上の時間がかかるもので，同じくがん遺伝子を持たないウイルスが，ウイルスの転写調節蛋白質が細胞増殖に関与しているいくつかの細胞性因子の産生を亢進するのに機能するというものである．がん形成までの時間も，第二の機序は数週間から数カ月かかり，がん形成頻度も低く，第三の機序ではさらに時間がかかり，頻度も落ちる．第二，第三の機序では，培養細胞をがん化できない．

1．がん遺伝子によるがん化

上記のように，レトロウイルスの構造遺伝子は*gag*，*pol*，*env*であり，これらの遺伝子があれば複製できる．がん遺伝子(v-*onc*)を持つウイルスは，**ラウス肉腫ウイルス**(Rous sarcoma virus, RSV)のようにそれ自身で複製可能なウイルスもあるが，基本的にはこれらの構造遺伝子の領域にがん遺伝子が入るため，それ自身では複製ができず，ヘルパーウイルス(helper virus；がん遺伝子を持たず，複製に必須の基本遺伝子を持つウイルス)の共存によって初めて複製できる．今までに同定されたがん遺伝子と，それを持っているウイルスを**表18R-1**にまとめた．

これらは，がんを作る機序がそれぞれ異なり，発現産物の細胞内局在も異なる．それらはその局在から大きく7群に分けられる．すなわち，増殖因子として働くSis；チロシン残基をリン酸化する酵素(tyrosine protein kinase)活性を持つ細胞膜局在蛋白質であるErbB, Fms, Kit, Ros, Sea, Eyk, Mpl；膜結合型であるが非レセプター型で，同じくチロシン残基をリン酸化する酵素活性を示すSrc，Abl，Yes，Fps；細胞質に局在し，セリン/トレオニンをリン酸化する酵素活性を示

表 18R-1　レトロウイルス遺伝子にみられるがん遺伝子

機能	がん遺伝子	レトロウイルス
増殖因子	*sis*	Simian sarcoma virus
チロシンキナーゼ増殖因子レセプター	*erbB*	Avian erythroblastosis virus (AEV)
	fms	McDonough feline sarcoma virus (FeSV)
	kit	Hardy-Zuckerman-4 FeSV
	ros	UR2 avian sarcoma virus (ASV)
	sea	S13 AEV
	eyk	Avian retrovirus RPL30
	mpl	Mouse myeloproliferative leukemia virus
非レセプター型チロシンキナーゼ	*src*	Rous sarcoma virus
	abl	Abelson murine leukemia virus
	yes	Y73 ASV, Esh ASV
	fps	Fujinami sarcoma virus, PRC II ASV
セリン/トレオニンキナーゼ	*mos*	Moloney murine sarcoma virus (MSV)
	raf	3611-MSV
アダプター蛋白質	*crk*	CT10, ASV-1
G 蛋白質	H-*ras*	Harvey MSV
	K-*ras*	Kirsten MSV
核蛋白質	*myc*	MC29 avian myelocytoma virus
		CM II avian myelocytoma virus
		OK10 avian leukemia virus
		MH2 avian myelocytoma virus
	jun	ASV17
	fos	Finkel-Biskis-Jenkins MSV
	rel	Avian reticuloendotheliosis virus
	myb	Avian myeloblastosis virus (AMV)
	ets	AMV-E26
	ski	SKV ASV
	qin	Avian retrovirus ASV31
	maf	Avian retrovirus AS42
ホルモンレセプター	*erbA*	AEV

キナーゼ：リン酸基を転移し，活性型への切りかえに働く酵素．
アダプター蛋白質：酵素活性は持たないが，細胞シグナルに関与する蛋白質で，上流や下流のシグナル分子との結合に必要な SH2 や SH3 領域を持つ．
G 蛋白質：GTP または GDP と結合し，GTP を GDP に加水分解する酵素活性を持ち，細胞膜上のレセプターと共役して細胞内へのシグナル伝達にかかわる．

す Mos と Raf；酵素活性は持たないが細胞シグナルに関連する蛋白質に特徴的な領域を持つ Crk, Ras；転写因子として機能する Myc, Jun, Fos, Rel, Myb, Ets, Ski, Qin, Maf；そしてホルモンレセプターとして機能する ErbA である．

これらの *onc* 遺伝子は，宿主細胞の正常遺伝子がレトロウイルスの増殖過程でウイルスゲノム中に取り込まれたものである．すなわち，レトロウイルスがたまたま宿主細胞自身の増殖・分化を司る細胞がん遺伝子（がん原遺伝子，プロトオンコジン，c-*onc*）の近傍に組込まれ，こうしたプロウイルスから子ウイルスが複製されるとき，近傍の宿主遺伝子も一緒に転写されて子ウイルス中に取り込まれる．一般に，正常細胞に発現しているこれらの遺伝子産物は，がん化には関与しない．v-*onc* の多くは遺伝子構造，また機能にも違いが認められることが明らかにされている．がん遺伝子として機能するものは，通常変異を起こしており，しばしばウイルスや細胞の遺伝子との融合型として発現される．例外として，*mos* のように c-*onc* と変わらないものもあるが，その場合には発現が異常亢進している．これらの遺伝子が少なくとも細胞増殖に障害が出ない領域に組込まれることが，がん化を導くために必須である（第 8 章参照）．

2. LTR によるがん化：宿主がん原遺伝子の活性化

レトロウイルスが，そのゲノム中にがん遺伝子を持っていない場合も宿主細胞をがん化することがあり，その機構は転写の強力なプロモーターである LTR の作用による（**図 18R-7**）．白血病が引き起こされるのは，組込み部位が宿主細胞のがん原遺伝子の近傍に成立した場合で，条件が限られ

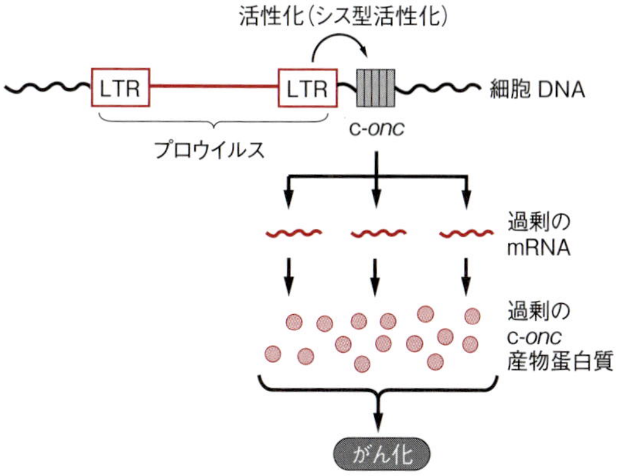

図 18R-7　レトロウイルス LTR による細胞がん遺伝子（がん原遺伝子，c-*onc*）の活性化とがん化

る．このときレトロウイルスのLTRは，近隣のプロトオンコジンすなわち宿主細胞自身の増殖・分化遺伝子の情報発現を著しく促進し，その結果これらの遺伝子の発現調節が制御不能となり白血病を引き起こす．このような領域に組込まれる確率は低いので，がん化までに時間がかかり，また形成されたがん細胞はある特定の同じ染色体上の位置に組込まれた一細胞に由来したもの(単クローン，monoclone)である．通常は，LTRのみでウイルス遺伝子は存在せず，がん化，またその維持にこれらのウイルス側遺伝子は必要がない．動物に慢性に生じるリンパ性白血病が，この代表的な例である．

この種の発がんメカニズムが，**プロモーター挿入モデル**(promoter insertion model)であり，遺伝情報の転写を強力に促進するプロモーター活性を持つレトロウイルスLTRが，宿主DNAの特定部位に挿入(組込み)されることによりがん化を起こす．このように，隣接することにより遺伝子が活性化されるのはシス型活性化(cis-activation)である．

3．レトロウイルスの第三のがん化機構：ヒトTリンパ球向性ウイルスⅠ(HTLV-Ⅰ)

第一のウイルス自身のがん遺伝子，また第二のLTRによるがん原遺伝子の活性化では説明できない第三のがん化機序がHTLV-Ⅰで考えられている(**図18R-8**)．すなわち，離れた遺伝子へ作用してがん化するトランス型活性化(trans-activation)である．

HTLV-Ⅰゲノム中のpXと呼ばれる領域に含まれる*tax*遺伝子がコードする蛋白質Tax(p40^{tax})が，がん化標的細胞であるCD4陽性Tリンパ球表面のインターロイキン2(interleukin 2，IL-2；Tリンパ球増殖因子)レセプター(IL-2 receptor)α鎖をコードする遺伝子を活性化し，同時にIL-2をコードする遺伝子も活性化することにより細胞の異常増殖を引き起こすと考えられている．IL-2はTリンパ球増殖因子であり，そのレセプターの一つであるIL-2レセプターα鎖が持続的に発現することはTリンパ球の無限増殖に結びつく．この場合，Taxは近隣ではなく遠く離れて位置するIL-2遺伝子やIL-2レセプター遺伝子に作用するので，トランス型活性化によりがん化が引き起こされることになる．

5　感染と伝播

1．水平感染による伝播

自然界での水平感染すなわち横の感染は，動物のレトロウイルスではネコ白血病ウイルスが代表的で，唾液などによりネコからネコへと広がる．ヒトのレトロウイルスでは，HIVが性交，薬物注射，輸血，血液凝固因子製剤により水平感染し，HTLV-Ⅰも授乳，性交，輸血により水平感染する．

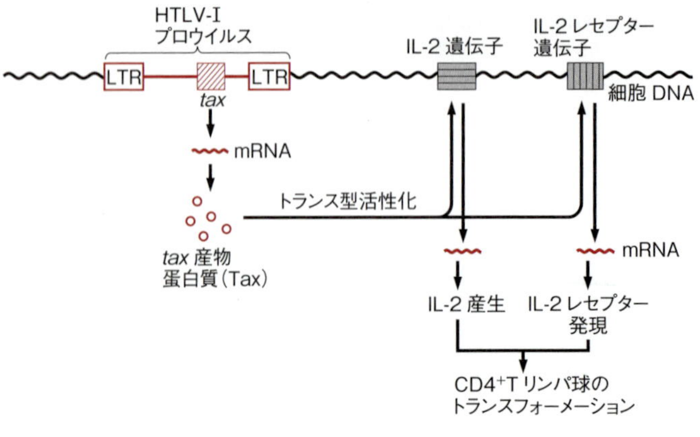

図18R-8　第三の機構によるレトロウイルスがん化：ヒトTリンパ球向性ウイルスⅠ

2. 垂直感染による伝播

動物レトロウイルスの自然界での感染は，トリやマウスの白血病で代表されるように，垂直感染すなわち縦の伝播が主な様式である．この場合，生殖細胞を介しての伝播が重要で，卵や精子の染色体DNAにプロウイルスDNAが組込まれており，子々孫々へと伝播が行われる．こうして，レトロウイルスは大昔から現在へと長年月伝達されてきたと考えられる．他方，マウス乳がんウイルスは，生殖細胞を介してのゲノムDNAによる垂直感染と，乳汁中のウイルス粒子による母から子への垂直感染がある．HIVでは，出産時の産道感染が重要である．母乳を介するHIV感染例も報告されており，とくに出産後早期の授乳で高率になる．その他，HTLV-Ⅰ，HIVいずれも胎盤感染が存在するといわれている．ただし，ヒトのレトロウイルスでは生殖細胞による垂直感染は知られていない．

3. 内在性レトロウイルス

上記のように，レトロウイルスは宿主細胞のDNAに組込まれてその遺伝情報を発現する，ユニークなウイルスである．したがって，ひとたび宿主の生殖細胞のDNAに組込まれれば，子々孫々に至るまでその生物種の中でレトロウイルスがプロウイルスとして受け継がれていくことになる．しかも，こうした生殖細胞DNA中のレトロウイルスは，受精・卵割を通してすべての娘細胞中にウイルスDNAとして伝達される．

このように，生殖細胞を通じて伝達される，生体のすべての細胞の染色体DNAに組込まれて存在するレトロウイルスを内在性ウイルス(endogenous virus)という．動物ではトリ，マウスなどすべての脊椎動物の個々の体内に，こうした内在性レトロウイルスが存在すると考えられている．

内在性レトロウイルスDNAは，種々の刺激(放射線，突然変異原物質，老化，免疫能低下など)により活性化されてウイルス粒子となる．こうした内在性ウイルスは白血病を引き起こすこともあるが，一般には病原性はみられないか，明らかでないことが多い．ヒト内在性レトロウイルスの存在も知られているが，その作用や病原性は不明である．

4. レトロウイルスによる免疫異常

レトロウイルスは，本来その生活環が細胞DNAへの組込みや垂直感染を中心とし，宿主に潜伏・持続的に存在する．こうした慢性的なウイルス感染は免疫異常を引き起こしやすく，しかも，感染の主要な場がしばしば免疫担当細胞としてのリンパ球であることから，免疫異常につながりやすい．

たとえば，HTLV-ⅠはTリンパ球中のCD4陽性細胞亜群を標的として感染し，トランスフォームする．CD4陽性リンパ球は免疫担当細胞を構成する諸細胞のうちその中枢に位置し，免疫担当細胞の中でもことに重要な細胞集団である．したがって，成人T細胞白血病患者では，免疫能，ことに細胞性免疫能が低下している．HTLV-Ⅰの不顕性感染者においてもしばしば免疫能の低下がみられる．

HIVの感染ではさらに高度の免疫低下・異常が引き起こされる．HIVはHTLV-Ⅰと同様CD4陽性Tリンパ球を主な標的として組込まれ潜在するが，HTLV-ⅠがCD4陽性T細胞をトランスフォームするのに対してHIVはこれを破壊する．HIV感染では，感染していない免疫細胞にもアポトーシスによる破壊が引き起こされる．このために細胞性免疫能が著しく低下し，重篤な日和見感染や日和見腫瘍を併発するようになる．HIV感染症では，数あるウイルス感染症の中でももっとも重篤な免疫低下が引き起こされる．

5. レトロウイルス感染と宿主域

マウスやニワトリなどの動物白血病ウイルスでは，宿主の遺伝学的背景が感染と発症を大きく左右することが知られている．実際，実験動物として取り扱いやすいマウスで数多くの近交系(純系)が作られ，遺伝的に均一な系統が得られている．

一般にレトロウイルスは感受性の宿主域(host range)が狭く，同一種の動物でも系統により制約を受け，さらに種を越えて感染を示すことは少ない．たとえば，マウス白血病ウイルスの多くはマウスにのみ感染し(ecotropic virus)，しかもNIH Swissマウスに感染するN-tropic virusか，BALB/cマウスに感染するB-tropic virusかに分かれる．ただし，中には両方に感染するウイルス(NB-tropic virus)，マウスで増殖せずマウス以外の細胞(ヒト，ハムスターなど)で増殖するようなウイルス(xenotropic virus)，マウスでも他の宿主でも増殖するウイルス(amphotropic virus)も存在する．

ヒトのレトロウイルス感染，すなわちHTLV-Ⅰや HIV感染における人種的な感受性の相違についてはよくわかっていない．HIVはチンパンジーにも感染するが，AIDS発症はみられない．

6 ヒトのレトロウイルスと病気

1．ヒトTリンパ球向性ウイルスⅠ(HTLV-Ⅰ)

HTLV-Ⅰはヒトで最初に見出されたレトロウイルスで，オンコウイルス亜科のウイルスである．1980年，Galloらが菌状息肉腫(mycosis fungoides；T細胞腫瘍の一種)患者から未知のレトロウイルスを分離し，human T cell leukemia virus(HTLV)と名付けた．他方，1981年，わが国の日沼らと三好らは，高月らによって1977年に新しい疾患として報告されていた**成人T細胞白血病**(adult T cell leukemia, ATL)患者から未知のレトロウイルスを分離し，成人T細胞白血病ウイルス(adult T cell leukemia virus, ATLV)と名付けた．その後間もなく，吉田らによってHTLVとATLVがゲノム構造上同一範ちゅうのウイルスであることが示され，これらのウイルスはHTLV-Ⅰに統一され今日に至っている．

GalloらはHTLV-Ⅰをhuman T cell leukemia virus typeⅠの略語とし，同じく彼らがヘアリー細胞白血病(hairy cell leukemia)から分離したヒトレトロウイルスをHTLV-Ⅱ，AIDS患者から分離したレトロウイルスをHTLV-Ⅲと名付けたことから，HTLVをより広い意味のヒトTリンパ球向性ウイルス(human T lymphotropic virus)の略と考えるようになった．一般的にはHTLV-Ⅰはhuman T cell leukemia virus typeⅠ，human T lymphotropic virusⅠいずれの略にも用いられている．日本語では，ヒトT細胞白血病ウイルスⅠ型ともいう．

HTLV-Ⅱは，白血病患者以外からも分離され，病気との関連性は明らかではない．このウイルスが初めに分離されたヘアリー細胞白血病との関連性も認められていない．

a. HTLV-Ⅰと成人T細胞白血病(ATL)

(1) 成人T細胞白血病とHTLV-Ⅰの地理的分布

成人T細胞白血病は，1977年高月らが，新しい疾患概念として報告した特異な白血病である．40歳以上の成人に多く，白血病細胞は特有の切れ込みの深い花びら状の核を持つので，花細胞(flower cell)と呼ばれる．白血病細胞はしばしば発疹状に皮膚に浸潤し，高カルシウム血症を呈する．予後は不良である．ATLの多くはこうした急性型(acute type)であるが，その他に少数ながら経過の遅い慢性型(chronic type)と，ほとんど症状を示さずに血中に少数の花細胞が存在するくすぶり型(smoldering type)があり，後者の二つの型は時に急性型に転換する．

ATL患者の大部分は西南日本，カリブ海地方，ニューギニア，アフリカに限局し，中でも九州，沖縄に多発する．南四国，紀伊半島にも比較的多いがその他の日本の各地では散発的である．HTLV-Ⅰ抗体陽性は日本全体で約100万人(人口の1％弱)で，その大部分が西南日本に集中している．抗体陽性率は沖縄(35％)，南九州(8～10％)で高く，その他の地域(0～1.2％)は低い．ATLは日本全国で年間約500例，その過半数が西南日本に集中して発生する．

(2) 成人T細胞白血病細胞におけるHTLV-Ⅰゲノムの組込み

ATL患者の白血病細胞の染色体DNAに，HTLV-ⅠがプロウイルスDNAのかたちで組込まれている．組込みは患者ごとに一定部位にみられ(**単クローン性組込み** monoclonal integration)，感染細胞のうち悪性度の高い細胞が選択的に増殖していることを意味する．他方，HTLV-Ⅰ抗体陽性の健康ウイルス保有者(キャリア)にも，血中に少数の花細胞がしばしばみられる．ただし，これらの細胞中のHTLV-Ⅰ DNAの組込みは，1人のキャリアの体内で何箇所かの異なった複数部位にみられ(多クローン性組込み，polyclonal integration)，感染細胞がまだ悪性ではないことを示している．

(3) HTLV-Ⅰの感染・伝播とATLの発症

HTLV-Ⅰは感染したCD4陽性Tリンパ球中で染色体DNAに組込まれて存在し，ほとんどウイルス増殖を起こさない．通常，感染・伝播には細胞間の接触(cell-to-cell infection)が必要である．したがって，HTLV-Ⅰキャリアからの輸血，授乳，性交により，これらの血液・母乳・精液中のウイルスゲノム陽性細胞が相手側に移入されて伝播する．

わが国では全国の血液センターが1986年から全献血中のHTLV-Ⅰ抗体検査を開始し，輸血によるウイルス伝播の危険は解消された．しかし，母乳を介してのHTLV-Ⅰ**母子感染**は約20%にみられ，ATL多発地の九州，沖縄地方ではキャリア母親の授乳を停止している地域もある．母子感染による抗体陽転は生後2, 3年以内に成立する．一般人口での抗体陽性率は通常40歳以後に上昇し，性交を介しての感染の結果と考えられる．

ATLの発症にもっとも重要なのは，ウイルス陽性者の母乳による子への感染と考えられており，感染から発症への潜伏期は30〜40年，あるいはそれ以上とみられている．

b. HTLV-Ⅰと中枢神経疾患HAM

HTLV-Ⅰは，ATL以外に，神経系の疾患とも因果関係があることを納，井形らは明らかにした．すなわち，痙性脊髄麻痺を示す**HTLV-Ⅰ関連脊髄症**(HTLV-Ⅰ associated myelopathy, **HAM**)であり，慢性に両下肢の麻痺をきたす．

患者の血液・髄液にはHTLV-Ⅰ抗体・ゲノム陽性細胞が検出され，患者は輸血歴があることが多い．HAMの地理的分布はHTLV-Ⅰキャリアの分布と一致している．同様の疾患はカリブ海地方にもみられており，熱帯性痙性対麻痺(tropical spastic paraparesis, TSP)と名付けられているが，両者は同一の疾患であることが明らかになり，合わせてHAM/TSPと呼ばれている．HTLV-Ⅰ感染による何らかの免疫異常により発症すると考えられている．ただしATLとHAM合併例はまれである．ATLかHAMかはHLA関連の遺伝要因によるとも報告されている．

c. HTLV-Ⅰと肺，関節疾患

上記のように，HTLV-Ⅰ感染は免疫能の低下・異常をもたらすため，多様な臨床症状につながる可能性がある．間質性肺炎や関節症がATL, HAM患者にしばしばみられ，またこうした肺，関節の病変がHTLV-Ⅰ感染により独立に発生するといわれている．

2. ヒト免疫不全ウイルス(HIV)とAIDS

1980年代に入り，米国カリフォルニア州のサンフランシスコを中心に，原因不明の高度の免疫不全を呈する青年男子が相次ぎ，こうした患者は男性同性愛者で，しばしば日和見感染症やカポジ肉腫を伴っていた．同様の症状は米国東海岸にもニューヨークを中心にみられ，全米に広がる様相を呈し，新しい疾患概念として，1981年に**後天性免疫不全症候群**(acquired immunodeficiency syndrome, AIDS, エイズ)と名付けられた．

AIDSは間もなく，ヨーロッパや南米にも広がり，アフリカにも多発することが知られ，発生の状況からウイルスの関与が疑われた．臨床材料が検索された結果，1983年にフランスのMontagnierらが新規のレトロウイルスを分離し，リンパ節炎ウイルス(lymphadenopathy-associated virus, LAV)と呼んだ．翌1984年，米国のGalloらも同様のウイルスを分離したとして，ヒトTリンパ球向性ウイルスⅢ(human T lymphotropic virusⅢ, HTLV-Ⅲ)と名付けた(LAVとHTLV-Ⅲとの遺伝子配列が，ほとんど同一であることから，HTLV-Ⅲは新たに分離したものではなく，フランスから送られていたLAVそのものではな

いかとの疑いを招いた）．その後同様のウイルスの報告が相次ぎ，それぞれ異なった名で呼ばれていたが，いずれも同一範ちゅうのウイルスであることが明らかとなり，1986年これらを一括して，**ヒト免疫不全ウイルス**（HIV）と呼ぶように統一された．

HIVにはHIV-1（1983）とHIV-2（1986）が知られており，いずれもAIDSを引き起こす．HIV-2は西アフリカで初めて分離され，その後ヨーロッパやアメリカでも分離されている．AIDS発症までの無症候期も長く，HIV-1に比べると弱毒性と考えられる．HIV-2の遺伝子構造は，スーティ・マンガベイの免疫不全ウイルス（simian immunodeficiency virus, SIV_{SM}）に近い．一方最近，HIV-1の起源としてチンパンジーのウイルス（SIV_{CPZ}）が提案された．

a. HIVの構造と機能：ヒトTリンパ球の破壊

HIVはレトロウイルス科のオルトレトロウイルス亜科，レンチウイルス属に属する．レンチウイルスには，動物に病気を起こすいくつかのウイルスも知られている．いずれも，レンチ（おそい）の名のとおり慢性の経過をとる．

HIVはヒトから分離された最初のレンチウイルスである．ウイルスの増殖は主として*tat*と*rev*の働きで正に調節されている．このほかにレンチウイルスに共通して小さなアクセサリー遺伝子が存在し，HIVでは*vif, vpr, vpu, nef*が相当する（**図18R-2**）．これらの遺伝子は，培養細胞におけるウイルス増殖には必ずしも必要性が認められない．しかし，HIVと類似のSIVを用いた動物実験で*nef*や*vpr*遺伝子が欠損したウイルスではAIDS様症状を引き起こすことができなかったことから，これらのアクセサリー遺伝子の発症に関連する機能について詳しい解析が進められている．

HIVの細胞破壊機構として，アクセサリー遺伝子，とくにVpr蛋白質に細胞周期をG_2期で止める働きのあることが見出されている．このほか，感染細胞が隣接する未感染のヘルパーTリンパ球と融合し，多核の合胞体（syncytium）を形成することによっても細胞は集団死する．一方，感染者の末梢血中のTリンパ球はアポトーシスによる細胞死を起こしやすい状況にある．すなわち，健常者の末梢血リンパ球はマイトジェン処理で幼若化し，増殖するが，HIV感染の末梢血リンパ球は同じ処理でアポトーシスを引き起こす．しかも，このアポトーシスはHIV非感染の，CD4陽性Tリンパ球のみならず，CD8陽性Tリンパ球にも広範に誘導されることから免疫不全を誘導しやすく，AIDS発症にもっとも関連する現象としてその機序解明が進められている．

HIV感染が引き起こす免疫不全は，このように免疫能の中枢であるCD4陽性Tリンパ球の破壊に基づいている．HIVはマクロファージ（macrophage）にも感染して免疫機能を障害し，また脳内細胞にも感染して精神障害を引き起こす．このように複数の標的細胞に感染する原因として，HIVのEnv gp120蛋白質アミノ酸配列の違いがあげられる．すなわち，gp120の複数の領域で形成される高次構造が第一のレセプターであるCD4と結合し，また，gp120中のV3領域が第二のレセプターであるケモカインレセプター（CXCR4あるいはCCR5）と結合する．したがって，CXCR4を使うHIVのV3配列はCXCR4ケモカインレセプターと結合し，CCR5を使うHIVのV3配列はCCR5ケモカインレセプターと結合することにより，ウイルスのトロピズムに違いがみられることになる．末梢血単核球は両方のケモカインレセプターを発現しているため，CXCR4およびCCR5を使うそれぞれのウイルスに感受性を示す．

b. HIVの感染，伝播，疫学

HIVの主な感染細胞はCD4陽性Tリンパ球とマクロファージで，HTLV-Iに比べ，ウイルス増殖速度も速く，産生量も多い．HIVの主な感染源は，感染細胞ないしは遊離ウイルスが存在する血液，血液製剤，精液，腟分泌液，母乳などである．わが国では1986年以来，全献血中のHIV抗体の有無が検査され，輸血によるHIV感染の危険性は，ほぼなくなった．しかし，感染後，抗

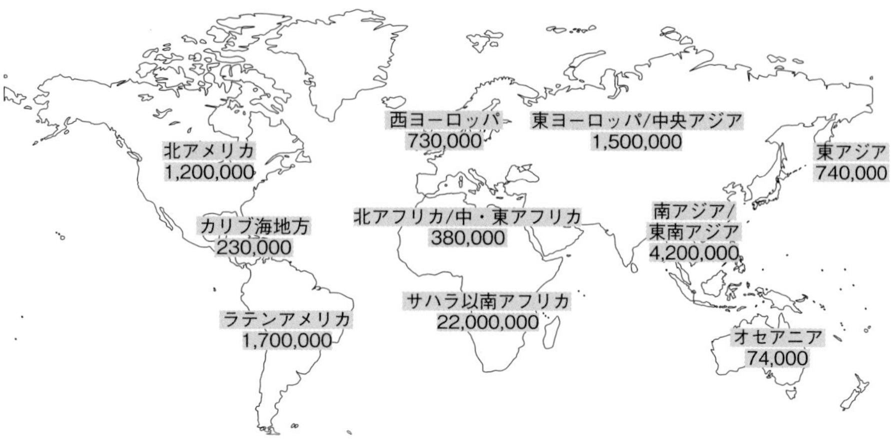

図 18R-9　2007 年 12 月における HIV 感染者/AIDS 患者数の世界分布(WHO 報告)

表 18R-2　2007 年 12 月における世界の HIV 感染者数と AIDS 患者数(WHO 報告)

HIV 感染または AIDS 発症している人	合計	3300 万人
	成人	3080 万人
	(女性	1550 万人)
	小児(15 歳以下)	200 万人
2007 年に新たに HIV に感染した人	合計	270 万人
	成人	230 万人
	小児(15 歳以下)	37 万人
2007 年に AIDS で亡くなった人	合計	200 万人
	成人	180 万人
	小児(15 歳以下)	27 万人

体出現までの期間(ウィンドウ期)はむしろウイルス量も多く，抗体検査で陰性であっても HIV 感染を招く危険性はきわめて高い．世界的にも先進諸国では輸血用血液の遺伝子検査が行われている．そこで，日本赤十字社は，このウィンドウ期のウイルス遺伝子検査を 1999 年 10 月から全国の血液センターの全献血血液で実施することになった．現時点における世界およびわが国における HIV 感染者および AIDS 患者の状況を，**図 18R-9**，**表 18R-2**，**表 18R-3** に示す．

血液製剤での最大の問題は，血友病患者の治療に用いられた血液凝固製剤に HIV が混入していた事実であり，このため患者の半数が HIV 感染を受け大きな社会問題となっている．その後，こうした凝固製剤はすべてウイルス不活化のために加熱処理され，現在の製剤は危険を伴わなくなった．また，より安全な製剤として遺伝子工学的に産生した組換え型の製剤が開発され始めた．

他方，従来にも増して大きな問題になっているのは，精液，腟液中の感染細胞ないしは遊離ウイルスによる，性交を通じての世界的な HIV 感染の蔓延である．当初はもっぱら肛門性交を介して男性同性愛者(male homosexual)の間に広まっていったが，現在では通常の異性間性交により伝播する割合が増えている．同様に重要なのは，麻薬常習者間の汚染注射器の回し打ちによる伝播から，さらに，常習者以外への性交を介しての広がりである．一方，女性への感染は，子宮内感染，産道感染，および授乳感染による縦の母子感染を招く．このようにして感染した小児は，免疫力が十分ではなく，一般に AIDS への進行もきわめて速い．

c. 無症候性キャリアから AIDS 発症まで

HIV の感染から，AIDS 発症までの期間は異常に長く，10 年近い．この間，遺伝子変異や潜伏などによりウイルスは生体の免疫応答と戦いながら，徐々に生体の免疫担当細胞数を減らし，最後に HIV 感染の終末段階である AIDS 発症に至らせる．

HIV による最初の症状は，感染数週後にかぜ様あるいは伝染性単核症様の発熱，咽頭痛，リンパ節腫脹を呈する．この時期は，ウイルスが体内

表 18R-3 日本におけるHIV感染者数とAIDS患者数(エイズ動向委員会報告—平成19年末)

診断区分	感染経路	日本国籍 男	日本国籍 女	日本国籍 計	外国国籍 男	外国国籍 女	外国国籍 計	計 男	計 女	計 計
HIV感染者	異性間の性的接触	1,663	505	2,168	311	738	1,049	1,974	1,243	3,217
	同性間の性的接触[1]	4,185	3	4,188	268	0	268	4,453	3	4,456
	静注薬物濫用	21	1	22	20	2	22	41	3	44
	母子感染	13	8	21	4	7	11	17	15	32
	その他[2]	123	31	154	33	18	51	156	49	205
	不明	592	74	666	298	508	806	890	582	1,472
	HIV合計	6,597	622	7,219	934	1,273	2,207	7,531	1,895	9,426
AIDS患者	異性間の性的接触	1,302	157	1,459	227	168	395	1,529	325	1,854
	同性間の性的接触[1]	1,207	1	1,208	95	2	97	1,302	3	1,305
	静注薬物濫用	12	3	15	19	0	19	31	3	34
	母子感染	9	3	12	1	4	5	10	7	17
	その他[2]	93	17	110	19	10	29	112	27	139
	不明	644	60	704	288	127	415	932	187	1,119
	AIDS合計[3]	3,267	241	3,508	649	311	960	3,916	552	4,468
凝固因子製剤による感染者[4]		1,420	18	1,438	—	—	—	1,420	18	1,438

[1]両性間性的接触を含む.
[2]輸血などに伴う感染例や推定される感染経路が複数ある例を含む.
[3]平成11(1999)年3月31日までの病状変化によるAIDS患者報告数154件を含む.
[4]「血液凝固異常症全国調査」による2007年5月31日現在の凝固因子製剤による感染者数を示す.

で増殖している時期に相当し，増えたウイルスは生体の免疫応答，とくに細胞性免疫により排除される．しかし，その排除は完全ではなく，一部は体内に存続する．この急性症状が消退するとその後は無症候期として経過する．HIV抗体の陽転は感染機会から6〜8週後で，それ以前のウィンドウ期のHIV検出はウイルス核酸の増幅検査により行われる．抗体陽性で無症状の感染者は，いわゆる**無症候性キャリア**(asymptomatic carrier, AC)と呼ばれる．やがて全身のリンパ節腫脹，いわゆる**持続性全身性リンパ節腫脹症**(persistent generalized lymphadenopathy，**PGL**)がみられるようになる．次いで発熱，下痢，体重減少，倦怠感，盗汗(ねあせ)などの症状が加わり衰弱が進む．これが**AIDS関連症候群**(AIDS-related complex，**ARC**)で，以後日和見感染やカポジ肉腫などの悪性腫瘍を伴うようになるとAIDSと診断される．また，**脳神経症状**もみられ，AIDSでは痴呆状態のことも少なくない(AIDS痴呆，AIDS dementia)．AIDSの死亡率はきわめて高かったが，抗HIV薬や日和見感染症に対する薬剤が多く開発され，急速に改善されてきている．

ウイルス増殖は感染の初期から，とくにリンパ組織では活発に行われている．したがって，破壊された免疫担当細胞を補給するため新しく再生され続ける．しかし，ウイルスに感染した細胞は何らかの機序で破壊されずに，持続感染もしくは潜伏感染状態に入り，存続する．体内のウイルス負荷が亢進するとAIDSを発症するが，その機序の一つとしてこのような潜伏ウイルスの活性化が関与していると考えられている．

一部のACには，感染から10年，中には15年以上経過してもAIDSを発症しない場合(長期未発症者)があり，その原因が検討されている．今までのところ，HIV抗原に対する特異的な細胞性免疫が高い場合，あるいは，*nef*遺伝子に変異(十分なNef機能を示さない)が認められる場合などの報告がなされている．

d. HIV感染症の臨床検査と診断

HIVの感染は，通常HIV特異抗体の証明による抗体診断が行われる．簡便な**ELISA法**(enzyme-linked immunosorbent assay)，PA法(particle agglutination test)で予備試験を行い，陽性

血清は**ウェスタンブロット法**(Western blotting)あるいは**蛍光抗体法**による確認試験を行い判定する．日本では，HIV-1, HIV-2の抗体検査が行われ，陰性血液のみが輸血に用いられている．特異抗体は初感染後の数週間を除き，全経過中検出可能である．ただ．感染初期の数週間は体内にウイルスが存在するが抗体陰性であるので(前述のウィンドウ期)，献血時などに大きな問題となる．

病原側の診断としては，感染性を指標としたウイルス分離や，ELISA法によるHIV特異抗原の検出，**ポリメラーゼ連鎖反応**(polymerase chain reaction, **PCR法**)によるHIVゲノムの検出が鋭敏な方法として試みられている．わが国では，検出感度の高いPCR法によるウィンドウ期の検査が世界で初めて全献血血液で実施されることになった．

なお，HIV感染症では免疫機能ことに細胞性免疫能の状態を知ることが重要で，**CD4/CD8**比(ヘルパーT細胞であるCD4リンパ球と，細胞傷害性T細胞であるCD8リンパ球の比)の低下度ないしはCD4リンパ球の絶対数の減少によって判断されている．

e. HIV感染症の予防と治療

HIVの伝播様式のうちもっとも重要なものは性交を介するもので，HIV感染症が1980年代に世に現れた新しい**性感染症**(sexually transmitted disease, **STD**)といわれるゆえんである．同時に，HIV感染症は血友病を中心とした今日の先端医療と結びついた医原性疾患(**医原病**，iatrogenic disease)という側面を持つ．こうした意味で大きな社会問題となっているHIVは，医療の観点では輸血用血液の抗体検査および血液製剤の加熱処理により感染の危険性が回避されるようになったが，性交，麻薬に関連する危険性はむしろ増大しつつある．したがってHIV感染予防の基本は情報と教育(information and education)にあるとされ，HIV感染症の本質を周知・徹底させることが重要である．

HIV汚染物の消毒は，煮沸20分，70%エタノール10〜30分，2%グルタルアルデヒド10〜30分，0.5%次亜塩素酸ナトリウム10〜30分，5%ホルマリン10〜30分などにより行われる．

HIV感染症の治療は，**アジドチミジン**(azidothymidine, **AZT**，ジドブジン zidovudine)をはじめとして次々と開発されている逆転写阻害薬(ゲノムRNAがDNAに逆転写される過程を阻害し，HIVの増殖を止める働きがある)が用いられる．これらの逆転写阻害薬に加え，インジナビル，リトナビルをはじめとして次々と開発されているプロテアーゼインヒビター(ウイルス産生の最終段階であるコア蛋白質の切断にかかわるウイルスプロテアーゼの活性を抑える)が用いられる．これらの薬剤を3剤組み合わせて用いる治療法(highly active antiretroviral therapy, HAART)が，体内ウイルス負荷の低下にきわめて有効である．しかし，副作用により長期間の使用が難しいこと，耐性変異株が出現することが原因で，完治は困難である．またこのような治療法についても，副作用の出現や潜んだウイルスには無効であるなど，問題点も多い．

抗HIVのワクチン開発は種々試みられているが，HIVの遺伝子，とくに免疫応答にもっとも密接に関連すると考えられるエンベロープの合成を司る*env*遺伝子が容易に変異することから，感染予防ワクチンの開発は困難視されている．また，遺伝子配列の違いからHIVはいくつかのサブタイプに型別でき，日本を含め欧米型，アフリカ型，タイ型などに分かれる．したがって，このような多様なHIVに有効性が認められるワクチンの開発は難しく，中和抗体や細胞傷害性T細胞の誘導が有効か，粘膜免疫の誘導が有効かなど，試行錯誤が続けられている．

7 動物のレトロウイルスと病気

1．オルトレトロウイルス亜科

a. オンコウイルス属

レトロウイルスは，動物界ですべての脊椎動物種にそれぞれ固有のレトロウイルスが存在するといわれる．オンコウイルス属では，ニワトリの白血病ウイルス・肉腫ウイルス，マウスの白血病ウイルス・肉腫ウイルス・乳がんウイルス，それにネコやサルの白血病ウイルス，さらに，AIDSを引き起こすウイルスが主なものである．

(1) トリ白血病ウイルス

1908年，EllermannとBangによるニワトリ白血病ウイルスの発見が，腫瘍ウイルス学の始まりであった．鳥類の白血病ウイルスをトリ白血病ウイルス(avian leukosis virus)と呼ぶ．ウイルス自身のがん遺伝子を持つものとして，骨髄球症ウイルス(がん遺伝子は*myc*)，骨髄芽球症ウイルス(*myb*)，赤芽球症ウイルス(*erbA*，*erbB*)などがあり，promoter insertion modelによりがん原遺伝子がLTRを介して活性化され発症するのは，リンパ性白血病ウイルスである．トリ白血病ウイルスの感染では宿主の遺伝的背景がよく研究されている．

(2) トリ肉腫ウイルス

1911年Rousによるラウス肉腫ウイルス，同年代の藤浪らによる藤浪肉腫ウイルスの発見以来，トリ肉腫ウイルス(avian sarcoma virus)の存在が知られている．ウイルスゲノム中の*src*がん遺伝子の作用により発がんする．ラウス肉腫ウイルスはもっとも発がん性の強い腫瘍ウイルスの一つである．トリ肉腫ウイルスにはトリ以外に哺乳類をがん化するものやウイルス増殖にヘルパーウイルスを要しないものもある(Schmidt-Ruppin株ラウス肉腫ウイルス)．

(3) マウス白血病ウイルス

1951年Grossが初めて見出したグロス(Gross)ウイルス以来，1957年フレンド(Friend)ウイルス，1959年モロニー(Moloney)ウイルス，1962年ラウシャー(Rauscher)ウイルスなど，続々とマウスに白血病を引き起こすウイルス［マウス白血病ウイルス mouse(murine)leukemia virus］が報告された．いずれも発見者にちなんでウイルス名が付けられている．これらのウイルスは，マウスという実験に適した小動物に短期間のうちに高い頻度で白血病を生じるため，発がんモデルとして数多くの研究が行われてきた．

マウス白血病ウイルスによって引き起こされる白血病は，グロスウイルスやモロニーウイルスではリンパ性白血病，フレンドウイルスやラウシャーウイルスでは赤芽球性白血病である．他方，エベルソン(Abelson)マウス白血病ウイルスはがん遺伝子v-*abl*を有し，その働きによりマウスのBリンパ球をトランスフォームして白血病を引き起こす．v-*abl*のがん原遺伝子はc-*abl*で，ヒトにおけるc-*abl*の活性化は慢性骨髄性白血病の成因と密接に関連している．

(4) マウス肉腫ウイルスとラット肉腫ウイルス

マウスやラットに肉腫を引き起こすマウス肉腫ウイルス［mouse(murine)sarcoma virus］，ラット肉腫ウイルス(rat sarcoma virus)が1960年代に見出された．モロニー(Moloney)肉腫ウイルス，ハーベー(Harvey)肉腫ウイルス，カーステン(Kirsten)肉腫ウイルスなどであり，発見者の名前で呼ばれている．ニワトリ肉腫ウイルスと同様ウイルス自身ががん遺伝子を有し，ウイルス増殖に関して欠損性なので，マウス白血病ウイルスをヘルパーとして増殖する．肉腫の形成は肉腫ウイルス単独で行われる．ハーベーウイルスのがん遺伝子は，v-H-*ras*，カーステンウイルスはv-K-*ras*，モロニーウイルスはv-*mos*である．c-*mos*やc-*ras*の活性化はヒトのがん成因と密接に関連している．

(5) ネコ白血病ウイルス

1960年代にJarrettらにより初めて見出された(ネコ白血病ウイルス feline leukemia virus)．主として唾液を介して水平感染する．感染時に用いる細胞レセプターにより，A～C型に分類される．

(6) サル白血病ウイルス，サル肉腫ウイルス

1970年代に霊長類であるサルに白血病や肉腫を引き起こすウイルスが見出された(サル白血病ウイルス simian leukemia virus，サル肉腫ウイルス simian sarcoma virus)．サル肉腫ウイルス

のがん遺伝子は v-*sis* である．

(7) ウシ白血病ウイルス

ウシ白血病ウイルス(bovine leukemia virus)はヒトTリンパ球向性ウイルスⅠとゲノム構造が基本的に同じであり，ATL の動物モデルとして研究されている．ミルクにより伝播し，長い潜伏期を経て発症する．なお，ヒツジへの接種では1〜2年で発症することから，ヒツジが実験動物として有用である．

(8) マウス乳がんウイルス

1936年，Bittner によりはじめて見出された(マウス乳がんウイルス mouse mammary tumor virus, MMTV)．乳がん好発系マウスの乳汁中に多数のウイルス粒子が存在し，授乳により母子感染する．発症はホルモン依存性である．マウス乳がんウイルスは生殖細胞を介しての垂直感染によっても伝達される．

b. レンチウイルス属

(1) ウマ伝染性貧血ウイルス，ヒツジビスナウイルス

ウマ伝染性貧血ウイルス(equine infectious anemia virus)はウマに慢性に起こる貧血とリンパ球増殖の原因であり，獣医学領域で重要な疾患である．ハエにより媒介される．ビスナウイルス(visna virus)はヒツジに慢性中枢神経系疾患を起こす．

(2) サル免疫不全ウイルス，ネコ免疫不全ウイルス，ウシ免疫不全ウイルス

HIV とゲノム構造が類似したレトロウイルスとして，アフリカミドリザルやチンパンジーなど，種々のサルに不顕性感染しているウイルスが分離され，サル免疫不全ウイルス(SIV)と呼ばれている．ヒトに対する HIV の作用と同様，一部の SIV は限られたサルに免疫不全の症状を引き起こす．したがって，サルへの感染・発症という動物系が，HIV のチンパンジーへの感染系とともに，ワクチン開発などの効果判定に用いられている．最近は，HIV と SIV のキメラウイルスが作られ，サルにおける AIDS 発症の可能性も検討されている．

HIV に類似のウイルスはネコにも知られている．ネコ免疫不全ウイルス(feline immunodeficiency virus, FIV)と呼ばれ，20〜30%のネコに不顕性感染している．また，リンパ節腫脹を持ったウシからも免疫不全ウイルスが分離され，ウシ免疫不全ウイルス(bovine immunodeficiency virus, BIV)と呼ばれている．ネコやウシにこれらのウイルスを実験的に接種しても AIDS 様症状が出ないことが一般的である．

2. スプーマレトロウイルス亜科

サルフォーミーウイルス(monkey foamy virus)など，泡沫(あわ)状(foamy)の細胞変性を引き起こすレトロウイルスが，ヒトを含め哺乳動物に広く存在する．病原性は明らかではない．

8 レトロウイルスとがん遺伝子，がん原遺伝子

これまで述べてきたように，レトロウイルスは自然界にきわめて広く存在しており，生殖細胞を介して垂直感染することから，太古以来個々の生物の個々の細胞に潜在し受け継がれて現在に至っている特異なウイルスと考えられる．さらに，宿主細胞自身の遺伝子としてがん遺伝子，がん原遺伝子の存在が知られ，その塩基配列がレトロウイルスのがん遺伝子ときわめて類似していることから，レトロウイルスの起源やこれらのウイルスと宿主細胞の相互関係に興味ある考察をもたらしつつある．加えて，新たな細胞遺伝子がん抑制遺伝子の存在も知られるようになり，これらのウイルス遺伝子，細胞遺伝子をめぐる研究は，がん研究・ウイルス研究にとどまらず広く生命科学全体にかかわりつつあるということができる(第1，2，8章参照)．

S 肝炎ウイルス
hepatitis virus

肝臓を主たる標的臓器として感染を起こす一連のウイルスを肝炎ウイルスと総称し，これらのウイルスにより起こる肝炎をウイルス性肝炎(viral hepatitis)という．したがって，全身感染の部分症状として肝炎を起こす，黄熱ウイルス，EBウイルス，サイトメガロウイルスなどによる肝障害は本項目では除外するが，臨床的には鑑別診断上重要である．今日，肝炎ウイルスとしてその病原性が確立しているのは，A，B，C，D，Eの5種類のウイルスである(**表18S-1**)．

A型肝炎ウイルス(hepatitis A virus, HAV)はピコルナウイルス科に，**B型肝炎ウイルス**(HBV)はヘパドナウイルス科に属する．HAVは1973年に伝染性肝炎(infectious hepatitis)の原因として，またHBVは1964年に血清肝炎(serum hepatitis)の原因として，感染様式を異にする二つの肝炎ウイルスのプロトタイプとして発見された．このようにウイルス性肝炎および肝炎ウイルスを二つに類型化して理解すること，すなわち，経口感染し，一過性の急性肝炎として経過し，慢性化しないタイプと，血清肝炎として血液を介して感染するタイプに分けて理解することは非常に重要である．**D型肝炎ウイルス**(HDV)は欠損型ウイルスであり，増殖にはヘルパーウイルスとしてのHBVの重複感染が必要である．本ウイルスがHBVと重複して感染することによりしばしば肝炎が重症化する．

これらの肝炎ウイルスが確立された後も，なお複数の肝炎ウイルスの存在が示唆され，非A非B型肝炎ウイルス(non-A non-B hepatitis virus, NANBHV)と総称されてきた．1980年代の後半から90年代にかけて，**C型肝炎ウイルス**(HCV)や**E型肝炎ウイルス**(HEV)の本体が証明された．HCVは輸血をはじめとする非経口感染により伝播し，非A非B型肝炎の大部分の原因となっているフラビウイルス科に属するウイルスである．HEVは汚染排泄物，飲料水，食物を介して経口感染するウイルス(カリシウイルス科から除外され，現在はヘペウイルス科に分類)であり，発展途上国におけるウイルス性肝炎の原因としてもっとも重要なものである．わが国には輸入感染症として侵入してきた例が散見されていたが，現在では広く常在しているウイルスであることがわかっている．

1 A型肝炎ウイルス

1．HAVの性状

HAVの主な物理化学的性状(**表18S-2**)がエンテロウイルスと共通することから一時期エンテロウイルス72型として分類されたことがあった．しかし，60℃，1～2時間で不活化されないという耐熱性，エンテロウイルスとのゲノムの相同性が低いこと，エンテロウイルスに共通に反応するモノクローナル抗体と反応しないこと，およびエンテロウイルスと異なり培養細胞に感染しても**細胞変性効果**(cytopathic effect, **CPE**)を示さないことなどの理由に基づいて，現在ピコルナウイルス科のヘパトウイルス属(*Hepatovirus*)に分類されている．

HAVのゲノムは約7.5 kbのプラス鎖一本鎖RNAからなり，その構成は**図18S-1**に示すように他のピコルナウイルス科のウイルスのゲノム構成とほとんど同一である．5′末端にキャップ構造を持たず，ウイルス蛋白質であるVPgが共有結合している．open reading frame(ORF)は一つで，巨大なポリプロテインとして翻訳され，P1部分がカプシド蛋白質をコードしている．3′末端には40～80残基のポリAテイルが付いている．

HAVの細胞内増殖機構(RNA，蛋白質合成機構)はピコルナウイルスのそれと同様であるが，成熟粒子にはVP4が検出されないこと，VP1/VP2A接合部が切断されないまま粒子形成が進行するという特徴がある．

HAVの血清型はただ一種類のみであり，抗HA抗体がウイルス中和活性を持つ．ただし，遺伝子レベルでの多型が存在し，1型から7型まで

表 18S-1　主な肝炎ウイルスとウイルス性肝炎の特徴

特徴	HAV	HBV	HCV	HDV	HEV
ウイルス科 ウイルス属	ピコルナウイルス ヘパトウイルス	ヘパドナウイルス オルトヘパドナウイルス	フラビウイルス ヘパシウイルス	未分類 デルタウイルス	ヘペウイルス ヘペウイルス
大きさ	27 nm エンベロープ(−)	42 nm エンベロープ(+)	55〜65 nm エンベロープ(+)	36 nm (エンベロープは HBs Ag)	30 nm エンベロープ(−)
ゲノム	一本鎖 RNA(+) ポリ A テイル 7.5 kb	二本鎖 DNA 3.2 kb	一本鎖 RNA(+) ポリ U テイル 9.5 kb	一本鎖 RNA(−) 1.7 kb	一本鎖 RNA(+) ポリ A テイル 7.5 kb
中和抗原 (血清型)	1 種類，HA Ag	1 種類，HBs Ag	?	1 種類，HB s Ag	1 種類
感染経路	・糞便–経口感染	・非経口的(輸血，性行為，汚染注射針) ・母子感染	・非経口的(輸血後肝炎の主体だったがスクリーニングにより激減)	・非経口的	・糞便–経口感染
潜伏期	約 4 週間 ・小児期の感染は 90%が不顕性感染	1〜6 カ月の長い潜伏期 ・新生児〜3 歳：ほとんどが不顕性感染 ・成人：1/3 に黄疸	平均 6〜8 週間 75%は無症候性感染	平均 7 週間	平均 5〜6 週間 (HAV よりやや長い)
慢性化とウイルスキャリア	・慢性化しない ・キャリアもいない	・新生児〜乳幼児期の不顕性感染は大部分慢性化し，キャリアになる ・成人期の慢性化は 5〜10%(genotype A)	・50〜80%が慢性化しキャリアになる	・HBV との重感染で高頻度に慢性化し重症化する (2〜20%)	・慢性化しない ・キャリアもいない
劇症肝炎	0.1%	0.2%	0.2%		0.5%〜3%
コメント	・わが国では 50 歳以下が感受性者(抗体なし)	(黄疸例の 1%が劇症肝炎)	・わが国に 70 万人の慢性 C 型肝炎患者がいる ・肝硬変→肝がんに進展	・HDV は HBV のヘルパー作用がなければ感染できない不完全ウイルス ・欧米，中近東，南米，オーストラリアに多く，わが国ではまれ	・妊婦に感染すると致命的肝炎(致死率 20%) ・発展途上国で最重要の肝炎 ・種間伝播・人獣共通感染症
特異的予防法	ワクチンあり 免疫グロブリン筋注	ワクチンあり HBIG	なし	HBV ワクチンが予防に有効	開発中

表 18S-2　A 型肝炎ウイルスの性状

ウイルス粒子	径 27〜32 nm 立方対称：カプソメア数 32 エンベロープ(−)
遺伝子 RNA	一本鎖，1.9〜2.3×10^6 Da ヌクレオチド数　7,500 3′末端：ポリ A 40〜80 5′末端：キャップなし，VPg が結合
構造蛋白質	VP1：33,200 Da VP2：24,800 Da VP3：27,800 Da VP4：2,500 Da
安定性	エーテル耐性 pH 3〜10 で安定 比較的耐熱性：56℃，6 時間；60℃，2 時間安定 (100℃，5 分で失活) 塩素：10〜15 ppm　30 分で失活 ホルマリン 1：4000 倍　37℃，4 日で失活

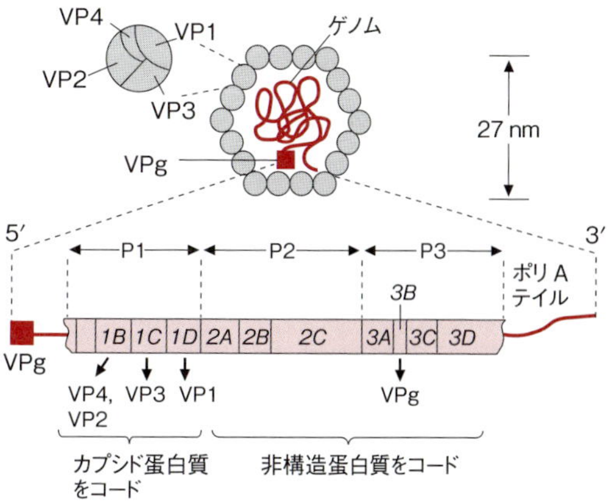

図 18S-1　HAV 粒子と HAV ゲノムの構成

の遺伝子型が知られている．

2. A型肝炎の臨床

a. 感染源と感染経路

HAVは潜伏期の後期，発症直前をピークに糞便中に排泄される．これが感染源となり，汚染された水や食品を介して，また，ヒトからヒトへと**糞口感染**(fecal-oral infection)により感染する．ヒトが唯一の自然宿主である．この種の感染経路をとる多くの病原体と同様，家庭内や集団生活の場，たとえば障害児施設，刑務所，軍隊などで集団発生することが多い．

汚染食品としては，生で食することの多い貝類とくにカキによる例が目立つ．これは貝類の生物学的濃縮効果によるもので，貝の組織中でHAVが増殖するためではない．

発展途上国では汚染された水(および氷)または，汚染水によって洗われた生野菜(サラダ)を介して感染することが多いと考えられている．このような地域への旅行者は事前にHAVワクチンによる予防策を講じておくべきである．

b. 感染経過

経口摂取されたHAVは酸に耐性であり，胃を通過した後，腸管内でもほとんど増殖することなく，小腸のパイエル板直上のM細胞から取り込まれ，マクロファージに貪食された形で，リンパ行性に胸管に達し，血中に入り，血行性に肝実質細胞に感染すると考えられる．しかしHAV感染後に便中にIgA抗体が検出されることから腸管での増殖が起こっている可能性は否定できない．いずれにしてもHAVはほとんど肝細胞に限局して感染し増殖する強い臓器特異性を持っている．

約4週間(2〜6週間)の潜伏期の後，全身倦怠感，腹部不快感，食欲不振，発熱などの非特異的な症状で発症する(前駆症状期)．発熱後3〜5日たつと肝腫脹や肝の圧痛を伴い，黄疸が発現する(黄疸期)．全感染例の約0.1％に存在する劇症肝炎による死亡例もあるが，一般に予後は良好で約1カ月以内に回復する(回復期)．一部の症例で再発がみられるが，肝炎が慢性化することも，

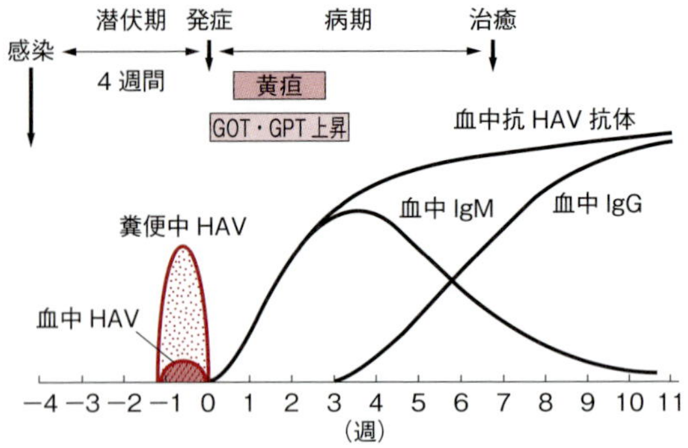

図18S-2　A型肝炎の経過図

HAVのキャリアになることもない．

肝障害はウイルスの直接作用によるものではなく，細胞傷害性T細胞を主体とした免疫学的機序によるものである．HAVの便中への排泄は，破壊された肝細胞から放出されたHAVが毛細胆管から肝内胆管を経て，胆道に排泄される結果である．これと時期を同じくして，破壊された肝細胞から放出されたHAVが類洞，中心静脈を経て，血中に入り，ウイルス血症を起こす．HAVの排泄はいずれも潜伏期の後期から発症直後までの短期間であり，黄疸期にはウイルスの排泄は終了している．便中へのウイルスの排泄終了直後からIgM抗体が出現し，3〜6カ月持続する．IgG抗体はやや遅れて上昇し，終生持続すると考えられている．HAVの血清型はただ一つであるので，感染後には終生免疫が残る．

以上の経過を**図18S-2**にまとめた．

3. HAV感染の疫学

A型肝炎ウイルスは世界中に存在し，A型肝炎の散発的発生あるいは小規模の流行を起こす．わが国では散発的に発生する肝炎の約30％がA型肝炎である．

A型肝炎ウイルスは糞口感染によって伝播するウイルスであるため，その疫学は衛生環境によって大きく二つのパターンに分けられる．すなわち，衛生環境のよくない開発途上国では，年齢別抗体保有率が**図18S-3**のパターンAを示すことから明らかなように，ほぼ10歳頃までにほとん

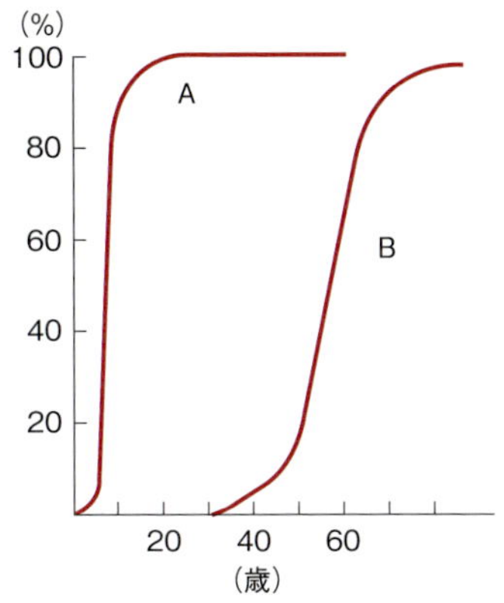

図 18S-3 年齢別 A 型肝炎ウイルス抗体保有率の二つのパターン図

どの者がA型肝炎ウイルスに感染している．しかし，小児期に感染すると90%以上が不顕性感染となり，また発症しても軽症であることが多く，A型肝炎が流行しているようにはみえない．

一方，わが国を含む先進工業国では，年齢別抗体保有率は**図 18S-3** のパターンBを示す．この図は50代になって感染が急激に増加するとみるのではなく，1945年の敗戦直後までわが国もAのパターンであったが，その後50年近くA型肝炎ウイルスの蔓延状態から解放されているので，Aの抗体獲得曲線が約50年右方に平行移動したことを物語っている．逆にこのことは，中高年層は免疫を有しているが，若年層は感受性者であることを示しており，免疫のないものがAのパターンを示す地域に旅行することで感染したり，国内で感染の機会があると，集団で多発，小流行をきたす原因となっている．

4. HAV 感染の診断・予防

病原診断のためのウイルス分離は，来院時にはウイルス排出がほとんど終了しているので，無理である．しかし，PCR法を用いた核酸診断により発症後2週以内であれば便中および血液中にゲノムRNAを証明できることがある．確定診断のためには，ELISAまたはRIAでHAVに対するIgM抗体を証明することである．抗HAV IgG抗体の存在は過去のHAV感染またはHAVワクチン接種による免疫状態にあることを示す．

予防には先進工業国でA型肝炎が激減したことから衛生環境の改善が有効である．

HAVが常在している地域への旅行者，施設などの小流行時における接触者など，ハイリスクの者に対して，市販の免疫グロブリンの筋注による受身免疫が効果をあげてきた．しかし，最近では国内の血清から作られた免疫グロブリン製剤は献血年齢層のHA抗体保有率の低下(**図 18S-3**)に伴い，製剤中のHAVに対する抗体価が低いという問題が生じている．したがって，流行地への旅行者は，HAVワクチンによる予防を第一に考えるべきである．

HAVに対するワクチンとしてアフリカミドリザル腎由来の継代可能な培養細胞に馴化したKRM003株をホルマリンで不活化したワクチンが1994年に認可され，使用されている．2〜4週間の間隔をあけて2回接種した後，24週後に3回目の接種を行う．これにより少なくとも数年の防御効果が期待できる．わが国ではこのワクチンの小児への接種は認可されていない．

2 B型肝炎ウイルス

1. HBV の性状

HBVは3.2 kbの二本鎖DNAを内蔵するコア粒子(ヌクレオカプシド)とこれを包んでいるエンベロープからなる，直径42 nmのウイルス(**図 18S-4**)で，ヘパドナウイルス科(*Hepadnaviridae*)に属する．

HBVゲノムは環状二本鎖であるが，2本のうち1本(プラス鎖)の長さが短く，不完全な二本鎖である．ゲノムのマイナス鎖には，逆転写酵素活性を有するDNAポリメラーゼをコードする遺伝子(*P*遺伝子)を含む四つの蛋白質をコードする遺伝子が，一部重なりながら存在する．

HBV粒子のエンベロープには*S*遺伝子の産物である**HBs 抗原**(hepatitis B surface antigen)が存在し，この抗原に対する抗体，抗HBs抗体がウイルスに対する唯一の中和抗体である．HBs抗原はHBV粒子の表面を構成するほか，感染細

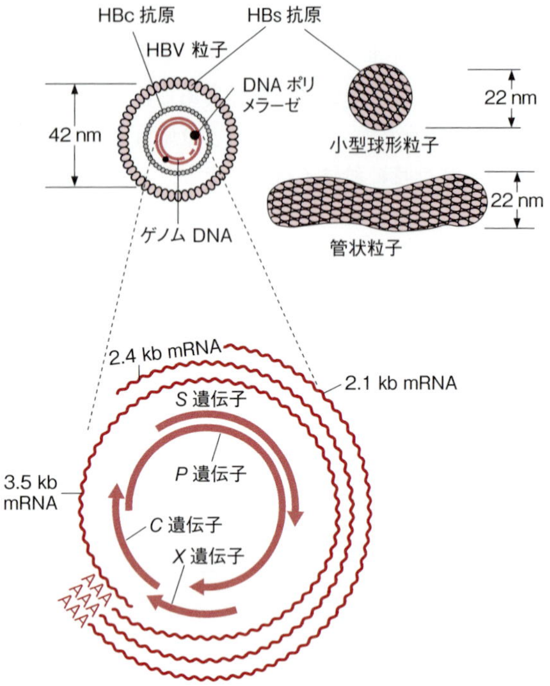

図 18S-4　HBV 関連粒子と HBV ゲノムの構成

胞から大過剰に産生され，患者血清中に HBV 粒子本体の少なくとも 1,000 倍以上存在する小型球形粒子や管状粒子となる．

ウイルスのコアは *C* 遺伝子の産物である **HBc 抗原**(hepatitis B core antigen)で構成されている．HBe 抗原は同じく *C* 遺伝子の産物であるが，翻訳開始点が異なり，シグナルペプチドを含むため分泌型の蛋白質として，感染細胞から血中に放出される．

X 遺伝子の産物はウイルスおよび宿主細胞の一部のプロモーターからの転写をトランスに活性化する非構造蛋白質である．

2．HBV の増殖

HBV の増殖様式(**図 18S-5**)は RNA から DNA への逆転写の過程を含むユニークなものである．肝細胞表面のレセプターに吸着，侵入，脱殻後，HBV-DNA は核内で自分自身の DNA ポリメラーゼの作用により完全な二本鎖 DNA となる．次いでマイナス鎖 DNA を鋳型として宿主細胞の RNA ポリメラーゼ II の働きにより HBs 抗原を作る短い mRNA と，HBc 抗原およびポリメラーゼを作るゲノムよりもやや長い mRNA(プレゲノム pregenome という)が合成される．

新しく作られたコア粒子の中でプレゲノムからウイルスポリメラーゼの逆転写活性によりマイナス鎖 DNA が合成され，同じくポリメラーゼの RNase H 活性により RNA-DNA ハイブリッドの RNA が消化され，最後に DNA ポリメラーゼ活性により，プラス鎖 DNA が合成される．このプラス鎖の完成を待たずに，コア粒子は小胞体膜から出芽し，この過程で HBs 抗原を含むエンベロープを獲得する．ウイルス自身は細胞を破壊しないが，次項で述べる免疫病理学的機序による感染細胞の破壊に伴い，過剰に産生された小型球形粒子，管状粒子とともに細胞外に放出される．

3．HBV の病原性

HBV は本来宿主細胞に障害を起こさず，肝細胞障害は，感染細胞表面に表出されたウイルス特異的ペプチド(主として HBc 抗原に由来するペプチド)に対する細胞傷害性 T 細胞を中心とする免疫病理学的機序によるものであると理解されている．しかし，細胞傷害性 T 細胞の出現に先立って，ナチュラルキラー(NK)細胞やナチュラルキラー T(NKT)細胞がインターフェロン α/β を介して HBV の排除に働いているようである．細胞性免疫の発現そのものが臨床的に急性肝炎として捉えられるものであり，免疫応答が十分であれば，HBV は完全に排除される．一方，細胞性免疫が不十分であれば，HBV の排除は完全ではなく，持続感染になる．

一方，劇症肝炎を起こした HBV のゲノムを解析することにより，少なくとも一部の劇症肝炎は *C* 遺伝子の一部に点突然変異を持つ変異株であることが知られている．

HBV は発がん性レトロウイルスのようにがん遺伝子(oncogene)を持っているわけではないが，ウイルス遺伝子のみならず細胞側の遺伝子の一部をトランスに活性化する X 蛋白質をコードする．また，X 蛋白質はがん抑制遺伝子である

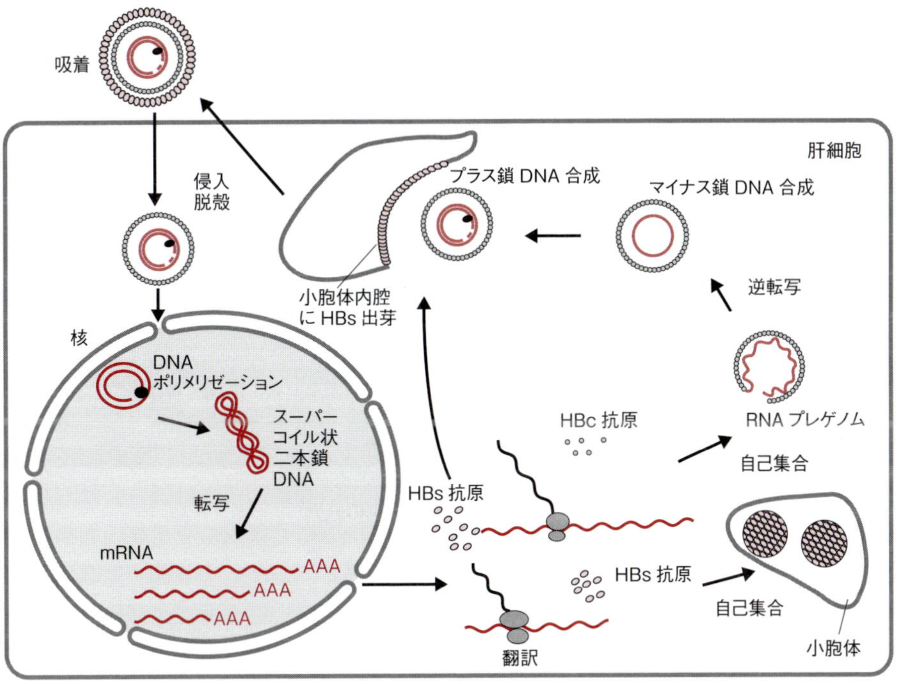

図 18S-5 HBV の増殖サイクル

p53 と結合し，p53 の活性を抑制する可能性が示されている．さらに，*X* 遺伝子を持つトランスジェニックマウスは，高頻度に肝がんが発生することが知られている．しかし，ヒトの肝がん(ヘパトーマ)発生における X 蛋白質の関与については確定的なことはわかっていない．

4. B 型肝炎の臨床

HBV が成人に感染した場合，急性肝炎として発症しウイルスは完全に排除されるのが原則である．一方，HBV キャリアの母親から出生時に母子感染した場合，持続性感染を起こし，この中から慢性肝炎，肝硬変，肝がんへと進行するものがでてくる．

a. 急性 B 型肝炎

成人における HBV の感染経路は輸血，性行為，麻薬や覚醒剤などに使用する汚染された注射針を介してのものである．HBV のスクリーニング検査により輸血後 B 型肝炎が著しく減少している現在では，成人における HBV 感染は性感染症(STD)としての性格を強めている．

感染後 1〜6 カ月に及ぶ長期間の潜伏期の後，発熱，食欲不振，全身倦怠感などの症状で発症し(前駆症状期)，引き続き約 1/3 の症例で黄疸がみられる(黄疸期)．HBs 抗原は発症前 1 カ月頃から血中に出現し，黄疸がとれ回復に向かう回復期を含め，通常 2〜4 カ月持続した後消失し，この後抗 HBs 抗体が出現する．HBe 抗原は，発症直前から黄疸期にかけて肝細胞内でのウイルス増殖が活発な時期に一致して出現するので，血中に HBV 粒子が多量に存在する指標になる．この後，抗 HBe 抗体が出現する時期には肝細胞でのウイルス増殖は消退化するので，患者の血液の感染性は著しく減少する．HBe 抗原自体に感染性があるわけでも，また，抗 HBe 抗体に感染防御能があるわけでもない．HBc 抗原は血中に出現することはないので，抗 HBc 抗体は産生されればただちに血中で検出可能となる．IgM-抗 HBc 抗体の証明は急性 B 型肝炎を，慢性 HBV キャリアの急性発症から区別するうえでの診断的意義が高い．急性 B 型肝炎のほとんどは一過性に経過し

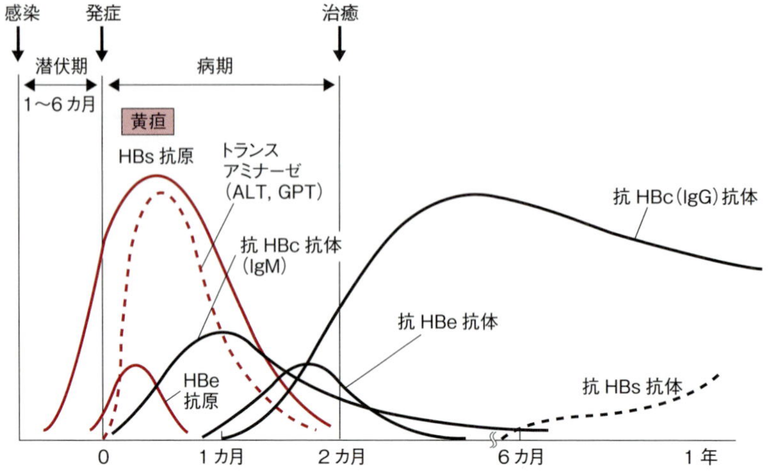

図 18S-6　急性 B 型肝炎の経過

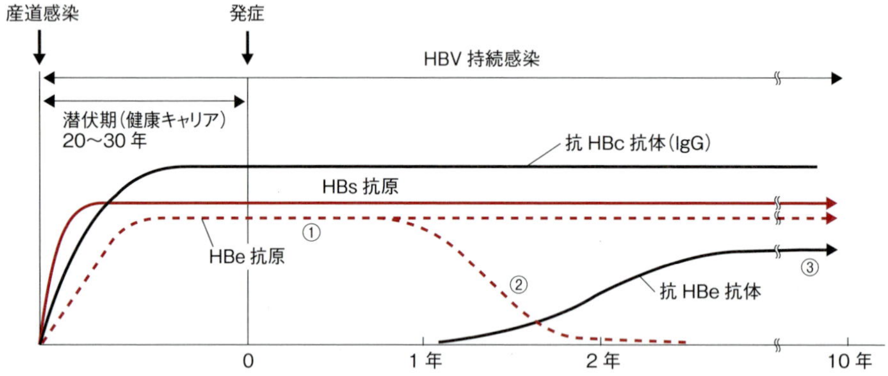

図 18S-7　母子感染 B 型慢性肝炎の経過

①活動性肝炎(肝炎継続，肝硬変・肝がんへと進展する危険性が高い)
②，③非活動性肝炎(HBe 抗原が消失したり，HBe 抗原から抗 HBe 抗体へと seroconversion を起こすような場合に肝炎は軽快することが多い)

た後治癒するが，黄疸を呈する例の約 1%は劇症肝炎となり 70〜80%の高い致死率を示す．このような患者の HBV ゲノムを解析すると，HBe 抗原や HBc 抗原コード領域に変異のあるコア変異株やプレコア変異株であることが多い．急性 B 型肝炎の経過を**図 18S-6** に示した．

b.　慢性 B 型肝炎

HBV に持続感染している(すなわち HBV キャリア状態の)母親から生まれた子供が，出生時の産道感染をはじめ，3 歳以前に HBV に感染すると，持続感染状態，すなわち HBV キャリアとなる．これは免疫能が未熟なため HBV に対する免疫寛容状態になるためであると考えられている．しかし，成人に達する前後から，免疫寛容状態が解消されるためか，HBV に対する細胞性免疫による肝細胞障害が起こり，しばしば急性 B 型肝炎との鑑別を要する急性発症といわれる状態を呈する．一方，このような急性発症を経過せずに慢性肝炎状態になる場合もある．母子感染による慢性 B 型肝炎の経過を**図 18S-7** に示す．

c．肝がん

無症候性キャリアの5〜10％が慢性肝炎に進行し，このうち一部の者が肝硬変，肝がんへと進展していく．

5．HBV感染の疫学

HBVの主要な感染経路は，輸血，性行為を介する感染および母子感染である．輸血用血液は厳重にスクリーニングされているため，輸血を介するHBV感染は激減した．また，抗HBsグロブリンの投与とHBVワクチンの併用によりHBe抗原陽性の母親から児へのHBV感染も効果的に阻止されてきている．

血中HBVを指標として調べられたHBV感染の疫学，すなわちHBVキャリアの頻度は，アフリカ，東南アジアが5〜10％，日本，中南米が1〜2％，中近東，旧ソ連邦が3〜5％，アメリカ，カナダ，西ヨーロッパ，オーストラリアは0.5％以下である．世界における原発性肝がんの好発地域はHBVキャリアが高頻度に存在するアフリカ，東南アジアに一致している．

HBs抗原には共通抗原であるaのほかにd, y, w，rの抗原決定基があり，adr，adw，ayr，aywの四つの亜型が存在する．このうち，adrは日本，韓国，中国などに多く，adwは米国，ヨーロッパ，東南アジアに多くみられる．また，aywはアフリカ，中近東に多い．

また，HBV-DNAの塩基配列の違いに基づいてHBV-A〜HBV-Hまでの八つの遺伝子型(genotype)の存在が知られている．遺伝子型と亜型は必ずしも一致するわけではないが，亜型と同様にその分布には地理的特徴がある．わが国を含めアジアではgenotype BおよびCが多い．欧米ではgenotype A，およびDが多い．しかし性行為感染が主体となってきたため，わが国でもgenotype Aの急性B型肝炎が増加している．わが国では遺伝子型Cが非常に多い．またわが国では少ない遺伝子型Aに感染すると成人の初感染でも慢性化することがある．

6．HBV感染の診断

B型肝炎のウイルス学的検査と診断は，血中のHBV抗原と抗体の測定法の著しい進歩により確立している．HBVにはHBs抗原，HBc抗原，HBe抗原の3種類の抗原があり，これに対応する三つの抗体が形成される．このうち血中に出現しないのはHBc抗原であり，これ以外の五つの抗原，抗体が，赤血球凝集反応，RIA，ELISAなどにより測定される．また，**表18S-3**に示したように，これらの測定値の組み合わせにより，B型肝炎の診断と予後をほぼ的確に知ることができる．

臨床上とくに重要なのはHBs抗原陽性の急性肝炎様症状を呈する成人患者が，急性B型肝炎であるのか，またはHBVキャリアの急性発症であるのかを鑑別することである．IgM-抗HBc抗体が陽性であり，IgG-抗HBc抗体が低力価または陰性であれば(IgG-抗HBc抗体はHBV初感染の急性期にはきわめて低値であるので)最近の感染による急性B型肝炎であり，とくにgenotype BおよびCでは慢性化することはなく予後はよい．しかし，genotype Aでは約10％に慢性化がみられる．一方，IgM-抗HBc抗体が陰性または低力価であり，IgG-抗HBc抗体が高力価であれ

表18S-3　血中抗原・抗体測定の単独および組み合わせによるB型肝炎の診断と予後の判定

抗原	抗体	判定
① HBs(＋)		現在HBVに感染状態
②	HBs IgG(＋)	過去にHBVに感染，ワクチンの既往(この場合抗HBc抗体(－))
③ HBs (＋)→(－)	HBs IgG (－)→(＋)	ウイルスが排除されてB型肝炎治癒
④ HBe(＋)		B型急性またはB型慢性肝炎の活動期(感染性強い)
⑤ HBe (＋)→(－)	HBs IgG (－)→(＋)	B型急性肝炎が回復へ B型慢性肝炎が鎮静へ (感染性弱くなる)
⑥ HBs(＋)	HBc IgM(＋)	初感染からの(輸血後) B型急性肝炎の発症
⑦ HBs(＋)	HBc IgM (±または－) HBc IgG(＋)	キャリアからのB型肝炎の発症・増悪

ば，母子感染に由来するHBVキャリアが急性発症したものであり，慢性肝炎へと移行していく可能性が高い．

また，HBs抗原陽性の血液がHBe抗原陽性であるのか，あるいは抗HBe抗体陽性であるのかを知ることは院内感染，医療従事者への危険性という点からきわめて重要である．

7. HBV感染の予防と治療

ワクチンとHBs抗体価の高い免疫グロブリン(HB免疫グロブリン，HBIG)が用いられる．ワクチンは，HBVキャリアの血漿からHBs抗原小型球形粒子を精製して作られた第一世代のものにかわって，現在は，遺伝子工学による組換え型ワクチンが用いられている．これは，HBVの*S*遺伝子を酵母に組込み産生させた小型球形粒子を精製したものである．このほかHBVを作らずHBs抗原を持続的に産生する培養細胞からHBs抗原粒子を精製して作る不活化ワクチンも使用されている．

HBV感染予防の主要な対象は，HBe抗原陽性の母親から生まれる新生児と感染のリスクが高い医療従事者である．HBe抗原陽性のHBVキャリアから生まれた新生児は生後24時間以内にHBIGが投与され，次いで生後2カ月からHBVワクチンが投与され，新規キャリアの出現の抑制に著しい効果をあげている．

一方，HBVキャリアの多い台湾では将来の肝がんの減少を目指して，全乳児へのHBVワクチンの接種を行っている．また，HBVキャリアは少ないにもかかわらず，HBVが成人における性感染症としての広がりをみせていることに対する対策として，米国でも全乳児を対象にHBVワクチンの接種が勧められている．

通常の急性B型肝炎の治療は対症的療法でよく，本症は1～2カ月で治癒する．劇症肝炎への進行が懸念される重症例ではウイルスのポリメラーゼ阻害薬であるラミブジンを早期に投与する．

3 D型肝炎ウイルス

1. HDVの性状

HDVは直径約40 nmの球状粒子で内部に全長1.7 kbの一本鎖環状のRNAを持っている．HDV粒子の表面はHBs抗原からなり，ゲノムがコードするデルタ(δ)抗原は，粒子の内部に存在する．HDVがHBs抗原で覆われているのは，HDVそれ自身には増殖能がなく，HBVの共存下でのみ増殖しうるからであり，この意味でHBVはHDVのヘルパーウイルスになっている．

2. HDV・HBVの重感染と肝疾患

HDVの増殖にはヘルパーウイルスとしてHBVが必要であるので，HDVのあるところでは常にHBVが重感染している．このようなHBVとHDVの重感染は，HBVとHDVが同時に感染した場合やHBVが感染している患者にHDVが後から感染した場合に起こる．いずれの場合でも肝炎は重症化する．

3. HDVの疫学

HDV感染者は欧米，中近東，南米，オーストラリアに多く，わが国では1%以下の低頻度である．HDVには五つの遺伝子型(genotype)があり，わが国には病原性の弱いgenotype 4が多い．

4 C型肝炎ウイルス

1. HCVの性状

HCVはエンベロープを持つ，直径55～65 nmの球状粒子と考えられ，内部に全長約9.5 kbのプラス鎖一本鎖RNAをゲノムとして持つ，フラビウイルス科のヘパシウイルス属(*Hepacivirus*)に所属するウイルスである．ゲノムの構成は**図18S-8**に示したように，ウイルスの遺伝子発現に重要な役割をする5′非翻訳領域に続き，巨大なポリ蛋白質をコードする単一のopen reading frame(ORF)を持つ．HCVの3′非翻訳領域の構造は非常にユニークであり，ポリUテイルに続き3′Xと呼ばれるよく保存された配列が存在す

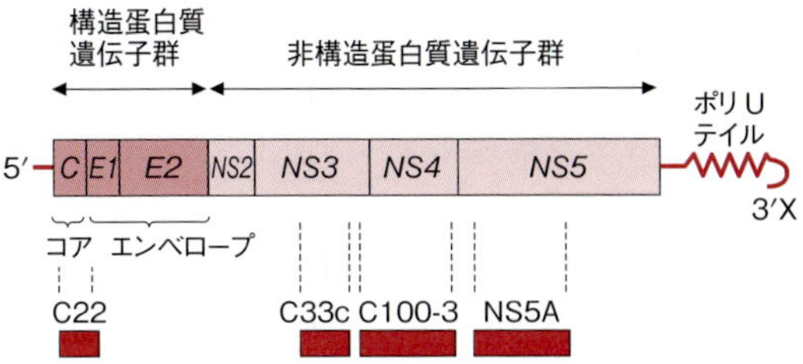

図 18S-8　HCV ゲノムの構成と診断に利用されるウイルス抗原

る．HCV の ORF にコードされるポリ蛋白質，ウイルスのプロテアーゼによりプロセスされて，3種類の構造蛋白質（コア蛋白質，E1 および E2 エンベロープ蛋白質）および 6 種類におよぶ非構造蛋白質（セリンプロテアーゼ，RNA ポリメラーゼなど）となる．ただし E2 エンベロープ蛋白質が他のフラビウイルスの NS1 と同様の働きをする可能性を完全に否定できない．

コア蛋白質は強い免疫原性を有し，HCV に感染すればほぼ確実にこの抗体が産生されるので，診断上重要である．E2 蛋白質の N 末端領域の 25～30 アミノ酸残基は非常に変異が激しく，**超可変領域**（hypervariable region, HVR）といわれている．持続感染している個体内では HVR の抗原性が変化した変異体がたえず出現し，宿主の防御免疫をまぬがれている．

HCV はゲノムの塩基配列の多様性に基づいて，現在六つの遺伝子型（genotype）に分けられ，遺伝子型の中にはさらに亜型（subtype）に細分化されているものもある．各遺伝子型は，地理的分布や，インターフェロン感受性などの性質に関連している．1 型および 2 型は世界的に分布している．3 型は南アジア，4 型は中近東とアフリカ，5 型は南アフリカ，6 型は東南アジアに多い．わが国の HCV の約 65％は 1b に属し，インターフェロンが無効であることが多い．約 30％を占める 2a 型および約 5％を占める 2b 型はインターフェロン感受性が高い．

2．C 型肝炎

a．HCV の病原性と臨床像

感染後平均 6～8 週間の潜伏期を経て発症するが，約 75％が無症候性感染に終わる．発症した場合も，B 型肝炎に比べ症状は軽症で黄疸を呈する例も少なく，多くはトランスアミナーゼの上昇を示すことにより肝障害の存在が診断される．

肝障害は HCV の直接障害作用よりも，細胞傷害性 T 細胞を介した免疫病理学的機構によるものであり，さらにアポトーシスの関与が考えられている．HCV 感染においては，免疫学的機序による感染細胞の排除が有効に起こらずに，半数以上（50～80％）の感染例が慢性化する．慢性 C 型肝炎は 10～20 年後に肝硬変，肝がんへと進展する．

b．疫　学

ウイルスの伝播は血液を介して起こるため，HCV のスクリーニングが行われる以前の輸血後肝炎のほとんどがこの C 型肝炎であった．現在 HCV による輸血後肝炎はほとんどなくなった．しかし，現在わが国には慢性 C 型肝炎患者が 70 万人程度いると推定され，このうち毎年 7 万人あまりが肝硬変で，また 2 万人あまりが肝がんで死亡している．わが国における HCV のキャリアは約 1.5％（200 万人）であるが，若年者に少なく，加齢とともに増加する傾向にある．

3．HCV 感染症の診断

HCV 感染者のスクリーニングを目的としてカプシド抗原（C22），非構造蛋白質 NS3（C33c）および NS4（C100-3），さらに NS5A に対する抗体検出のための ELISA が広く使われている．このような抗体検査により HCV キャリアをほぼすべて拾い出すことができる．しかし，感染後これらの抗体が陽転するまで 7～8 週間を要するので，急性 C 型肝炎の初期には本法によって感染を確認できないことがある．このような例でも PCR 法により，感染 2 週後でもウイルスゲノムを血清中から検出することが可能である．

抗 HCV 抗体陽性でトランスアミナーゼ異常値

など臨床的に肝炎を疑う症候があれば，現在進行中のHCV感染と考えてよい．この場合通常HCV抗体は高力価で，また血中にPCR法でゲノムRNAを検出することができる．PCR法によりゲノムRNAが陽性であれば，型決定PCRにより感染しているHCVの遺伝子型の決定と定量的PCRによるウイルス量の推定を行う．これにより，インターフェロンによる治療の効果を予測できる．すなわちHCV量が少なく，遺伝子型が1b以外であれば，インターフェロン療法が期待できる．

抗HCV抗体陽性でも抗体価が低力価であり，また臨床症状，トランスアミナーゼ異常を伴わなければ過去のHCV感染であると考えられる．

4．HCV感染の予防と治療

HCV感染症に対する免疫グロブリン投与の有効性は疑問であり，また有効なワクチンはない．慢性C型肝炎の治療法として，インターフェロン投与が有効であることが多い．またはインターフェロンと抗ウイルス薬であるリバビリンの併用療法が有効であることが多い．ウイルス量(RNA量)が少ない場合，約80%の症例でインターフェロンが有効である．インターフェロンとリバビリンを併用することにより，約半数のHCVによる慢性肝炎が進行停止あるいは治癒するようになった．

5　E型肝炎ウイルス

HEVは経口感染で伝播する点でHAVに類似するが，妊婦に感染すると致命的肝炎を起こす．アジアをはじめとする開発途上国でもっとも重要な肝炎ウイルスの一つである．

また，国内ではブタ，シカ，イノシシの生肉を食べて感染する例が存在することから，人獣共通感染症であると見なされている．

1．HEVの性状

HEVは直径約30 nmのエンベロープを持たない球状ウイルスで，その粒子は非常にこわれやすく，失活しやすい．ゲノムは全長約7.2 kbのプラス鎖一本鎖のRNAであり，5′末端はメチル化されたキャップ構造を持ち，ORF2がカプシド蛋白質をコードしている．HEVは今までカリシウイルス科に分類されていたが，現在はカリシウイルス科から除外され，へペウイルス科(*Hepeviridae*)のへペウイルス属(*Hepevirus*)に分類されている．

ヒトから分離されたHEVと全ゲノムの配列が99%以上一致しているHEVがブタから分離されている．したがって，ヒトが唯一の自然宿主であるHAVをはじめとする他の肝炎ウイルスと異なり，HEVは人獣共通感染症である．

2．E型肝炎の病原性と臨床

汚染された食物，飲料水を介する経口感染の後，A型肝炎よりやや長い平均5～6週間の潜伏期を経て，発熱，全身倦怠感，黄疸などの症状を持って急性肝炎を発症する．約1カ月で治癒し，慢性化することはないが，劇症肝炎を起こす頻度はHAVよりやや高く(0.5～3%)，妊娠後期の妊婦に感染すると10～20%という高率の死亡率となる．また特定の遺伝子型(genotype 4)のHEVが先行する肝病変のある高齢者に感染すると重症化しやすい．

HEVは胆汁を介して便中に排泄されるが，失活しやすい．家族内発症例でみると，その感染性はHAVの数分の1以下である．また，わが国ではヒトからヒトへの伝播例は見つかっていない．

3．HEV感染の疫学

インド，パキスタン，ネパール，ミャンマー，アフガニスタン，エチオピア，ソマリアなどの発展途上国に広く浸淫している．これらの地域では15～40歳の青壮年期に好発し，小児期に好発するA型肝炎と対照的である．水系感染として発生するE型肝炎の流行が多い．

E型肝炎は輸入感染症と考えられていたが，発症事例の疫学調査や抗体調査により，HEVがわが国に常在していることが明らかになった．またブタでは生後6カ月までにほぼ100%が抗体を獲得し，市販のレバーにも約2%にHEV-RNAが検出されている．したがって診断法の普及とともに国内でのE型肝炎例は増加するものと考えられる．なお，HEVの遺伝子型には1型から4型までが知られており，アジア，アフリカは1型，メキシコは2型，ブタに由来する株やわが国のHEVは3型や4型が主体を占めている．また，4型は3型に比較して重症肝炎との相関が強い．

4．HEV感染の診断・予防

遺伝子工学的に作製したカプシド蛋白質を抗原とするIgGおよびIgM抗体検出のためのELISAが開発されている．IgG抗体の持続期間は短いといわれている．また，発症後2週間以内であれば血清と糞便中にPCR法を用いた核酸診断によりHEVゲノムを検出できることがある．

予防対策として，流行地での生水，生の食物の摂取を避けることがあげられる．国内でもシカ，イノシシ肉の生での摂食は避けるとともに，ブタのレバーなども十分加熱してから食すべきである．米国で開発された組換えHEVペプチドワクチンの第2相臨床試験がネパールで行われ高い有効性が示された．

6 G型肝炎ウイルス

1．HGVの性状

HBVおよびHCVを除外しても，なお一部の輸血後肝炎が未知のウイルスによって起こる可能性が残されていた．分子クローニング法によってHGVがつかまった．HGVのゲノムは全長9.4 kbのプラス鎖一本鎖RNAで，5′末端に構造蛋白質(エンベロープ蛋白質)，3′末端に非構造蛋白質をコードするORFが存在する．しかし，コア蛋白質をコードする部分が短く不明であることなど，ゲノムの構成の上からHCVとは独立の属(genus)に属するフラビウイルス科(*Flaviviridae*)の一員である．

一方，GBというイニシャルの外科医に端を発する肝炎の血清をタマリン(マーモセットサルの一種)に継代した材料から，やはり分子クローニング法により，GBV-AおよびGBV-Bという二つのHCVに類似の構造を持つウイルス遺伝子が同定された．さらに，GBV-AおよびGBV-Bに対する抗体を持つ西アフリカの臨床検体から，GBV-Cと名付けられたウイルス遺伝子が単離された．HGVとGBV-Cの塩基配列とポリ蛋白質のアミノ酸配列の比較の結果，両者が同一のウイルスであることがわかった．

2．HGVの病原性と疫学

HGV/GBV-Cが世界的に広く浸淫していることは確実である．また，HGV/GBV-Cが輸血やその他の非経口的経路，母子感染により伝播し，かつ持続感染を起こすことが明らかになっている．しかし，HGV/GBV-C感染の結果，肝炎が発症することは少なく，本ウイルスの臨床的意義は不明である．

7 TTウイルス

TTウイルス(TTV)は輸血後肝炎の患者から日本で発見されたウイルスである．TTは最初に見つかった患者のイニシャルに由来するが，国際ウイルス命名委員会によってアネロウイルス属(Genus *Anellovirus*)の*Torque teno virus*(したがって略名はTTVのまま)と命名された．TTVは全長3.9 kbのマイナス鎖環状一本鎖DNAからなるゲノムを持つウイルスである．所属ウイルス科は未定である．四つのORFの存在が確認されており，また非常に多数の遺伝子型の存在が知られている．

TTVはエンベロープを持たないため，胆汁中に排泄されても不活化されることがなく，血液を介する感染経路のほか，糞便-経口感染も起こる．

最近の研究により，TTVはわが国に広く浸淫している(成人の100%近くが本ウイルスを保有している)ことが明らかになった．また，HGV/GBV-Cと異なり，TTVは肝臓で増殖する．TTVの病原性については不明である．

第19章 スローウイルス感染症とプリオン病

A スローウイルス感染症の概念

ウイルス感染はその宿主内でのウイルスの増殖・存続様式から，急性感染(acute infection)と持続感染(persistent infection)に分類される．持続感染は，慢性感染(chronic infection)，潜伏感染(latent infection)，および遅発性感染(slow infection)に分類することができる．

アイルランドのBjorn Sigurdssonは，ビスナ(visna)，マエディ(maedi)，ヤーグジーテク(jaagsiekte)，リダ(rida)と呼ばれていたヒツジやヤギの感染症の病気の進行が，通常のウイルス感染と異なり，数年の潜伏期の後に発病し，発病後は回復することなく亜急性に進行性に死に至るという，「奇妙に遅く進行する」経過をたどることから，**スローウイルス感染**(**遅発性感染**，slow virus infection)，という概念を提唱した．

Sigurdssonによるスローウイルス感染の定義は以下のとおりである．

①潜伏期が非常に長く，数カ月から数年にわたる．

②一度臨床症状が出現すると，亜急性あるいは緩慢に症状は進行し回復することはなく，通常，致死的である．

③感染は単一の宿主に限られ，病変は単一の臓器あるいは組織に限られる．

上述のように，スローウイルス感染とは，感染病態の進行の特徴から提唱された概念である．後に，ビスナ/マエディの原因ウイルスはレトロウイルス科レンチウイルス属に属するビスナ/マエディウイルスであり，同じウイルスが進行性の脳脊髄炎(ビスナ)あるいは進行性の肺炎(マエディ)を起こすことが明らかとなった．ヤーグジーテク(ヒツジ肺腺腫)の原因ウイルスも，レトロウイルス科に属するヤーグジーテクヒツジレトロウイルスである．一方，ヒツジの**スクレイピー**(リダはアイルランド名)は，実験接種により伝達可能であることから，**伝達性海綿状脳症**(transmissible spongiform encephalopathy，TSE)と呼ばれる一群の疾患に分類されていた．現在では，TSEの病原体が「**プリオン**」と呼ばれる，蛋白質性の感染粒子であることを支持する実験的な証拠が蓄積していることから，TSEは**プリオン病**とも呼ばれている．

スローウイルス感染症にあてはまる疾患は，ヒトの神経疾患にも存在する．**クロイツフェルト・ヤコブ病**(Creutzfeldt-Jakob disease，**CJD**)に代表されるヒトのプリオン病，麻疹ウイルスが原因の**亜急性硬化性全脳炎**(subacute sclerosing panencephalitis，SSPE)，JCウイルスが原因の**進行性多巣性白質脳症**(progressive multifocal leukoencephalopathy，PML)がスローウイルス感染症として取り扱われている．ヒト免疫不全ウイルス(HIV)の感染による後天性免疫不全症候群(AIDS)も，感染後のウイルスの増殖・持続様式や病態の進行は，スローウイルス感染症と同様であるが，スローウイルス感染症としては扱われていない．

B スローウイルス感染症

1 亜急性硬化性全脳炎（SSPE）

SSPEは小児期に麻疹ウイルスに感染し，正常に回復した後，数年から十数年の潜伏期間（平均7～9年）を経て発病する．学力低下，性格変化などで発症し，進行とともに発作やミオクローヌスが出現し，最終的には大脳機能の喪失に陥る予後不良の中枢神経疾患である．患者の多くは，1歳未満で麻疹に罹患しており，2歳未満までに麻疹に罹患したヒトを含めると80％以上を占める．日本では1978年に麻疹ワクチンの定期接種が実施されるようになり，それに伴い1986年以降，発生は急激に減少した．麻疹ワクチンの接種が徹底している欧米では，本症の発生はほとんどない．

1．原因ウイルス

麻疹ウイルスが中枢神経系で持続感染しているうちに変異した変異ウイルスが原因と考えられている．通常の麻疹ウイルスと区別するために，SSPE患者から分離されたウイルスは，SSPEウイルスと呼ばれている．麻疹ウイルス野外分離株とSSPEウイルスの塩基配列の相同性は非常に高い．麻疹ウイルスは感染細胞からウイルス粒子が放出されるが，SSPEウイルスは，感染細胞からの感染性遊離ウイルスの産生がきわめて少ない．SSPEウイルスは患者脳組織と感受性細胞（B95a細胞，Vero/細胞など）の共培養により分離され，さらに感染細胞と非感受性細胞の共培養により継代できる．また，SSPEウイルスはマウスやハムスターに脳炎を引き起こすように，神経病原性を有している点も麻疹ウイルスと異なる．

麻疹ウイルスはパラミクソウイルス科（*Paramyxoviridae*）モルビリウイルス属（Genus *Morbillivirus*）に属するウイルスで，ゲノムは約16,000塩基からなる一本鎖（マイナス鎖）RNAである．*N*（nucleocapsid），*P*（phospho），*M*（membrane），*F*（fusion），*H*（hemagglutinin），*L*（large polymerase）の6遺伝子が存在する（**図19-1**）．*P*遺伝子からはP，C，Vの3種類の蛋白質がコードされる．M蛋白質はウイルス粒子内膜の裏打ち蛋白質であり，RNAとN，P，L蛋白質から構成されるリボヌクレオカプシドおよびエンベロープ蛋白質であるHおよびF蛋白質と結合することで，ウイルス粒子の形成に関与する．SSPEウイルスの*M*遺伝子にはbiased hypermutationと呼ばれる点変異（ウリジンからシチジンへの変異）が多く認められる．この変異の導入には，神経細胞で発現する，RNAエディティンク酵素ADAR（adenosine deaminases that act on RNA）が関与すると考えられている．*M*遺伝子の変異に伴うM蛋白質の機能異常がSSPEウイルスのウイルス粒子形成能の不全に関与すると考えられている．

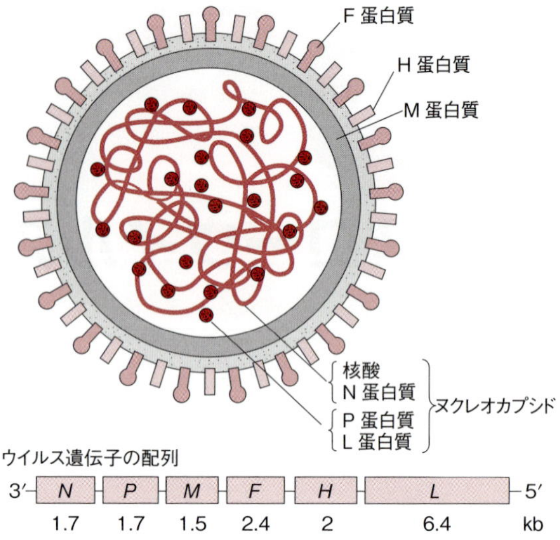

図19-1　麻疹ウイルスの構造

2．発病機構

SSPEの原因ウイルスは麻疹ウイルスの潜伏感染中に出現した麻疹ウイルス変異株（SSPEウイルス）である．しかし，長期間に及ぶ持続感染機構や発病機構については不明な点が多い．SSPEの発病機序の仮説として以下のような説がある．

麻疹ウイルス感染後に，麻疹からは回復するが，ウイルスはリンパ球や単球で持続感染する．ウイルス増殖能が高い場合は宿主の免疫応答により排除されるが，ウイルス増殖能が低い場合は抗原発現も弱く，宿主の免疫機構から逃れ潜伏感染状態に入る．麻疹感染時，あるいは潜伏感染の経過中にウイルスに感染したリンパ球や単球が脳内に到達し，神経細胞にウイルスが感染する．潜伏感染の過程で神経細胞での増殖性が増した変異ウイルスが出現した場合，脳内でウイルス増殖が亢進し，SSPE 発症に至る．麻疹に対する免疫が成立している状態で，ウイルスが長期間持続感染する機構として，SSPE ウイルスが遊離ウイルス粒子を形成しないことや，脳内であるため，ウイルス感染神経細胞が免疫応答の標的となりにくいことがあげられる．

3．診断，治療

乳児期や幼児期早期に麻疹の自然感染を受けて回復した後，数年から十数年の潜伏期間（平均 7〜9 年）を経て発病し，病状は亜急性に進行する．定型的な臨床経過をたどり，**Jabbour による分類**では以下の 4 期に分類される．

Ⅰ期：性格変化，意欲の低下，周囲への無関心など，大脳の機能低下による症状が，数週間から数カ月にわたり緩徐に進行する．

Ⅱ期：周期的に四肢のミオクローヌスが認められるのが特徴．知的能力，精神活動の退行が進行する．歩行障害など運動能力も低下する．Ⅱ期は数週間から数年と，症例により大きく異なる．

Ⅲ期：運動障害が進行し，やがて臥位となる．経口の摂食も次第に困難となる．さらに，異常な発汗や不規則な発熱などの自律神経症状が顕著となる．

Ⅳ期：昏睡状態で，両上肢を屈曲し両下肢を進展した除皮質肢位，両上肢も伸展回内した除脳肢位をとる．**ミオクローヌス**は減弱ないしは消失する．

病状の進行は，発病後数カ月でⅣ期に至る急性型が 10%，1〜2 年でⅡからⅢ期に至る亜急性型が 80%，数年以上の経過をたどる慢性型が 10% 程度である．

臨床症状に加えて，血清および髄液の麻疹抗体価の上昇により確定診断が可能である．また，髄液の IgG，IgG インデックスの上昇，脳波の**周期性同期性放電**（PSD）も参考になる．

SSPE の有効な治療法は確立されていない．保険適用のある治療法として，イノシンプラノベクスの経口投与と，インターフェロン α または β の髄注もしくは脳室内投与がある．これらの方法は，短期的な臨床症状の進行の抑制や延命効果は認められているが，長期予後の改善は認められていない．また，研究的な治療法として，広い抗ウイルススペクトルを有するリバビリンの脳室内投与が行われ，一部で効果が認められている．

2 進行性多巣性白質脳症 progressive multifocal leukoencephalopathy（PML）

PML は JC ウイルスの感染が原因の中枢神経脱髄性疾患であり，片麻痺などの運動麻痺や視覚障害などの大脳症状により発症し，一度発病すると進行性に死の転帰をとる．1958 年に Åstörme らにより，慢性リンパ性白血病とホジキン病の患者に生じるまれな中枢神経脱髄疾患として報告され，1971 年には Padgett らによりウイルスが分離された．JC ウイルスが髄鞘を形成するオリゴデンドロサイトに選択的に感染して増殖するために多巣性の脱髄が起こる．中高年層に多く発症する傾向がある．多くは小児期に無症候性に感染を受け，その後，腎臓などで持続感染すると考えられている．宿主の細胞性免疫機能の低下により JC ウイルスが再活性化して中枢神経系へ移行することが，本症の発生の原因と考えられている．エイズの登場前は，PML は，白血病，悪性腫瘍（抗がん薬の使用），臓器移植，膠原病，その他の免疫抑制状態などの基礎疾患を有する患者にまれに発生する疾患であった．エイズの登場以降，PML の発生率は増加しているとともに，HIV-1 感染が PML の主要な基礎疾患となっている．

1．原因ウイルス

成人の 70% は JC ウイルスに対する抗体を保有していることから，ヒト集団に広く感染しているウイルスである．多くは小児期に無症候性に感染を受け，その後，腎臓などで持続感染すると考えられており，健常人の尿中からウイルスDNAが検出できる．

JCウイルスはポリオーマウイルス科(*Polyomaviridae*)ポリオーマウイルス属(Genus *Polyomavirus*)に属する．JCウイルスのゲノムは約5,100塩基対の環状二本鎖DNAであり，機能的に調節領域，初期および後期転写領域に分けられる(**図19-2**)．調節領域は複製開始起点と転写調節領域を含む．PML患者から分離されたウイルス(PML型JCウイルス)の調節領域は，尿中に排出されるJCウイルスが持つ調節領域(原型調節領域)と異なり，多様性に富む．この多様性はウイルス複製の過程で，原型調節領域から欠失や重複により再編成されたものである．宿主の免疫抑制・不全がJCウイルス調節領域の再編成率の上昇をもたらすことが示唆されている．

JCウイルスはPML患者の脳から分離される他，PML患者の扁桃のリンパ球，脾臓，骨髄，HIV-1感染者の末梢血，などからもウイルスDNAが検出されている．

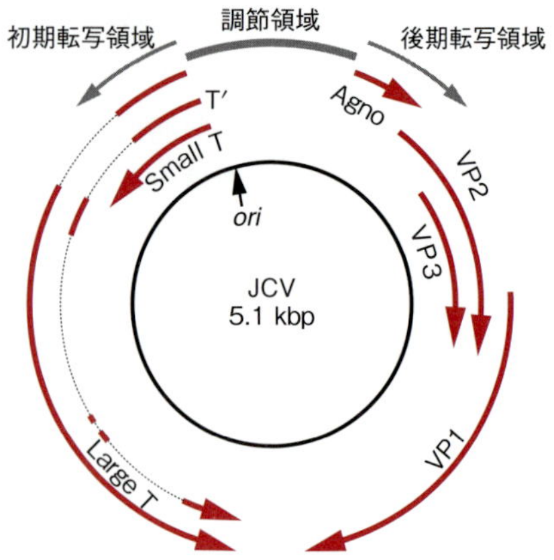

図19-2　JCVゲノムの遺伝子地図
JCウイルスゲノム(太い円)の外側に初期蛋白質(Large T，T′，Small T)，後期蛋白質(Agno，VP1，VP2，VP3)および調節領域を示した．太い赤線は蛋白質コード領域を示す．*ori*：複製開始点．

2．診断，治療

初発症状は片麻痺，視力障害，認知機能障害，

BOX 12

進行性多巣性白質脳症(PML)の発病機構

PML患者でもJCウイルスに対する抗体が存在していることから，液性免疫は発症にかかわるウイルスの再活性化には関与していないと考えられている．健常人の末梢血中にはJCウイルス特異的な細胞傷害性T細胞が存在していることから，JCウイルス特異的な細胞性免疫の不全がPML発病の誘因になっていると考えられる．

元来まれな病気であること，有用な動物モデルが存在しないことから，発病機構については，明らかでない点が多いが，おおよそ以下のように考えられている．腎臓やリンパ球などに潜伏感染していたJCウイルスが，宿主の細胞性免疫の不全を契機に再活性化して，ウイルス増殖が活発になり，やがて調節領域の再編成が生じたPML型JCウイルスが出現する．これらは腎臓などでは効率よく増殖しないが，ウイルス血症やウイルス感染リンパ球により脳に移行した場合，脳の白質に存在するオリゴデンドロサイトで感染・増殖して同細胞を破壊し，最終的に脱髄を起こす．細胞性免疫の不全がPMLの誘因になることは明白であるが，基礎疾患を認めないヒトでもPMLを発症する例もある．

また，従来のPMLのリスク群(白血病患者，腎移植患者，膠原病患者など)におけるPML発生率と比較して，AIDS患者におけるPML発生率は数%と明らかに高いことから，HIV-1感染がPMLの発症にかかわることが示唆されている．その機構として，HIV-1のTatがJCウイルスのプロモーターからの転写を活性化することから，HIV-1とJCウイルスの直接的な作用が考えられる．一方，HIV-1が感染したアストロサイトやミクログリアなどから産生されるサイトカインが，病変形成に影響する可能性も考えられる．

表 19-1 PML の診断基準

1. 成人発症の数カ月で無動性無言状態に至る亜急性進行性の脳症 2. 脳 MRI/CT で，白質に脳浮腫を伴わない大小不同，融合性の病変が散在 3. 白質脳症をきたす他疾患を臨床的に除外できる 4. 脳脊髄液から PCR で JCV DNA が検出 5. 剖検または生検で脳に特徴的病理所見と JCV 感染を証明
Definite PML：上記基準項目の 5 を満たす Probable PML：上記基準項目の 1，2，3 および 4 を満たす Possible PML：上記基準項目の 1，2 および 3 を満たす

失語などの大脳症状が中心で，はじめ限局性の症状が徐々に拡大する．PML に特有な神経症候はないが，進行が速いことが特徴であり，通常，発病から数カ月で無動性無言状態に陥る．脳脊髄液は，軽度の蛋白増量をみる以外に著変はない．MRI は診断に有用であり，T_2 強調画像で大脳白質に境界鮮明な巣状高信号域がみられる．脳脊髄液からのウイルス DNA の検出も診断に有用である．**表 19-1** に，厚生労働省の‘プリオン病および遅発性ウイルス感染症に関する調査研究班’が作成した PML の診断基準を示した．

PML に対する根治療法はない．HIV 関連 PML では 3 剤以上の抗 HIV 薬を用いる highly active antiretroviral therapy (HAART) により病気の進行の停止や延命効果が期待できるが，一部，免疫再構築炎症症候群 (immune reconstitiution inflammatory syndrome，IRIS) により症状の増悪が起こることも知られている．非 HIV-PML に関しては誘引となる抗がん薬や免疫抑制薬など免疫力を低下させる薬剤の投与を中止する．しかし，これによる効果は一定ではなく生命予後は不良である．

C プリオン病

1 プリオン病の概念の確立

プリオン病研究の歴史を**表 19-2** に示した．もっとも古くから知られていた病気は，ヒツジのスクレイピーであり，18 世紀にはその記載がある．1936 年には，スクレイピーが実験的に伝達性であることが示された．病原体は不明であったが，潜伏期が非常に長いこと，一度発病すると，亜急性に症状が進行して死に至ること，病変は中枢神経系のみに認められ，神経細胞や神経網の空胞変性が特徴であり，リンパ球の浸潤を伴わない非化膿性脳炎像を呈することから，スローウイルス感染症の一つとして扱われてきた．

一方，1920～21 年には Creutzfeldt および Jakob らによって，神経細胞の変性・脱落，および星状膠細胞の肥大・増生を特徴とするヒトの神経疾患症例が報告され，クロイツフェルト・ヤコブ病 (CJD) と呼ばれるようになった．Gajdusek らは 1957 年にパプアニューギニアのフォア族で発生していた**クールー** kuru と呼ばれる奇病を報告した．1959 年に病理学者の Hadlow はクールーがヒツジのスクレイピーに似ていることを指摘した．1967 年に Gajdusek は，クールー患者の脳乳剤をチンパンジーに接種すると病気が伝達して海綿状脳症を呈することを報告した．後に，CJD

表 19-2 プリオン病研究の歴史

年	事項
1732	ヒツジのスクレイピーの存在 (英国)
1920	ヒトの中枢神経系変性疾患の報告 (Creutzfeldt)
1921	ヒトの中枢神経系変性疾患の報告 (Jakob)
1936	スクレイピーの実験伝播成功 (Cuillé，Chelle)
1936	GSS の報告 (Gerstmann，Sträussler，Scheinker)
1954	スローウイルス感染の概念 (Sigurdsson)
1957	パプアニューギニア・フォア族におけるクールーの報告 (Gajdusek，Zigas)
1959	クールーとスクレイピーの類似性を指摘 (Hadlow)
1966	クールーがチンパンジーに伝達可能 (Gajdusek，Gibbs) → 1976 年ノーベル賞受賞
1967	病原体は電離放射線に対する著しい抵抗性を有する (Alper)
1982	感染性画分の精製：プリオン仮説 (Prusiner) → 1997 年ノーベル賞受賞
1984	プリオン蛋白質の部分アミノ酸配列の決定 (Prusiner ら)
1985	プリオン蛋白質遺伝子 (PrP) のクローニング (Oesch ら)
1986	BSE 発生 (英国)
1987	硬膜移植による医原性 CJD の初報告 (米国)
1989	GSS と PrP 遺伝子変異の関連の報告 (Hsiao ら)
1992	PrP 欠損マウスの作製 (Büeler ら)
1996	変異 CJD 発生 (英国)
2001	日本で BSE 発生確認
2004	輸血による変異 CJD の伝播

もチンパンジーに伝達し海綿状脳症を呈することを報告した．1976年にGajdusekはこれらの業績によりノーベル賞を受賞した．このような経緯により，伝達性海綿状脳症の概念が確立していった．

Prusinerは，ハムスターに伝達したスクレイピー263K株の感染性を指標に，ハムスター脳から感染性画分を精製した．そこにはウイルス粒子のような構造は見つからず，幅10〜20 nm，長さ100〜200 nmの繊維状もしくは桿状の構造物が認められ，後にこれをprion-rodと呼んだ．また精製画分には，病原体ゲノムと思われる特定のサイズの核酸は存在せず，電気泳動では27〜30 kDaの蛋白質が含まれていた．また，感染価は紫外線照射，DNA分解酵素処理によっては低下しないが，蛋白質量には相関があった．そこで，1982年に蛋白質性感染粒子“proteinaceous infectious particles”を意味する“prion”という言葉を提唱した．これが「プリオン説」の登場である．

これより少し前の1981年にMerzらは，スクレイピー感染マウスの脳から調整したシナプトソーム画分の界面活性剤抽出物中に，非感染マウスからは検出されない幅10〜25 nm，長さ数10から数100 nmの繊維状構造物を検出していた．これをscrapei-associated fibrils(SAF)と呼んだ．現在では，SAFもprion-rodもPrP^{Sc}の凝集物であると認識されている．

ちなみに，スクレイピーの病原体に核酸が存在しない可能性を最初に指摘したのはAplerによる電離放射線による病原体の不活化実験である．スクレイピー病原体の不活化に必要な電離放射線エネルギーはウイルスに対するものに比べて非常に高く，感染性を担う分子は核酸があるとすれば150塩基程度，アミノ酸ならば60アミノ酸程度であると推定され，病原体はゲノムに相当する核酸を持たない可能性を示唆している．Griffithはこの実験結果から，蛋白質による自己複製モデルを発表した．これらが，「プリオン説」の登場に少なからず影響していることは容易に想像できる．

1985年には，精製感染性画分に含まれる蛋白質(prion protein, **PrP**)のアミノ酸配列が同定さら，さらにその遺伝子がクローニングされた．その遺伝子*PrP*は病原体固有の遺伝子ではなく，宿主の染色体上に存在する遺伝子であった．「宿主遺伝子によりコードされるPrPが感染性の病原体を構成する」という仮説は，容易に受け入れられる仮説ではなかった．しかし，その後，*PrP*遺伝子がスクレイピーへの感受性や潜伏期と密接に関係すること，*PrP*遺伝子欠損マウスではプリオンの増殖，病気ともに起こらないことなど，*PrP*遺伝子と病気の関連が明らかとなった．また，一部の例外的な事例を除き，*PrP*遺伝子産物であるPrP，正確には異常型プリオン蛋白質(PrP^{Sc})が，病気の動物の脳から検出されること，PrP^{Sc}の存在と感染性が相関することなど，PrP^{Sc}が感染因子“プリオン”の主要構成要素であることを示唆する結果が蓄積し，現在ではこの説がほぼ受け入れられている．

今日，プリオン病(prion diseases)はTSEと同じ一群の神経変性性疾患を指す言葉として使用されており，その病原体をプリオン(prion)と呼ぶことが定着している．

2 プリオン病の特徴

プリオン病は，運動失調，精神症状，認知症などの神経症状を主徴とする，致死性の神経変性疾患である．一度発病すると，数カ月から数年の経過で病状は進行する．有病率が1/100万人のまれな疾患である．病理組織学的には病変は中枢神経系に限局しており，神経細胞および神経網の空胞化および星状膠細胞の増生を特徴とする．細胞浸潤を伴う炎症反応は認められない．一部の例外を除き，患者の中枢神経系組織には異常型プリオン蛋白質(PrP^{Sc})が蓄積する．病原体を構成するPrP^{Sc}は宿主遺伝子*PrP*の産物であるため，病原体に対する抗原認識を伴う免疫応答は起こらない．したがって，血清診断は本病の診断には応用できない．また，有効な治療法は確立されていない．

ヒトのプリオン病は，発生原因から，感染性，遺伝性，および，原因不明の特発性プリオン病に分類される．発生原因のいかんを問わず，一部の例外を除き，患者の中枢神経系組織には実験的に伝達可能なプリオンが存在する．

3 プリオン蛋白質とプリオン

1．プリオン蛋白質

プリオン病では，**正常型プリオン蛋白質**(**PrP^C^**，C は cellular を意味する)と**異常型プリオン蛋白質**(**PrP^Sc^**，Sc は scrapie を意味する)という二つのプリオン蛋白質が病態に深く関与する．PrP^{C} は宿主遺伝子 *PrP* にコードされ，グリコシルホスファチジルイノシトール(GPI)により細胞膜に結合する糖蛋白質である．N 末端の約 20 アミノ酸はシグナル配列であり，C 末端側の約 20 アミノ酸も GPI アンカーの付加により除去される．したがって，成熟型 PrP^{C} は約 210 アミノ酸から構成される．システインを 2 個有し，これにより分子内ジスルフィド結合を形成する．また，2 箇所の N 結合型糖鎖付加部位を有する(**図 19-3**)．PrP^{C} は多くの組織で発現しているが，とくに中枢神経系組織で発現が高い．PrP^{C} の機能に関しては，リンパ球の活性化，海馬における長期増強(long-term potentiation，LTP)などシナプス伝達への関与，概日周期の調節，抗酸化機構，銅イオン代謝，抗神経細胞死効果，などさまざまな生理学的あるいは生化学的な機能への関与が報告されている．最近では，神経幹細胞の分化調節への関与も示唆されている．しかし，PrP 欠損マウスは正常に発育・繁殖することから，生命維持に必須な機能は担っていない．

プリオン病に罹患したヒトや動物の脳組織には PrP^{Sc} が蓄積する．PrP^{Sc} も宿主遺伝子 *PrP* の産物であり，アミノ酸配列は PrP^{C} と同じである．しかし，両者は高次構造に違いがある．PrP^{C} は α ヘリックス構造に富むのに対し，PrP^{Sc} は β シート構造が高い．その結果 PrP^{Sc} は凝集体を形成し，蛋白質分解酵素抵抗性や非イオン系界面活性剤に対して不溶性という生化学性状を示す．蛋白質分解酵素処理により，PrP^{Sc} の N 末端側が分解され，蛋白質分解酵素抵抗性の PrP^{Core} が残る(**図 19-3**)．蛋白質分解酵素処理により特定の分子サイズの PrP^{Core} が産生されることから，PrP^{Sc} は規則的な凝集体を形成していると考えられる．PrP^{Core} の検出はプリオン病の確定診断に応用されている．

蛋白質分解酵素抵抗性は PrP^{Sc} の代名詞のように捉えられてきたが，実際には同義ではない．プリオン病に罹患した動物の脳に蓄積する PrP^{Sc} には蛋白質分解酵素に感受性と抵抗性の画分があり，蛋白質分解酵素に感受性の画分にもプリオン感染性が付随する．したがって厳密には，PrP^{Sc} の物質的な特徴を規定できる性状は特定されていない．

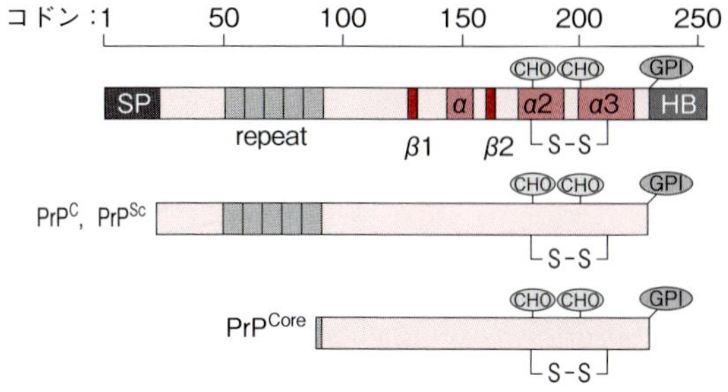

PrP^{C}とPrP^{Sc}の相違

	PrP^{C}	PrP^{Sc}
細胞内局在	細胞膜上	二次リソソーム
凝集性	凝集しない	易凝集性
非イオン系界面活性剤に対する溶解性	易溶性	難溶性
	感受性	抵抗性
蛋白質分解酵素抵抗性	α-helix(43%)	α-helix(30%)
二次構造	β-sheet(3%)	β-sheet(45%)
合成時間	<30 分	6〜15 時間
半減期	5 時間	>24 時間

図 19-3 PrP の構造

PrP の構造(上)．PrP は〜254 アミノ酸のポリペプチド鎖として合成される．N 末端のシグナル配列(SP)は ER 通過時に除去され，C 末端の疎水性アミノ酸(HB)は GPI アンカー付加時に除去される．成熟型 PrP^{C} は 2 箇所の N 結合型糖鎖付加部位を持ち，2 個のシステインは分子内ジスルフィド結合を形成する．PrP^{Sc} を蛋白質分解酵素処理すると N 末端から aa90 付近までが除去された蛋白質分解酵素抵抗性の PrP^{Core} が残る．Repeat：PHGGGWGQ の繰り返し配列，α1〜3：α ヘリックス形成領域，β1, 2；β ストランド形成領域，S-S：分子内ジスルフィド結合，CHO：*N*-結合型糖鎖付加部位，GPI：GPI アンカー付加部位．PrP^{C} と PrP^{Sc} の相違(下)．PrP^{C} と PrP^{Sc} はともに宿主遺伝子 *PrP* の産物であるが，その性状は異なる．

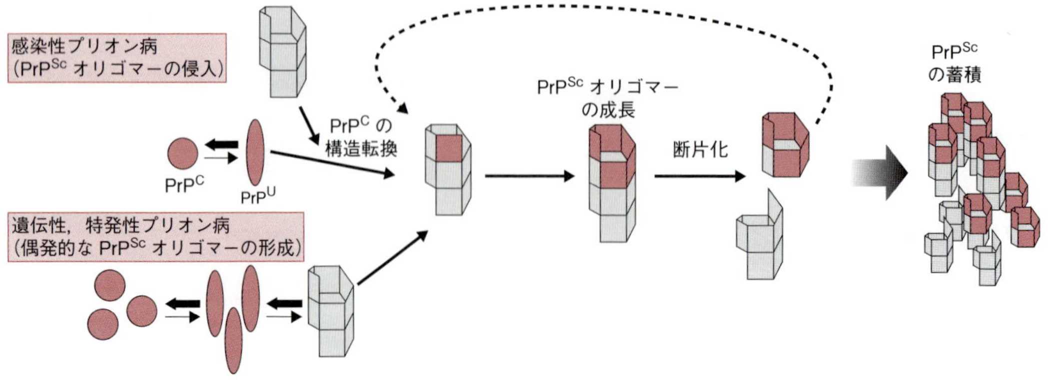

図 19-4　PrP^{Sc} 生成機構のモデル

プリオンの主要構成要素は PrP^{Sc} と考えられているが，一つのプリオン粒子の形状，およびそれを構成する PrP^{Sc} 分子の数などはいまだ不明である．もっとも感染性が高い画分に含まれる PrP^{Sc} は PrP 分子が 14〜28 個程度凝集したものであることが報告されたが，より大きな凝集体にも感染性は存在する．このように，感染性を有する PrP^{Sc} は均一な凝集体ではなく，比較的小さなオリゴマーから，大きな凝集体までを含むヘテロな集団と考えられる．プリオンの主要構成要素は PrP^{Sc} であるが，それ以外の補助因子が存在する可能性は否定できない．そこで，プリオン病に罹患した動物の組織に存在する PrP，あるいはプリオンの感染性を担う PrP 分子を示す概念的な言葉として PrP^{Sc} を使用することが多い．

2．プリオンの増殖モデル(図 19-4)

プリオンの感染は，PrP^{Sc} 凝集体(オリゴマー)が宿主に侵入することと見なすことができる．侵入した PrP^{Sc} オリゴマーが核(seed)となって鋳型のように働き，PrP^{C}(もしくは少なくとも一部がアンフォールドした遷移体 PrP^{U})と結合し，PrP^{C} を PrP^{Sc} と同じ構造に転換する．これが繰り返されて PrP^{Sc} オリゴマーが成長することが，PrP^{Sc} の増殖であり，プリオンの複製と見なすことができる(**図 19-4**)．一方，後述するように，特発性および遺伝性プリオン病では“感染”とは無関係に，偶発的に PrP^{Sc} オリゴマーが形成されることが病気の始まりである．PrP^{C} もしくは PrP^{U} と PrP^{Sc} オリゴマー形成は平衡状態にあるが，通常では PrP^{Sc} オリゴマーは容易には形成されない．しかし一度安定な PrP^{Sc} オリゴマーが形成されると，これが核となって PrP^{C} を PrP^{Sc} に転換してゆく．核形成以降の PrP^{Sc} 増殖プロセスは感染性プリオン病と同じである．

3．細胞におけるプリオン蛋白質の生合成(図 19-5)

PrP^{C} は膜蛋白質であり，分泌経路を経て GPI アンカー型膜蛋白質として細胞表面に発現する．細胞膜上に発現した成熟型 PrP^{C} が PrP^{Sc} 合成の基質となる．細胞膜のマイクロドメインである脂質ラフトが，PrP^{C} と PrP^{Sc} の会合など PrP^{Sc} 形成の初期段階が起こるコンパートメントの一つと考えられている．また，PrP^{C} から PrP^{Sc} への転換は脂質ラフトや，エンドソームのような酸性コンパートメントで起こると考えられる．また，PrP^{Sc} の一部は二次リソソームに蓄積する．

4．プリオンの不活化

プリオンは通常の病原体の消毒・滅菌処理に対して抵抗性である．紫外線照射，ホルマリン，アルコール類，第四級アンモニウム塩などの消毒法・消毒薬に対して高い抵抗性を示す．プリオンの感染性を不活化あるいは著しく減弱する方法として，焼却，1 M NaOH への浸漬(1 時間以上)，

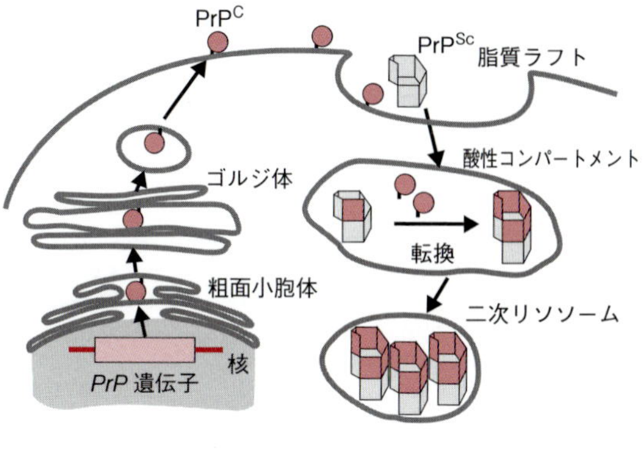

図 19-5　PrP^C と PrP^{Sc} の生合成

PrP^C は GPI 結合型膜蛋白質であり，分泌経路を経て細胞膜上に発現する．脂質ラフトやエンドソームのような酸性コンパートメントで PrP^{Sc} と PrP^C が会合し，PrP^C は PrP^{Sc} に転換すると考えられている．産生された PrP^{Sc} の一部は二次リソソームに蓄積する．

表 19-3　プリオン病の分類

ヒトのプリオン病	特発性プリオン病 　孤発性クロイツフェルト・ヤコブ病(sCJD) 　　古典型［MM1，MV1］ 　　失調型［MV2，VV2］ 　　MM2 視床型 　　MM2 皮質型 　　認知症型［VV1］ 感染性プリオン病 　クールー(kuru) 　医原性クロイツフェルト・ヤコブ病(iCJD) 　変異クロイツフェルト・ヤコブ病(vCJD) 遺伝性プリオン病 　家族性クロイツフェルト・ヤコブ病(fCJD) 　ゲルストマン・ストライスラー・シャインカー症候群(GSS) 　致死性家族性不眠症(FFI)
動物のプリオン病	スクレイピー 慢性消耗病(CWD) ウシ海綿状脳症(BSE) 伝達性ミンク脳症(TME) ネコ科動物の海綿状脳症(FSE)

有効塩素濃度 20,000 ppm の次亜塩素酸溶液への浸漬(1 時間以上)，134℃以上 18 分以上の高圧蒸気滅菌などが推奨されている．これらの方法は，侵襲性が強く手術器具や内視鏡プローブなどの精密機器の除染には使用できない．侵襲性が前述の方法よりも低いものとして，Eviron LpH，Priox，Alkaline cleaner などプリオン除染に効果がある消毒剤が市販されている．PRIONZYME のようなプリオン除染を目的とした酵素製剤も市販されている．

プリオンの不活化は周囲の物理化学性状により異なる．水分含量が少ないと熱処理による不活化効率は低下する．また，プリオンはステンレスに吸着しやすく，一度乾燥させると，通常の洗剤での洗浄では剥がれにくくなる．脳外科手術などでは，術後に器具を乾燥させない状態で保持し，侵襲性の低いプリオン除染剤で処理することにより，医原性プリオン病発生リスクを低減させることは可能と思われる．医療器具のプリオン除染法として高周波プラズマガスも有効である．

4　ヒトのプリオン病

ヒトのプリオン病は，発生原因から，①原因不明の**特発性プリオン病**，②プリオンが体外から侵入することが原因の**感染性プリオン病**，③ PrP 遺伝子の変異が原因の**遺伝性プリオン病**，に分類される(**表 19-3**)．また，主なヒトプリオン病の特徴を**表 19-4** にまとめた．キナクリン，ペントサンポリサルフェート，フルピリチンなどの臨床試験が行われているが，いまのところ，有効な治療法は確立されていない．

1．特発性プリオン病

発病の原因が不明であるプリオン病で，**孤発性 CJD**(sporadic CJD，sCJD)が相当する．ヒトのプリオン病の有病率は 100 万人に 1 人程度であるが，そのうち sCJD は約 80% 程度を占める．sCJD は臨床経過から，数カ月の経過で比較的急速に無動性無言に陥る古典型と，認知症や精神症状が緩徐に進行し，発症後 1 年以上の経過を経て無動性無言に陥る非典型の二つに分類可能である．現在では，sCJD はヒト PrP コドン 129 のメチオニン(M)/バリン(V)の多型と，患者の脳に蓄積する proteinase K 抵抗性 PrP^{Sc}(21 kDa を type 1，19 kDa を type 2)の組み合わせにより，MM1 型，MV1 型などに分類され，さらに病型と組み合わせ**表19-3** のように分類される．

表 19-4　主なヒトプリオン病の特徴

	sCJD						
	古典型 [MM1, MV1]	失調型 [MV2, VV2]	MM2 皮質型	MM2 視床型	vCJD	GSS	FFI
PrP^{Sc} 沈着パターン	シナプス型	シナプス型 プラーク型	シナプス型	シナプス型	プラーク型 (Florid plaque)	プラーク型	シナプス型
主症状	認知症，失調	失調，その後認知症	認知症	不眠，自律神経異常	精神症状	小脳症状，認知症	不眠，自律神経異常
発症年齢	60 歳代	60 歳代	60 歳代	60 歳代	平均 29 歳 (12〜74 歳)	40〜60 歳代が多い	平均 50 歳
進行	亜急性 平均 4 カ月	緩徐 平均 17 カ月	緩徐 平均 16 カ月	緩徐 平均 24 カ月	緩徐 平均 14 カ月	緩徐 数年〜10 年	亜急性約 1 年
PSD	＋	－/＋	－	－	－[1]	－	－
ミオクローヌス	＋	＋	＋/－	＋/－	＋	－	＋
髄液中 14-3-3 蛋白質	＋	＋/－	＋/－	－/＋	＋/－	－	NA

[1]病期によっては陽性．＋/－：約半数以上で認められる．－/＋：半数以下で認められる．

古典型［MM1，MV1］は sCJD の 70％程度を占める．60 歳代を中心に発症し，認知症，ミオクローヌス，視覚障害，錐体路および錐体街路徴候などの神経症状が亜急性に進み，3〜7 カ月の経過で無動性無言に陥る．神経網の海綿状変化，神経細胞の脱落，星状膠細胞の増生は，大脳皮質，線状体，視床，小脳などさまざまな部位で認められる．ミオクローヌスや PSD が認められる．抗 PrP 抗体による免疫組織化学では，PrP^{Sc} はシナプス型沈着と呼ばれるびまん性の染色像を示す．

失調型［VV2，MV2］は失調症での発症と特徴とする．VV2 は欧州では古典型に次いで多い sCJD である．後期になるとミオクローヌスは観察されるが，PSD は目立たない．大脳皮質ではシナプス型の PrP^{Sc} 沈着，小脳ではプラーク型の PrP^{Sc} 沈着(クールー斑)が認められる．

MM2 は臨床病理学的に致死性家族性不眠症に類似する視床型と，認知症が主症状の皮質型に分類される．双方とも罹病期間は 1 年以上と緩徐に進行する．

病理所見，PrP^{Sc} の検出，臨床症状から sCJD の診断基準が定められているが，それ以外の補助診断として，病型により異なるが，MRI 拡散強調画像および髄液中の 14-3-3 蛋白質の検出が有用である．

2．感染性プリオン病

a．クールー kuru

クールーは 1957 年に，パプアニューギニアの東部高地のフォア(Fore)族で発生する風土病として報告された．kuru は現地語で“寒さや恐怖で震える”ことを意味する．当時 35,000〜40,000 人の部族で年間 200 名以上の死亡例があった．発生は，儀式的な食人の風習と関連していたが，1960 年代に食人儀式の風習の廃止により，それ以降に生まれた子供での発生はない．震えと運動失調を主とした小脳症状が特徴で，小脳や脳幹を中心に脳全体に認められる神経変性とアストロサイトの増生が認められる．また，小脳を中心にクールー斑と呼ばれるアミロイドプラーク様の PrP^{Sc} 沈着が認められる．

b．医原性 CJD iatrogenic CJD(iCJD)

医療行為により伝播したプリオン病で，これまで報告がある医療行為あるいは感染源として，角膜移植，深部脳波電極の使用，脳外科手術器具，ヒト下垂体から抽出された成長ホルモン，ヒト死体由来乾燥硬膜，および vCJD 患者の献血由来の輸血などがある．

わが国では，B. Braun 社の乾燥硬膜 Lyodura の使用により，これまで硬膜移植による iCJD が 120 例以上発生している．1987 年以降は Lyodura

製造工程中に1м NaOH処理が加えられ，プリオン不活化が図られたが，わが国では，旧製品も含めて1997年まで乾燥硬膜が使用されていた．硬膜移植者における発生率はおおよそ500人に1人であり，その大部分が1987年までに移植を受けている．移植手術後の潜伏期は16カ月から23年であり，3〜15年の症例が多い．2004(平成16)年以降は発生数が少なくなっている．硬膜移植iCJDの臨床経過は，発症から無言無動に至るまでの期間が6カ月以内の急速進行群と，10カ月以上の緩徐進行群があり，前者が85%を占める．急速進行群の病状と経過は後述する古典型孤発性CJDと同様であり，ミオクローヌス，PSDが認められるが，後者ではミオクローヌスやPSDはほとんど認められないか，末期に出現する．

c. 変異型CJD variant CJD(vCJD)

ウシ海綿状脳症(BSE)の病原体がヒトに感染した結果，発生したと考えられている．vCJD患者では，他のヒトプリオン病と異なり，扁桃や盲腸のリンパ濾胞などの末梢組織に容易にPrP^{Sc}が検出される．また，vCJDに感染したヒトの発症前の血液中に，輸血により伝達する感染因子が存在することが明らかとなっている．WHOによるvCJDの診断基準では，病理所見，臨床的特徴に加えて，MRIで両側視床枕の高信号(pulvinar sign)，扁桃生検材料からのPrP^{Sc}検出も診断基準に採用されている．

英国で2000年には28例と発生のピークを迎えたが，2007年では5例にまで減少した．これまでの確認例は，英国で163例，フランスで23例など世界で200例を超えた．わが国でも，2005年に，輸入症例と考えられるvCJDが一例が確認されている．

3. 遺伝性プリオン病

*PrP*遺伝子の変異に起因するプリオン病で，ヒトプリオン病の15%程度を占める．常染色体優勢遺伝を示す．28以上の挿入・欠損変異，および点変異が知られている．多様な臨床および病理像を呈するが，sCJD類似の病像を示す**家族性CJD**(familial CJD，fCJD)，比較的緩徐な進行を示し，脳にPrPのアミロイド様沈着(クールー斑)が認められる**ゲルストマン・ストライスラー・シャインカー症候群**(Gerstmann-Straussler-Schinker syndrome，GSS)，および不眠や自律神経症候を特徴とする**致死性家族性不眠症**(fatal familial insomunia，FFI)に分けられる．わが国ではPrPコドン102のプロリン(P)からロイシン(L)への変異(P102L)によるGSS，コドン200のグルタミン酸(E)からリジン(K)への変異(E200K)，コドン180のバリン(V)からイソロイシン(I)への変異(V180I)，コドン232のメチオニン(M)からアルギニン(R)への変異(M232R)によるfCJDの頻度が高い．また，コドン178のアスパラギン(D)からアスパラギン酸(N)への変異(D178N)は，変異がコドン129のアミノ酸多型がMと組み合わさった場合はFFIに，Vと組み合

BOX 13

変異型クロイツフェルト・ヤコブ病(vCJD)の特徴

1996年に，英国で従来のヒトプリオン病とは病型が異なる10例のCJD症例の存在が報告された．sCJDと比較して，発病年齢が若い，初期症状が性格変化などの精神症状が先行する，進行が緩徐である，典型的なPSDがみられない，などの特徴がある．また，病理組織学的にはflorid plaqueと呼ばれる特徴的なPrPプラークが検出され，ウエスタンブロットではvCJD由来のPrP^{Sc}は他のCJDでは認められない特徴的なバンドパターンを示す．このバンドパターンは，BSEおよびBSEから感染が拡大したネコ海綿状脳症(FSE)でも同様の特徴を示す．ヒトPrPコドン129のアミノ酸多型はvCJDの感受性に影響する．これまでvCJDを発病した症例はすべて，コドン129のアミノ酸多型はM/Mのホモである．

わさった場合はfCJDとなる．

GSSの中ではP 102 Lの変異が世界的にもっとも頻度が高く，GSS中の約80%を占める．また，E 200 Kの変異はfCJDの中でもっとも多く，わが国を含め世界各地で報告があり，遺伝的浸透率も高い．一方，わが国で多く認められるV180IのfCJD症例は，ほぼ全例が家族歴のない孤発例であり，遺伝的浸透率は低いと考えられる．M232Rの変異は日本人特有の変異であり，これも家族内発症を認めない孤発例として報告されている．

5　動物のプリオン病

表19-3に動物のプリオン病をあげた．このうち，ヒツジのスクレイピーと北米で発生し問題となっているシカ科動物の**慢性消耗病**は，自然状態で，ヒツジからヒツジ，あるいはシカからシカへ伝播する．これに対し，BSE以下の動物プリオン病は，プリオンに汚染された飼料などの給餌により感染したものである．

1．スクレイピー

ヒツジおよびヤギのプリオン病で，その名は，牧柵などに過度に体を擦りつけ毛が抜けるなどの掻痒症状に由来するが，掻痒症状は必ず認められるわけではない．平均の潜伏期は2.5〜5年程度であり，一度発症すると，運動失調，削痩などの症状が亜急性に進み，死に至る．スクレイピーに罹患したヒツジでは，中枢神経系以外に，リンパ節，扁桃，消化管付随リンパ組織などのリンパ系組織にPrP^{Sc}が蓄積する．リンパ系組織へのPrP^{Sc}の蓄積は臨床症状を呈する以前から検出されることから，瞬膜(第三眼瞼)，扁桃，直腸などの生検材料から，PrP^{Sc}を検出することで，生前診断がある程度可能である．

ヒツジでは，PrPコドン136のアミノ酸多型はスクレイピー高感受性，171のアミノ酸多型は抵抗性と密接に関連する．また，胎盤に感染性があり野外での汚染源になる．とくに，出生直後の母ヒツジから子ヒツジへの感染に，後産による汚染が関与すると考えられている．これまで，ヒツジのスクレイピーがヒトに感染したことを示唆する疫学データはない．

2．慢性消耗病 chronic wasting disease（CWD）

北米で問題となっているエルク，ミュールジカなどシカ科動物のプリオン病．1967年に初めて存在が報告された．運動失調，多飲多尿，流涎，著しい削痩を呈し，進行性に死に至る．サーベイランスの強化により，アメリカ，カナダで，養鹿場のシカ，および野生のシカに広く浸潤していることが明らかになっている．ヒトへの感染性は不明である．

ヒツジのスクレイピーと同様，リンパ系組織を中心に，中枢神経系以外の末梢組織でPrP^{Sc}が検出される．また，筋肉や唾液中にわずかながら感染性が検出されている．シカPrPコドン132のアミノ酸多型が感受性に関連する．

3．ウシ海綿状脳症 bovine spongiform encephalopathy（BSE）

1985年頃から英国で発生していたと考えられる．その後の英国における大発生の原因は，斃死獣のレンダリング産物である肉骨粉を，ウシの代用乳あるいは人工乳に添加するなど，ウシの飼料として使用したためである．肉骨粉は1920年頃から使用されていたが，BSEの発生は，1980年前半にレンダリング方法が変わったことと関連すると考えられている．BSEの発生原因は，ヒツジのスクレイピーを原因と見なすスクレイピー起源説と，元来ヒトのsCJDのように，孤発性のBSEが存在しており，これが肉骨粉の使用により顕性化したと考えるウシ起源説があるが，真相は不明である．これまで，BSEプリオンは単一の病原体と考えられてきたが，2004年以降，従来の典型的なBSEとは性状が異なる非定型BSEが見つかっている．これが，ヒトのsCJDと相同な病気であるかは不明であるが，非定型BSEも典型的BSEと同様，ウシやその他の動物に伝達可能である．ウシでは，BSEの感受性に関与するPrPのアミノ酸多型は見つかっていない．

BSE感染牛におけるBSEプリオンの体内分布はヒツジのスクレイピーやシカの慢性消耗病と異なり，中枢神経系に限局しており，リンパ系組織からはほとんど検出されない．そのため，ヒツジスクレイピーで実施可能な生前診断は応用できない．BSEプリオンの大部分は，脳，脊髄に分布しているが，中枢神経系以外では，回腸遠位部，背根神経節，三叉神経節，網膜などにBSEプリオンが存在する．また，感染経過の進んだウシでは，副腎，交感神経幹，座骨神経，その他の末梢神経にも，少ないながらプリオンが存在する．

BSEの発生拡大の原因は，BSEプリオンに汚染された肉骨粉の使用である．この使用を禁止する飼料規制の導入により，英国では1993年をピークに発生は減少している．他の欧州諸国でも，2000年の前半をピークに発生は減少している．

第20章 ウイルス病の新興と再興

A 定 義

新興感染症(emerging infectious diseases)は，前世紀後半に新たに発生した感染症，**再興感染症**(re-emerging infectious diseases)は，以前から存在したが，現代社会において，流行地域の拡大，あるいは患者数の増加が顕著であった感染症を意味する．emergingには「新出現」に加えて，「意外」「緊急」の意味合いも含まれる．

B 歴史的背景

2005年11月，北半球では冬のインフルエンザ流行期を目前に，**高病原性トリインフルエンザウイルス**(highly pathogenic avian influenza virus, HPAI)が鳥類からヒトに感染して散発的な患者発生と死亡が報道されていた．報道機関は連日のように，流行の次の段階はウイルスが変異してヒトからヒトへの感染能を獲得すれば，全世界の人類に感染が拡大して**世界的大流行**(pandemic)が発生する危険性を報じ，それに対する国際的な防疫体制の確立が急務であると訴えていた．この事態は，専門家はもちろん，一般市民にも「新興・再興感染症」の意義と対応の必要性を再認識させた．

近代医学の著しい進歩の結果，細菌感染症には化学療法と無菌操作という有効な治療・予防法で対処可能となった．長年人類の脅威であったウイルス病の一つ「天然痘」がWHOの根絶計画の成功によって地球から抹消された．これらの成果は，「細菌やウイルスなど病原微生物による感染症はもはや人類の脅威でない」とする楽観論の台頭を招いた．ところが，1967年の**マールブルグ病**，1969年の**ラッサ熱**と，相次ぐ**ウイルス性出血熱**の出現は，激烈な症状と高い致命率に加えて，**患者からの二次感染**および**実験室内感染**の危険性によって，WHOをはじめとする国際的保健医療の関係者に大きな衝撃を与えた．その結果，**新興・再興感染症**を，現代から近未来における人類共通の重要課題として認識し，緊急に対処する動きが始まった．交通手段が飛躍的に発達した現代社会では，世界的規模において人的・物的交流が増大している．それゆえに，地球上のある辺境の地で人類が初めて遭遇した感染症であっても短期間で全世界に拡大する危険性を，現実に起こりうる問題として認識しなければならない．換言すれば，地球上のいかなる地域も今や他の地域から隔絶された存在ではない．このことは周囲を海で囲まれ，これまで比較的外国から隔離された存在であった日本についても例外ではない．

C ウイルス感染症が新興・再興する要因

米国では1987年頃から新興・再興感染症について国家安全保障の立場をも含めて論議され，その総括が1995年大統領府・国家科学技術委員会(National Science and Technology Council, NSTC)報告書として公表された．それに記載された主な**新興ウイルス感染症**に，その後発生し

表 20-1　新興ウイルス感染症

年	疾患名	病原ウイルスの科・種名	地理的分布
1973	小児下痢症	レオウイルス科・ヒトロタウイルス	全世界
1975	伝染性紅斑溶血性貧血の増悪	パルボウイルス科・パルボウイルスB-19	
1977	エボラ出血熱	フィロウイルス科・エボラウイルス	アフリカ・コンゴ
1977	腎症候性出血熱(HFRS)	ブニヤウイルス科・ハンタウイルス	ユーラシア大陸(韓国)
1980	成人T細胞白血病	レトロウイルス科・ヒトTリンパ球向性ウイルスI型(HTLV-I)	
1983	白血病	レトロウイルス科・HTLV-II	
1983	後天性免疫不全症候群(AIDS)	レトロウイルス科・ヒト免疫不全ウイルス(HIV)	
1988	突発性発疹	ヘルペスウイルス科・ヒトヘルペスウイルス6型(HHV-6)	
1988	経口感染性非A非B型肝炎	ヘペウイルス科・E型肝炎ウイルス	
1989	非経口感染性非A非B型肝炎	フラビウイルス科・C型肝炎ウイルス	
1990	突発性発疹	ヘルペスウイルス科・HHV-7	
1991	ベネズエラ出血熱	アレナウイルス科・グアナリトウイルス	ベネズエラ
1993	ハンタウイルス肺症候群(HPS)	ブニヤウイルス科・シンノンブレウイルス	米国
1994	ブラジル出血熱	アレナウイルス科・サビアウイルス	ブラジル
1994	ウマモルビリウイルス感染症	パラミクソウイルス科・ヘンドラウイルス	オーストラリア
1995	肺症候出血熱	ブニヤウイルス科・ハンタウイルス	南米
1995	AIDS関連性カポジ肉腫	ヘルペスウイルス科・HHV-8	
1996	類狂犬病	ラブドウイルス科・リッサウイルス属	オーストリア
1997	新型インフルエンザウイルス感染症	オルトミクソウイルス科・トリインフルエンザウイルス	香港
1998	ニパウイルス感染症	パラミクソウイルス科・ニパウイルス	マレーシア，シンガポール
1999	ウエストナイル(WN)ウイルス脳炎	フラビウイルス科・WNウイルス	米国
2001	hMPV肺炎	パラミクソウイルス科・ヒトメタニューモウイルス(hMPV)	オランダ
2001	リフトバレー熱(RVF)	ブニヤウイルス科・RVFウイルス	サウジアラビア
2002	重症急性呼吸不全症候群(SARS)	コロナウイルス科・SARSコロナウイルス	中国その他
2003	高病原性トリ型インフルエンザ(HPAI)	オルトミクソウイルス科・HPAIウイルス(H5N1, H7N7)	ベトナム，タイ，カンボジア，インドネシア，中国

最近，ベネズエラ出血熱およびブラジル出血熱は，従来から知られていたアルゼンチン出血熱およびボリビア出血熱とともに「南米出血熱」として一類感染症に分類された．

ものを加えて**表 20-1**に示した．同報告書には**再興ウイルス感染症**(およびその再興要因)として，1)**狂犬病**(公衆衛生基盤の崩壊，土地利用の変化，旅行)，2)**デング熱/デング出血熱**(ヒトの移動，旅行，都市化)，3)**黄熱**(媒介カ発生に適した条件)が記載され，さらに，新興感染症が起きる要因が下記のとおり列挙されている．

①人口増加と移住
②生活様式の変化
③都市化
④貧困と密集した生活
⑤気候と生態系の変化
⑥病原体の変異
⑦公衆衛生基盤の崩壊～保健衛生業務の低下
⑧現代の交通と貿易の発達(殊に航空機の発達によるヒトとモノの移動時間の短縮)

これらの要因は，時には相互に影響し，ある時は単独で，感染症の新興・再興を招く．注目すべきは，これらの要因の多くが，人類の社会・経済活動と関係しており，従来ウイルス学で研究対象とされたのは⑥にすぎない．たとえば農地開発や鉱物資源探索の目的で人跡未踏の密林に立ち入ったヒトが，それまでヒトの社会経済活動が及ばなかった生態圏で維持されてきた未知のウイルスに遭遇して，激烈な症状を示す典型例が**エボラ出血熱**である．

さらに，新興ウイルス病の病原体のいくつかは，ウイルス学の研究手法の進歩・開発の結果発見された新発見ウイルス(newly identified virus)である．たとえば，小児下痢症の病因となる**ロタウイルス**や，集団食中毒を引き起こす**ノロウイルス**などの**小型球形ウイルス**は，下痢便の電子顕微鏡観察によって発見された．これに対して，**C型肝炎ウイルス**は，古典的ウイルス学の常套手段を用いることなく，分子生物学の技術である遺伝子発現クローニング法を用いて肝炎血清と反応する遺伝子産物の同定によって，その存在が明らかになった．

以下，いくつかの新興・再興ウイルス病について解説する．

D カで媒介されるフラビウイルス病

1 アルボウイルスの伝播様式

アルボウイルスは自然界において，感受性の脊椎動物宿主の間を，カやダニなどの**吸血性節足動物**(vector)によって伝播されている．感染後に**ウイルス血症**(viremia)を呈し，多数の vector の感染源となる宿主を**増幅動物**(amplifier)と呼ぶ．**自然宿主**(natural host または reservoir)は増幅動物としての効率は高くはないが，自然界においてウイルスの存続を支えている．**終末宿主**(dead-end-host)は，ウイルス感染により臨床症状を示すが，vector を感染させるに足るウイルス血症を産生しない．

アルボウイルスは，伝播様式の共通性に基づく一群のウイルスゆえに，現代ウイルス分類法では複数の科・属のウイルスが含まれている．ここで解説する4種類の病原ウイルスはすべて，現代ウイルス分類法のフラビウイルス科・フラビウイルス属に分類され，カで媒介され，感染症新法では四類感染症の病原体である．

2 デングウイルス感染症

1. デングウイルスの伝播様式

デングウイルスには，血清学的に交差反応を示すが，長期間の交差免疫が成立しない四つの血清型(D1，D2，D3，D4)がある．媒介カは都市部では**ネッタイシマカ**(*Aedes aegypti*)が主要であるが，農村では**ヒトスジシマカ**(*Ae. albopictus*)なども伝播に関与する．ネッタイシマカは人家の内外にある人工容器(artificial containers；ヒトが作り出したさまざまな容器で，水が貯留すると，媒介カの発生源となる．例：ココナツ椰子の殻，古タイヤ，空き瓶，空き缶，アンツトラップ，花瓶，植木鉢の水受け皿など)で発生し，ヒトを好んで吸血する．ヒトは，デングウイルスにもっとも感受性が高い宿主で，ウイルス保有媒介カの吸血時に唾液とともにウイルスを注入されて感染する．内部潜伏期の後，高熱を伴い発病した患者は，数日間，高力価の**ウイルス血症**を呈し，媒介カの感染源となるので，デングウイルスの**増幅動物**ともいえる．

2. デングウイルス感染症の疫学的状況

デングウイルス感染症は，古来，熱帯地域の風土病である**デング熱**(dengue fever，DF)が知られていたが，近年，①患者数の増加，②流行地域の拡大，③重症型**デング出血熱**(dengue haemorrhagic fever，DHF)の出現により，再興ウイルス病として注目された．DF の致命率は低い．それに対して，DHF 患者の約1/3は第4病日頃に，循環血液量減少性ショック(hypovolemic shock)ないしは播種性血管内凝固(disseminated intravascular coagulation，DIC)に続発する大量出血により死亡の危険性が高い**デングショック症候群**(dengue shock syndrome，DSS)となる．対ショック療法として輸液療法が使用されて以後DHFの致死率は顕著に低下したが，デングウイルス感染症は全体として増加・拡大傾向を示した．DHFは1953〜54年フィリピン・マニラでの流行に続き，東南アジアの大都市で相次いで流行した後，大都市周辺に拡大した．当初は東南アジアに限局されていたDHFは，1981年キューバで流行した後，中南米諸国に拡大した．

デング流行地域の居住民は約25億人，年間のデング患者数5,000万人，そのうちDHFが50万人，死亡者は小児を中心に22,000人と推定されている．

3．中南米におけるデングの拡大と黄熱の問題

アフリカと中南米の熱帯雨林には，フラビウイルス科フラビウイルス属を代表する**黄熱**(yellow fever, YF)**ウイルス**が，森林のカによってサルの間を伝播される「**森林型YF**」として存在し，森林に立ち入る労働者や観光客，さらに森林周辺の農業従事者に感染して発病させている．

かつて中南米の都市部では，YFウイルスがネッタイシマカによってヒトからヒトへと伝播される「**都市型YF**」が大流行して多数の患者が発生していた．汎米州保健機関(Pan American Health Organization, PAHO)の主導で推進されたネッタイシマカ撲滅作戦の成果として，中南米の「都市型YF」は駆逐された状態にある．しかしながら，最近，中南米におけるデングの拡大はネッタイシマカの都市部への再侵入を示唆している．このような状況に森林からYFウイルスが持ち込まれネッタイシマカで伝播されれば，往年の悪夢であった「都市型YF」再現の危険がある．森林型YF患者の大多数は，森林あるいはその周辺の農地で働く成人男子である．このような患者の年齢性別特徴が消失することは「都市型YF」の開始を意味するので，患者の年齢，性別的特徴の監視が，防疫上重要である．

4．デングウイルス感染症の再興要因

近年におけるデングウイルス感染症の拡大は，熱帯地域の経済発展と関連している．経済発展は人口増加を招き，過剰人口は就職のため大都市に移住して都市化をもたらしている．熱帯の大都市では，公共機関により提供されるべき保健衛生サービスが人口増加に追いつかないため，劣悪な衛生環境下にあり，ネッタイシマカの発生源となる空き缶やペットボトルなどの人工容器も増加している．その結果，デングウイルスの伝播サイクルが拡大して患者多発をきたしている．

一方，航空機をはじめとする交通の発達によって，ある流行地域でデングウイルスに感染した患者が，発病前の潜伏期間中に，デングウイルスに感受性のヒトと媒介カが存在する**dengue receptive area(デング受け入れ可能地域)**に移動した後に発病する機会が増加した．このような患者が感染源となって爆発的なデングが流行し，流行地域が拡大する．

地理的・年代的に分離歴の異なるデングウイルス株の遺伝子RNAを比較解析すると，同一の地域に由来するウイルス株では相同性が高く，離れた地域では異なるウイルス株が同定され，複数のtopotypeに分かれる．このことは，ウイルス遺伝子の変異と選択が，十分離れた地域では，独立して別個に進行することを示唆する．

1983年スリランカ分離株から2001年ベネズエラ分離株に至る41株のD3ウイルスは，遺伝子解析の結果，D3の亜型に分類され，1989年スリランカでDHF流行に関与した後，1980年代にインド亜大陸からアフリカに移動し，1990年代の中頃にアフリカからラテンアメリカに移動したと推定された．

3　日本脳炎の拡大

1．日本脳炎ウイルスの伝播様式と地理的分布

日本脳炎(Japanese encephalitis, JE)ウイルスの主要媒介カは，水田で発生する**コガタアカイエカ**で，ウシ・ブタなど大型動物を好んで吸血する．ブタはもっとも効率の良い増幅動物であり，サギなどの野鳥も自然宿主となる．それに対して，ウシはJEウイルスに対する感受性が低いが媒介カを誘引するので，JEウイルス伝播の調節者であ

る．ヒトはウイルス保有媒介カに刺されて感染するが，終末宿主であり，脳炎を発症するのは約300人に1人で，大多数は抗体産生のみの不顕性感染に終わる．

JEは，日本のほかに，東アジアから東南アジアを経て南アジアに至るアジアモンスーン地域に存在する．この地域では農業の根幹である稲作用水田が媒介カの発生源となり，回教徒以外の住民が蛋白質食材生産目的で営む養豚が増幅動物を提供することによって，JEの流行を助長している．

JE患者数の動向(とその原因)は下記のとおりである．

①日本と韓国で激減(予防ワクチンの大規模接種と媒介カの減少)

②中国は漸減(独自のワクチンを開発して実用化)

③ベトナム，タイ，インド，ネパール，スリランカでは，JE流行による患者多発(当該諸国の経済発展→人口増加→食料需要の増加→農業開発→食料増産)

主食増産目的の新田開発はJE媒介カの発生源を増加させ，蛋白質食材増産目的の養豚拡大はウイルス増幅動物個体数を増加させ，ともに患者数増加をきたす．

2. JEウイルスの移動

JEの流行が常在地域の周辺に波及した例を下記に述べる．

① 1990年サイパン島：患者10名(死亡2名)，ブタのJE抗体(＋)．

② 1992年パキスタンのカラチ：24例の急性脳炎患者髄液の8例にウエストナイル(West Nile，WN)ウイルス遺伝子，1例にJEウイルス遺伝子．

③ 1995年オーストラリアとパプアニューギネア間のトレス海峡のバドゥー島：患者3名(死者2名)．患者血液と野外カから**JEウイルス遺伝子型II**を分離．〔遺伝子型IIのJEウイルスは以前マレーシアとインドネシアで分離され，最近パプアニューギネアにも存在が示された．〕

④ 1998年オーストラリア東北端ヨーク岬でJE患者発生．これらの事象により，JEウイルス分布の東限が，それまで想定されていたインドネシアのバリ島とロンボック島間のウォレス線よりも2,000 km以上東方に移動することになった．

分離年代の異なるJEウイルス株の遺伝子解析の結果，日本，韓国，ベトナムにおいて1990年代にJEウイルスの遺伝子型がIIIからIに置換したことが判明し，東南アジアからのウイルス持ち込みの可能性が示唆された．

4 米国におけるウエストナイルウイルス脳炎の流行

1. 背　景

ウエストナイル(West Nile，WN)**ウイルス**は1937年ウガンダのウエストナイル県で発熱患者から分離され，感染者の約80％は不顕性感染，約20％は軽症のWN熱，約150人に1人が脳炎を発病し，その約10％が死亡する．WNウイルス感染症は，アフリカ，中東，ヨーロッパ，アジアで発生しているが，WNウイルスはより広域に存在する．1994年以降，ヒトのWNウイルス脳炎は，アルジェリア，ルーマニア，モロッコ，チュニジア，ロシア，イスラエルで発生し，ウマのWN脳炎は，モロッコ，イタリア，フランスで発生した．1999年以前，米大陸に存在するフラビウイルスとして**セントルイス脳炎**(St. Louis encephalitis，SLE)**ウイルス**が知られていたが，WNウイルスは存在しなかった．

2. 1999年米国ニューヨーク市におけるWNウイルス脳炎の発生

1999年8月，ニューヨーク市クィーンズ区の住宅地で，筋力低下が顕著な脳炎患者が群発した．交差反応のために，血清反応ではWNとSLEとを区別できなかったが，患者血清のSLE抗原に対する陽性反応と，本ウイルスのカ媒介性に基づき，防除対策として殺虫剤散布が行われた．

脳炎患者発生の4～8週前，①カラスなどの野鳥の異常な飛翔と死亡，②ブロンクス動物園でフラミンゴなど多数の鳥類が死亡，③ウマの脳炎と死亡，といった異常現象を地域住民などが観察していた．しかし，これらの情報は，保健衛生医療関係者に通報されず数日を経過した後に，ヒトの脳炎との関係が解明された．

特異性の高い中和反応による患者血清検査と，死亡した野鳥や野外カから分離されたウイルスの解析結果から，病原体はWNウイルスと同定され，1998年にイスラエルで分離された株に近縁であった．

ウイルス保有カ以外のヒトへの感染源としては，臓器移植，輸血による感染例，妊娠中の母体内感染例が報告されたほか，母乳中にウイルス遺伝子が検出され，乳児への感染源となる可能性が指摘された．約250万の献血検体についてWNウイルスの有無を検査した結果，1,285検体(0.05%)が核酸増幅法(＋)，その601検体がウイルス血症(＋)であった．WNウイルス血症(＋)の333例を輸血後追跡の結果，296例(89%)は無症状，35例(11%)は発熱，2例(0.7%)は髄膜脳炎を発病していた．

3．米国におけるWNウイルスの定着と拡大

WNウイルスは，ニューヨークに上陸後，在来のカによって鳥類の間を伝播される感染環を形成して定着し，次第に生息域を拡大した．その経緯は**表20-2**の患者数の年次推移に反映されている．2003年の流行は大きく，9,862名の患者，264名の死者が46の州で記録された．WNウイルスの西進はさらに続き，2004と2005年に最多数の患者が発生した州はカリフォルニアであった．

WNウイルスの持込経路としては，①感染鳥類の輸入，②感染渡り鳥の飛来，③潜伏期間中の患者の航空機による移動，④ウイルス保有カの航空機による移動，が想定される．

4．WNウイルス脳炎の予防と，日本の警戒態勢

WNウイルスに有効な抗ウイルス剤はないので，治療は対症療法による．予防ワクチンも開発途上であり，個人防衛法としてはカに刺されない注意が求められる．

WNウイルスを伝播できる媒介カが日本に生息しているので，WNウイルスは日本に侵入すれば，定着する可能性がきわめて高い．

ウイルスの侵入防止および，侵入したウイルスの拡大防止には，検疫および保健衛生に関係する各種の研究・行政機関はもちろん，一般住民による異常事態の発見と通報なども含めて，各種多彩な組織間の連携を事前に構築しておくことが求められる．

表20-2　米国におけるWNウイルス感染症の年次推移

年	患者数				死者	流行州数	患者数上位3州(略記)
	総数	脳髄膜炎	WN熱	その他			
1999	62	59	3	0	7	3	ニューヨーク(NY)
2000	21	19	2	0	2	12	NY，ニュージャージ(NJ)，コネチカット
2001	66	64	2	0	9	27	NY，NJ，フロリダ
2002	4,156	2,946	1,162	48	284	40	ミシガン，イリノイ(IL)，オハイオ
2003	9,862	2,866	6,830	166	264	46	コロラド(CO)，ネブラスカ，サウスダコタ(SD)
2004	2,539	1,142	1,269	128	100	41	カリフォルニア(CA)，アリゾナ，CO
2005	2,470	1,294	1,363	99	119	42	CA，IL，SD
2006	4,028	1,386	3,405	197	135	43	アイダホ(ID)，CO，CA
2007	3,598	1,204	2,445	63	121	45	CO，CA，ノースダコタ(ND)

E ハンタウイルス肺症候群

1993 年，米国ニューメキシコ州北西部〜アリゾナ州北東部で急性呼吸不全症候群が集団発生し，患者の多くは健康な青年であったが，高い致命率を記録した．野外調査により，病原体の**シンノンブレ**(Sin Nombre)**ウイルス**が分離され，げっ歯類の一種(シカネズミ=*Peromyscus maniculatus*)の排泄物が感染源であることが解明された．シンノンブレウイルスは遺伝子解析によりブニヤウイルス科・ハンタウイルス属の Prospect Hill ウイルスに近縁の別種と判明したので，本疾患は**ハンタウイルス肺症候群**(Hantavirus pulmonary syndrome，HPS)と呼ばれる．類似の疾患と病原ウイルスは中南米にも存在する．新大陸のハンタウイルスが肺疾患の病原体であるのに対して，従来ユーラシア大陸で分離されたハンタウイルスは，ヒトに腎症候性出血熱(Haemorrhagic fever with renal syndrome，HFRS)と総称される腎臓の病変〜機能障害を主徴とする疾患を引き起こす．

HPS 多発の要因解析のため，ニューメキシコ州セヴィレッタ自然保護区における長期間の気象と生態学的観察結果を比較解析したところ，下記のシナリオが想定された：①エル・ニーニョ→②降雨量の増加→③げっ歯類の食料である木の実の長期間・大量結実→④ *Peromyscus maniculatus* 個体数の異常増加→⑤ HPS の集団発生．

HPS 多発地域に居住し，多くの患者を出した先住民ナヴァホ族の伝承によると，1918 年と 1933〜34 年にも降雨量の異常増加の後，げっ歯類の数が増加し，同族民に原因不明の死者(mysterious death)が発生したという．

F フィロウイルスによる出血熱：マールブルグ病とエボラ出血熱

1．歴史的背景

マールブルグ(Marburg，MBG)**ウイルス**と**エボラ**(Ebola，EBO)**ウイルス**は，フィロウイルス科に分類され，患者からの二次感染が高率に発生するゆえに，クリミア・コンゴ出血熱，ラッサ熱と並んで一類感染症に分類される**ウイルス性出血熱**の病原体である．両ウイルスがヒトの間で流行する最初の出来事は，未同定の自然宿主からヒトへの直接感染と考えられている．一度ヒトに感染すると，ヒトからヒトへの感染源としてもっとも重要なのは患者の血液・体液・分泌物・血便・臓器・精液，およびそれらの汚染物である．それゆえに感染予防には患者および上記感染源との接触を避ける**隔離医療**(barrier nursing)が必須である．MBG ウイルスは 1 種であるが，EBO ウイルスには病原性の異なる 4 種(ザイール，スーダン，象牙海岸，レストン)がある．EBO レストンウイルスは元来サルのウイルスで，ヒトに対する病原性は低い．両ウイルスの流行状況を**表 20-3** に示す．

2．MBG ウイルスおよび EBO ウイルスの流行

MBG ウイルスは 1967 年当時西独のマールブルグと旧ユーゴスラビアの首都ベオグラードで発生した，ウガンダ原産輸入サルに係る**実験室内感染**の病原体である．その後ジンバブエとケニアで散発的に患者が発生し，1998〜2000 年コンゴ民主共和国(旧ザイール)で初の大流行を記録し，2005 年にはアンゴラでそれを上回る大流行が発生した．

EBO ウイルスは，1976 年スーダンとザイール，1979 年スーダンで流行の後，しばらく大きな流行はなかった．しかし 1995 年再度ザイールで流行した後，2000〜2001 年隣国ウガンダで初の，史上最大の流行が発生した．1994，1996，および 2001〜2002 年，ガボンで中規模の流行が反復した．これらの流行において分離されたウイルスは：①スーダンとウガンダでは EBO スーダン，②ザイール(現：コンゴ民主共和国)とガボンでは EBO ザイール，③象牙海岸とリベリアでは EBO 象牙海岸であった．さらに，④ 1989 年米国バージニア州レストン検疫所で発生した輸入サルの大量死，およびそれ以降米国とイタリアで散発した，輸入サル絡みの事例で分離されたウイルスは

表20-3 フィロウイルスによる出血熱

ウイルスの属(種)名	発生年	発生国(場所)	患者数(死亡数)	致死率
マールブルグ	1967	ドイツ(マールブルグ)	32(7)	23%
		ユーゴスラビア(ベルグラード)	2(0)	0%
	1975	ジンバブエ	3(1)	33%
	1980	ケニア(エルゴン山)	2(1)	50%
	1987	ケニア(エルゴン山)	1(1)	100%
	1998～2000	コンゴ民主共和国(旧ザイール)	154(128)	83%
	2004～2005	アンゴラ	423(355)	84%
エボラ(スーダン)	1976	スーダン(マリティ)	284(151)	
エボラ(ザイール)	1976	ザイール(ヤンブク)	318(280)	53%
エボラ(ザイール)	1977	ザイール(タンタラ)	1(1)	88%
エボラ(スーダン)	1979	スーダン(マリティ)	34(22)	100%
エボラ(レストン)	1989	米国・バージニア州(レストン)	4(0)	65%
エボラ(レストン)	1990	米国・バージニア州(レストン)	4(0)	0%
エボラ(レストン)	1992	イタリア(フィリピン原産サル)	0(0)	0%
エボラ(象牙海岸)	1994	象牙海岸	1(0)	0%
エボラ(ザイール)	1994	ガボン	44(28)	63%
エボラ(象牙海岸)	1995	リベリア	1(0)	0%
エボラ(ザイール)	1995	ザイール	315(255)	81%
エボラ(ザイール)	1996	ガボン	60(45)	75%
エボラ(ザイール)	1996	南アフリカ(ガボンから輸入)	2(1)	50%
エボラ(レストン)	1996	米国(フィリピン原産サル)	0(0)	53%
エボラ(スーダン)	2000～2001	ウガンダ	425(25)	82%
エボラ(ザイール)	2001～2002	ガボン	65(53)	75%
エボラ(ザイール)	2001～2002	コンゴ民主共和国	59(44)	89%
エボラ(ザイール)	2002～2003	コンゴ民主共和国	143(36)	83%
エボラ(ザイール)	2003	コンゴ民主共和国	35(29)	41%
エボラ(スーダン)	2004	スーダン	17(7)	83%
エボラ(?)	2005～	コンゴ民主共和国	12(10)	

EBO レストンであった.

3. 2005年アンゴラにおけるMBG病の発生とWHOなどの対応

- 2005年3月, アンゴラ共和国保健省はWHOに, 同国北部ウィジェ州で1月～3月15日に出血熱と思われる死亡者39例の集積を報告.
- WHOアンゴラ事務所は, アフリカ地域事務局(AFRO)の応援を得て, 政府の対応を支援し, 現地で疫学調査・検体採集を担当. AFROは周辺諸国に注意喚起, 流行地域に隣接するコンゴ民主主義共和国は国境地帯に緊急調査隊を派遣.
- 3月21日, 米国CDCから報告「12死亡例中9例からMBGウイルスを分離」
- 詳細な疫学調査の結果, 流行開始は2004年10月に遡り, MBGを疑われた102症例を確認, その95例は死亡, 75%は5歳未満. 成人症例は一群の医療従事者を含む.
- アンゴラ政府は対外的に緊急援助を要請, WHOは専門家78名を派遣, 現地で各種団体・機関などの活動を統括, 当局との調整を行った.
- 患者発生数は3月末～4月上旬を境に減少, 6月以降は週に10例以下, 流行は終息.

4. 感染防止対策における問題点

①現地と先進国における医療施設・清潔観念の大差：今回の流行で患者の多くを占めた小児は, 入院すると, 付き添い人(たいていは母か姉)とともに大部屋に収容され, 他の患児・付き添い人と共同生活する. その場合, 相互扶助の習慣から, 一人の患児を他の患児の付き添い人が世話することがしばしばある. その結果患児と付き添いを巻き込んだ複雑で密接なヒトとヒトとの接触関係が成立している.

②加えて，食器などの共用，汚染した床を裸足で歩く，といった状況に，一人の患者によってMBGまたはEBOウイルスが持ち込まれたら，患者を源とする院内感染による患者，そして死者の発生する可能性がきわめて高い．この事態を予測して，その防止に尽力することが望まれる．
③診療録・処方箋など記録の不在・不備は可及的早期に整備することが望ましい．

G　呼吸器感染による新興ウイルス感染症

1　ニパウイルス脳炎

1998年後半からマレーシア半島部北部ペラ州で急性脳炎が群発した．この地域にはJEが常在しており，血清反応によって数名の患者はJEと診断された．これらの状況に基づき，行政当局はこの流行をJEと判断し，対応策として媒介カ防除とJEワクチン接種を行った．12月中旬に患者数は一時減少し，流行は制圧されたかにみえた．ところが1999年2月マレーシア半島南部ネグリセンビラン州で急性脳炎が発生し，患者数は急増した．行政当局はこれを前回制圧したJEの再燃と考え，同様の対応策を実施した．しかし3月に患者数はさらに増加する一方，JEでは説明できない下記の事象が判明した：①患者髄液から分離されたウイルスが米国CDCで，**Hendraウイルス**に類似で別種のパラミクソウイルスと同定され，患者居住地名から“**ニパ**(Nipah)**ウイルス**”と命名された．[Hendraウイルスは1994年オーストラリアで発生した競走馬肺炎の病原体で，コウモリが自然宿主] ②患者の90%以上が成人，80%以上が男性，70～80%は中国系マレーシア人で，イスラム教徒マレーシア人は5%以下．③患者の職業はほとんどが養豚と関係．④ヒトの脳炎患者発生前に，流行地の飼育豚が呼吸器症状を示し，気道分泌物と尿に多量のウイルスが存在した．

上記の事実から，ヒトへの感染源が呼吸器症状を呈するブタと同定されたので，マレーシアでは流行地域の飼育豚の殺処分を開始した．この対策が成功して，脳炎患者発生数は減少に転じた．3月下旬から米国CDCなどの協力で疫学調査によりウイルス汚染地域4箇所を同定し，軍隊も動員して4月26日までに90万頭以上のブタを殺処分した．その結果，4月中旬以降新患者発生は停止した．

患者総数は258名，死亡100名を記録した．自然宿主はコウモリらしい．

2　コロナウイルス感染症：重症急性呼吸不全症候群 severe acute respiratory distress syndrome (SARS)

2002年11月，中国広東省で原因不明の呼吸器疾患が発生し，2003年3月には香港を経て，ベトナム，台湾，カナダ，シンガポールなど27カ国に拡大し，2003年8月7日までの患者8,422名，死者916名(致死率：10.9%)を数えた．

WHOの対応は：2003年2月21日にtask force形成，3月12日にGlobal Alert，3月16日にSuspect caseとProbable caseの**症例定義**を公表し，3月17日に多施設共同研究ネットワークを開設し，病原体の特定と検査法の確立を目指した．その成果として，患者から分離された新型コロナウイルスを病原体と判定し，4月16日WHOが**SARSコロナウイルス**と命名して公表した．

臨床症状は，38℃以上の発熱・悪寒・頭痛・筋肉痛・めまい・筋硬直・咳などの呼吸器症状．胸部X線写真撮影で肺炎または呼吸窮迫症候群の像を呈する．感染経路は①患者の気道分泌物による飛沫感染が最重要であるが，②手指や物体を介した接触感染，③糞便からの経口感染，さらに，④空気感染の可能性もある．広東省で食用に市販されていたハクビシンから分離されたウイルスは，ヒト患者から分離されたSARSコロナウイルスとほとんど同一の遺伝子構造を有したが，SARSコロナウイルスの自然宿主はいまだ解明されていない．

3 高病原性トリインフルエンザ(HPAI)

1999年，香港で，鳥類のみに感染できるとされていたトリインフルエンザウイルスA/H5N1が，ヒトに感染して患者18名と死者6名が発生した．

2003年3～5月，オランダで鳥インフルエンザウイルスA/H7N7が流行し，養鶏場従業員86名，家禽との非接触者3名にウイルス遺伝子が検出され，1名が死亡した．血清疫学調査では，本ウイルス感染者は1,000～2,000名と推定された．

2003～2004年，日本を含むアジア9カ国でA/H5N1型ウイルスによる家禽の被害が続発した．日本では2004年1月山口県，2月大分県，3月京都府で，A/H5N1ウイルスが養鶏場で流行したが，ヒトへの感染は証明されていない．現時点では日本においてA/H5N1型ウイルスの流行は，トリからトリへの感染のレベルで封じ込めに成功している．しかしながら，中国南部から東南アジア諸国，ことにベトナムとタイではA/H5N1ウイルスがトリからヒトに感染して相当数の患者と死者が発生している．今後ウイルスの突然変異等によりヒトからヒトに直接感染する能力が高まれば，急速に全世界に拡大してpandemicを惹起する危険性がある．そのような事態を未然に防止するために，国際的な監視体制の確立と共にウイルス学的知識の蓄積および技術の開発に努めなければならない．

第21章 症状別にみた起因ウイルス

A ウイルスの臓器親和性

生態学的にみれば，ウイルスが自然界に存続するためには宿主の集団が必要であり，各ウイルスは増殖し，宿主から宿主へ伝播するのにもっとも適した細胞，組織，器官に選択的に感染する性質がある．ウイルスのこのような性質は**向性**(**親和性**，tropism)，その対象となる器官(細胞)は**標的器官**(**細胞**)〔target organ(cell)〕と呼ばれる．臓器親和性は個体レベルでのウイルスの病原性を規定する重要な因子である．

臨床ウイルス学的に，臨床症状と起因ウイルスを結びつける場合に，まず，ウイルスの臓器親和性に注目するのは当然である．事実，かつて，ウイルスはこの臓器親和性に基づいて分類されたことがある(**表 21-1**)．

これらの臨床的なウイルスの分類は，もっぱらビリオン(ウイルス粒子)の物理化学的性状に基づく現在のウイルス学的分類とはまったく別個の，便宜的なものではあるが，臨床像や感染経路を理解するうえできわめて便利であり，今日でもしばしば用いられる(**表 21-1**)．ただし，臨床症状と起因ウイルスの臓器親和性に関して，以下の点を指摘しておきたい．

①ウイルス感染とウイルス感染症は同じではない．不顕性感染が，高頻度にみられる．

②ウイルス感染症は，ウイルスの侵入局所における増殖に基づく局所性ウイルス感染症と，その後のウイルス血症により全身の標的器官に達したウイルスの増殖に基づく全身性ウイルス感染症に分けられる．臨床症状からみた臓器親和性は，この発病機構の最終段階を表現している場合が多い．たとえば，局所性ウイルス感染症であるインフルエンザの起因ウイルス(インフルエンザウイルス)は明らかに呼吸器ウイルスであるが，全身性ウイルス感染症である急性灰白髄炎の起因ウイルス(ポリオウイルス)は，脊髄前根という最終的な標的器官に基づいて向神経性ウイルスとされるが，本来の感染部位からすれば向腸性(腸管)ウイルスである．したがって，その臨床症状は二峰性である．

③一つのウイルスが多くの標的器官を持ち(エンテロウイルスなど)，逆に，多くのウイルスが共通の標的器官を持つ(呼吸器ウイルスなど)場合が多い．

④臨床症状は宿主の感染防御能を反映するので，とくに，免疫不全患者などの**易感染性宿主**(compromised host)では非典型的な全身感染がみられる場合がまれではない．

⑤臓器親和性は，ウイルスの物理化学的な特性と深く関係しているので，ウイルス学的な分類と照合することが望ましい．たとえば，ピコルナウイルス科のエンテロウイルスは腸管ウイルスであるが，それは，このウイルスが酸に強く(胃酸で不活化されない)，エンベロープを持たない(胆汁酸で破壊されない)特性を反映している．一方，同科のライノウイルスは呼吸器ウイルスであるが，このウイルスは酸に弱く，温度感受性であるので，鼻腔前庭(約 33℃である)を好んで感染する．

表 21-1　病原ウイルスの臨床ウイルス学的な整理

1. 多種類の器官を侵し，全身的な疾患を起こすウイルス(向汎性ウイルス，pantropic virus)
   麻疹ウイルス，風疹ウイルス，水痘-帯状疱疹ウイルス，黄熱ウイルス，デングウイルス，ラッサウイルス，サイトメガロウイルス，エンテロウイルスなどが含まれ，しばしば発疹を生ずる．
2. 主として特定の標的器官を侵し，特有の感染症を起こすウイルス
   a)呼吸器系の感染症を起こすウイルス
   (向肺性ウイルス, pneumotropic virus)〔1かぜ症候群, 表 21-2〕
   b)腸管に感染し，下痢症を起こすウイルス
   (向腸性ウイルス，enterotropic virus)〔2胃腸炎(下痢症)〕
   c)中枢神経系の感染症を起こすウイルス
   (向神経性ウイルス，neurotropic virus)〔3中枢神経症状，表 21-3〕
   d)皮膚・粘膜の発疹を生ずるウイルス
   (向皮膚性ウイルス，dermotropic virus)〔4皮膚・粘膜の発疹，表 21-4．なお，出血斑が生ずるウイルスについては5出血熱，表 21-5 を参照のこと〕
   e)眼球に感染するウイルス
   〔6眼症状〕
   f)肝臓を侵し，肝炎を起こすウイルス
   〔7肝炎〕
   g)唾液腺に感染するウイルス
   ムンプスウイルス(耳下腺炎のほかに，膵炎，精巣炎をも起こす)，サイトメガロウイルスなどがある．
   h)筋肉に感染するウイルス
   心筋炎，心嚢炎を生ずるコクサッキーウイルス B 群(とくに 4 型)，多発性筋炎を起こすコクサッキーウイルス A 9 型などがある．
   i)胎児に感染し，先天異常(奇形)を起こすウイルス
   〔8先天性ウイルス感染症〕
   j)泌尿生殖器に感染するウイルス
   ウイルスの尿中への排泄(ウイルス尿症 viruria)は，サイトメガロウイルスなど種々のウイルスでみられるが，必ずしも腎症状を伴わない．
   急性出血性膀胱炎(血尿，頻尿などを伴う)がアデノウイルス 2，11，21 型によって起こる．
   〔性器のウイルス感染に関しては，9性感染症〕
   k)免疫不全を起こしうるウイルス
   麻疹ウイルス，風疹ウイルス，ムンプスウイルス，EB ウイルス，サイトメガロウイルスなどの感染の急性期に一過性に, ヒト T リンパ球向性ウイルス I (HTLV-I)やヒト免疫不全ウイルス(HIV)の感染の場合には持続的に，主として細胞性免疫が障害を受ける．
3. その他
   a)吸血性の節足動物の体内で増殖したウイルスが，吸血によってヒトなどの温血動物に感染し，一過性のウイルス血症を起こす場合，このようなウイルスをアルボウイルス(arbovirus；arthropod-borne virus，節足動物媒介ウイルス)と総称する．トガウイルス，フラビウイルス，ブニヤウイルス，レオウイルス，ラブドウイルス，アレナウイルスなどの各科のウイルスがこれに含まれる．
   b)長い潜伏期の後に，徐々に発病し，進行性で致命的な経過をとり，脳に炎症所見を欠く海綿状の変性(spongiform encephalopathy)をきたす疾患は，感染性で蛋白質性の病原因子(異常型プリオン蛋白質)であるプリオン(prion)によって起こり，プリオン病と呼ばれる．
   c)腫瘍の原因となりうるウイルスを腫瘍ウイルス(oncogenic virus または tumor virus)と呼び，ヒトの場合は，伝染性軟属腫(軟疣)ウイルス，ヒトパピローマウイルス，バーキットリンパ腫や上咽頭がんの原因となりうる EB ウイルス，成人 T 細胞白血病を起こすヒト T リンパ球向性ウイルス I (HTLV-I)などが含まれる．なお，原発性肝がんが B 型肝炎ウイルスや C 型肝炎ウイルスの感染による慢性肝炎に続発することが知られている．

このように，臓器親和性はウイルスにとっては必然性があり，各ウイルスの特性の反映でもある．

B　主な症候群と起因ウイルス

1　かぜ症候群

俗に“かぜ”と呼ばれるのは, 鼻汁, くしゃみ，鼻づまり，咽頭痛，咳，たんなどの呼吸器症状に加えて，発熱，頭痛，食思不振，全身倦怠感などの全身症状を伴う，急性の呼吸器疾患の便宜的な総称であり，決して“かぜ”という病名の独立した疾患があるわけではなく，**かぜ症候群**と呼ばれるべきものである．その原因は，大部分がウイルスの感染であるが，寒冷刺激，アレルギーなどの非感染性因子，マイコプラズマ感染，クラミジア感染，それに溶レン菌をはじめ種々の細菌の感染によっても起こる．

かぜ症候群(鼻炎から肺炎までを含む)の起因ウイルス(呼吸器ウイルスと呼ばれる)を**表 21-2** に示す. これらの中, ライノウイルスは成人に多く，RS ウイルス，パラインフルエンザウイルスは小児に多くみられ，インフルエンザウイルスは成人，小児にともに流行を起こす．ただし，インフルエンザウイルス(A・B・C 型)による急性呼吸器感染症である**インフルエンザ**は，急激に全身症状(悪寒，発熱など)で発病し，続いて気道症状(鼻汁, 咽頭痛, 咳など)が出現し, 重症感が強い点で，その他のウイルスによる“**かぜ**”と異なる．また，

表 21-2　かぜ症候群の起因ウイルス

臨床像	起因ウイルス	
	しばしば	ときどき
上気道炎(鼻かぜ，咽頭炎など)	ライノウイルス(1～114 型) コロナウイルス パラインフルエンザウイルス 1～3 型 RS ウイルス インフルエンザウイルス A，B，C 型	アデノウイルス 1～7，14，21 型 コクサッキー A 21，24 型，B 2～5 型など エコーウイルス 11，20 型 パラインフルエンザウイルス 4 型 単純ヘルペスウイルス EB ウイルス
クループ(喉頭・気管・気管支炎)	インフルエンザウイルス A，B 型 RS ウイルス アデノウイルス	麻疹ウイルス
毛細気管支炎	RS ウイルス(乳幼児) パラインフルエンザウイルス 1，3 型	インフルエンザウイルス A 型
肺　炎	RS ウイルス(乳幼児) インフルエンザウイルス A 型 パラインフルエンザウイルス 1，3 型 アデノウイルス	麻疹ウイルス，水痘-帯状疱疹ウイルス サイトメガロウイルス，単純ヘルペスウイルス SARS コロナウイルス(重症呼吸器症候群)

種々の原因で免疫不全をきたした患者(易感染性宿主)では，麻疹ウイルス，水痘-帯状疱疹ウイルス，サイトメガロウイルス，単純ヘルペスウイルス，アデノウイルスによる肺炎(日和見感染症)が高頻度に起こるので注意を要する．

アデノウイルスは小学生などの「夏かぜ」(プール熱)の原因として重要である．また，SARS コロナウイルスによる重症の肺炎(重症急性呼吸器症候群)が新興感染症として登場した．

2　胃腸炎(下痢症)

発熱，嘔吐，下痢を三主徴とするウイルス性胃腸炎は主としてロタウイルス，アストロウイルス，カリシウイルス，アデノウイルスによって起こる．

①**乳幼児下痢症**(冬期に好発し，水様便を呈す)
- ・ロタウイルス(A 群)
- ・アデノウイルス 40，41 型(F 群)
- ・アストロウイルス

②**伝染性下痢症**(季節に関係なく，年長児，成人にもみられる)
- ・カリシウイルス(ノロウイルスなど)：小児では嘔吐，成人では下痢が多いといわれる．汚染された野菜サラダや生ガキなどを介して集団発生がみられる．
- ・ロタウイルス(C 群)

3　中枢神経症状

ウイルスおよびプリオンの感染に基づく中枢神経系の疾患には以下のものがある．

①ウイルスの直接的な侵襲による急性炎症

脳炎(脳脊髄炎，脊髄炎)：高熱，頭痛，嘔吐，項部強直(髄膜刺激症状)に続いて意識障害，運動障害を伴う．

脊髄前角炎：非対称性の弛緩性麻痺を示す．

無菌性髄膜炎：発熱・頭痛・嘔吐を三主徴とし，髄膜刺激症状を伴う症候群である．塗抹染色や培養によって細菌が検出されないので「無菌性」と呼ばれるが，起因病原体は多種多様である．髄液は水様透明，蛋白量はやや増加するが糖は正常，主としてリンパ球よりなる軽度の細胞増多(500/mm^3 以下)を示す．

②ウイルス感染に続発するアレルギー性炎症

感染後脳脊髄炎：前駆(先行する)感染症あり．

③遅発性(スロー)ウイルス感染症

亜急性硬化性全脳炎(subacute sclerosing panencephalitis，SSPE)

表 21-3　中枢神経系のウイルス感染症の起因ウイルス

臨床像	起因ウイルス	
	しばしば	ときどき
脳　炎	日本脳炎ウイルスなどのアルボウイルス 単純ヘルペスウイルス	ムンプスウイルス，麻疹ウイルス，風疹ウイルス，狂犬病ウイルス，B ウイルス，水痘-帯状疱疹ウイルス，エンテロウイルス 71
麻　痺	ポリオウイルス 1～3 型	コクサッキーウイルス A，B 群， エコーウイルス，エンテロウイルス 70
無菌性髄膜炎	エコーウイルス 4，6，7，9，11，14，16，30 型 ムンプスウイルス コクサッキーウイルス B1～6，A7，9 型 エンテロウイルス 71	その他のエンテロウイルス，単純ヘルペスウイルス，LCM ウイルス（リンパ球性脈絡髄膜炎ウイルス）
感染後脳脊髄炎*	麻疹ウイルス	ムンプスウイルス，インフルエンザウイルス，風疹ウイルス，水痘-帯状疱疹ウイルス
遅発性ウイルス感染症 　亜急性硬化性全脳炎 　進行性多巣性白質脳症 プリオン病 　感染性クロイツフェルト・ヤコブ病	 麻疹ウイルスの変異株 JC ウイルス プリオン（異常型プリオン蛋白質）	

*感染症状に続発するものには，このほかに，Rye 症候群（インフルエンザウイルス B 型や水痘-帯状疱疹ウイルスの感染が先行する，小児の諸臓器の脂肪変性を伴う脳症）が知られ，末梢神経では Guillain-Barré 症候群（ヘルペスウイルス科の各ウイルス，麻疹ウイルス，インフルエンザウイルスの感染に続発する急性の多発性神経炎）や Bell 麻痺（水痘-帯状疱疹ウイルス，単純ヘルペスウイルス，EB ウイルス感染に続く，一側性の顔面神経麻痺）などがある．

進行性多巣性白質脳症（progressive multifocal leukoencephalopathy，PML）

④プリオン病

感染性クロイツフェルト・ヤコブ病（Creutzfeldt-Jakob disease，CJD）：クールー（kuru）・医原性 CJD・**変異型（vCJD）**

これらの起因ウイルス（およびプリオン）を**表 21-3** に示す．

4　皮膚・粘膜の発疹

ウイルス感染による発疹は，一部は皮膚における局所性ウイルス感染症として，大部分は全身性ウイルス感染症の部分症状として生ずる．発疹の起因ウイルスを**表 21-4** に示す．

5　出血熱

出血熱（hemorrhagic fever）と一括される，特徴ある地理的な分布を示し，発熱，出血（皮膚・粘膜，消化管，鼻腔，泌尿生殖器），ショック，肝障害，腎障害，白血球減少，血小板減少などの症状を共有する，重篤なウイルス感染症がある．出血を起こすウイルス性疾患を**表 21-5** に示す．いずれも，アルボウイルス感染症か，あるいは**人獣共通感染症**（zoonosis）である．

6　眼症状

眼球は局所性ウイルス感染症のみならず，しばしば全身性ウイルス感染症の標的器官となる．その病像と起因ウイルスを以下に記す．

①**急性出血性結膜炎**
- エンテロウイルス 70
- コクサッキーウイルス A 24 変異型

②**角結膜炎**
- アデノウイルス 8 型（流行性角結膜炎）
- 単純ヘルペスウイルス（回帰性ヘルペス）
- 水痘-帯状疱疹ウイルス（帯状疱疹）

③**咽頭結膜炎**
- アデノウイルス 3，4，7 型

④**脈絡網膜炎**
- 風疹ウイルス（先天性風疹症候群）
- サイトメガロウイルス（とくに AIDS 患者

表 21-4　発疹とその起因ウイルス

臨床像	起因ウイルス	
	しばしば	ときどき
斑〜斑丘疹[1]	麻疹ウイルス，風疹ウイルス エコーウイルス 4，6，9，16 型 コクサッキーウイルス A9，23 型 パルボウイルス(B 19)(伝染性紅斑) ヒトヘルペスウイルス 6 および 7(突発性発疹)	エコーウイルス 2，5，11，18 型など コクサッキーウイルス A2，4，B1，3，5 型など 種々のアルボウイルス，EB ウイルス(伝染性単核症) アデノウイルス 3，7 型，B 型肝炎ウイルス
水　疱	単純ヘルペスウイルス 水痘−帯状疱疹ウイルス コクサッキーウイルス A 16 型(手足口病) エンテロウイルス 71(手足口病)	コクサッキーウイルス 4，5，9，10 型
出血斑[2]	デングウイルスなどの出血熱ウイルス	サイトメガロウイルス(新生児)
結　節	伝染性軟属腫ウイルス ヒトパピローマウイルス	ヒトヘルペスウイルス 8(カポジ肉腫)

[1]ウイルス性発疹症のうち，伝染性紅斑はパルボウイルスによることが示され，突発性発疹はヒトヘルペスウイルス 6 および 7 によることが明らかにされた．

[2]出血熱の項参照．

表 21-5　出血熱を起こすウイルス性疾患

疾患	ウイルス(科)	感染経路	地理的分布
マールブルグ病*	マールブルグウイルス** (フィロウイルス科)	？→サル→ヒト→ヒト ？→ヒト→ヒト	アフリカ(中央・東・南部)
エボラ出血熱*	エボラウイルス**(フィロウイルス科)	？→ヒト	アフリカ(中央・西部)
ラッサ熱*	ラッサウイルス**(アレナウイルス科)	マストミスネズミ→ヒト→ヒト	アフリカ(西部)
クリミア・コンゴ出血熱*	クリミア・コンゴ出血熱ウイルス** (ブニヤウイルス科)	家畜・哺乳動物→マダニ→ヒト→ヒト	アフリカ全土，東欧，中近東，中央アジア，インド，中国西部
南米出血熱*	フニンウイルス**，マチュポウイルス** グアナリトウイルス**，サビアウイルス** (アレナウイルス科)	ネズミ→ヒト	南米
腎症候性出血熱	ハンタウイルス(ブニヤウイルス科)	ネズミ(高麗セスジネズミほか)→ヒト ？→実験用ラット→ヒト	中国，韓国，旧ソ連，北欧ほか日本
ハンタウイルス肺症候群	ハンタウイルス(ブニヤウイルス科)	ネズミ(シカシロアシネズミほか)→ヒト	米国(南西部)
リフトバレー熱	リフトバレー熱ウイルス (ブニヤウイルス科)	？→カ→ヒト	アフリカ
デング出血熱	デングウイルス(フラビウイルス科)	ヒト→カ→ヒト	東南アジア，米国(南部)，中南米
黄熱	黄熱ウイルス**(フラビウイルス科)	ヒト→カ→ヒト	アフリカ，南米

*ウイルス性出血熱と呼ばれ，わが国では，「感染症の予防および感染症の患者に対する医療に関する法律」に基づき，「一類感染症」として取り扱われている．

**これらの病原ウイルスは最高危険度(レベル 4)のウイルスに分類されており，最高安全度(レベル 4)の宇宙服式実験室の中で取り扱われる．

に好発)
- 単純ヘルペスウイルス
- 水痘−帯状疱疹ウイルス

7 肝　炎

肝炎は，肝臓を一次的な標的器官とする**A 型肝炎ウイルス**(ヘパトウイルス)，**B 型肝炎ウイルス**(ヘパドナウイルス)，**C 型肝炎ウイルス**(ヘプシウイルス)，**D型肝炎ウイルス**(デルタウイルス)，**E型肝炎ウイルス**(ヘペウイルス)の感染によるほかに，種々のウイルスの全身感染の部分症状として現れる．すなわち，EBウイルス(伝染性単核症)，各種の出血熱ウイルス(**表21-5**)，風疹ウイルス，サイトメガロウイルス，単純ヘルペスウイルス，コクサッキーウイルスB群(産道感染および新生児期感染)などは，肝炎の起因ウイルスとして忘れてはならない．

8 先天性ウイルス感染症

新生児が以下の症状，所見を示す場合にはウイルスの**先天感染**(**胎内感染**)が疑われる．
①先天異常(奇形)，②低出生体重(small for date baby)，③小頭症，④出血斑，⑤肝・脾腫脹，⑥黄疸，⑦脈絡網膜炎，⑧脳内石灰化像．

胎内感染(**経胎盤垂直伝播**)の結果，胎児・新生児に障害を与える病原体を，便宜上，**“TORCH” agents**と一括して呼ばれてきた．TORCHは，toxoplasma(トキソプラズマ)，other agents(リステリア，梅毒トレポネーマ，コクサッキーウイルスB群，水痘-帯状疱疹ウイルス，B型肝炎ウイルス，パルボウイルスB19，ヒト免疫不全ウイルスなど)，rubella virus(風疹ウイルス)，cytomegalovirus(サイトメガロウイルス)，herpes simplex virus(単純ヘルペスウイルス)の各頭文字に由来し，そのまま起因ウイルスを示している．

“TORCH”を総称される病原体は新生児に上記のような共通の症状を引き起こすので“TORCH症候群”と呼ばれることがある．

9 性感染症

近年の性行為の多様化に伴い，従来の性病(venereal disease)に加えて，粘膜あるいは皮膚の性的接触によって感染する種々の疾患を広く**性感染症**(sexually transmitted disease，**STD**)と呼んできた．しかし，STDは無症状のことが多いので，最近，**STI**(sexually transmitted infection)と呼ばれるようになった．この場合の性的接触とは，異性の間はもとより，同性の間での性器以外の接触をも含んでいる．したがって，STD/STIには通常の性交によるもののほかに，口唇，口腔と性器の接触，さらに口唇と肛門の接触によって感染するものが含まれる．STD/STIに属するウイルス病とその起因ウイルスには次のようなものがある．

- 性器ヘルペス：単純ヘルペスウイルス1，2型
- 尖圭コンジローム・子宮頸がん：ヒトパピローマウイルス
- 性器伝染性軟属腫(軟疣)：伝染性軟属腫(軟疣)ウイルス
- A型肝炎：A型肝炎ウイルス
- B型肝炎：B型肝炎ウイルス
- C型肝炎：C型肝炎ウイルス
- 伝染性単核症：EBウイルス
- サイトメガロウイルス感染症：サイトメガロウイルス
- エイズ(AIDS)：ヒト免疫不全ウイルス(HIV)
- 成人T細胞白血病：ヒトTリンパ球向性ウイルスI(HTLV-I)

10 不明熱

感染症は通常発熱を伴うが，38.3℃以上の発熱が続き，3週間以上診断がつかない発熱を不明熱(fever of unknown origin，FUO)という．不明熱をきたすウイルス感染症の起因ウイルスとしては，サイトメガロウイルス，EBウイルス，ヒト免疫不全ウイルス，肝炎ウイルスがある．

和文索引

あ

い

う

欧文索引

D

I

Q

R

S

■表紙の写真

［表］蛍光免疫染色法により調べた，EB ウイルス潜伏感染細胞の G_2 期未成熟染色体凝縮標本における EBNA1 蛋白質，およびセントロメア蛋白質の局在

EBNA1 蛋白質（赤，ウイルスゲノムの局在を示す），宿主染色体セントロメア蛋白質（緑），および未成熟凝縮を起こした G_2 期細胞染色体（青）を示す．セントロメアシグナルと同様に，姉妹染色分体上に対称性に存在する EBNA1 蛋白質のシグナルが多く認められることから，EB ウイルスゲノムを娘細胞へと均等に分配するメカニズムの存在が示唆された．

［裏］FISH 法および蛍光免疫染色法の二重染色法により調べた，G_2 期に同調培養した EB ウイルス潜伏感染細胞におけるウイルスゲノム，および EBNA1 蛋白質の局在

EB ウイルスゲノム（緑），EBNA1 蛋白質（赤），および細胞核（青）を示す．EBNA1 蛋白質に挟まれて EB ウイルスゲノムのシグナルが存在するダンベル様の構造物がみられることから，EBNA1 蛋白質の分配が EB ウイルス蛋白質の分配より先行して起きることが示唆された．

（神田輝博士提供）

医科ウイルス学（改訂第 3 版）

1992 年 12 月 20 日　第 1 版第 1 刷発行
1998 年 3 月 20 日　第 1 版第 4 刷発行
2000 年 4 月 10 日　第 2 版第 1 刷発行
2008 年 1 月 10 日　第 2 版第 5 刷発行
2009 年 2 月 20 日　第 3 版第 1 刷発行
2018 年 2 月 20 日　第 3 版第 6 刷発行

編集者 髙田賢藏
発行者 小立鉦彦
発行所 株式会社 南 江 堂
〒113-8410 東京都文京区本郷三丁目 42 番 6 号
☎（出版）03-3811-7235　（営業）03-3811-7239
ホームページ http://www.nankodo.co.jp/
振替口座 00120-1-149
印刷・製本 壮光舎印刷

Medical Virology

定価は表紙に表示してあります．
落丁・乱丁の場合はお取り換えいたします．

Printed and Bound in Japan
ISBN978-4-524-24022-7